实用临床肿瘤学

Practical Clinical Oncology

主　编　李少林　周　琦

副主编　吴永忠　王　颖　张　涛　季　平　李　兵

科学出版社

北　京

内 容 简 介

肿瘤已成为常见病、多发病,已由不治之症变为可治之症,有不少肿瘤患者经治疗可达到几年乃至数十年的健康生存。早诊断、及时正确的治疗,多数肿瘤是可以治愈的。但肿瘤仍是难治之症。

本书编入了医学生和肿瘤医师应当掌握的肿瘤的发生、发展、流行病学、诊断、筛查、综合治疗原则、预后判断和肿瘤急诊处理;熟悉肿瘤分子生物学、肿瘤侵袭和转移、病理与免疫;掌握肿瘤的实验室检查、影像学诊断、内镜、超声检查、PET/CT 诊断、放射性核素骨显像等。

本书内容简明扼要,易学易懂,与临床结合紧密,突出以疾病为中心,实用性强。

本书不仅可作为医学生学习之用,还可作为肿瘤学专业工作人员参考或患者了解病情必读。本书的出版将解决我国高等医药教育对肿瘤学相关教材的急需,也不失为一本全面的临床参考书。

图书在版编目(CIP)数据

实用临床肿瘤学 / 李少林,周琦主编 . —北京:科学出版社,2014. 1
ISBN 978-7-03-039095-0

Ⅰ. 实… Ⅱ. ①李… ②周… Ⅲ. 肿瘤学 Ⅳ. R73

中国版本图书馆 CIP 数据核字(2013)第 265104 号

责任编辑:邹梦娜 / 责任校对:宋玲玲　刘小梅
责任印制:徐晓晨 / 封面设计:范璧合

科 学 出 版 社 出版
北京东黄城根北街 16 号
邮政编码:100717
http://www.sciencep.com

北京凌奇印刷有限责任公司印刷
科学出版社发行　各地新华书店经销

*

2014 年 1 月第 一 版　开本:787×1092　1/16
2018 年 1 月第四次印刷　印张:47 1/2　插页:1
字数:1 140 000
POD定价: 198.00元
(如有印装质量问题,我社负责调换)

金成兵（重庆医科大学第二医院）　　周　宏（重庆市肿瘤医院）

周　琦（重庆市肿瘤医院）　　　　　周晓红（重庆市肿瘤医院）

郑荣寿（医科院肿瘤医院）　　　　　郑晓东（重庆市肿瘤医院）

项　颖（重庆市肿瘤医院）　　　　　赵启成（重庆市肿瘤医院）

赵和照（重庆市肿瘤医院）　　　　　胡国华（重庆医科大学第一医院）

夏廷毅（中国人民解放军空军总医院）　俸家富（绵阳市中心医院）

徐晓薇（重庆市肿瘤医院）　　　　　唐　郢（重庆市肿瘤医院）

黄　锣（重庆市肿瘤医院）　　　　　常冬姝（中国人民解放军空军总医院）

梁　好（中国医学科学院肿瘤医院）　梁后杰（第三军医大学西南医院）

韩　春（河北医科大学第四医院）　　蒲莹晖（重庆工商大学）

靳　富（重庆市肿瘤医院）　　　　　裘敬萍（中国医科大学第一医院）

慕　俊（重庆市肿瘤医院）　　　　　樊春波（重庆市肿瘤医院）

戴勤弼（重庆市肿瘤医院）

全书英文摘要　　蒲莹晖　孔令泉

主　编　秘　书　　程风敏　史燕龙

序

　　近几十年来,肿瘤发病率逐渐升高。近年来肿瘤基础研究、诊断、治疗得到飞速发展,治疗效果也在不断提高。

　　肿瘤已成为常见病、多发病,已由不治之症变为可治之症,有不少肿瘤患者可达到几年乃至数十年的健康生存。但肿瘤仍是难治之症。

　　该书内容全面,涉及肿瘤防治的各个领域,方方面面。详细介绍了各种肿瘤的流行病学、发病原因、诊断方法、筛查标准、治疗原则、肿瘤急诊处理、肿瘤患者的营养和康复。同时还介绍了肿瘤基础和临床新理论、新进展,肿瘤分子生物学、肿瘤侵袭和转移、病理与免疫、肿瘤综合治疗、肿瘤预防、肿瘤的实验室检查、影像学诊断、内镜、超声检查、PET/CT诊断、放射性核素骨显像等。

　　该书注重临床诊断和处理,也注重实用性,注入新概念、新技术。保证实用性、先进性的原则,以综合治疗为主线。内容既全面,又简明扼要,易学易懂,与临床结合紧密,突出以疾病为中心,学以致用。

　　该书可供肿瘤学医生参考,也可作为医学生学习,教学参考。

　　参加该书编写的作者均是长期工作在肿瘤学教学、临床和肿瘤科研第一线的专家,编写过程中,参考了国内外肿瘤学相关书籍,结合临床应用,该书既能有效地解决肿瘤学临床工作中的实际问题,也适合广大医学生学习参考。

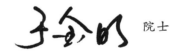 院士

目　　录

第一章　肿瘤的分子生物学

第一节　肿瘤细胞的增殖动力学

细胞增殖是通过细胞分裂增加细胞数量的过程,是细胞延续生命的形式,是生物体生长、发育和繁殖的基础。有序可控的细胞增殖对于维持有机体或相应组织器官的细胞数量平衡和正常功能非常重要。肿瘤细胞与正常细胞一样,都要进行细胞增殖。然而,肿瘤细胞与正常细胞增殖最主要的区别在于,肿瘤细胞的增殖是失控的,而正常细胞的增殖是受到严格调控的,不会无限制地分裂增殖。如正常大鼠部分肝组织切除后,当肝细胞分裂增殖至肝脏原来大小时,细胞就受到调控而不再分裂增殖。一旦正常细胞变为肿瘤细胞,其增殖将失控,导致无限分裂增殖。理论上来讲,一个恶性转化的细胞经过约 40 个细胞周期的增殖后,达到约 $1×10^{12}$ 个肿瘤细胞,即可引起广泛的转移进而导致宿主死亡。对于临床上发现的最小的肿瘤(数毫米大),恶性转化细胞已经增殖了大约 30 个周期,达到约 $1×10^9$ 个肿瘤细胞。

一、肿瘤细胞的生长特点

肿瘤细胞生长主要有如下几个特点:

(一)对生长控制反应的丧失

肿瘤细胞包括良性和恶性肿瘤细胞,其基本特征之一为增殖失控。对于正常的组织细胞来讲,其生长增殖是受到严格调控的,在受到生理性刺激时开始生长,而当刺激因素撤除时会停止生长。但肿瘤细胞则与此相反,它甚至能够在没有增殖信号刺激的情况下持续生长增殖。关于其机制目前仍不十分清楚。

(二)接触抑制的丧失

体外培养时,正常细胞在培养皿的底部会形成一个细胞单层,因为当细胞相互接触时,细胞增殖即停止,这就是接触抑制。恶性肿瘤细胞则不同,即使相互接触仍能生长、堆积形成多层细胞簇。

(三)生长锚着依赖性丧失

正常细胞必须依附于适宜的表面才能生长,悬浮在液体或半固体中则难以培养生长,此即生长的锚着依赖性。恶性转化细胞则失去这一特点,能混悬于液体或半固体(如软琼脂)中生长。

(四)恶性肿瘤细胞的永生性

正常细胞在体外传代培养时,分裂增殖到一定的次数,连续传代 30～50 次,细胞会停止增殖并出现衰老。但恶性肿瘤细胞则不同,能够无限增殖,即具有永生性(immortality)。

二、肿瘤细胞的生长动力学

不同类型肿瘤细胞的生长速度差别很大。一般来讲,成熟程度高、分化好的良性肿瘤生长较为缓慢;而恶性肿瘤,特别是成熟程度低、分化差的恶性肿瘤,生长较快。影响肿瘤生长速度的因素很多,如肿瘤细胞的倍增时间(doubling time)、肿瘤细胞的生长分数(growth fraction)、肿瘤细胞的生成和丢失的比例等。

表 1-1-1　肿瘤组织和正常组织细胞的倍增时间对比

细胞类型	倍增时间(天)
正常骨髓成髓细胞	0.7～1.1
急性髓细胞样白血病	0.5～8.0
正常 B 淋巴细胞	14～21
高分级淋巴瘤	2～3
正常肠隐窝细胞	1～2
结肠腺癌细胞	1.6～5.0
正常上皮/支气管上皮	9～10
肺表皮样瘤	8～10

(一) 肿瘤细胞的倍增时间

肿瘤细胞的倍增时间是指从一个细胞分裂增殖为两个子代细胞所需的时间。研究数据表明,多数恶性肿瘤细胞的倍增时间并不比正常细胞更短,而是与正常细胞的倍增时间接近或更长。因此,肿瘤细胞的倍增时间缩短可能不是引起恶性肿瘤生长迅速的主要原因(表 1-1-1)。

(二) 肿瘤细胞的生长分数

肿瘤细胞的生长分数是指肿瘤细胞群体中处于增殖状态(S 期和 G_2 期)细胞的比例。一个完整的细胞分裂过程(即细胞周期)包括 G_1 期、S 期、G_2 期和 M 期四个阶段。其中,G_1 期又称合成前期,该期的特点是物质代谢活跃,主要合成 RNA 和蛋白质等,细胞体积显著增大,为 S 期做准备;S 期又称 DNA 合成期,主要合成 DNA、组蛋白以及 DNA 复制所需要的酶;G_2 期大量合成 RNA 及蛋白质,为有丝分裂期做准备;M 期又称有丝分裂期。恶性肿瘤形成初期,细胞分裂增殖活跃,生长分数高;随着肿瘤的持续生长,不断有肿瘤细胞发生分化,大多数肿瘤细胞进入静止期即 G_0 期,停止分裂增殖。

肿瘤细胞的倍增时间与其生长分数相关性见表 1-1-2。

(三) 肿瘤细胞的生成与丢失

肿瘤细胞的生成与丢失是影响肿瘤生长速度的一个重要因素。肿瘤细胞的生成与丢失的程度共同影响着肿瘤的生长。在肿瘤生长过程中,由于营养供应和机体抗肿

表 1-1-2　肿瘤细胞的倍增时间与其生长分数的相关性

肿瘤类型	生长分数(%)	倍增时间(天)
胚胎瘤	90	27
淋巴瘤(高分级)	90	29
鳞状细胞癌	25	58
腺癌	6	83

瘤反应等因素,有一些肿瘤细胞会死亡,并且常常以凋亡的形式发生。肿瘤细胞生成与丢失的比例,可能在很大程度上决定肿瘤是否能持续生长、以多快的速度生长。生长分数相对高的肿瘤(如急性白血病和小细胞肺癌),瘤细胞的生成远大于丢失,其生长速度要比那些细胞生成稍超过丢失的肿瘤(如结肠癌)生长快。因此,促进肿瘤细胞死亡和抑制肿瘤细胞增殖,是肿瘤治疗的两个重要方面。

掌握肿瘤细胞的增殖动力学具有重要的临床意义。几乎所有的抗肿瘤化疗药物都是通过干扰细胞增殖而起作用的。一般来讲,生长分数高的肿瘤(如高度恶性的淋巴瘤)对于

化学治疗比较敏感;而对于生长分数低的肿瘤(常见于大多数实体瘤,如结肠癌),因肿瘤中非增殖期细胞数量较多,则它对化疗药物的敏感性就相对较低。因此,对于后一类肿瘤,临床上一般先进行放射治疗或手术治疗,缩小或去除大部分瘤体,这样可以使残余的肿瘤细胞从 G_0 期进入增殖期,从而增加其对化疗的敏感性。

第二节　肿瘤的基因组学与蛋白质组学

在肿瘤发生过程中,与正常细胞相比,肿瘤细胞的基因及基因组会出现各种遗传学改变,最终导致细胞的失控生长和恶性表型。因此,从遗传学的角度来讲,肿瘤也可以视为一种遗传性疾病。其中,尤其以癌基因和抑癌基因的发现在肿瘤研究史上具有划时代的意义,近年来的基因组学的研究也不断地印证了这些发现。目前已知,癌基因的激活和抑癌基因的失活在肿瘤发生过程中起着非常重要的作用,目前已经有大量的癌基因与抑癌基因得到鉴定,已经发现这些基因在细胞的生长、分化和凋亡等过程中起着非常重要的作用,部分基因还作为有效的靶点用于肿瘤的诊断与治疗。

基因表达的产物为蛋白质,因此肿瘤细胞在基因组学水平上的变化会导致肿瘤细胞蛋白质组的异常。近年来,蛋白质组学的快速发展对肿瘤的发病机制和治疗也产生了重要的影响。

一、癌　基　因

癌基因是指可以在体外引起细胞发生恶性转化、在体内引起肿瘤的一类基因。癌基因最早发现于以 Rous 肉瘤病毒为代表的反转录病毒中,随后在正常细胞的基因组中也发现有与病毒癌基因类似的同源基因即原癌基因。

(一) 癌基因的来源及其鉴定

按照其来源不同,癌基因主要分为两类,一类主要来源于病毒,称病毒癌基因(viral oncogene);另一类主要存在于细胞中,称细胞癌基因(cellular oncogene)或原癌基因(proto-oncogene)。

1. 病毒癌基因　病毒癌基因是一类存在于病毒(主要是反转录病毒)基因组中的,可以使靶细胞发生恶性转化的基因。目前已经鉴定的常见的病毒癌基因有:*v-src*(禽肉瘤病毒癌基因)、*v-myc*(禽粒细胞增生病毒癌基因)、*v-myb*(禽红母细胞增生癌基因)、*v-Ras*(大鼠 Ras-head 肉瘤病毒癌基因)、*v-sis*(猿猴肉瘤病毒癌基因)和 *v-abl*(Abelson 鼠白血病毒癌基因)等。

最早鉴定的病毒癌基因是禽肉瘤病毒基因组中的 *src* 基因。1911 年,Rous 用鸡肉瘤组织匀浆的无细胞滤液注射健康鸡,在健康鸡中诱发出肉瘤,并在无细胞滤液中分离出导致鸡肉瘤发生的病毒,命名为罗氏肉瘤病毒(Rous sarcoma virus,RSV)。后来的研究发现,RSV属于反转录病毒,其基因组中除了常见的结构基因 *gag*、*pol* 和 *env* 外,还有一个特殊的结构基因 *src*(sarcoma-causing gene,致肉瘤基因);含有 *src* 基因的 RSV 能使禽类患肉瘤,在体外培养中能使宿主细胞转化,相应的无 *src* 基因的肉瘤病毒并不能在短时期内使宿主细胞恶变。

病毒癌基因对于病毒自身来讲并非是必须或固有的。事实上,病毒癌基因与细胞中的有些原癌基因是同源的,即它们的基因序列是相似的,如病毒癌基因 src 与正常细胞中存在的原癌基因 src 基因片段同源。这就提示病毒癌基因实际上来源于细胞中的原癌基因。关于其起源机制,现在认为:反转录病毒感染宿主细胞后,以自身的 RNA 为模板,在病毒反转录酶催化下合成互补的 DNA 链,形成 RNA-DNA 杂合链,然后继续在反转录酶作用下以新合成的 DNA 为模板合成双链 DNA 前病毒;然后,前病毒 DNA 随机整合于宿主细胞基因组,进而通过重排或重组,将细胞的原癌基因转导至病毒基因组内,使原来的野生型病毒转变成携带有癌基因的病毒,从而获得致癌性。

2. 细胞癌基因 与病毒癌基因不同,细胞癌基因存在于正常细胞的基因组中,在正常情况下这些基因处于静止或低水平(限制性)表达状态,其表达产物对于细胞不仅无害且对维持细胞正常功能具有重要作用,但当受到致癌因素作用被活化(基因结构异常或表达水平异常)即可导致细胞发生恶性转化而发生肿瘤。由于细胞癌基因在正常细胞中以非激活形式存在,故又称为原癌基因。

细胞癌基因具有如下特点:

(1) 广泛存在于生物界中,从酵母细胞到人的细胞普遍存在。

(2) 在进化进程中,基因序列呈高度保守性。

(3) 它的作用是通过其表达产物(多为蛋白质)来实现的,它们的存在对正常细胞不仅无害,而且对维持正常生理功能、调控细胞生长和分化起重要作用,为细胞发育、组织再生、创伤愈合等所必需。

(4) 在某些因素(如放射线、某些化学物质等)作用下,一旦被激活,发生数量上或结构上的变化时,就会形成癌性的细胞转化基因。

表 1-2-1 常见癌基因与肿瘤

基因名称	常见肿瘤	基因激活形式
k-Ras	胰腺癌、肺癌、大肠癌、卵巢癌	点突变、扩增
h-Ras	甲状腺癌、肾癌	点突变
c-myc	多种白血病和实体瘤	扩增、染色体易位、病毒基因插入
n-myc	神经母细胞瘤、肺癌	扩增
erbB2	乳腺癌、胃癌、卵巢癌	扩增
bcr/abl	慢性髓细胞白血病	染色体易位
bcl-2	滤泡状 B 细胞淋巴瘤、白血病	染色体易位

(二) 常见的癌基因及其功能

按照基因表达产物的功能及其定位,癌基因又可以分为多种(表 1-2-1)。下面仅介绍几种常见的癌基因:

1. src 家族 src 家族成员中包括 src、fgr、yes、lck、nck、fym、fes、fps、lym、tkl、abl。该类癌基因的编码蛋白都具有酪氨酸蛋白激酶活性,定位于胞膜内面或跨膜分布。其中以 src 发现最早和最为典型。v-src 编码 P60^{src} 蛋白,该蛋白质中 416 位的酪氨酸残基是磷酸化的,具有很强的转化活性;c-src 产物也是分子量为 60kD 的胞质酪氨酸蛋白激酶,是胞质内信号转导途径的成员,它的下游有磷脂酰肌醇 3 激酶(PI3K)、磷脂酰肌醇特异的磷脂酶 Cγ(PI-PLCγ)及 Ras 蛋白等。

2. Ras 家族 Ras 家族包括 h-Ras、k-Ras 和 n-Ras。c-Ras 产物 Ras 蛋白是位于细胞膜胞质面的一种鸟苷酸结合蛋白,能与 GDP 及 GTP 结合。与 GTP 结合的 Ras 蛋白有活性,具有转导细胞生长及增殖等信号的功能,在转导信号的同时 Ras 蛋白的 GTPase 活性也被激活,GTP 分解为 GDP,与 GDP 结合的 Ras 蛋白无活性。v-Ras 产物 P21^{Ras} 与 Ras 蛋白有相同的功能,但不具有 GTPase 活性,因此结合 GTP 后持续活化。

3. myc 家族　myc 家族包括 c-myc、n-myc 和 l-myc。c-myc 发现于禽类髓细胞增生病毒中。c-myc 基因编码 49kD 蛋白质,位于细胞核内,是一种转录因子。它的羧基端有亮氨酸拉链、螺旋-环-螺旋和碱性区三种基序(motif)是 DNA 结合区,氨基端有转录激活区。c-myc 蛋白与 Max 蛋白形成异源二聚体后,再与特异的 DNA 序列(CACGTG)结合,从而活化细胞增殖相关靶基因的转录。

4. sis 家族　该家族只有 sis 基因一个成员。v-sis 发现于猴肉瘤病毒中,产物为 P28^{sis} 蛋白,与 c-sis 编码的血小板源生长因子(PDGF)的 B 链(PDGF-2)十分相似。PDGF 由血小板分泌,有 A 和 B 两条肽链,能与靶细胞膜上的 PDGF 受体特异结合,通过信号转导促进靶细胞,尤其是涉及损伤愈合的间质细胞的生长与增殖,B 链的二聚体也有与此相同的生物活性。P28^{sis} 蛋白也是以二聚体的形式发挥作用,它能使具有 PDGF 受体的细胞转化成癌细胞。

5. Jun 和 fos　v-jun 发现于禽类肉瘤病毒 17(ASV17),可使禽类患纤维肉瘤及转化体外培养的禽类胚胎成纤维细胞,v-fos 存在于 FBJ 小鼠骨肉瘤病毒中,可致小鼠骨肉瘤。c-jun 和 c-fos 的产物均为转录因子,两者形成的异二聚体称 AP-1。AP-1 受到生长因子转导的信号而活化,如 PDGF 与靶细胞膜上的特异受体结合后,启动一连串的生化反应,其中包括激活蛋白激酶 C(PKC)。活化的 PKC 能磷酸化它的底物蛋白质,其中包括 AP-1。活化的 AP-1 与靶基因中特异的顺式作用元件结合,促进它们的转录,表达出的产物有利于细胞增殖。

(三)癌基因活化的机制

从正常的原癌基因转变为具有使细胞恶性转化功能的癌基因的过程称为癌基因活化,是功能获得的过程。癌基因活化机制具有下列几种形式:

1. 点突变　基因在放射线或化学致癌物等因素的作用下可发生单个碱基的改变,称为基因的点突变。点突变是癌基因激活的一种主要方式。原癌基因发生点突变后,可能造成基因编码蛋白中氨基酸残基的改变,进而引起编码蛋白结构和功能的异常,最终导致癌变,这就是原癌基因点突变导致的活化。例如,h-Ras 原癌基因的活化,就是该基因中编码 Ras 蛋白 12 位氨基酸残基的密码子 GGC,在肿瘤细胞中突变为 GTC,造成 Ras 蛋白的第 12 位氨基酸由正常细胞的甘氨酸变为肿瘤细胞的缬氨酸。该位点恰好位于 Ras 蛋白的 GTP 酶活性区域,甘氨酸突变为缬氨酸后导致 Ras 蛋白的 GTP 酶活性降低或丧失,不能把 Ras 蛋白结合的 GTP 水解为 GDP,使 Ras 一直处于结合 GTP 的活化状态,使下游信号通路持续激活,引起细胞的无限制生长。大量临床样本检测表明,30% 左右的肿瘤组织都带有 Ras 基因的点突变。

2. 基因扩增　基因扩增指的是基因拷贝数的增加。原癌基因可以通过基因扩增,即基因拷贝数增加,从而使原癌基因表达的蛋白质的量也随之升高,使细胞发生癌变。例如,常见的癌基因 myc 主要就是通过基因扩增而被激活的,该基因在神经母细胞瘤、膀胱癌、前列腺癌等多种肿瘤中都存在扩增现象。另外,Her2/neu 原癌基因的激活方式也是基因扩增,在乳腺癌、肺癌和胃癌等多种肿瘤中都检测到该基因的扩增。

3. 染色体易位与基因重排　染色体易位指染色体的一部分易位到另一染色体上,染色体易位往往又导致基因的重排,这就可能会导致原来无活性的原癌基因移至强启动子或增强子附近而被活化。例如,Burkitt 淋巴瘤细胞中,位于 8 号染色体上的 c-myc 基因易位到 14 号染色体免疫球蛋白重链基因的调节区附近,使 *c-myc* 基因与具有强转录活性的免疫球蛋白启动子排列在一起并受其调控,导致 *c-myc* 基因转录水平升高,驱动淋巴细胞大量增殖,引发肿瘤。另外,在慢性髓细胞白血病中,9 号染色体上的原癌基因 *c-abl* 易位后,与 22 号染色体上的断点集簇区(breakpoint cluster region,BCR)连接,形成融合基因 *bcr-abl*,该融合基因表达产生的融合蛋白具有酪氨酸激酶活性,可促进细胞的持续增殖而导致癌变。

4. 病毒基因插入使原癌基因获得强启动子和(或)增强子　当反转录病毒感染细胞后,病毒基因组所携带的长末端重复序列(LTR,内含较强的启动子和增强子)插入到细胞原癌基因附近或内部,从而使相应的原癌基因过度表达或由不表达变为表达,导致细胞发生癌变。如鸡白细胞增生病毒引起的淋巴瘤,就因为该病毒 DNA 序列整合到宿主正常细胞的 *c-myc* 基因附近,其 LTR 亦同时被整合,成为 *c-myc* 的启动子,可使 *c-myc* 的表达比正常高 30～100 倍。

二、抑 癌 基 因

从 20 世纪 80 年代开始,科学家陆续发现了一些与癌基因作用相反的基因,这些基因编码的蛋白能抑制细胞过度生长、增殖从而遏制肿瘤形成,因此被称作肿瘤抑制基因,又称为抑癌基因(tumor suppressor gene)。这类基因的丢失或失活可导致肿瘤发生。经过近 30 年的不断研究,人们发现抑癌基因的失活与癌基因的激活一样,在肿瘤形成中起着非常重要的作用。但与癌基因明显不同的是,抑癌基因的作用往往是隐性的,而癌基因的作用则是显性的。

(一)抑癌基因的发现

抑癌基因的发现最早源于 20 世纪 60 年代 Harris 的杂合细胞致癌性研究。他将癌细胞株与正常细胞融合得到的杂合细胞接种动物,发现并不产生肿瘤,提示正常细胞中的基因能抑制癌细胞致肿瘤作用。用化学物质、致癌病毒等诱发肿瘤及自发发生肿瘤的细胞与正常细胞制备杂合细胞也可重复出上述结果,并且与肿瘤的组织起源无关,表明上述结果具有普遍意义。将不具致癌性的杂合细胞体外培养传代,可从中分离出具有致癌性的子代细胞。比较两种杂合细胞,发现致癌性的子代杂合细胞丢失了来自正常细胞的一条或几条染色体。将正常的人类细胞的单条染色体逐一融合在肿瘤细胞中,也可分离到无致癌性的杂合细胞。这些结果说明细胞中含有各种不同的抑癌基因,它们是隐性基因,分布在不同的染色体上,可以在不同组织起源的癌症发生过程中起抑制作用。根据这些结果,将不同的癌细胞株融合也可获得不具有致癌作用的杂合细胞,从而提示癌细胞中存在着由于突变而失去功能的抑癌基因,不同的癌细胞中失活的抑癌基因可能不同,因而不同的癌细胞可有基因互补,产生无致癌性的杂合细胞。

随着分子生物学技术的不断进步,*Rb*、*p53* 等一系列抑癌基因得以克隆和鉴定。

(二)抑癌基因失活的机制

抑癌基因失活的方式多种多样,对多数抑癌基因来讲,可通过多种方式而失活,其中以基因突变、杂合性缺失和启动子区甲基化异常三种方式最为常见。

1. 杂合性缺失　杂合性缺失(loss of heterozygosity,LOH)是指某一基因的两个等位基因出现不同的基因组变化,丧失该基因的一个等位基因的部分或全部基因组序列。杂合性缺失一般都与肿瘤的抑制基因有关,当两个等位基因都存在时,会发挥抑制肿瘤发生的作用,而当抑癌基因发生杂合性缺失时,细胞就容易转化为癌细胞。杂合性缺失与基因突变相比,具有更高的发生概率,也就是说与基因突变相比,第二个拷贝更可能通过杂合性缺失。因此,杂合性缺失被认为是抑癌基因失活的主要机制。杂合性缺失导致抑癌基因失活的经典实例就是抑癌基因 Rb 的研究。1986 年,将视网膜母细胞瘤的 Rb 基因成功克隆后就发现,一条染色体上的 Rb 等位基因失活后,另一条染色体相关区域缺失,导致 Rb 基因的杂合性缺失,失去其抑癌作用,从而造成癌变。

2. 基因突变　如前所述,癌基因的突变会使其编码蛋白的功能或活性增强,进而导致癌变。与此相反,抑癌基因发生突变后,会造成其编码蛋白的功能或活性的丧失或降低,进而导致癌变。最典型的例子就是抑癌基因 p53 的突变,目前已经发现 p53 基因在超过一半以上的肿瘤中发生了突变。当 p53 发生突变后,P53 蛋白的空间构象发生改变,进而影响到转录活化功能及 P53 蛋白的磷酸化过程,这不单失去野生型 P53 抑制肿瘤增殖的作用,而且突变本身又使该基因具备癌基因功能。突变的 P53 蛋白与野生型 P53 蛋白相结合,形成的这种寡聚蛋白不能结合 DNA,使得一些癌变基因转录失控导致肿瘤发生。

3. 启动子区甲基化异常　近年来表观遗传学的研究表明,DNA 的甲基化修饰在真核基因的转录调控方面起着非常重要的作用,该修饰方式主要有 DNA 甲基化酶和去甲基化酶调节。真核生物基因启动子区域 CpG 岛的甲基化修饰对于调节基因转录活性至关重要,甲基化与否,转录活性的差别可达上百万倍。甲基化程度与基因表达呈负相关性。DNA 甲基化抑制基因表达的机制目前还不明确,可能是由于 DNA 甲基化直接抑制了转录因子的结合,不能形成转录复合体,从而抑制了基因转录活性。

很多经典的抑癌基因如 VHL 等可通过启动子区甲基化异常而失活。例如,约 70% 的散发肾癌患者中,因启动子区的甲基化而存在 VHL 基因的失活;抑癌基因 p16 基因的失活也常常是由于启动子区甲基化引起,启动子区的甲基化可使 p16 不表达或表达水平降低,使 p16 功能丧失,导致细胞周期异常,从而促进细胞增殖;在家族性腺瘤息肉所致的结肠癌中,APC 基因启动子区因超甲基化使转录受到抑制,导致 APC 基因失活,进而引起 β-连环蛋白(β-catenin)在细胞内的积累,从而促进癌变发生。

(三) 常见的抑癌基因及其功能

与癌基因相比,目前已经鉴定的抑癌基因的数量相对较少,据不完全统计有 30 多个。下面对一些常见的重要抑癌基因进行简要介绍:

1. 视网膜母细胞瘤基因(Rb 基因)　Rb 基因是最早发现的肿瘤抑制基因,最初发现于儿童的视网膜母细胞瘤(Rb),因此称为 Rb 基因。在正常情况下,视网膜细胞含活性 Rb 基因,控制着视网膜细胞的生长发育以及视觉细胞的分化,当 Rb 基因一旦丧失功能或先天性缺失,视网膜细胞则出现异常增殖,形成视网膜母细胞瘤。Rb 基因失活还见于骨肉瘤、小细胞肺癌、乳腺癌等许多肿瘤,说明 Rb 基因的抑癌作用具有一定的广泛性。

Rb 基因较大,位于人 13 号染色体 q14,含有 27 个外显子,转录 4.7kb 的 mRNA,编码蛋白质为 P105,定位于核内。将 Rb 基因导入成视网膜细胞瘤或成骨肉瘤细胞后,可使这些恶性细胞的生长受到抑制,说明 Rb 具有抑制肿瘤生长的作用。Rb 主要是通过与转录因子 E2F 的结合来调控细胞周期进程和细胞生长增殖。Rb 蛋白有磷酸化和非磷酸化两种形式。在 G_0、G_1 期,Rb 处于非磷酸化或低磷酸化状态,此时与 E2F 结合形成复合物,从而使 E2F 处于失活状态而无法发挥其促进细胞增殖类基因转录表达的功能;在 S 期,Rb 蛋白被高度磷酸化,与 E2F 解离,E2F 变成游离状态,进入细胞核,刺激增殖类基因的转录表达,细胞立即进入增殖阶段。因此,当 Rb 基因发生缺失或突变,丧失了结合、抑制 E2F 的能力,于是细胞增殖活跃,导致肿瘤发生。

2. $p53$ 基因 $p53$ 基因是迄今为止发现的与人类肿瘤相关性最高的基因。过去一直把它当成一种癌基因,直至 1989 年才知道起致癌作用的基因是突变型 $p53$,后来证实野生型 $p53$ 是一种抑癌基因。50%~60% 自发的人类肿瘤,如肺、膀胱、乳腺、结肠、肝、胃、食管、骨、脑、卵巢、前列腺及淋巴系统等肿瘤中发现 $p53$ 基因突变。家族遗传性癌综合征如 Li Fraumeni 综合征中发现有胚系 $p53$ 突变。$p53$ 胚系突变和在癌细胞中的 $p53$ 体细胞突变(somatic mutation)常常是一对等位基因中只有一个有错义突变(missense mutation),造成 P53 蛋白中单个氨基酸残基替换,突变的 P53 蛋白不仅自身失去功能,它还能与野生型等位基因表达的 P53 蛋白聚合成无功能的四聚体。这种突变基因作用的方式属于显性负突变(dominant-negative mutation)。在肉瘤及一些淋巴瘤中 $p53$ 基因的突变常常是等位基因双缺失、基因重排或剪接错误,导致 P53 蛋白缺失。

人类 $p53$ 基因位于 17p13.1,全长 20kb,含有 11 个外显子,转录 2.8kb 的 mRNA,编码蛋白质为 P53。P53 蛋白由 393 个氨基酸残基构成,在体内以四聚体形式存在,半衰期为 20~30 分钟。P53 蛋白是位于细胞核内的一种转录因子,包含有转录激活结构域、富含脯氨酸区、DNA 结合结构域、寡聚结构域和核定位序列等多个重要的结构域或序列,这也是 $p53$ 发挥其生物学功能的分子结构基础。绝大多数 $p53$ 基因突变都发生在编码其 DNA 结合结构域的序列中。

$p53$ 基因在各种组织中普遍表达,野生型 P53 蛋白的半衰期很短,在细胞内含量低。当细胞受射线辐射或化学试剂等作用导致 DNA 损伤时,$p53$ 表达水平迅速升高,同时 P53 蛋白中包含的一些丝氨酸残基被磷酸化修饰而被活化。活化的 P53 一方面可以通过其富含脯氨酸区与多种蛋白质发生相互作用,另一方面从胞质定位至细胞核内,通过其 DNA 结合结构域与多种受其调控的靶基因启动子区域中的特异序列结合,从而调控这些靶基因的转录。$p53$ 的功能主要就是通过调节相关靶基因的转录而发挥其生物学功能。例如,$p53$ 的靶基因之一 $p21$ 可阻止细胞通过 G_1-S 检查点,使其停留于 G_1 期;另一靶基因 $GADD45$ 的产物是 DNA 修复蛋白。P21 蛋白与 GADD45 蛋白的共同作用能使 DNA 受损的细胞不再分裂,并且修复损伤而能维持基因组的稳定性。如果修复失败,P53 蛋白就会通过激活另外一些靶基因如 bax 的转录而启动程序性死亡,即细胞凋亡过程诱导细胞自杀,阻止有癌变倾向突变细胞的生成,从而防止细胞恶变。

3. APC 基因 家族性腺瘤样息肉病(familial adenomatous polyposis,FAP)是一种遗传性疾病,患者在 20~30 岁时开始,结肠及直肠内生长多发性良性腺瘤样息肉,随着疾病的进展,息肉可转变为腺瘤,最终转变为癌。该病与 APC(adenomatous polyposis coli,结肠多发性腺瘤样息肉病)基因失活有关。

APC 基因位于 5q21,编码含有 2843 个氨基酸残基,分子量为 300kD 的蛋白质。FAP 患者携带一个胚系突变而失活的等位基因,另一个野生型等位基因在癌细胞中因体细胞突变而失活。APC 基因失活不仅与 FAP 有关,在 80% 的散发性结肠癌患者中也发现 APC 基因突变失活。胚系突变好发于基因的 1061 及 1309 位密码子,体细胞突变常集中在 1286 ~ 1513 密码子之间的区域。

APC 蛋白的抑癌机制与负调节癌基因产物 β-连环蛋白密切相关。β-连环蛋白有两大功能:一方面作为细胞内的结构蛋白,它起着连接上皮细胞钙黏蛋白(E-cadherin)的作用;另一方面,β-连环蛋白又是 Wnt 信号途径中的成员,活化后可进入细胞核调节多种靶基因的转录而促进细胞的生长增殖。APC 蛋白通过两种机制来负调节 β-连环蛋白,一是促进 β-连环蛋白降解,二是 APC 蛋白能将核内的 β-连环蛋白转运回胞质而被降解。APC 基因的失活及 β-连环蛋白的活化均能导致细胞增殖乃至转化。

三、蛋白质组学

核酸是遗传物质的载体,蛋白质是生命活动的执行者。一般来讲,基因需要表达为蛋白质才能发挥其相应的生物学功能。在肿瘤发生过程中,基因水平上的异常变化,往往都会进一步导致基因表达产物即蛋白质的异常变化,最终导致肿瘤的形成。因此,从这个角度来讲,肿瘤又是一种因蛋白质异常引起的疾病。近年来,蛋白质领域的研究尤其是蛋白质组学研究的快速发展对肿瘤研究也产生了重要的影响。

蛋白质组(proteome)指的是一个细胞、一类组织或一种生物的基因组所表达的全部蛋白质。蛋白质组学则是研究细胞、组织或生物体蛋白质组的组成及其变化规律的科学,旨在阐明生物体全部蛋白质的表达模式及其功能模式。

蛋白质组学在肿瘤研究方面的应用主要包括以下几个方面:

1. 发现用于早期诊断与疗效观察的肿瘤标志物 肿瘤标志物是指特征性地存在于恶性肿瘤细胞、由恶性肿瘤细胞异常而产生或是由宿主对肿瘤的刺激反应而产生的物质。这类物质可以是大分子蛋白质(包括肽类激素和酶),也可以是小分子脂类和氨基酸衍生物,能够反映肿瘤的发生发展,监测肿瘤对治疗的反应。肿瘤标志物存在于肿瘤患者的组织、体液和排泄物中,能够用各种方法检测。蛋白质组学在发现肿瘤标志物方面具有重要价值。从正常细胞发展到肿瘤细胞,细胞的蛋白质组会发生显著变化,那些差异表达的蛋白质就有可能作为潜在的分子标志物用于肿瘤的早期诊断和疗效观察。

2. 肿瘤治疗药物开发 蛋白质组学影响到肿瘤治疗药物开发的多个方面,包括新靶标的发现、临床前期或临床期药物活性作用和毒性评估等。治疗人类疾病的药物分子靶标主要是人体内一些重要的蛋白质(如受体和酶等),现在粗略估计有 5000 ~ 10 000 种不同的蛋白质可以作为药物设计的分子靶标,但目前已经证实并使用的只有 500 ~ 1000 个。因此,仍有很多潜在的可作为肿瘤等疾病治疗的分子靶标的蛋白质有待发现和鉴定。鉴于其广阔的应用前景,众多科研机构和商业公司纷纷投入巨资研发。

3. 研究肿瘤发生的分子机制 采用蛋白质组学相关的研究技术,通过分析肿瘤发生、侵袭转移等过程中伴随的蛋白质组的变化,发现一些重要的蛋白质,并对其功能进行深入的研究,将有望在分子水平上阐明肿瘤的发生机制。

(卜友泉)

第三节 细胞凋亡与肿瘤

一、细胞凋亡的概念

细胞凋亡(apoptosis)是细胞受某种信号刺激后的一种主动细胞"自杀"消亡过程,是一系列生化级联反应的结果又称为程序性细胞死亡。细胞凋亡是 1972 年澳大利亚 Kerr、Wyllie 以及苏格兰 Currie 教授在许多正常组织中观察到的一种与经典细胞坏死形态特征不同的现象,表现为细胞收缩、细胞碎片、散在不完整细胞。这些细胞似乎是按照编排好的"程序"有规律的死亡,犹如秋天树叶的凋落,故建议称之为"凋亡"。

细胞凋亡和细胞坏死(necrosis)是细胞死亡的两种方式。

细胞凋亡与细胞坏死不同,细胞凋亡是机体生长、发育过程中或受到有害刺激时,清除多余的、衰老的或异常的细胞,以保持机体内环境稳定、维持正常生理活动,具有明显形态学特征和生化性质改变的细胞主动死亡。细胞凋亡可以是生理性的细胞死亡,也可以是病理性的细胞死亡,可单个细胞发生。

细胞坏死通常是指各种致病因子,如局部缺血、缺氧,或物理因素、化学因素以及生物因素损伤,干扰和中断了细胞正常代谢活动而造成细胞意外死亡(accident cell death)。细胞坏死多不单个存在,而是形成片状的坏死组织。

二、细胞凋亡的特征

细胞凋亡是细胞遵循其自身的程序,自己结束其生命,最后细胞裂解为若干凋亡小体(apoptotic bodies)而被吞噬细胞或邻接细胞所吞噬。细胞凋亡与程序化细胞死亡(programmed cell death,PCD)都是在基因调控下的细胞主动死亡。但前者是形态学概念,后者是功能性概念。细胞凋亡最突出的特征是染色质的有控降解,其内切酶活性需要钙离子和镁离子参加,并受锌离子所抑制;另一特征是有新的核酸和(或)蛋白质合成。凋亡过程启动时,细胞首先收缩变圆,与邻接细胞脱离,失去微绒毛,胞质浓缩,内质网扩张呈泡状,并与细胞膜融合,线粒体变化不大,核染色质致密度增高并凝集于核膜周边,核仁裂解;继而细胞内陷将细胞自行分割为多个具有膜包裹的细胞凋亡小体。凋亡过程不发生溶酶体溶解,不引起线粒体及细胞膜破裂,因而没有细胞内涵物外泄,故不引起炎症反应和周围组织的次级损伤;线粒体仍有跨膜电位,仍保留 ATP 依赖的溶酶体质子泵,其生物化学反应主要是细胞内发生一系列信号传递反应。

细胞发生凋亡时,虽然其细胞膜的完整性没有明显性改变,但与正常细胞相比较,发生凋亡的细胞其细胞膜通透性增加,其程度介于正常细胞与坏死细胞之间。

细胞坏死首先是细胞膜通透性增加,细胞外形发生不规则变化;内质网扩张,核染色质不规则移位,进而线粒体及细胞核肿胀、溶酶体破坏;细胞膜破裂,胞质外溢。坏死的细胞被巨噬细胞吞噬。这种死亡过程常引起炎症反应。

细胞凋亡与细胞坏死的区别如表 1-3-1 所示。

表 1-3-1 细胞凋亡与细胞坏死的区别

特征	细胞凋亡	细胞坏死	特征	细胞凋亡	细胞坏死
诱因	生理或有害、有毒物质弱刺激	有害、有毒物质强烈刺激	炎症反应	无	有
			基因调控	需要	不需要
概率	非随机发生	随机发生	细胞膜	相对完整	破裂、溶解
生理病理	生理和(或)病理	病理	细胞质	浓缩、胞质气泡	肿胀
反应过程	主动过程,耗能	被动过程,不耗能	细胞核	固缩、断裂、凋亡小体	碎裂、溶解
代谢过程	有新 RNA 和蛋白合成	终止合成代谢	DNA 电泳	阶梯状条带	弥散或均一条带
胞内钙离子	增加	无变化	细胞命运	形成凋亡小体	病理性死亡

三、细胞凋亡的信号途径

细胞凋亡是一个非常复杂的过程,有多种基因及蛋白产物参与其中。其发生发展过程可粗略地划分为三个时期,即诱导期、效应期和降解期。细胞接受外界死亡信号(诱导)后,经过一系列信号转导、基因改变、酶激活等复杂过程启动细胞自杀程序,进而使细胞凋亡。能够触发凋亡的信号途径有多条,但其确切机制尚不十分清楚。膜死亡受体介导的凋亡途径(即受体依赖途径)和线粒体介导的凋亡途径(即非受体依赖途径)是研究较多、较详细和较清楚的两条凋亡途径。这两条途径既相对独立,又交互作用。

(一) 细胞膜死亡受体信号转导途径

死亡受体(death receptor,DR)是属于肿瘤坏死因子受体(tumor necrosis factor receptor,TNFR)家族的跨膜蛋白。目前已知该受体家族至少包括 12 个成员,分别是 I 型 TNF 受体(TNFR I)、Fas(APO1、CD95)、DR3(APO3、TRAMP、LARD 或 Wsl-1)、DR4(TRAIL-R1)、DR5(APO2、TRAIL-R1 或 KILLER)、DR6、DcR1(TRID)和 DcR2 等。TNFR 通过与携带凋亡信号的 TNF 相关凋亡诱导配体(TNF related apoptosis inducing ligand,TRAIL/APO-2L)特异性结合,迅速将凋亡信号转导至细胞内引起细胞凋亡。

细胞膜死亡受体信号转导途径如图 1-3-1 左所示。在细胞凋亡途径中,大部分死亡受体(除 TRAIL-R1 外)与其相应配体结合后被激活,形成三聚体;多聚化的 DR 死亡结构域发生构象改变,与多种同样具有死亡结构域的接头蛋白(adaptor protein)进行结构域同源配对结合,如 Fas 受体(Fas receptor,FasR)与 Fas 相关死亡结构域(Fas-associated death domain,FADD)、TNFR1 与肿瘤坏死因子受体相关死亡结构域(TNFR-associated death domain,TRADD)或 FADD 的结合。一方面激活酸性磷脂酶水解鞘磷脂产生神经酰胺,最终引起胞质 Ca^{2+} 浓度升高,直接激活依赖 Ca^{2+}/Mg^{2+} 的内源性核酸酶,导致 DNA 断裂和染色质固缩。另一方面,死亡效应分子通过其 C-末端死亡结构域的相互作用,结合到三聚化的死亡受体胞质结构域上,再通过其 N-末端死亡效应结构域(death effector domain,DED)与邻近的半胱氨酸天冬氨酸特异性蛋白酶-8(cysteinyl aspartate-specific proteinase-8,Caspase-8)结合,形成死亡诱导信号复合体(death-inducing signaling complex,DISC),使 Caspase-8 的两个 DED 分开,解除分子内的自我抑制,同时暴露白细胞介素 1-β 转换酶(interleukin1-βconverting en-zyme,ICE)同源区,通过自我催化生成有活性的 Caspase-8,经活化 Caspase-1、Caspase-3、

Caspase-6、Caspase-7 等,裂解各种底物而导致细胞凋亡。

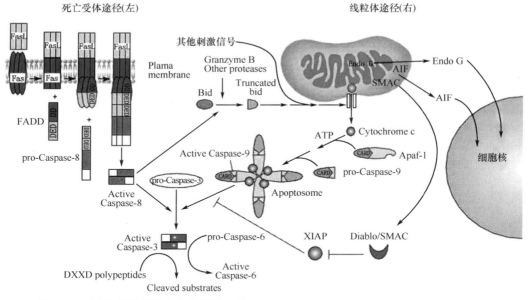

图 1-3-1 两条主要的凋亡信号转导途径(Ref. Trends in Cell Biology. 2001,11:526~534)

(二) 细胞凋亡的线粒体介导途径

线粒体(mitochondria)是由双层膜包裹的囊状结构。它不仅是细胞的能量工厂,而且是细胞凋亡的调控中心。传统细胞超微结构分析认为,线粒体形态在细胞凋亡过程中一直维持不变,其在细胞凋亡中的作用往往被忽略。可近年实验研究显示,线粒体在细胞凋亡中发挥着关键作用。在凋亡信号作用下,位于线粒体内膜的腺苷转位因子(adenine nucleotide translocator,ANT)和位于线粒体外膜的电压依赖性阴离子通道(voltage dependent anion channel,VDAC)等组成的线粒体膜通透性转换孔(mitochondrial permeability transition pore,MPTP)开放。MPTP 的开放伴随线粒体外膜的物理性损伤,一方面使线粒体膜两侧的离子可自由分布,引起线粒体跨膜电位(mitochondrial transmembrane potential)崩解,使电子传递链脱偶联;另一方面使线粒体膜通透性增加,向细胞质内释放大量的促凋亡因子。线粒体释放蛋白中,包括细胞色素 c(cytochrome c,Cyt-c),其进入细胞质可在 ATP 或 dATP 协同作用下,与凋亡蛋白酶活化因子-1(apoptotic protease-activating factor-1,Apaf-1)结合以使其分子变构,从而使 Apaf-1 和 ATP 或 dATP 结合的能力大大增加,三者形成复合物导致 Apaf-1 分子中的 Caspase 激活和募集结构域(Caspase activation and recruitment domain,CARD)结构域充分暴露,募集 Caspase-9 酶原,形成凋亡复合体(apoptosome),再通过自我剪切激活 Caspase-9。激化后的 Caspase-9 启动下游 Caspase 级链反应,最终导致细胞凋亡(图 1-3-1 右)。

四、细胞凋亡的调控机制

肿瘤是一类涉及多种基因改变而导致细胞持续增殖的疾病。肿瘤细胞凋亡的调控是一个非常复杂的过程,有多种基因及蛋白产物参与其过程,其中包括促进凋亡的基因、抑制凋亡的基因、死亡受体及其配体、Caspase 等。调控基因主要是由 Caspase 家族为代表的凋亡活化基因和以 Bcl-2 家族为代表的凋亡抑制基因共同控制。当细胞促凋亡基因活性受抑制和(或)抗凋亡基因被激活,则该细胞不能凋亡而长期存活,加上肿瘤抑制基因活性受抑制,则造成肿瘤形成。经目前研究,与肿瘤发生发展关系密切的相关凋亡基因除 Caspase 家族和 Bcl-2 基因家族外,主要还有 p53 基因、Fas 基因等。

（一） Caspase 的级联反应是凋亡的基本过程

Caspase 是一种凋亡活化基因,该家族至少有 14 个成员,其中至少 2/3 的成员与细胞凋亡相关,参与了凋亡相关的机体生理性或病理性过程。由于 Caspase 家族成员均是特异性切割天冬氨酸(Asp)位点的蛋白水解酶,其催化中心有半胱氨酸残基(Cys),故称为天冬氨酸特异性的半胱氨酸蛋白酶(cystein-containing aspartate-specific protease,Caspase)。Caspase 家族转录合成后以酶原(pro-Caspase)形式存在于胞质中,其分子结构包含三个主要的功能区域,即 N 端结构域、大亚基和小亚基。N 端结构域以天冬氨酸酶水解位点 Asp 分隔,其本身就是 Caspase 的靶序列,可以互相水解切割或自身水解切割。因此,N 端结构域对维持酶的无活性状态及凋亡信号的传导至关重要。尽管各种凋亡信号可刺激细胞内多种信号转导途径,但最终将汇集为 Caspase 蛋白酶级联放大反应这一共同通路,不同的凋亡信号的刺激可激活多种 Caspase,而活化的 Caspase 又可随酶底物的性质和酶切位点的不同而产生多种生物学效应。活化的 Caspase 可以通过下列几种作用机制参与细胞凋亡过程:①灭活细胞凋亡抑制因子(inhibitor of CAD,ICAD)是凋亡相关的 DNA 核酸酶(Caspase-activated deoxyribonuclease,CAD)的生理抑制剂,可被活化的 Caspase 降解,从而 CAD 与 ICAD 解离、活化,活化的 CAD 使 DNA 降解;②剪切凋亡抑制蛋白,Caspase 可酶切凋亡抑制蛋白 Bcl-2,使其失去抑制细胞凋亡的生物活性而促进细胞凋亡;③降解细胞结构蛋白,Caspase 酶系还可直接裂解细胞组分或裂解细胞骨架调节蛋白导致细胞凋亡。

（二） 线粒体是细胞凋亡控制中心

细胞凋亡本身是一个耗能过程。线粒体能量供应的快速匮乏将引起细胞坏死,但在有一定能量供应的情况下,细胞则发生凋亡。因此,线粒体不仅是细胞的能量工厂,而且还是细胞凋亡的调控中心,几乎所有因素诱导的细胞凋亡都存在线粒体功能紊乱,并且被证实其功能紊乱是导致细胞不可逆性死亡的关键环节。

线粒体接受细胞凋亡信号刺激后进行加工整合,进而释放各种促凋亡因子,如细胞色素 c、Smac/DIABLO、凋亡诱导因子(apoptosis-inducing factor,AIF)以及核酸内切酶 G 等,这些因子进入细胞质并将凋亡信号放大,继而启动 Caspase 级联反应或直接激活细胞核凋亡机制,引起细胞凋亡。

（三） Bcl-2 基因家族是调节凋亡的相关蛋白

Bcl-2 基因家族定位于线粒体外膜,对细胞凋亡的调控作用是通过线粒体介导的细胞凋亡途径实现的。因此,Bcl-2 基因家族是调节凋亡的线粒体相关蛋白。

Bcl-2 基因家族包括近 30 种不同蛋白分子,每种蛋白分子至少含有 1 个 Bcl-2 同源结构域(Bcl-2 homology domains,BH)。BH 结构域是 Bcl-2 各家族成员之间或其他蛋白之间相互作用的重要分子基础。根据其在凋亡中的作用,Bcl-2 基因家族成员可分为三个亚家族:①促凋亡蛋白家族(Bax sub-family),Bax、Bcl-xs、Bad、Bak 等,这些家族成员含有 BH1、BH2、

BH3 结构域,具有促凋亡能力;②抗凋亡蛋白家族(Bcl-2 sub-family),包括 Bcl-2、Bcl-xl、Bcl-w、Ced-9 等,它们含有 BH1 和 BH2 结构域,具有抗凋亡能力;③BH3 亚家族(BH3 sub-family),包括 Bid、Bim、Bik、Blk、Hrk 等,这类成员只含有 BH3 结构域,具有促凋亡能力。

Bcl-2 家族可能通过与线粒体的作用调节细胞凋亡。凋亡信号的刺激能够引起促凋亡蛋白分子的修饰和活化,并迁移到线粒体外膜上。这些促凋亡蛋白分子在线粒体上与抑制凋亡的 Bcl-2 家族蛋白分子相互作用,调节线粒体释放凋亡蛋白因子,从而调节细胞凋亡进程。Bcl-2 家族蛋白不同分子间通过形成异源双体或同源双体,并可组成异二聚体或同二聚体,它们之间的比例影响着细胞对各种凋亡刺激因子的敏感性或拮抗性,形成相互制约、相互影响的"网络",从而实现对凋亡的双向调节,作用于细胞凋亡的途径。

(四) p53 引导细胞凋亡

p53 基因是一种抑癌基因,对细胞生长起负性调节作用,具有促使细胞凋亡的功能。它对肿瘤细胞的作用主要是抑制细胞增殖、诱导细胞分化和凋亡。

目前至少在 50% 人类肿瘤中发现 p53 基因变异,p53 的异常必然导致体细胞增殖的异常,进而发生肿瘤。野生型 p53 基因可促细胞的凋亡,而突变型 p53 基因则抑制细胞的凋亡。野生型的 p53 基因具有"监视"细胞生长的作用,DNA 损伤使野生型 p53 基因表达迅速增强,使 DNA 复制停止,细胞停止在 G_1 期,以使细胞得以修复损伤的 DNA 重新进入细胞周期,如果修复失败,则介导细胞凋亡。突变型 p53 基因无此功能,结果抑制了细胞凋亡导致多种肿瘤的发生。

五、细胞凋亡与肿瘤

细胞有增殖、分化和凋亡三方面的特征,在维持正常组织的生长平衡过程中,三者相互协调,共同调节。肿瘤的发生是多途径、多步骤的,增殖过度是一种途径,细胞死亡减弱是另一途径。

在人体,维持正常细胞功能和组织自身稳定必须依赖于多步信号途径的精确调控,其中包括控制细胞生长、分化和凋亡等过程。肿瘤的发生是由于正常的调控机制丧失、细胞异常过度增生,而细胞死亡速度降低、细胞增殖与死亡平衡失调所致。目前人们对肿瘤的认识有三点:①肿瘤是多种致病因素相互作用的结果;②肿瘤是原癌基因激活和抑癌基因的失活引起;③肿瘤是细胞的增殖大于凋亡的结果。如果细胞凋亡受抑,细胞增殖与凋亡的平衡调节被破坏,细胞死亡率下降,一旦机体不能重新恢复这种平衡,将导致细胞数目不断增加,表现出生长优势,这是肿瘤形成的一个重要基础。肿瘤表现为:①细胞增殖能力增强,凋亡受抑制;②细胞增殖能力未见明显增强,而凋亡明显受抑制;③细胞增殖能力和凋亡均增强,但增殖大于凋亡。总之,肿瘤是细胞在多种因素作用下,增殖细胞数多于凋亡细胞数而形成的一种失去控制的新生物。

细胞凋亡是一切生物正常胚胎发生过程和人类发育过程中细胞清除的正常途径。目前发现,许多肿瘤的发生并非是由细胞无限增殖所引起,细胞凋亡途径受阻或凋亡功能丧失是这些肿瘤发生的重要诱因。在肿瘤发生中,抑制凋亡基因可协同转化并使细胞"永生"化。另外本属程序性死亡的细胞如未按时凋亡,则这种"老化"细胞的染色体会不稳定,基因易突变,对致癌物的易感性升高,从而增加了恶变概率。抑癌基因的缺失使细胞凋亡大大减少,自发肿瘤发生率上升。因此肿瘤不仅是细胞增殖和分化异常的疾病,也是细胞凋亡的疾病。

(俸家富)

第四节　细胞生长因子、信号转导与肿瘤

肿瘤发生最明显的特征是细胞增殖和(或)凋亡失去控制,与细胞生长、分化有关的信号转导障碍则是调控失衡至关重要的因素。细胞信号转导是指细胞外因子通过与膜受体结合,引发细胞内的一系列生化反应,直至细胞生理反应所需基因表达的过程。细胞信号转导过程发生障碍或异常,将会导致细胞生长、分化、代谢和生物行为的异常,引起各种疾病,乃至肿瘤的发生。从某种意义来说,肿瘤的发生是细胞信号转导异常的一种表现。

一、细胞生长因子与肿瘤

(一) 细胞生长因子的共同特点

细胞生长因子(growth factor,GF)是在体内外对细胞的生长和增殖具有刺激作用的一类多肽、蛋白质或糖蛋白,属于细胞外因子,通过与特异的、高亲和的细胞膜受体结合,调节细胞生长与其他细胞功能多效应,存在于血小板和各种成体与胚胎组织及大多数培养细胞中,对不同种类细胞具有一定的专一性。

虽然细胞生长因子种类繁多,并各有其生物学功能,但它们均具有一些共同的特性:①细胞生长因子大多数是分泌型的低分子量蛋白质、多肽或糖蛋白;②多数生长因子以单体的形式存在,仅少数生长因子在细胞表面表达;③细胞生长因子可以通过旁分泌、自分泌的方式在近距离内发挥局部作用;④同一种细胞可产生多种不同的细胞生长因子,同一种细胞生长因子也可以由多种不同类型的细胞产生;⑤同一种细胞生长因子作用于不同的靶细胞可以产生不同的生物学效应,几种不同的细胞生长因子可以对同一种靶细胞产生相同或相似的生物学效应;⑥一种细胞生长因子可以调控另一种细胞生长因子的表达,也可以调控自身或其他生长因子受体的表达,或者影响其他细胞生长因子的功能,形成协同或拮抗效应。

(二) 细胞生长因子与肿瘤

目前已发现的生长因子按其结构的同源性和功能分为表皮生长因子(epidermal growth factor,EGF)、胰岛素样生长因子(insulin-like growth factor,IGF)、神经生长因子(nerve growth factor,NGF)、血管内皮生长因子(vascular endothelial growth factor,VEGF)、血小板源生长因子(platelet-derived growth factor,PDGF)、成纤维细胞生长因子(fibroblast growth factor,FGF)、肝细胞生长因子(hepatocyte growth factor,HGF)等,现分述如下:

1. 表皮生长因子及其受体系统与肿瘤

(1) 表皮生长因子及其受体系统:EGF 是体外最强的促表皮细胞生长因子,能诱导蛋白质中酪氨酸残基磷酸化水平增高,提高细胞内代谢水平。EGF 受体家族包括 EGFR(又称 HER1,erbB-1)、HER2(erbB-2)、HER3(erbB-3)和 HER4(erbB-4),分子量 170kD 左右,是原

癌基因 *c-erbB*l 的表达产物,属受体型酪氨酸蛋白激酶(RTK),当它与 EGF 结合后能促进受体内的酪氨酸蛋白激活,导致受体酪氨酸残基自身磷酸化,提供持续分裂信号到细胞内,引起细胞增殖、分化,这种作用在正常组织中调控细胞生长、分裂、分化等重要生理过程,在发生异常的情况下可引起癌变。

(2)表皮生长因子及其受体与肿瘤:EGF 及其受体与多数肿瘤的发生、发展存在密切联系,表现为以下几点:①某些肿瘤细胞可以自分泌 EGF,直接作用于细胞膜上的 EGF 受体(EGFR),加速其无抑制地增殖;②EGFR 的氨基酸排列和组成与某些癌基因的产物具有高度的同源性,因此 EGFR 不依赖 EGF 也能被激活,这种受体的持续激活可导致细胞不断生长,这可能是导致细胞恶变的原因之一;③研究表明,多种肿瘤细胞 EGFR 有过度表达现象,如鳞癌、多形性脑胶质细胞瘤、喉乳头状瘤等。此外,EGF 受体的表达与多种肿瘤的恶性程度有关。EGF 对肿瘤的促生长作用已经明确,但 EGF 对正常细胞是促进生长还是诱导肿瘤发生,尚不肯定,可能决定于细胞类型、内外环境、EGF 浓度等因素。

2. 胰岛素样生长因子及其受体系统与肿瘤

(1)胰岛素样生长因子家族:IGF 家族由 2 个配体(IGF-Ⅰ 和 IGF-Ⅱ,统称为 IGF)、2 个受体[IGF-Ⅰ受体(IGF-Ⅰ receptor,IGF-ⅠR)和 IGF-Ⅱ受体(IGF-Ⅱ receptor,IGF-ⅡR)]以及至少 6 种高亲和力的胰岛素样生长因子结合蛋白(insulin-like growth factor binding protein,IGFBP)1~6 所组成。IGF 在受体和结合蛋白的调节下,通过自分泌、旁分泌和内分泌的方式作用于靶器官,参与个体的新陈代谢、细胞增殖、分化及成熟过程,影响细胞的生长和分化。

(2)胰岛素样生长因子及其受体与肿瘤:生理浓度的 IGF 通过自分泌、旁分泌及内分泌对许多肿瘤细胞系有促有丝分裂作用。大量的细胞学、动物及人的流行病学数据表明,多种肿瘤细胞系及人类肿瘤细胞都能高表达 IGFR,IGF 和 IGFR 调节恶性肿瘤生物学行为的各个方面,在肿瘤表达的 IGFR 量主要由它的配体决定,即 IGF 是决定 IGFR 表达的主要决定因素;高水平的 IGF 与乳腺癌、前列腺癌、结肠癌和肺癌的发病率升高相关;除了与肿瘤的生长相关外,多个研究还发现通过抑制 IGFR 可以抑制不同癌细胞的转移。

3. 成纤维细胞生长因子及其受体系统与肿瘤

(1)成纤维细胞生长因子家族:FGF 是一种能促进成纤维细胞生长的活性物质,最早发现于大脑和垂体的组织提取物中,后来在多种器官组织中发现这类因子,因而又被称为眼来源生长因子、脑来源生长因子、肝素结合性生长因子等。依据序列同源性和系统发育不同,将哺乳动物 8 种成纤维细胞生长因子分为 6 个亚家族,碱性成纤维细胞生长因子和酸性成纤维细胞生长因子是 FGF 家族中研究最多的两种。

(2)成纤维细胞生长因子及其受体与肿瘤:FGF 是肿瘤血管形成中主要的促血管生成因子之一,同时 FGF 作为细胞间信号分子在肿瘤的发生和分化过程中起重要作用,FGF 配体本身或 FGF 受体功能获得或缺失性突变使 FGF 信号通路失调,从而促使机体发生病理变化。

4. 肝细胞生长因子及其受体系统与肿瘤

(1)肝细胞生长因子:HGF 分子量为 82~85kD,属不耐热多糖蛋白,主要由间质细胞(如成纤维细胞、巨噬细胞等)产生,它是一种上皮形态发生过程中的旁分泌调节物,具有多种生物学活性,能刺激多种上皮和内皮细胞进行有丝分裂、运动以及促进肾小管形态发生和血管内皮细胞再生,在人和啮齿类动物肝脏再生过程中发挥重要生理作用。

（2）肝细胞生长因子及其受体与肿瘤:肝细胞生长因子及其受体(c-Met)广泛存在于多种正常组织细胞和体内外恶性肿瘤细胞内,它作为基膜细胞分泌的一种蛋白质能破坏细胞连接,并刺激癌细胞向外浸润,同时诱导肿瘤新生血管生长,在相当一部分的人类肿瘤中存在高表达。研究表明 HGF 及其受体与胃癌、肝癌、乳腺癌、卵巢癌、结肠癌、胰腺癌以及中枢神经系统肿瘤(如神经胶质细胞瘤)关系密切,c-Met mRNA 或受体蛋白高表达的肿瘤患者预后较差。

5. 血管内皮细胞生长因子及其受体系统与肿瘤

（1）血管内皮细胞生长因子:VEGF 是内皮细胞的特异性有丝分裂源,也是一种有效的血管形成和通透性诱导因子,是目前已知最直接的血管生成活性蛋白,主要表达于血管内皮细胞、肿瘤细胞、某些炎症细胞和间质细胞等。VEGF 是肿瘤新生血管形成中的关键性促血管生长因子,它必须首先同特异性高表达在新生血管内皮细胞表面的受体(VEGFR)结合,从而激活酪氨酸激酶而发挥生物学功能。目前克隆出的 VEGFR 主要有 VEGFR-1、VEGFR-2 和 VEGFR-3 三种,均具有酪氨酸激酶活性,是一种跨膜糖蛋白,由含 7 个免疫球蛋白样结构的细胞外区、1 个单链跨膜区及酪氨酸激酶区组成,均选择性地表达于内皮细胞。

（2）血管内皮细胞生长因子及其受体与肿瘤:研究证实,VEGF 及其受体在人的结肠癌、胃癌、肺癌、膀胱癌、乳腺癌、卵巢癌、子宫内膜癌等多种恶性肿瘤中均有异常表达,VEGF 一方面作用于基质血管内皮细胞,诱导肿瘤血管新生,增加血管通透性,促进肿瘤生长、转移;另一方面,VEGF 直接作用于肿瘤细胞,促进肿瘤细胞分裂增殖。目前认为 VEGF 及 VEGFR 在肿瘤中可能起以下作用:①增加血管通透性;②促进血管内皮细胞的增殖;③促进血管支持物的生成;④抑制肿瘤细胞的凋亡。

6. 血小板源生长因子及其受体系统与肿瘤

（1）血小板源生长因子:PDGF 是由四种不同多肽链(PDGF-A、PDGF-B、PDGF-C、PDGF-D)通过二硫键连接的五种糖蛋白异构体(PDGF-AA、PDGF-BB、PDGF-AB、PDGF-CC、PDGF-DD)组成的家族,最初是从血小板中分离出来的,并由此得名,血小板是体内 PDGF 的主要来源,后来发现巨噬细胞等多种间叶来源的细胞都能分泌 PDGF。PDGF 生成后,以自分泌或(和)旁分泌的方式激活 PDGF 受体(PDGFR)而发挥作用,PDGFR 是由两个亚单位(α、β)组成的酪氨酸激酶复合体;作为机体内一种主要的促有丝分裂剂与趋化剂,PDGF 能促进成纤维细胞、平滑肌细胞等各种结缔组织细胞的分裂、增殖、迁移、合成并分泌细胞外基质、增加细胞黏附力,在人胚胎发育和正常生理活动中起极其重要的作用。

（2）血小板源生长因子及其受体与肿瘤:PDGF 是重要的内皮生长因子,研究表明在卵巢癌、胃癌、结肠癌、胆管癌、神经胶质细胞瘤等多种恶性肿瘤中均有较高的表达,并且 PDGFR 过表达与肿瘤扩散转移及预后都明显相关。

7. 神经生长因子及其受体系统与肿瘤

（1）神经生长因子:NGF 是一种多肽激素,它能促进感觉神经元和交感神经元支配的神经纤维的生长,含有 α、β 和 γ 三种亚基的多聚体,既往的研究表明 NGF 对中枢和外周神经系统多种类型神经元的生长、发育、分化、再生和轴突形成具有重要作用,目前逐渐认识到 NGF 及其受体(NGFR)在多种神经系统及非神经系统肿瘤中均有表达,它通过特异的靶细胞表面的神经生长因子受体介导产生生物学效应,参与肿瘤的凋亡、转移、分化和血管新生。NGFR 有高亲和力受体(TrkA)和低亲和力受体(p75)两种,TrkA 是一种具有内在酪氨酸激酶活性的膜受体,是 NGF 的功能性受体;p75 是一种不含有细胞内信号转导结构的糖蛋白,是 NGF 的辅助性受体。

(2)神经生长因子及其受体与肿瘤:NGF 及其受体不但可以诱导神经纤维生长,而且可以影响肿瘤细胞的增生、分化及凋亡,NGF-NGFR 间相互作用的不同决定了细胞的存亡,NGF 对瘤细胞的增生是促进还是抑制,主要决定于肿瘤细胞的类型;NGF 除了促进神经生长外,还能作为一个强烈的丝裂原促进肿瘤细胞的分裂(如前列腺癌、乳腺癌、胰腺类癌等),或者抑制增殖,促进分化(如食管癌、垂体泌乳素瘤、神经母细胞瘤等)。

二、生长因子信号转导与肿瘤

生长因子及其信号转导途径的异常与恶性肿瘤的发生密切相关,生长因子和细胞因子之间协调反应的丢失可以导致细胞增生和凋亡过程之间的不平衡,进而导致肿瘤的发生,对生长因子及其信号转导途径研究有助于进一步了解肿瘤的发生、发展机制,并可为鉴别诊断、判断预后和基因治疗提供理论依据。

(一)生长因子信号转导的主要途径

真核细胞生长因子信号转导主要途径大致可分为以下几条:G 蛋白偶联受体途径、受体酪氨酸激酶途径、Jak-STAT 途径、发育信号转导途径和整联蛋白信号途径。

1. G 蛋白偶联受体途径 G 蛋白是一种鸟苷酸结合蛋白,由 α、β 和 γ 三个亚基组成。G 蛋白在结构上没有跨膜蛋白的特点,主要是通过对亚基上氨基酸残基的脂化修饰作用把 G 蛋白锚定在细胞膜上。能够激活腺苷酸环化酶的 G 蛋白称为 Gs,对该酶有抑制作用的称为 Gi;当 Gs 处于非活化态时,为异三聚体,α 亚基上结合着 GDP,此时受体及环化酶亦无活性;配体与受体结合后导致受体构象改变,与 Gs 结合位点暴露,受体与 Gs 在膜上扩散进而两者结合,形成受体-Gs 复合体后,Gsα 亚基构象改变,排斥 GDP,结合了 GTP 而活化,α 亚基从而与 β、γ 亚基解离,暴露出与环化酶结合位点;α 亚基与环化酶结合而使后者活化,利用 ATP 生成 cAMP;cAMP 产生后,与依赖 cAMP 的蛋白激酶(PKA)的调节亚基结合,并使 PKA 的调节亚基和催化亚基分离,活化催化亚基,催化亚基将代谢途径中的一些靶蛋白中的丝氨酸或苏氨酸残基磷酸化,将其激活或钝化。这些被磷酸化共价修饰的靶蛋白往往是一些关键调节酶或重要功能蛋白,因而可以介导胞外信号,调节细胞反应。信号转导的终止是依赖于 cAMP 信号的减少完成的。Gs 穿梭于膜上两个蛋白质-受体与腺苷酸环化酶之间,起了一个信号传递者的作用,而 Gs 上结合 GTP-GDP 循环在激活-灭活环化酶中起关键作用。

2. 酪氨酸激酶信号转导途径 酪氨酸激酶(PTK)是一类催化 ATP 上 γ-磷酸转移到蛋白质酪氨酸残基上的激酶,能催化多种底物蛋白质酪氨酸残基磷酸化,在细胞生长、增殖、分化中具有重要作用。根据 PTK 是否是细胞膜受体可将其分成非受体型和膜受体型。受体酪氨酸激酶(receptor tyrosine kinase,RTK)是最大的一类酶联受体,所有的 RTK 都是由三个部分组成:含有配体结合位点的细胞外结构域、单次跨膜的疏水 α 螺旋区和含有酪氨酸蛋白激酶活性的细胞内结构域。PTK 偶联受体主要通过蛋白质相互作用激活自身或细胞内其他的 PTK 或丝/苏氨酸激酶来传导信号,受体酪氨酸激酶的激活是一个相当复杂的过程,PTK 结合配体后形成二聚体或寡聚体,使位于膜内区段上的 PTK 激活,进而使自身肽链和膜内蛋白底物中的酪氨酸残基磷酸化,经胞内一系列信息传递的级联反应,最终导致细胞核内基因转录过程的改变以及细胞内相应的生物效应。大部分生长因子、胰岛素和一部分肽类激素都是通过该类受体信号转导。

3. JAK-STAT 信号转导途径 JAK-STAT 途径是一条多种细胞因子共用的信号转导途径,主要由酪氨酸激酶相关受体、酪氨酸激酶 JAK(Janus kinase,两面神激酶)和转录因子 STAT(signal transducers and activators of transcription 信号转导及转录激活因子)三个成分组成。JAK 是一种非受体型酪氨酸蛋白激酶,已发现四个成员(JAK1、JAK2、JAK3 和 TYK1),与其他 PTK 不同,JAK 内无 Src 同源区 2(SH2)结构,其既能催化与之相连的细胞因子受体发生酪氨酸磷酸化,又能磷酸化多种含特定 SH2 区的信号分子从而使其激活。STAT 为 JAK 的底物,含有 SH2 和 SH3 结构域,可与特定的含磷酸化酪氨酸的肽段结合。该途径的基本作用模式为:配体诱发相应受体形成二聚体或寡聚体,引起与受体结合的 JAK 相互作用,发生自身酪氨酸磷酸化而激活;JAK 激活后催化受体上的酪氨酸残基发生磷酸化修饰,继而这些磷酸化的酪氨酸位点与周围的氨基酸序列形成"锚点",招引多种含特定 SH2 区的信号分子,激酶 JAK 催化结合在受体上的 STAT 蛋白发生磷酸化修饰,活化的 STAT 蛋白以二聚体的形式进入细胞核内与靶基因结合,调控基因的转录,一种 JAK 激酶可以参与多种细胞因子的信号转导过程,一种细胞因子的信号通路也可以激活多个 JAK 激酶,但细胞因子对激活的 STAT 分子却具有一定的选择性。

4. 发育信号转导途径

(1) Wnt 信号途径:Wnt 是一类广泛存在的分泌型糖蛋白,Wnt 信号转导途径主要有三条:经典 Wnt 信号途径、Wnt-Ca^{2+} 途径和 Wnt-planar 极化途径。目前已知的主要有 19 种 Wnt 蛋白,其中激活经典通路的有 Wnt-1、Wnt-3a 和 Wnt-8。在没有 Wnt 信号的情况下,细胞质中的 β-catenin 和许多蛋白,如大肠腺瘤息肉蛋白(APC)、AXIN、酪蛋白激酶(CK)1a、1e、糖原合成激酶(GSK-3β)一起形成多蛋白复合物,对 β-catenin 的残基进行磷酸化后,这一磷酸化过程启动了泛素化依赖的蛋白降解过程,将 β-catenin 降解。而当 Wnt 蛋白与跨膜受体,以及共同受体低密度脂蛋白受体相关蛋白结合后,激活 Wnt 通路,抑制 β-catenin-AXIN-APC-GSK3 复合物的形成,降低 GSK-3β 的活性从而抑制 β-catenin 的磷酸化,稳定 β-catenin,使其在细胞质中聚集,最后进入细胞核内,与转录因子 Tcf/Lef 结合,并调节靶基因的转录活性,启动靶基因的转录,促进细胞的增殖或活化。

(2) Hedgehog 信号途径:Hedgehog(Hh)是编码一系列分泌蛋白的基因家族,Hh 蛋白是一种能共价结合胆固醇的分泌蛋白,其包含一个 N 端信号结构域和一个 C 端催化结构域,但其必须经过自身的修饰才能获得活性。Hedgehog 信号转导通路是一个经典的控制胚胎发育的信号转导途径,在胚胎发育和胚胎形成后细胞的生长和分化过程中都起着重要的作用,Hedgehog 信号传递受靶细胞膜上两种受体 Patched(Ptc)和 Smoothened(Smo)的控制,Ptc 受体由肿瘤抑制基因 Patched 编码,为含有 12 个跨膜区的单一肽链,能与配体直接结合,对 Hedgehog 信号起负调控作用;受体 Smo 由原癌基因 Smoothened 编码,与 G 蛋白偶联受体同源,由 7 个跨膜区的单一肽链构成,是 Hedgehog 信号传递所必需的受体。目前发现的参与 Hedgehog 信号转导的胞质蛋白包括:转录介质 Ci/Gli、丝氨酸/苏氨酸蛋白激酶 Fused(Fu)、Fu 抑制剂(SuFu)、类运动蛋白 Costal-2(Cos2)、蛋白激酶 A(PKA)等,其中 Ci/Gli、Fu 起正调控作用,Cos2、PKA 起负调控作用,当没有 Hedgehog 时,Ptc 抑制 Smo,这种抑制最终使一种转录因子成为转录抑制子,抑制目的基因的表达,当 Hedgehog 和 Ptc 结合时,则 Smo 抑制解除,Ci/Gli 进入胞核,作为同一基因的转录激活因子发挥作用,激活目的基因的表达。

（3）Notch 信号途径:Notch 是位于细胞膜的一种内在蛋白,广泛存在于所有已知动物细胞中,膜外区域（N 端）包含一个内表皮生长因子的串联重复序列（EGFR）和三个 Lin/Notch 重复序列（LNR）,是配体结合和功能激活位点;膜内区域（C 端）有锚蛋白重复序列（主要介导与其他细胞蛋白质的相互作用）、PEST 序列（调控蛋白代谢）以及核定位序列。Notch 信号途径由 Notch、Notch 配体（DSL 蛋白）和 CSL（一类 DNA 结合蛋白,能识别并结合位于 Notch 诱导基因的启动子上特定的 DNA 序列）等组成。Notch 及其配体均为单次跨膜蛋白,当配体和相邻细胞的 Notch 结合后,Notch 被蛋白酶体切割,释放出具有核定位信号的胞质区 ICN（intracellular domain of Notch）,进入细胞核与 CLS 结合,调节相关基因的转录。Notch 介导细胞与细胞间的局部信号传递及相应的信号级联反应,Notch 信号对多种组织、细胞的命运起重要作用,其信号异常导致个体严重的发育缺陷及病理情况。

5. 整联蛋白信号转导途径　整联蛋白（integrin）是一类重要的细胞表面分子,由 α 和 β 两个亚单位组成的异二聚体,目前已发现 9 种 β 亚基、16 种 α 亚基及它们通过非共价连接形成的 24 组成员的整联蛋白家族。整联蛋白配体大部分是胞外基质（ECM）成分,如纤黏连蛋白（FN）、胶原蛋白（Col）等,小部分整联蛋白还能与可溶性的配体如纤维蛋白原和一些细胞表面分子（如 ICAM-1）结合。整联蛋白与配体的结合除介导细胞与胞外基质及细胞间的黏附外,还对胞外和胞内间的信号传递具有重要作用,也对细胞的识别、生长和分化具有重要作用,它可调节胞内 Ca^{2+} 浓度、激活磷脂酶、蛋白激酶、脂类激酶,介导黏着斑（focal adhesion plaques,FAP）形成,转导糖基磷脂酰肌醇（GPI）锚固蛋白介导的信号,引发一系列的信号传递通路。

（二）信号转导与肿瘤

肿瘤的发生、发展是一个多因素作用、多基因参与、经过多个阶段最终形成的。其生物学过程极为复杂,有多种改变作用于肿瘤生长、分化、衰老和死亡的各个环节,这些环节相互渗透、相互整合、相互促进、相互提高,其中包括生长因子信号转导、细胞周期、增殖与凋亡、细胞与基质的相互作用、DNA 错配修复、端粒对衰老及永生化的影响等。这些作用结果导致细胞周期的失控,使细胞获得以增殖过多、凋亡过少为主要形式的失控性生长特征。在肿瘤的发生发展过程中,由于各种基因水平失调所致的变化,使细胞在信号转导网络上处于异常状态,与细胞分裂和增殖有关的信号转导通路异常活跃,而本应处于活跃状态的信号传递受阻,从某种意义来说,肿瘤的发生是信号转导异常的一种表现,致使肿瘤细胞呈以下某种或多种表现:

1. 增殖失控　一些与细胞生长、分裂和增殖有关的信号转导通路处于异常活化状态,许多物质涉及这类信号转导,它们包括:①生长因子,如 c-Sis 等;②生长因子受体,如 HER2、Met、Trk 等;③蛋白激酶,如 c-Src、c-Raf 等;④G 蛋白,如 c-Ras 等;⑤细胞周期调控因子,如 P53、Cyclin D 等。

2. 凋亡受阻　在肿瘤细胞中,本应处于活化状态的一些信号通路传递信号受阻,如 DNA 破坏所激活的凋亡通路,这类通路包括:TNF family、Fas/Fas Ligand、Bcl-2/Bax、P53 等。

3. 侵袭与转移　肿瘤的侵袭与转移实际上是建立在细胞与细胞间信号传递异常的基础上,这些通路包括:integrin 传导通路、VEGF 传导通路等。

(俸家富)

第五节　肿瘤的浸润与转移

肿瘤浸润(invasion)与转移(metastasis)是肿瘤发生、发展过程中最危险的阶段,恶性肿瘤在诊断时局部淋巴结转移发生率高达 25%~35%,而临床肿瘤患者约 80% 以上死于浸润和转移。通常情况下,肿瘤从发生、发展到宿主死亡是多阶段、多步骤、多因素、多基因和多功能共同作用和演进的结果。浸润可发生于肿瘤各阶段,转移往往是肿瘤发展的最终阶段。

一、浸润与转移

肿瘤的浸润(invasion)是指恶性肿瘤细胞在质和量方面异常地分布于组织间隙、淋巴管、血管内和神经束衣的现象,是肿瘤细胞粘连、酶降解、移动及增殖等一系列过程的表现。肿瘤浸润有如树根长入土壤一样,侵入并破坏周围组织。肿瘤无包膜,分界不清,移动性较差甚至固定。

通常,肿瘤浸润发生于恶性肿瘤,但个别良性肿瘤有时也显示浸润,如血管瘤、黏液瘤等。肿瘤细胞常以直接播散(组织浸润)、血管渗透、淋巴管渗透、浆膜及黏膜面蔓延等方式向周围组织进行浸润。各类肿瘤浸润的表现可有所不同,一旦发生浸润,均可冠以"浸润癌(invasive cancer)",以与无浸润的"原位癌(carcinoma in situ)"相区别。

癌的演变过程:癌前病变→原位癌→浸润癌。但是,不是所有癌都必须经历这三个演变过程。

1. 癌前病变　是指一部分病变本身不是癌,但有转变为癌的潜能。其实质还是良性病变。

2. 原位癌　是指癌变局限于局部,未突破上皮基底膜结构(上皮底部的特化的细胞外基质)。其实质为癌,但并未向周围组织生长,不具破坏性。

近年来,为避免因"癌"导致过度治疗,原位癌和部分黏膜内浸润的癌改称"上皮内瘤变"及"黏膜内瘤变"。部分原位癌可进一步转变为浸润癌。

3. 浸润癌　癌细胞一旦突破了上皮基底膜结构,即称浸润癌。具有破坏性,根据肿瘤类型及分期不同,其破坏性大小各不相同。

浸润癌可进一步分为:①早期浸润癌,在不同的器官定义各不相同,一般是指癌浸润局限,通常没有局部淋巴结转移和远处转移,其破坏程度轻微;②中晚期浸润癌,是指癌细胞在局部较广范围扩散,可伴有局部淋巴结转移或(和)远处转移,其破坏程度大。由于早期癌通常没有明显临床症状,一旦出现明显症状,病变常常已进入中晚期,故临床上大部分病例属于中晚期浸润癌。

肿瘤的转移(metastasis)是指恶性肿瘤细胞脱离其原发部位,通过各种渠道的转运,到

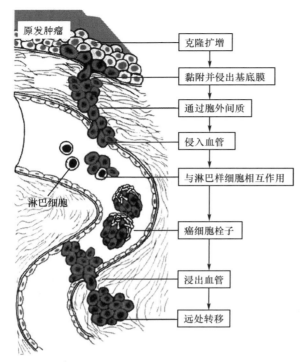

图 1-5-1　肿瘤的浸润与转移

不连续的靶组织继续增殖生长,形成同样性质肿瘤的过程。肿瘤转移包含脱离、转运和生长三个环节,其步骤至少有:肿瘤细胞脱离原发瘤群体,粘连侵袭基底膜并在周围间质中浸润生长;与局部毛细血管或毛细淋巴管内皮细胞密切接触并穿透毛细血管或毛细淋巴管壁,向周围间质浸润,在基质中不断增生,形成新的继发瘤。

肿瘤的浸润和转移均为恶性肿瘤的生长特性,两者是互有联系的不同病理过程,浸润是转移的前奏,但浸润并不一定会发生转移,转移是肿瘤浸润更深一步的病理损害,转移一定包含一个或多个浸润的过程,由此可见,浸润与转移共同构成恶性肿瘤的播散,造成机体组织和器官损害。

有关肿瘤浸润和转移的分子机制如图 1-5-1 所示。

二、肿瘤浸润与转移的分子机制

肿瘤细胞的浸润与转移是整个转移事件中密不可分的两个方面:浸润是转移的基础,转移是浸润的结果。有关肿瘤浸润与转移的分子机制已取得长足的进展,并从理论上提出了黏附、降解和运动的三步骤假说。

(一) 黏附分子与肿瘤

肿瘤转移过程中首先是细胞黏附特性的改变,细胞间黏附分子(cell adhesion molecules, CAM)改变了肿瘤细胞、胞外基质以及间质细胞之间的结合。涉及肿瘤细胞转移的 CAM 按其化学结构和功能特征可分为以下几个基因家族:钙黏蛋白(cadherins)家族、整联蛋白(integrins)家族、免疫球蛋白超家族(immunoglobulin superfamily)、选择素家族和透明质酸受体家族。所有这些黏附分子均为跨膜糖蛋白,其分子结构由三部分组成:①胞外区,为肽链的 N 端,含糖链,主要功能是负责与配体的识别;②跨膜区,多为一次跨膜;③胞质区,为肽链的 C 端,常较小,要么与质膜下的骨架直接相连,要么与胞内的化学信息分子相连,其功能主要是活化信号转导途径。

CAM 的作用机制有三种模式:①亲同性黏附,两相邻细胞表面的同种 CAM 分子间的相互识别与结合;②亲异性黏附,两相邻细胞表面的不同种 CAM 分子间的相互识别与结合;③直接黏附,两相邻细胞表面的同种 CAM 分子借细胞外的连接分子相互识别与结合。黏附分子通过这三种作用机制影响肿瘤浸润和转移,影响杀伤细胞杀伤肿瘤。

（二）胞外基质降解与肿瘤

胞外基质（extracellular matrix，ECM）是由细胞分泌到细胞外间质中的大分子物质，这些物质相互连结成为极其复杂的网状结构，支持并连接组织结构、调节组织功能的发生和细胞的生理活动，维持机体微环境稳定。

ECM 若在上皮或内皮细胞的基底部，则以基底膜（basement membranes，BM）形式存在；若在细胞间，则以间质结缔组织（interstitial connective tissue）形式存在。癌细胞浸润和转移过程中，将会遭遇由 ECM 基底膜和间质结缔组织组成的组织屏障，肿瘤细胞必须水解掉这些组织屏障才能打通浸润和（或）转移的"通道"。这些组织屏障主要由各型胶原、层黏蛋白（LN）、纤连蛋白（FN）、弹力蛋白以及蛋白聚糖等成分组成，由于不同基质成分要由不同的蛋白水解酶降解，因此癌细胞通过直接分泌和诱导宿主细胞产生的方式产生多种水解酶。这些酶主要有丝氨酸蛋白酶、基质金属蛋白酶和半胱氨酸蛋白酶三大类。

1. 丝氨酸蛋白酶 丝氨酸蛋白酶（serine protease）包括纤维蛋白溶解酶原激活因子（PA）、白细胞弹力蛋白酶和组织蛋白酶 G。PA 可将纤维蛋白溶解酶原转变为纤维蛋白溶解酶，后者可溶解纤维蛋白、FN、LN、蛋白多糖核心蛋白等成分，并且可促使胶原酶原变为活性的胶原酶，共同参与对基质的酶解作用。PA 包括组织型（t-PA）和尿激酶型（u-PA）两类，两者均有较强的激活纤维蛋白溶解酶原的作用。在肿瘤的病理过程中，t-PA 可促使肿瘤细胞降解细胞外基质，u-PA 可能是许多酶原激活的起动点。产生 PA 的细胞通常也同时产生 PA 的抑制物（PA-inhibitor，PAI），PAI 可特异地抑制 PA 的活性。u-PA 促进肿瘤侵袭和转移的效应主要表现在参与细胞分化、血管生成、细胞迁移、细胞外基质降解和组织重建等过程。

2. 基质金属蛋白酶 基质金属蛋白酶（matrix metalloproteinase，MMP）是降解 ECM 的重要酶类，它由一组锌离子依赖性蛋白酶家族组成，其成员很多，现已知的有 26 种。根据 MMP 结构和酶作用的特异性底物不同，可分为：①胶原酶（collagenase），包括 MMP-1、MMP-8、MMP-13 和 MMP-18，其功能是降解Ⅰ、Ⅱ、Ⅲ型胶原蛋白；②明胶酶（gelatinases），包括 MMP-2 和 MMP-9，其功能是降解明胶活性；③基质溶解酶（stromelysins），包括 MMP-3、MMP-7、MMP-10、MMP-11 和 MMP-12，其功能是降解各种基质，包括蛋白多糖、胶原链的非螺旋区、弹力蛋白、FN 和 LN 等；④膜型基质金属蛋白酶（membrane-type MMP，MT-MMP），包括 MMP14-17、MMP19-21 和 MMP23-24，其功能有助于 MMP 前体（pro-MMP）活化成 MMP。

MMP 以酶原的形式存在，通过某种结构改变或少量蛋白分解而激活。正常生理条件下，MMP 在其合成、分泌和降解活性上受严格调控。肿瘤浸润和转移过程中 MMP 活性增强，以促进肿瘤细胞的侵袭和转移。

MMP 最主要功能是降解 ECM，在肿瘤的浸润和转移起重要作用。MMP 降解基底膜和基质组织是血管生成必需的步骤。因此，MMP 是肿瘤血管生成的关键酶类。可见，对 MMP 适当抑制和调控可以对肿瘤细胞的侵袭和转移进行控制，阻断肿瘤血管的生成，从而阻断肿瘤的生长和发展。基质金属酶组织抑制剂（tissue inhibitor of metalloproteinase，TIMP）就是 MMP 的抑制因子，目前已认定该抑制因子家族有 TIMP-1、TIMP-2、TIMP-3 和 TIMP-4 四个成员，TIMP-1 能抑制所有活化的胶原酶；TIMP-2 能明显抑制 MMP-2 活性，并在纤维母细胞中以 MMP-2 的前体复合物的形式与之结合;TIMP-3 明显不同于 TIMP-1 和 TIMP-2,其同源性只有 25% ,功能不明;TIMP-4 能有效抑制多种肿瘤细胞的 ECM 降解能力,从而降低肿瘤的侵袭与转移力。

3. 半胱氨酸蛋白酶 半胱氨酸蛋白酶(cysteine protease)的种类很多,如肿瘤相关胰蛋白酶原、肝素酶和组织蛋白酶等,其中组织蛋白酶是半胱氨酸蛋白酶家族的主要成员,包括组织蛋白酶 B、组织蛋白酶 D 和组织蛋白酶 L,通常存在于溶酶体,主要参与细胞吞噬和细胞内多余物质的清除和消化。近年来组织蛋白酶 B(cathepsin B,CB)的作用日受重视。正常组织中分离到的 CB 最适 pH 为酸性,在中性或碱性条件下无活性,但肿瘤组织中 CB 却在中性或碱性时活性更高,这似乎更适宜于恶性肿瘤的代谢紊乱。CB 能降解 Ⅰ 型胶原、LN、PG,并能活化间质胶原酶原和Ⅳ型胶原酶原,降解基质中的 Ⅰ 、Ⅱ 、Ⅲ 和Ⅳ型胶原纤维。因而参与肿瘤的浸润和转移。

表 1-5-1　主要血管形成调节因子

促血管生成因子	抗血管生成因子
血管内皮生长因子(VEGF)	血管抑素
胎盘生长因子	内皮细胞抑素
促血管生成素	血管能抑素
血管生成素	肿瘤抑素
成纤维细胞处理生长因子	血小板反应蛋白
转化生长因子	VEGF 家族受体
肿瘤坏死因子	神经菌毛素(neuropilin)
白细胞介素-8	
组织因子	

(三) 血管生成与肿瘤

肿瘤血管生成(angiogenesis)是指从已存在的微血管上芽生出新毛细血管的过程,此过程有别于胚胎时期由早期内皮细胞分化形成新血管的血管形成过程(vasculogenesis)。肿瘤的生长如果只是周围组织浸润作用,那么肿瘤病灶不会超过 2mm,进一步增殖必须通过血管生成。血管生成是由多种细胞因子和细胞参与的动态协调过程。参与血管形成的细胞因子可分为两大类:一类是促血管生成的生长因子;另一类是抑制血管形成的因子(表 1-5-1)。此两种因子共同决定血管形成的过程。

肿瘤血管新生的过程:肿瘤血管生成与生理条件下的血管生成有很多相似之处,但也有很大的差异,主要表现为其无控性和未成熟性。肿瘤血管新生的过程在很大程度上受血管生成因子和血管生成抑制因子的调节。肿瘤细胞、内皮细胞和巨噬细胞受缺氧、系统刺激等使局部微环境发生变化的因素作用而合成和释放上述因子,当两者之间的平衡被打破,即发生血管生成过程。血管生成是一个极其复杂的过程,目前认为可大致分为四个步骤(图 1-5-2):①血管通透性增加并出现渗漏;②内皮细胞激活、血管生成表型的形成,即内皮细胞血管生成的遗传信息进行表达的过程;③血管局部细胞外基质、基底膜降解后,内皮细胞芽生、增殖和迁移,形成血管雏形;④新生血管床的成熟与定位,即肿瘤微血管的分化和成型。

(四) 肿瘤转移的基因调控

肿瘤转移受基因调控,根据其作用效果,可将这类基因分为两种:①促进肿瘤转移的基因,即肿瘤转移相关基因(tumor metastases-associated gene);②肿瘤转移抑制基因(tumor metastases suppressor gene)。只有当肿瘤转移促进基因和抑制基因之间表达失衡才可能导致肿瘤转移,而且不是所有的肿瘤都有转移表型。此外,即使同种肿瘤细胞在不同个体之间的转移能力也可能完全不一样。这就是基因调控后不同表达的结果。

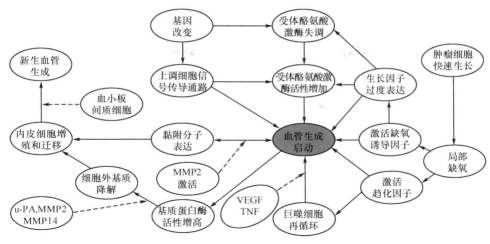

图 1-5-2　肿瘤血管新生的过程

所谓肿瘤转移基因和转移抑制基因是相对而言的,不是绝对的。转移是肿瘤细胞的选择生长优势,它既与肿瘤细胞有关,也与肿瘤细胞所处的微环境有关,既有它的必然性,也有它的偶然性,与进化过程中的自然选择结果相一致。因此,虽然已知与肿瘤浸润转移相关的基因和抑制基因有很多种,但还没有严格意义上的转移基因和转移抑制基因。表 1-5-2列出了主要的肿瘤转移相关基因和肿瘤转移抑制基因。

表 1-5-2　主要的促进和抑制肿瘤转移的相关基因

基因	蛋白功能/作用机制	基因	蛋白功能/作用机制
促肿瘤转移基因		抑制肿瘤转移基因	
Ras	促 Ras 信号通路	NM23	抑制 Ras 信号;抑制 ERK1/2 激活
MEK1	促 Ras 信号通路	MKK4/MAP2K4	MAKP 通路蛋白激酶,磷酸化并激活 P38 和 JNK 激酶
Rho	促 Rho 信号通路	KA11(CD82)	降低 EGFR 的敏感性,与整联蛋白反应
TGF-b	促 TGF-b 信号通路,EMT		
Tiam-1	促 Rho 信号通路	BRMS1	空隙连接中的通讯
CD44	识别透明质酸和胶原蛋白,参与细胞-细胞/基质黏附	KISS1	G 蛋白偶连的受体的配体,抑制 Ras 信号
CXCR4/CCR7	趋化因子受体	RhoGDI2	调节 Rho、Rac 功能活性
EGRF	调控 E-cad,直接调节细胞-细胞黏附	GRSP3	转录共刺激蛋白
		VDUPI(TXNIP)	硫氧还蛋白抑制
p53	抑制凋亡,促使细胞异常增殖	TIMP	金属酶抑制剂
c-met	介导肝细胞生长因子,促进细胞增生、运动和侵袭	CDH1/E-cadherin	上皮细胞连接

(五)肿瘤细胞的迁移和运动

肿瘤细胞浸润和转移过程中,除了与细胞黏附和对基质降解外,细胞运动能力在浸润和转移过程中也起重要作用。基底膜和 ECM 降解,可以使肿瘤细胞产生团体性的迁移。此外,肿瘤细胞还存在一种不依赖蛋白水解的单个细胞水平的变形样迁移,这种迁移可以使肿瘤细胞即使在没有蛋白水解的基础上也能发生转移。

肿瘤细胞的迁移(tumor cell migration)是肿瘤细胞发生转移的关键步骤,其运动(motility)形式可分为原位运动(stationary motility)和异位运动(translocative motility)。原位运动包括细胞分裂的伪足形成,即肿瘤组织外运的肿瘤细胞向周围微环境伸出细胞突起。异位运动是指肿瘤细胞从肿瘤组织中脱落向细胞间隙运行,异位运动自然发生迁移。促使肿瘤细胞产生迁移运动的分子有:移动刺激因子(migration stimulating factor)、分散因子(scatter factor)、自泌移动因子(autocrine motility factor)、ECM 蛋白、生长因子和细胞因子等。

三、肿瘤浸润与转移过程

(一)局部浸润步骤

肿瘤细胞的浸润涉及多种细胞功能作用,其过程可大致划分为以下几个步骤:①由细胞黏附分子介导的肿瘤细胞之间的黏附力减少;②癌细胞与基底膜紧密附着;③细胞外基质降解。在癌细胞和基底膜紧密接触 4~8 小时后,细胞外基质的主要成分如 LN、FN、蛋白多糖和胶原纤维可被癌细胞分泌的蛋白溶解酶溶解,使基底膜产生局部缺损;④癌细胞以阿米巴运动通过溶解的基底膜缺损处。癌细胞穿过基底膜后重复上述步骤溶解间质性的结缔组织,在间质中移动。到达血管壁时,再以同样的方式穿过血管的基底膜进入血管。

(二)肿瘤转移步骤

肿瘤转移是多步骤、多因素的复杂过程,是多阶梯瀑布过程。该过程包括:①原发瘤增殖和扩展,增殖导致肿瘤内部压力增加;接触抑制丧失;增殖只是肿瘤细胞转移的基础。②肿瘤血管的形成,肿瘤超过 2mm 时,新生血管形成是维持其生长所必需的;宿主毛细血管网进入肿瘤组织;是血管生成刺激因子和抑制因子共同调控的结果。③肿瘤细胞脱落并进入基质,肿瘤细胞分离倾向与细胞膜结构的变化和黏附力的下降有密切关系;恶性肿瘤细胞 E-钙粘连素表达降低;癌细胞表面负电荷高、与钙离子结合能力差以及桥粒发育不全也与之有关;癌细胞可以产生多种水解 ECM 的酶类;定向移动(migration)在癌细胞侵袭过程中起重要作用;细胞运动参与许多正常生命活动,肿瘤细胞具有类似白细胞的运动方式。④进入脉管系统,肿瘤血管为侵入基质的游离肿瘤细胞进入循环系统提供条件;肿瘤组织的血管与正常血管差异显著。⑤癌栓形成,侵袭进入循环的癌细胞大部分死亡;转移能力高的细胞在循环中相互聚集形成小的癌栓,抵抗易损因素。⑥肿瘤细胞锚定黏附,肿瘤细胞血小板簇与靶器官内皮细胞的黏附并锚定在内皮细胞表面;微小脉管对癌栓的截获也是锚定黏附的方式;影响黏附的因素:碳氢类配子与选择素透明质酸裂解酶受体 CD44v 与整联蛋白。⑦逸出循环系统,肿瘤细胞诱导脉管基底膜的降解和穿透;肿瘤细胞穿透脉管后在细胞外基质中的移行。⑧转移后结局,侵入靶器官的肿瘤细胞形成转移瘤并进行性生长才真正完成了转移;转移灶的再转移;转移后休眠。

需要明白的是转移的发生并不是随机的,而是具有明显的器官倾向性。目前解释这种归巢现象的可能机制有三种:①选择性生长,即肿瘤细胞从血液循环或者淋巴循环向组织内的渗透是广泛存在的,但只在具有适合的生长因子和细胞外基质的环境中生存;②肿瘤细胞只选择性地在归巢器官的内皮表面附着生长；③肿瘤细胞只向产生特异性水溶性吸附因子的器官趋化。不过这些机制目前仅在实验动物的转移观察中或多或少被观察到，因此现有实验证据尚无法完全解释肿瘤细胞的偏好性转移。

（佟家富）

Summary

Cancer is a genetic disease. Fundamentally, cancer is a disease of abnormally excessive cell proliferation. It is the increase in tumor cell number, and thus tumor burden, that ultimately accounts for the adverse effects on the host. Indeed, the goal of most current cancer therapy is to reduce the number of tumor cells and to prevent their further accumulation. Defects in apoptosis (programmed cell death) also facilitate tumor progression, by rendering cancer cells resistant to death mechanisms relevant to metastasis, hypoxia, growth factor deprivation, chemotherapy, and irradiation. Knowledge of the molecular mechanisms responsible for the regulation and execution of apoptosis has provided insights into the pathobiology of cancer and has suggested a variety of novel therapeutic strategies that may eventually improve the efficacy of cancer treatment. The pathogenic expression of critical genes in growth factor-signaling pathways can also contribute to altered cell growth associated with malignancy. Two classes of genes, protooncogenes and tumor-suppressor genes, are targets for the mutations. Protooncogenes encode proteins that are involved in the control of cell growth. Alteration of the structure and/or expression of protooncogenes can activate them to become oncogenes capable of inducing in susceptible cells the neoplastic phenotype. Whereas oncogenic alleles harbor activating mutations, tumor-suppressor genes are defined by their inactivation in human cancer. There is now overwhelming evidence that mutations in tumor-suppressor genes are the major molecular determinants of most common human cancers. Invasion and metastasis are the most insidious and life-threatening aspects of cancer. Once the neoplasm becomes invasive, it can disseminate via the lymphatics and/or vascular channels that it induces through tumor-stimulated lymphangiogenesis and angiogenesis and other perturbations of the local microenvironment. Invasion and metastases kill hosts through two processes: local invasion and distant organ colonization and injury. The most significant turning point in cancer, however, is the establishment of distant metastasis. The patient can no longer be cured by local therapy alone at this point.

第二章　肿瘤病因学

第一节　化学致癌因素

人们对化学致癌因素的认识最早来自于临床观察。1761 年，Hill 提出鼻烟(snuff)可以诱发鼻咽癌；1775 年，英国医生 Pott 发现，童年时期做过烟囱清洁工的男性易患阴囊癌，虽然当时并不清楚具体的致癌物质，但提示阴囊癌与煤烟接触可能有关；100 年之后，Volkman 和 Bell 报告，长期接触煤焦油的工人皮肤癌发病率升高，而煤焦油正是煤烟的主要成分；1915 年日本科学家 Yamagiwa 和 Ichikawa 用煤焦油反复涂抹家兔耳朵，成功诱导皮肤癌。随后科学家们通过对煤焦油的成分进行分离、提纯，经过实验证实煤焦油里的主要致癌成分为多环芳烃。像多环芳烃一样，能够诱发人或动物组织发展形成肿瘤的化学物质，称为化学致癌物(chemical carcinogen)。随着肿瘤病因学的不断发展，人们已经成功鉴定了多种化学致癌物质，并对其致癌机制进行了广泛的研究。

一、化学致癌物的概念

确定化学物质对人类是否具有致癌作用，主要依据三方面的资料：第一，经过流行病学调查证明该化学物质暴露与人群癌症发病率具有显著正相关；第二，动物致癌实验结果；第三，进行遗传毒性实验，并证明其致癌作用具有剂量依赖关系。如果三项证据都符合，则称这种化学物质为肯定致癌物(defined carcinogen)。如果在动物致癌实验及遗传毒性实验中获得阳性结果，缺乏流行病学证据支持的化学物质，称为可疑致癌物(suspected carcinogen)。对于可疑致癌物需要注意，在大剂量处理下的动物致癌实验可能无法准确推断该化学物质在低剂量长期作用下对人类的致癌效果。相反，某些化学物质具有流行病学证据，但是动物实验无致癌证据时，也不能否认其致癌性，因为可能存在物种间的差异。

根据化学致癌物的作用方式可以将其分为直接致癌物、间接致癌物和促癌物三大类。

直接致癌物是指进入体内后无需代谢即可直接与细胞作用，从而诱导肿瘤的发生。这类致癌物致癌能力强，速度快，作为体外诱发肿瘤模型的诱发剂效果好，如各种致癌烷化剂、亚硝胺类致癌物。直接致癌物一部分在体内被代谢后降低或者失去致癌活性，称为代谢去毒(metabolic detoxification)。

间接致癌物进入体内后不能直接致癌，需要被体内相关酶系经过代谢后才能变为具有亲电子性或自由基形式的致癌物质，此过程称为代谢激活(metabolic activation)。间接致癌物是最为广泛的化学致癌物质，包括多环芳烃、芳香胺类、亚硝胺及黄曲霉素等。

促癌物又称为肿瘤促进剂(tumor promoting agent)，它们不能单独作用于机体致癌，但是可以促进其他致癌物诱导肿瘤。促癌物质包括巴豆油成分中的佛波酯类化合物、煤焦油中的酚类等。研究发现，促癌物的促癌活性具有组织特异性。这种特异性是由于促癌物需要与细胞中相应的特异性受体结合，与其发生相互作用，从而影响细胞功能的改变。

二、常见的化学致癌物及分类

根据分子结构,目前通常将化学致癌物分为以下几个大类:多环芳烃(polycyclic aromatic hydrocarbons,PAHs)、芳香胺类、亚硝基化合物、烷化剂、偶氮染料,以及一些金属无机物及其化合物等。

多环芳烃是煤焦油、煤烟的主要成分,是一种常见的化学致癌剂。多环芳烃作用于啮齿类动物皮肤的实验表明它们具有强致癌性。已经鉴定到的 PAHs 包括苯并芘、二苯蒽、7,12-二甲基苯蒽、3-甲基胆蒽等。PAHs 全部属于多环芳香类碳氢化合物。结合有氨基(芳香胺类)、硝基、偶氮等基团的具有多环芳烃结构的化合物也具有致癌性,如联苯胺、4-二甲氨基偶氮苯和 2-萘胺等。

具有芳香环并不是化学致癌物必有的特征,一些低分子量的有机化学分子,如亚硝胺、亚硝基酰胺等,也属于潜在致癌剂。属于烷化剂的致癌物包括氮芥、硫芥类、磺酸酯类、内酯类、卤醚类和环氧化物等。偶氮染料是分子结构中含有偶氮基(—N=N—)的一类染料,广泛用于纺织品及皮革的染色。偶氮染料经过还原反应,形成芳香胺类化合物,后者具有致癌作用。

一些比较清楚的无机化学致癌物,如镉、铬和镍的化合物在动物中被证实可以致癌,是已经被确认的工业暴露类化学致癌剂。另外一种无机物砷,虽然在动物实验中不具有致癌性,但是却有足够的证据支持它是一种人类的致癌物。还有一些金属元素可以诱发动物致癌,被列为人类的可疑致癌物,如铍、钴、铅、锌和钛等。

惰性化学致癌物的致癌过程没有化学反应,它们的致癌能力与其物理形式有关。向动物组织中植入某些塑料或纤维,在植入的位置可以诱发肉瘤。惰性致癌物的物理尺寸以及天然性质比其化学组成的致癌作用更为重要。除啮齿类动物对这类致癌物敏感外,其他物种具有耐受性。例如,将塑料或者其他惰性材料植入人或者荷兰猪体内,往往伴随修复体的形成,而很少形成肉瘤。最值得关注的是在人体内可以诱发癌症的已知纤维中,石棉就属于这一类致癌物。人类暴露于石棉可以诱发间皮瘤和支气管来源的肿瘤,石棉诱发的增生性疾病的发生发展与纤维的晶体结构以及物理尺寸有关,而不是其化学组成。直径小于 $0.5\mu m$ 而长度在 $5\mu m$ 左右的纤维容易诱发间皮瘤,而长度大于 $10\mu m$ 的纤维可以诱发癌。并不是所有的石棉纤维都具有这样的尺寸,因此不同类型和不同来源的石棉在致癌潜能上差异甚大。

三、化学致癌物的代谢活化

Elizabeth 和 James 发现,偶氮染料经过代谢激活后,可以与细胞内大分子发生共价结合。模式致癌剂 2-乙酰氨基芴(2-AAF),其酰胺氮位点上经过羟化作用产生的代谢产物比原始分子具有更强的致癌活性,即 N-羟基-2-乙酰氨基芴(N-OH-2-AAF)。后来的研究发现,细胞质内的 N-乙酰转移酶可以催化 N-OH-2-AAF 发生乙酰化成为 N-乙酰基-N-乙羧基衍生物,后者可以自发形成带正电荷的有机离子。这类物质具有亲电子性质,可以与细胞内的大分子物质很快形成共价结合。像这样未经过代谢的、化学性质不活泼的间接致癌物称为前致癌物(procarcinogen);在体内经过部分酶代谢的化学性质活泼但寿命极短的致癌物称为近似致癌物(proximate carcinogen),如 N-羟基-2-乙酰氨基芴;近似致癌物进一步转变成为带正电荷的亲电子物质,成为终致癌物(ultimate carcinogen),如 N-乙酰基-N-乙羧基衍生物。间接致癌物在体内经过层层代谢,变为终致癌物的过程即为化学致癌物的代谢活化过程。大多数化学致癌物质需要代谢激活才具有致癌能力。

许多终致癌物的化学结构尚不清楚,同一种前致癌物可以经过代谢激活变成多种代谢产物。参与代谢活化过程最重要的酶系统为混合功能氧化酶系统,它们主要存在于人和动物的肝细胞微粒体和细胞质中,其他一些组织如皮肤、肺和鼻腔黏膜也有存在。混合功能氧化酶系统包含许多酶类,主要具有水解、氧化和还原等作用。细胞色素 P450 和 P448 就是其中两种重要的代谢酶,细胞色素 P450 可以催化联苯胺发生 N-羟基化过程,使其代谢活化。苯并芘是混合功能氧化酶的底物,可以被转化成为各种氧化代谢产物,包括环氧化物、酚、二醇、二氢二醇等,也可以与谷胱甘肽、葡糖醛酸、硫酸盐形成共轭化合物。苯并芘 7,8-位点首先被 P450 氧化,形成 7,8-二氢二醇;7,8-二氢二醇再次被 P450 家族氧化形成终致癌物 7,8-二氢二醇-9,10-环氧化物。环氧化物的形成是多环芳烃类化合物遗传毒性的关键,而 P450 酶系统主要参与这个过程。黄曲霉素 B1(AB1)的致癌能力主要在于其分子末端呋喃环的一个碳-碳双键,受细胞色素 P450 的催化作用,碳-碳双键被氧化,氧化产物具有很强的亲电子性质,并很快与细胞内具有亲核性质的物质(如 DNA)发生反应,形成 DNA-AFB1 加合物,具有很强的促突变能力。

癌症的发生是遗传和环境多因素共同作用的结果,人体对内外源性化学致癌物的代谢能力影响个体对癌症的易感性。例如,*CYP*1A1 基因是细胞色素 P450 家族中的一员,其基因多态性与胃癌易感性相关联。*CYP*1A1 基因的 7 号外显子 4889kb 位置的 T 被 G 取代,从而导致第 462 位的异亮氨酸密码子被缬氨酸密码子取代,形成 I1e-Val 位点,产生三种基因型:*I1e/I1e*(野生型)、*I1e/Val*(突变杂合型)、*Val/Val*(纯合突变型)。Nan 等的研究表明,携带 *CYP*1A1 基因 *I1e/Val* 或者 *Val/Val* 基因型的个体患胃癌的风险性明显增高。

四、化学致癌物的致癌原理

许多经典的化学致癌物,被代谢激活后通常可以导致 DNA 损伤。由于可以诱导 DNA 损伤,这样的化学物质也被称为遗传性或遗传毒性化学致癌物。然而,这也不是所有化学致癌物的共同特征,一些化学致癌剂的致癌作用并非通过直接导致 DNA 损伤。这类致癌剂称为非遗传毒性化学致癌物,它们的主要作用原理是介导生长因子表达异常或者信号转导通路的紊乱而最终致癌。

化学致癌物及其代谢产物导致 DNA 损伤过程包括一些简单的化学反应,如对碱基进行羟基化作用。DNA 被化学性质极为活泼的自由基攻击后,鸟嘌呤碱基被羟基化成为 8-羟基脱氧鸟苷酸,被认为是一种 DNA 的突变性损伤。自由基是一种非常普遍的化学致癌物的代谢产物,其分子表面携带有未配对的自由电子,例如通过代谢作用产生的氧自由基。羟基化作用以及自由基的攻击可能导致反应位点发生碱基丢失,导致脱嘌呤或脱嘧啶。自由基攻击也是导致 DNA 断裂的主要原因,包括单链断裂或者两条磷酸脱氧核糖骨架同时受损的双链断裂。

遗传毒性化学致癌物的另一种导致 DNA 损伤的方式是通过化学作用直接结合于 DNA。小分子化学物质通过这种方式使得 DNA 发生烷化作用,而一些长链分子则可以在碱基之间形成交联作用。化学致癌物通过此类作用方式所形成的产物称为 DNA 加合物

（DNA adduct）。对 DNA 的这种共价修饰作用通常发生在碱基上,被认为是化学致癌作用的起始过程。许多化学致癌物都可以形成 DNA 加合物,如前面提到过的多环芳烃、黄曲霉素和芳香胺等。如果长期暴露于这些化学物质,DNA 加合物可以在靶组织中达到相对稳定的水平。在细胞复制过程中,DNA 加合物可以直接导致基因发生突变,如果这些突变发生在控制细胞生长的基因上,便可能导致肿瘤形成。在不同物种里均发现,DNA 加合物的水平存在剂量依赖效应,并且对肿瘤发病率具有一定的预测作用。因此准确鉴定并测量人体内由致癌物引起的 DNA 加合物水平,是人类肿瘤发病风险的重要预测工具或者分子标志。

在细胞进行自我复制过程中对 DNA 损伤进行修复的时候,DNA 加合物可以转化为突变。这些突变包括点突变、移码突变(单碱基或多碱基的丢失或重复)、染色体变异、非整倍体或多倍体,这些突变一旦诱导形成,便被整合到 DNA 序列中并且可以遗传。DNA 加合物形成的位置和特征与突变类型相关,包括化学分子体积的大小、它们攻击靶 DNA 的位点以及它影响 DNA 结构的方式。例如,小分子烷化剂可以加合到鸟嘌呤的 N-7 位点,这是由于后者具有很强的亲核性质。相反,一些空间结构更大的芳香胺类致癌剂则是优先攻击嘌呤环,如鸟嘌呤的 C-8 位点,芳香烃类则结合于 N-2 和 N-6 位点。2-乙酰氨基芴(酰胺)与 2-氨基芴(胺)的不同在于前者具有一个羰基。两种化学分子都可以通过 *N*-羟基衍生物被代谢激活,酰胺-DNA 加合物嵌入到 DNA 之间使得双螺旋结构扭曲变形,而胺-DNA 加合物仍然存在双螺旋结构的外表。这种不同的结合方式导致的结果是酰胺-DNA 加合物导致移码突变,而胺-DNA 加合物则导致碱基颠换。

尽管化学致癌物可以导致 DNA 损伤和序列改变,需要注意的是 DNA 突变却不一定能够诱发癌症。发生 DNA 突变后,细胞至少存在三种命运:DNA 修复系统进行正确修复,变为正常细胞;修复失败,启动凋亡过程,细胞发生程序性死亡;完成错误修复、DNA 复制和细胞增殖,突变被保留下来,导致蛋白质序列或结构的改变,如果这些改变的基因属于原癌基因或抑癌基因,便导致肿瘤发生。

核苷酸切除修复(nucleotide excision repair,NER)是 DNA 损伤修复系统的重要途径之一,主要参与修复大分子 DNA 损伤。研究表明 DNA 修复能力低下可能是增加肿瘤易感性的重要原因。着色性干皮病基因 C(xeroderma pigmentosum group C,XPC)、着色性干皮病基因 G(xeroderma pigmentosum group G,XPG)是 NER 途径的核心基因,这两个基因所编码的蛋白产物的主要功能分别是识别和切除 DNA 损伤部位。研究发现由于 *XPC* 和 *XPG* 基因存在 SNP,可影响其编码蛋白的功能从而改变宿主的 DNA 修复能力,进而影响个体患肿瘤的遗传易感性。例如,*XRCC*1 基因(rs25487-rs1799782-rs3213334)GCC 单体型、XPArs2808668CT 基因型和 *T* 等位基因、*XPC* 基因 rs2733533 位点 *A* 等位基因、*XPD* 基因 rs1799787 位点 *CT* 基因型增加肺癌发病风险。研究表明,*XPC* 基因 Ala499Val 位点、Lys939Gln 位点 SNP 可增加个体患肺癌、膀胱癌、头颈部鳞状细胞癌等肿瘤的风险;*XPG* 基因 His1104Asp 位点可增加个体患肺癌的风险。来自环境中的化学致癌物质通常首先导致 DNA 损伤,如果负责 DNA 损伤修复的基因存在突变或者不利的基因型,便更容易导致肿瘤发生。因此,从 DNA 损伤和DNA 修复的角度来讲,肿瘤发生过程依赖于遗传-环境的交互作用。

五、人类化学致癌物举例

以上介绍的各种化学致癌物多数来源于环境,人类长期暴露于含有这些物质的环境中,会增加癌症的发病风险。建立科学的监测方法,完善的防备体系,有利于癌症预防工作。

与生活方式有关的化学致癌物。吸烟已经被确定为多种肿瘤的病因,包括肺癌、口腔癌、喉癌、食管癌和胰腺癌等。香烟燃烧产物中包括几千种化学成分,包括许多致癌物质,如多环芳烃、苯酚、亚硝胺类化合物。吸烟行为不仅影响吸烟者的身体健康,对周围的被动吸烟者也具有极大的危害。此外,过度饮酒、饮食习惯(动物脂肪、亚硝胺和真菌毒素)均与肿瘤发生密切相关。

来自医源性的化学致癌因素:①抗癌药物,如环磷酰胺、氮芥和一些含烷化剂的化疗药物;②免疫抑制剂,如硫唑嘌呤;③口服避孕药的使用,雌激素联合孕激素;④含非那西汀的止痛药;⑤含砷制剂。

工业生产与职业暴露相关的化学致癌因素。在一些工业生产中,会伴随着致癌物质的生成,如铝的生产、焦炭生产、品红生产、碱性嫩黄工业生产、橡胶工业、煤的气化、煤焦油分馏、采矿场(砷、铅、六价铬、镍)。某些职业也可能接触到化学致癌物,如油漆工、靴鞋织造和修理工人和早期烟囱清洗工人。

第二节　物理致癌因素

物理致癌因素主要是指各类放射线,这类致癌剂通过向生物分子传递能量而起作用。如果这种能量传递导致生物分子的化学键发生变化,最终可能产生某种生物学效应。射线辐射是广泛存在于人类生存环境中的一类物理因子。来源于自然界的辐射有:太阳的紫外线(ultraviolet,UV)辐射;宇宙辐射中的 γ 射线;建筑材料、空气、水、食物中同位素衰变所释放的射线;氡及其化合物所释放的 α 粒子。由人类社会生产活动所产生的辐射污染有:医源性的 X 射线和超声波;来自各类电子消费品(如手机)的微波和射频(radiofrequency,RF);发电过程也导致各种类型的辐射暴露,包括电场和磁场。没有什么方法能够绝对避免这些具有潜在危害性的辐射暴露。充分认识辐射暴露的特征和风险,有助于建立恰当的防护标准及方法,进而降低致病风险。

一、辐射的分类及相关概念

表 2-2-1　电离辐射和非电离辐射举例

电离辐射(≥10eV)	非电离辐射(<10eV)
X 射线	紫外线
γ 射线	微波
α 粒子	射频辐射
中子射线	超声波
	电磁场

辐射线的自然性质决定了其传递到生物组织中的能量多少以及由此所导致的细胞损伤的类型。电离辐射(ionizing radiation)是指那些能够使得物质发生电离的辐射(表 2-2-1),它们使核外电子从原子或分子中逃离,从而形成离子对,离子化学键断裂或与其他生物分子作用产生自由基,主要是通过自由基对生物分子发生作用。生物组织中大多数分子的电离势在 10 ~ 15 电子伏(eV),因此如果要使生物分子发生电离,辐射线所传递的能量必须超过此阈值。电离辐射既可以是电磁性的(X 射线和 γ 射线),也可以是粒子性的(中子射线和 α 粒子)。由于入射的光子或者离子的能量不同、离子的电荷以及吸收介质的性质(原子数目、电子密度)不同,能量传递可能不同。

射线传递中,在单位轨迹长度空间而损失的能量率称为线性能量传递(linear energy transfer,LET)。LET 的定义为单位长度(micrometers, μm)的轨迹中所损失的能量 (kiloelectron volts,keV)。X 线、γ 射线、电子射线、质子射线为低 LET 射线,α 射线、重离子射线、中子等为高 LET 射线。低 LET 射线对缺氧组织不敏感,高 LET 对缺氧组织和不缺氧组织都敏感。

紫外线是自然环境中的一种主要的非电离辐射,主要来自于太阳照射。紫外线的波长和能量决定了其生物学效应。根据波长,可以将紫外线细分为三种波段:UVA(313 ~ 400nm)、UVB(290 ~ 315nm)和 UVC(220 ~ 290nm)。UVC 是最具有生物学效应的波段,因为 DNA 对 254nm 波长的紫外线具有最强的吸收能力。然而 UVC 辐射又可以迅速被空气吸收,因此同样具有 DNA 损伤能力的 UVB 被认为是紫外线中主要的危险成分。

能量小于 1eV 的电磁辐射,如微波和射频,能量传递会首先导致分子振动和加热效应。此类辐射根据它们的频率进行分类,微波的频率从 300MHz 至 300GHz,射频的频率从 300Hz ~ 300MHz,极低频(extremely low frequency,ELF)射线的频率从 30 ~ 300Hz。

超声波是一种高频率的声波,因为传播速度太快导致人类无法听见。超声波的作用通常分为热效应、直接效应和空化效应。除热效应外,超声波的空化效应被认为是最重要的。在适当的条件下,超声波作用于液体可以导致溶液中气泡的形成和破灭,此过程所形成的机械力可能导致化学效应。

X 射线和 γ 射线、紫外线、微波和射频均属于电磁辐射。电磁场并不是电磁辐射,而是电场和磁场的混合物。电磁场可以从电线以及各种电器设备中发出。电力通常以交流电的形式进行传输,由此产生的电磁场通常频率极低而且能量也弱。在原子的水平,电磁场本身由于程度太弱而不能导致化学反应。然而,电磁场可能通过修饰某些生物学过程起作用,比如刺激不同信号转导通路而产生微小生物学变化。

二、辐射的遗传毒性

肿瘤是一种遗传性疾病,在某种意义上,致癌剂暴露一定会导致遗传性改变。辐射线的遗传毒性可以由辐射与 DNA 的相互作用直接获得,也可以通过某些中间分子间接地导致 DNA 损伤,或者通过诱导细胞增殖或代谢相关基因的表观遗传改变最终导致细胞的恶性转化。

电离辐射可以诱导许多不同类型的 DNA 改变,包括核苷酸碱基的改变和磷酸核糖骨架的断裂。通常情况下,细胞可以通过碱基切除修复系统很好地修复这些碱基改变和单链断裂。碱基切除修复是一种无错过程,可以首先去除受损碱基,然后利用另外一条完整的互补链来填补丢失的信息。而碱基切除修复系统的缺陷可以导致突变剂敏感性和肿瘤易感性。研究表明,电离辐射可以导致受累细胞的遗传不稳定性。

DNA 双链断裂是由电离辐射引起的主要的致死或致突变性损失。DNA 双链断裂可以是辐射暴露的直接结果,也可以来自于切除修复过程中两条链在相同的地方同时形成缝隙而发生断裂。DNA 双链断裂的修复过程包括同源重组和非同源重组。受到辐射的细胞最主要的遗传改变是 DNA 大片段缺失和重排。这反映了 DNA 双链断裂的非同源重组修复。电离辐射引起的遗传物质改变的特点受基因位点的影响。一些位点可以耐受大量的遗传物质的丢失。这些位点对于突变诱导更敏感,并且主要表现为大片段缺失。其他一些位点则相反,对突变诱导的敏感性更差,通常更容易出现一些小的遗传改变。

X 射线和 γ 射线诱导突变的剂量反应呈二次曲线,表明许多突变来自于两次断裂的相互作用。分段剂量或者降低剂量率通常会降低辐射效果,因为细胞获得了更多的时间对这些损伤进行修复。当 LET 值增加时,突变的频率和剂量反应曲线的形状都会改变。高 LET 值的辐射如 α 粒子诱导突变非常有效,剂量反应是线性的,说明单个 α 粒子轨迹就能够导致足够的损伤。对于高 LET 的射线,分段辐射通常对其遗传毒性不会有太大的改变,推测原因是细胞不能对高剂量辐射诱导的损伤进行很好的修复。

电离辐射也可以诱导基因表达的改变,属于全身应激反应的一部分。此类应激反应可能影响 DNA 修复,产生细胞毒性并影响细胞生长,从而可能导致更多永久性的遗传效应。这种应激反应可以起始于 DNA 损伤,也有一些其他的辐射靶点被鉴定到。某些关键的蛋白分子的氧化还原水平、能量水平、特殊的分子结构改变都有可能激活此类应激反应。例如,电离辐射可以直接激活 TGF-β,从而影响细胞生长和凋亡。

由紫外线辐射引起的刺激也可以导致 DNA 碱基的改变和磷酸-核糖骨架的断裂。最重要的改变是形成环丁烷嘧啶二聚体和嘧啶-(4,6)-嘧啶酮光产物。具有这种损伤的 DNA 在复制的时候会导致在双嘧啶位点胞嘧啶向胸腺嘧啶的转换(transition)。核苷酸切除修复过程通常可以有效地、正确地修复好这些改变的碱基。同电离辐射一样,紫外线辐射也可以通过诱导应激反应而导致基因表达的改变。

射频和微波并不足以产生足够的能量以导致化学反应。他们主要导致热效应,而过度的热效应可能导致更多永久性的遗传毒性改变。热效应也可以诱导应激反应。亚热水平的射频和微波暴露是否可以引起永久的遗传改变还有待进一步的研究。多数研究报道无证据支持亚热水平的射频和微波暴露可以引起永久的遗传改变,而少数的研究结果则支持这个结论。

空泡化是超声波引起生物学效应的主要的非热作用。空泡化过程所产生的机械力可以导致细胞膜的破损,最终导致细胞溶解。空泡化也可以导致自由基的形成,后者则进一步损伤细胞。报道显示,暴露于超声环境中,细胞形态、膜转运、细胞生长均可能发生改变,但是效果比较微弱并且短暂。由超声波诱导的自由基具有 DNA 损伤的潜能,然而多数报道中显示暴露于超声波的细胞并未发生 DNA 损伤。少数报道具有 DNA 损伤的案例,通常是高强度暴露下的结果。几乎所有的实验都是在体外实验,需要在体内进一步证实。

对电磁场暴露的研究主要集中在与癌症相关的终点事件,包括细胞增殖、信号转导改变、分化抑制以及传统的 DNA 损伤。据报道,磁通密度大于 $100\mu T$ 或者内部电场强度大于 $1mV/m$ 时,可以导致基因表达、细胞生长和信号转导发生改变,更低的剂量下则没有此类效应。褪黑激素随着生物节律的分布是电磁场发生作用的一个可能机制。研究提示,电磁场对褪黑激素具有一些作用,但是这种作用对肿瘤发生的影响尚不清楚。

三、辐射与肿瘤

电离辐射和紫外线辐射均被证实属于致癌剂。相反,微波辐射、射频辐射、超声波和电磁场暴露与癌症的关系尚缺乏足够的流行病学证据。

辐射诱癌数据信息来自于对暴露人群的流行病学研究。电离辐射最大的单组暴露人群是日本广岛和长崎原子弹爆炸的受害者。大约 28 万人幸免于辐射直接作用,其中 8 万人进行了辐射长期作用的跟进随访。其他的暴露人群包括早期的在辐射环境中工作的工人

(如镭表盘油漆工和铀矿工人)和医学治疗性暴露的人群。由暴露个体组成的人群和其他一些小样本人群,组成了人类数据库,用于估计电离辐射暴露后发癌的风险。

在分子、细胞和组织水平,电离辐射诱导的肿瘤与自发性肿瘤尚不能区分。电离辐射暴露诱导的肿瘤和自发性肿瘤在种类上一致。电离辐射诱导的肿瘤几乎发生在身体的所有组织中,但是不同的组织和器官的敏感性有较大的差异。总的来说,甲状腺、女性乳腺和某些造血器官被认为是电离辐射最敏感的器官,而肾、骨、皮肤、大脑和唾液腺等器官的敏感性最低。淋巴系统、肺、结肠、肝和胰腺属于中等敏感性的器官。敏感性的不同可能反映了许多因素的综合作用,并不是简单的反映了自发肿瘤频率。

肿瘤的类型与辐射暴露的部位具有一定的关联性。原子弹爆炸的暴露个体,经历了全身辐射的人,后来发展出多种不同类型的肿瘤。而职业暴露的工人肿瘤发病主要是患皮肤肿瘤和白血病,反映了暴露的部位。早期表盘油漆工是一个利用含辐射活性的溶液涂刷制作表盘刻度的工人(大多数为女性),由于工作的原因,他们会摄入镭。镭在骨的沉积,首先导致骨癌发病率的升高。铀矿工人会吸入氡气,来自氡气的 α 辐射暴露导致肺癌的高发病率。二氧化钍是 20 世纪 20 ~ 30 年代广泛使用的一种造影剂。它是钍的二氧化物的一种胶体制剂,可以在肝脏沉积。临床发现使用这种造影剂的病人肝癌和白血病发病率增加。

总的来说,辐射诱导肿瘤发生的剂量效应遵循"S"形曲线。在低剂量的时候,肿瘤诱导率很低。随着剂量的升高,肿瘤发病率有一个急剧的升高,然后达到饱和甚至降低肿瘤发病率。剂量反应曲线非常依赖于组织类型、剂量率和肿瘤潜伏期时间。如上所述,辐射诱导人类肿瘤的许多可用数据来自于相对高剂量暴露的个体。没有人类数据支持辐射剂量低于 0.1Sv 的致癌作用。所以低剂量暴露的剂量反应曲线尚属未知。一种推测低剂量范围的剂量反应曲线的方法是外推法。动物实验说明这段重要的部分的形状在不同组织之间和不同动物之间差别很大。目前,高剂量效应的线性外推用于低剂量辐射的危险估计,这是一种被认为最保守的方法。然而,越来越多的证据也表明低剂量的时候可能是非线性的反映关系。研究者建议,细胞适应于低剂量辐射,因此用线性外推法可能过高地估计了低剂量的风险。当辐射的 LET 值升高的时候,致癌作用也在升高,直到 LET 值达到大约 100keV/μm。当 LET 值越过这个值继续升高,致癌作用通常会降低。这个效应可能反映了细胞的过度损伤。

分段剂量为亚致死性和亚致癌性损伤修复提供了时间,许多研究表明高 LET 值的辐射或者低剂量暴露的分段剂量通常很少诱导形成肿瘤。其他的一些辐射类型,如裂变谱中子,降低剂量率事实上导致恶性转化的增多和肿瘤形成的升高。这种现象被称为逆向剂量率效应。最大的逆向剂量率效应存在于裂变谱中子,具有单能中子产出降低增强,和带电粒子具有 LET 大于 120keV/μm,几乎不产生增强作用。逆向剂量效应在低剂量(小于 20cGy)和低剂量率(小于 0.5cGy/min)的时候最显著。

黑色素的正常功能是通过吸收紫外线而保护皮肤,而患皮肤癌的病人黑色素沉积通常会降低。肤色浅并且容易形成晒斑的人皮肤肿瘤发病率更高。基底细胞癌是白种人最常见的一种皮肤癌,主要发生于阳光暴露的部位(如头颈部),并且存在剂量依赖关系。有很强的证据证明,日光照射可以诱导皮肤鳞状细胞癌的发生。尽管两种肿瘤都在高阳光暴露的地区流行,随着纬度更低阳光暴露更充足,鳞状细胞癌发病率比基底细胞癌升高得更多。阳光照射和黑色素瘤同样具有因果联系,但是这种相关性并没有基底细胞癌和鳞状细胞癌那样清楚。与基底细胞癌和鳞状细胞癌不一样的是,黑色素瘤更常见于男性的上背部和女性的肢体末端。黑色素瘤发病率并不随着紫外线暴露的累积量而增加趋势,而基底细胞癌和鳞状细胞癌的发病率则随着紫外线暴露的累积量增加而升高。需要注意的是,皮肤癌的危险因素十分依赖于紫外线的波长。

电磁场诱导肿瘤的证据很弱。最强的证据来自流行病学研究,发现电磁场暴露与白血病具有相关性。Wertheimer 和 Leeper 的研究揭示,小儿白血病和磁场暴露具有因果联系。后来的研究发现这种相关性是复杂的,总的来讲处于电磁场暴露的小儿白血病风险具有较小的升高。也有研究报道电磁场暴露与小儿脑癌和白血病相关,但是后来的研究排除了这个危险因素。有许多电磁场诱导的动物致癌活性的研究,但是都是阴性结果。动物实验表明,肿瘤发病率、肿瘤潜伏期、肿瘤大小均没有显著改变。

辐射诱导肿瘤的敏感性在不同物种之间、不同品系之间、不同性别之间均表现出一定的差异。这些差异揭示,即使是由相同剂量,相同类型的辐射所引起的起始损伤,也会受到宿主因素的影响。可能宿主因素包括修复能力、内源性病毒存在、细胞增殖状态、激素水平、免疫力以及与遗传易感性相关的因子。已有的数据表明,存在大量的辐射敏感性和肿瘤易感性的遗传综合征。

四、辐射的防护标准

电离辐射的风险估计是由美国电离辐射生物学作用委员会（Biological Effects of Ionization Radiation，BEIR）和联合国原子辐射科学委员会（United Nations Scientific Committee on the Effects of Atomic Radiation，UNSCEAR）制订的。美国国家辐射防护委员会（National Council for Radiation Protection，NCRP）和联合国国际辐射防护委员会（International Commission of Radiation Protection，ICRP）根据 BEIR/UNSCEAR 提供的信息制订了适当的辐射防护标准。电离辐射公众暴露的阈值控制在每年 1mSv,连续 5 年内不超过 5mSv;职业人员受照标准是每年 50mSv,连续 5 年内不超过 100mSv。胚胎暴露应控制在每月 0.5mSv。对于紫外线和超声波暴露,没有相对阈值,但是存在紫外线和超声暴露的工作环境仍需要采取防护措施。对于微波辐射,推荐的暴露阈值为 10mW/cm^2,是根据微波的热效应制定的。国际非电离辐射防护委员会（International Commission on Non-Ionizing Radiation Protection，ICNIRP）建立了针对电磁场暴露的防护指南。对于大众人群,电磁场辐射应限制在 1G（或者短期暴露 10G）,对于职业性电磁场暴露应限制在 5G（或者短期暴露 50G）。

如开篇所述,辐射是一种普遍存在环境因素。没有方法可以做到完全避免辐射暴露。此外,随着人类技术的进步,各种辐射的剂量和种类都可能增加。已经确定的是电离辐射和紫外线辐射均属于致癌剂。他们是环境中主要的物理致癌剂,许多降低肿瘤发病率的方法都是适当地作用于这些因素。而电离辐射致癌的具体机制仍然存在许多待解的问题,尤其是低剂量辐射的作用。现在有许多针对低剂量辐射的研究,将有助于制订防护标准。

第三节　病毒与肿瘤

一、致瘤病毒的发现

在 19 世纪前,人们普遍认为肿瘤只是遗传性疾病,同微生物无关。然而在 1908 年,丹麦生物学家 Ellermann 和 Bang 将患有白血病鸡的血液和器官浸出液接种到健康鸡身上,从而诱发健康鸡的白血病,首次表明了病毒与恶性肿瘤在病因学上的关系。1911 年,美国纽约的 Rous,用患有肉瘤鸡的小块肿瘤组织植入和肿瘤组织的匀浆滤液注射的方法,在同种健康鸡身上进行成瘤试验,同样使得一些健康鸡患上肉瘤。后来,他又发现了若干鸟类的肿瘤病毒。Rous 发现了病毒在某些癌症中所扮演的角色,因而于 1966 年获得了诺贝尔医学或生理学奖。

1933 年,Bishope 发现了第一个 DNA 肿瘤病毒——兔乳头瘤病毒。1953 年,Gross 等分离出一种多瘤病毒,可引起小鼠、田鼠、兔、海猪和黄鼠狼等动物多类组织(腮腺、肾、骨、乳腺等)发生肿瘤。1960 年,猴空泡病毒 40(SV40)从猴肾细胞中被分离。兔乳头瘤病毒、多瘤病毒和 SV40 后都统归于乳多空病毒科,主要感染鳞状上皮和黏膜,引起多种疣和纤维肉瘤,一般为良性。此外,人类 BK 病毒、JC 病毒(两种多瘤病毒)均可引起新生仓鼠肿瘤,其致瘤作用在动物实验中得到充分证明,但与人类肿瘤关系不是很清楚。

1989 年,在智利首都圣地亚哥举行的"DNA 病毒在人类肿瘤中的作用"国际研讨会上,首次确定了肝炎病毒(hepatitis B virus,HBV;hepatitis C virus,HCV)与肝细胞肝癌、EB 病毒(Epstein-Barr virus,EBV)与 Burkitt 淋巴瘤和鼻咽癌以及人乳头瘤病毒(human papilloma virus,HPV)与子宫颈癌有直接关系。人类肿瘤病毒病因学上的巨大突破,对人类肿瘤与病毒关系研究十分重要。

随着分子生物学的发展,病毒瘤基因相继被克隆,并阐明了功能。以此为基础,从信号转导、细胞周期的角度进一步探索致瘤病毒的致瘤分子机制,已获得了环境因素如何与宿主基因相互作用的实验证据,这些进展极大丰富了人们对病毒致瘤分子机制的认识,并有助于开辟治疗和预防肿瘤的新途径与新方法。

二、致瘤病毒概念与主要特征

凡是能够引起人和动物肿瘤或在体外能够使细胞转化为恶性的病毒,均称为致瘤病毒(oncogenic virus)。确定一种病毒是否为致瘤病毒,可遵循以下的原则:①病毒感染是瘤变的必要条件,即先有病毒感染,后发生瘤变;②新分离的肿瘤组织中,存在病毒的核酸和蛋白质;③在体外组织细胞培养中,能够转化细胞;④在分类学上的同属病毒可引起动物肿瘤;⑤有充分的流行病学证据表明该病毒和某种肿瘤之间的关系;⑥当用该病毒或病毒的成分免疫高危人群时,引起肿瘤发病率的下降。

转化细胞(transformed cell)是在组织培养条件下,获得恒定的可遗传给子代细胞变化的细胞,这种变化可以是长期培养过程中正常细胞自然发生的,也可是外界因素作用导致的。转化细胞具有永生化、接触抑制消失、血清依赖性降低、形态学改变、成瘤性、核型改变和膜功能改变等特征。病毒转化细胞为"单次打击"过程,即一次感染敏感靶细胞,经相互作用,细胞发生转化。病毒将部分或全部病毒基因整合至宿主基因组内,表达自身基因,并引起宿主基因表达改变。转化的过程主要通过病毒癌基因编码产物对细胞各部分发生作用,影响细胞信号转导,影响某些基因转录活性,从而改变细胞代谢,导致癌变。

癌基因最初是定义为病毒携带的、可转化靶细胞形成肿瘤的基因。大部分病毒性癌基因具有细胞副本,这些基因存在于病毒或细胞的基因组中,执行着正常细胞的生理功能,但在一定的条件诱导下可引起人类肿瘤,也称为原癌基因(proto-oncogene)。致瘤病毒的癌基因往往与基因缺失、异位置换、启动子突变及甲基化所致的功能失活等异常改变有关,并执行着非正常的功能。目前已分离鉴定出约 100 种癌基因,按基因功能可分为蛋白激酶类、信息传递蛋白类、生长因子类和核内转录因子类。致癌作用(carcinogenicity)是原癌基因被不当激活,或由于基因突变引起蛋白水平的变化,即表达调控程序的改变引起的基因过表达,或表达的蛋白不能执行正常的功能。

致瘤病毒可分为 DNA 病毒和 RNA 病毒两大类。与动物或人有关的致瘤性 DNA 病毒共五大类:乳头多瘤空泡病毒类、腺病毒类、疱疹病毒类、乙型肝炎病毒类和痘病毒类。致瘤性 DNA 病毒的共同特征为:病毒的致癌作用发生在病毒进入细胞后复制的早期阶段,相关基因多整合在细胞基因组 DNA 中。某些 DNA 病毒在染色体上的定位还具有倾向性,这种定位的倾向性往往表现为累及多个染色体的位点,可能涉及染色体的脆性部位和原癌基因的位点。当病毒相关基因整合到细胞基因组中,从而表达该蛋白,这种整合到染色体的癌基因的蛋白产物称为转化蛋白(transforming protein),也称致瘤蛋白。最新研究表明,腺病毒编码的转化蛋白 E1A、E1B,乳多空病毒 SV40 编码 T 抗原,HPV16、HPV18 编码的 E6、E7 转化蛋白均可与重要的抑癌基因 *Rb* 和 *p53* 相互作用,导致细胞周期紊乱。抑癌基因(tumor suppressor gene)是一组调节正常的细胞生理功能,一旦失去其功能,即可引起肿瘤的一类基因。DNA 病毒感染宿主细胞之后,根据宿主细胞的性质可分为允许性细胞(permissive cell)和非允许性细胞(non-permissive cell)。允许性细胞是指当 DNA 病毒感染宿主细胞后,能够发生病毒复制并最终裂解死亡的细胞,这种细胞往往是病毒的自然宿主。非允许性细胞是指当病毒感染与其无关的种属细胞时,病毒的复制效率很低,甚至不能完全复制,但细胞能够存活。因此,允许性细胞的感染称为裂解性感染(lytic infection);非允许性细胞的感染称为流产性感染(abortive infection)。在允许性感染早期,病毒产生转化蛋白;在感染的晚期,在核内组成病毒颗粒,细胞裂解后,新生病毒释放。非允许性感染中,病毒基因组整合到细胞 DNA 中,使细胞发生转化。

肿瘤的发生是细胞内活化原癌基因的显性作用。细胞生长是一个有序的分子网络行为,细胞分裂的每个步骤需要一系列的基因及其基因产物参与执行正常功能,一旦失去其功能可引起细胞恶性转化而发生肿瘤。抑癌基因与癌基因是调控细胞内增殖、分化、凋亡等生命活动的关键基因,一般癌基因的调控称为正调控信号(positive regulation signal),而抑癌基因称为负调控信号(negative regulation signal)。肿瘤的形成是多种因素作用引起的多基因改变,这种改变的基因从信号通路、细胞周期和细胞凋亡等多种途径影响细胞的生长。

DNA 病毒引起细胞裂解的过程大致如下:①病毒附于细胞膜上并穿入细胞内;②病毒在核膜旁脱去外壳;③病毒 DNA 转录形成病毒 mRNA;④病毒 mRNA 翻译早期蛋白,参与病毒 DNA 复制;⑤病毒 DNA 复制,复制后 DNA 转录 mRNA,并翻译晚期蛋白,形成病毒外壳;⑥病毒 DNA 和外壳的蛋白组装成新病毒颗粒,引起细胞裂解,释放子代病毒。

DNA 病毒引起细胞转化过程大致如下:①同上述引起细胞裂解的前两步相同;②病毒 DNA 整合到宿主细胞 DNA 中,并随宿主细胞基因组一起复制;③在病毒 DNA 控制下,转录和形成 mRNA 早期蛋白,即病毒特异性肿瘤抗原,它只存在于转化的细胞核内;④在整合后 DNA 控制下,转录形成 mRNA 并翻译成肿瘤特异性移植抗原,移至细胞表面,完成转化过程而成为肿瘤细胞。

与禽类、哺乳类动物和人类肿瘤有关的致瘤性 RNA 病毒主要是反转录病毒。致瘤性 RNA 病毒的分类有多种方式:根据病毒形态、基因组结构是否完整、致瘤潜能及不同机制可分为 A、B、C、D 四型,C 型病毒与肿瘤发生有明确的病因学关系,B 型的致瘤能力次之,A 型可能是 B、C 型的不成熟形式,D 型病毒来源于恒河猴乳腺分离物,目前还没有致瘤的直接证据。由于病毒的基因组结构差异,根据体外培养中是否需要辅助病毒产生完整的病毒颗粒又可分为非缺陷型和缺陷型 RNA 致瘤病毒。带有 *src* 基因的肉瘤病毒含有完整的 *gag*、*pol* 与 *env* 基因,属于非缺陷型;缺陷型病毒基因结构缺失 *pol* 和 *env* 基因,但含有与病毒致瘤相关的癌基因,这些基因往往形成 *gap-cnc* 融合基因,并产生 gag-yes、gag-actin-fgr、gag-rat 等融合蛋白。这类病毒基因组中的结构基因在感染细胞时与细胞基因组交换或者丢失,取而代之的是病毒癌基因,以至于病毒需要在辅助病毒的协助下才能产生完整的病毒颗粒。RNA 致瘤病毒根据在动物体内的致瘤能力及时间分为急性和慢性 RNA 致瘤病毒。急性 RNA 致瘤病毒当接种动物后 3 ~ 4 周诱发肿瘤,慢性 RNA 致瘤病毒导致动物发生肿瘤的过程可达 5 ~ 12 个月时间周期,慢性 RNA 致瘤病毒对培养细胞失去转化能力,因为不含癌基因,只有通过长末端重复序列(long terminal repeat,LTR)整合到宿主细胞的 DNA,使插入部分以下的基因过表达而引起肿瘤。

急性转化型反转录病毒的特点可参比父代病毒的序列给予区别,有趣的是,与感染细胞所形成的新基因相对稳定,并且与细胞基因序列非常相似,但这类正常细胞的基因不是致瘤的。反转录病毒感染宿主细胞将捕获的细胞基因修饰后,产生具有活性的原癌基因组合,通常以病毒 v 表示,而细胞的同类基因以 c 表示。例如,Rous 肉瘤病毒基因组内的癌基因称为 v-src,而同样序列的基因在细胞内称 c-src,根据 v-致瘤和 c-致瘤可辨别该癌基因的来源。

已发现反转录病毒基因组内共有 30 多种细胞癌基因,不同的转化型反转录病毒株基因组中有序列相同的 c-癌基因,如猿猴病毒和猫科病毒 Fesv 的 PI 株携带有来自 *c-sis* 的病毒癌基因,另一些病毒,如鼠 Musv 的 Havvey 和 Kirsten 株携带的 *v-Ras* 基因来自两个不同的细胞 *c-Ras* 基因家族。在三株不同的猫科病毒 Fesv 发现有同样的非转化型病毒的基序,如 *sis*、*fms* 和 *fes* 癌基因。某些病毒基因组内携带多个细胞基因序列的原癌基因,在不同病毒株基因组中,携带相同系列的 c-癌基因。例如,不同的病毒均含有 v-myc 基因,而来源与 *c-myc* 相同,但病毒株间所含有的 *v-myc* 基因的末端序列各异并伴随着点突变,这意味着目前已被分离获得的 c-癌基因是可被病毒转录活化的一类基因。最直接的证据是当 RSV 感染宿主细胞后可以观察到细胞转化与 v-癌基因表达同时发生。v-src 发生温度敏感突变所引起的转化可在温度增加的条件下完成,反之亦然。这证明 v-src 在启动和保持宿主细胞的转化起重要作用。

三、人类肿瘤相关致瘤病毒

Epstein 和 Barr 于 1964 年首次分离出于淋巴肿瘤相关的病毒命名为 EB 病毒。EB 病毒是多种肿瘤的病原,其形态与其他疱疹病毒相似,圆形、直径 180nm,基本结构含核样物、衣壳和囊膜三部分,归属于疱疹病毒属,可引起传染性单核细胞增多症、鼻咽癌、非洲 Burkitt 淋巴瘤和其他淋巴细胞增生性疾病。EB 病毒通过与淋巴细胞表面的 CR2(CD21)受体吸附、感染宿主细胞。被感染的细胞具有 EBv 基因组,并可产生各种抗原:如 EBv 核抗原(EB-na)、早期抗原(ea)、膜抗原(ma)、衣壳抗原(vca)、淋巴细胞识别膜抗原(lydma)。EB 病毒感染有明显的种属和宿主依赖性,该病毒体外感染淋巴细胞可引起细胞永生化,也可是宿主细胞转化,并发现转化细胞中有残留的 EB 病毒基因序列。但 EB 病毒的转化是否由于整合到宿主 DNA 或其他原因目前仍有争论。EB 病毒潜伏感染宿主细胞,病毒的核抗原(EB-na)、潜伏膜蛋白Ⅰ(LMP-1)、潜伏膜蛋白Ⅱ(LMP-2)以及 EB 病毒编码小 RNAs(EBER)是病毒的主要功能分子,参与了病毒转化细胞的某些重要环节。由 EB 病毒感染引起或与 EB 病毒感染有关疾病主要有传染性单核细胞增多症、非洲儿童淋巴瘤(Burkitt 淋巴瘤)和鼻咽癌。Burkitt 淋巴瘤多见于中非和美洲温热带地区的 5 ～ 12 岁儿童,好发于颜面部和腭部。所有病例血清含 EBv 抗体,80% 以上滴度高于正常水平,肿瘤组织中亦有 EB 病毒基因组检出。鼻咽癌多发于 40 岁以上人群,EB 病毒与其关系密切,所有病例的癌组织种有 EB 病毒基因组的存在和表达,患者血清有高效价的 EBv 的 IgG 和 IgA 抗体,单一病例仅有单一毒株。

乳头瘤病毒(papilloma virus)的基因组很小,属双链闭环的小 DNA 病毒,包含约 8000 个碱基对,可引起内皮细胞肿瘤。目前鉴定出大约 80 种人乳头瘤病毒,其中 35 种亚型可感染妇女生殖道,约 20 种与肿瘤相关。HPV 是一种嗜上皮性病毒,在人和动物中分布广泛,有高度的特异性。依据不同 HPV 亚型和肿瘤发生的危险性高低分为低危险亚型和高危险亚型。低危险亚型包括 HPV6、11、42、43、44 等,常引起外生殖器湿疣等良性病变,包括宫颈上皮内低度病变(CIN Ⅰ);高危险亚型包括 HPV16、18、31、33、35、39、45、51、52、56、58、59、68 等,与宫颈上皮内高度病变(CIN Ⅱ/Ⅲ)及子宫颈癌相关。有关 HPV 感染的现患率研究表明,由于检测标本的来源、使用的检测技术、检测 HPV 的亚型以及研究地区人群差异等,各个研究报道的 HPV 感染阳性率高低不一。普遍认为,HPV 的感染率高低主要取决于人群的年龄和性行为习惯,性活跃的年轻妇女 HPV 感染率最高,高峰年龄在 18 ～ 28 岁,此后有所下降。HPV 导致宫颈癌的机制研究,以高危型的 HPV16 和 HPV18 两种最为清楚。其相关基因 E6 和 E7 对细胞生长刺激,可引起被感染细胞永生化,并诱发子宫颈癌。E6 通过 E6AP-泛素降解途径降解 P53 蛋白,而 E7 则可导致 pRb 的降解,使 P53 和 Rb 失活。

1963 年,Blumberg 在澳洲土著人血清中发现了澳大利亚抗原(乙型肝炎相关性抗原 HAA);1970 年 Dane 在从肝炎患者血清中分离到乙型肝炎病毒颗粒。乙肝病毒(HBV)是一种包膜 DNA 病毒,又称 Dane 颗粒,属嗜肝 DNA 病毒科,外形为直径约 42nm 的球形颗粒,核心直径 27nm,含有部分双链、部分单链的环状 DNA,DNA 聚合酶,核心抗原及 E 抗原。HBV 基因组约含 3200 个碱基对。长链的长度固定,有一缺口此处为 DAN 聚合酶;短链的长度不定。当 HVB 复制时,内源性 DNA 聚合酶修补短链,使之成为完整的双链结构,然后进行转录。HBV DNA 的长链有 4 个开放性读框,即 S 区、C 区、P 区和 X 区。S 区包括前 S1 前 S2 和 S 区基因,编码前 S1、前 S2 和 S 三种外壳蛋白;C 区以包括前 C 区,C 区基因编码 HBcAg 蛋白,前 C 区编码一个信号肽,在组装和分泌病毒颗粒以及在 HBeAg 的分泌中起重要作用;P 基因编码 DNA 聚合酶;X 基因的产物是 X 蛋白,其功能尚不清楚。HBV DNA 的短链不含开放读框,因此不能编码蛋白。其外膜脂蛋白结构主要成分为表面抗原 HBsAg,核心颗粒蛋白为核心抗原 HBcAg,病毒 HBcAg 与肝癌的发生有显著关系。

腺病毒(adenovirus)是最早从人类腺体中分离得到的一组病毒,同一时期在动物组织中也分离到同类病毒。这类病毒没有包膜,直径在 70 ～ 90nm,由 252 个壳粒呈二十面体排列构成,每个壳粒直径在 7 ～ 9nm。腺病毒基因组为双链 DNA 分子,约含有 35 000 碱基对,两端有各长约 100 个碱基对的反向重复序列。腺病毒感染可引起细胞转化,注射某些亚型病毒可导致细胞转化并使动物成瘤。转化细胞只需要腺病毒基因组的一部分,这些基因位于基因组的左端,占整个基因组的 7%~10%。在体外培养的多种人体肿瘤细胞未查出腺病毒颗粒,但在人 1 号染色体上有 ad12 的整合位点,这意味着人体细胞对于腺病毒可能是非允许细胞,引起病毒对细胞的转化作用。其致瘤作用是由高致瘤株的 *E*1A 和 *E*1B 基因所导致。

病毒结构基因组中隐藏着使正常细胞转化的癌基因,这些可引起细胞转化的癌基因的命名是根据这些病毒的特点及引起肿瘤的性质而定(表 2-3-1)。表中列举了一些致瘤病毒及其携带的癌基因,这些基因一旦启动其产物,就可以使抑癌基因失活。

表 2-3-1 致瘤病毒及其癌基因

病毒名称	DNA 类型	基因大小	癌基因	起始时间	癌基因作用
多瘤病毒	dsDNA	5~6kb	T 抗原	早期	失活抑癌基因
单纯疱疹病毒	dsDNA	180nm	*E*6、*E*7	早期	失活抑癌基因
腺病毒	dsDNA	70~90nm	*E*1A、*E*1B	早期	失活抑癌基因
乙型肝炎病毒	dsDNA	6~9kb	前 S1 基因、*X* 基因	早期	活化致癌通道
EB 病毒	dsDNA	172kb	*LMP*-1、*LMP*-2A、*BARF*1	早期	活化致癌通道

四、病毒致癌的分子机制

研究证明病毒可以通过多种生物学途径影响宿主细胞的生长、增殖与恶性转化。致瘤病毒感染细胞后可将它们的遗传物质永久性的整合进细胞基因组 DNA,是引起肿瘤发生的必需步骤之一。致瘤 DNA 病毒控制宿主细胞酶系统,将病毒基因与细胞基因重组,从而使病毒基因插入到细胞基因的一个或多个位点。病毒癌基因插入到细胞基因组中,以剪切、重组表达的方式,产生致瘤蛋白产物激活癌基因,使宿主丧失基本的正常的生物学特征,其分子机制是细胞周期紊乱引起的细胞无限增殖和凋亡抑制等。

致瘤病毒引起肿瘤发生的主要途径可能有以下几个特点:第一,该致瘤病毒的感染流行范围是肿瘤发生率的若干倍;第二,感染致瘤病毒可能是一个关键过程,感染病毒后启动细胞异常化增殖及分化程序,而在肿瘤的发展中病毒不留下任何遗传物质;第三,某些 DNA 致瘤病毒感染细胞后基因组整合到染色体上的特定位点,在细胞染色体的活性区或原癌基因的上游插入,使之激活,引起致瘤蛋白的表达,使细胞分化失控。

以乙型肝炎病毒为例。乙型肝炎病毒(HBV)属于嗜肝 DNA 病毒科,所有嗜肝 DNA 病毒的主要复制都是在肝细胞中。这种类反转录病毒的感染可能是急性的(3~12 个月发病),也可能是终身的。据统计,我国是乙型肝炎病毒感染人数最多的国家,每年近 30 万人死于乙型肝炎相关疾病。对于肝炎病毒致癌机制的研究,通常采用体外模拟慢性感染的肝癌动物模型,这种动物先只表现出急性感染。但是,在接种前用免疫抑制药物(如环孢素)进行处理,感染呈持续状态,几乎所有感染动物都会在 2~4 年内发展为肝癌。乙型肝炎病毒的一个特征就是持续的轻微肝损伤,这类损伤都几乎来源于免疫系统的攻击,从而引起代偿性肝细胞增生。目前普遍认为,这种长期增强的肝细胞增殖能力很可能是促发肝癌的一个重要原因。另外,免疫反应中不可缺少的炎症反应和细胞吞噬作用,导致局部高浓度的过氧化物和自由基,造成 DNA 损伤和突变,这可能是嗜肝病毒导致肝癌过程中的重要环节。因此,针对这种持续感染的抗病毒感染治疗是肝癌防治的重要方向之一。

嗜肝病毒 DNA 片段插入到宿主基因组中,这在肿瘤发展中起着重要作用。在 90% 患有肝癌的土拨鼠中,*myc* 癌基因附近都有土拨鼠肝炎病毒 DNA 的插入,并伴随着这个癌基因家族成员的活化。与此相反,并没有观察到 HBV DNA 的插入导致某个癌基因的活化。而越来越多的研究显示,插入的病毒 DNA 序列本身编码的蛋白能够导致人肝癌的产生。其中一个是 X 蛋白,它就是由插入的病毒 DNA 编码合成的。乙型肝炎病毒 X 蛋白能够改变转录调节子的 DNA 结合能力和激活 NF-kB 及其他通路,促进下游基因的转录,包括原癌基因。经转基因小鼠表达的 X 蛋白,可观察到转录激活作用,并且随着肝组织中 X 蛋白浓度的增大,小鼠最终发展为肝癌。另外用微阵列方法检测到在乙型肝炎病毒感染的肝脏中,原癌基因和抑癌基因的表达谱发生改变,这些特征表明病毒 X 蛋白激活癌变过程中相关基因表达,在肝细胞癌的病因学中起重要作用。同时病毒 X 蛋白还能增加转基因鼠对化学致癌物的敏感性,因此被视作一种促癌剂。某些条件下,它能够抑制外界信号引起的凋亡。在肝细胞癌细胞中,它也能够结合 P53 蛋白,有些研究者认为 X 蛋白能够明显抑制 P53 启动子的转录活性,有可能具有阻碍 P53 依赖的凋亡的功能,但这需要更多的实验证据。

人肝癌的发展需要较长时间,这个过程会发生一些低概率事件,可能有 X 蛋白和肝癌细胞中其他蛋白的参与。而病毒蛋白和其他因子在肝癌的发生中所起的作用,如免疫损伤,也需进一步验证。

反转录病毒通过垂直或纵向传递遗传物质,其形式不同于 DNA 病毒的横向感染,即通过受感染的宿主细胞传播给周围的细胞,纵向感染是将病毒遗传物质整合到宿主染色体形成原病毒,类似于溶原性噬菌体将遗传物质传给后代的行为。

反转录病毒生活周期是以 RNA 和 DNA 为模板进行遗传物质的扩增。首先,病毒感染细胞后,利用宿主细胞的 RNA 聚合酶将病毒 RNA 反转录为单链 DNA,然后合成双链 DNA,最后整合到宿主基因组中,此时双链 DNA 可转录成感染性 RNA,以这种方式整合到染色体的病毒基因参与了反转录前病毒颗粒的产生,当其与人群接触时横向传染新的人群。

在病毒感染细胞的过程中,病毒与细胞基因交换后丢失了其复制所必需的基因,因此这类病毒是复制缺陷型的,然而当同时感染有"辅助"的野生型病毒的细胞时,这种非复制型病毒可以重新获得复制能力。显然这类病毒在感染细胞时通过重组获得细胞基因,这种感染能够改变基因的表达谱从而改变细胞表型,这些被病毒基因改变的细胞有利于病毒的生长,变得易于传播。获得细胞基因的病毒可能产生突变从而对细胞表型产生重大影响。

反转录病毒对宿主细胞的转化并不是唯一的机制,一个重要例子是 HIV-1 反转录病毒。它属于反转录病毒的潜病毒科,可以感染 CD4 受体阳性的 T 淋巴细胞,以杀死 T 细胞达到摧毁机体免疫系统,这就是所谓的艾滋病。HIV-1 的 *gag-pol-env* 基因参与损坏 T 淋巴细胞的重要功能。被摧毁免疫系统的个体,对自身异常的细胞清除能力显著下降,而这些异常细胞很可能最终会癌变。

人类 T 细胞白血病病毒(human T-cell leukemia virus,HTLV)是第一个被发现直接与人类癌症相关的反转录病毒。20 世纪 80 年代以来,美国的 Gallo 实验室和日本的 Miyoshi 实验室分别从成人 T 细胞白血病(adult T-cell leukemia,ATL)患者外周血培养的 T 细胞中分离出一种反转录病毒,1982 年又从一名变异性多毛细胞白血病患者中分离出 HTLV-Ⅱ。随着病毒检测方法的进步,对 HTLV-Ⅰ/Ⅱ 的认识也更加深入。

与其他反转录病毒一样,HTLV-Ⅰ 前病毒基因组也包含 *gag*、*pol*、*env* 及两个 LTR 序列。除此之外,3′-LTR 和 env 之间的 pX 区是 HTLV-1 的独特结构,该区域编码调控蛋白 p40tax、 p27rex、p21、p12 和 p13。其中 p40tax 对于成人 T 细胞白血病/淋巴瘤的发生具有重要作用。*tax* 除可通过 LTR 上调病毒基因的表达,还可以激活 NF-κB 通路,由此激活 IL-2R、IL-2、IL-6、IL-15、GM-CSF 和 Bcl-xL 等参与细胞凋亡和细胞周期相关基因的表达。*tax* 对 CREB、SRF 和 AP-1 的信号转导途径也有影响。另外,*tax* 还具有转录抑制作用,可以抑制 *lck*、*p18* 和 DNA 聚合酶的转录。其中 *tax* 通过抑制细胞转录因子 *E47* 与 *p300* 的结合而抑制 *p18* 的表达。此外,*Tax* 通过抑制 *p53* 与 CBP 结合可以抑制 *p53* 的功能,还可以抑制 TGF-β 的生长抑制作用。

第四节　激素与肿瘤

激素(hormone)分内源性和外源性两大类。内源性激素(endogenous hormone)是一种由机体特定细胞合成、分泌,通过血液循环传输,可以传递信息以影响身体其他部位细胞生理功能和代谢的化学物质。外源性激素(exogeneous hormone)则是非自身合成的激素。通过与特异性受体结合,激活相应信号转导通路,从而发挥其生理功能。在整体水平,处理不同激素之间、激素与神经系统之间的相互关系;在组织水平,控制形态结构和生长速率;在细胞水平,维持细胞内环境稳定。

激素通常分为以下三类:①含氮类激素(nitrogenous hormone),这类激素主要包括肽激素和蛋白质激素两大类。如肽激素类的促甲状腺激素释放素和血管加压素、蛋白质激素类的胰岛素和生长激素。②类固醇激素(steroid hormone),类固醇激素又称甾类激素,由胆固醇和二十烷类衍生物衍生而来。肾上腺皮质和生殖腺是类固醇激素的主要来源。因此根据其来源不同,类固醇激素可分为肾上腺皮质激素和性激素两大类。③胺类激素(amine hormones),在芳香族氨基酸脱羟酶的作用下,由芳香氨基酸类(如苯丙氨酸、酪氨酸、色氨酸等)衍生,如甲状腺素和肾上腺素。

激素的生物合成和分泌往往受到负反馈作用机制的调节。而这样的调节机制取决于影响激素的代谢因子。因此,激素水平高本身并不能导致负反馈调节机制,而是高激素水平导致的过量产物才能激发这种调节机制。激素的分泌、调控和代谢受环境因素和机体相互作用影响。激素水平的异常与肿瘤的发生与发展有关。激素水平过高会导致细胞的生长、分裂不受控制,损伤细胞无法修复或进入程序化死亡,进而导致癌症的发生。

一、雌激素与肿瘤

雌激素(estrogen)是主要由肾上腺和卵巢分泌的十八碳固醇类激素,正常的生理作用是调节机体生长发育和女性生殖生理过程。雌激素的功能主要是通过结合属于核受体超家族的雌激素 α 或雌激素 β 来实现的,雌激素可以通过两种途径实现对细胞功能的调节:基因组途径(genomic pathway),即雌激素-雌激素复合物和目的基因的启动子结合或与目的基因的 DNA 结合转录因子作用直接调控基因的转录;非基因组途径(non-genomic pathway),雌激素与浆膜上的雌激素或其他浆膜蛋白结合后,调节胞内的 Ca^{2+}、NO,激酶活性来直接实现对细胞功能的调节。同时这两条途径也是可以交叉作用的,共同实现雌激素调节细胞生长、增殖、凋亡和血管生成等多方面的功能。

2002 年美国国家毒理计划项目(National Toxicology Program)报告将雌激素正式列为致

癌物,此后一直将其列在致癌物名单上。近20年的一系列临床观察和基础实验数据证明,雌激素在多种器官和组织中肿瘤的临床治疗和预后密切,在肿瘤的癌变、血管生成、肿瘤免疫、转移过程中有直接的作用。这些肿瘤可以归为四大类:乳腺癌和妇科肿瘤(子宫颈癌、子宫内膜癌、卵巢癌)、内分泌器官肿瘤(前列腺癌、甲状腺癌)、肺癌、消化道肿瘤(食管癌、胃癌、结直肠癌)。以上肿瘤组织中均表达有雌激素 α 和雌激素 β,但是雌激素 α 和雌激素 β 的表达水平和比例都不尽相同,故而雌激素在不同的肿瘤当中的作用有器官独立性。如雌激素 β 在乳腺癌、子宫内膜癌等妇科肿瘤和内分泌肿瘤中表达低,有抑制肿瘤细胞生长的作用,但是在消化道肿瘤和肺癌中雌激素 β 表达高促进肿瘤细胞的生长。

(一) 雌激素与原发性乳腺癌

1999 年经 ICRC 评估后确认,口服含雌激素的避孕药会增加乳腺癌的患病风险。大规模人群的流行病学调查发现,接受雌激素替代疗法的妇女,特别是绝经后长期接受激素替代疗法乳腺癌的发生率明显增高,而且女性在雌激素暴露时间和剂量与患乳腺癌的风险正相关的。多个临床调查的结果表明,乳腺癌组织大量表达芳香化酶,该酶是雌激素合成的关键酶。基础细胞实验、动物模型研究以及临床实验研究结果均表明,阻断芳香化酶的活性,可以抑制乳腺癌组织的生长。

雌激素主要通过两条互补的途径参与乳腺癌的启动、促进和进展等各个环节:①直接途径,雌激素的基因毒性、雌激素经细胞色素 P450 家族酶氧化代谢的中间产物对染色体 DNA 的直接损伤,如 3,4-醌类雌激素能够直接与 DNA 上的腺嘌呤和鸟嘌呤加合,造成 DNA 脱嘌呤和突变。另一方面,一些中间代谢产物还可以产生 ROS,直接破坏 DNA。目前已经确定一系列编码雌激素合成代谢相关酶的基因多态性与乳腺癌患病风险是密切相关,如 CYP17、CYP19、GSTM1、COMT2。②间接途径,雌激素结合雌激素受体后,通过经典的基因组或非基因组途径放大信号,作用于相应的转录因子或基因,调节肿瘤细胞的相关基因的表达水平。已经确认的一系列由雌激素介导表达,可以促进肿瘤细胞生长,抑制分化和凋亡,加强肿瘤侵袭能力的分子。

(二) 雌激素与妇科肿瘤

像乳腺癌一样,雌激素也参与子宫颈癌、子宫内膜癌、卵巢癌这些常见的妇科肿瘤的发生发展过程。有研究发现绝经后妇女雌激素替代疗法会增加 HPV 的感染,口服避孕药会刺激子宫颈癌细胞内 HPV 基因的表达。和乳腺癌一样,在子宫颈癌、子宫内膜癌、卵巢癌也可以瘤内表达芳香化酶,合成雌激素,促进肿瘤的生长增殖,而且芳香化酶的表达量和肿瘤预后成负相关。雌激素在妇科肿瘤中的作用机制与在乳腺癌中的途径基本一致,雌激素 α 和雌激素 β 的表达和作用也大致相同,雌激素 α 可以促进肿瘤的生长和增殖,而活化雌激素 β 会促进肿瘤细胞凋亡,抑制细胞恶性转化。临床实验也证实子宫内膜癌、卵巢癌中雌激素 β 表达阳性,提示预后良好,生存期长。但是有一点不同的是高分化的子宫内膜癌雌激素 β 是显著降低的,这也提示在不同的肿瘤中,雌激素 α 和雌激素 β 的相互作用以及对临床病理进程和预后判断也不是一致的,需要具体分析。

根据上述雌激素与乳腺癌,妇科肿瘤关系和作用机制,近年来出现了针对芳香化酶的抑制剂以及雌激素的选择性拮抗剂 DPN(雌激素 β 兴奋剂)、MPP(雌激素 α 拮抗剂)用来治疗上述肿瘤,但是这种治疗方式也存在不足,可能导致雌激素水平不能满足生理需要,从而导致严重的不良反应。

（三）雌激素与原发性肺癌

现在越来越多的证据表明，性别是除吸烟外影响肺癌发生的重要因素。流行病学调查发现，不吸烟人群中，女性发生肺癌的风险是男性的3倍。日本对446 777例非吸烟女性人群进行了8～12年的跟踪调查发现，性成熟越早或绝经晚的人群患肺癌的风险越高，提示雌激素暴露时间和肺癌发生风险成正相关。美国的流行病学调查结果进一步显示，小于50岁的年轻女性肺癌发生率要高于绝经后的妇女。2010年，美国对36 588名美国妇女生活方式做了前瞻性研究。结果提示雌激素、孕激素合并使用时间超过10年者，其肺癌发生风险增加约50%。

（四）雌激素与原发性甲状腺癌

甲状腺癌是内分泌系统中发病率最高的肿瘤，在内分泌肿瘤的90%以上，且发病率在呈上升趋势。流行病学研究发现，孕龄妇女的甲状腺癌的发病率约是同龄的男性的2.7倍，绝经后妇女各类型甲状腺癌的发病率明显降低，并且明确将女性列为甲状腺癌的危险因素之一。妇女口服避孕药或者因其他疾病服用雌激素治疗，将增加患甲状腺癌的风险。动物实验也提示外源性的雌激素会诱发甲状腺癌。摘除卵巢的小鼠，雌激素水平明显降低，甲状腺癌发生率相对于未摘除卵巢的小鼠也明显降低，对摘除卵巢的小鼠给予外源性雌激素，甲状腺癌发生率又有明显的上升。与乳腺癌一样的是，在甲状腺癌中，雌激素结合雌激素α促进肿瘤细胞生长和增殖，结合雌激素β促进肿瘤细胞凋亡抑制侵袭和转移，而且雌激素α和雌激素β的比例会影响到肿瘤的病理生理过程。

（五）雌激素与原发性前列腺癌

早期的研究多认为雄激素是前列腺癌发生发展的危险因素，而雌激素对前列腺是具有保护作用的，并用于前列腺癌的临床抗雄激素治疗中。60岁后是男性前列腺癌的高发年龄，此时男性血清中的雄激素水平下降而雌激素水平不变甚至增高。对血清中的雌激素与前列腺癌的关系，在不同的流行病学研究中得出的结果是有不一样的。一部分研究结果显示，血清中雌激素水平增高会增加前列腺癌的发生风险，而另一部分的结果则表明血清中雌激素水平和前列腺癌发生风险没有关系。随着近年来分子生物研究技术的发展，一系列的研究结果提示，相对于血清雌激素，前列腺癌组织瘤内合成的雌激素对前列腺发生与发展作用更加明确。

二、其他激素与肿瘤

（一）孕激素与肿瘤

孕激素（progestin）有重要的生理作用，不但可以调节乳腺和女性生殖系功能，同时也参与骨骼、心血管系统、中枢神经系统的功能维持。但是众多的实验证明孕激素会影响乳腺癌、卵巢癌和子宫内膜肉瘤的发生发展。1985年美国毒理规划中心（NTP）将孕激素正式列为致癌物。但临床实际工作中，很多情况下是将雌激素和孕激素混合使用的，这就很难区分雌激素和孕激素的致癌作用是独立还是相互作用的。

流行病学调查发现,使用雌激素加孕激素混合激素替代疗法的绝经后妇女的乳腺癌患病风险要明显高于单纯使用雌激素替代疗法的妇女,提示孕激素有独立的致癌作用。临床调查研究报道,40 岁以上的绝经前妇女使用孕激素口服避孕药会增加乳腺癌的发病风险。最新的研究结果认为孕激素促进乳腺癌增殖有两个不同的机制,一是孕激素和孕激素受体 PR 结合,通过周期蛋白 D1(cyclin D1)起作用;二是不经过 PR,依赖 TNF 和 NF-κB 配体受体活化因子(RANKL)发挥作用。

但是也有研究证据表明孕激素对某些肿瘤有一定拮抗作用。孕激素可以诱导子宫内膜癌细胞 cyclin D1、MMP-1、MMP-2、MMP-7、MMP-9 以及 Ets-1 表达减少,而使纤连蛋白、整联蛋白 α2、整联蛋白 β1、整联蛋白 β3 以及钙黏素等一系列的肿瘤抑制基因表达增加。目前有一些利用孕激素进行治疗子宫内膜癌的临床试验已经取得比较明显的效果。

（二）胰岛素与肿瘤

胰岛素(insulin)是由胰岛 β 细胞分泌的一种蛋白质类激素,调节体内的糖类和脂肪代谢。它不仅仅是体内唯一调节机体血糖水平的激素,还是重要的生长因子。

早在 35 年前就有研究人员就发现胰岛素具有丝裂原性,可以促进小鼠结肠癌的发生。近年来的一些流行病学证据也提示胰岛素会增加一系列肿瘤的发生风险。一些研究提示,胰岛素及其类似物(甘精胰岛素)与糖尿病患者乳腺癌、膀胱癌和子宫内膜癌等发生危险升高有关。

实验室研究也发现,胰岛素对乳腺癌细胞系、结肠癌细胞系、前列腺癌细胞系具有明显生长促进作用,且发现甘精氨酸作用最为明显,而门冬胰岛素和赖脯胰岛素则作用不明显。动物体内实验证实胰岛素有促进肿瘤发生发展的作用。但是胰岛素促肿瘤作用的具体机制尚不明确。

（三）促甲状腺激素与原发性甲状腺癌

促甲状腺激素(thyrotrophin-stimulating hormone,TSH)是调节甲状腺生长和功能的主要激素。研究发现甲状腺癌总是和促甲状腺素的异常分泌相关联,过量的促甲状腺素可能是引起甲状腺癌的原因之一。通过负反馈调节机制,临床利用甲状腺素抑制促甲状腺素释放,已经成为治疗甲状腺癌的有效手段之一。

（四）睾酮与原发性前列腺癌

睾酮(testosterone)是维持男性性征及性功能的主要激素,目前为止流行病学调查结果尚支持睾酮水平上升和前列腺癌有关。但是细胞生物学证据显现,前列腺癌细胞的生长与睾酮密切相关。

第五节　肿瘤的遗传因素

一、肿瘤的遗传性

尽管所有的肿瘤均是调控细胞增殖、分化以及死亡的基因功能发生异常的结果,但造成肿瘤绝大多数遗传物质的异常不是由直接遗传引入的,而是受人体内外环境长期作用的结果。例如,人体内某些激素、细胞的代谢产物,或者吸烟、接触某些化学物质以及过度日照等,均可能造成体细胞遗传物质的损伤,引起体细胞突变(somatic mutation)。体细胞突变引发的肿瘤往往为散发性肿瘤(sporadic cancer)。散发性肿瘤占恶性肿瘤的大多数,是指某个体发生肿瘤,其子代的肿瘤发病风险并不高于一般人群。不过值得注意的是,一些常见肿瘤,如肺癌、肝癌以及胃肠道肿瘤等,患者也可能具有明确的家族史,这多是与家族成员长期居于同样环境,有着类似的生活习惯和卫生习惯有关,而与遗传因素关系不大。欧洲20世纪末开展了一项涉及约4万5千对双胞胎的规模巨大的肿瘤流行病学调查研究,旨在探讨遗传因素在散发性肿瘤发病风险中所起的作用,结果显示,在28种常见散发性肿瘤中,仅前列腺癌、结直肠癌、乳腺癌的发病风险与遗传因素有一定关系。

不过对于肿瘤这样一种多基因参与的复杂的分子网络病来说,其发生进展在更多情况下是受到包括遗传在内的宿主因素和环境因素两方面相互影响、共同作用的结果。例如尽管散发性肿瘤不直接遗传给子代,但是个体的遗传背景可能对其易感性产生一定程度的影响。如某些关键基因不同类型的等位基因,可能在肿瘤发生发展进程的某些关键步骤,或癌前病变细胞呈现某种表型和生物学行为方面发挥不同的作用,进而使个体在同样外界环境的影响下具有不同的发病风险。

据估计,另有5%~10%的肿瘤具有较强的遗传倾向,这类患者由于先天遗传原因而携带某些突变基因,即发生了胚系突变(germ line mutation),从而使其罹患肿瘤的风险大大提高。由于发病具有家族聚集性,所以这类肿瘤也被称为家族性肿瘤(familial cancer)。在家族性肿瘤中,突变基因所起的作用也多是使细胞对致癌因子易感,而非直接致病,不过其程度要显著超过散发性肿瘤中遗传因素对肿瘤易感性的影响。因此家族性肿瘤虽然发病具有家族聚集性,但多数遗传规律并不明确,不能简单套用孟德尔遗传定律,而仅表现为患者的一级亲属发病率显著高于一般人群。

二、遗传性肿瘤和肿瘤前疾病

(一)遗传性肿瘤

遗传性肿瘤是家族性肿瘤中比较特殊的一类,特指致病基因明确或具有明确遗传规律的家族性肿瘤。遗传性肿瘤常常是单基因致病,家族中携带该突变基因的个体有较高的肿瘤发病风险,但是由于受到致病基因外显率(penetrance)的影响,携带突变基因的个体罹患肿瘤的相对风险度是不同的。以最常见的遗传性肿瘤——遗传性乳腺癌为例,患者家族中携带 BRCA1 或 BRCA2 基因突变的女性个体乳腺癌发病风险为60%~90%,而造成这种差异的分子机制并不清楚,可能与突变基因尚有部分残余功能,以及分子网络中其他相关基因一定程度的功能代偿有关。

遗传性肿瘤也可能累及患者不同部位多个器官,从而表现为遗传性肿瘤综合征(inherited cancer syndromes),其临床特点包括:①家族中多位成员患同种肿瘤;②在家系图分析中,肿瘤发病成典型的常染色体隐性或显性遗传模式(但新发胚系突变携带者可无家族史);③患者发病年龄小;④肿瘤多以双原发或多原发形式起病;⑤发生罕见肿瘤;⑥一种肿瘤不同时间反复出现,且均为原发。

目前部分遗传性肿瘤(综合征)的致病基因已为人们所认识,相关的基因检测和诊断技术也逐步在临床得到应用。一些目前认识相对清楚的遗传性肿瘤(综合征)及其致病基因见表 2-5-1。

表 2-5-1　部分遗传性肿瘤(综合征)及其致病基因

遗传性肿瘤综合征	致病基因	染色体定位	遗传性肿瘤综合征	致病基因	染色体定位
Li-Fraumeni 综合征	*TP*53	17p13	乳腺/卵巢综合征	*BRCA*1/*BRCA*2	17q12,13q12
Wilm 瘤	*WT*-1	11p13	视网膜母细胞瘤	*Rb*	13q14
家族性腺瘤性息肉病	*APC*	5q21	遗传性非息肉性结肠癌	*MLH*1/*MSH*1	3p21,2p22

1. Li-Fraumeni 综合征　Li-Fraumeni 综合征(Li-Fraumeni syndrome,LFS)是一种罕见的常染色体异常,临床以发生家族聚集性肿瘤为特征,且患者多在 45 岁前发病。目前认为其病因为患者 *TP*53 基因发生了胚系突变。

现已发现,在已登记的 LFS 家族中,有约81% 其受累成员抑癌基因 *TP*53 的一个等位基因发生了胚系突变。而 TP53 通路上的 *CHEK*2 和 *PTEN*,也在个别 LFS 家族中有相关胚系突变的报道。抑癌基因 *TP*53 定位于染色体 17p13.1,全长约20kb,由 11 个外显子构成。其中外显子 5~8 的序列在脊椎动物中高度保守,共同编码一个 DNA 结合结构域。*TP*53 编码的蛋白质(P53 蛋白)作为转录因子,在人体多数细胞中组成性表达,可在多种基因毒性或非基因毒性的应激信号作用下被迅速活化,广泛参与多条控制细胞增殖和维持细胞基因组稳态的信号通路,包括细胞周期、细胞凋亡以及 DNA 损伤修复通路等。P53 蛋白在细胞周期的 G_1 期检查 DNA 是否有损伤,监视基因组是否完整性。若发现损伤,P53 蛋白将阻止 DNA 复制,以使细胞获得足够的时间修复损伤的 DNA;若修复失败,P53 蛋白则将促使细胞启动凋亡。由此可见,正常情况下 P53 蛋白恰似"基因组卫士",其功能丧失被认为会使细胞内遗传物质变异易于累积,从而使细胞容易恶性转化,个体发生肿瘤。

国际癌症研究机构(International Agency for Research on Cancer,IARC)建立了一个收集携带 TP53 胚系突变患者和家系信息的数据库(http://www-p53.iarc.fr/Germline.html)。表 2-5-2 显示了该数据库记录的 *TP*53 胚系突变携带者好发肿瘤的类型、发病年龄和性别分布的相关数据。由表 2-5-2 可见,*TP*53 胚系突变携带者好发肿瘤中,乳腺癌、肉瘤(软组织肉瘤和骨肉瘤)、脑肿瘤(65% 来源于星型胶质细胞)以及肾上腺皮质癌合计约占80% ,是最主要的肿瘤类型,其中儿童期的肾上腺皮质癌(约占14%)被认为是 *TP*53 胚系突变的标志性肿瘤。另外尽管 LFS 患者所患肿瘤在组织学特点上与散发性肿瘤非常相像,但两组患者的发病年龄却呈现明显的器官特异性差异。一般来说,LFS 患者肿瘤发病较早,特别是其中的肾上腺皮质癌患者,几乎均在儿童期发病(中位发病年龄仅为 2 岁),而散发性肾上腺皮质癌患者发病年龄中位数约为 42 岁。

表 2-5-2　*TP*53 胚系突变携带者好发肿瘤的类型、发病年龄和性别分布

肿瘤类型	数量(%)	中位确诊年龄		男性百分比(比值)	
		*TP*53 胚系突变携带者	散发性肿瘤	*TP*53 胚系突变携带者	散发性肿瘤
乳腺癌	217 (25.9)	33	63.1	0 (0/217)	0.7
软组织肉瘤	142 (16.9)	14	61.3	43 (56/129)	53
肾上腺皮质癌	117 (13.9)	2	41.9	25 (29/116)	51
脑肿瘤	101 (12.0)	15.5	57.4	64 (58/91)	56
骨肉瘤	98 (11.7)	15	43.3	49 (43/88)	56

续表

肿瘤类型	数量(%)	中位确诊年龄		男性百分比(比值)	
		TP53 胚系突变携带者	散发性肿瘤	TP53 胚系突变携带者	散发性肿瘤
白血病/淋巴瘤	31 (3.7)	17	65.1	59 (13/22)	55
肺癌	22 (2.6)	41	68.7	50 (11/22)	66
皮肤癌	20 (2.4)	50	—	19 (3/16)	—
结肠癌	18 (2.1)	39	71.6	47 (7/15)	50
胃癌	15 (1.8)	38	72.6	67 (10/15)	62
卵巢癌	13 (1.5)	39.5	64.3	0 (0/13)	0
其他	45 (5.4)	—	—	—	—

与体细胞突变类似,TP53 的胚系突变也多集中分布在其高度保守的 DNA 结合结构域(外显子 5 ~ 8),突变热点为第 175、245、248 和 273 位密码子。在突变类型方面,点突变最常见(约占 90%),其次为缺失(7%)、插入(2%)和其他复杂突变。约 80% 的 TP53 胚系突变为错义突变,其次为无义突变、框移突变、内含子剪切位点突变或其他复杂突变。不同的突变型 P53 蛋白,其活性丧失程度不同,对野生型 P53 蛋白的抑制能力(显性负效应)也不同。更有甚者,一些突变型 p53 甚至具有癌基因活性。这也许是影响疾病外显率的分子基础。不同突变会产生不同的生物学效应,并可能对疾病表型带来不同的影响。最近的研究表明,LFS 的基因型和表型间的确存在一定联系。如脑肿瘤多与 P53 蛋白 DNA 结合位点的无义突变有关,该突变致使 P53 蛋白与 DNA 小沟结合发生障碍;肾上腺皮质癌与 P53 蛋白 DNA 结合位点以外的无义突变有关;致 P53 蛋白活性全失的突变与仅丧失部分活性的突变相比,前者与使患者在较小年龄发生乳腺癌和结直肠癌更相关等。可见至少在某些组织中,突变的外显率与它使蛋白失活的程度有关。

由于 LFS 的致病基因比较明确,所以针对 LFS 的基因诊断方法也是集中在检测 TP53 基因的各种突变,所采用的技术主要依靠 PCR 扩增联合毛细管测序。检测顺序根据 TP53 各种突变的发生频率,一般是首先检测 TP53 外显子序列,其次剪切位点,若均未发现异常则继续检测是否存在 TP53 基因大片段缺失。近年来随着第二代测序技术应用的日益广泛,应用基因捕获(gene capture)联合第二代测序可以高通量低成本的一次性完成大量序列信息的检测,极大简化了基因诊断的实验流程。

目前临床针对 LFS,尚无有效的治疗手段。一旦确诊往往采用姑息和支持疗法,以减轻患者痛苦,提高患者生存质量。

2. 视网膜母细胞瘤　视网膜母细胞瘤(retinoblastoma,Rb)是儿童期恶性肿瘤,是发育中的视网膜中神经组织来源的细胞发生恶变所致。Rb 的致病基因为抑癌基因 Rb1,细胞内 Rb1 的两个等位基因均发生突变可导致该病。Rb1 基因定位于 13q14,由 27 个外显子组成,跨度约 180kb。其 mRNA 全长 4.7kb,开放读码框长度为 2.7kb,编码 928 个氨基酸。Rb1 基因的产物为核蛋白,最主要的功能是作为细胞周期调控点,控制细胞是否进入 S 期。Rb1 基因突变相关数据库网址为 http://Rb1-LSDB. d-lohmann. de。Rb1 基因常见的突变形式包括大片段缺失和点突变(无义突变或框移突变)。在肿瘤组织中,常见 Rb1 一个等位基因因突变而失活,而另一个等位基因则由于 13 号染色体多位点的杂合性缺失(loss of heterozygosity,LOH)而丢失。LOH 可能与基因组不稳定和其他一些导致染色体异常的机制,如有丝分裂过程中的染色体重组和不分离等有关。另外在 10% 左右的 Rb 肿瘤组织内还可见 $Rb1$ 基因 5′末端 CpG 岛呈高甲基化状态而表现为低表达。

临床诊断 Rb 主要依据患者的症状和体征。多数患者发病年龄小于 3 岁,并且双侧视网膜母细胞瘤患者较单侧患者发病年龄小。Rb 患者最常见的临床表现为白瞳症(瞳孔泛白),其次为斜视,斜视可能先于或与白瞳症同时出现。通常由于肿瘤扩散风险大,所以 Rb 常规不进行组织活检和病理学诊断,依靠眼底检查即可诊断。磁共振成像和超声扫描可以帮助对 Rb 患者进行病程分期。Rb 治疗方案的选择主要依据分期、眼内肿瘤病灶数目、是否存在玻璃体内播散,以及患儿年龄。肿瘤未累及眼外组织的患者预后较好,转移性 Rb 则常常是致命的。

根据患者是否具有家族史,Rb 可分为散发性 Rb(占 85%~90%)和家族性 Rb(占 10%~15%);根据疾病为双眼还是单眼发病,Rb 又可分为双侧 Rb(约占 40%)和单侧 Rb(约占 60%)。部分单侧 Rb 患者患侧眼底可见多个肿瘤病灶,称为单侧多病灶 Rb,而双侧 Rb 患者则经常为多灶性起病,并且患者发生眼外肿瘤(主要为骨肉瘤、软组织肉瘤、恶性黑色素瘤和肺癌)的风险较高。约 95% 单侧 Rb 和 75% 双侧 Rb 患者无家族史。

Rb 发病基础是 $Rb1$ 基因的两个等位基因均发生突变。第一个等位基因发生突变的时间与 Rb 的遗传类型有关。多数散发性双侧 Rb 患者,第一个等位基因突变发生于其亲代的精子或卵子形成过程中。家族性 Rb 患者,通过遗传获得亲代携带的突变的 $Rb1$。这些受累个体的全部体细胞均为杂合子,即 $Rb1$ 的两个等位基因一个为野生型一个为突变型。若某细胞内 $Rb1$ 野生型等位基因受到某些因素的影响而发生突变,则该个体可能会发生 Rb。在部分散发性双侧和单侧 Rb 患者中,$Rb1$ 第一个等位基因突变发生在胚胎发育时期,因此这些患者为突变嵌合体,即其体内只一部分细胞携带一个突变的等位基因。若第二次突变使这些细胞的野生型等位基因失活,那么 Rb 可能会随之发生。另外数据表明,多数散发性单侧 Rb 患者,$Rb1$ 基因的两次突变可能均发生于体细胞中。

为明确患者发病的遗传学机制,并评估患者亲属特别是子代的发病风险,应依据先验患者的临床表现,正确选择检测手段对患者进行准确的基因诊断(方案见表 2-5-3)。相应类型 Rb 患者亲属的发病风险见表 2-5-4。

表 2-5-3　Rb 患者遗传学异常的检测方案

临床表现	遗传学检测	遗传学检测结果	说明
散发性单侧 Rb	肿瘤组织 DNA 内 $Rb1$ 基因进行突变检测,可发现两种突变;对患者外周血有核细胞 DNA 进行分析,寻找肿瘤组织中存在的突变	①在 85% 的患者中,外周血 DNA 检测不能发现肿瘤组织中同样的突变 ②基因型为嵌合型的患者,需要利用高敏感度的检测手段进行检测 ③在 15% 患者外周血 DNA 中,可以发现致病性的 $Rb1$ 突变	①$Rb1$ 的两种突变可能均发生在成体体细胞内(体细胞突变)。这些患者不是通过遗传获得突变的 $Rb1$ 等位基因。患者的同胞患 Rb 风险等同于一般人群 ②在基因型为嵌合型的患者中,两 $Rb1$ 等位基因突变均发生在体细胞,其同胞发病风险等同于一般人群 ③基因型为杂合型的患者,其突变的等位基因可能遗传自亲代,其同胞也同样可能携带该突变的等位基因,从而具有较高的发病风险

续表

临床表现	遗传学检测	遗传学检测结果	说明
散发性双侧 Rb	对患者外周血 DNA 和肿瘤组织 DNA 均进行 Rb1 基因突变分析。因为部分患者可能为嵌合体,因此应检测肿瘤组织 DNA	外周血 DNA 可见一种致病性 Rb1 基因突变	①少于 10% 的患者为嵌合体。两次 Rb1 突变均发生在体细胞。同胞发病风险等同于一般人群 ②约 90% 的患者为杂合子。这些患者可能从亲代遗传获得一个突变的等位基因。其同胞也同样可能携带该突变的等位基因,从而具有较高的发病风险
家族性 Rb	对可能携带突变基因的家族成员进行外周血 DNA 的 Rb1 基因突变检测	外周血 DNA 可见一种致病性 Rb1 基因突变	对高危亲属进行突变基因检测

(二) 癌前状况

表 2-5-4　不同类型 Rb 患者亲属的发病风险

先验患者的临床表现	同胞发病风险	子代发病风险
散发性单侧 Rb	≤1%	2% ~ 6%
散发性双侧 Rb	≤2%	接近 50%
家族性双侧 Rb(一位亲代患病)	接近 50%	50%
家族性 Rb,不完全外显型	取决于外显率	取决于外显率

恶性肿瘤是环境与宿主因素相互作用的结果。正常细胞从细胞恶变到瘤体的快速生长、侵袭,乃至转移是一个多因素作用,多基因参与,经过多阶段变化累积的极其复杂和长期的病变过程。据估计,这一癌变过程平均需要 15 ~ 20 年。癌前病变(precancerous lesion)是指在肿瘤发生过程中,组织形态学上出现异常的组织,它们较同样来源的正常组织更容易发生癌症。癌前病变是一个病理学概念,这种病变状态下的组织常见于某些慢性疾病。而这些慢性疾病在统计上具有显著的癌变风险,如不及时治疗则可能导致癌症。因此这些疾病就被称为肿瘤前疾病或癌前状态(precancerous condition)。肿瘤前疾病是一个临床概念,是一类疾病,包括病因、病理、临床症状和体征、辅助检查的异常改变。常见肿瘤前疾病有日光性角化病(actinic keratosis)、着色性干皮病(xeroderma pigmentosum,XP)、Barrett 食管、慢性萎缩性胃炎、肝硬化、慢性子宫颈炎伴宫颈糜烂等。肿瘤前疾病是通过癌前病变发展成癌的,但是并不是所有的癌前病变都会进展为癌。一项尸解研究称,气道连续切片表明,75% 的严重吸烟者患有支气管癌前病变,而其中仅有 10% 左右会发生肺癌,提示多数癌前病变不会进展为侵袭性癌。另外癌前病变的病理进展程度与其癌变风险也不完全平行。仍旧以支气管上皮部位的癌前病变为例,Breuer 等研究了 52 个病人,134 处癌前病变,发现随访中,进展为原位癌或肺鳞癌的癌前病变占全部的 13.4% ,即便是最轻微的组织学改变,如鳞状上皮化生,也可能进展为浸润癌,相对于低度病变,高度病变的进展率较高($P<0.003$),但两者进展速度无显著性差异。而另一方面,全部癌前病变的退化率为 54% ,所有病理类型的癌前病变,都能够退化。因为与癌相比,癌前病变最大的不同在于当刺激因素消失后,癌前病变不具备继续增殖的能力,所以可能随着上皮的脱落更新而逐渐被正常组织取代,从而表现为病变逆转退化。

有学者认为,既然个体的遗传因素可能对肿瘤的易感性产生影响,那么从这个角度来看,肿瘤前状态也可以定义为携带使细胞易发生癌变的遗传多态的细胞,其恶变风险升高,这种细胞即处于肿瘤前状态。与遗传因素关系密切的肿瘤前疾病有着色性干皮病、Fanconi 贫血等。

1. 着色性干皮病　着色性干皮病(XP)是一种临床表现为患者对紫外线照射过度敏感,分子生物学检查显示患者细胞 DNA 损伤修复能力存在缺陷的遗传性疾病。

着色性干皮病患者临床特征为对光线高度敏感,皮肤色素易发生变化,皮肤早衰以及好发皮肤癌。出生后 6 个月到 3 岁,多数患者即可出现雀斑、对日晒敏感,以及光照后皮肤进行性干燥等早期症状。患者 3～4 岁时即可能出现皮肤癌。基底细胞癌、鳞状上皮癌和黑色素瘤是常见的皮肤癌病理类型。除了皮肤,患者的眼睛也可能受累,多数患者早期也可能出现畏光和结膜炎。约 20% 的病例还会出现神经系统异常,包括智力发育迟缓、肌肉强直、共济失调、言语困难和反射消失等,这些异常在 XP-A 和 XP-D 型患者中更加常见。约 2/3 的着色性干皮病患者 20 岁之前死于肿瘤转移、神经系统并发症或感染(这类患者也极易发生感染)(表 2-5-5)。

表 2-5-5　不同亚型 XP 患者的临床特征

亚型	皮肤癌	神经系统异常	相对频率	亚型	皮肤癌	神经系统异常	相对频率
XP-A	+	++	多见	XP-E	±	−	少见
XP-B	±	++	极少见	XP-F	±	−	少见
XP-C	+	−	多见	XP-G	±	++	少见
XP-D	+	+	中等	XP-V	+	−	多见

2. Fanconi 贫血　Fanconi 贫血是少见的隐性遗传性疾病,发病率约为 1/300 000。临床表现为一系列先天异常,包括患者骨髓造血异常和易发生肿瘤等。约 70% 的 Fanconi 贫血患者可表现出不同程度的(宫内)生长迟缓、皮肤色素沉着或色素减淡、桡骨和外耳发育异常、小头畸形、小眼畸形以及内脏器官发育异常,最常见的为肾脏、胃肠道、心脏和脑的畸形。

Fanconi 贫血患者 FA 通路存在缺陷,基因组内突变无法及时修复,患者年轻时便易发生恶性肿瘤。约 23% 的 Fanconi 贫血患者一生中会发生至少 1 种恶性肿瘤。*FANCD*1 又称 *BRCA*2,*FANCN* 又称 *PALB*2,这两个基因双等位基因突变的患者在婴儿期易发生髓母细胞瘤、肾母细胞瘤(Wilms 瘤)以及急性髓系白血病。*FANCD*1 和 *FANCN* 基因突变型患者一生中往往易发生多种肿瘤,而且几乎全部患者均早年死于恶性肿瘤。另外 *FANCD*1/*BRCA*2 被认为是乳腺癌外显率较高的易感基因,该基因具有抑癌基因功能,其杂合性突变将使乳腺癌的发病风险增加 10 倍以上。*BRCA*2 基因杂合性突变也与家族性卵巢癌、胰腺癌有关。相比与 *BRCA*2,*FANCN*/*PALB*2 基因则为乳腺癌外显率较低的易感基因,该基因一个等位基因的胚系截短突变,将是女性乳腺癌发病风险平均提高 2.3 倍,特别是 50 岁以下年轻患者,发病风险将提高 3 倍。除了这两种亚型,其余亚型的 Fanconi 贫血患者儿童期多易发生急性髓系白血病,青年期多易发生鳞癌。

3. 日光性角化病　日光性角化病,也称老年化角化病(senile keratosis),是主要发生于暴露部位,如脸部、颈部、胸部、背部以及手等的慢性疾病。临床表现为局部皮肤出现增厚、变硬、粗糙、角质化的斑片。临床类型包括:①肥厚型,表皮角化过度伴柱状角化不全,棘层肥厚与萎缩交替,细胞排列紊乱,并有异型细胞与核分裂。②萎缩型,表皮萎缩,基底层细胞显著异形性,还可见棘突松解的角化不良细胞。③原位癌样型,表皮细胞排列紊乱并有异形性。

其发生危险因素包括:①具有金、红发色,碧、蓝眼色和浅肤色;②有肾脏或其他实质性脏器移植病史;③长期阳光暴露;④老年。

日光性角化病属于良性疾患,若皮损由开始的扁平鳞状区域迅速扩大呈疣状或结节状,甚至破溃,则提示有转变成鳞状上皮细胞癌可能。约有 5% 的患者可发展成为鳞状上皮细胞癌。

4. 巴雷特食管　巴雷特食管(Barrett 食管),有时也称巴雷特综合征(Barrett's syndrome),表现为食管下段鳞状上皮被柱状上皮所替代,发生肠上皮化生(metaplasia)。反流性食管炎是其主要诱因。

5. 萎缩性胃炎　萎缩性胃炎是胃黏膜的一种慢性炎症,长期迁延的病程导致胃的分泌细胞减少或消失,并最终被肠上皮和纤维组织所替代。

根据萎缩性胃炎血清免疫学检查与胃内病变的分布,将其分为 A 与 B 两个独立类型。A 型,又称自身免疫性化生萎缩性胃炎(autoimmune metaplastic atrophic gastritis,AMAG),病变主要见于胃体部,多弥漫性分布,胃窦黏膜一般正常,血清壁细胞抗体阳性,血清促胃液素(胃泌素)增高,胃酸和内因子分泌减少或缺少,易发生恶性贫血。B 型,为胃窦部炎症,是最常见的类型,多由幽门螺杆菌(Helicobacter pylori,Hp)感染所致。

6. 宫颈上皮内瘤变　宫颈上皮内瘤变是宫颈鳞状上皮发生不典型增生和原位癌的统称,包括了正常上皮、轻度不典型增生、中度不典型增生、重度不典型增生、原位癌的一个多阶段发生与发展过程。

宫颈不典型增生(dysplasia)是指发生于宫颈外口附近的移行区或宫颈管内膜的上皮细胞发生不同程度的异型变化。宫颈原位癌(carcinoma in situ)是指不典型增生的异型细胞扩展到鳞状上皮的全层,但尚未穿透基底膜的阶段。

宫颈上皮内瘤变与 HPV 感染有关。HPV 有致癌性。根据其致癌危险度,HPV 可分为:HPV16、HPV18、HPV45 和 HPV56 等高危型;HPV31、HPV33 和 HPV35 等中危型;HPV6、HPV11 和 HPV26 等低危型。HPV 属于 DNA 病毒,其感染子宫颈上皮后,其基因组可以整合到上皮细胞基因组内,编码合成多功能蛋白如 E6 和 E7,从而干扰细胞生长。

三、肿瘤的遗传易感性

肿瘤的遗传易感性(genetic susceptibility)是指由于遗传因素而使个体罹患肿瘤风险增加。人群在相同的环境暴露下,仅小部分个体易患肿瘤,提示不同个体的肿瘤遗传易感性存在差异。如前文所述,遗传性肿瘤是由高外显率、强肿瘤易感基因的胚系突变引起;家族性肿瘤和散发性肿瘤则多由具有中、低致病性的基因与环境等因素相互作用而引起。

在高通量检测技术出现之前,影响肿瘤遗传易感性的研究往往集中在 DNA 损伤修复、免疫监视(immune surveillance)、药物代谢酶等功能体系中相关基因多态性方面。DNA 损伤修复是细胞经常动员的一种进程,它使基因组保持稳定,恢复和(或)维持正确的 DNA 序列。主要包括直接修复加合物、碱基切除修复(base-excision repair)、核苷酸切除修复、DNA 错配修复、同源重组修复(homologous recombination repair)和非同源性末端接合(non-homologous end joining)等。有超过 150 种 DNA 修复酶参与完成从损伤位点识别、剪切、降解到新链合成、连接等这一系列的复杂过程。这一功能降低,将导致细胞内突变累积,细胞易发生恶性转化。免疫监视是指机体免疫系统具有识别、清除体内表达新抗原决定簇的突变细胞和病毒感染细胞,维持内环境稳定的一种功能。机体免疫监视功能低下,无法有效清除突变细胞,就可能发生肿瘤。人体内最重要的药物代谢酶类是细胞色素 P450(cytochrome P450,CYP450)超家族。这是广泛存在于动物、植物和微生物体内的一类具有混合功能的血红素氧化酶系,由超过 50 种酶构成,参与许多药物和外来化学物的代谢。肝脏是细胞色素 P450 酶系主要的表达场所。在细胞内,这类酶一般定位于内质网。细胞色素 P450 催化外源性或内源性的脂溶性物质经羟化、脱烷基、氧化或脱卤化反应,增加这些分子的极性,使其溶于水,易于排出体外。环境中的化学物质、植物毒素和药物等外源性有毒物,多数由细胞色素 P450 酶系代谢解毒后经尿液或粪便排出体外。细胞色素 P450 的解毒能力在人群中具有很高的异质性,这些基因的遗传多态,特别是单核苷酸多态,常常可以影响其功能强弱,因此细胞色素 P450 超家族的许多成员都与肿瘤的易感性有关(表 2-5-6),特别是那些参与间接致癌物转化为直接致癌物的代谢酶。香烟烟雾中的苯并芘,被认为是高活性致癌物,但不是直接致癌物,吸入肺内后必须在 CYP1A1 等的催化下,才能转化为强致癌物,这也是这类酶与肺癌易感性密切相关的重要原因。另外肿瘤细胞也能表达细胞色素 P450 酶系,特别是 CYP1 家族,这是影响肿瘤药物治疗效果的潜在因素。例如,肿瘤组织内高表达 CYP1B1,将使多种抗肿瘤药物(如紫杉醇、多西他赛、多柔比星等)代谢失活,使肿瘤产生耐药性。

表 2-5-6　细胞色素 P450 酶系与肿瘤易感性的相关性(相关用√表示)

	CYP1A1	CYP1A2	CYP2A6	CYP1B1	CYP2C9	CYP2C19	CYP2D6	CYP2E1	CYP3A4	CYP3A5	CYP17	CYP19
膀胱癌						√						
乳腺癌	√										√	√
结肠癌	√	√		√		√		√				
皮肤癌	√											
胃癌	√		√					√				
卵巢癌				√						√		
头颈肿瘤				√				√				
肝细胞癌	√		√				√					
肺癌	√		√			√			√			
食管癌				√				√				
前列腺癌	√			√				√	√		√	√
肾癌			√									

2005 年,得益于人类基因组单体型图计划(HapMap project)数据库提供的大量遗传变异信息,以及高密度单核苷酸多态基因型分型芯片技术的发展,重大疾病与遗传性状的全基因组关联性研究(genome-wide association study,GWAS)在国际上正式启动。这是一项旨在对人类常见重大疾病或性状特征,与遍布全基因组且在人群中有较高出现率的遗传标志物 SNP 进行关联性分析,以期发现可能影响表型的重要遗传标志物的联合研究项目。全基因组关联研究所针对的常见遗传变异,是指在人群中出现频率大于 5% 的 SNP。全基因组关联研究的研究流程简单来说就是利用高通量 SNP 基因分型分析芯片平台,结合连锁不平衡原理,对不同表型(如肿瘤患者和健康对照人群)外周血 DNA 样本在全基因组范围的遗传变异进行检测,比较各多态位点在两组之间出现频率的差异,在统计学和生物信息学的

帮助下,筛选出一组与表型相关的位点,并进行多中心大规模验证,最终确定易感性位点。自 2005 年以来,全基因组关联研究已经探索了超过 100 种复杂疾病和 115 种遗传表型,确认了超过 250 个含有常见 SNP 的遗传位点与常见多基因疾病或人类性状间存在关联,取得了丰硕的研究成果。全基因组关联研究也被认为是目前最有效的搜寻复杂疾病易感基因的研究方法,并被 Science 评为 2007 年度十大科学进展之首。

但随着全基因组关联研究的不断深入,人们逐渐意识到,与预想的不同,常见 SNP 在包括肿瘤在内的复杂多基因病,和由多基因决定的人类性状中可能仅发挥微弱的遗传效应,其临床或实用价值十分有限。特别是在疾病风险评估和个体化诊治方面,SNP 在人群中统计学上的显著性并不能帮助临床医师就特定个体的情况做出判断。这提示全基因组关联研究对常见遗传变异的作用也许估计过高:与人类常见复杂疾病相关的,致病性高且分布较广的 SNP,或许已在大浪淘沙的漫长进化过程消失殆尽,仅在某些罕见的单基因遗传病中尚可能存有端倪。事实上常见遗传变异在多数人类疾病中可能仅起到轻微的生物学效应,目前全基因组关联研究已发现的多数疾病相关 SNP,可能只是和功能连锁,而不直接反映生物功能,即全基因组关联研究所发现的肿瘤易感位点可能不是真正的致病位点,而是致病位点的一种标签位点;又或者这些位点可能通过参与基因调节发挥作用,而非直接改变基因。但无论如何,全基因组关联研究以其低成本高通量的检测技术、严格的统计学标准以及大样本量多中心的研究模式,为探索肿瘤的易感位点,深入了解遗传因素和环境因素的交互作用在肿瘤发生发展过程中的关系积累了大量可靠的数据和研究经验。

(张开泰)

Summary

The human genome has been mapped, making it almost certain that more cancer-susceptibility genes will be found, but the brave new world of molecular biology still must have clinicians in it. Cancer geneticists will not be able to match a subset of our 30 000 to 50 000 genes to hereditary disorders without good, descriptive family studies. A clinician armed with knowledge about the general features of inherited cancer syndromes and a willingness to ask about family history constitutes a tremendously effective screen for hereditary cancer. Human chemical carcinogenesis is a multistage process that results from exposures, usually in the form of complex chemical mixtures, often encountered in the environment or through our lifestyle and diet. Carcinogenesis can be divided conceptually into four steps: tumor initiation, tumor promotion, malignant conversion, and tumor progression. Substantial and convincing bodies of experimental, clinical, and epidemiologic evidence indicate that hormones play a major role in the etiology of several human cancers. The underlying mechanism proposed for all of these cancers is that neoplasia is the consequence of prolonged hormonal stimulation of the particular target organ, the normal growth and function of which is controlled by one or more steroid or polypeptide hormones. There are a number of characteristics specific to ionizing radiation that differentiate it from chemical toxic agents or other physical carcinogens. Notable among these is its ability to penetrate cells and to deposit energy within them in a random fashion, unaffected by the usual cellular barriers presented to chemical agents. Broadly, *physical carcinogens* includes a wide range of agents: electromagnetic radiations of different kinds, corpuscular (alpha and beta) radiations, low and high temperatures, mechanical traumas, and solid and gel materials. Both *physical carcinogens* and *solid carcinogens* have been widely used in an oversimplified manner to identify agents that produce cancer mainly, if not exclusively, through their physical properties and physical effects, rather than through their chemical properties and actions, as opposed to *chemical carcinogens*. Physical carcinogens include hard and soft materials, fibrous particles, nonfibrous particles, and gel materials. Several features of virus replication are important for the maintenance of latency and for oncogenicity. To be oncogenic, viruses must be capable of maintaining their viral genome in the cell, avoid killing the cell, avoid destruction of the cell by the immune system, and activate appropriate cellular growth control regulatory pathways. The intensity of parasitic infection frequently correlates with its prevalence. Thus, when relatively uncommon neoplasms are noted with undue frequency in countries with a high prevalence of parasitic diseases, the question of the role of parasites arises. In this respect, the two most intriguing examples are probably the relationships of schistosomiasis to bladder cancer and that of malaria to Burkitt lymphoma.

第三章　肿瘤免疫学

第一节　肿瘤抗原

肿瘤抗原(carcinomic antigen,CA)是指细胞恶变过程中出现的新抗原及过量表达的抗原物质的总称。存在于肿瘤细胞表面或分泌至体液,其化学性质大多属蛋白质、糖蛋白、蛋白多糖或糖脂,它是基因突变的结果,在肿瘤的发生、发展及诱导机体抗瘤效应中起着重要作用,同时也可作为肿瘤免疫诊断标志和免疫治疗的靶分子。

一、肿瘤抗原产生的分子机制

肿瘤抗原产生的分子机制尚不十分清楚,根据目前研究显示,可能与以下因素有关:①细胞癌变过程中合成了新的蛋白质分子,这是产生肿瘤抗原最直接的方式,如感染了某些携带癌基因的病毒,如EB病毒、人乳头瘤病毒和腺病毒等;②基因突变或重排,基因不稳定性导致基因表达异常,如原本不表达的基因开放后产生新的蛋白分子;③糖基化等原因导致异常细胞蛋白降解生成特殊产物,翻译后修饰或加工异常,导致新生蛋白产生;④隐蔽抗原表位暴露,某些刺激信号(如病毒感染)作用于宿主细胞,导致宿主细胞细胞膜的抗原性改变,暴露出处于隐蔽状态的抗原表位;⑤多种膜蛋白分子的异常聚集;⑥胚胎抗原或分化抗原异常高表达,如黑色素瘤存在黑色素瘤相关基因抗原的过度表达。

二、肿瘤抗原的分类和特征

随着分子生物学技术的发展,越来越多的肿瘤抗原被鉴定出来。目前在动物自发性肿瘤和人类肿瘤细胞表面均发现了多种肿瘤抗原。对肿瘤抗原有多种分类方法,下面介绍两种常见的肿瘤抗原分类方法。

（一）根据肿瘤抗原特异性分类

1. 肿瘤特异性抗原　肿瘤特异性抗原(tumor specific antigen,TSA)是存在于肿瘤细胞表面,不存在于正常细胞(包括任何发育阶段)的新抗原。这类抗原能与MHC I 或 MHC II 结合进而被T细胞识别,并能诱导宿主产生抗肿瘤特异性免疫反应,其大部分存在于肿瘤细胞质内。这类抗原是在近交系小鼠中通过移植排斥的实验方法证明的,先用化学致癌剂甲基胆蒽(methyl-cholanthrene,MCA)诱发小鼠皮肤发生肉瘤,当肉瘤生长至一定大小时,予以手术切除。将此切除的肿瘤移植给正常同系小鼠,同系小鼠可生长出肿瘤。但是,将此肿瘤移植回原来经手术切除肿瘤的小鼠,则不发生肿瘤,表明该肿瘤具有可诱导机体产生免疫排斥反应的抗原。鉴于此类抗原是通过动物肿瘤移植排斥实验所证实,故又称为肿瘤特异移植抗原(tumor specific transplantation antigen,TSTA)或肿瘤排斥抗原(tumor rejection antigen,TRA)。

以往对人肿瘤细胞是否有TSA存在争议。最近已证实在人黑色素瘤的肿瘤细胞表面存在 TSA。它是一个静止基因活化的产物，以 9 个氨基酸的短肽或与 HLA-A1 分子共表达于黑色素瘤细胞表面，称为 MAGE-1，是第一个被证实并清楚其结构的 TSA。TSA 只被 $CD8^+CTL$ 识别，而不能被 B 细胞识别，因此是主要诱发 T 细胞免疫应答的肿瘤抗原。

2. 肿瘤相关抗原　肿瘤相关抗原（tumor-associated antigen，TAA）是指某些肿瘤细胞表面的糖蛋白或糖脂成分，它们在正常细胞上也有微量表达，但在肿瘤细胞中表达明显增高。此类抗原可被 B 细胞识别并产生相应抗体。

肿瘤相关抗原并非肿瘤细胞所特有，正常细胞也有微量合成，仅在增殖中有量的差异，因此称为"相关抗原"。同一种致癌物诱发的同种组织类型的肿瘤，在不同个体中具有相同的肿瘤相关抗原。用于临床诊断的肿瘤相关抗原包括：胚胎性蛋白、糖蛋白抗原、鳞状细胞抗原等。

肿瘤细胞或多或少都会表达出有别于正常细胞的肿瘤抗原。但迄今为止，尚未确定一个完全特异的肿瘤抗原，即目前发现的肿瘤抗原均为肿瘤相关抗原，这些抗原在其他组织器官或胚胎时期的组织器官中均有表达。

（二）根据肿瘤诱发和发生情况分类

1. 化学或物理因素诱发肿瘤抗原　研究证明，某些化学致癌剂或物理因素可诱发肿瘤，这些肿瘤抗原的特点是特异性高而抗原性较弱，常表现出明显的个体特异性。即用同一化学致癌剂或同一物理方法如紫外线、X 射线等诱发的肿瘤，在不同的宿主体内，甚至在同一宿主不同部位诱发的肿瘤都具有互不相同的抗原性。由于人类很少暴露于这种强烈化学物理的诱发环境中，因此大多数人肿瘤抗原不是这种抗原。

2. 病毒诱发肿瘤抗原　某些肿瘤可由病毒感染引起，包括 DNA 病毒和 RNA 病毒。例如，EB 病毒（EBV）与 B 淋巴细胞瘤和鼻咽癌的发生有关；人类乳头瘤病毒（HPV）与子宫颈癌的发生有关；乙型肝炎病毒（HBV）和丙型肝炎病毒（HCV）与原发性肝癌有关。EBV、HPV 和 HBV 均属于 DNA 病毒。属于 RNA 病毒的人类 T 细胞白血病病毒（HTLV-1）可导致成人 T 细胞白血病（ATL）。病毒诱发肿瘤抗原的特点是同一种病毒诱发的不同类型肿瘤，均可表达相同的抗原且具有较强的抗原性。动物实验研究已发现了几种病毒基因编码的抗原，如 SV40 病毒转化细胞表达的 T 抗原和人腺病毒诱发肿瘤表达的 E1A 抗原。

3. 自发性肿瘤抗原　自发性肿瘤是指一些无明确诱发因素的肿瘤。大多数人类肿瘤均无明确诱发因素。自发肿瘤的抗原有两种：一种是 TAA；另一种是 TSA。TAA 被 B 细胞识别，诱发体液免疫应答，TSA 被 $CD8^+CTL$ 识别，诱发细胞免疫应答。目前已证明小鼠自发肿瘤和人肿瘤细胞表面具有 TSA。

4. 胚胎抗原　胚胎抗原是在胚胎发育阶段由胚胎组织产生的正常成分，在胚胎发育后期减少，出生后逐渐消失或仅存留极微量。当细胞恶变时，此类抗原可重新合成。胚胎抗原可分为两种：一种是分泌性抗原，由肿瘤细胞产生和释放，如肝细胞癌变时产生的甲胎蛋白（alpha fetoprotein，AFP）；另一种是与肿瘤细胞膜有关的抗原，疏松地结合在细胞膜表面，容易脱落，如结肠癌细胞产生的癌胚抗原（carcinoembryonic antigen，CEA）。AFP 和 CEA 是人类肿瘤中研究得最为深入的两种胚胎抗原，因为在胚胎期出现过，宿主对之已形成免疫耐受性，因此不能引起宿主免疫系统对这种抗原的免疫应答。

三、肿瘤抗原识别与递呈

肿瘤抗原是肿瘤免疫研究的核心,肿瘤抗原的识别为特异性主动免疫治疗奠定了理论基础和物质基础。

(一) 肿瘤抗原的识别

免疫系统具有识别、杀伤并及时清除体内突变细胞、防止肿瘤发生的免疫监视(immuno surveillance)功能。肿瘤抗原能激起免疫排斥反应,首先是能被机体系统识别。肿瘤在免疫正常人身上较少发生,归其原因是免疫监视功能的作用。有假说认为因为免疫系统早期能够控制或清除大多数肿瘤,反之人类肿瘤的发生率会很高。

肿瘤抗原具有免疫反应性。根据它们与免疫产物反应的特性不同可将其分为两大类:一类是能被细胞毒性 T 淋巴细胞(cytotoxic T lymphocytes,CTL)识别的抗原,这类抗原能够刺激机体产生致敏的 CTL,并能被 CTL 所识别。因此,带有这类抗原的肿瘤细胞可成为 CTL 的靶细胞,被 CTL 介导的组织相容性复合体 Ⅰ(major histocompatibility complex Ⅰ,MHC Ⅰ)分子限制性杀伤作用所杀伤,因而在介导肿瘤免疫排斥反应中起着十分重要的作用。另一类为 B 淋巴细胞识别的抗原,该类抗原被 B 淋巴细胞识别并产生相应抗体,该抗体可通过补体介导的细胞毒作用(complement mediated cytotoxicity,CMC)和抗体依赖性细胞介导的细胞毒作用(antibody dependent cellular cytotoxicity,ADCC)杀伤肿瘤细胞,不过这种作用是有限的。

肿瘤的发生与基因变异、肿瘤抗原表达或蛋白的过表达有关,这些物质可能被免疫系统识别。因此,临床上有淋巴细胞浸润的实体肿瘤个体其存活率较高、生存时间较长。某些进行器官移植后长期免疫抑制治疗的患者其恶性肿瘤的高发生率显示了 T 细胞介导的免疫监视在肿瘤发生中的作用。

(二) 肿瘤抗原的递呈

1. 肿瘤抗原的递呈　大多数 T 细胞识别的肿瘤抗原是应用肿瘤细胞基因组 DNA 转染细胞表达相应 MHC 分子而确定的。肿瘤抗原基因转染使得靶细胞易于被有特异抗肿瘤作用的 T 细胞所识别,这些抗原主要由 MHC Ⅰ分子递呈,CD8$^+$T 细胞识别,但是 MHC Ⅰ分子递呈抗原只发生很弱的免疫反应,可能因为缺乏肿瘤特异 CD4$^+$T 细胞。

小鼠模型病毒诱发的肿瘤细胞的实验表明,用 MHC Ⅱ特异病毒辅助 T 细胞肽段诱导产生的肿瘤特异 CD4$^+$T 细胞导致了对 MHC Ⅱ分子的保护性免疫反应。由 CD8$^+$CTL 介导的肿瘤排斥反应显示了交叉致敏的重要意义。近几年,肿瘤抗原被认为是能被 MHC Ⅱ分子递呈,CD4$^+$T 细胞识别的物质。对能够递呈肿瘤抗原的 MHC Ⅱ分子的识别可能是发生理想的抗肿瘤免疫的关键。CD4$^+$T 细胞可能是通过激活抗原递呈细胞(antigen presenting cell,APC)将肿瘤抗原递呈给 CTL 产生免疫反应,并通过分泌细胞因子来维持 CD8 的存在,以及维持 APC 上共刺激分子的表达。因为上述因素,近年来寻找 MHC Ⅱ分子限制性肿瘤抗原或肿瘤相关抗原(TAA)引起了人们相当大的兴趣。另外,通过肿瘤患者血清噬菌体文库的筛查可以检测体液免疫中的肿瘤抗原。应用这种方法,很多肿瘤抗原能够被检测到。到目前为止还不清楚这些抗原是否与体内 T 细胞依赖的免疫应答有关联。假设体液免疫需要 T 细胞辅助,那么 T 细胞与血清抗原反应应该能被检测到。实际上,NY-ESO-1 抗原最初就是用血清 cDNA 文库分析法找到的,并被证明是 $CD8^+T$ 细胞和 $CD4^+T$ 细胞的靶分子。

2. 与肿瘤抗原递呈的相关物质

(1)MHC:免疫系统通过 MHC Ⅰ和 MHC Ⅱ两类分子递呈来识别抗原。人类 MHC Ⅰ与 HLA-A、HLA-B 和 HLA-C 相关,MHC Ⅱ与 HLA-D 分子相关。MHC Ⅰ递呈 8~11 个氨基酸长度的内源性肽段,在大多数细胞表面表达,被 $CD8^+T$ 细胞识别。MHC Ⅱ分子限制性的表达在专职抗原递呈细胞(APCs)表面,如树突状细胞、巨噬细胞和活化的 B 细胞。MHC Ⅱ递呈的肽段通常为 10~34 个氨基酸长度,主要是外源性肽段。在一定的条件下,MHC Ⅰ递呈外源性抗原,MHC Ⅱ也能递呈内源性的抗原。

(2)树突状细胞:树突状细胞(dendritic cells,DC)是骨髓产生的一群异质性细胞,广泛分布于各种组织器官中。DC 是体内最强的专职抗原递呈细胞,是机体适应性 T 细胞免疫应答的起始者。树突状细胞在淋巴结或二级淋巴器官的 T 细胞富集区递呈抗原给 T 细胞。肿瘤组织中常有相当数量的 DC。在肿瘤宿主,DC 负责 TAA 的摄取、加工和交叉递呈给初始和记忆 T 细胞,在肿瘤特异性效应 T 细胞的产生中起关键作用。

DC 由形态和功能不同的亚类组成,两个主要的亚群为源自髓细胞的 DC(DC1)和源自淋巴细胞的 DC(DC2)。DC 还可分为未成熟和成熟两种状态,其功能存在着分工,未成熟 DC 具有高效的抗原捕获处理能力,因而主要负责抗原的摄取,但对 T 细胞的激活作用较弱;成熟 DC 是非常好的抗原递呈细胞,但其抗原捕获能力大大削弱。肿瘤患者大多局部 DC 功能低下,数量减少,从而易产生免疫耐受,使肿瘤细胞逃逸免疫防御。

(3)热休克蛋白:化学致癌剂诱发的肿瘤特异性移植抗原(TSTA)与热休克蛋白(heat shock protein,HSP)相关联。HSP 本身不是 TSTA,而是作为抗原递呈分子或抗原递呈辅助分子把 TSTA 递呈给 T 杀伤细胞(CTL)。HSP 能广泛地与胞质内多肽结合并在肿瘤细胞表面表达,作为 γδ T 细胞、NK 细胞和 $CD4^-T$ 细胞、$CD8^-T$ 细胞的直接识别目标。HSP 结合的抗原肽可由 APC 表面通用受体 CD91 递呈给 MHC Ⅰ类分子,激活 α/β 和 γδ(+)、$CD8^+T$ 细胞,并使这两种 CTL 细胞发挥抗肿瘤效应。

四、肿瘤抗原的应用

(一)肿瘤抗原与肿瘤疫苗的制备

肿瘤疫苗(tumor vaccine)应用的前提是肿瘤抗原能够刺激机体产生免疫反应,肿瘤抗原的发现是肿瘤免疫治疗的基础。自从对免疫机制认识清楚以来,人们一直致力于发展抗疾病的有效疫苗。肿瘤抗原研究取得较大进展后,人们设想发展肿瘤疫苗,以期用来刺激机体产生免疫反应,达到预防和治疗肿瘤的目的。肿瘤疫苗是应用特异的、具有免疫原性的肿瘤抗原,激活、恢复或加强机体抗肿瘤的免疫应答,清除残存和转移的肿瘤细胞。该种疫苗可诱导特异性 CTL 和抗体产生,杀伤靶细胞,抑制肿瘤生长,使患者肿瘤有所消退。肿瘤疫苗目前主要用于恶性肿瘤的辅助治疗,还未用于健康人群的肿瘤预防。不过,免疫基础理论支持着抗原特异性免疫的发展,对这些理论的深入认识必将引领着肿瘤疫苗的发展。不久的将来,肿瘤的预防免疫以及阻止肿瘤的植入性浸润在临床上都将成为可能。

（二）肿瘤抗原与肿瘤高危人群的筛查

临床上将"早期诊断"界定为发现直径 1～1.5cm 大小（约 10g）的肿瘤。由于肿瘤抗原在特定类型的肿瘤中高表达，其含量的变化与肿瘤的生长、消退、转移之间存在良好的相关性，因此肿瘤抗原含量的测定对肿瘤的诊断有重要作用。理论上，通过检测作为肿瘤标志物的肿瘤抗原能检出 2～3mm 大小（约 1g）的肿瘤，因此早期发现、早期诊断某些肿瘤已成为可能。随着检测手段的提高，不仅可以检测到患者血清中肿瘤抗原的表达，也可以测定血清中相关抗原的含量，同时多种肿瘤抗原的联合检测，使检测的灵敏度和特异度大大提高，肿瘤抗原的检测正逐渐代替影像学应用于恶性肿瘤的早期诊断和无症状人群的肿瘤筛查。对高危人群的筛查以及健康人口的普查是早期发现肿瘤的手段之一。现将肿瘤影像学检测方法和实验室检测方法形象地描述于图 3-1-1。

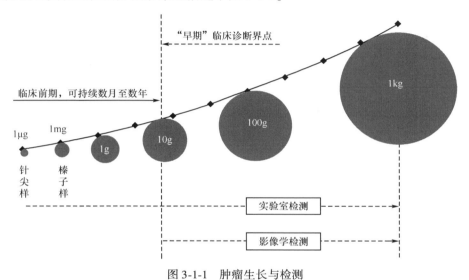

图 3-1-1　肿瘤生长与检测

（三）肿瘤抗原与肿瘤的免疫诊断

目前最常用的肿瘤免疫诊断方法是对作为肿瘤标志物的肿瘤抗原进行检测和应用。肿瘤抗原是肿瘤细胞膜的结构成分，各种 CA 的成分各不相同，但多为糖蛋白或糖脂，因此也称糖类抗原。这类抗原多用单克隆抗体技术从肿瘤细胞系中鉴定出来，在特定肿瘤的诊断方面具有较高的特异性和准确性。例如，CA19-9 可用于辅助诊断结直肠癌、肝癌和胃癌；CA125 可用于辅助诊断卵巢癌和子宫内膜癌；CA153 可用于辅助诊断乳腺癌；CA242 可用于辅助诊断胰腺癌等。

（四）肿瘤抗原与肿瘤病情的监测

肿瘤抗原最大的实用价值在于判断治疗效果与预后监测。肿瘤在形成和发展过程中会产生肿瘤抗原，这些特异性的抗原在肿瘤治疗有效的情况下，其血液和（或）体液水平将不同程度的下降，在病情进展或复发时又有不同程度的升高。因此，对血液和（或）体液中肿瘤抗原水平的动态监测与肿瘤复发、转移、疗效观察和预后判断有关。

随着对肿瘤免疫学理论的不断深入以及有关免疫学技术的不断发展,筛选和鉴定新的肿瘤抗原终将成为现实。以此应用肿瘤抗原制备新的特异性的抗肿瘤疫苗,或者用于肿瘤早期诊断、疗效监测和预后判断等均具有重要意义。随着对肿瘤抗原研究的不断深入,人们对肿瘤抗原在肿瘤发生、发展中的作用也将会有更深一步的认识,从而有助于更进一步探讨肿瘤发病的病因和机制。

第二节　肿瘤的免疫诊断

据世界卫生组织(WHO)调查及第 21 届国际抗癌联盟会议报道癌症已成为全球头号杀手。多年来,为攻克癌症,科学家们不断将新兴技术用于癌症诊断。目前,用于癌症的诊断方法有两大类,一是影像学方法,二是实验诊断方法。前者依靠计算机断层影像扫描(CT)、磁共振和超声波等技术通过影像改变对症状进行诊断,后者则依靠化学、免疫学、分子生物学、细胞学和组织学等方法,对肿瘤标志物(tumor marker,TM)进行间接或直接的检测从而做出诊断。随着对肿瘤诊断的深入研究,通过免疫学和生化技术检测肿瘤抗原、肿瘤抗体或其他肿瘤标志物,已成为一门对肿瘤诊断影响极大的学科,尤其是多种肿瘤标志物的联合应用有助于对肿瘤患者做出早期诊断。

一、肿瘤标志物

(一) 肿瘤标志物的研究历史

从肿瘤标志物的发现、发展、命名到完善,其间经历了一个漫长的阶段。

第一阶段(1846 ~ 1928 年),发现本周蛋白。最早发现肿瘤标志物的是 Henry Bence Jones,1846 年他在多发性骨髓瘤患者的尿中发现一种特殊蛋白,可用来诊断多发性骨髓瘤,故名为本周蛋白,这一方法至今仍在沿用,这就是世界上第一个肿瘤标志物。

第二阶段(1929 ~ 1962 年),发现一些激素、酶(含同工酶)和蛋白在肿瘤发生时出现异常。在发现本周蛋白 100 年后,直到 1930 年,Zondek 发现了人绒毛膜促性腺激素(HCG);1932 年 Cushing 发现了促肾上腺皮质激素(ACTH);1941 年 Coons 与 Kaplam 将荧光素与抗体结合,成功地检测组织中抗原的定位,建立了荧光免疫测定(FIA)技术;1959 年 Market 等发现与肿瘤相关的酶和同工酶,并应用于临床诊断;1959 年,Berson 与 Yalow 创立了放射免疫测定(RIA)技术。

第三阶段(1963 ~ 1975 年),发现一些胚胎蛋白性标志物。1963 年,前苏联 Abelve 发现了可用于诊断原发性肝癌的甲胎蛋白(AFP)。1965 年 Gold 和 FYeedman 从结肠癌组织中发现癌胚抗原(CEA),这是今天仍普遍应用的肿瘤标志物。20 世纪 60 年代末,Jensen 与 Terenlus 分别对乳腺癌细胞内的雌激素受体(ER)与孕激素受体(PR)进行分析,为类固醇激素受体的临床应用开辟了新天地。

第四阶段(1976 年至今),单克隆抗体技术建立,大量肿瘤标志物涌现出来。肿瘤标志物一词是 1978 年 Herberman 在美国国立癌症研究所(National Cancer Institute)召开的"人类肿瘤免疫诊断"会上提出的,次年在英国"第七届肿瘤发生生物学和医学"会议上被大家认可并公开引用。从此,肿瘤标志物开始被各世界科学家和研究者们广泛关注,进而得到迅猛的发展。

自 20 世纪 60 年代以来,伴随免疫学、细胞遗传学、生物化学和分子生物学等技术的迅速发展,特别是单克隆抗体技术的建立、发展和应用,一些与肿瘤有关的糖链抗原被不断发现,如由单克隆抗体确定的癌抗原系列:CA15-3、CA19-9、CA125 等。1980 年 Weinbery、Bishop 和 Vamus 发现癌基因,对于某些癌基因、抑癌基因及其表达产物的研究日益深入,对于这些产物的检测,具有早期发现特定肿瘤及判断预后的作用。1989 年 Strowrn 等首次证实,循环血液中增加的 DNA 含量主要来自肿瘤的释放。1994 年 Sorenson 等在实体瘤患者的血浆中发现 Ras 基因的突变。其后,众多实验室开始对个别 DNA 标志物进行分析,p53、结肠腺瘤息肉病基因(APC)、k-Ras 基因的突变,染色体杂合缺失(IOH)以及抑癌基因启动子的甲基化等肿瘤分子标志物被相继发现。分子生物学的发展,促进了对基因结构与功能的深入认识。20 世纪 90 年代中期,针对癌基因和抑癌基因研究的有关问题,科学家提出了人类基因组计划(human genome project,HGP)。

在世界各国科学家的共同努力下,2001 年 2 月人类基因组全序列问世,标志着第一版"生命教科书(Book of life)"出版。至此,生命科学的研究进入了后基因组时代——基因组功能活动的研究。大量的遗传信息需要高效、快速的分析,蛋白质组和蛋白质组学技术应运而生,这为生物芯片技术的产生奠定了坚实的基础。生物芯片包括基因自动化芯片、蛋白芯片、细胞及组织芯片,其主要特点为高通量、微型化和自动化,已有很多科学家把它用于肿瘤标志物的研究和应用。

尽管肿瘤标志物的检测方法很多,但目前发展最成熟、临床应用最广,且最容易普及的还是免疫学检测法。

(二)理想肿瘤标志物的条件

并非所有与恶性肿瘤有关的物质均可称作肿瘤标志物。从理论上讲,一个理想的肿瘤标志物应具有 100% 的肿瘤特异性(在正常组织和良性病变中不会被检出)、100% 的器官特异性(仅为单一癌变实体所分泌)和 100% 灵敏度(只要有癌细胞存在即可检出)。但这种理想的肿瘤标志物目前还没发现,甚至根本就不存在。因此,从临床实际出发,作为肿瘤标志物必须具备下列条件:①灵敏度高,即根据它在血清、组织或体液中的浓度能对癌变的发生做出及时检测;②特异性高,能用于肿瘤和非肿瘤的鉴别,即检出的恶性病变假阳性率极低;③半衰期短,可用于监测治疗效果,判断有无复发和转移;④低惯性,即它在血清或其他体液中的浓度与肿瘤大小、临床分期、病理分级等呈良好相关,具有预后判断价值;⑤易于检测,即有经济简便的实验方法检测出。

(三)肿瘤标志物检测评估标准

越来越多的肿瘤标志物为临床诊断、肿瘤分期、疗效评估及预后判断等提供大量可靠的信息和应用依据。然而,要充分发挥某一肿瘤标志物的临床应用价值,就必须与其他实验项目一样,需经过严格评估,制订统一标准。

1. 灵敏度(sensitivity,Se)　表示实际有病按诊断试验标准正确判为有病的概率。其估计值为

$$Se = \frac{真阳性数}{真阳性数+假阴性数} \times 100\%$$

2. 特异性(specificity,Sp)　表示实际无病按诊断试验标准正确判为无病的概率。其估

计值为

$$Sp = \frac{真阴性数}{真阴性数+假阳性数} \times 100\%$$

3. 预测值(predictive value)　有阳性预测值(postive predictive value,PVpos)和阴性预测值(negative predictive value,PVneg)。PVpos 表示预测阳性结果的正确率,预示一个诊断结果为阳性的患病概率。

$$PVpos = \frac{真阳性数}{真阳性数+假阳性数} \times 100\%$$

$$PVneg = \frac{真阴性数}{真阴性数+假阴性数} \times 100\%$$

在临床应用中,常需根据特定人群的患病率(P)来调整预告值。P 称为先验概率,可由临床作出估计,如果受试者来自普通人群,P 则较小;如果受试者来自医院就诊患者,P 则较大;如果受试者来自某病的可疑患者,P 则更大。根据 Bayes 原理,可按下面公式计算预告值。

$$PVpos = \frac{Se \cdot P}{Se \cdot P+(1-Sp)(1-P)}$$

$$PVneg = \frac{Sp(1-P)}{Sp(1-P)+(1-Se)P}$$

4. 似然比(likelihood ratio,LR)　是反映真实性的一种指标,属于同时反映灵敏度和特异度的复合指标。即患病者中得出某一筛检试验结果的概率与无病者得出这一概率的比值。该指标全面反映筛检试验的诊断价值,且非常稳定。似然比的计算只涉及灵敏度与特异度,不受患病率的影响。因检验结果有阳性与阴性之分,似然比可相应地区分为阴性似然比(negative likelihood ratio,LRn)和阳性似然比(positive likelihood ratio,LRp)。

LRn 是筛检结果的假阴性率与真阴性率之比。表示错误判断阴性的可能性是正确判断阴性可能性的倍数。其比值越小,试验结果阴性时为真阴阳性的可能性越大。

$$LRn = \frac{假阴性数/(真阳性数+假阴性数)}{真阴性数/(假阳性数+真阴性数)}$$

LRp 是筛检结果的真阳性率与假阳性率之比。说明筛检试验正确判断阳性的可能性是错误判断阳性可能性的倍数。比值越大,试验结果阳性时为真阳性的概率越大。

$$LRp = \frac{真阳性数/(真阳性数+假阴性数)}{假阳性数/(假阳性数+真阴性数)}$$

5. 诊断有效率(diagnostic efficiency,DE)　即一个实验得出的正确结果与该实验所有结果的比率。DE 依赖于诊断试验的灵敏度、特异性以及该病的患病率。

$$DE = \frac{真阳性数+真阴性数}{总样本数}$$

$$DE = Se \cdot P+Sp \cdot (1-P)P$$

6. Youden 指数(Youden index,YI)　又称正确指数,是综合性判断指标。当灵敏度和特异性被认为同等重要时,可使用 YI 指标。其估计值为

$$YI = Se+Sp-1$$

如果诊断方法完全没有价值,则 YI=0;相反,诊断方法越有效,YI 越接近 1。

7. 临界值(cut off value)　与受试者工作特征曲线:临界值又称判断线,指能区分肿瘤

患者与对照人群(包括健康受试者、一般良性病患者及与所测肿瘤同一器官的良性病患者)的 TM 浓度。一般取对照数人群所测 TM 均值加 2 个标准差($\bar{x}+2s$),也可用对照人群所测值第 95 百分位数。每个实验室应当建立各自的临界值。

受试者工作特征曲线(receiver operator characteristic curve,ROC)是以 TM 的敏感性对特异性作图,反映特异性 0 ~ 100% 范围内的敏感性。每个临界值对应相应的特异性和敏感性。

总的来说,特异性和灵敏度的高低是衡量一个肿瘤标志物临床价值的最主要标准。一般情况下,特异性大于 95% ,灵敏度大于 50% ,就具有很好的临床应用价值。

(四)肿瘤标志物的分类

由于肿瘤标志物的来源和性质非常复杂,目前尚无统一的分类方法。按其来源可将其分为肿瘤的特异性标志物和肿瘤辅助性标志物。按其生物化学和免疫学特性可将其分为胚胎抗原、糖链抗原、激素类、酶和同工酶类、蛋白质类和癌基因产物等。这类物质反映了肿瘤的发生和发展过程及肿瘤相关基因的激活或灭活程度,在肿瘤患者细胞、组织、体液和排泄物中出现,人们利用生物化学、免疫学和分子生物学等技术在血液或分泌物中对其进行定性或定量地检测。通常将这类标志物称为肿瘤特异性标志物(tumor-specific markers)。此外,在患者机体中,由于肿瘤组织浸润正常组织,引起机体免疫功能和代谢异常,产生一些生物活性物质和因子。虽然这些物质和因子特异性低,但与肿瘤发生发展有关,也可用为肿瘤的筛选和早期诊断,因此也将其称为肿瘤标志物。不过,通常将这类标志物称为肿瘤辅助标志物(tumor-assisted markers)。

(五)肿瘤标志物的临床应用及评价

肿瘤标志物在临床应用前常需经过五个发展阶段:第一阶段,实验室研究阶段;第二阶段,临床验证阶段;第三阶段,回顾性研究验证并确定其诊断标准阶段;第四阶段,前瞻性研究验证以确定其诊断假阳性率阶段;第五阶段,设计随机对照试验评价其应用价值阶段。

(1)确立一种新的肿瘤标志物,必须用一套严格的指标进行评价,包括诊断敏感性、诊断特异性、阳性预测值、阴性预测值、有效性、阳性似然比、阴性似然比、最佳诊断临界值和 ROC 曲线。最好根据循证医学原则进行多规则评估。

(2)要评价某种肿瘤标志物的临床应用价值,必须以公认的金标准进行盲法对比研究。

(3)研究对象

1)肿瘤患者:①该肿瘤标志物相对特异的肿瘤患者;②肿瘤的早期、中期、晚期患者;③已治疗患者;④未治疗患者。

2)对照组:①健康人;②非肿瘤的一般良性疾病患者;③与所测肿瘤同一器官的良性疾病患者。

3)易感者:要特别注意环境等因素所致高危人群。

4)同一肿瘤标志物,对不同患病率的人群,其阳性预测值会有很大不同。

5)虽然大多数肿瘤标志物与疾病分期有关,且肿瘤标志物浓度与肿瘤的大小之间通常存在着关联。但不能因此而根据个体测得值判断肿瘤的大小,也不能以肿瘤标志物的浓度来指示肿瘤的分期。

6）肿瘤标志物的临床实践意义：肿瘤标志物的血清或体液水平一般与恶性肿瘤的发生、发展、消退、复发和转移等具有良好相关性。因此,通过检测肿瘤标志物的血清水平,可获取有关恶性肿瘤诊断、预后及疗效方面的信息。因此,肿瘤标志物的临床应用具有以下实际意义：①肿瘤高危人群的普查筛选；②原发病灶的早期发现；③治疗方案的选择；④疗效监测；⑤诊断、鉴别诊断和分期；⑥预后判断；⑦疾病跟踪；⑧其他,如复发检测。

（4）肿瘤标志物临床应用原则

1）肿瘤标志物不能独立作为疾病诊断的唯一依据,可为疾病诊断提供参考信息。欲提高肿瘤检测的敏感性,即尽可能早的发现恶性肿瘤,需多种诊断方法联合应用。

2）同一肿瘤标志物,不同实验室可能采用不同的检测方法,因此实验室应制订相应方法的参考范围。对检测结果高于参考范围的个体,应建议其定期复查,动态观察该标志物的变化。

3）选择最佳肿瘤标志物组合,提高实验室诊断效率。

二、肿瘤标志物常见的实验室检测技术

（一）免疫学检测技术

1. 免疫标记技术　免疫标记技术是将已知抗体（antibody, Ab）或抗原（antigen, Ag）标记上易显示的物质,通过检测标志物来反映 Ag-Ab 反应的情况,从而间接地测出被检 Ag 或 Ab 的存在与否或量的多少。常用的标志物有荧光素、酶、放射性核素、化学发光物质（如鲁米诺）、金属元素及胶体金等,分别对应的技术是免疫荧光标记技术（immunofluorescence assay）、酶免疫测定技术（enzyme immunoassay, EIA）、放射免疫测定技术（radioimmunoassay, RIA）、化学发光免疫测定技术（chemiluminescence immunoassay, CLIA）、时间分辨免疫荧光测定技术（time-resolved fluoroimmunoassay, TrFIA）和免疫胶体金测定技术（immune colloidal gold technique）。免疫标记技术具有快速、定性或定量甚至定位的特点,是目前应用最广泛的免疫学检测技术,可在细胞、亚细胞或分子水平上检测和鉴定抗原抗体、免疫复合物、激素或受体等。免疫标记技术已广泛应用于现代医学中对许多疾病的实验室诊断,亦为肿瘤标志物的检测提供了良好的工具。

2. 免疫细胞化学技术　免疫组织化学技术（immunohistochemistry, IHC）又称免疫细胞化学技术（immunocytochemistry, ICC）,它是组织化学的分支,是用标记的特异性抗体（或抗原）对组织或细胞内抗原（或抗体）的分布进行原位检测的技术,可从形态学上详细阐明细胞增殖和分化,以及功能结构变化的情况。该技术将形态学的直观性、抗原抗体反应的特异性和免疫标记技术的灵敏性有机的结合于一体,使之成为肿瘤病理学检测的有力工具,为确定肿瘤组织类型、预后判断和临床特征的分析奠定了坚实的基础。免疫组织化学在肿瘤诊断中的应用：①肿瘤分期；②确定肿瘤的组织学病变；③确定肿瘤的转移性和特异性；④区分良性与恶性肿瘤；⑤鉴别癌前病变和癌。尽管通过免疫组织化学技术检测的肿瘤标志物有数百种之多,但它们仍不能作为肿瘤的主要诊断手段,只能作为常规病理诊断的辅助检查方法。

3. 生物化学技术　生物化学技术（biochemical technique）所检测的肿瘤标志物是肿瘤组织和（或）细胞产生并分泌到血液和（或）体液中的肿瘤相关物质。依据的基本理论是肿瘤的活动度与所分泌的肿瘤标志物的含量呈正相关。因此,生物化学技术可以通过定量检测肿瘤标志物在血液或体液中的含量来了解肿瘤的活动情况,从而推断肿瘤预后、疗效监测和肿瘤复发等。但目前临床上所用的生物化学检测技术因其灵敏度有限,还不能用于肿瘤的"早期"诊断。

4. 分子生物学技术 分子生物学技术在肿瘤诊断、预后和治疗中的应用已取得极大进展,主要反映在肿瘤易感基因的检测、基因过表达的检测、基因突变的检测、肿瘤微卫星不稳定性分析、肿瘤的分类、病因检测、早期诊断、肿瘤疗效的监测及预后判断等方面。分子生物学技术正以它特有的高灵敏度、高特异性和高准确度等特点突飞猛进地发展。

分子生物学技术在生物医学领域中正发挥着越来越重要的作用,在肿瘤的基础和临床研究中也显示出了极大的优越性和广阔的应用前景。单从技术而言,肿瘤分子诊断的大部分技术已趋完善,但目前尚处于研究和临床实验阶段,真正用于临床,服务于医生,受益于患者,仅有少之又少的标志物。其原因不外乎是:①操作复杂;②仪器特殊;③环境要求高;④技术难度大;⑤费用昂贵;⑥质量控制难等。因此,建立费用低廉、操作简便、结果可靠和易于推广的肿瘤检测分子生物学技术是迫切需要解决的问题。在未来肿瘤分子诊断检测技术的发展历程中,可以预见,操作自动化、检测标准化、报告快速化和成本低廉化是其发展方向。

用于肿瘤诊断的分子生物学技术主要有:核酸分子杂交技术、DNA 分子克隆技术(也称基因克隆技术)、聚合酶链反应技术、基因转染技术、基因芯片技术和蛋白质组学技术等。

(二)肿瘤的免疫学诊断

肿瘤免疫学诊断是指用生化和免疫学技术检测肿瘤抗原、抗肿瘤抗体或其他肿瘤标志物和肿瘤患者的免疫功能状态,对肿瘤的诊断、观察疗效及评价预后具有重要价值。目前检测肿瘤抗原最常用的方法是肿瘤免疫诊断方法,如 AFP 的检测,其水平的升高对原发性肝细胞性肝癌有辅助诊断的价值;PSA 的升高有助于前列腺癌的诊断;CEA 的检测有助于直结肠癌的诊断;在临床上,用肿瘤标志物测定肿瘤已应用了多年,但在实际应用过程中,TM 的临床应用受其敏感性和特异性的限制。因此,根据不同肿瘤和不同肿瘤 TM 特性,正确选择特定的 TM 进行检测非常重要。为了提高诊断的敏感度,临床上常将几项相关的标志物组成联合标志物组,同时对某一肿瘤进行检测,应用多变量分析的方法,提高临床诊断的准确性。

随着免疫学技术的发展,目前通过特异性单抗免疫组化或流式细胞仪分析等对细胞表面肿瘤标志物的检测也愈来愈多的应用,如对淋巴瘤和白血病细胞表面 CD 分子的检测,将有助于淋巴瘤和白血病的诊断和组织分型,为其治疗提供有价值的线索。

(三)肿瘤的免疫治疗

肿瘤免疫治疗是通过激发或调动机体的免疫系统,增强肿瘤微环境抗肿瘤免疫力,以达到控制和杀伤肿瘤细胞的目的。免疫疗法只能清除少量的、播散的肿瘤细胞,对于晚期的实体肿瘤疗效有限。故常将其作为一种辅助疗法与手术、化疗、放疗等常规方法联合应用。先用常规方法清扫大量的肿瘤细胞后,再用免疫疗法清除残存的肿瘤细胞,可提高肿瘤综合治疗的效果并防止肿瘤复发和转移。肿瘤免疫学治疗的方法种类繁多,已与现代生物高科技技术结合,发展成为继手术、化疗和放疗之后的第四种肿瘤治疗模式——肿瘤生物学治疗方法。

根据机体抗肿瘤免疫效应机制,肿瘤免疫治疗主要分为主动免疫治疗和被动免疫治疗两大类。肿瘤的主动免疫治疗主要是利用肿瘤细胞的免疫原性,给机体输入具有抗原性的肿瘤疫苗,刺激机体免疫系统产生针对肿瘤抗原的特异性抗肿瘤免疫应答,根据疫苗成分的不同,可将其分为细胞类、蛋白或多肽类、核酸类等;肿瘤的被动免疫治疗是给机体输注外源性的免疫效应物质,包括各种类型的抗体以及免疫效应细胞,这些抗体包括能与直接杀伤肿瘤细胞的物质相结合的肿瘤特异性单抗,包括免疫效应细胞等。免疫效应细胞包括体外扩增的肿瘤抗原特异的 CTL、肿瘤浸润性淋巴细胞(TIL)、细胞因子诱导的杀伤细胞(CIK)和活化的单核/巨噬细胞等。

此外,将高纯化或重组细胞因子或细胞因子与其他抗肿瘤物质的偶联物输入体内,调节、增强一种或多种免疫细胞的功能,发挥更强的抗肿瘤免疫功能是目前常用的肿瘤非特异性免疫疗法。

(佟家富)

第三节 免疫治疗的理论基础

根据肿瘤发生、发展的关键免疫机制设计相应的防治方法,是肿瘤免疫治疗的主要策略。尽管确切的肿瘤发生机制及机体抗肿瘤免疫机制仍需要一个漫长的深入研究过程,但随着肿瘤学、免疫学以及分子生物学等相关学科的迅速发展以及肿瘤免疫治疗基础和临床研究的突飞猛进,认识到肿瘤的免疫监视和免疫编辑是机体抗肿瘤免疫的两个基本机制,也是免疫治疗的理论基础。

一、免疫监视学说

生物体在生长发育过程中,其具有增殖能力细胞的更新与死亡是一个动态平衡过程。在这个动态平衡中,体细胞时常在创伤、感染、放射线辐照等内外环境危险因素作用下发生突变,有些突变可能会导致细胞的恶性转化,形成具有异常增殖能力的肿瘤细胞。正常情况下,机体通过复杂的免疫系统发挥免疫监视、免疫识别和应答及免疫清除发生死亡、突变的细胞来维持自身稳定。机体免疫系统功能缺陷将不利于清除发生恶性转化的细胞,而使部分具有增殖能力的恶性细胞在体内保留下来,最终发展成肿瘤。20 世纪 70 年代,Burnet提出了"肿瘤免疫监视学说(tumor immunosurveillance)"。免疫监视学说认为,机体内发生恶性突变细胞会携带新的抗原决定簇,随着恶性细胞的增殖,其新的抗原不断累积,细胞免疫原性不断增强。免疫系统淋巴细胞在体内巡视中遇到新抗原累积到一定程度的恶性细胞时,机体就开始产生胸腺依赖性反应,进行免疫识别、应答,类似机体清除同种异体移植物样清除恶性细胞,使突变的恶性细胞在未形成肿瘤之前即被清除,以防止肿瘤的形成。免疫监视能识别、应答和清除免疫原性强的肿瘤细胞,但对免疫原性较弱的肿瘤细胞则容易产生免疫逃逸而形成肿瘤。免疫监视对机体维持自身稳定具有重要作用,当恶性转化形成的具有异常增殖能力的肿瘤细胞超过了机体免疫监视功能的控制时,肿瘤细胞在体内继续生长而形成肿瘤。一般认为细胞免疫在宿主抗肿瘤的免疫识别和激活机体抗肿瘤的免疫应答中为主导作用。

二、免疫编辑

尽管机体存在免疫监视,但免疫监视学说并不能解释为什么免疫功能正常的宿主体内也会有肿瘤发生,提示免疫监视学说还不能系统全面地解释免疫系统在肿瘤发生、发展中的作用。在深入研究了机体免疫系统与肿瘤发生、发展的相互关系后,人们将免疫监视学说进行了拓展,提出了"肿瘤免疫编辑学说(cancer immunoediting)"。免疫编辑学说认为免疫系统在肿瘤的发生、发展中具有双重作用,即免疫系统既可以有效地识别和杀伤发生突变的恶性细胞,又可以对恶性细胞进行选择,推动被选择的恶性细胞被宿主保留下来形成肿瘤。这样的双重作用解释了免疫功能正常的宿主中得以保留下来的恶性细胞也可以发展成肿瘤。肿瘤免疫编辑表明,机体免疫系统既有抗肿瘤效应,同时又具有促进肿瘤恶性发展的双重作用。

肿瘤免疫编辑是一个系统、连续而又复杂的过程。一般将免疫编辑过程分为三个过程,即免疫清除(elimination)、免疫平衡(equilibrium)和免疫逃逸(escape),又称为肿瘤免疫编辑的"三 E 过程"。固有免疫和获得性免疫均参与免疫编辑过程。

(一) 免疫清除

免疫清除包含了肿瘤免疫监视学说的基本观点。当机体出现恶性转化的肿瘤细胞时,参与免疫监视的淋巴细胞识别肿瘤细胞,并激活机体抗肿瘤的免疫应答,通过多种途径来杀伤肿瘤细胞,该过程称为肿瘤免疫清除。如果机体免疫系统能够成功清除发展中的肿瘤组织,肿瘤免疫编辑的免疫平衡、免疫逃逸等后续过程将不再发生,免疫编辑至此结束,肿瘤将被完整清除。如果肿瘤未能被完全清除,肿瘤将继续生长,最终发展成临床可见的肿瘤。在肿瘤生长过程中,机体免疫系统将产生一系列抗肿瘤免疫的连锁反应。IFN-γ、穿孔素和淋巴细胞主要参与机体的免疫清除阶段。免疫清除又分为四个阶段。

第一阶段:免疫系统要清除一个生长中的肿瘤必须依赖于固有免疫和获得性免疫系统的相互配合。自然杀伤细胞(NK 细胞)、巨噬细胞、T 淋巴细胞、B 淋巴细胞及树突状细胞(DC)等参与了这个过程。其中,淋巴细胞是参与固有性和获得性免疫应答的主要效应细胞。正常体细胞发生突变转化成肿瘤细胞后,随着肿瘤细胞的自我增殖,肿瘤生长到一定程度时,肿瘤侵袭性生长造成肿瘤周围组织出现微小破坏,产生炎症信号,引起 NKT 细胞、γδT 细胞、NK 细胞、巨噬细胞、树突状细胞等免疫细胞募集到肿瘤局部,形成肿瘤局部浸润的淋巴细胞。这些淋巴细胞能识别肿瘤细胞表达的多种分子,并激活机体抗肿瘤的免疫应答,激活固有免疫系统的免疫细胞和促进分泌机体抗肿瘤免疫的关键分子 IFN-γ 来杀伤肿瘤细胞。如因炎症或细胞转化过程而在肿瘤细胞上诱导表达的 NKG2D 配体分子,能被机体固有免疫中的 NKT 细胞、γδT 细胞、NK 细胞及巨噬细胞等所识别,并可激活 NK 细胞等免疫细胞直接杀伤肿瘤细胞。

第二阶段:固有免疫系统对肿瘤的识别、杀伤作用进一步扩大。最初识别肿瘤细胞所产生的 IFN-γ 不仅通过抗增殖或诱导凋亡来杀伤部分肿瘤细胞,还诱发肿瘤细胞本身和肿瘤周围的正常细胞释放多种趋化因子来扩大免疫系统抗肿瘤的作用。细胞趋化因子能募集更多固有免疫系统的淋巴细胞至肿瘤区。其中,肿瘤浸润细胞中的 NK 细胞和巨噬细胞可以直接发挥非特异性抗肿瘤作用。在细胞外基质重建过程中产生的物质可诱导 IFN-γ 通过细胞趋化因子将浸润性巨噬细胞募集到肿瘤区产生 IL-12,而 IL-12 又可以刺激肿瘤浸润性 NK 细胞产生 IFN-γ,IFN-γ 又能募集更多的肿瘤浸润性巨噬细胞而产生更多的 IL-12。这个正反馈过程不断扩大了机体抗肿瘤的作用。此外,NK 细胞激活受体与肿瘤细胞上的相关配体结合后,可刺激 NK 细胞产生更多的 IFN-γ 来杀伤肿瘤。在抗肿瘤的免疫应答中,IFN-γ 可以通过增加肿瘤细胞表面 MHC 抗原和肿瘤坏死因子表达、抗肿瘤血管生成等多方面发挥直接抗肿瘤作用,也可以在通过促使 Th1 CD4$^+$ T 细胞和细胞毒性 T 细胞的产生、活化巨噬细胞来加强固有性和获得性免疫应答的间接抗肿瘤作用。

第三阶段:在固有免疫系统杀伤肿瘤细胞的同时,获得性免疫系统也可被肿瘤细胞激活,参与杀伤肿瘤组织的过程。肿瘤浸润的 NK 细胞与肿瘤细胞相互作用产生的细胞因子,可激活趋化到肿瘤组织的未成熟的树突状细胞(DC),并使其成熟。树突状细胞是一种抗原呈递细胞,成熟的树突状细胞可直接摄取抗原,也可以通过热休克蛋白/肿瘤抗原复合物间接摄取抗原。激活的、结合了抗原的树突状细胞迁移到引流淋巴结,在淋巴结中激活肿瘤特异性 Th1 CD4$^+$ T 细胞,活化的 Th1 CD4$^+$ T 细胞通过协助交叉提呈树突状细胞 MHC Ⅰ类分子递呈肿瘤的抗原肽,活化 CD8$^+$T 细胞,通过其直接和间接的机制诱导肿瘤细胞凋亡。

第四阶段:获得性免疫系统继续激活,给宿主提供了清除肿瘤的能力。被肿瘤细胞激活的肿瘤特异性的 CD4$^+$T 细胞和 CD8$^+$ T 细胞迁移到肿瘤组织中,参与杀死抗原阳性的肿瘤细胞。CD4$^+$T 细胞的亚型主要包括 Th1 和 Th2。Th1 细胞主要分泌 IL-12、IFN-γ 和 IFN-β;Th2 细胞主要分泌 IL-4、IL-6、IL-10 等。CD4$^+$T 细胞和幼稚的 CD8$^+$ T 细胞在通过抗原呈递细胞诱导后,CD4$^+$T 细胞一方面通过分泌细胞因子来辅助 CD8$^+$ T 细胞对肿瘤细胞的杀伤作用,另一方面通过上调抗原呈递细胞表面共刺激分子的表达来增强抗原呈递细胞对 CD8$^+$ T 细胞的激活作用。被激活的肿瘤特异性 CD8$^+$ T 细胞能有效地识别肿瘤靶细胞,并通过直接和间接的机制诱导肿瘤细胞死亡。CD8$^+$ T 细胞在其表面受体与靶细胞上的抗原多肽 MHC Ⅰ类分子结合后,在共刺激分子的协同作用下被激活,成为细胞毒性的 T 细胞。细胞毒性 T 细胞识别肿瘤细胞抗原活化后,释放穿孔素和颗粒酶对靶细胞进行直接杀伤。穿孔素是细胞毒性 T 细胞和 NK 细胞溶解肿瘤靶细胞的重要介质,可以诱导靶细胞形成跨膜孔道而导致细胞解体;颗粒酶是胰蛋白酶或糜蛋白酶类物质,能在数分钟内溶解肿瘤靶细胞。细胞毒性 T 细胞也可以通过分泌 IFN-γ、TNF-α 等细胞因子诱导肿瘤细胞凋亡。IFN-γ 可通过增强 MHC Ⅰ类分子对肿瘤抗原的呈递作用,增加肿瘤细胞的免疫原性,以及增强 Fas 介导的溶细胞作用,促进肿瘤细胞死亡;TNF-α 与肿瘤细胞表面受体结合后启动一系列级联反应,诱导靶细胞凋亡。肿瘤免疫编辑的清除期是一个持续的过程,每当抗原性不同的肿瘤细胞产生时,这个过程即会重复一次。

(二)免疫平衡

在免疫清除期,机体通过免疫系统的淋巴细胞和细胞因子可以将具有免疫原性的大多数肿瘤细胞清除,但少数肿瘤细胞可能因其基因组的不稳定而发生突变,致使其免疫原性降低或产生更强的免疫耐受,以逃逸免疫细胞的识别和杀伤。存活下来的肿瘤细胞和免疫系统之间可以动态平衡的共处,这个动态平衡的过程称为免疫平衡。在免疫平衡过程中,免疫系统的淋巴细胞和 IFN-γ 等细胞因子继续对肿瘤组织中的肿瘤细胞施加免疫选择杀伤,识别并杀伤免疫原性强的肿瘤细胞,抑制但不能完全清除那些弱免疫原性的肿瘤细胞。残存的弱免疫原性肿瘤细胞因其基因组的不稳定性,不断产生新的变异,增殖后形成新的变异肿瘤细胞株。尽管初始的大多数变异株被免疫系统杀伤,但新的、携带有不同突变位点的肿瘤细胞的变异株又将不断产生。不断产生的新的肿瘤细胞,可能具有更强的抵抗免疫攻击的能力而得以保留下来。这种免疫系统对肿瘤细胞的选择作用类似于达尔文的物种选择。在免疫平衡期,机体通过免疫系统的免疫细胞和细胞因子一方面将具有一定免疫原性的不同变异的肿瘤细胞全部杀光,另一方面则产生了弱免疫原性的新的肿瘤突变体。免疫平衡过程可能是肿瘤编辑三个时期中历时最长的阶段,有时甚至长达数年、数十年之久。很多人类实体瘤从最初的致癌物暴露到临床发病,时间可间隔 20 年。在这间隔期内,机体免疫系统对突变细胞进行不断选择,其中基因组不稳定的具有弱免疫原性的肿瘤突变体得以保留下来,无限制生长,最终发展成临床可见的肿瘤。

(三) 免疫逃逸

经过免疫清除和免疫平衡阶段后,保留下来的肿瘤突变体通过多种机制逃避机体免疫系统识别和攻击,对机体免疫系统的免疫监视和免疫清除的不敏感,能够适应机体的生存环境,在免疫选择的环境下不受控制的自我增殖、无限制生长,最终发展成临床可见的肿瘤。这个过程称为免疫逃逸。此时,免疫系统不仅对肿瘤的生长无能为力,而且出现机体免疫细胞或细胞因子促进肿瘤细胞的生长和转移的可能性。由于固有免疫和获得性免疫共同参与了机体抗肿瘤的免疫作用,肿瘤必须阻断其中之一或一起阻断这两种免疫功能,才能不断生长。肿瘤免疫逃逸的原因主要为两个方面,即肿瘤和宿主免疫系统。肿瘤方面主要有肿瘤抗原的免疫原性弱及抗原调变、肿瘤细胞表面 MHC 分子表达降低、肿瘤细胞分泌一些免疫抑制性细胞因子或诱导免疫抑制细胞的增加、肿瘤细胞高表达 FasL 等。宿主方面主要表现为肿瘤免疫抑制性细胞的增加和肿瘤抗原呈递细胞功能下降。

(金成兵)

Summary

The term "tumor antigen" has been given a new and much more precise definition as a result of important developments in immunology over the last decade, particularly in the area of antigen presentation and antigen recognition. For something to be a tumor antigen, it must be recognized by specific immune effector cells and/or antibodies and be produced by tumor cells. Among the tumor antigens, some may be tumor specific while others may also be expressed by normal tissues. Tumor markers are molecules that represent biological alterations in normal cellular function associated with the malignant process. These substances are most often proteins or glycoproteins, but phospholipids, deoxyribonucleic acid(DNA), or ribonucleic acid(RNA) may also be produced directly by the tumor or by the body in response to the presence of the tumor. The detection and monitoring of these genetic or biochemical changes, evaluated in the tissue of interest and/or in surrogate specimens, are potentially useful markers for a variety of clinical applications of these markers in cancer screening, early detection, diagnosis, and prognosis. The concept of immune surveillance of tumors implies that a component of the immune system has evolved for the elimination of neoplastic cells, and this system provides protection of an organism from abnormal growth of cells and subsequent tumor development. Tumor development and progression must result from a failure of the immune system either to recognize or to mediate destruction of tumor cells. This also implies that inducing a therapeutic immune response to tumors will require a correction of the failure in the antitumor response or induction of an alternative mechanism of inducing immune-mediated tumor destruction. What has become clear is that suppression or evasion of the immune response by tumors is based upon evolution of or selection for tumor cells that cannot be eliminated by the host defenses. Just as infectious agents can change and evolve in an effort to escape detection and elimination by the immune system, tumors have the same capacity for evolution. This results in the outgrowth of cells that are not detected by the immune system, that have mechanisms for suppression of the development of immune reactivity, that cause a dysregulation of immune reactivity, or that block the effector mechanisms of the relevant immune effector systems. This raises the point that responses to tumors must be viewed in a contextual sense that allows interpretation of the influences that tumors exert on the immune system and that these influences must be mitigated to establish effective means of immunotherapy for cancer.

第四章　肿瘤流行病学与预防

第一节　中国癌症的流行现状

　　癌症是严重威胁人类生存和社会发展的重大疾病,是21世纪中国和世界最严重的公共卫生问题之一。癌症控制已成为世界各国政府的卫生战略重点。

　　癌变过程包括启动、促进和演变三个阶段。启动指的是基因发生了无法由细胞自身DNA修复机制修复的终身性突变。一旦突变细胞开始分裂,癌变进入了演变发展阶段,人类正常的生长抑制因子,以及手术、化疗、放疗和激素等都有可能阻断肿瘤的演变,但生长抑制因子的各种异常也可能促进肿瘤的演变。最终,随着抑癌基因和原癌基因突变的积累,癌症形成并被发现、诊断。

　　采取积极的防控措施完全有可能降低癌症的发病和死亡。例如,美国自20世纪90年代开展控烟运动以来,男性肺癌发病率呈明显下降趋势。我国食管癌高发地区防治工作的实践已经证明,作为发病学预防措施的"早诊早治"确可使食管癌的死亡率明显降低。积极治疗癌前病变也可以使发病率下降。如果政府采取有效措施加强癌症的防控工作,可以预防1/3的癌症发生,并使1/3的癌症发现于早期阶段并得以根治,同时大大降低国家卫生经济负担,对构建和谐社会具有重大的意义。

一、全球癌症概况

　　从世界范围来看,恶性肿瘤的发病率和死亡率呈逐年上升趋势。据世界卫生组织统计,2005年全球5800万名死亡者中,癌症死因760万,位居死因统计第1位,占全部死因13%。主要癌症(按年度)统计:肺癌130万,胃癌约100万,肝癌66.2万,结肠癌65.5万,乳腺癌50.2万。男性最常见的癌症为:肺癌、胃癌、肝癌、结直肠癌、食管癌和前列腺癌。女性为乳腺癌、肺癌、胃癌、结直肠癌和子宫颈癌。2005年所有癌症死亡的70%以上发生在低收入和中等收入国家。在所有癌症病例中,超过半数发生在发展中国家。

　　根据世界银行国家分类的统计:高收入国家中位居前10位死因的癌症有肺癌(第3位)、结直肠癌(第6位)、乳腺癌(第9位)和胃癌(第10位),分别占全死因5.8%、3.3%、1.9%和1.8%。中等收入国家中位居前10位死因的癌症有胃癌(第7位)和肺癌(第8位),分别占死因2.8%和2.7%。而低收入国家目前暂时还没有癌症进入前10位。

　　据国际癌症研究机构(IARC)公布的GLOBOCAN 2008显示,2010年,全球新发病例约1329万人,同时每年约800万人死于癌症,到2020年,全球每年新发病例将达到1700万,每年因癌症死亡的病例也将超过1000万。

　　从全球癌症的发病分布情况看,癌症高发地区主要分布于:欧洲各国,如法国、丹麦、德国等;北美洲,如美国、加拿大及澳大利亚等国家和地区,其发病率接近600/10万。癌症低发地区分布主要集中在非洲各国,如肯尼亚、刚果民主共和国、安哥拉、纳米比亚等国家,其发病率约在50/10万(图4-1-1)。此外,主要癌种的分布也各有特点,如肺癌高发主要在加拿大、英国、新西兰等,在尼日利亚、尼日尔、马拉维等非洲国家或地区则发病率较低(表4-1-1)。

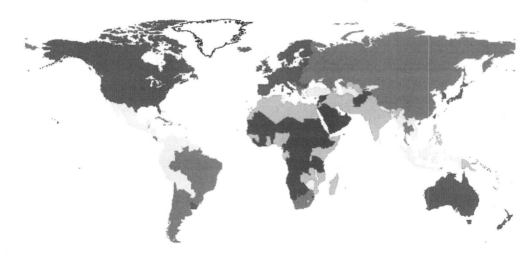

图 4-1-1　全球恶性肿瘤发病的分布情况(图片来源:GLOBOCAN 2008)

表 4-1-1　常见恶性肿瘤地区间发病差异

肿瘤	性别	高发病率地区	低发病率地区
食管癌	男	法国、中国、马拉维	尼日利亚、希腊、老挝
肝癌	男	蒙古、老挝、冈比亚	英国、挪威、伊拉克
鼻咽癌	男	中国广东、印度尼西亚、新加坡	墨西哥、挪威、英国
肺癌	男	加拿大、英国、新西兰	尼日利亚、尼日尔、马拉维
胃癌	男	中国、日本、朝鲜	苏丹、乌干达、纳米比亚
前列腺癌	男	挪威、加拿大、爱尔兰	中国、印度、埃及
子宫颈癌	女	中国阳城、几内亚、赞比亚	瑞士、希腊、芬兰
乳腺癌	女	丹麦、法国、英国	斯威士兰、越南
甲状腺癌	女	韩国、加拿大、美国	纳米比亚、牙买加、印度

　　在性别分布上,男女性主要癌症发病率和死亡率差异较大。男性中发病以肺癌为主,其次是前列腺癌、结直肠癌、胃癌、肝癌,女性首位发病为乳腺癌,其次为结直肠癌、子宫颈癌、肺癌、胃癌(表4-1-2)。男性中死亡以肝癌为主,其次依次为胃癌、结直肠癌、食管癌和前列腺癌;女性首位死亡为肺癌,其次依次为结直肠癌、子宫颈癌、胃癌、肝癌和卵巢癌(表4-1-3)。

表 4-1-2　全球男女性主要癌症发病率

顺位	男性			女性		
	癌肿	粗率(1/10 万)	世调率(1/10 万)	癌肿	粗率(1/10 万)	世调率(1/10 万)
1	肺癌	32. 10	33. 90	乳腺癌	41. 40	39. 00
2	前列腺癌	26. 40	28. 00	结直肠癌	17. 10	14. 70
3	结直肠癌	19. 50	20. 40	子宫颈癌	15. 80	15. 30
4	胃癌	18. 80	19. 80	肺癌	15. 40	13. 60
5	肝癌	15. 40	16. 00	胃癌	10. 40	9. 10
6	食管癌	9. 60	10. 20	子宫体癌	8. 60	8. 20

续表

顺位	男性			女性		
	癌肿	粗率(1/10万)	世调率(1/10万)	癌肿	粗率(1/10万)	世调率(1/10万)
7	膀胱癌	8.60	9.00	肝癌	6.80	6.00
8	淋巴瘤	5.90	6.10	卵巢癌	6.70	6.30
9	白血病	5.70	5.90	甲状腺癌	4.90	4.70
10	口腔癌	5.00	5.30	淋巴瘤	4.70	4.20

表 4-1-3 全球男女性主要癌症死亡率

顺位	男性			女性		
	癌肿类型	粗率(1/10万)	世调率(1/10万)	癌肿	粗率(1/10万)	世调率(1/10万)
1	肝癌	14.10	14.60	肺癌	12.80	11.00
2	胃癌	13.60	14.20	结直肠癌	8.60	7.00
3	结直肠癌	9.40	9.70	子宫颈癌	8.20	7.80
4	食管癌	8.10	8.60	胃癌	8.20	6.90
5	前列腺癌	7.60	7.50	肝癌	6.50	5.70
6	白血病	4.20	4.30	卵巢癌	4.20	3.80
7	胰腺癌	4.10	4.20	食管癌	3.90	3.40
8	膀胱癌	3.30	3.30	胰腺癌	3.80	3.10
9	淋巴瘤	3.20	3.30	白血病	3.40	3.10

从全球癌症的死亡分布情况看,癌症死亡率较高的地区其分布和发病分布情况基本相似,同样,死亡率较高的地区主要分布于欧洲各国,如法国、丹麦、德国、俄罗斯等国家或地区;北美洲,如美国、加拿大及澳大利亚等国家和地区,其死亡率接近300/10万。癌症的低死亡地区分布主要集中在非洲各国,如肯尼亚、刚果民主共和国、安哥拉、纳米比亚等国家,其死亡率约在50/10万(图4-1-2、图4-1-3)。

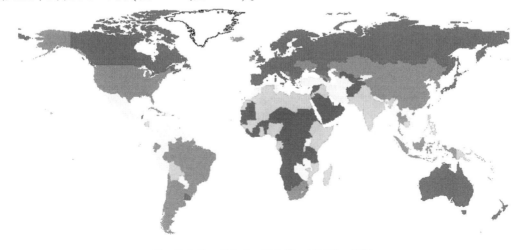

■ <49.6 ■ <62.3 □ <94.2 ■ <189.3 ■ <319.1

图 4-1-2 全球恶性肿瘤的死亡分布情况(图片来源:GLOBOCAN 2008)

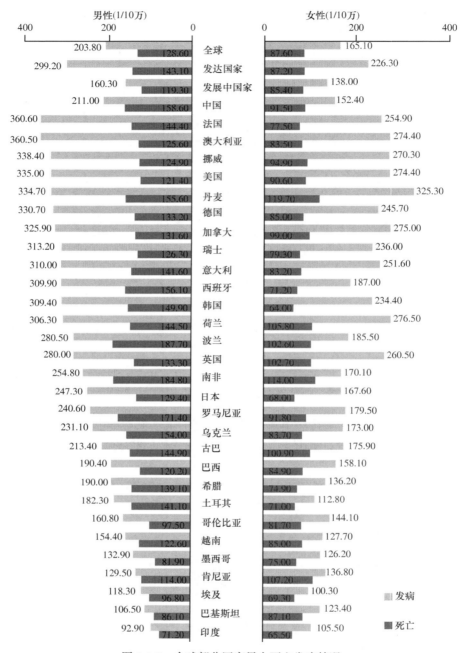

图 4-1-3　全球部分国家男女死亡发病情况

二、我国癌症的流行现状

随着社会、经济发展、人口增长及老龄化,我国居民癌症总体发病水平和死亡水平呈上升趋势。据国家卫生部《中国卫生事业发展情况统计公报》的数字显示,2003 年以来,癌症连续在城市居民死因中位居首位,在农村居民死因中居前 3 位,是严重危害居民健康和生命的疾病。据全国部分地区资料统计,1987 年和 2005 年县级医院住院病例中癌症的百分比分别为 1. 63% 和 2. 23% ,市级医院分别为 4. 67% 和 6. 05% ,都呈上升趋势。在我国居民中的癌症死亡率,2005 年,农村为 107. 11/10 万,其中男性 130. 29/10 万,女性 76. 99/10 万,分别占全死因 20. 29%、23. 05% 和 11. 80% ;城市为 125. 98/10 万,其中男性 159. 79/10 万,女性 88. 51/10 万,分别占全死因 22. 94%、26. 05% 和 18. 36%。

(一) 我国癌症发病流行现状

癌症是严重威胁人类生命和社会发展的重大疾病。我国居民的癌症发病率总体呈现上升趋势。根据国际癌症研究机构预测,2010 年,中国新发癌症病例数约 298 万人,男女性癌症发病人数分别约为 172 万和 126 万;到 2020 年,中国每年新发癌症病例数约 388 万,男女性癌症发病人数分别为 225 万和 163 万。

1. 癌症总体发病率　根据全国肿瘤防治研究办公室报告的 1998～2002 年我国部分市县肿瘤发病统计数字显示,在 30 个肿瘤登记地区中,16 个市县癌症发病率超过 200/10 万,占 53. 3% ,另外有 26 个市县高于 100/10 万。发病率较高的癌症主要是肺癌、女性乳腺癌、肝癌、结直肠癌、胃癌和食管癌等。据 2010 年中国肿瘤登记年报显示,上报 2007 年度肿瘤登记数据的 48 个肿瘤登记处中,35 个肿瘤登记处肿瘤发病率超过 200/10 万,其中发病率较高的地区有江苏扬中(381. 95/10 万)、上海(374. 34/10 万)等。通过对上报资料的质量评价后汇总结果显示,全国合计发病率 276. 16/10 万,中国人口标化发病率 145. 39/10 万,其中男性癌症发病率 305. 22/10 万,标化发病率 164. 39/10 万;女性发病率 246. 46/10 万,标化发病率 128. 67/10 万;城市地区发病率合计 284. 71/10 万,标化发病率 143. 18/10 万;农村地区发病率合计 251. 07/10 万,标化发病率 155. 57/10 万(表 4-1-4)。

表 4-1-4　全国肿瘤登记地区癌症发病主要指标

地区	性别	发病数	发病率 (1/10 万)	中国标化发病率(1/10 万)	世界标化发病率(1/10 万)	累积率 0～74 (%)
全国合计	男女合计	165 171	276. 16	145. 39	189. 46	21. 68
	男性	92 266	305. 22	164. 39	218. 21	25. 14
	女性	72 905	246. 46	128. 67	164. 65	18. 46
城市	男女合计	127 008	284. 71	143. 18	185. 89	20. 94
	男性	68 953	305. 76	155. 95	206. 90	23. 45
	女性	58 055	263. 20	132. 55	168. 60	18. 65
农村	男女合计	38 163	251. 07	155. 57	204. 10	24. 47
	男性	23 313	303. 65	195. 89	259. 47	31. 25
	女性	14 850	197. 41	118. 20	153. 60	17. 94

2. 年龄、性别与发病率　年龄是癌症发病的重要的危险因素之一。总的来说,癌症的发病率会随年龄的增加而增加,但每个癌症在人群中发病的分布不完全相同,如淋巴瘤、白血病的年龄分布主要是婴幼儿期,而肺癌、乳腺癌则主要在成年之后,前列腺癌的发病大多在 60 岁之后。除小年龄组因为发病率低而有波动外,人群中癌症的发病率在 75～79 岁组达到高峰,在 80 岁后开始下降,总体而言,各年龄组中男性癌症发病率高于女性(图 4-1-4)。

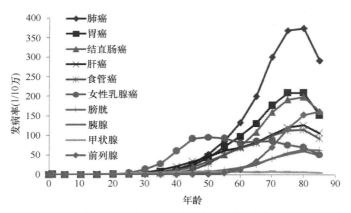

图 4-1-4 我国主要癌症年龄别发病率

  不同年龄段的癌症发病谱有差异,女性乳腺癌的发病主要集中在 45 岁以上年龄段,且在 60 岁之后有逐渐下降的趋势;前列腺癌的发病年龄分布比较靠后,主要集中在 65 岁以上年龄组,在低年龄组中的发病率相对较低。对比不同年龄段时期的情况看,在婴幼儿、儿童期,癌症发病以白血病、脑瘤、淋巴瘤为主,尤其白血病发病所占比例很高,且男女性中的癌谱分布都比较接近;在成年人中,我国男性成年人中肝癌发病所占比例较高,而女性中,乳腺癌则上升到第 1 位,占此年龄段女性癌症发病的 35% 以上;到 45 岁之后,男女发病率急剧上升,肺癌、肝癌、胃癌、食管癌、女性乳腺癌等癌种在此年龄段中高发,且癌种之间的发病差异降低,和婴幼儿期以白血病、脑瘤为主的癌谱形成明显差异。在 65 岁以上年龄组中,癌症发病率上升到较高水平,男性在 65 岁以上年龄组中,前列腺癌上升的比较明显,约占男性发病的 5%,而女性 65 岁以上年龄组中,乳腺癌发病率下降,肺癌上升到第 1 位(表 4-1-5)。

表 4-1-5 不同年龄段主要癌症发病情况(2003~2007 年中国肿瘤登记数据)

顺位	0~4 岁		5~14 岁		15~44 岁		45~64 岁		65 岁以上	
	癌症	构成	癌症	构成	癌症	构成	癌症	构成	癌症	构成
男性										
1	白血病	32.80	白血病	36.64	肝癌	23.48	肺癌	19.21	肺癌	26.11
2	脑瘤	11.16	脑瘤	17.55	肺癌	9.74	肝癌	17.26	胃癌	15.60
3	淋巴瘤	6.45	淋巴瘤	14.81	胃癌	8.84	胃癌	16.00	结直肠癌	11.36
4	肾癌	5.91	骨癌	8.22	结直肠癌	8.14	食管癌	10.65	肝癌	9.13
5	眼癌	5.91	肝癌	3.85	白血病	6.43	结直肠癌	9.35	食管癌	8.41
6	肝癌	3.90	鼻咽癌	1.20	鼻咽癌	6.09	鼻咽癌	2.69	前列腺癌	4.94
7	肺癌	3.76	甲状腺	1.11	脑瘤	6.01	膀胱癌	2.59	膀胱癌	4.30
8	睾丸	3.63	口咽癌	1.03	淋巴瘤	4.47	肾癌	2.51	胰腺癌	2.92
9	胃癌	2.42	结直肠癌	0.94	食管癌	3.61	淋巴瘤	2.50	淋巴瘤	2.21
10	结直肠癌	2.28	肾癌	0.77	甲状腺	2.92	胰腺癌	2.30	肾癌	1.96

续表

顺位	0～4 岁		5～14 岁		15～44 岁		45～64 岁		65 岁以上	
	癌症	构成	癌症	构成	癌症	构成	癌症	构成	癌症	构成
女性										
1	白血病	26.52	白血病	29.25	乳腺癌	37.18	乳腺癌	20.65	肺癌	11.36
2	脑瘤	10.46	脑瘤	17.16	子宫颈癌	16.88	肺癌	9.07	结直肠癌	8.22
3	肾癌	6.37	淋巴瘤	8.53	甲状腺	11.20	结直肠癌	7.92	胃癌	6.52
4	淋巴瘤	6.37	骨癌	7.03	胃癌	7.75	胃癌	6.85	乳腺癌	5.02
5	眼癌	5.00	卵巢癌	4.13	结直肠癌	7.42	子宫体癌	4.59	食管癌	4.10
6	肺癌	3.79	甲状腺	3.75	卵巢癌	7.21	肝癌	4.41	肝癌	4.06
7	肝癌	3.33	肾癌	2.16	肺癌	6.74	食管癌	4.31	胰腺癌	2.29
8	乳腺癌	2.58	肝癌	1.88	脑瘤	5.88	卵巢癌	3.88	胆囊及其他肿瘤	1.79
9	结直肠癌	2.27	口咽癌	1.22	白血病	5.26	子宫颈癌	3.67	淋巴瘤	1.37
10	骨癌	1.82	结直肠癌	1.13	子宫体癌	4.77	甲状腺	2.74	脑瘤	1.32

3. 城乡发病率 我国城市地区癌症发病率比农村地区稍高,据 2010 年中国肿瘤登记年报的数据显示,我国城市地区癌症发病率为 284.71/10 万(男性 305.76/10 万,女性 263.20/10 万),明显高于农村地区的 251.07/10 万(男性 303.65/10 万,女性 197.41/10 万),调整年龄结构后,城乡差距缩小。此外,城市与农村地区的癌谱也不相同,中国城市男性癌症发病以肺癌居首位,其次为胃癌、结直肠癌、肝癌等,而农村男性发病则以消化道癌症为主,居首位的是胃癌、其次为食管癌、肝癌。城市、农村地区的女性发病差异更为明显,城市地区女性发病首位为乳腺癌,其次为肺癌、结直肠癌和胃癌,而农村地区的女性发病以胃癌居首,其次为食管癌、肺癌。乳腺癌在农村地区发病仅位列第 4 位(表 4-1-4、表 4-1-6、图 4-1-5)。

表 4-1-6 中国城市农村地区前 10 位癌症发病顺位表

顺位	城市						农村					
	男性			女性			男性			女性		
	部位	发病率 (1/10 万)	构成 (%)	部位	发病率 (1/10 万)	构成 (%)	部位	发病率 (1/10 万)	构成 (%)	部位	发病率 (1/10 万)	构成 (%)
1	肺癌	72.82	23.82	乳腺癌	51.24	19.47	胃癌	67.20	22.13	胃癌	31.57	15.99
2	胃癌	37.92	12.40	肺癌	37.78	14.36	食管癌	54.80	18.05	食管癌	31.49	15.95
3	结直肠癌	37.84	12.38	结直肠癌	31.34	11.91	肝癌	54.65	18.00	肺癌	23.70	12.01
4	肝癌	35.03	11.46	胃癌	18.42	7.00	肺癌	53.56	17.64	乳腺癌	19.61	9.93
5	食管癌	17.33	5.67	肝癌	12.26	4.66	结直肠癌	16.80	5.53	肝癌	18.78	9.52
6	膀胱癌	12.29	4.02	子宫颈癌	11.75	4.46	胰腺癌	6.12	2.02	结直肠癌	13.00	6.59
7	前列腺癌	12.10	3.96	甲状腺癌	10.16	3.86	鼻咽癌	6.08	2.00	子宫颈癌	11.31	5.73
8	肾癌	9.20	3.01	卵巢癌	10.13	3.85	膀胱癌	5.35	1.76	子宫体癌	6.05	3.06
9	胰腺癌	8.57	2.80	子宫体癌	9.60	3.65	脑瘤	5.21	1.72	脑瘤	5.14	2.61
10	淋巴瘤	7.75	2.54	脑瘤	7.80	2.96	白血病	4.98	1.64	胰腺癌	4.35	2.20

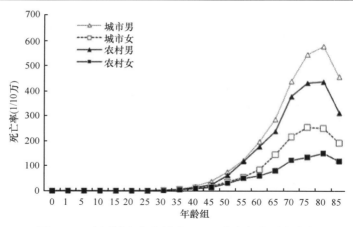

图 4-1-5 中国城市和农村登记地区癌症年龄别发病率

4. 发病率变化趋势 据全国肿瘤登记中心收集的中国肿瘤登记地区的数据显示,中国癌症发病率在不同地区、不同性别中均呈上升趋势,年龄调整后上升幅度减缓,但仍有所上升。男性这一趋势较女性明显,男性癌症发病率由 1998 年的 251.18/10 万上升至 2007 年的 305.22/10 万;女性由 1998 年的 190.08/10 万上升至 2007 年的 246.46/10 万。主要癌种的变化趋势可以看出,女性乳腺癌近年的发病率增长速度较快,胃癌、食管癌等消化系统肿瘤的发病率呈现下降的趋势(图 4-1-6、图 4-1-7)。

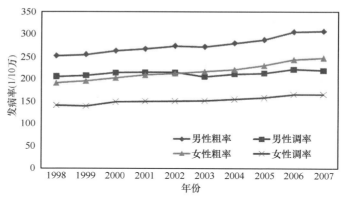

图 4-1-6 1998～2007 年全国肿瘤登记地区癌症发病率变化

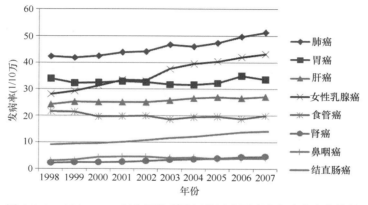

图 4-1-7 1998～2007 年全国肿瘤登记地区主要癌症发病率变化趋势

据历年肿瘤登记年报数据显示,中国常见癌症发病顺位谱在逐渐发生变化。目前常见发病癌症为肺癌,其次为胃癌、结直肠癌、肝癌和乳腺癌,其中男女性常见恶性的发病谱有差异。男性中常见的恶性肿瘤是肺癌,其次是胃癌、肝癌、结直肠癌和食管癌,其前10位恶性肿瘤发病占全部发病的83.63%,而在女性中最常见的恶性肿瘤是乳腺癌,其次为肺癌、结直肠癌、胃癌和肝癌,女性前10位恶性肿瘤发病占全部发病的76.99%。

(二) 我国癌症死亡现状

中国于20世纪70年代、90年代和本世纪初,进行了三次全死因回顾调查:70年代研究资料包括除台湾以外的29个省、自治区、直辖市395个地(市)2392个县(区),合计8亿5千多万人口中的全部死亡例数;90年代为1/10人口抽样调查,这次调查包括除台湾、西藏、青海、新疆以外的27个省(区、市)的263个县(区),合计1亿1千多万人口中的全部死亡例数;本世纪初的第三次调查,包括31个省共213个县(区),合计1亿零五百万人口中的全部死亡例数。根据三次死因调查的结果显示,癌症死亡在死因中所占的比例较大。根据IARC预测,2010年,中国癌症死亡人数约207万人,其中男、女性癌症死亡人数分别为129万和79万。预计到2020年,中国每年死于癌症的病例数将达到276万人,男、女性癌症死亡人数分别为172万和104万。

1. 癌症总体死亡率　我国癌症死亡率高于全球平均水平。据我国肿瘤登记地区的报告资料,我国2005年癌症死亡率为168.97/10万,世界人口标化死亡率为115.07/10万,中国人口标化死亡率85.42/10万。2007年全国癌症死亡率合计为177.09/10万,世界人口标化死亡率为116.46/10万,中国人口标化死亡率86.06/10万,城市地区死亡率为173.55/10万,世界人口标化死亡率为107.05/10万,中国人口标化死亡率78.78/10万;农村地区死亡率为187.49/10万,世界人口标化死亡率为149.96/10万,中国人口标化死亡率112.06/10万(表4-1-7)。

表4-1-7　全国肿瘤登记地区癌症死亡主要指标

地区	性别	死亡数	死亡率 (1/10万)	中国标化率(1/10万)	世界标化率(1/10万)	累积率0~74(%)
全国合计	男女合计	105 916	177.09	86.06	116.46	13.06
	男性	66 248	219.15	112.74	153.52	17.05
	女性	39 668	134.10	61.16	82.73	9.23
城市	男女合计	77 417	173.55	78.78	107.05	11.73
	男性	47 814	212.02	101.66	139.14	15.06
	女性	29 603	134.21	57.46	77.96	8.55
农村	男女合计	28 499	187.49	112.06	149.96	17.85
	男性	18 434	240.10	152.39	204.65	24.18
	女性	10 065	133.80	74.58	100.01	11.72

目前,我国常见癌症死亡类别为肺癌、肝癌、胃癌、食管癌和结直肠癌等,前10位癌症死亡占全部死亡的84.36%,其中男、女常见癌症的死亡顺位不同,男性中癌症死亡前几位主要是肺癌、肝癌、胃癌、食管癌和结直肠癌,其前10位恶性肿瘤发病占全部死亡的88.14%,而在女性中最常见的癌症死亡为肺癌、胃癌、肝癌、结直肠癌和食管癌,女性前10

位恶性肿瘤发病占全部发病的 81.60%,见表 4-1-8。

表 4-1-8　中国前 10 位常见癌症死亡及构成

顺位	男女合计			男性			女性		
	癌症	发病率 (1/10 万)	构成	癌症	发病率 (1/10 万)	构成	癌症	发病率 (1/10 万)	构成
1	肺癌	45.50	25.69	肺癌	60.83	27.76	肺癌	29.83	22.24
2	肝癌	25.91	14.63	肝癌	37.94	17.31	胃癌	16.49	12.29
3	胃癌	24.59	13.88	胃癌	32.51	14.84	肝癌	13.62	10.16
4	食管癌	15.80	8.92	食管癌	21.58	9.84	结直肠癌	12.69	9.46
5	结直肠癌	14.15	7.99	结直肠癌	15.58	7.11	食管癌	9.90	7.38
6	胰腺癌	7.15	4.04	胰腺癌	7.64	3.49	乳腺癌	9.31	6.95
7	乳腺癌	4.67	2.64	白血病	4.57	2.08	胰腺癌	6.64	4.95
8	白血病	4.04	2.28	脑瘤	4.39	2.00	胆囊及其他癌	3.95	2.95
9	脑瘤	3.95	2.23	淋巴瘤	4.36	1.99	脑瘤	3.50	2.61
10	淋巴瘤	3.64	2.06	膀胱癌	3.76	1.72	白血病	3.50	2.61

2. 年龄、性别与死亡率　癌症的死亡率随年龄的增加而增加。人群中癌症的死亡率在 40 岁之前处于较低水平,约在 40 岁出现转折点开始快速上升,上升至 75~79 岁组时达到高峰,在 80 岁后略有下降,总体而言,各年龄组中男性癌症死亡率高于女性。与发病不同的是,虽然小年龄组中,由于死亡率较低其波动较大,然而,在大年龄组中,随着死亡率的上升,死亡率呈现比较稳定的趋势,此时的农村男女癌症死亡率在各年龄组中几乎都大于城市癌症死亡率(图 4-1-7、表 4-1-9)。

表 4-1-9　不同年龄阶段恶性肿瘤死亡构成(%)

顺位	0~4 岁		5~14 岁		15~44 岁		45~64 岁		65 岁以上	
	癌症	构成	癌症	构成	癌症	构成	癌症	构成	癌症	构成
男性										
1	白血病	55.07	白血病	53.64	肝癌	37.09	肝癌	27.74	肺癌	27.53
2	脑瘤	17.18	脑瘤	20.45	肺癌	14.55	肺癌	22.34	胃癌	21.3
3	肝癌	4.41	肝癌	5.87	白血病	10.54	胃癌	18.32	肝癌	15.75
4	肾肿瘤	2.2	骨肿瘤	5.67	胃癌	9.99	食管癌	12.13	食管癌	13.58
5	恶性淋巴瘤	2.2	恶性淋巴瘤	4.25	脑瘤	4.94	结直肠癌	3.99	结直肠癌	5.5
6	皮肤肿瘤	1.76	周围神经肿瘤	0.81	结直肠癌	4.43	脑瘤	2.17	胰腺癌	1.86
7	眼肿瘤	1.76	肾肿瘤	0.61	食管癌	4.12	白血病	1.8	前列腺癌	1.84
8	腔器官肿瘤	1.32	结直肠癌	0.61	鼻咽癌	2.48	胰腺癌	1.67	膀胱癌	1.82
9	骨肿瘤	1.32	多发性骨髓瘤	0.61	骨肿瘤	2.05	鼻咽癌	1.54	脑瘤	1.31
10	胆囊及其他肿瘤	0.88	皮肤肿瘤	0.4	恶性淋巴瘤	1.97	骨肿瘤	1.09	白血病	1.12
女性										
1	白血病	58.25	白血病	56.93	肝癌	13.68	肺癌	18.12	肺癌	22.6
2	脑瘤	17.53	脑瘤	19.88	白血病	12.59	肝癌	15.72	胃癌	19.36

顺位	0~4岁		5~14岁		15~44岁		45~64岁		65岁以上	
	癌症	构成	癌症	构成	癌症	构成	癌症	构成	癌症	构成
3	眼肿瘤	4.12	骨肿瘤	5.42	乳腺癌	11.68	胃癌	14.12	肝癌	14.01
4	恶性淋巴瘤	3.61	恶性淋巴瘤	3.92	肺癌	11.54	乳腺癌	9.19	食管癌	11.69
5	肾肿瘤	3.61	肝癌	3.01	胃癌	10.46	食管癌	8.27	结直肠癌	7.03
6	肝脏肿瘤	2.58	肾肿瘤	0.9	脑瘤	6.02	结直肠癌	5.39	乳腺癌	3.03
7	骨肿瘤	2.06	肺癌	0.9	子宫颈癌	5.77	子宫颈癌	3.81	胰腺癌	2.63
8	结直肠癌	1.03	结直肠癌	0.6	结直肠癌	5.2	子宫癌	3.63	子宫癌	1.87
9	皮肤黑色素瘤	1.03	肾上腺癌	0.6	子宫癌	4.66	白血病	2.94	脑瘤	1.85
10	口腔癌	0.52	多发性骨髓瘤	0.6	骨肿瘤	2.09	脑瘤	2.88	子宫颈癌	1.83

3. 城乡不同地区死亡率　我国城市地区癌症发病率比农村地区高,但是农村地区的癌症死亡率相对城市较高。据2010年中国肿瘤登记年报的数据显示,我国城市地区癌症死亡率为173.55/10万(男性212.02/10万,女性134.21/10万),低于农村地区的187.49/10万(男性240.10/10万,女性133.80/10万),调整年龄结构后,城乡差距缩小,但是城市女性的死亡率与农村比较接近。此外,城市与农村地区的死亡癌谱也不相同,中国城市男性癌症死亡以肺癌居首,其次为肝癌、胃癌和结直肠癌,而农村男性死亡则以消化道癌症为主,居首位的是胃癌,其次为肝癌、肺癌。城市、农村地区的女性死亡差异更为明显,城市地区女性死亡首位为肺癌,其次为结直肠癌和胃癌,而农村地区的女性死亡以胃癌居首,其次为食管癌、肺癌和肝癌。

总体而言,我国癌症在不同年龄段中癌症的分布有所差异。在婴幼儿及儿童期间,死亡前2位的癌症分别为白血病和脑瘤,合计占癌症死亡的70%以上,至15岁左右,癌谱发生明显变化,白血病、脑瘤的死亡构成下降,肝癌、肺癌的构成上升了,到45岁年龄组及以上,脑瘤、白血病在癌症死亡的构成中所占的比例下降到5%以下,肺癌、肝癌、胃癌占死亡的构成上升的前3位,合计约占全部癌症死亡的70%左右。乳腺癌在女性癌症发病中所占的比例较高,而乳腺癌的治疗预后效果相对较好,所以,尽管女性乳腺癌的发病在女性癌症中所占的比例较高,但在女性各年龄组的死亡构成中,乳腺癌所占的构成比却相对不高,其中,在15~44岁年龄组中,女性乳腺癌占死亡构成最高,仅占11.68%,另外,女性子宫颈癌和子宫体癌的死亡在15岁以上的各年龄组均进入前10位(表4-1-10)。

表4-1-10　中国城市农村地区前10位癌症死亡顺位表

顺位	城市						农村					
	男性			女性			男性			女性		
	癌症	死亡率(1/10万)	构成(%)	癌症	死亡率(1/10万)	构成(%)	癌症	死亡率(1/10万)	构成(%)	癌症	死亡率(1/10万)	构成(%)
1	肺癌	65.71	30.99	肺癌	33.05	24.63	胃癌	50.47	21.02	胃癌	24.86	18.58
2	肝癌	33.92	16.00	结直肠癌	14.29	10.65	肝癌	49.74	20.72	食管癌	23.99	17.93
3	胃癌	26.40	12.45	胃癌	13.63	10.16	肺癌	46.51	19.37	肺癌	20.38	15.23
4	结直肠癌	17.63	8.31	肝癌	12.55	9.35	食管癌	43.87	18.27	肝癌	16.76	12.53

续表

| 顺位 | 城市 | | | | | | 农村 | | | | | |
| | 男性 | | | 女性 | | | 男性 | | | 女性 | | |
	癌症	死亡率 （1/10 万）	构成 （%）	癌症	死亡率 （1/10 万）	构成 （%）	癌症	死亡率 （1/10 万）	构成 （%）	癌症	死亡率 （1/10 万）	构成 （%）
5	食管癌	13.99	6.60	乳腺癌	10.35	7.72	结直肠癌	9.57	3.99	结直肠癌	8.00	5.98
6	胰腺癌	8.45	3.98	胰腺癌	7.55	5.62	胰腺癌	5.29	2.20	乳腺癌	6.26	4.68
7	淋巴瘤	4.85	2.29	食管癌	5.09	3.79	脑瘤	4.64	1.93	子宫颈癌	4.17	3.12
8	白血病	4.58	2.16	胆囊及其他 肿瘤	4.52	3.37	白血病	4.55	1.89	胰腺癌	3.99	2.98
9	前列腺癌	4.35	2.05	卵巢癌	3.93	2.93	鼻咽癌	3.66	1.52	脑瘤	3.54	2.64
10	脑瘤	4.31	2.03	白血病	3.69	2.75	淋巴瘤	2.92	1.22	子宫癌	3.03	2.27

4. 癌症死亡变化趋势 20 世纪 70 年代,第一次死因回顾性调查结果显示,我国每年死于癌症的人口约 70 万。城市癌症死亡率 91.8/10 万,占全部死亡人口 16.3%;农村死亡率 80.8/10 万,占全部死亡人口 11.6%。20 世纪 90 年代初,我国开展了第二次死因回顾性调查。我国每年死于癌症的人口约为 117 万。城市癌症死亡率 112.6/10 万,占全部死亡人口 20.6%;农村死亡率 106.8/10 万,占全部死亡人口 17.1%。2004～2005 年,我国开展了第三次死因回顾性调查,结果显示我国平均每年死于癌症的人口约为 177 万。城市癌症死亡率 150.2/10 万,占全部死亡人口 25.0%,在各类死因中居第 1 位;农村死亡率 128.7/10 万,占全部死亡人口 21.0%,在各类死因中居第 2 位(图 4-1-8、图 4-1-9)。

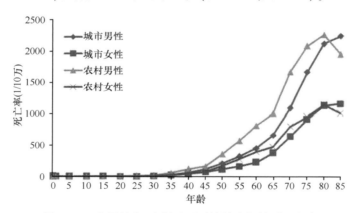

图 4-1-8 全国城市、农村地区恶性肿瘤年龄别死亡率

三次调查结果分析表明,癌症死亡率呈持续增长趋势,目前癌症死亡人数比 30 年前增长 1 倍多。死亡率比 70 年代中期增加了 83.1%,比 90 年代初期增加了 22.5%,并且已经成为我国城市居民首位死因,农村的第 2 位死因。若从预测癌症实际负担的三个主要因素(人口总数、老年人口数量和环境因素)分析,今后 20 年我国癌症负担还将上升 1 倍。

与前两次调查相比,不论城市还是农村、男女性恶性肿瘤粗死亡率均呈持续上升趋势。在 20 世纪 70～90 年代期间,农村粗死亡率上升趋势(50.1%)明显快于城市(36.6%);90 年代到现在,城市上升趋势(33.41%)高于农村(20.5%)。

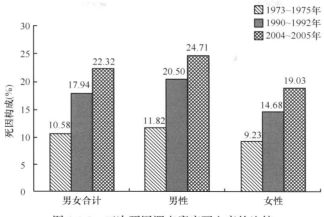

图 4-1-9　三次死因调查癌症死亡率的比较

根据中国肿瘤登记的数据显示,今年来我国食管癌、胃癌呈现下降趋势,其他癌种则上升趋势比较明显,尤其是肺癌、结直肠癌的死亡率上升趋势比较明显(图 4-1-10、图 4-1-11、表 4-1-11)。

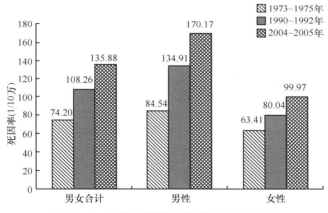

图 4-1-10　三次死因调查癌症死亡率的比较

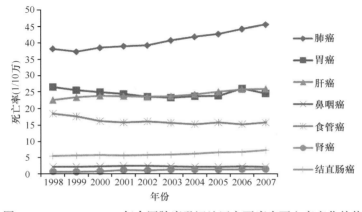

图 4-1-11　1998～2007 年全国肿瘤登记地区主要癌症死亡率变化趋势

表 4-1-11　全国三次死因调查城市与农村恶性肿瘤死亡率

	1973~1975 年	1990~1992 年	2004~2005 年	70 年代与 90 年代比较（%）	90 年代与 00 年代比较（%）
粗死亡率（1/10 万）					
城市：男女合计	82.41	112.57	150.18	36.60	33.41
男	94.88	139.89	187.16	47.44	33.79
女	69.20	83.29	112.10	20.36	34.59
农村：男女合计	71.12	106.76	128.65	50.11	20.50
男	80.60	133.15	161.69	65.20	21.43
女	61.27	78.91	93.75	28.79	18.81
标准化死亡率（1/10 万）					
城市：男女合计	83.70	89.80	91.41	7.29	1.79
男	101.10	117.62	119.28	16.34	1.41
女	67.00	63.22	65.01	-5.64	2.83
农村：男女合计	72.80	96.45	91.19	32.49	-5.45
男	87.20	126.25	119.72	44.78	-5.17
女	59.40	67.72	63.00	14.01	-6.97

（三）我国癌症的流行特点

1. 我国癌症呈现上升趋势和年轻化趋势　根据北京、天津、上海、武汉、哈尔滨等 11 个肿瘤登记处 1988~2007 年 20 年的癌症登记数据显示，癌症的发病率呈持续上升的趋势，但年龄调整死亡率变化不大，表明人口老龄化是我国癌症发病率上升的主要原因。此外，据全国肿瘤登记中心收集的数据显示，不同年龄段癌症发病的构成比呈现前移的趋势，即表明我国癌症发病呈现年轻化趋势。

2. 癌症分布突显发展中国家与发达国家癌谱共存局面　严重威胁我国人民生命健康的癌症主要有胃癌、食管癌、肝癌、大肠癌、肺癌、子宫颈癌、乳腺癌、白血病和鼻咽癌。从 20 世纪 70 年代到 90 年代，我国癌谱以发展中国家常见的消化道恶性肿瘤为主。研究表明，除食管癌的死亡率有所下降外，我国其他部位肿瘤均呈上升趋势。其中，肝癌男性上升了64.8%，女性上升了 54.4%；胃癌男性上升了 30.7%，女性上升了 24.1%；大肠癌男性上升了 18.8%，女性上升了 11.3%。在上述 9 种肿瘤中，肺癌的相对增幅最大，男性上升了159.0%，女性上升了 122.6%；子宫颈癌的降幅最大，为 63.6%。

第三次死因调查显示，城乡居民的癌症死亡构成正在发生变化，食管癌、胃癌、子宫颈癌和鼻咽癌死亡率呈明显下降趋势，而肺癌、肝癌、结直肠癌、女性乳腺癌和膀胱癌呈显著上升趋势，其中增幅最大的为肺癌，增长 465%，其次为女性乳腺癌增长了 96%。

综上，纵观三次死因调查的结果，在 20 世纪 70 年代，我国死亡的主要癌种为消化道肿瘤，以胃癌、食管癌、肝癌居首，到 90 年代，肺癌上升明显，升至第 3 位，但此时的消化道肿瘤胃癌、肝癌依旧高居不下，结直肠癌攀升至前 5 位，至 2004~2005 年开展的第三次死因调查时，死因顺位发生明显改变，肺癌已经上升至第 1 位，胃癌退居第 3 位。根据 30 年来我国主要癌症死亡顺位的变化趋势提示，我国消化道肿瘤居高不下，而在发达国家居民高发的癌症如肺癌、乳腺癌等却显示了明显的上升趋势,处于发展中国家高发癌谱向发达国家高发癌谱过渡时期,形成发展中国家与发达国家癌谱共存局面,增加了防治的难度。此外,从两次死因调查的年龄别死亡率曲线可以看出,癌症死亡的年龄出现逐渐退后的现象。50 ~ 65岁年龄组的死亡率下降,而65 岁以上年龄组的死亡率显著上升(表4-1-12、图4-1-12)。

表4-1-12　我国三次死因调查死亡顺位的比较

顺位	1973 ~ 1975 年	1990 ~ 1992 年	2004 ~ 2005 年	顺位	1973 ~ 1975 年	1990 ~ 1992 年	2004 ~ 2005 年
1	胃癌	胃癌	肺癌	4	子宫颈癌	食管癌	食管癌
2	食管癌	肝癌	肝癌	5	肺癌	结直肠癌	结直肠癌
3	肝癌	肺癌	胃癌				

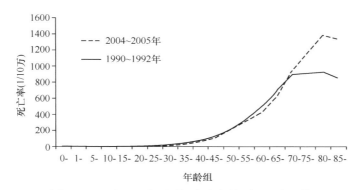

图 4-1-12　我国两次死因调查中年龄别死亡率比较

3. 我国癌症性别分布特点　癌症在人群中的分布,男性死亡率高于女性,其性别之比是1. 68∶1,高于一些国家(美国1. 19,英国1. 15,俄罗斯1. 41,日本1. 57,新加坡1. 42)。在各性别年龄组死亡率中,男性均高于女性,男女之比在儿童时期是1. 2∶1,而后随着年龄的增长而逐步增高,60 岁后基本上是2∶1 左右,说明癌症对男性老年人比女性有着更大的威胁。

4. 城乡居民中癌症分布差异较大　中国城乡癌症死亡情况存在差异,城市癌症死亡率明显高于农村,但年龄标准化死亡率城乡差别不大,是由于城市地区的老龄化程度较农村地区高的缘故。一方面,城市居民的食管癌、胃癌、肝癌、子宫颈癌的死亡率低于农村,以食管癌表现最明显,农村死亡率是城市的2 倍,可能与城市在经济、卫生、生活条件等方面较农村为优有关;另一方面,城市肺癌、乳腺癌、胰腺癌、结直肠癌等的死亡率高于农村,有可能是受环境、生活方式和其他方面因素的影响。

中国城乡癌症死亡率均呈显著上升趋势,年龄调整死亡率城市地区仍呈上升趋势,而农村地区则有所下降。在不同部位的癌症中,死亡率城乡都呈上升趋势的有肺癌、肝癌和白血病,而且上升幅度农村高于城市;死亡率呈下降趋势的有食管癌、胃癌、子宫颈癌和鼻咽癌。女性乳腺癌和结直肠肛门癌上升幅度城市明显高于农村。

5. 中国癌症的地理分布特点　20 世纪70 年代的普查表明,我国癌症死亡率的地理分布有一定的特征,如我国胃癌高发区主要集中在西北和沿海各省,以甘肃、青海、宁夏、上海、江苏、浙江、福建以及辽东半岛等地区突出。食管癌高死亡率主要集中在河南、河北等地区,由高死亡率水平到低死亡率水平常形成明显的梯度,大多数高死亡率水平地区呈现不规则的同心圆分布。肝癌高发区主要集中在东南沿海各省和东北吉林,以广西、江苏等沿海地区最为突出,形成一个以围绕我国东南部海疆、由沿海向内地的镶边带状分布。子宫颈癌高死亡率水平地区连接成片,由内蒙古、山西、陕西,经湖北、湖南到江西。肺癌高死亡率主要集中在京、津、沪、东北三省和浙江沿海地区。肠癌主要集中在浙江、江苏、上海等长江下游地区,和血吸虫病的分布呈正相关的关系。鼻咽癌高死亡率水平地区主要集中在华南各省,包括广东、广西、湖南、福建和江西等省区。

第三次死因回顾调查发现,大部分原肿瘤高发地区高发癌如胃癌、食管癌、肝癌、肺癌、大肠癌、鼻咽癌和女性子宫颈癌的死亡水平仍然高于全国。但在过去30年这些原肿瘤高发地区癌症总体情况和肿瘤别死亡率水平发生了显著变化。许多高发县(市)肿瘤别死亡率出现大幅度下降,下降幅度超过全国的降幅水平,与全国水平的差距逐渐缩小。

我国在一些癌症高发地区建立了肿瘤防治机构和三级防癌网,开展了癌症普查普治、抗癌宣传、综合防治和癌症流行病学研究工作,尤其是针对食管癌、胃癌、肝癌、子宫颈癌等现场干预措施。例如,河南林州针对食管癌高发建立了发病死亡登记报告制度,开展了普查普治(如拉网筛查、癌前阻断等)和预防干预措施(改水、粮食防霉、合理施肥、改变不良生活习惯等),使食管癌标准化死亡率由1973~1975年150.3/10万下降至现在的40.4/10万;江苏启东在摸清肝癌高发的地区分布、人群分布、时间分布的动态变化后,研究确立了乙型肝炎感染、黄曲霉毒素、水源污染、微量元素硒缺乏及遗传因素等主要危险因素,采取了改水、防霉、防肝炎(如乙型肝炎病毒疫苗免疫预防接种)的预防措施,确定重点防治人群开展早诊(如采用甲胎蛋白检测进行肝癌早期诊断,及早发现小肝癌)早治,有效降低肝癌发生与死亡,肝癌标准化死亡率由1973~1975年50.0/10万下降至现在的36.6/10万。高发现场肿瘤防治经验证明,癌症是可防可治的。

(陈万青　郑荣寿)

第二节　吸烟与肿瘤

一、概　况

在过去50年里,大量研究已经明确了肿瘤发生的相关危险因素,包括遗传因素和环境因素。遗传性基因改变能增加肿瘤的发病危险,但是只有少部分肿瘤的发生归因于遗传易感因素。2%~4%的肿瘤由遗传因素引起,如与肿瘤相关的缺陷基因从父母传给子代。研究表明基因多态性可能增加或降低致癌因素的作用。虽然肿瘤的特征是多种基因改变,然而大多数基因突变与肿瘤发生的关系还不能确定。大量流行病学研究表明大多数肿瘤是由环境因素(或生活方式)引起的。例如,200多年前发现扫烟囱工人中阴囊癌发病率高。肿瘤环境因素包括:吸烟、饮酒、感染、超重和肥胖、体力活动缺乏、蔬菜和水果摄入不足、环境污染等因素,研究表明至少50%的肿瘤是由环境因素引起的,可以预防。

1985年,WHO国际癌症研究所(IARC)工作组专家证实吸烟能引起肺癌、口腔癌、喉癌、咽癌、膀胱癌、肾癌、食管癌。2004年IARC的专家确认吸烟还能引起胃癌、肝癌、鼻腔鼻窦癌、肾癌、子宫颈癌、鼻咽癌和食管腺癌。研究估计2000年吸烟导致全球500万人死亡,其中一半发生在低等和中等收入国家。2000年,全球吸烟率为28.9%,男性为57.4%,女性为 10.3%。我国作为全球最大的烟草生产国和消耗国,拥有超过 3 亿男性和 2000 万女性烟民。2002 年全国第三次吸烟调查表明,我国人群总吸烟率为 35.8%,其中男性为 66.0%,女性为 3.1%。低年龄段吸烟率呈上升趋势。

二、吸烟与恶性肿瘤的关系

本部分主要阐述吸烟与各恶性肿瘤的关联,包括相对危险度和人群归因风险值和未来发展方向。

(一) 吸烟与肺癌

20 世纪 40 年代,英国和威尔士地区的肿瘤登记资料显示,肺癌死亡率呈现显著上升趋势。与之相对应的环境变化,主要是大气污染越来越严重;与此同时,吸烟的人群大大地增加。当时推测肺癌死亡率高发的主要原因有汽车尾气、燃料燃烧烟雾、职业暴露等造成的大气污染和吸烟。当时有一些小规模的调查研究的结论提示了肺癌与吸烟有联系,但两者之间究竟有何关系,没有最后的定论。

吸烟与肺癌的关系研究始于 1947 年,属于基于医院的病例对照研究,该研究不仅将胃癌、结肠癌和直肠癌患者作为对照组,还设立了非癌症病例对照,从根本上平衡了环境暴露等因素的影响,该研究首次重视了对吸烟习惯评估,详细询问了研究对象在一生各个阶段的吸烟经历,开始和停止吸烟时的年龄、习惯的吸烟量、吸烟经历中的主要变化,以及曾经形成习惯的最大吸烟量、吸烟斗和香烟的比例变化、是否吞烟等吸烟细节信息,对吸烟的时间长度和吸烟量进行了具体的量化,并对量化结果进行了两次复核,保证了对吸烟这一暴露因素的准确客观的测量。研究结果提示,与对照患者相比,肺癌患者中的吸烟比例显著高与对照,重度吸烟者的比例相对较高,肺癌患者开始吸烟的年龄更小,烟龄更长,最后得出结论:吸烟是导致肺癌的一个非常重要的因素。在此基础上开展的长达 50 年的一项前瞻性研究进一步明确了吸烟能使一半的吸烟者致命的结论,同时指出该结论广泛适用于其他发达与发展中国家,还证实了低焦油含量的烟草仍然有大量的危害性,定量结果更有利的证实了戒烟是显著降低吸烟者死亡率的有效措施。

影响吸烟人群肺癌发病风险的最重要因素是吸烟的持续时间,而不是吸烟强度。吸烟的持续时间由开始吸烟的年龄、当前吸烟年龄和戒烟年龄等决定。吸烟强度由每天吸烟的数量、吸入的深度、烟草喷出的烟雾以及肺中滞留时间决定。

肺癌的组织学类型包括:鳞癌、腺癌、大细胞癌、小细胞未分化癌。早在 20 世纪 50~60 年代,Doll 等发现吸烟与肺腺癌的关系不大。研究认为,吸烟与所有类型的肺癌都相关,但是吸烟与肺腺癌的关联要低于其他的类型。在早期,鳞癌是肺癌最常见的肿瘤,其次是小细胞癌。在 1973~1987 年,美国肺腺癌的发病率增加,取代鳞癌成为最常见的肺癌。诊断方法的改进,提高了肺腺癌的检出是增加原因之一,另一个原因是烟草类型的改变,过滤烟可能会导致烟草烟雾吸入更深,引起远端呼吸道的浓度增高而导致腺癌的发生。

目前吸烟与肺癌的人群归因风险的研究较多。肿瘤主要危险因素包括:吸烟、饮酒、超重和肥胖、蔬菜和水果摄入不足等因素。北欧国家具有完善的全国肿瘤登记系统,肿瘤的发病/死亡数据来源可靠。研究结果显示吸烟引起约 82% 的肺癌发病,其中男性肺癌 6500 例,女性肺癌 3500 例。全球大部分的肺癌发病归因于吸烟,我国一项大样本回顾性研究报道,1990 年,35 ~ 69 岁男性人群中,52. 3% 的肺癌死亡是由吸烟引起的,而女性人群中,19. 4% 的肺癌死亡归因于吸烟。2005 年中国约 50. 6% 的男性肺癌死亡和 14. 8% 的女性肺癌死亡归因于吸烟。吸烟和癌症的人群归因风险 75. 0% 的男性肺癌和 18. 4% 女性肺癌归因于吸烟。吸烟与肺癌的因果关联已经明确,通过控烟可以预防大部分男性肺癌的发生。然而,女性的一部分肺癌可能归因于其他因素,包括环境污染、室内氡暴露、遗传因素、激素和感染因素等。

吸烟者终生发生肺癌的风险研究由来已久,早期的研究假定 35 岁男性吸烟者持续吸烟到 85 岁,如果每天吸烟小于 25 支,终生发生肺癌的风险为 9. 3% ,如果每天吸烟大于 25 支,则终生发生肺癌的风险增加为 17. 9% 。持续吸烟者终生发生肺癌的风险一直在增加。

（二）吸烟与上消化道肿瘤

在发达国家,非吸烟人群中很少发生口腔癌和咽癌。全球研究证实口腔癌和口咽癌的发生与吸烟有病因学关联。口腔癌和口咽癌的发病危险随着吸烟量、持续时间的增加而增加。当前吸烟者发生口腔癌的危险高于曾经吸烟者。同时吸烟和饮酒者发生口腔癌和咽癌的危险将增加 300 倍。不同类型的烟草都会增加口腔癌和口咽癌的发病危险。非过滤烟草发生口腔癌和咽癌的危险比过滤烟草大。口腔癌与吸纸烟类型,开始吸烟年龄小有关。

吸烟与食管癌的关联明确。吸烟和饮酒是发达国家食管癌的主要危险因素,超过 90% 的食管鳞癌归因于吸烟和饮酒。但是在亚太地区吸烟在食管癌的病因中占的比例较小。在伊朗,吸烟与食管癌的 RR 值为 1. 7。我国大样本的病例对照研究结果表明:城市 35 岁以上男性吸烟和食管癌死亡的 RR 值为 1. 7,而农村 35 岁以上男性吸烟和食管癌死亡的 RR 值为 1. 2。我国林县营养干预一般人群前瞻性队列研究,经过 15 年随访后,总共发生 3410 例上消化道肿瘤,其中食管癌为 1958 例,贲门癌为 1089 例,非贲门腺癌为 363 例。不管是吸纸烟还是旱烟,是曾经吸烟还是现在吸烟,吸烟与食管癌的 RR 值均为 1. 3。在全球人群中,大约 42% 的食管癌死亡归因于吸烟,在高收入国家、低收入和中等收入国家人群中,人群归因风险值相差较大,分别为 71% 和 37% 。2005 年我国人群中 17. 9% 的男性食管癌死亡或发病归因于吸烟,即男性吸烟导致 23 528 例食管癌死亡病例和 29 187 例新发病例。1. 9% 的女性食管癌死亡或发病归因于吸烟,即女性吸烟导致 1098 例食管癌死亡和 1373 例新发病例。近些年来,食管腺癌和贲门癌发病率逐渐增高,食管鳞癌的发病率则保持不变。美国的研究发现,曾经吸烟和当前吸烟者发生食管腺癌的危险分别增加 1. 5（95% CI:1. 0 ~ 2. 2）和 2. 8 倍（95% CI:1. 8 ~ 4. 3）,且食管腺癌的发病风险随着吸烟量、持续时间的增加而增加。

（三）吸烟与胃癌

2008 年,胃癌是全球第 4 位常见的恶性肿瘤,继肺癌、乳腺癌、结直肠癌之后。70% 的胃癌主要发生在发展中国家,一半发生在东亚地区,主要是中国。胃癌死亡位于癌症死亡的第 2 位。胃癌的主要危险因素包括蔬菜和水果摄入不足、高盐摄入、幽门螺杆菌、吸烟等。

胃癌发病风险随着吸烟量的增加而增加,RR 从 1. 3 增加到 1. 7。我国林县营养干预一般人群前瞻性队列研究结果显示吸纸烟与非贲门癌的 RR 值为 1. 4（95% CI:1. 07 ~ 1. 85）。研究认为幽门螺杆菌与吸烟不相关,幽门螺杆菌的混杂作用有限。

在全球人群中,大约 13% 的胃癌死亡归因于吸烟,在高收入国家、低收入和中等收入国家人群中,人群归因风险值相差较大,分别为25%和11%。2005年我国人群中30.9%的男性食管癌死亡或发病归因于吸烟,即男性吸烟导致65 844例胃癌死亡病例和90 529例新发病例。3.8%的女性胃癌死亡或发病归因于吸烟,即女性吸烟导致4008例胃癌死亡和5137例新发病例。

（四）吸烟与肝癌

2008年,肝癌是全球男性第5位、女性第7位常见的恶性肿瘤,分别占总癌症病例的7.9%和6.5%,其中85%的肝癌主要发生在发展中国家,男女性别比为2.4∶1。肝癌死亡位于癌症死亡的第3位。全球一半的肝癌死亡和发病病例发生在中国。全球肝癌高发区为:东亚、东南亚、非洲中西部等地区。发达国家肝癌的发病率相对较低。

肝癌的主要危险因素包括乙型肝炎病毒(HBV)和丙型肝炎病毒(HCV)慢性感染、黄曲霉毒素暴露、吸烟、饮酒等。吸烟与肝癌的关联已经明确,病例对照研究和队列研究表明吸烟与肝癌发病风险的RR值为1.5~9.6。因为不同的研究设计、吸烟的程度、疾病状态,RR值也可能不同。

实验表明烟草的成分能够导致肝癌,越来越多的证据表明肝脏是一个对烟草致癌物较敏感的器官。吸烟能帮助黄曲霉毒素B1-DNA加合物的形成,从而促进肝癌的形成。慢性肝病患者的基因不同,吸烟在肝癌形成中的作用也不同。在研究吸烟与肝癌的关联时,需要考虑HBV/HCV慢性感染、饮酒的混杂作用。

在全球人群中,吸烟引起约14%的肝癌死亡,在高收入国家、低收入国家和中等收入国家人群中,吸烟引起的肝癌死亡的比例分别为29%和11%。2005年我国人群中吸烟引起18.7%的男性肝癌,即男性吸烟导致46 205例肝癌死亡病例和51 400例新发病例。1.0%的女性肝癌死亡或发病归因于吸烟,即女性吸烟导致875例肝癌死亡和905例新发病例。

（五）吸烟与胰腺癌

2008年全球胰腺癌死亡位于癌症死亡的第6位。GLOBOCAN估计2008年全球胰腺癌死亡266 700例,而我国胰腺癌死亡约39 800例,约占15%。胰腺癌的危险因素包括:年龄、性别、种族、家族史、吸烟、职业暴露、蔬菜和水果摄入少。吸烟可能导致25%~29%的胰腺癌的发生,吸烟与胰腺癌发病的RR值为2.5~3.6。与非吸烟者相比,吸烟量≥30支/天胰腺癌发病风险增加1.75倍(95% CI:1.27~2.42),持续吸烟≥50年,胰腺癌的发病风险增加2.13倍(95% CI:1.25~3.62)。停止吸烟后,胰腺癌的发病风险降低。戒烟超过15年后,胰腺癌的发病风险与非吸烟人群相似。

在全球人群中,吸烟引起约22%的胰腺癌的死亡,在高收入国家、低收入和中等收入国家人群中,吸烟引起的胰腺癌死亡的比例相差较大,分别为30%和15%。2005年我国人群中吸烟引起35.5%的男性胰腺癌,即男性吸烟导致7527例胰腺癌死亡病例和8552例新发病例;约4.6%的女性胰腺癌死亡或发病归因于吸烟,即女性吸烟导致754例胰腺癌死亡和824例新发病例。

（六）吸烟与膀胱癌

2008年,全球膀胱癌新发病例大约有386 300例,死亡病例有150 200例。男性膀胱癌发病率高于女性。全球膀胱癌高发区包括欧洲、北美、北非、埃及男性人群的发病率最高为16.3/10 万,是欧洲的 2 倍。吸烟和职业暴露是西方国家膀胱癌的主要危险因素,而埃及血吸虫感染是发展中国家膀胱癌的主要危险因素,尤其是非洲和中东地区,大约一半的膀胱癌由埃及血吸虫感染引起。

在过去的 50 多年间,烟草的类型发生了改变,烟草烟雾中焦油和尼古丁的含量减少,其他致癌物含量增加(β-萘胺、烟草产生的亚硝胺)。吸烟与膀胱癌的关联强度在增加,烟草烟雾中成分的改变可能导致吸烟与膀胱癌的关联强度的增加。

在全球人群中,吸烟引起约 28% 的膀胱癌的死亡,在高收入国家、低收入和中等收入国家人群中,吸烟引起的膀胱癌死亡的比例相差较大,分别为 41% 和 21%。2005 年我国人群中吸烟引起 36.8% 的男性膀胱癌,即男性吸烟导致 5477 例膀胱癌死亡病例和 13 589 例新发病例;约 3.6% 的女性膀胱癌死亡或发病归因于吸烟,即女性吸烟导致 163 例膀胱癌死亡和 381 例新发病例。

(七) 吸烟与子宫颈癌

子宫颈癌是全球妇女第 3 位常见的恶性肿瘤,占妇女所有癌症新发病例的 9%。其中超过 85% 的子宫颈癌死亡和发病病例发生在发展中国家。全球子宫颈癌高发地区包括:非洲东部、西部、南部,中南亚和美洲南部。目前已经明确 HPV 持续感染是子宫颈癌的主要病因。其他的协同因素可能包括:口服避孕药、吸烟、饮食、人类免疫缺陷病毒感染、遗传因素等。

1977 年 Winkelstein Jr. 首先提出吸烟是子宫颈癌危险因素的假设。2004 年 IARC 认为吸烟与子宫颈癌发生存在因果关联。研究结果发现当前吸烟每天超过 15 支者 HPV 阳性的危险增加 2 倍。

在全球人群中,吸烟引起约 2% 的子宫颈癌死亡,在高收入国家、低收入和中等收入国家人群中,该比例分别为 11% 和 2%。2005 年我国人群中 4.5% 的女性子宫颈癌死亡或发病归因于吸烟,即女性吸烟导致 824 例子宫颈癌死亡和 2431 例新发病例。

(八) 吸烟与其他肿瘤

吸烟除了与以上的癌症有关外,还与鼻腔鼻窦癌、喉癌、肾癌和髓系白血病有关。日本在 61 505 人的随访研究中发现 26 例鼻腔鼻窦癌,调整性别、地点、人群组、原子弹暴露等混杂因素后,曾经吸烟和当前吸烟使鼻腔鼻窦癌的发病风险增加 2.9 和 4.0 倍。

2005 年我国人群中吸烟引起 24.6% 的男性喉癌,即男性吸烟导致 2198 例喉癌死亡病例和 3757 例新发病例;引起 2.8% 的女性喉癌,即女性吸烟导致 73 例喉癌死亡和 88 例新发病例。在全球人群中,吸烟引起约 9% 白血病的死亡,在高收入国家、低收入和中等收入国家人群中,该比例分别为 17% 和 6%。

吸烟与结直肠癌的关联一直都存在争议。一些大样本的队列研究表明吸烟与结直肠癌有关,Meta 分析报道吸烟使结直肠息肉发病风险增加 2 倍。然而,另外一些研究没有发现吸烟与结直肠癌的关联。研究结果存在争议可能是存在其他的混杂因素,包括饮食、饮酒、体力活动、体质指数等。

吸烟与乳腺癌的关联也存在争议。癌症是一类多因素作用,多阶段发展的复杂慢性疾病,要确定一种特定因素与某种癌症的病因学联系,不仅需要严格的研究设计,而且要符合流行病学病因推论的基本原则,难度很大。

国内外学者确定了吸烟与鼻腔鼻窦癌、喉癌、咽癌、口腔癌、食管癌、胃癌、肝癌、胰腺癌、膀胱癌、子宫颈癌以及髓系白血病的因果关联。大量的研究证明,控制及消除危险因素是癌症预防最具成本-效益的根本措施,40%的癌症可以通过戒烟、控制饮食和清除感染因子来预防。

我国第三次死因调查结果显示,恶性肿瘤等慢性非传染性疾病已经成为主要公共卫生问题,肺癌是癌症死因的第1位并呈持续上升趋势,是癌症防治的重中之重,未来癌症防控形式的日益严峻。我国目前相关病因因素的流行现状也不容乐观,目前吸烟人数约为3.5亿,居世界各国之首,每年死于烟草相关疾病的人数为100万,而控制吸烟可减少约80%的肺癌和30%的总癌。因此,控烟应是我国癌症预防与控制的主要措施,同时控烟还可减少慢性肺病、脑卒中、缺血性心脏病等,对减轻我国的总疾病负担效果显著。其次,控制和消除HBV、HPV及Hp的感染也是我国癌症防治的措施之一。未来我国癌症预防应首先从控烟、消除感染因素等病因学预防措施入手,虽然实施难度较大,但长期坚持,定能最终受益。

目前全世界许多国家的吸烟者,开始吸烟年龄都很年轻。一些发达国家青少年的吸烟率一直没有下降。许多国家还没有明确的法律法规禁止出售烟草给18岁以下的青少年。我国也缺乏室内公共场所和工作场所吸烟的全国性法规,很多地方的该类法规与《烟草控制框架公约》和实施准则的要求相差很大。法规的执行力度不大,多数地方的法规形同虚设,人群中被动吸烟率依然很高。

（王建炳）

第三节　饮食、营养与肿瘤

一、背　　景

移民流行病学研究佐证了人类肿瘤的发生与人类生活方式、环境密切相关。英国科学家早在1981年,基于大量的人群流行病学研究结果,进行人类肿瘤病因的全面分析认为:引起人类恶性肿瘤的主要原因是包括生活、饮食因素在内的各种环境因素,而饮食因素占肿瘤病因的35%。

膳食和营养因素从20世纪40年代以来就成为人们密切关注的诱发肿瘤的焦点。最初开展用含有化学致癌物的饲料喂养动物的研究,后又改变为膳食对人类致癌危险的研究,结果不断发现膳食记录资料与肿瘤的发生情况有重要关联。经过70年的历程,人类已就膳食和营养因素与肿瘤的关系进行了广泛深入的研究,积累了大量的数据资料并有了较为清晰的认识和科学理念。

许多营养素既是人类生理所需的物质,同时又具有一系列的防癌和抗癌作用。很多证据证明,特殊的膳食模式、食物与膳食成分的确能够预防肿瘤,不仅在肿瘤形成开始之前,而且在其后的进程中也具有这种作用,因而在适当情况下用低剂量的营养素可能阻碍或逆转肿瘤的进展,这也是营养干预研究的生物学基础。

二、与肿瘤相关的饮食、营养因素

饮食、营养与癌症研究由来已久,主要分为:①病例-对照研究或队列研究,证明了剂量-反应关系的,为有合理可信的作用机制预防癌症;②证据充分或证据有限的,为有限的证据能够预防癌症;③只有少量不一致、质量较低的病例-对照研究资料,为证据不足预防癌症。

（一）食管癌

1. 很可能预防食管癌的膳食营养因素 非淀粉类蔬菜,包括根类蔬菜和块茎、十字花科蔬菜、葱属蔬菜、绿叶蔬菜、番茄、水果以及含有 β 胡萝卜素、维生素 C 的食物。生物学上维生素 C 具有预防肿瘤的作用,可以捕获自由基和活性氧分子,阻止脂质过氧化、减少硝酸盐并刺激免疫系统,能使其他抗氧化维生素 E 再生并抑制致癌物形成,防止 DNA 受到诱变剂的攻击。

2. 有限的证据提示能够预防食管癌的膳食营养因素 富含膳食纤维、叶酸、维生素 B_6、维生素 E 的食物。膳食纤维能量密度低。尚无膳食纤维降低食管癌危险性的合理的生物学机制方面的证据。膳食纤维主要存在于谷类、块茎、块根以及蔬菜、水果和豆类中,这些食物的全食物或轻度加工后都含有最丰富的膳食纤维。叶酸能抑制 HPV 在细胞内的增殖。维生素 B_6 和叶酸、维生素 B_{12} 一起参与一碳代谢,对 DNA 的合成、修复和甲基化十分重要。

3. 证据充分或有限的证据提示能够引起食管癌的膳食营养因素 含乙醇饮料,证据充分。经常按照南美的传统方式饮用马黛茶(草药茶)很可能是食管癌的原因之一。

（二）胃癌

1. 很可能预防胃癌的膳食营养因素 ①蔬菜、水果。目前有大量的证据表明黄绿色蔬菜和水果能预防胃癌的发生。可能水果中含有的生物活性成分能保护胃免受幽门螺杆菌的损伤,尤其是幽门螺杆菌所致的炎症,幽门螺杆菌与胃癌的发生有关。②葱类蔬菜。葱类蔬菜富含异黄酮和有机硫化合物,有杀菌(尤其大蒜)作用,可能直接杀死幽门螺杆菌,也可能大蒜的杀菌作用抑制了幽门螺杆菌引起的胃萎缩后胃中细菌的继发性定植。至今尚无证据能证明或否定这一机制。动物实验表明,食用大蒜能明显降低幽门螺杆菌相关型胃炎的严重程度。

2. 有限的证据提示能够预防胃癌的膳食营养因素 含有硒的食物及豆类,包括大豆制品。前者大量证据来自于膳食问卷法以及对血、指甲和头发中硒的研究。硒蛋白具有强烈的抗氧化作用,可能预防幽门螺杆菌引起的炎症。

3. 很可能引起胃癌的膳食营养因素 盐腌食物和咸食物等。某个人群内部或不同人群之间,食盐摄入量与冰箱的使用状况都呈负相关。常规情况下不使用冰箱的人食用盐腌食物较多。高盐膳食与胃内致癌物之间有协同作用。高盐摄入使幽门螺杆菌感染并暴露于其他化学致癌物的人群更容易发生胃癌。

4. 有限的证据提示能够引起胃癌的膳食营养因素 辣椒与胃癌危险性的升高有关,辣椒有刺激性,可能导致胃炎,辣椒可以用来掩饰食物不好的气味。加工肉类、烟熏食物、烧烤的动物性食物是胃癌发生的原因之一,烟熏食品,尤其是熏肉或在明火上烧烤烹调肉类,能形成致癌作用的杂环胺和多环芳烃。熏肉通常也经过了盐腌和风干,熏肉能增加胃内内源性 N-亚硝基化合物的形成。

(三) 肝癌

有限的证据提示水果能够预防肝癌的发生,动物实验表明,葡萄提取物和橙皮油素(来自柑橘类水果)能够预防大鼠肝细胞癌的发生。

黄曲霉毒素和黄曲霉毒素污染的食物导致肝癌发生证据充分。全球范围内,食品黄曲霉毒素污染严重和原发性肝癌发生率高的地区分布非常相似。玉米、花生最容易受真菌毒素污染。气候潮湿、闷热,贮藏设施差的国家和地区黄曲霉毒素的污染状况很严重。

含乙醇饮料很可能是肝癌的原因之一。乙醇是易于发生肝癌的肝硬化的原因之一,但某些人更易发生肝硬化的原因还不清楚,乙醇的活性代谢产物(乙醛)有致癌作用,乙醇能作为溶剂促进致癌物进入细胞,大量饮酒可能导致膳食中缺乏某些必需营养素,使人体组织对致癌物更敏感。

(四) 肺癌

1. 很可能预防肺癌的膳食营养因素　水果和含有类胡萝卜素的食物能够预防肺癌发生的证据很充分。

2. 有限的证据提示能够预防肺癌的膳食营养因素　非淀粉类蔬菜。含硒、槲皮素食物(苹果、茶、洋葱)能够预防肺癌的发生,证据很少。硒对机体的健康效应可能只在缺硒的地区才能显示。水果含有的类黄酮物质(包括槲皮素)有抗氧化作用,能直接抑制参与毒素代谢的细胞色素 P450 的表达,减少 DNA 损伤。细胞色素 P450 的升高与肺癌危险性的升高有关,尤其是吸烟者。类黄酮对机体的保护作用与特定的细胞色素 P450 基因型有关,这一发现支持细胞色素 P450 和类黄酮之间的相互作用。

3. 证据充分引起肺癌的膳食营养因素　水源性污染物砷是肺癌发生的原因之一,证据充分,有合理的作用机制方面的证据。砷是人类致癌物,能导致染色体异常,诱导细胞增殖。饮用水中的可溶性砷可诱导动物模型发生肺癌。

4. 有限的证据提示能够引起肺癌的膳食营养因素　红肉、加工肉类、黄油是肺癌发生的原因之一。

(五) 结直肠癌

1. 可能预防结直肠癌的膳食营养因素　膳食纤维很可能预防结直肠癌。队列研究得到一致的结果,存在明显的剂量反应关系,有可靠的机制提供支持,但有混杂因素无法排除。膳食纤维在胃肠道中发挥很多作用,但潜在保护作用的确切机制还不清楚。纤维和叶酸两者摄入量存在很强的相关性。大蒜能够预防结直肠癌的发生。大量的模型致癌物和可移植性肿瘤的临床前证据支持大蒜及其烯丙基硫成分有抗癌作用。动物实验表明烯丙基硫能有效抑制结肠肿瘤的形成。牛奶能够预防结直肠癌。

2. 有限的证据提示能够预防结直肠癌的膳食营养因素　非淀粉类蔬菜、水果。含有叶酸的食物,膳食纤维可能造成混杂效应。在硒的正常摄入水平时,硒蛋白很容易达到最高浓度,补硒也不会使这个浓度再升高。超过生理需要的硒有可能干扰程序性细胞死亡、DNA 修复、致癌物代谢过程、免疫系统以及抗血管生成的作用。从生物学角度讲,鱼的 n-3

多不饱和脂肪酸能预防肿瘤。鱼类中含有很高的硒和维生素 D。含有维生素 D 的食物或者机体内含有较高水平的维生素 D 能够预防结直肠癌的发生。

3. 证据充分引起结直肠癌的膳食营养因素　红肉、加工肉类是结直肠癌病因的证据充分。大量队列和病例-对照研究的证据都得到剂量反应关系,有合理的作用机制方面的证据。膳食血红铁素对结肠细胞有毒性,能够诱导结肠细胞的过度增殖。每天摄入乙醇大于30g 是男性结直肠癌的原因之一,很可能也是女性结直肠癌的原因之一。

4. 有限的证据提示能够引起结直肠癌的膳食营养因素　含铁的食物、乳酪是结直肠癌发生的原因之一。关于乳酪摄入量的流行病学证据与牛奶很可能预防肿瘤的观点完全冲突。含有脂肪(只涉及猪油、牛板油或油滴)的食物是结直肠癌发生的原因之一。

(六) 乳腺癌

大豆或含麸的谷类及各种种子中的植物雌激素(异黄酮)、鱼类、蔬菜和水果可降低或抑制乳腺癌的发生。异黄酮具低激素效应特性,在肠道分解为激素类化合物,可与人体的雌激素受体结合,从而阻止人体雌激素作用的发挥。

含乙醇饮料是绝经前、后妇女乳腺癌的原因之一,证据充分。

总脂肪是绝经后妇女乳腺癌的原因之一,不同类型的前瞻性流行病学研究提供的证据不一致,病例-对照研究表明脂肪和乳腺癌显著正相关。可能机制:①绝经后较高的内源性雌激素水平是乳腺癌的已知原因,膳食脂肪是导致内源性雌激素增加的原因之一也很明确。低脂肪膳食通常与高膳食纤维摄入有关,膳食纤维通过减少肠道再吸收而降低雌激素浓度。②血清游离脂肪酸浓度的升高能置换出血清白蛋白中的雌激素,增加游离雌激素的浓度。血清性激素结合球蛋白的浓度是决定进入乳腺内皮细胞的雌激素量的重要因素,性激素结合球蛋白随着体质指数和胰岛素抵抗的增加而降低。能量密度高的膳食降低初潮年龄,初潮时间早是乳腺癌已知的危险因素。

(七) 子宫颈癌

有限的证据提示胡萝卜能够预防子宫颈癌的发生。胡萝卜消费量最高的人发生子宫颈癌的危险性较低,没有校正 HPV 感染的因素。某些类胡萝卜素,如在胡萝卜中含量很高的 α、β 胡萝卜素是维生素 A 的前体,有维生素 A 原的活性。类胡萝卜素具有抗氧化的作用,血液中膳食抗氧化剂水平的高低与 HPV 感染的程度有关。

(八) 鼻咽癌

非淀粉类蔬菜、水果(不包括腌制水果)能预防鼻咽癌的发生。

广东咸鱼很可能与鼻咽癌危险性的增加有关。病例-对照研究的证据一致,有剂量反应关系及合理的作用机制方面的证据。摄入含亚硝酸盐和亚硝胺的广东类型咸鱼是鼻咽癌危险性增加的原因之一。亚硝胺是已知的致突变物和动物致癌剂,能够诱导基因发生突变。N-亚硝胺是一大类具有致癌作用的化合物。研究表明在鼻咽癌死亡率最高的地区,其咸鱼中的 N-亚硝胺含量也最高。

(九) 胰腺癌

水果可能预防胰腺癌的发生,含有叶酸的食物能够预防胰腺癌的发生。红肉是胰腺癌发生的原因之一。胰腺的分泌功能和胰腺内部细胞的更替都受食物类型的影响。氨基酸和脂肪酸比糖类更能刺激胰腺的分泌。

（十）前列腺癌

1. 很可能预防前列腺癌的膳食营养因素 ①含有番茄红素的食物，认为番茄红素的抗氧化能力最强，具有抗增殖的作用，能够降低血浆低密度脂蛋白胆固醇的水平、改善免疫功能及减少炎症发生。②含硒食物的硒蛋白参与睾酮的合成，睾酮是前列腺正常和异常增生重要的调节因子。

2. 有限的证据提示能够预防前列腺癌的膳食营养因素 ①含有维生素 E、维生素 B_6 的食物。动物实验表明维生素 E 能抑制小鼠模型中人的前列腺肿瘤生长，能防止 DNA 损伤、增强其修复、阻止脂质过氧化及抑制亚硝胺等致癌物活化。维生素 E 也是一种抗氧化剂，是自由基的清除剂，能增强机体免疫力，能保护机体内的维生素 A 和硒。②豆类及大豆制品。豆类，尤其是大豆，含有多种抗肿瘤作用的成分，如蛋白酶抑制剂、皂甙以及在大豆中含量很高的染料木素、大豆素等植物雌激素，可能影响雌激素的代谢。它们还有抗氧化作用，能抑制血管向肿瘤内生长并可能影响细胞的凋亡和生长。

3. 与前列腺癌有关的危险膳食营养因素 高钙膳食很可能是前列腺癌发生的原因之一。加工肉类是前列腺癌发生的原因之一，硝酸盐可在胃中 pH 较低时生成，也可作为防腐剂添加到加工肉类中，而硝酸盐将导致 N-亚硝基化合物的合成和暴露，后者是可疑的致突变剂和致癌物。牛奶可能通过钙的作用导致前列腺癌的发生。食用牛奶增加血液中胰岛素样生长因子的水平，有研究表明胰岛素样生长因子与前列腺癌危险性的增加有关。

三、膳食营养与肿瘤预防研究需相关问题

（一）地域与人群差异

在膳食营养与肿瘤预防的研究中，我们要考虑中国人、西方人或其他地区人群以及我国不同地区人群的膳食模式、各种营养素摄入量和代谢指标方面的差异问题。营养状况不但受其他生物学因素和行为因素的影响，也受到社会和环境因素的影响。社会因素包括食物供应的经济和政治因素、食物的可获得性以及传统和文化。

（二）营养素与肿瘤预防

虽然通过动物肿瘤模型和人类流行病学研究对大量的营养素和其他膳食成分对肿瘤的抑制作用已经过深入的研究，但对于它们的定量作用尚缺乏一致的见解。从制订卫生保健政策的需要出发，必须研究全面的膳食和营养趋势及其干预对策。同时还要特别关注对不同肿瘤膳食营养素建议一致性的重要意义，要比较营养素对各种肿瘤的作用以及在不同摄入条件下的作用，比较单个营养素和一组营养素的作用，还要研究营养素之间重要的相互作用。

面对各种复杂的肿瘤，在观察多种营养素或膳食成分作用的同时必须考虑人群环境中存在的真实情况。对于所取得的资料评价，关注点在于统计学上的显著相关性并符合生物学原理，但又不能囿于只研究单个食物品种、单个营养素和单个肿瘤，而要全面地看问题。研究中不要轻视"生物学意义上仅次于所研究的主要因素，但也是肿瘤病变所需的因素"

在肿瘤发生中的作用,在考虑研究中具有统计学显著性的各种单变量相关时必须把生物学意义放在统计学显著性之上。

植物营养素学说,凡是吃多种新鲜植物性食物的人群肿瘤发生的可能性最低,现已得到充分的证据支持。如果出现与事实相悖结果的话,则要考虑是否有非植物性膳食成分和其他非营养因素的影响。要评估营养素对肿瘤的影响在多大程度上受到非营养素因素的干扰,探究这些非营养素是什么及在什么情况下会增强或减弱所研究的营养素的作用,所研究的营养素的适宜摄入量范围及其对肿瘤的作用与对非肿瘤的作用是否相同。

总之,营养状况对肿瘤的影响需要较长时间,而且人类的膳食由许多种食物组成,人体的营养和健康状况也是由多种营养素和其他膳食成分的综合作用所决定。研究个别食物、营养素及其作用机制难以探明营养素对肿瘤发生的影响,因此必须时时强调膳食与肿瘤之间的复杂关系。不能过于强调对营养素的作用机制和单个因素研究的重要性,而要强调多种膳食因素的共同作用。这也是膳食、营养与肿瘤关系研究中必须把握的要素及判断的准则。

四、中国人群营养与肿瘤的相关状况

中国属于中低收入的发展中国家,但随着工业化、城市化的进程,人们的饮食结构、能量来源、生活行为方式发生了极大的变化。

我国人群的膳食正受到西方膳食模式的影响,谷类和低脂肪的蔬菜由动物食品和食用脂肪代替。2002 年的"中国居民营养与健康状况调查"结果与 1982 年相比:城市和农村人群的谷物摄入量明显下降,粗粮消费量的下降幅度比精制的谷类食品更大,最低收入人群的谷物摄入量减少最多。城市人群膳食的谷类供能比远低于平衡膳食的合理比例为 60% ~ 65% ,其蔬菜水果摄入量自 1989 年以来在下降;城、乡居民食用油摄入量均上升(农村人群动物油的摄入量高于城市);人群脂肪摄入量城市增加 25% 、农村增加 84% 。动物源的能量摄入从 1982 年的 8% 增加到 2002 年的 25% ,城市人群的脂肪供能比从 25% 增加到 35% ,大城市人群的脂肪膳食供能比达 38.4% ,超过了世界卫生组织推荐的 30% 的上限,而一、二、四类农村居民的脂肪供能比均与 30% 的高限接近。我国中、高收入家庭的儿童吃零食和在外就餐的次数增加,在外就餐所吃的动物性食物增加了 10% 。1991 ~ 1997 年间食用家庭外制作的食物占所有中国儿童全部能量摄入的 15% 。

2004 年发表的一项研究发现,中国的疾病谱已经向营养相关性慢性病转变,如 2 型糖尿病、肿瘤和心血管疾病。有资料显示我国的慢性非传染性疾病致死占全国死亡总数的 80% 以上。

不仅如此,我国还面临着发展中国家与发达国家高发肿瘤谱并存的局面。我国原本高发的胃癌仍为最常见肿瘤;肺癌发病稳定上升;肝癌自 1990 年以来发病上升,目前处于稳定状态;结直肠癌很常见;女性乳腺癌位于女性肿瘤患病的第 3 位;食管癌患病仍列前 5 位。

"中国居民营养与健康状况调查"结果还显示:我国人群营养缺乏和营养失衡并存,在一些地区和人群仍然存在着营养缺乏病的同时,城乡人群已经出现营养失衡或过度营养问题,"富裕膳食"对我国肿瘤谱变化的影响已经显现而且越来越明显,将大大加重我国慢性疾病,特别是肿瘤预防的负担。

我国不仅是世界的人口大国,也是烟草的消费大国,人口"未富先老"、提前进入老龄化社会。据联合国估计,到 2025 年中国人口将增加到 15 亿。而到 2030 年,世界的肿瘤新发病例估计将会超过 2000 万,预计 70% 的肿瘤死亡人数来自低收入国家。

人们传统的生活行为方式与建立科学健康的生活理念、生活行为方式之间的冲突以致改变还有较长的路要走。

五、在科学理念的指导下各司其职,有所作为

三分之一肿瘤的发生与不合理的膳食相关问题是人类面临的挑战。我国的国情,使饮食、营养与肿瘤关系的研究及其研究成果的转化更为迫切。这一切需要人群观念的更新、科学研究的严格质量控制、政府作为的科学研究数据支持。具体行动在:①扩大合理平衡膳食、营养与肿瘤预防知识传播的覆盖面,提高人群建立科学健康的生活理念的自觉意识;②食品添加剂使用的准入、规范及有效监督;③科学合理地使用农药、化肥;④水污染的预防和治理;⑤科学家对政府的建言落到实处。

(孙秀娣)

第四节　肿瘤的化学预防

一、化学预防的基本概念

癌症的发生及发展通常是一个长期慢性多阶段的过程。在其病理过程中的每个阶段都有可能加以干预,以阻止、减缓或者逆转病理过程,除了改变不良生活习惯、接种疫苗、参加早期检测筛查等预防措施外,应用药物或食物中营养成分来阻止、减缓或逆转肿瘤发生及发展过程的手段被称为"化学预防"。化学预防并不是指通过正常的膳食进行预防,如多吃蔬菜和水果可以预防肿瘤,但此类研究属于"膳食与肿瘤的预防"的范畴,仅当我们将蔬菜中的主要抗癌物质 β 胡萝卜素和其他化合物提取出来进行研究,才称为"化学预防"。

近 20 年来,人们对肿瘤细胞发生的分子机制有了更多的认识。由于多种基因表达异常的不断积累,逐渐导致细胞的增殖或死亡动态平衡失调,使正常细胞生物学性质发生改变而成为癌细胞。肿瘤的化学预防基于两个理论:肿瘤的多阶段致癌(multistep carcinogenesis)和区域性癌变(field cancerization)。肿瘤的致癌过程包括起始、促进和发展阶段。肿瘤的启动是细胞暴露于致癌因子的作用引发 DNA 损伤突变,并在细胞分裂时传到子代细胞中,在促进阶段大量细胞克隆扩增发展成瘤,最后良性瘤细胞演变成恶性肿瘤细胞。在此阶段,一些药物或微量营养素能干预 DNA 损伤引发的基因突变,因此能为肿瘤的预防发挥潜在作用。1950 年 Slaughter 最早提出了区域性癌变(field cancerization)的概念,即器官不断暴露于致癌因素后,所引起的黏膜上皮细胞病变是散在的。例如,受香烟的长期作用会使多处呼吸道上皮产生癌前病灶,这些病灶在致癌因素的持续作用下,可以先后在呼吸道不同部位发生癌变。临床上常常可以看到,许多肿瘤发生之前早已出现癌前病变,如口腔白斑/红斑先于口腔癌,肺癌发生之前出现呼吸道上皮不典型增生。有时在口腔或肺出现数个原发性肿瘤,分子生物学研究表明,同一患者这些不同部位的原发性肿瘤具

有不同的分子生物学特性,说明其起源并不相同。由于这些癌前病变细胞可以在上皮内停留多年,不引起任何症状,只是在出现进一步的基因异常时,表达才会发生浸润和转移,对人体造成危害。这些上皮内的异常细胞难以早期发现,由于其分布区域广泛而不宜用手术切除的方式来治疗。因此,研究预防、逆转这些癌前病变发生和发展的机制及其控制办法已成为肿瘤研究的重要领域。

二、化学预防的作用机制

随着细胞癌变机制的深入研究,人们对肿瘤化学预防的机制有了更多的认识。了解和研究抑制细胞癌变的途径及机制,对寻找和研制肿瘤预防药物有着重要意义。下面就其几种重要环节扼要叙述。

1. 抑制致癌物的形成或激活　一些致癌物可以在人体内形成(如亚硝胺类化合物等),而维生素 C 和维生素 E 可以抑制这类有害物的形成。大多数致癌物需经过代谢酶活化后才能形成有致癌作用的代谢物,食物中含有多酚类物质(如鞣花酸等)可抑制细胞色素 P450 酶对多环芳烃致癌物的激活,从而抑制相应致癌物诱发的动物肿瘤。

2. 使致癌物失活　洋葱、大蒜中含有烯丙基化硫类物质,可以诱导致癌物的解毒酶,包括谷胱甘肽硫转移酶等,从而使致癌物失活而不能诱发肿瘤。

3. 抑制致癌物的摄取　某些物质可以直接和致癌物结合,从而抑制后者的摄取。例如,钙可以和胆汁、游离脂肪酸相结合降低肠肿瘤的发生。

4. 抗氧化剂　研究表明,致癌物代谢过程中体内产生的自由基对细胞癌变有重要影响。许多天然抗氧化剂,如多酚类化合物、维生素 C 和维生素 E、姜黄素等具有较强的清除自由基的作用,可以抑制多种肿瘤的发生。

5. 诱导细胞终末分化　视黄醇类药物可以使许多不同类型的肿瘤细胞发生分化。钙可以诱导大鼠食管、小鼠皮肤、人乳腺和结肠上皮组织发生分化。维生素 D_3 可以引起人结肠上皮组织,人和小鼠髓性白血病细胞发生分化。

6. 调节信号转导和生长因子　视黄醇类、非甾体抗炎药物以及他莫昔芬(Tamoxifen)等可以通过影响信号转导和生长因子的途径抑制细胞增殖,从而抑制肿瘤的发生。

7. 诱导细胞凋亡　研究表明,促癌物可以抑制细胞凋亡,从而促进细胞癌变,诱导细胞凋亡的药物可以抑制肿瘤的发生。他莫昔芬通过诱导细胞凋亡能抑制人乳腺癌细胞 MCF-7 的生长。

8. 抑制血管形成　血管形成和癌变有密切关系。前列腺素 PGE_1 和 PGE_2 能促进血管形成,而抑制前列腺素的化合物则可以抑制癌变。

其他像抑制癌基因活性,恢复抑癌基因活性,恢复免疫功能,以及恢复细胞间隙通信等具有抑制细胞癌变作用的药物均有可能预防肿瘤发生。细胞癌变及其抑制的机制是肿瘤化学预防的理论基础,对研制有效预防肿瘤的药物有决定性影响。

三、肿瘤的化学预防物

针对不同的作用机制,美国国立癌症研究所(NCI)对十多种有潜在肿瘤预防作用的药物进行临床研究,这里仅介绍人们较熟悉的几种。

（一）抗氧化物

抗氧化物具有保护细胞避免其被体内的不稳定物质-自由基损伤的作用。自由基的过度损伤可以导致癌症的发生。抗氧化物可以与自由基相互作用从而稳定自由基的特性,避免自由基造成的氧化性损伤。抗氧化物广泛存在于蔬菜和水果中,另外一些坚果、谷物、肉类和鱼中也含有大量的抗氧化物。

常见的抗氧化物包括 β 胡萝卜素、维生素 A、维生素 C、维生素 E、番茄红素和其他一些化合物。大量的实验室研究表明在化合物、细胞以及动物实验水平上,抗氧化物可以减缓或者阻止癌症的发生。然而近期的临床实验并没有得到明确的结果,大样本的随机临床实验尚未得到统一的结论。过去 20 年里,有 5 项大规模的临床实验研究抗氧化物与癌症风险之间的关系,但未得到统一的结论。第一个大型随机实验由中国医学科学院肿瘤研究所的乔友林教授主持,在中国癌症高发区——林县,开展的关于抗氧化物与癌症之间的关系的研究,结果发表于 1993 年;其中联合补充 β 胡萝卜素、维生素 E 和硒可明显降低所有癌症以及胃癌的发病率。1994 年的维生素 E/β 胡萝卜素抗癌研究(ATBC)发现 β 胡萝卜素可明显提高芬兰男性吸烟者中肺癌的发病率,而维生素 E 对此无任何影响。另一个开始于 1994 年的研究——β 胡萝卜素和维生素 A 的效果研究(CARET)也发现补充抗氧化物后肺癌的发病率有可能增高。1996 年的内科医生健康研究中(PHS)发现美国男性内科医生中补充 β 胡萝卜素以及阿司匹林后癌症发病没有出现变化。1999 年开展的女性健康研究(WHS),致力于研究维生素 E 和 β 胡萝卜素在 45 岁及以上妇女中预防癌症和心血管疾病的作用,结果在健康女性中补充 β 胡萝卜素没有明显的益处或害处;对于维生素 E 的研究仍在观察中。

1. β 胡萝卜素 β 胡萝卜素广泛存在于橘黄色的食物中,如甜的马铃薯、胡萝卜、香瓜、南瓜、杏和芒果中,一些绿叶蔬菜(如甘蓝和菠菜)中也含有大量的 β 胡萝卜素。流行病学研究表明,饮食和血浆中 β 胡萝卜素含量和某些肿瘤发生率呈反相关系,即 β 胡萝卜素对肺癌、子宫颈癌、卵巢癌、食管癌、口腔癌等的发生可能有保护作用。在一些动物实验中,也观察到 β 胡萝卜素可以抑制癌变。美国 NCI 资助了多项 β 胡萝卜素预防肿瘤的研究,其中有关预防肺癌的两项研究已经结束。服用 β 胡萝卜素预防肺癌的结果出乎人们的意料,尽管目前还不能对 β 胡萝卜素的应用下最后结论,但对于重度吸烟者或营养良好的人群,不应提倡补充过量的 β 胡萝卜素去预防肺癌。

2. 视黄醇类 视黄醇类(维生素 A 类)化合物对于上皮细胞生长、分化、死亡有重要影响。动物实验研究表明,这类化合物可以抑制、逆转许多器官(包括肺、食管、膀胱、乳腺、胃、子宫颈等)的癌变。目前合成的视黄醇化合物已有 1000 多种,也是肿瘤化学预防研究中临床试验最多的化合物。长期吸烟者每天补给 25mg 的视黄醇化合物(etretinate)共 6 个月,结果未见有逆转痰中异型性细胞的作用。

3. 维生素 E 维生素 E 广泛存在于食物中,尤其是在许多植物油中,它是一种抗氧化剂,能和氧自由基起作用,保护细胞膜脂质免于过氧化。动物实验表明,维生素 E 可以抑制致癌物引起多种动物肿瘤的发生,包括乳腺、结肠、肝脏等。流行病学研究也观察到,血清维生素 E 水平低的人群更容易发生胃、膀胱、肺和胰腺肿瘤。中国医学科学院肿瘤研究所和美国 NCI 合作,对河南林县食管癌高发区人群进行营养干预研究。研究对象为 40 ~ 69 岁的普通人群,实验组人群服用维生素 E 30μg/d,硒 50μg/d,β 胡萝卜素 15μg/d。5 年之后与对照组人群相比,实验组人群总癌死亡率下降 13% ,食管癌死亡率下降 4% ,胃癌死亡率下降 21% 。在芬兰的另一项亦研究表明,50~69 岁吸烟男性人群服用维生素 E 50μg/d,6 年之后,其前列腺癌发生率下降 34% ,结直肠癌发生率下降 16% 。

(二) 维生素 D

维生素 D 是一种脂溶性的激素前体。对于人体来说最主要的两种维生素 D 分别是维生素 D_2(又称钙化醇)和维生素 D_3(又称胆钙化醇)。维生素 D_2 是植物自然产生的,而维生素 D_3 是人体照射阳光中的紫外线后由身体自然产生的。人体中具有活性的维生素 D 是 1,25-双羟维生素 D,可由维生素 D_2 或者 D_3 衍生而来。维生素 D_2 和 D_3 首先在肝脏中生成 25-羟基维生素 D 然后转运到肾脏中生成 1,25-双羟维生素 D。

维生素 D 参与体内很多关键的功能,它可以提高肌肉强度和免疫功能,减少感染,增强小肠中钙的吸收,维持血液中正常的钙、磷浓度,维护骨的形成、矿化、生长和修复。除了照射阳光外,还可以从食物中摄取维生素 D,包括鱼肝油、鸡蛋、肉类和奶油。

维生素 D 通过跟其受体结合发挥活性。维生素 D 受体在细胞核中具有调节基因转录的功能。其可以调节 CYP3A4 酶的表达,而该基因翻译的酶可以参与石胆酸的代谢,石胆酸可以损伤小肠细胞的 DNA,可以增强结肠中癌症发生的概率。促进这种代谢酶的产生,也许就是维生素 D 降低结肠癌发病的机制。

维生素 D 在癌症预防方面的作用,可以促进癌细胞的分化和死亡,降低其增殖;在阳光照射充足的地方某些癌症的发病率和死亡率都比较低,生活在南部的人跟生活在北部的人相比,这些癌症的发病率和死亡率都明显降低,因为光照可以促进体内产生维生素 D_3,结直肠发病率有所降低。

(三) 司他汀

司他汀是一种在美国常用的用于降低胆固醇水平的药物。这种药物可以阻断生成胆固醇的 3-羟基-3-甲基戊二酰辅酶 A 还原酶的功能。通过降低血液中胆固醇的水平来治疗和阻止心脏疾病的发生。在动物实验中以及正在进行的流行病学研究中发现,服用司他汀的人发生某些癌症的风险有所降低,如结直肠癌和皮肤癌。在分子水平上,司他汀可以作用于一些关键的细胞功能,控制肿瘤的发生、生长和转移。司他汀可以阻断 3-羟基-3-甲基戊二酰辅酶 A 还原酶的活性进而降低甲羟戊酸及其相关产物的生成。甲羟戊酸在维持细胞膜完成性、细胞信号通路、蛋白质合成和细胞周期的过程中有重要的作用,这些都是干预癌症进程的重要环节。

多数临床实验以及前期实验中都支持司他汀具有皮肤癌的化学预防功能。

(四) 阿司匹林

阿司匹林是一种非甾体抗炎药物,其主要作用是通过抑制环氧酶(Cyclooxygenase,Cox)的活性,从而抑制前列素的合成。而前列腺素可以刺激细胞增殖,促进癌变。流行病学研究资料表明,长期服用阿司匹林可以降低胃肠道肿瘤的发病率和死亡率,并存在剂量效应关系。动物实验也观察到,阿司匹林可以降低大鼠的结肠癌发生率,抑制大鼠肝癌、膀胱癌的发展。研究发现口服阿司匹林 75mg/d,5 年后可以降低总癌症死亡 20% 。其胃肠道肿瘤的预防效果明显好于其他部位的肿瘤。

（五）钙

钙是人体重要组成成分之一，流行病学研究表明，饮食中食入较多钙的人群，其结肠癌发生和死亡率较低。由于钙和脂质产物相结合产生不可溶性的钙皂物，从而阻止游离胆酸和脂肪酸刺激结肠上皮增生，达到抑制癌变的效果。此外，钙对细胞分化、死亡也有重要影响，有明显的抗癌作用。

（六）半胱氨酸

半胱氨酸是一种生物体内常见的氨基酸，存在于许多蛋白质、谷胱甘肽中。动物实验与流行病学研究发现，此类物质与免疫调节、抗氧化及抗癌变相关。中国医学科学院肿瘤研究所和美国 NCI 合作在河南林县开展的前瞻性研究结果显示，血清中半胱氨酸水平与食管鳞癌和胃贲门腺癌的发病风险呈显著负相关，并有剂量效应关系。高血清半胱氨酸水平组与低水平组相比，食管癌与胃贲门癌发生风险分别降低 30% 和 40%。

（七）硒

微量元素硒与肿瘤的关系一直是研究的热点。有研究者通过对 27 个国家和地区的调查资料显示，人群硒的摄入量与某些的癌症死亡率呈负相关。而补充适量的硒可降低癌症的发病率、延缓癌症的发展，这些癌症包括胃癌、食管癌、肝癌、大肠癌和乳腺癌。有研究分析了干预实验中硒抑制癌症发生的剂量-效应关系，高剂量硒有抑癌作用。我国在食管癌高发区林县开展的食管癌癌前病变的化学干预研究，以服用化学药物硒蛋氨酸作为干预组，干预 10 个月，结果显示服用硒蛋氨酸能促进食管癌癌前病变不典型增生的逆转，阻断进展，为在此人群中进一步开展针对癌前病变的硒化学预防提供科学依据。

科学证明，人类肿瘤是可以预防的，而预防肿瘤的关键在于控制癌前病变的发生和发展。由于癌前病变具有区域性、多处发生的特点，一般无法采用手术切除的办法进行治疗。预防癌前病变的发生，需要避免长期暴露于致癌因素。而对已经发生的癌前病变，则需经过药物，甚至基因等治疗手段使其恢复正常，或阻止其发展成浸润性肿瘤。肿瘤化学预防研究虽然取得一定进展，但还处于起步阶段，还有许多问题有待进一步解决。例如，怎样选择对癌前病变有抑制作用的药物，体外细胞培养或动物实验中可以抑制癌变的药物能否抑制人体内的癌前病变，或在多大程度上有相关性等都需要深入研究。目前进行的人肿瘤化学预防疗效的判断主要是靠肿瘤发生率(或死亡率)的变化为依据，因而需要很长时间以及大样本人群，耗费大量研究经费，无法对动物实验中提供的大量有潜在应用价值的药物较快地进行评价。

随着癌变机制的深入研究，人们会逐步探索清楚一些关键性基因异常表达及其如何导致细胞生物学性质的改变，从而最终找到某些与癌变密切相关，又可在早期出现的生物指标。这些生物指标可以在较短时间内(数月至 1 年)判断药物预防的疗效，从而大大加速人类肿瘤化学预防的研究进程，寻找到更多有效的药物(或其他有效方法)，最终大幅度控制癌前病变的发展，达到预防肿瘤的目的。我们完全有理由预计，50 年或更长时间之后的肿瘤医院，将以早期发现和治疗癌前病变、预防肿瘤发生为其主要任务。

第五节　肿瘤预防与控制新进展

　　当前肿瘤的预防总是围绕着对生活方式和环境这两方面的研究,未来发展也会在此基础上对生物技术与医学、遗传以及行为方面进行进一步探索。当前传统的预防手段如戒烟、合理膳食、控制体重等能预防 40% 的癌症,未来化学预防的方向是通过整合基础医学、遗传学、蛋白质组学、营养学的研究思路、生物标志物的探索以及临床试验找寻新的肿瘤危险因素并发展个体化预防方案。

　　疫苗的开发和推广也是重要的癌症预防的策略。如当前已有的乙肝疫苗和正在研制的丙肝疫苗,以及当前已通过临床试验的子宫颈癌 HPV 疫苗,都能从源头上控制肝癌和子宫颈癌的发生。此外,中国的公共卫生政策正在发生一些积极变化。卫生部 2003 年年底颁布的《中国癌症预防与控制规划纲要》(2004 ~ 2010 年)中,明确提出坚持"预防为主"和"以农村为重点"的原则;从 2005 年卫生部启动了中央转移支付癌症早诊早治项目至今,全国已覆盖了 97 个项目点;2010 年成立的国家癌症中心也会在今后中国的癌症防控中扮演核心角色。

(梁　好　乔友林)

Summary

　　Population research contributes to our understanding of cancer at many levels. Certain fundamental concepts such as individual risk, survival, and population-attributable risk are measurable only in populations, not individuals. In cancer surveillance, epidemiologic methods are used to measure cancer incidence, mortality, and survival, to identify high-risk subgroups, and to monitor progress (or lack of progress) against the disease. In etiologic research, epidemiologic studies have been crucial in identifying and characterizing the carcinogenicity of tobacco, radiation, and many other occupational, environmental, and infectious agents. Epidemiologic studies often provide conclusive information on effective strategies to prevent disease many decades before the precise causal mechanism is identified. Although nutritional deficiencies still plague subpopulations such as the poor, the aged, alcoholics, and the chronically ill in the developed nations, we now recognize that the affluent diet contributes to the pathogenesis of chronic diseases that afflict the vast majority of the population. Efforts to understand the etiologies of various cancers have led to epidemiologic and laboratory studies that strongly implicate certain dietary patterns and specific nutrients. An alternative approach to the problem of cancer control is one that attempts first, to provide new understanding of the fundamental nature of the chronic disease process which eventually leads to invasive and metastatic carcinoma, and second, to develop new pharmacologic agents that arrest or reverse this chronic disease process in its earliest stages, well before it reaches its terminal invasive and metastatic phase. This alternative approach is known as chemoprevention. In the broadest sense, agents for chemoprevention of cancer fall into two principal categories: (a) those that prevent the mutagenic initiation of the carcinogenic process ("blocking" agents) and (b) those that prevent the further promotion or progression of lesions that have already been established ("suppressing" agents).

第五章　肿瘤诊断技术

第一节　肿瘤的病理诊断

随着科学技术的飞跃发展,肿瘤的诊断手段层出不穷。在各种肿瘤诊断技术中,病理诊断发挥着非常关键的作用。

病理诊断是病理医师运用病理学理论、技术、个人专业经验,通过肉眼及显微镜下观察病变的细胞及组织结构,结合患者临床资料,有目的地结合辅助诊断的实验方法对所患疾病做出的诊断。

一直以来,病理医师被誉为"医生的医生"。肿瘤的病理诊断结果关系到临床医师对肿瘤患者实施的治疗方案以及对病情预后的判断,对于总结临床工作经验教训具有关键性,甚至决定性意义。

一、常规的肿瘤病理诊断

(一)肿瘤的病理诊断

肿瘤的病理诊断最基本的要素是大体标本观察、取材以及显微镜下观察。

1. 大体观察与取材　肿瘤标本送检后,首先要对大体标本进行观察、描述,并准确取材。肿瘤的病理诊断虽然主要依靠组织学检查,但是细致的肉眼观察对于判断肿瘤的组织来源、生长方式和有无区域淋巴结的转移等具有重要作用。例如,手术切除标本应观察并记录肿瘤生长的部位、大小、数目、形状、颜色、质地、继发改变(如出血、坏死、钙化、囊性变等)以及与周围组织的关系等。特别应注意肿瘤与组织的分界是否清晰,有无包膜(包膜完整与否、包膜的厚薄),有无浸润或压迫周围组织。若有子瘤,应观察与主瘤的关系。此外,对于送检标本的各区域淋巴结要分别检查。

小块活检组织应全部送制切片,对较大的活检组织要选取肿瘤周围及内部组织做切块。对于手术标本,应在肿瘤边缘(附带周围组织或包膜)和肿瘤内部,选择有代表性却无明显变性或坏死的组织,多做切块检查。同时,肿瘤标本的上下切缘、无瘤部分和附带的器官或组织也要取材。

2. 镜下观察与诊断　取材后的组织经过固定、包埋、切片及染色后,在显微镜下观察。观察切片要系统、全面、细致和准确。一般先低倍镜观察,再高倍镜观察,在观察时仔细思考和判断。首先根据肿瘤病理的基本知识判断是否为肿瘤,再观察瘤细胞的排列方式以及实质与间质的关系判断肿瘤的来源(上皮或间叶组织)。进一步观察肿瘤的结构和细胞异型性、肿瘤的生长方式、包膜侵犯等,同时结合大体标本的描述以及临床资料等,判定肿瘤的良恶性,进一步明确肿瘤是原发或转移性、肿瘤的病理学分级、有无伴发病变等。

肿瘤的病理诊断并非100%都是确定性诊断。大部分诊断是有充分依据的、明确的,可以直接诊断(如子宫颈低分化鳞状细胞癌);对于特点不足,依据不足的病变,不强行诊断,诊断结论写"考虑为××××";有一些依据,但也有矛盾之处时,写"怀疑为××××";若临床诊断和组织形态都缺乏特殊性(如疝囊),则写"可符合××××"。病理诊断的不同报告形式,目的是为了使诊断最接近或准确地反映客观事实。

病理诊断是严谨而仔细的观察和分析过程,切忌主观随意性、片面性和表面性,不仅要全面分析所有切片的形态特点,还要结合临床信息和大体标本的状况,以及必要的辅助实验技术(如免疫组化、特殊染色)结果,进行综合判定。疑难病例可请同行会诊或到上级医院会诊。

(二)肿瘤病理诊断所需的常规病理技术

1. 常规染色技术

(1)概念:未染色的组织切片在镜下只能辨认细胞和胞核的轮廓,看不清其他任何结构,因此组织切片需要进行染色。染色(staining)是用不同的染液浸染组织切片,使染液和组织细胞内的各种成分通过化学结合或物理吸附作用显示出不同的颜色,产生不同的折射率,便于在光学显微镜下进行观察,进行形态学诊断和研究。用作配制染液的原料,称为染料。最广泛应用于常规制片的苏木精(苏木素)和伊红染色,即 HE 染色,又称常规染色。一张好的 HE 切片是保证正确病理诊断的关键。

(2)用途:苏木精主要用于对细胞核染色,伊红主要用于对细胞质染色。染色结果:细胞质被伊红染成深浅程度不同的红色(粉红色至桃红色),胞质内嗜酸性颗粒呈反光性强的鲜红色,胶原纤维呈淡粉红色,并随胶原纤维老化和透明变性而着色由浅变深,弹力纤维呈亮粉红色,红细胞呈橘红色,蛋白质呈粉红色。细胞核被苏木精染成鲜明的蓝色,软骨基质、钙盐颗粒均呈深蓝色,黏液呈灰蓝色,胶原纤维和细胞核呈紫蓝色。

2. 特殊染色技术

(1)概念:为了显示组织或细胞中的正常结构或病理过程中出现的异常物质、病变、病原体等,需要选用相应的显示这些成分的染色方法进行染色。这种专门用于显示某些特定目的物的染色方法称为"特殊染色",它又可以理解为"选择性染色"。特殊染色对目的物的选择性是相对的。有些方法具有相对的特异性,加油红 O 等脂质染色,显阳性者可以肯定为脂质;有些则显示的是一类物质,如 PAS 呈阳性反应者有糖原、黏蛋白、网织纤维、软骨、阿米巴原虫、霉菌等许多物质和组织结构,并不能确定是哪一种具体成分。所谓特殊染色的相对性,就是一种方法可以显示多种目的物,一种目的物可以用多种方法显示,其中有些方法可能呈阳性,而有些方法则呈阴性,这就需要我们掌握多种方法,因为有时只有依靠多种方法才能确定所要确认的目标。

(2)特殊染色的分类:特殊染色方法按照所染目的物进行分类,有结缔组织、肌肉组织、神经组织、脂类物质、糖类、色素、病理的内源性沉着物、病原微生物、内分泌物质、单种细胞和性染色质、骨、血液及造血组织、核酸、酶类等。例如,VG 染色胶原纤维呈红色,肌肉和神经胶质呈黄色,细胞核呈蓝色;Weigert 染色弹力纤维呈黑色,肌纤维呈黄色,胶原纤维呈红色;PAS 染色,真菌菌丝呈细条红色,其余组织呈橘黄色;含铁血黄素柏林蓝反应法,含铁血黄素呈蓝色;苏丹染色脂肪呈橘红色;银染色神经原纤维呈黑色……

(3)特殊染色的意义

1)可以显示在常规制 HE 染色切片中不明显的目的物。当病变中真菌数量较少时,应用 Gridley 染色就容易发现。

2)可以区别胶原纤维和平滑肌,苏丹染色可区别胞质内的脂肪变和水样变。

3）可以显示某些 HE 染色中不能看到的目的物。如网织纤维、星形细胞的突起、结核杆菌等，都可用相应的特殊染色法显示。

因此，特殊染色是常规染色的必要补充，也是染色技术中一个不可缺少的组成部分。它在病理诊断中起着辅助作用。

3. 免疫组织化学技术

（1）概念：免疫组织化学技术（immunohistochemistry，IHC）是应用免疫学基本原理——抗原抗体反应，即抗原与抗体特异性结合的原理，通过化学反应使标记抗体的显色剂（荧光素、酶、金属离子、同位素）显色来确定组织细胞内抗原（多肽和蛋白质），对其进行定位、定性及定量的技术。它把免疫反应的特异性、组织化学的可见性巧妙地结合起来，借助显微镜（包括荧光显微镜、电子显微镜）的显像和放大作用，在细胞、亚细胞水平检测各种抗原物质（如蛋白质、多肽、酶、激素、病原体以及受体等）。免疫组化技术近年来得到迅速发展。

（2）方法分类：根据标记物的不同分为免疫荧光法、免疫酶法、免疫铁蛋白法、免疫金法及放射免疫自影法等。

（3）在肿瘤诊断中的应用

1）肿瘤组织来源的鉴别诊断：主要用于鉴别肿瘤是上皮源性、间叶源性、肌源性、血管源性、神经源性、淋巴细胞源性等。

2）激素受体检测指导临床治疗：激素受体及各种生长因子对正常组织的功能调节非常重要，同时也可影响着肿瘤的生物学行为。应用免疫组化方法，可对肿瘤内各种激素受体与生长因子进行定位、定量分析，已广泛应用于肿瘤临床工作。

3）癌基因及蛋白检测辅助判断预后：对癌基因（oncogenes）在肿瘤生物学中的价值已有大量的研究，在瘤细胞内常表现为癌基因的扩增、突变、移位等，其活性的异常则通过mRNA 癌蛋白的水平增加表达出来，用免疫组化的方法可对这些瘤蛋白进行定位和定量的检测，以探讨其临床意义。

4）评价肿瘤细胞增生程度：肿瘤细胞增生是否活跃直接影响临床治疗和预后。传统判断一个肿瘤是否生长活跃是靠病理组织学观察细胞分裂象的多少来决定的，但由于计数不准确以及影响因素太多而临床应用价值有限。其他方法还有核仁组成区嗜银蛋白（AgNOR）的染色、流式细胞术（FCM）等，但实践证明其中以免疫组化法对肿瘤细胞增生抗原进行定位定量最为简便、可靠。

5）发现肿瘤微小转移灶：用常规病理组织学方法要在一个组织中认出单个转移性肿瘤细胞或几个细胞是不可能的，而采用免疫组化方法则有助于微小转移灶的发现，这对于进一步的治疗和预后都十分有意义。

6）指导肿瘤分期：判断肿瘤是原位癌还是有浸润发生、有无血管及淋巴管的侵袭与肿瘤分期密切相关。用免疫组化法检查可获得明确的结果。

7）激素类细胞的定性和定位：应用免疫组化的检查结果可以进一步明确内分泌细胞的类型和功能状态，如垂体腺瘤、胰岛细胞瘤等。

4. 电子显微镜技术

（1）概念：利用电子束成像的显微镜，电子显微镜是一种高精密度的电子光学仪器，它具有较高分辨率和放大倍数，是观察和研究物质微观结构的重要工具。

（2）类型：电子显微镜主要分为两种类型：一种是观察样品内部超微结构的透射电子显微镜，另一种是揭示样品表面形貌的扫描电子显微镜。

（3）在病理诊断上的作用:病理诊断医师在运用电镜时应避免盲目性,要根据光镜观察 HE 切片或免疫组化染色切片中存在的问题,有目的地选取有代表性的不同区域的组织进行电镜观察,以发挥电镜在肿瘤病理诊断中的作用。

1）在肿瘤诊断上具有一定特异性的结构:①桥粒-张力丝复合体,诊断鳞状细胞肿瘤的标记;②胞质内小腔,对尚未形成腺腔的低分化腺癌具有诊断意义;③线粒体,数量明显增多,可多至填满整个胞质,是诊断嗜酸性细胞瘤的主要依据;④自噬溶酶体,其大量增加是诊断颗粒细胞瘤的特征性改变;⑤粗面内质网扁囊中出现平行排列的微管,对转移性无黑色素性恶性黑色素瘤的诊断有一定帮助;⑥横纹肌微丝,是电镜诊断横纹肌肿瘤,特别是横纹肌肉瘤的唯一依据;⑦平滑肌微丝,是电镜诊断平滑肌肿瘤,特别是平滑肌肉瘤的必备条件;⑧分泌颗粒,种类、大小、形状和密度不同,诊断意义也不同,如见到神经内分泌颗粒,是诊断神经内分泌肿瘤的主要依据;⑨晶体及小体,有诊断意义者为软组织腺泡状肉瘤细胞中常见的长菱形晶体,以及卵巢和睾丸中的 Leydig 细胞瘤中所含的一种称为 Reinke 晶体的六边形晶体,黑色素小体是电镜下诊断黑色素瘤所必需的;⑩Langerhans 颗粒,又称 Birbeck 颗粒,在朗格汉斯细胞组织细胞增生症最常见。

2）电镜检查在肿瘤病理诊断中的作用:①决定性作用,电镜发现特异性超微结构信息做出最后病理诊断;②参考和修正作用,电镜获得的信息对光镜结果予以补充或修正,最终做出最后病理诊断;③验证作用,超微结构信息进一步证实、丰富了光镜的组织学诊断。

3）电镜检查在肿瘤病理鉴别诊断中的作用:①区别低分化腺癌和低分化鳞癌;②鉴定和区别各种神经内分泌癌;③恶性黑色素瘤的诊断与鉴别诊断;④小圆细胞肿瘤、单相性梭形细胞肉瘤的鉴别诊断;⑤区别胸腔、腹腔的恶性间皮瘤和转移性腺癌;⑥确定有肌上皮细胞参与的肿瘤;⑦透明细胞肿瘤;⑧软组织肿瘤、软组织内多形性肿瘤及软组织肉瘤;⑨横纹肌样瘤;⑩树突状细胞肿瘤等。

国内外对电镜诊断的价值,在肿瘤应用方面报道较多,文献中电镜诊断价值的比率高低不同。主要原因是病例的选择不太相同,使用标准、统计的方法也不同,还有检查者的光镜诊断水平或侧重点不同等因素也有关。

5. 病理图像分析技术　长期以来,病理医生对病变的描述以定性或半定量为主,缺乏客观的、精确的、可重复的量化测量手段,不同的观察者之间以及同一观察者的数次观察之间存在一定的主观性及抽样误差,这为肿瘤的病理诊断、分型、分级带来困难。近年来,一门新的分支学科——定量病理学正得到迅速发展。病理图像分析技术（image analysis technology）的基本技术就是形态测量技术和图像分析技术。

（1）形态测量学的基本概念:是应用图像测试技术获得形态图像的数据,并对其进行数据处理及推论,以二维或三维结构的方式对生物组织的形状与结构进行定量分析的一门科学。它包括定量反映二维图像特征的平面测量学（planimetry）和由二维结构信息定量推论三维结构信息的体视学（stereology）,以及广义上涵盖的形态结构要素分析（如核分裂计数）、流式细胞术、显微分光光度术等。形态定量测定的方法常常采用基于计算机及信息处理技术的图像分析系统来完成。该系统能获得大量的信息并长期储存。

（2）图像分析技术在病理诊断中的应用:在肿瘤研究与诊断中,图像分析技术主要应用于三个方面:①形态参数的测量分析,利用图像分析技术对细胞核直径、周长、面积、体积和形态因子的测量,通过肿瘤的细胞与组织结构异型性辅助肿瘤的病理诊断、分级及预后评估;②细胞核 DNA 倍体状态的图像分析,为肿瘤的病理诊断和预后提供依据;③显色反应产物的图像分析,对于细胞化学、免疫细胞化学或原位杂交的显色反应产物进行定量分析。通常采用光密度测定,使结果判定从半定量进入定量阶段。

二、快速病理诊断

(一) 快速病理诊断的必要性

常规的病理诊断方法往往要将手术或活检的组织标本用 10% 甲醛(福尔马林)溶液进行固定、石蜡处理、切片、染色等复杂程序后在显微镜下观察组织细胞的生物结构。其流程须 3～5 天时间才能结束。但是,由于有些患者的疾病性质在术前未能被明确,因而其手术方法也未能确定,因而在手术治疗中有时会需要实地并且及时对病变组织做快速病理诊断,即通过快速冷冻技术将所获得的组织标本快速冷冻,然后进行切片和染色,整个过程只需 30 分钟左右。

快速病理诊断现被广泛应用于手术中,确定手术切除范围和确认转移灶,由于这种诊断技术需要对组织获取的部位比较精确,加上这种方法的制片质量不如石蜡切片好,所以快速病理诊断技术的误诊率也相对于常规病理诊断技术要高。因此在使用该技术进行病理报告时应本着非常慎重的态度。临床上给肿瘤患者做手术过程中,总要取一块组织去送检,其目的就是为了取得最后的"终审判决书"——权威的"病理诊断",以决定进一步手术方案。正如世界著名病理学家 Ackerman 所言,冷冻切片(快速诊断)是外科医师确定治疗的决心所必需的。

(二) 快速病理诊断的方法

手术中常用的快速病理诊断方法有三种,即冷冻切片诊断、快速石蜡切片诊断和手术中细胞学诊断。

1. 快速石蜡切片诊断的特点　用快速组织处理仪将常规脱水浸蜡包埋时间从平常的 14 小时缩短到 40 分钟左右,可制作出与常规石蜡切片质量相近的优质病理切片,可提高诊断的精确度,确诊率可达 98% 以上。但要求组织块较小较薄,从病理科接到标本到做出诊断需要 40～50 分钟时间。

2. 冷冻切片诊断的特点　它制片简单,组织快速冷冻后即切片,因而所需时间短,一般 15 分钟左右制成片,从病理科接到标本到做出病理诊断仅需 20～30 分钟;并且观察病变范围较全面,可切出较大组织切片,确诊率可达到 94% 左右;但切片质量不如石蜡切片,给正确诊断带来一定困难,尤其是疑难或交界性病变,对病理医师的专业要求较高,诊断的风险性较高,主要以定性为主,只能得到初步结果供手术医师参考,术后仍需要常规多切片来证实诊断。

3. 术中细胞学诊断的特点　用细胞涂片,印片或压片的方法快速制片(10～15 分钟)进行细胞学观察,判断有无恶性肿瘤细胞,准确性可达到 87% 左右;但因缺乏组织结构,使诊断的假阳性、假阴性率高,一般只能作为术中冷冻切片的重要辅助手段,对不具备快速病理检查的基层医院有帮助,但不能完全取代快速病理组织学检查,两者结合对诊断更为有利。

（三）手术中常用的快速病理诊断的作用

手术中做快速病理诊断是手术治疗的重要辅助手段，它是对病变的最直接判断，使诊断更准确以便更好地决定治疗方案，也使手术的目的和方式更有针对性和灵活性，能够提高疗效及减少手术创伤。具体来说，它的作用包括以下内容：

（1）术中确定病变性质是良性还是恶性病变，如果是恶性肿瘤时进一步看有无转移等，以便决定手术台上的手术方案。

（2）术中确定肿瘤切缘是否有瘤组织，以便决定手术切除范围。

（3）协助辨别组织，以帮助手术的顺利进行。

三、分子诊断技术

近年来，随着分子生物学的发展和新方法、新技术的不断引进，病理学诊断已从单一的形态学诊断模式发展成为形态-免疫组化-分子病理相结合的综合诊断模式。病理诊断已不仅限于肿瘤的分类、分型，而是更多与患者的治疗选择和预后评估息息相关。这是肿瘤综合诊治平台的基石，为肿瘤患者实施个体化的治疗提供重要的依据。

在乳腺癌治疗中，*Her2* 过度表达影响乳腺癌患者预后差，短期内容易出现复发和转移。针对 *Her2* 过度表达的靶向药物已经广泛应用于临床。但患者是否适用该类靶向药物治疗，必须先由病理科进行 Her2 蛋白的免疫组化检测或（和）*Her2* 基因的扩增检测，若检测结果显示 Her2 蛋白阳性+++或（和）*Her2* 基因扩增（Her2 蛋白阳性++时检测），患者具有使用该类药物的指征。由此可见，病理检查的结果直接决定着患者治疗方案的选择，病理在指导临床治疗方面发挥着越来越重要的作用。近 10 余年来，分子诊断已由实验室逐步进入应用阶段，分子诊断的特点是灵敏度高、特异性强、适用范围广，取材一般不受组织或时相限制，具有广泛的应用前景。

（一）分子病理诊断在肿瘤病理诊断中的意义

1. 肿瘤易感基因的检测　肿瘤遗传相关的易感基因检测对于肿瘤高危人群的筛检具有实用价值，已明确的肿瘤易感基因及其相关肿瘤有 *Rb*1（视网膜母细胞瘤）和 WT1（肾母细胞瘤）。*p*53（Li-Fraumeni 综合征）、*APC*（家族性腺瘤性息肉病）、*HNPCC*（遗传性非息肉病性结肠癌）、*NF*1（神经纤维瘤病）、*VHL*（VonHippel-Lindau 综合征）、*PTEN*（Bannayan-Riley-Ruvalcaba 综合征）、BRCA（家庭性乳腺癌、卵巢癌）等。除了检测高危人群的易感基因外，有方法也应用于正常人群肿瘤易感性检测，如检测 *Ret* 基因突变用于诊断 Ⅱ 型多发性内分泌肿瘤，通过分析 GST 基因型以判断个体暴露于致癌物时的致癌危险性等。

2. 肿瘤的分类　判断淋巴细胞增生与淋巴细胞性肿瘤及其克隆起源，应用 RFLP 分析免疫球蛋白或 T 细胞受体基因重排，具有鉴别诊断作用，且这种分子病理分型比免疫学分型更为准确。对 Bcr 区基因重排的检测，可对慢性粒细胞白血病和急性粒细胞白血病进行鉴别诊断。*n-myc* 和 *c-myc* 扩增和表达的检测，对鉴别神经母细胞瘤和神经上皮瘤具有应用价值，因前者 *n-myc* 明显扩增，而后者则为 *c-myc* 明显扩增。

3. 肿瘤的早期诊断　*k-Ras* 基因突变是一种胰腺癌、结肠癌和肺癌等肿瘤中发生率较高的分子事件，突变集中在第 12、13 和 61 编码子。应用细针穿刺活检材料检测胰腺癌的第

12 编码子变突,检出率可达 100%,应用 PCR-RFLP 方法检测结肠癌患者粪便中的 *Ras* 基因突变,其检出率与肿瘤组织中相似,可用于高危人群的筛选。

4. 肿瘤的预后判断　肿瘤基因的突变、扩增及过表达等改变常与肿瘤的预后密切相关,如 *p53* 基因突变与乳腺癌、肝癌、结肠癌等多种肿瘤预后有关,nm23 的状态则与肿瘤转移相关。研究发现从分子水平上判断肿瘤的生物学行为及预后具有较高的准确性。如 Vogelstein 根据结肠癌相关基因的变化,提出了结肠癌癌变和演进的分子模型,阐述了癌基因激活、抑癌基因失活与肠上皮细胞增生、癌前状态、癌变和转移各阶段基因变化的特征。

5. 肿瘤的预后监测　分子诊断在肿瘤的监测方面也具有重要的作用,如临床治疗缓解期内白血病的白血病细胞仍达 1×10^{11} 个瘤细胞,用细胞遗传学方法检出率为 1%~5%,应用核酸杂交技术灵敏度可达 0.05%~0.15%,而 PCR 技术则可使检出率达到 1×10^{-6} 个细胞左右。提高了对肿瘤转移、复发监测的准确性,有助于及时采取适当的治疗措施。

6. 为肿瘤个体化和预见性治疗提供依据　肿瘤发生、发展的不同时期,可能涉及不同基因的不同变化形式,而基因的变化及基因间的信号传递与肿瘤临床治疗的敏感性密切相关,如能在分子水平对肿瘤基因变化提供指标,对肿瘤的个体化和预见性治疗具有指导意义。如在 90% 的胰腺癌、50% 的结肠癌、30% 的非小细胞肺癌中存在 *Ras* 基因的激活,50% 左右的肿瘤有 *p53* 基因不同形式的突变,这些基因的异常,使肿瘤对某些放疗或化疗的方法具有抵抗性,如能从基因水平上改变异常基因的状态,则可提高放疗、化疗的敏感性。

（二）分子病理诊断的相关检测项目

1. 靶点检测　为临床治疗及靶向治疗提供依据。

（1）基因扩增或缺失检测(标本类型:石蜡包埋组织切片或细胞学检测):①*Her2* 基因扩增检测,指导乳腺癌、胃癌患者临床靶向治疗;②*EGFR* 基因扩增检测,指导非小细胞肺癌患者临床靶向治疗;③宫颈 hTERC 位点检测,明确宫颈癌前病变病理分级及治疗方案选择;④1p36/1q21 和 19q13/19p13 位点检测,指导少突胶质瘤的临床治疗和判断预后。

（2）基因突变检测(标本类型:石蜡包埋组织切片):①EGFR 基因突变检测,指导非小细胞肺癌患者临床靶向治疗;②*k-Ras* 基因突变检测,指导结肠癌、非小细胞肺癌患者临床靶向治疗;③*BRAF* 基因突变检测,指导结肠癌患者临床靶向治疗;④*KIT* 基因突变检测,指导胃肠道间质瘤患者临床靶向治疗;⑤*PDGFRA* 基因突变检测,指导胃肠道间质瘤患者临床靶向治疗。

2. 染色体易位检测　辅助病理诊断。标本类型:石蜡包埋组织切片。

（1）t（x;18）（p11;q11）（SYT-SSX）:辅助诊断滑膜肉瘤。

（2）t（11;22）（q24;q12）（EWS-FLI1）:辅助诊断尤文肉瘤/PNET。

（3）t（13q14）（FKHR）:辅助诊断腺泡状横纹肌肉瘤。

（4）t（12;16）t（12;16）（q13;p11）（FUS-CHOP）:辅助诊断黏液性/圆细胞脂肪肉瘤。

（5）t（14;18）（q32;q21）（IgH-BCL-2）:辅助诊断滤泡性淋巴瘤。

（6）t（11;14）（q13;q21）（IgH-BCL-2）:辅助诊断套细胞淋巴瘤。

（7）t（3q27）（BCL-6）:辅助诊断弥漫性大 B 细胞淋巴瘤。

（8）t（8q24）（c-myc）:辅助诊断伯基特淋巴瘤。

（9）t（18q21）（MALT1）：辅助诊断黏膜相关淋巴组织淋巴瘤（MALT）。

（10）t（11；18）（q21；q21）（API2-MALT1）：指导针对胃MALT淋巴瘤患者抗幽门螺杆菌治疗。

3. 原位杂交检测 标本类型：石蜡包埋组织切片。

（1）EBER检测：病变组织原位EB病毒检测。

（2）HPV16/18检测：宫颈组织原位HPV检测。

（3）HPV11/16检测：宫颈组织原位HPV检测。

4. 泌尿系统肿瘤早期诊断及术后检测 标本类型：尿液脱落细胞。

荧光原位杂交法：CSP3/CSP7，GLPp16/CSP17。应用：①移行上皮癌早期诊断；②排除恶性血尿；③术后复发监测。

（三）肿瘤分子诊断的发展前景及其标准化

分子诊断技术是肿瘤分子病理研究具有划时代意义的检测手段，拓宽了病理学研究的范围，使我们对肿瘤发生发展、形态特征、生物学行为的认识进入分子水平，分子诊断的大部分技术已日趋成熟，但目前用于临床检测的技术开展得还不是很多，费用昂贵、操作复杂是主要原因，分子诊断技术也不能完全取代许多目前使用的行之有效的实验室诊断方法。肿瘤病理诊断仍应坚持以形态学为基础的原则，分子诊断只是这些方法的补充、改善和提高。

此外，分子诊断目前也存在一些问题，由于其技术一般都具有敏感性高的特点，特别是PCR技术，结果影响因素较多，最大的问题为技术性假阳性和假阴性，PCR技术本身已比较成熟，要使检测技术具有高敏感性，又要确保检测结果的高特异性和重复性，质量控制至关重要，关键在于建立标准化的实验操作程序和标准化的分子诊断实验室。除诊断技术方面的标准化外，诊断指标也要实行标准化，这样才有可能对肿瘤的诊断、鉴别诊断、浸润转移、临床治疗方案的选择及生物学行为的评估等方面提供有意义的指标，这将是每位病理学家所面临的机遇和挑战。

四、远程病理诊断

远程病理诊断是在高倍物镜下，通过数字切片扫描系统，把整张病理切片快速扫描后存储在电脑里，全切片图像质量完全符合诊断需要，而且是全视野，医院或患者通过网络，将数字切片与相关病史上传到诊断平台。专家登录此平台，对患者的病情进行分析和讨论，进一步明确诊断，指导确定治疗方案。实现医学资源、专家资源、技术设备资源和医学科技成果信息资源共享，大大节省医疗开支，提高医疗水平，尤其对缩小城乡差异、提高边远地区医疗水平、降低患者医疗费用有重要的作用。

数字病理远程诊断平台，是把传统切片进行数字化，集成显微影像处理、Web图像浏览等技术，整合多年的病理领域经验、专家资源，而打造的专业数字病理远程诊断咨询服务平台，为广大病理医师与患者，提供便捷、省时、省力与快速的专家咨询服务。利用此平台，可逐渐为中国甚至全球病理医师，提供无时间与空间限制的数字切片交流机会，可进行诊断交流、疑难病例讨论、专家数字切片解读、病理远程教学等（图5-1-1）。

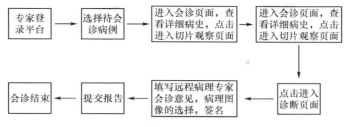

图 5-1-1　专家远程病例诊断流程

　　经过几年的发展,远程病理学已取得了长足的进展,目前许多发达国家都已将远程病理诊断技术作为一项常规的服务手段。在欧洲,如挪威 Tromso 大学的病理学研究所、瑞士巴赛尔大学的病理学研究所和德国的 Aurich 病理学研究所都已将其作为常规应用模式,平均每个星期进行两次专家会诊,挪威应用的是宽带网、瑞士应用的是 ISDN 网、德国应用的是电话线。但据他们的研究结果,诊断质量并未受到影响。目前世界范围内的远程病理学诊断技术的实际应用领域主要包括四个方面:完全遥控的冷冻切片服务、图像讨论、小组讨论或视频电视会议、远程帮助。

　　总的来说,远程病理诊断技术的应用前景已经取得了共识,但发展速度并不是太快,其主要原因有以下几个方面:①技术问题,目前虽然计算机技术很发达,出现了高清晰度摄像机和高清晰度显微镜,但软硬件不配套,网络协议不规范,各个工作站之间兼容性差;②经济问题,目前在这方面进展较大的都是发达国家,原因是高清晰度摄像机、显示器都很贵,宽带网建设投资大;③医学问题,如病理样本必须由外科医师采集,冷冻切片必须由经过训练的人员准备,而控制操作由远程工作站进行,这样数字化图像的精确度就有限,误诊的可能性增加;④法律问题,误诊的情况一旦发生,会出现互相推卸责任的现象。但尽管如此,欧美的一些专家认为,远程病理学作为一种新的医学诊断模式,对现代医学模式和医学技术的发展毕竟是一个良好的机遇,随着软硬件价格的降低、远程通讯技术的成熟和网络的不断发展,这种技术会有更加广泛的应用前景。

(李　昱)

第二节　内镜检查

一、概　述

(一)概念

　　内镜是一种根据人体各脏器需要而特制的、带有照明装置、可以用来观察人体腔隙和管道的管状器械。内镜检查分为无创伤性和创伤性两种。前者指由体外经过人体自然腔道(如消化道、呼吸道、泌尿道、生殖道等)直接插入内镜进行检查;后者是通过切口将内镜插入人体与外界不相通的腔隙中,用来检查密闭的体腔(如胸腔、腹腔、关节腔等)。

（二）内镜分类

1. 按构造分类　内镜按结构分为硬质内镜和可弯曲的软式内镜两种。软式内镜又分为纤维内镜和电子内镜两类。硬质内镜为棱镜光学系统，最大优点是成像清晰，可配多个工作通道，选取多个视角。软式内镜最大特点是镜头部分可被术者操纵改变方向，扩大了应用的范围，但成像效果不如硬质镜好。

（1）硬管内镜：包括传像、照明、气孔三大部分。图像传输部分分为物镜、中继系统、目镜组成传导图像。照明部分采用冷光源用光导纤维穿入镜内的方法。气孔部分作用为送气、送水、通活检钳。硬性内镜产品有腹腔镜、直肠镜、子宫镜、胸腔镜、纵隔镜等。

（2）纤维光学内镜：由插入部（前端部、弯曲部与柔软部）、操作部与目镜部组成。其成像系统由 2 万 ~3 万根直径 9 ~15μm 的玻璃纤维整齐规则排列成束构成，所成图像较清晰，镜身细软、弯曲度大、操作灵活、患者痛苦少，是应用较广泛的内镜，如纤维支气管镜、纤维胃镜、纤维结肠镜等。

（3）电子内镜：主要由内镜、电视信息系统中心和电视监视器三个部分组成。它的成像主要依赖镜身前端装备的微型图像传感器（charge coupled device，CCD），CCD 就像一台微型摄像机将图像经过处理器处理后，显示在电视监视器的屏幕上。它比普通光导纤维内镜的图像更清晰，且色泽逼真，分辨率更高。

2. 根据内镜先端物镜的方向分类　分为直视型（前视型）、斜视型及侧视型三种类型。我们常用的胃镜、结肠镜、支气管镜都是直视镜，而逆行胰胆管造影所用的十二指肠镜则是侧视镜，一些凸阵扫描超声内镜则是斜视镜。

3. 按功能分类

（1）用于呼吸系统的内镜：喉镜、鼻内镜、支气管镜、胸腔镜、纵隔镜等。

（2）用于消化系统的内镜：食管镜、胃镜、十二指肠镜、小肠镜、结肠镜、胆道镜、超声胃镜、胶囊内镜等。

（3）用于泌尿系统的内镜：膀胱镜、输尿管镜、肾镜。

（4）用于生殖系统的内镜：阴道镜、宫腔镜。

（5）用于运动系统的内镜：关节腔镜、椎间盘镜。

（6）其他内镜：血管内腔镜、神经内镜、腹腔镜、染色内镜、放大内镜、共聚焦激光显微内镜、荧光内镜等。

（三）内镜检查新技术

近年来，随着各种新的内镜诊断技术的普及与推广，早期肿瘤的诊断率得到了明显的提高。迅速发展的超声内镜、共聚焦内镜、电子放大内镜、放大色素内镜、窄带成像技术、红外线内镜等均是在高清晰度内镜基础上发展起来的一些特殊内镜技术，这些技术的共同特点是能够显示普通内镜无法显示的特殊微小结构，甚至可以直接观察到细胞，对于癌症的早期诊断、早期治疗起着重要的作用。

1. 超声内镜检查　超声内镜（endoscopic ultrasonography，EUS）检查是一种先进的、集超声波与内镜检查为一体的直视腔内超声技术，它将微型超声探头安置在内镜前端，可同时进行电子内镜和超声检查。由于超声探头距病变部位很近，能够清晰地显示黏膜下的病变及邻近器官的断层图像。

主要用于消化道黏膜下肿瘤的鉴别诊断、消化道恶性肿瘤的分期(肿瘤浸润深度、有无周围淋巴结及邻近器官转移)及胰腺肿瘤、胆总管下端结石等疾病的诊断。超声内镜对消化道肿瘤的起源、大小、性质、病期和手术治疗方式的判断均具有很重要的价值,具有其他现代影像诊断技术无法替代的作用。在超声内镜引导下,还可直接进行一些特殊的内镜检查和治疗,如细针吸取细胞学检查、胰胆管造影术、胰腺囊肿引流术、腹腔神经丛阻滞术及瘤体内药物注射等治疗。

2. 共聚焦激光显微内镜检查　共聚焦激光显微内镜作为一种新型内镜成像技术,结合了传统消化内镜检测和显微镜技术,在内镜头端整合了一个共聚焦激光探头,对消化道的黏膜组织进行逐层放大扫描,得到类似于放大 1000 倍的显微镜图像,可以在内镜检查的同时观察到黏膜层腺体、细胞结构以及微循环的变化。从而进行组织学诊断并可指导靶向活检,避免了盲目活检取样,对癌前病变和早期胃肠道肿瘤的诊断具有快速、准确的优势。

3. 电子放大内镜、放大色素内镜及窄带成像技术　电子放大内镜可将内镜下的物像放大数十倍甚至上百倍,能清晰地显示消化道黏膜的腺管开口、微细血管等细微结构变化。放大内镜与组织化学技术相结合称为放大色素内镜,如放大内镜结合亚甲蓝或靛胭脂染色,可清晰显示胃肠黏膜的腺管开口和微细血管结构的变化,较准确地区分增生性、腺瘤性及癌性病变,提高早期癌症的检出率。窄带成像技术(narrow band imaging,NBI)则是在放大内镜和色素染色的基础上,将普通白色照明光过滤成窄带的蓝光、绿光,利用不同组织结构吸收和散射这种窄光带的差异,将黏膜或黏膜下的脉管系统和腺管开口形态显示得更加清楚。因此,NBI 具有放大内镜和色素染色的双重功能。

4. 红外线内镜检查　红外线内镜检查的原理是静脉注射靛胭脂后,通过红外线探测靛胭脂的聚集情况进行诊断。其优点是可以清晰地显示黏膜下血管形态,可区别黏膜癌、黏膜下癌及进展癌,为是否能够进行内镜下治疗提供依据。

（四）内镜检查在临床诊疗中的应用

随着科学的发展、各种新型内镜不断地推出,内镜检查技术在临床上起到了越来越重要的作用。

1. 胃肠道疾病的检查　①食管:食管炎、食管静脉曲张、食管裂孔疝、食管平滑肌瘤、食管癌及贲门癌等;②胃及十二指肠:慢性胃炎、胃溃疡、胃良性肿瘤、胃癌、胃间质瘤、胃淋巴瘤、十二指肠溃疡、十二指肠肿瘤等;③小肠:小肠肿瘤、平滑肌肿瘤、肉瘤、息肉、淋巴瘤、炎症等;④大肠:非特异性溃疡性结肠炎、Crohn 病、慢性结肠炎、结肠息肉、大肠癌等。

2. 胰腺及胆道疾病的检查　胰腺癌、胰腺囊肿、胆管炎、胆管癌等。

3. 呼吸系统疾病的检查　鼻咽部肿瘤、肺癌、肺炎、肺结核、经支气管镜的肺活检及刷检、选择性支气管造影等。

4. 泌尿系统检查　膀胱炎、膀胱结核、膀胱肿瘤、肾结核、肾结石、肾肿瘤、输尿管的畸形、输尿管结石、输尿管肿瘤等。

5. 妇科检查　宫颈糜烂、宫颈白斑、宫颈癌、阴道流血、息肉、不育症等。

二、支气管镜检查

支气管镜有硬质支气管镜、可弯曲的纤维支气管镜和电子支气管镜。近年来荧光支气管镜、经支气管镜腔内超声及超声支气管镜检查等也在逐步推广应用。荧光支气管镜检查是基于细胞自发性荧光和电脑图像分析技术的一种新型支气管镜,可通过对正常黏膜和异常黏膜的自体荧光的鉴别检测早期黏膜癌,显著提高早期肺癌及癌前病变的诊断率。经支气管镜腔内超声则是在常规支气管镜基础上,将微型超声探头经支气管镜的操作通道送入气管-支气管腔,通过超声扫描,直接获得气管、支气管壁及支气管外的周围组织结构的超声断层扫描图像。而超声支气管镜是把凸式超声探头置于支气管镜先端,能够沿气管长轴方向扫描并能够在超声引导下进行适时的针吸活检。无论是经支气管镜腔内超声还是超声支气管镜检查均可清晰显示气道壁各层组织结构,并能准确区分邻近的肿物、淋巴结和血管等结构,对肺及纵隔病变的诊断有极其重要的意义。

(一) 适应证

1. 用于诊断

(1) 影像学检查提示肺部阴影、阻塞性肺炎、肺不张。

(2) 肺门、纵隔占位性病变或淋巴结肿大。

(3) 不明原因的咯血需明确诊断及出血部位。

(4) 原因不明的顽固性咳嗽、气道阻塞、声音嘶哑、呼吸困难。

(5) 肺部弥漫性病变。

(6) 痰细胞学检查见癌细胞,而胸部 X 线阴性的"隐性肺癌"。

(7) 喘鸣,特别是单侧局限性哮鸣音或咳嗽改变者。

(8) 不明原因的上腔静脉阻塞综合征。

(9) 协助做选择性大气管造影。

(10) 协助肺癌、食管癌术前分期及决定手术方式及范围。

(11) 肺癌治疗前后的随诊、疗效判断。

(12) 经胸壁代替胸腔镜对胸膜疾病进行诊疗。

(13) 下呼吸道分泌物的细菌学检查。

2. 用于治疗

(1) 大量分泌物而无力咳出者,进行支气管肺泡灌洗,改善通气。

(2) 对支气管或肺内病变(如肺癌、肺脓肿等)进行局部药物注射治疗。

(3) 对气道的阻塞性病变进行激光、微波、高频电刀、冷冻等治疗。

(4) 清除气管、支气管异物。

(5) 通过局部药物喷洒、气囊导管填塞、氩气刀等止血治疗。

(6) 局部狭窄进行支架植入、球囊扩张。

(二) 禁忌证

(1) 严重的心、肺功能不全,如呼吸衰竭、心力衰竭等。

(2) 新近发生的心肌梗死。

(3) 自发性心绞痛。

(4) 严重的高血压或心律失常。

(5) 严重衰竭不能耐受检查。

(6) 支气管哮喘急性发作期。

（7）出凝血功能严重障碍。

（8）主动脉瘤。

（9）严重的肺部感染伴高热。

（10）大咯血。

（11）麻醉药物过敏，不能用其他药物代替者。

三、胃镜检查

胃镜检查能够直接观察到被检查部位的真实情况，且可通过对可疑病变进行组织学活检及细胞学检查明确诊断，是目前诊断食管、胃和十二指肠疾病最可靠的方法。随着无痛胃镜以及可以经鼻插入的超细胃镜的应用，使检查的舒适度得到了很大的提高。

（一）适应证

1. 用于诊断

（1）凡有消化道症状，疑有食管、胃及十二指肠病变临床又不能确诊者。

（2）不明原因的贫血或消瘦。

（3）不明原因的消化道出血。

（4）判断疗效（如溃疡、胃癌等）。

（5）需要随诊的病变，如 Barrett 食管、溃疡、萎缩性胃炎等癌前病变的监测。

（6）上消化道手术术前评估及术后复查。

（7）通过超声胃镜检查胰腺肿瘤、胆总管下端结石等疾病。

（8）明确黏膜下肿瘤的性质、范围、深度。

（9）40 岁以上、有肿瘤家族史正常人的体检。

2. 用于治疗

（1）上消化道异物取除。

（2）上消化道病变的内镜治疗，如 Barrett 食管、早期食管癌、黏膜下肿瘤、胃溃疡等。

（3）食管静脉曲张的治疗。

（4）晚期上消化道恶性肿瘤解决梗阻的姑息性治疗（支架、扩张、瘤体注射、电化学治疗等）。

（5）上消化道良性、恶性肿瘤术后吻合口狭窄或放疗后狭窄行扩张术。

（6）食管-气管瘘修补术或覆膜支架植入术。

（7）贲门失弛缓症的内镜下治疗。

（8）上消化道出血的止血治疗。

（9）上消化道息肉或黏膜下肿瘤切除术。

（10）经皮内镜下胃造瘘术。

（11）超声胃镜引导下的胰胆管造影术、胰腺囊肿引流术、腹腔神经丛阻滞术及瘤体内药物注射等治疗。

（二）禁忌证

1. 相对禁忌证

（1）偶发的、轻度心律失常。

（2）消化道出血患者血压未平稳。

（3）有出血倾向,血红蛋白低于50g/L。

（4）血氧饱和度轻度低于正常。

（5）精神病患者病情稳定期。

2. 绝对禁忌证

（1）严重心肺疾病:如严重心律失常、重度心力衰竭、急性心肌梗死、呼吸衰竭不能平卧等。

（2）严重精神失常不能合作者以及精神紧张拒绝做此检查者。

（3）消化道穿孔急性期或有穿孔倾向者。

（4）严重口腔、咽喉部病变者。

（5）食管及胃的化学性烧伤的急性期。

（6）脊柱严重畸形者。

（7）脑血管病变急性期、主动脉夹层。

（三）并发症

1. 严重并发症

（1）出血:患者在内镜检查中或者检查之后出现呕血、黑便,甚至血便时,应行急诊内镜检查,寻找病因。当镜下观察到活动出血时,可局部喷洒去甲肾上腺素、凝血酶止血,也可局部注射1∶10 000的肾上腺素或用氩气刀、电凝、钛夹等方法止血治疗。同时可给予全身止血治疗及抑酸药物。对于严重出血内镜治疗无效者可血管介入或手术治疗。对于食管静脉曲张破裂引起的出血,可静脉使用降低门静脉压力药物及三腔二囊管压迫治疗。

（2）穿孔:往往由于患者不配合、检查者操作过于粗暴或内镜下治疗不当所致。食管穿孔患者立即出现胸背部疼痛、纵隔气肿或颈部皮下气肿。胃十二指肠穿孔时,患者可表现为突发剧烈腹痛,查体有腹膜炎体征。应立即摄片定位。如果穿孔较小,可经胃镜予以钛夹夹闭并给予禁食、胃肠减压、抗感染等治疗,若穿孔较大或内科保守治疗无效应积极手术治疗。

（3）感染:内镜检查过程中由于过度镇静或患者严重体弱可能出现吸入性肺炎,且内镜治疗(如食管静脉曲张的硬化剂治疗等)可能导致短暂的菌血症,或者内镜损伤可造成咽部感染等情况,应给予抗生素治疗。

（4）心脑血管意外及呼吸系统并发症:在内镜操作过程中或之后患者若出现明显胸痛、胸闷、心悸、呼吸困难,甚至出现抽搐、意识障碍等症状,或心电监测、血压及血氧饱和度等明显异常时,应立即停止操作,给予吸氧,并做心电图检查,并予以相应处理。

2. 一般并发症

（1）喉头痉挛:立即退镜。

（2）下颌关节脱臼:手法复位。

（3）皮肤黏膜出血:立即退镜,待患者安静后再继续检查。

四、十二指肠镜检查

逆行性胰胆管造影术(endoscopic retrograde cholangiopancreatography,ERCP)是在X线

监视下经十二指肠镜在十二指肠乳头部插入导管,注入造影剂,选择性的使胆管、胰管显影的方法。在 ERCP 的基础上,还可以进行十二指肠乳头括约肌切开术、内镜下胆汁内引流术及内镜下鼻胆汁引流术等介入治疗。

（一）适应证

（1）疑有肝、胆、胰部位的良性或恶性肿瘤,炎症以及结石或原因不明的梗阻性黄疸。
（2）疑为胰、胆及壶腹部恶性肿瘤者。
（3）转移性腺癌,可疑原发灶来自胰、胆系。
（4）疑为胆源性胰腺炎、慢性胰腺炎、复发性胰腺炎或胰腺肿瘤者。
（5）疑有胰、胆先天畸形或胆胰管汇合异常等。
（6）可疑胆石症或胆囊结石拟行腹腔镜手术,需除外胆总管结石者。
（7）胆囊切除术或胆道手术后仍有症状者。
（8）胰、胆病变需内镜下治疗者。
（9）不明原因上腹痛需除外胆管及胰腺疾病者。
（10）疑为 Oddi 括约肌及胆管功能障碍需测压者。
（11）因胆、胰病变需收集胆汁、胰液检查者。
（12）疑为胆道出血者。
（13）胰腺外伤后疑有胰漏及胰管破裂者。
（14）胆管术后疑有胆漏或误伤者。
（15）某些肝脏疾病及肝移植术后需了解胆管情况者。

（二）禁忌证

（1）非胆源性急性胰腺炎或慢性胰腺炎急性发作期。
（2）严重的胆道感染及胆管梗阻,而不具备引流条件者。
（3）严重心、肺、肾、肝功能不全。
（4）不能耐受或不能配合内镜检查者。
（5）其他上消化道内镜检查禁忌者。
（6）上消化道狭窄、梗阻,内镜无法进入十二指肠者。
（7）胆管蛔虫伴有脓血分泌者。
（8）严重碘过敏者。

（三）并发症

（1）胆道感染。
（2）急性胰腺炎。
（3）消化道出血。
（4）穿孔。

五、结肠镜检查

传统的 X 线钡餐检查对直径小于 0.5cm 的肿瘤易漏诊,采用结肠镜检查可以在直视下观察结肠疾病的性质、范围和部位,并可行活组织检查。随着无痛肠镜及单人肠镜技术的普及,大大减轻了受检者的痛苦。目前利用电磁原理一边确认插入状态一边进行诊疗观察的装置也开始投入了使用。

（一）适 应 证

（1）不明原因的消瘦。

（2）疑为下消化道出血,尤其为脓血便或血便时。

（3）不明原因的慢性腹泻、大便性状或习惯改变等。

（4）钡灌肠或腹部 CT、B 超等检查发现异常,需进一步确诊。

（5）不明原因的低位肠梗阻。

（6）有腹部肿块不能排除结肠或回肠末端疾病者。

（7）需要内镜治疗者:如内镜止血治疗、息肉及早期癌的内镜下切除。

（8）需要长期随诊的患者:如家族性腺瘤病的监测、结肠息肉、结肠或直肠癌手术后的随访等。

（9）肝癌、子宫颈癌、结直肠癌等的术前评估。

（10）40 岁以上、有肿瘤家族史的正常人体检。

（11）结肠肿瘤的筛查。

（二）禁 忌 证

（1）严重心肺功能不全者:如急性心肌梗死、严重心律失常、重度心力衰竭、呼吸衰竭等。

（2）精神失常不配合者以及精神极度紧张拒绝做此检查者。

（3）月经期或妊娠期。

（4）有可疑的消化道穿孔或有穿孔倾向者。

（5）脑血管病变急性期、主动脉夹层。

（6）腹腔广泛粘连、肠疝、严重憩室、大量腹水等。

（7）结肠炎症性疾病的急性活动期、中毒性巨结肠。

（8）术后伤口未愈合。

（9）肛门及肛周急性化脓性感染者。

（10）肠道准备不良、高热、衰竭、严重腹痛、低血压、贫血者宜延期检查。

（三）并 发 症

1. 出血 术中出血应立即给予内镜下治疗,术后出血可行急诊肠镜检查明确出血原因并予以治疗。

2. 穿孔 可由于病变本身使肠壁变薄,充气后穿孔。也可因操作过度粗暴或内镜治疗不当所致。表现为突发剧烈腹痛,可有腹膜炎体征。立位腹平片可见膈下游离气体。若穿孔较小,可给予肠镜下钛夹夹闭,禁食、胃肠减压、抗感染等治疗;若穿孔较大,内科保守治疗无效应积极进行手术治疗。

3. 感染 由于镜检而发生的交叉感染罕见报道。由于治疗或行内镜活检后出现寒战、发热等表现,特别是对于免疫力低下的患者,应给予广谱抗生素治疗。

4. 心脑血管意外　患者在检查过程中或之后若出现严重的心律失常,甚至抽搐、意识障碍等症状,应立即停止操作、给予吸氧、心电图检查,并予以相应处理。

六、胶囊内镜检查

胶囊内镜的工作原理是患者口服内置摄像与信号传输装置的智能胶囊后,医生通过体外的图像记录仪和影像工作站所获得的信息进行分析,了解消化道尤其是小肠的情况,从而对其病情做出诊断。与传统内镜相比,胶囊内镜操作方法简单、患者无痛苦,可用于老年人及儿童。但胶囊内镜也有局限性,如价格昂贵、拍摄的图像随机性强、无法对可疑病灶取活检、图像清晰度依赖于肠道清洁情况等。胶囊内镜虽然对可疑病灶检出率高,但确诊率较低,常需要小肠镜或者其他方法证实。目前食管胶囊内镜、结肠胶囊内镜以及内镜医师能够使用磁体手柄灵活操作磁控胶囊内镜等已经成功研制成功,可以取活检和定点释药的胶囊内镜还在试验阶段。

（一）适应证

（1）不明原因的消化道出血及缺铁性贫血。
（2）疑似克罗恩病。
（3）疑似小肠肿瘤。
（4）监控小肠息肉病综合征的发展。
（5）疑似或难以控制的吸收不良综合征(如乳糜泻等)。
（6）检测非甾体抗炎药相关性小肠黏膜损害。

（二）禁忌证

（1）已知或怀疑胃肠道梗阻、狭窄及瘘管。
（2）心脏起搏器或其他电子仪器植入者。
（3）吞咽障碍者。
（4）孕妇。

七、小肠镜检查

小肠镜是诊治小肠疾病的重要手段,目前有单气囊小肠镜、双气囊小肠镜、螺旋式小肠镜等。小肠镜不但能在直视下进行全小肠的检查,还可以进行活检、黏膜染色、黏膜下注射、息肉切除等治疗。小肠镜可据临床症状、大便颜色、小肠造影或胶囊内镜的阳性发现等选择经口腔或经肛门进镜检查。经口腔进镜通常可抵达回肠中下段或末段回肠,经肛门进镜可达空肠中上段,这样可已完成对小肠进行完整、全面的检查。

（一）适应证

（1）原因不明的消化道(小肠)出血及缺铁性贫血。
（2）疑似小肠肿瘤或增殖性病变。
（3）疑似小肠克罗恩病。
（4）不明原因的小肠梗阻。

（5）不明原因的腹泻或蛋白丢失。

（6）小肠内异物。

（7）外科肠道手术后异常情况（如出血、梗阻等）。

（8）已确诊的小肠病变治疗后复查。

（9）相关检查提示小肠存在器质性病变可能者。

（二）禁忌证

（1）严重心肺功能异常者。

（2）有高度麻醉风险者。

（3）无法耐受或配合内镜检查者。

（4）相关实验室检查明显异常（重度贫血、严重低蛋白血症等）。

（5）完全性小肠梗阻无法完成肠道准备者。

（6）多次腹部手术史者。

（7）低龄儿童。

（8）其他高风险状态或病变者（如中度以上食管胃底静脉曲张、大量腹水等）。

（9）孕妇。

八、胸腔镜检查

胸腔镜包括内科胸腔镜和外科胸腔镜。传统的内科胸腔镜为硬质镜，而近年来问世的改良型的胸腔镜由于镜身质硬但远端可弯曲，使检查的视野得到了明显的提高。内科胸腔镜检查通常在局麻下进行，以检查为主。而外科胸腔镜即电视辅助胸腔镜则是在全身麻醉下利用现代电视摄像技术和高科技手术器械，在胸壁套管或微小切口下完成的微创外科检查和手术。

（一）内科胸腔镜

1. 适应证

（1）原因不明的胸腔积液。

（2）肺癌或胸膜间皮瘤的分期。

（3）对恶性积液或复发性良性积液患者进行滑石粉胸膜固定治疗。

（4）自发性气胸的局部治疗。

（5）需要在膈肌、纵隔和心包进行活检的病例。

2. 禁忌证

（1）绝对禁忌证：严重胸膜粘连不宜进行检查。

（2）相对禁忌证：①出血性疾病，以血小板低于 $40×10^9/L$ 为临界值；②低氧血症；③严重心血管疾病；④不能控制的持续咳嗽；⑤极度虚弱者。

（二）电视辅助胸腔镜

1. 适应证

（1）诊断方面的适应证

1）胸膜病变：原因不明的胸腔积液、胸膜肿块的组织学诊断。

2）肺疾病:弥漫性肺疾病、不确定的边缘性肺结节活检。

3）纵隔淋巴结活检。

4）纵隔肿物活检。

（2）治疗方面的适应证

1）肺癌:对于没有严重胸腔粘连,没有明确肿大淋巴结的原发肺癌可通过胸腔镜单纯楔形切除、解剖性肺叶切除和全肺切除。特别适合那些高龄、心肺功能较差,不能耐受常规开胸手术或计划做姑息性肺肿瘤切除的患者。

2）肺转移性肿瘤:单发和少发的转移性肿瘤,可用胸腔镜予以切除,多发肿瘤一般不适合采用此方法。

3）心包疾病的治疗:胸部外伤或手术后所致的心包填塞可考虑经胸腔镜行心包开窗减压及止血术。恶性肿瘤、心包内感染、特发性心包积液等经内科治疗效果不佳者,可行胸腔镜的心包部分切除和心包开窗引流等治疗。

4）纵隔肿瘤的治疗:胸腺瘤、纵隔神经源性肿瘤、畸胎瘤等均可在胸腔镜下切除。

5）胸部其他疾病的治疗:如膈疝修补术、胸导管结扎术、椎旁脓肿切开引流术等。

2. 禁忌证

（1）血流动力学不稳定。

（2）大量血胸,开始引流出 1500ml/h 或维持以后 200ml/h,连续数小时。

（3）有开腹探查的指征。

（4）可疑心脏伤。

（5）不能耐受单肺通气或侧卧位(不稳定的脊柱骨折)。

（三）并发症

内科胸腔镜检查的并发症有胸痛、术后发热、皮下气肿、恶心、呕吐、空气栓塞、出血、恶性肿瘤胸壁定植等,但总体发生率低。电视辅助胸腔镜常见的并发症是低氧血症、可逆的心律失常。手术并发症如胸壁出血、医源性肺损伤亦有报道,胸腔镜套管插入可引起肋间神经炎。

九、纵隔镜检查

纵隔镜检查是通过气管前间隙的人工隧道置入纵隔镜观察气管周围病变,并取活检的一种诊断方法。

（一）适应证

（1）诊断明确的肺癌、食管癌等患者,了解纵隔淋巴结有无转移,用于判断癌症分期、治疗方式及预后。

（2）纵隔增宽、纵隔肿块或纵隔病变性质不明确者。

（3）用于治疗,如切除纵隔内胸腺瘤、支气管囊肿及植入心脏起搏器等。

（二）禁忌证

（1）心肺功能差、不能耐受全麻者。

（2）检查部位曾做过手术,如甲状腺手术、气管切开术者,因手术之后可能导致组织粘连和解剖结构不清。

（3）大动脉瘤。

（4）严重贫血或凝血功能障碍。

（5）上腔静脉阻塞综合征。

（6）伴有严重颈椎病或胸廓畸形者。

（7）胸骨后甲状腺肿。

（三）并发症

（1）出血:见于创面组织出血、血管损伤出血等。

（2）损伤喉返神经,导致声音嘶哑和进食时呛咳。

（3）纵隔胸膜损伤、食管损伤或气管、支气管损伤,可引起血气胸、胸腔或纵隔感染。

（4）心包膜损伤。

（5）感染:如切口感染、纵隔感染、肺炎等。

（6）心律失常、心动过速、心肌梗死。

（7）空气栓塞。

十、膀胱镜检查

膀胱镜检查是将膀胱镜经尿道插入膀胱以直接观察膀胱和尿道内病变的检查方法。随着可弯曲纤维电子膀胱镜的使用,使能够观察的范围更大、图像更加清晰,受检者的痛苦也要小得多。

（一）适应证

（1）有尿频、尿痛、血尿等症状,疑为膀胱肿瘤或结石等明确诊断。

（2）需取膀胱病变的活体组织检查者。

（3）需明确膀胱肿瘤部位、大小、数目者。

（4）经影像学等其他检查不能明确诊断的膀胱、尿道及上尿路疾病。

（5）需从上尿路获取尿样进行细胞学、细菌培养、尿常规、找抗酸杆菌等检查者。

（6）需做逆行肾盂造影,分肾功能测定检查者。

（7）用于治疗:膀胱内异物、结石的取出,膀胱乳头状瘤的治疗、输尿管口狭窄的扩张等。

（二）禁忌证

（1）包茎、尿道狭窄、尿道内结石嵌顿等不能插入膀胱镜者。

（2）膀胱容量小于 50ml。

（3）男性泌尿生殖系的急性炎症期。

（4）全身出血性疾病未控制者。

（5）有严重的全身性疾患,年老体衰不能耐受者。

（6）髋关节疾病而不能置膀胱截石位者。

（7）1周内做过膀胱镜检查者。

（8）女性患者月经期。

十一、宫腔镜检查

宫腔镜检查是一项微创妇科诊疗技术,可用于诊断、治疗和随访子宫腔内病变。宫腔镜不仅能确定病灶存在的部位、大小、外观和范围,且能对病灶表面的组织结构进行细致的观察,并在直视下取材或定位刮宫,大大提高了对宫腔内疾病诊断的准确性,更新、发展和弥补了传统诊疗方法的不足,同时利用宫腔镜组织活检和微创手术,近年来发展快。

（一）适应证

（1）异常子宫出血。

（2）原发或继发性不孕症、习惯性流产。

（3）B超、子宫输卵管碘油造影或诊断性刮宫疑有病变而未能确诊者。

（4）黏膜下肌瘤或子宫内膜息肉的诊治。

（5）宫腔粘连的诊治。

（6）宫腔内异物的检查及取出。

（7）子宫畸形的诊断和治疗。

（8）诊断幼女及处女的宫颈及阴道病变。

（9）子宫内膜癌及癌前病变的诊断。

（10）代替羊膜镜检查胎膜早破或产前流血等。

（11）输卵管绝育术。

（12）输卵管吻合术前行输卵管支架插入术。

（二）禁忌证

（1）阴道及盆腔感染。

（2）多量的活动性子宫出血。

（3）想继续妊娠者。

（4）近期有子宫穿孔或子宫修补术史。

（5）宫腔过度狭小或宫颈过硬,难以扩张者。

（6）浸润性宫颈癌。

（7）患者严重内科疾患,难以耐受宫腔手术者。

（8）生殖道结核,未经抗结核治疗者。

（9）凝血功能障碍者。

（三）并发症

1. 损伤　多与操作粗暴有关,可引起宫颈撕裂、子宫穿孔、输卵管假道、输卵管破裂等。

2. 出血　宫腔镜检查不致引起严重出血,如有过量出血应针对原发病进行处理。

3. 感染　罕见,多原有慢性盆腔炎史,应严格掌握适应证。

4. 心脑综合征　由于扩张宫颈和膨宫导致迷走神经受刺激,可出现头晕、胸闷、流汗、面色苍白、恶心、呕吐、脉搏和心率减慢等症状。

5. 气栓　若操作时间过长,宫腔压力过大,则易发生。

6. 输卵管破裂　偶见,由于输卵管阻塞,充气或注液压力过高所致。

(王江红)

第三节　肿瘤影像学诊断

医学影像学是指利用各种方法,反映人体解剖结构和部分功能代谢状态的一门学科。自 1895 年德国物理学家伦琴发现了 X 线后,形成了放射影像诊断学,随着技术不断进步,逐步形成涵盖普通 X 线、计算机断层扫描(computed tomography, CT)、磁共振成像(magnetic resonance imaging, MRI)、核医学、超声医学等为一体的综合性学科。特别是近 10 年计算机技术的快速发展,CT、MRI、超声和核素各种显像设备不断更新,检查技术和方法不断完善,医学影像学已逐步从单一依靠形态变化进行诊断发展成为集观察形态、功能、代谢改变为一体的综合诊断体系,特别在对肿瘤的诊断和分期上准确性不断提高,从而为临床治疗方式的选择、疗效观察及预后估计提供可靠依据。只要合理应用各种影像学检查并与临床病史、体征及其他检查相结合,对大部分肿瘤可得到初步诊断,成为指导肿瘤治疗及判断预后的最常用方法,也为实现肿瘤的个体化治疗方案的选择提供重要依据。本节分两个部分,分别对医学影像学的原理、新进展及在肿瘤诊治方面的应用等影像学概论以及按部位或系统进行划分的肿瘤在影像学检查方法上如何选择运用做一简略介绍。

一、影像学概论

(一) 普通 X 线成像

普通 X 线成像是基于 X 线的特性,即其穿透性、荧光效应、摄影效应以及人体组织有密度和厚度的差别,使到达荧屏或胶片上的 X 线量存在差异,从而获得具有黑白对比、层次差异的器官和组织的 X 线影像。随着数字化 X 线成像(digital radiography, DR)的应用,不仅图像更加清晰,而且可以进行图像后处理,如通过调节图像的窗宽、窗位来显示特定的组织,使组织结构及病灶得到最佳显示。在一些影像学诊断领域,虽然 CT、MRI、超声等检查手段已得到广泛成熟应用,但普通 X 线的肿瘤诊断目前仍然在胃肠道造影、乳腺 X 线以及部分骨关节系统检查方面具有独到的优势而不可缺少。另外,为了提高肿瘤患者的诊治效果,最主要与最有效的措施之一就是早期发现、早期诊断、早期治疗,其中最关键之处就是早期发现,而最积极的措施就是肿瘤体检筛查,而 X 线检查具有简单、方便、经济的优势而成为最常用的方法,目前主要用于对肺癌、乳腺癌的筛查。

(二) 计算机断层扫描

计算机断层扫描(computer tomography, CT)是基于各种组织有不同的 X 线衰减系数的原理,利用 X 线对人体需要检查范围的一定厚度的层面进行扫描,取得经人体组织吸收后的 X 衰减信息,经电子计算机处理而获得的重建图像。它以 CT 值(CT value)来表示各个组织的 X 线线性衰减系数,能对传统的 X 线检查难以显示的器官、组织结构及其病变进行成像,具有密度分辨力高的特点,并可通过测量各种组织的密度值,为诊断提供更多信息。当肿瘤与正常组织间密度差异较小时,可通过注射对比剂即增强扫描,来增加肿瘤与正常组织间的密度差,并观察其血流灌注情况,从而提高肿瘤的发现率和确诊率,对鉴别术后肿瘤复发与纤维化有所帮助。

CT 机技术快速发展,在具备了比较高的时间分辨力的同时又提高了空间分辨力,使 CT扫描具有各向同性。各向同性是指在采集横轴容积数据后,重建出的轴位、冠状面和矢状面都具有一致的空间分辨率,所以在任意方向重建出的图像质量都是一致的。现在还可以通过使用各向同性的高分辨率容积扫描数据,进行多种多样的后处理,如多平面重建(multi-planner reconstruction, MPR)、仿真内镜(virtual endoscopy, VE)、三维重建(3-dimensional reconstruction)、容积再现技术(volume rendering, VR)等后处理功能以及图像分析功能,同时伴随着计算机辅助诊断系统的发展,使肿瘤的内部特征、形态特点以及与周围组织的关系更加明显,而 CT 血管造影(CT angiography, CTA)技术在肿瘤的诊断上较过去更加成熟,可以清晰显示肿瘤与血管的关系,尤其对于术前方案的选择更显得有意义。CT 还可以引导穿刺检查,对肿瘤进行病理诊断。

总之,CT 在肿瘤的诊断中占有及其重要的地位,广泛应用于对肿瘤的诊断、分期、预后判断、指导治疗方案的确定、协助肿瘤放疗计划的制订、治疗后随访以及肿瘤复发的鉴别等。

(三) 磁共振成像

磁共振成像(magnetic resonance imaging, MRI)是通过对静磁场中的人体组织施加某种特定频率及强度的射频脉冲,使人体内固有的原子核(主要是氢质子)受到激发而发生磁共振信号,经接收线圈接受信号,再通过空间编码和图像重建等处理过程,从而得到磁共振图像。MRI 还可以通过使用不同的射频脉冲、不同的信号接收时间以及不同的编码方式等设定不同的序列,如最常用的经典的自旋回波(spin echo, SE)序列、快速自旋回波(turbo spin echo)序列以及梯度回波(gradient echo, GRE)序列等,从而具有多参数成像的特点,使磁共振具有高的组织分辨力,能够显示器官以及病灶的具有特征性的组织信号。

MRI 利用其多参数成像的特点,实现特殊成像。

1. 磁共振血管成像　磁共振血管成像(magnetic resonance angiography, MRA)可以无需注射对比剂即可实现血管显像,虽然对小血管的显示还不理想,但对于可以安全无创地显示部分肿瘤血管以及明确肿瘤与周围血管间关系还是具有较高的临床应用价值。

2. 磁共振水成像　磁共振水成像主要是利用水的长 T_2 特性,采用 T_2 权重很重的序列,使其他组织信号很低甚至没有信号,而体内静态或缓慢流动的液体呈现高信号,然后进行多方位观察的成像方法,以了解梗阻部位及其管腔受压或者阻塞情况。目前依照检查部位而进行不同命名,常用的有磁共振胰胆管成像(MR cholangiopancrentography, MRCP)、磁共振尿路成像(MR urography, MRU)、磁共振脊髓造影(MR myelography, MRM)等。

3. 脑组织血氧水平依赖成像　脑组织血氧水平依赖(blood oxygen level dependent, BOLD)成像原理是利用了来自脑外的功能活动引起颅内相应部位的脑组织毛细血管内、小静脉内的血液成分,主要是其内的脱氧血红蛋白和含氧血红蛋白的比例发生变化,导致其区域的磁化敏感与周围脑组织产生差异,从而检出功能信号。目前临床应用及研究多种多样,如标记肿瘤与功能区之间的关系,在于在明确了功能区之后,在可以最大程度切除肿瘤的同时使功能区得到保护,临床上在脑肿瘤和脑缺血缺氧性疾病诊断意义明确。

4. 磁共振的弥散加权成像　磁共振弥散加权成像(diffusion weighted imaging,DWI)是目前唯一能够检测活体组织内水分子扩散运动的无创方法。使用多方向的弥散加权像,即磁共振扩散张量成像技术(diffusion tensor imaging,DTI)可以显示白质纤维束的结构和走行方向,用来标志出是白质纤维的投射方向,从而提供更多的有价值的信息,如肿瘤对周围白质束的影响、在手术时应该避免的重要白质纤维束等。

5. 磁共振波谱　磁共振波谱(MR spectroscopy,MRS)是目前能够进行活体组织内化学物质无创性检测的唯一方法。在许多疾病过程中,代谢改变先于病理形态改变,而 MRS 能够对这种代谢改变的潜在敏感性很高,在肿瘤诊治方面,主要是对肌酐、胆碱等进行波谱成像,并将波谱图与常规 MR 图像叠加融合,以同时观察解剖信息和代谢产物信息,为临床诊断与鉴别诊断、肿瘤的边缘确定提供有价值的信息。

6. 灌注加权成像技术　灌注加权成像技术(perfusion weighted imaging,PWI)主要是利用顺磁性造影剂首次通过基于毛细血管水平的成像方式,可提供常规 MRI 增强扫描和 MRA 技术所不能获取的血流动力学信息,在肿瘤诊断治方面,可以用于判断肿瘤良恶性程度、鉴别复发或放疗后组织纤维化、坏死等。

（四）超声检查

超声检查(ultrasound examination,US)是将超声波发射到人体内。当它在体内遇到组织与器官的界面会发生反射及折射,并且在人体组织中也可被吸收而衰减,人体各种组织的形态与结构不同。因此,其反射、折射及吸收超声波的程度也就不同,经一系列后处理后,以各种形式表现出来,从而获得各部位清晰的断层图像,以提供解剖结构及其运动变化情况。

超声从黑白超声发展为彩色多普勒超声、超声声学造影、介入超声和三维超声成像,不断拓宽了超声的应用范围,使诊断水平不断提高,并由于其所具有的无创伤、无辐射、简单易行以及价格相对低廉的优点,使超声检查已经成为许多脏器、软组织器官病变的首选影像学检查方法。

通过对多种超声探头的灵活应用,可以对部分肿瘤实现早期发现与早期诊断,准确了解病灶的具体范围、提供肿瘤的血流灌注情况、判断周围淋巴结情况等,特别是目前逐渐开展的超声造影检查,克服了多普勒技术在探测肿瘤新生血管中的局限性,不但能进一步对良恶性肿瘤的鉴别有一定的作用,同时也对预测病情的发展和预后起到一定的积极作用。腔内超声检查对消化道肿瘤、妇科肿瘤的侵犯深度及区域淋巴结转移的诊断准确性较高。另外,目前开展范围广泛的在超声引导下的介入穿刺诊断,也明显提高了对病变的诊断水平。

超声由于其物理特性,在临床上也有很多局限性,如含气的肺、胃肠道以及高密度的骨质等,会发生全反射;肥胖患者深部病灶的检测也难以获得清晰图像。

（五）核医学

核医学又称核子医学或原子医学,旧称"同位素",是利用放射性核素及其标记的化合物对疾病进行诊断和治疗的一门学科。核素显像是影像医学的一部分,实现了局部或全身的器官功能和结构的成像,通常可以检出体内器官功能或结构的异常,而这些异常往往在早期即被核医学检出,时间上明显先于其他影像学检查方法,能收集到其他影像手段还不能获得的医学诊断信息,为肿瘤的早期发现及早期治疗提供了有利条件和依据,使肿瘤患者的预后得到明显改善。

目前在临床上应用较为广泛的是单光子发射计算机断层扫描仪(single photon emission computed tomography,SPECT)和正电子发射计算机断层扫描仪(positron emission tomography,PET),统称发射型计算机断层成像术(emission computed tomography,ECT),两者均可实现局部或者全身的显像。

SPECT的基本成像原理是将放射性药物引入人体,与人体内组织进行相互作用,参与人体代谢,然后被相应脏器或组织吸收、排泄,通过药物衰变发射的射线被γ照相机等探头探测,获得放射性药物或者其代谢物在人体中的分布或者代谢情况,并形成图像,从而达到诊断的目的。

PET是使用正电子核素标记的放射性药物,通过对其在人体内的分布、代谢进行精确定位和定量并进行动态观察,并通过不同的药物以测量组织的葡萄糖代谢活性、蛋白质合成速率以及受体的密度和分布情况,无创地反映活体内的生理、病理的生化过程。PET对恶性肿瘤的敏感性很高,通过测定局部代谢率高低变化情况,较早而准确地做出诊断,但由于价格高昂,限制了临床应用。

总体上看,ECT显像在肿瘤方面的主要临床应用是骨骼显像,是早期诊断恶性肿瘤骨转移的首选方法,可进行疾病分期、骨痛评价、预后判断、疗效观察和探测病理骨折的危险部位。

（六）不同成像方法的融合显像技术

医学影像融合是利用计算机技术对通过不同技术获取的影像信息进行综合分析处理,融合各种检查技术的优势,再现新的、高质量的影像。在对肿瘤的影像学检查中,融合显像技术逐渐得到重视,目的是更敏感地发现病变,明确病变的范围,尽可能的明确病变的性质,以提高诊断的准确率和准确分期,从而有利于临床制订合理、有效的治疗方案。

目前应用广泛的是PET/CT,图像融合全扫描装置就是将CT和PET两种不同成像原理的设备有机、互补地结合在一起,利用PET图像反映血流、功能、代谢等高灵敏度、高特异性的核医学信息与高清晰度、高组织分辨力的多层螺旋CT信息相结合,发挥各自优点、弥补不足,从而获得一种反映人体解剖图像与反映人体分子代谢情况的功能图像完全融合的全新影像学图像。其融合后的图像既有精细的解剖结构又有丰富的生理信息,对疾病的早期诊断、病灶定性、手术和放射计划治疗定位、小病变的诊断与鉴别诊断具有重要价值,是当前国内外医学影像学的最新发展方向。

二、不同成像技术和方法的临床应用

（一）颅内肿瘤

颅内肿瘤影像学检查方法包括普通X线、CT、MRI、核医学等检查。

1. CT　有较高的空间分辨力和密度分辨力,可直接、清晰的显示肿瘤的部位、形态和内部情况,成为检查颅内肿瘤的重要方法,并在显示肿瘤的钙化及相邻骨质的改变等方面具有独特优势,但对于颅后窝肿瘤,由于颅骨伪影影响往往会给诊断带来很大困难。

2. MRI 由于没有颅骨伪影的干扰,在颅后窝及靠近颅骨的病变具有独特优势,并以其具备的多方位、多参数成像功能,使病变的显示更加直观、清晰。并且 MRI 的功能成像如 MRS、DWI 等的多种检查检查方法的应用,使肿瘤对周围组织的浸润以及与周围神经束间的关系更加明晰,通过 MRA、MRV 可以进一步了解肿瘤与周围血管间关系,以利于手术方案的确定。另外通过 MRS 区分特定的代谢物,可以用于辅助肿瘤的治疗监测和监测肿瘤复发。

在实际临床应用中,两者优势相互补充,CT、MRI 相结合合能对很多颅内肿瘤做出正确诊断。

(二)脊髓肿瘤

普通 X 线摄影、超声对于脊髓肿瘤诊断意义不大。

1. CT 由于受椎体骨质伪影的影响,对脊髓肿瘤的信息显示不全,因此诊断价值有限,但能够准确提供有关椎体骨质的变化情况,结合 CT 脊髓造影(computed tomography myelography,CTM)能反映肿瘤各自特征,准确地反映椎管内各种肿瘤的位置和性质。

2. MRI 是脊髓肿瘤诊断的首选方法,能够清晰地显示肿瘤的部位、大小以及与相邻结构间关系,并有助于判断肿瘤沿蛛网膜下隙种植转移情况,MRM 有类似于 CTM 的作用,并具有无创、安全的优势。

(三)头颈部肿瘤

CT 与 MRI 在大多数情况下,均可以提供有价值的头颈部解剖信息。相比较而言,MRI 明显的优势是具有良好的组织对比和多平面显示能力。血管、肿瘤及和邻近的软组织,在 MRI 上可以容易区分,并不受钙化及骨质的影响,对于颅底、乳突内、咽旁、腮腺以及舌和口底的病变的显示非常有帮助,鉴别肿瘤复发与治疗后纤维化。但 MRI 存在受呼吸、颈动脉搏动、吞咽以及金属义齿的影响,另外检查时间较长,对患者配合的要求较高,存在一定的应用限制。而 CT 在骨质的诊断方面明显优于 MRI,并且扫描速度快,可以通过进行多平面重建、容积再现、CT 仿真内镜成像等,明确显示鼻咽腔、喉腔以及周围的软组织结构,对肿瘤的局部浸润以及与周围结构间关系评价也更加准确。

(四)胸部肿瘤

1. 肺内肿瘤 对于肺内肿瘤,现仍以普通 X 线胸片为最常用方法,是体检肿瘤筛查的常用方法,也是最基本的胸部影像学评价方法。

CT 扫描具备较高的密度分辨力,能够对胸部的各种组织进行大范围的精细区分并显示,并由于多层 CT 的逐步推广,其所具备的各向同性,实现了多平面显示解剖结构的技术优势,多层 CT 快速扫描、缩短患者屏气时间的特性,也解决了因心脏跳动及呼吸动度所造成的病灶遗漏的缺陷,逐渐占据优势成为胸部病变最佳的检查方式,而低剂量胸部 CT 扫描逐渐有取代常规 X 线胸片进行体检筛查的趋势。在临床应用中,胸部 CT 检查能够显示大多数肺部疾病的性质和病变范围,成为诊断肺癌的首选影像学检查方法。CT 对肺及支气管肿瘤的诊断价值主要有:应用薄层 CT 与高分辨 CT 观察肺癌的细微结构,可发现某些普通 X 线胸片难以观察到的肿瘤,显示支气管腔内小肿瘤,发现纵隔和肺门淋巴结转移,螺旋 CT 的多平面重建,多方位观察肺癌,可以确定肿瘤的大小、范围及对周围结构的侵犯情况等,

CT 仿真内镜成像用于初步观察中央型肺癌的气管、支气管病变,CT 引导下肺穿刺活检可用于周围型肺癌的定性诊断。增强 CT 用于鉴别肺门周围肺结节与血管断面、判断肿大淋巴结以及大血管受累情况,动态增强 CT 还用于难以定性的结节的鉴别诊断。

胸部 MRI 一般不用于筛查、诊断患者,对于胸壁异常、脊柱邻近与脊髓关系密切的肿物的评价有一定的作用,如肺上沟瘤、纵隔旁或纵隔肿瘤。

ECT(PET/CT)可用于肺癌的鉴别诊断、疗效评估与复发判断。超声检查主要应用于对锁骨上区、颈部等区域转移淋巴结的发现,并可引导穿刺获取病理学资料。

2. 纵隔肿瘤　常规 X 线摄影对纵隔肿瘤的诊断价值较少,超声检查方便、价廉,可改变体位实时成像,但对于纵隔肿瘤的定性诊断价值也有限。平扫加增强 CT、MRI 均能清晰显示纵隔肿瘤,具有较高的诊断价值,可以清晰显示肿块的形态、内部结构,以及相邻的血管、胸膜、心包受累情况。另外通过 CT 多平面重建及 MRI 多方位成像能更好地显示肿瘤全貌,有利于肿瘤的分期及预后判断。在对瘤灶钙化与骨骼的显示方面,CT 优于 MRI。

(五) 乳腺癌

乳腺癌发现早晚和诊断分期是影响治疗和预后的重要因素,早期发现、早期诊断是防治乳腺癌的重要课题。乳腺影像学检查是乳腺检查中最重要的组成部分,其中乳腺超声是用于诊断和筛查的重要检查方法。超声检查具有无辐射的优势,能清晰显示乳房内各层软组织结构,并对钙化敏感。在超声诊断乳腺疾病主要用于发现乳腺内肿块并正确分辨囊性肿块及实质肿块;鉴别乳腺肿瘤良恶性及肿瘤定位;无创发现乳腺导管扩张;发现腋窝及胸廓旁淋巴结肿大并初步判断肿大淋巴结的性质。

X 线摄片在乳腺肿瘤的诊断中作用明显,能帮助临床查出乳腺有无疾病,能显示乳腺肿块的真实大小,甚至能通过对微小钙化的分析发现微小病变,并能对良恶性病变进行鉴别。因此对疑有乳腺癌的患者均应做乳腺 X 线检查。对乳头自发溢液的患者,可行乳腺管造影,并指导乳腺导管镜检查,以发现乳腺管内的病变。因此乳腺 X 线检查目前仍为诊断乳腺疾病的主要手段,但在某些方面,如对致密型乳腺、乳腺成形术后或手术后瘢痕的评价等,仍存在很大的局限性。

磁共振成像的软组织分辨率高,敏感性高于乳腺 X 线检查,对致密型乳腺、乳腺成形术后或手术后瘢痕的评价具有明显优势,不仅能够提供病灶的形态学特征,还能进行三维立体的观察病变,而且还可以通过动态增强提供病灶的血流动力学情况,还可以进行乳腺弥散加权成像、波谱分析等深入研究,使乳腺疾病的磁共振诊断及病灶的检出达到了一个新的高度,目前已经广泛应用于乳腺癌的诊断、术前评价和术后监测,对辐射敏感的乳腺检查,具有重要价值。

(六) 胃肠道肿瘤

胃肠道造影检查,仍是消化系统肿瘤的主要检查方法,对于肿瘤的定位诊断有独特的优势,具有简单方便、经济以及成像清晰的特点,并可灵活的通过多体位、连续和动态等观察方法,显示脏器的全貌和局部,可以发现早期较小的病变,并以此观察胃肠道的疾病的形态与功能的变化。因此 X 线仍是应用最广泛、最基本的检查方法,但在肿瘤的分期方面价值有限。

CT 及 MRI 成像,主要应用于了解肿瘤的浸润程度、组织器官累及范围以及有无淋巴结肿大等,从而有利于对肿瘤的进行分期、手术可切除评估及术后随访。超声检查,特别是腔内超声检查在判断浸润深度方面具有一定价值。

（七）腹部肿瘤

腹腔脏器与周围组织缺少天然对比,普通 X 线检查对实质性脏器显示效果不佳。CT、MRI 扫描对实质性脏器显示较好,再结合增强扫描,常可较早期地显示病变。此外,由于 CT MPR、MRI 为多方位成像,可在同一层面显示多个脏器,因而可了解病变与周围组织的关系和腹腔内多发病变。

1. 肝脏肿瘤   超声检查具有无创、使用方便、分辨率高、病灶定位准确、价廉等优点,可作为肝硬化患者筛查肝细胞癌的有效手段和肝癌手术前诊断的首选影像学技术。彩色多普勒超声检查还可以观察病变内部和边缘回声及血流分布状况,显示病变血流动力学特征,超声造影检查可显示肿块的血流灌注情况,从而提高了对肝脏肿瘤的检出率和定性能力,超声引导下经皮肝穿刺活检可用于肝内肿瘤定性诊断。但超声检查的灵敏度容易受到外在因素的干扰,如肥胖、呼吸不配合或病变部位过深等。

CT 平扫加多期增强扫描是诊断肝脏肿瘤的首选方法。螺旋 CT 的多期扫描对于肝脏小肿瘤的早期检出和定性诊断有很大价值,同时也可以显示肝门血管和胆管受侵情况,以及腹腔、腹膜后淋巴结肿大情况。

MRI 成像对肝脏检查的应用也更加广泛,对于肝硬化的评价优于 CT,当其他影像学检查方法需要鉴别局灶性脂肪变、肿瘤以及肝血管瘤时,MRI 通过特征性的信号表现以及增强方式进行鉴别诊断,并可以在无对比剂的情况下判断静脉栓子情况,这对于对碘剂过敏的患者优势更加明显。

2. 胰腺肿瘤   超声检查可以直接显示胰腺、胰胆管及周围脏器情况,但易受到肠道气体的干扰,对于胰头癌、十二指肠壶腹部肿瘤以及胆总管下段肿瘤定性困难。

CT 平扫及增强扫描是首选的影像学检查方法,有助于定性诊断及准确评价胰腺与周围组织间关系,评价肿瘤侵犯周围大血管的情况,帮助临床确定能否手术切除。

MRI 由于胰腺及肿瘤的特征信号,并结合多期扫描逐渐成为重要的检查手段,而 MRCP 还可以显示胰胆管的阻塞情况,并提供梗阻部位以利于病灶的发现。

3. 胆道   超声检查是胆囊癌的首选方法,在显示胆囊癌的病灶及其对肝脏侵犯的诊断中具有较高可信度,但在评价腹膜、淋巴结受侵方面受肠道气体的干扰有很大局限性。

CT 扫描能够很好地显示胆囊癌的大小、形态、分型及肿瘤的扩散范围,能够准确评估胆囊癌的分期和手术切除可能性,对临床治疗具有很大帮助。

MRI 有较高敏感度,诊断准确度与 CT 及超声相当,在评价胆囊癌侵犯邻近器官及转移方面,优于 CT 及超声。CT 及 MRI 血管成像可以准确显示胆囊癌对门静脉的侵犯。

（八）腹壁、腹膜腔与腹膜后间隙

CT、MRI 图像上可清楚地显示腹壁、腹腔腹膜后组织,如腰大肌、腹主动脉等,并可显示肿大的腹主动脉旁淋巴结。对于腹膜后肿瘤往往可显示其部位及其与周围组织关系,并可区分肿瘤为囊性还是实质性的。但对于鉴别肿瘤是来源于后腹膜或是转移而来,则较困难。超声检查受肠道气体干扰显示稍显困难。

（九）泌尿系统肿瘤

普通 X 线检查对于泌尿系统肿瘤只能显示一些间接征象,如肿瘤对肾盂、肾盏的破坏,尿路的梗阻等,对于存在于肾实质内病变的发现和定位存在限度,因此临床应用较少。

超声检查对于泌尿系统肿瘤筛选和诊断是首选方法,可以发现并确诊大多数肿瘤,并显示肿瘤的部位、形态、内部特征,尤其是膀胱腔内超声检查技术的运用,使肿瘤对膀胱壁的侵犯深度能较准确地显示,彩色多普勒还可以显示肿瘤及其周边组织的血流情况,以及静脉内瘤栓等。但超声对小的肿瘤检出存在难度。

CT 检查是泌尿系统影像学检查除超声外的最主要的方法,不但对大多数肿瘤能够做出准确诊断,且能指出病变范围,结合多平面重建技术、血管成像技术以及 CT 尿路成像还能清楚显示病变与邻近结构的关系。但对于严重肾衰竭或过敏反应而不能进行增强扫描的患者,CT 应用受到限制。

MRI 能够对病变的组织成分和内部结构的观察均有较高的诊断价值,能准确显示肿瘤的侵犯深度、范围、邻近器官和血管有无受累,有无瘤栓,因此有助于临床分期和治疗方案的选择以及随诊检查。MRI 最大缺陷就在于不能可靠地发现钙化。

肾图可以了解肾盏功能,指导临床治疗计划的确定。

（十）盆腔肿瘤

1. 前列腺　直肠超声加上 MRI 检查能够发现、诊断多数前列腺癌,并对治疗后随访很有帮助,MRS 是目前发现、诊断前列腺癌较敏感的技术,直肠超声加超声引导下穿刺活检是目前最佳的早期诊断方法。核医学可以较敏感地发现远处转移病灶。

2. 子宫颈癌　子宫颈癌是妇科最常见的肿瘤,子宫颈癌确诊主要依靠子宫颈刮片细胞学检查,经阴道超声检查是子宫颈癌术前分期的首选方法。CT 平扫诊断价值不大,CT 增强扫描难以诊断早期子宫颈癌,在子宫颈癌术前分期及治疗后随访有指导意义。平扫和增强 MRI 检查对于各期子宫颈癌的诊断、术前分期、治疗后随访都优于超声和 CT 检查,是最准确的子宫颈癌的影像学检查方法。

3. 子宫内膜癌　子宫内膜癌确诊主要依靠宫腔刮片细胞学检查,影像学检查主要用于分期评价,其中经阴道超声检查是筛查子宫内膜癌的首选检查方法,它可以早期发现内膜病灶,结合诊刮病理检查可以确诊,但难以发现早期病变。CT 平扫诊断价值不大,CT 增强扫描对内膜癌的肌层及宫外侵犯范围常不能得到有效评价,在实际工作中,主要用于发现肿大淋巴结。平扫和增强 MRI 检查对于各期子宫内膜癌的诊断、术前分期、治疗后随访都优于超声和 CT 检查,通过对子宫各层组织以及病灶范围的显示,是子宫颈癌的各种影像学检查方法中最准确的。

4. 卵巢癌

（1）超声检查:因无创性、无辐射、方便、检查费用较低而广泛应用于临床,为卵巢肿瘤的首选检查方法,但超声检查易受肠道气体以及肥胖的影响卵巢的观察,同时显示范围较小,不利于观察全貌。

（2）CT 检查:有助于肠管和盆腔生殖器的区别,对于有宫内节育环及病变钙化的观察优于其他检查。CT 增强扫描对于卵巢病变范围的观察及髂血管区淋巴结的鉴别更有意义。

（3）MRI 检查:具有多序列、多方位、无辐射的优点,有利于判断肿瘤的组织成分,有利于肿瘤的术前分期及治疗后随访。

总体上,超声、CT、MRI 检查对于卵巢肿瘤总体的分期效果相同,其中 CT、MRI 对于肿瘤的可切除性判断,具有较好的阳性和阴性预测值,对于肿瘤腹腔转移引起的腹水有很高的敏感性,而 MRI 还具有直接显示腹膜转移病灶的优势,对于发现肿瘤复发很有帮助。

(十一)肌肉与骨关节肿瘤

骨组织含有大量的钙盐,密度高,与周围软组织有良好的对比,而且骨本身的皮质骨、松质骨和髓腔脂肪之间也有足够的对比度,加上 X 线平片具有较高的空间分辨力,能够显示骨与关节的细微骨质结构,因此骨关节的影像在 X 线平片上显示非常清晰,对于大部分骨肿瘤,在 X 线平片上特征明显。但在软组织分辨力上,各种软组织密度相近,导致常规 X 线检查在骨肿瘤软组织部分以及软组织病变的诊断中受到较大限制。

CT 检查能够在平片的基础上更加清晰了解肿瘤的骨质破坏范围、髓腔情况以及软组织的病变。

MRI 具有良好的软组织分辨能力,从而成为许多骨、关节、软组织疾病的主要选择,其能够更清晰显示骨与软组织的肿瘤,MR 动态增强扫描对于骨与软组织良恶性的鉴别诊断具有重要价值,显示肿瘤累及肌肉、骨骼、关节、神经血管的程度,从而做出肿瘤范围的评价以及进行分期。

超声检查主要应用于软组织肿瘤,部分软组织肿瘤能够确诊,如海绵状血管瘤、脂肪瘤、脂肪肉瘤等。

(毛明伟)

第四节 肿瘤标志物

肿瘤的诊断技术主要有影像学诊断、病理学诊断和肿瘤实验诊断。肿瘤实验诊断主要应用肿瘤标志物检测,已广泛应用于临床,在肿瘤的早期筛查、辅助诊断、疗效观察、病情监测、预后判断以及分子靶向治疗等方面具有重要实用价值。

一、肿瘤标志物的概念

肿瘤标志物(tumor markers)是指肿瘤发生和增殖过程中,肿瘤细胞基因表达而生成的或人体对肿瘤反应而产生的,反映肿瘤存在和生长的一类物质,包括蛋白质、激素、酶(同工酶)、糖蛋白抗原、细胞因子和肿瘤相关基因及其产物等;存在于患者的血液、体液、细胞或组织中,可用生物化学、免疫学及分子生物学等方法测定,对肿瘤的高危性筛查、辅助诊断、疗效评价、转移复发监测及预后判断具有重要临床价值。理想的肿瘤标志物应具有以下特征:①敏感性高,在肿瘤早期能检测;②特异性强,能完全鉴别肿瘤和非肿瘤或肿瘤的良恶性;③具有组织器官特异性,可定位肿瘤;④标志物浓度与肿瘤大小或分期直接相关;⑤能评估疗效、预测复发转移。但至今尚无能完全满足上述要求的肿瘤标志物。随着肿瘤发病机制的研究进展,基因组学、转录组学、蛋白质组学和代谢组学已成为肿瘤标志物研究和应用的重要领域,肿瘤标志物的内容和临床应用将会不断完善和发展。

二、肿瘤标志物的分类

自 1846 年 Bence Jones 首先发现尿中本周蛋白可用于骨髓瘤诊断以来,肿瘤标志物的种类和临床应用不断增加。现已报道的肿瘤标志物多达百余种,目前尚无统一分类标准,依据肿瘤标志物的来源和特性,一般将肿瘤标志物分为五类:

(一)胚胎抗原

胚胎期表达,正常成人不表达或极少表达,伴随肿瘤发生又重新表达的物质,如甲胎蛋白(AFP)、癌胚抗原(CEA)、胰癌胎抗原(POA)等。

(二)激素、酶(同工酶)和蛋白质

正常组织有表达,但肿瘤组织过量或异常表达的物质。这类肿瘤标志物最多,如绒毛膜促性腺激素、降钙素、前列腺特异抗原、α-岩藻糖苷酶、神经元特异性烯醇化酶、细胞角蛋白 19、鳞状细胞癌抗原、β_2-微球蛋白等。

(三)糖蛋白类抗原

肿瘤细胞合成分泌的糖蛋白抗原,如 CA125、CA15-3、CA19-9、CA242、CA50 等。

(四)肿瘤相关病毒

能引起人或动物细胞恶性转化或诱发肿瘤的病毒,如 EB 病毒(EBV)、人乳头瘤病毒(HPV)、乙型肝炎病毒(HBV)、T 细胞白血病病毒等。

(五)肿瘤基因标志

肿瘤发生发展过程中癌基因、抑癌基因和肿瘤相关基因的异常改变,如 *c-myc*、*Her2/neu*、*k-Ras*、*BRCA*、*p*53、*APC*、微卫星不稳定(MSI)、DNA 甲基化、microRNA 等。

三、肿瘤标志物的应用价值

(一)高危人群筛查

现有的肿瘤标志物缺乏足够的敏感性和特异性,从而限制了肿瘤标志物用于正常人群普查。但有些肿瘤标志物可用于高危人群筛查,如慢性乙型肝炎和丙型肝炎患者检测血清 AFP 筛查原发性肝癌。50 岁以上男性检测 PSA 筛查前列腺癌。检测高危型 HPV 筛查子宫颈癌。鼻咽癌高发地区检测 EB 病毒壳抗原 IgA 抗体筛查鼻咽癌。某些肿瘤易感基因检测筛查相应肿瘤易感个体。需要注意的是筛查不具有诊断意义,但可提供进一步检查的重要线索。筛查发现肿瘤标志物异常,应进行随访检查,以便早期确诊。

(二)辅助诊断

肿瘤标志物的诊断特异性有限,尚不能单凭肿瘤标志物作为肿瘤诊断的依据,仅具有辅助诊断价值。甲胎蛋白、本周蛋白、β-HCG 和降钙素等少数肿瘤标志物具有较为明确的肿瘤特征,有助于肿瘤鉴别诊断。为提高肿瘤标志物的诊断特异性,可采取以下方法:①确定肿瘤标志物的最佳临界值(cut-off value),而不是一律选用正常参考值,如血清 AFP 的正常参考值为<20μg/L,而原发性肝癌的诊断临界值为 AFP>400μg/L;②动态观察肿瘤标志物水平的变化,良性疾病常表现为肿瘤标志物一过性升高,而恶性肿瘤多为标志物持续性升高;③肿瘤邻近组织体液(胸腹水、胃液、脑脊液等)的肿瘤标志物检测可提高诊断价值。

(三)疗效评估

肿瘤患者经手术、化疗、放疗后,体液中的肿瘤标志物含量变化与疗效之间存在一定相关性。目前,应用肿瘤标志物浓度评价疗效尚无公认的标准。肿瘤标志物实用方案有:①无效,肿瘤标志物浓度与治疗前相比下降小于 50%;②改善,肿瘤标志物浓度与治疗前相比下降 50%~90%;③有效,肿瘤标志物浓度与治疗前相比下降大于 90%;④显效,肿瘤标志物浓度与治疗前相比下降至正常参考范围内。需要注意:在放疗、化疗或手术后的早期,大量肿瘤组织细胞坏死可导致血清肿瘤标志物浓度一过性升高。

(四)转移复发监测

肿瘤标志物是监测病情进展和转移复发的重要指标。经手术或放化疗后,血清肿瘤标志物浓度降至正常水平一段时间后,再行升高常表示出现转移复发。而肿瘤标志物居高不降提示有残存肿瘤或转移。肿瘤标志物水平的变化一般比临床症状或影像学变化早 6~12 个月,可早期预测肿瘤复发及转移。

(五)预后判断

一般情况,治疗前的血清肿瘤标志物浓度显著升高常提示肿瘤负荷较大,病情较重或出现转移,预后不良,如雌激素受体和孕激素受体均为阴性的乳腺癌患者转移复发几率较高,预后较差。

(六)指导治疗

雌激素受体(ER)和孕激素受体(PR)检测可指导乳腺癌内分泌治疗的选择,ER 和 PR 均为阳性提示激素治疗效果较好,ER 和 PR 均为阴性者则对激素治疗敏感性低。利用肿瘤标志物进行肿瘤的分子分型可预测治疗的敏感性,以此选择合适的治疗方案或靶向药物,指导临床个体化治疗。*EGFR* 基因突变是酪氨酸激酶抑制剂(TKI)疗效的预测指标,可指导肿瘤靶向治疗。肿瘤多药耐药(MDR)基因和化疗药敏基因的检测有助于预测肿瘤的耐药性和对药物的敏感性,指导临床选用药物,提高疗效,减少毒副作用。

四、常用肿瘤标志物的临床应用

(一)甲胎蛋白

甲胎蛋白(alpha fetoprotein,AFP)是由胚胎期卵黄囊和肝细胞合成的一种糖蛋白,分子量 70kD。AFP 随胎儿出生后逐渐降低,正常成人血中 AFP 含量极微。血清 AFP 正常参考值<25μg/L。

(1)原发性肝细胞癌患者的血清 AFP 浓度显著升高,阳性率为 68%~74%。如血清

AFP>400μg/L 持续 1 个月或血清 AFP 为 200~400μg/L 持续 2 个月者,并且排除妊娠和生殖胚胎肿瘤,应高度怀疑原发性肝癌,结合影像学检查可加以确诊。

(2) 生殖细胞肿瘤,如睾丸癌、畸胎瘤、精原细胞瘤也可呈现血清 AFP 浓度升高。

(3) 急慢性病毒肝炎、肝硬化患者的血清 AFP 浓度有不同程度升高(常<300μg/L),但阳性率较低。妊娠妇女血清 AFP 常可升高,一般不超过 400μg/L。

(4) AFP 的糖基链结构具有分子差异性,根据 AFP 对刀豆素(ConA)或小扁豆凝集素(LCA)的结合能力不同,可分为结合型和非结合型两种 AFP 异质体。AFP 异质体检测有助于原发性肝癌与良性肝病的鉴别诊断。LCA 结合型 AFP 异质体≥25% 提示原发性肝癌,而 LCA 结合型 AFP 异质体<25% 多属良性肝病。

(二) 癌胚抗原

癌胚抗原(carcinoembryonic antigen,CEA)是 1965 年 Gold 和 Freedmen 从胎儿及结肠癌组织中发现的胚胎性糖蛋白抗原,分子量约 200kD。CEA 在胎儿期消化道上皮组织、肝和胰细胞中合成,出生后血中 CEA 含量逐渐降低至微量。当发生恶性肿瘤时,CEA 重新表达,导致血中 CEA 含量明显升高。成人血清 CEA 正常参考值<5μg/L。

(1) CEA 属于广谱性肿瘤标志物。血清 CEA 对大肠癌的诊断阳性率为 60%~70%,转移性结肠癌的阳性率为 80%,血清 CEA 水平与大肠癌临床分期和病情程度密切相关。血清 CEA 升高还常见于胃癌、胰腺癌、肺癌、乳腺癌、卵巢癌等其他恶性肿瘤。由于血清 CEA 升高常出现于肿瘤的中晚期,因此对恶性肿瘤的早期诊断价值有限。

(2) 一般情况,手术、放化疗前血清 CEA 水平明显升高(超过正常上限 10 倍),大多提示有局部侵犯或远处转移,复发几率较高。血清 CEA 浓度异常比临床出现复发转移灶通常早 4~10 个月,所以定期检查 CEA 可早期发现复发和转移,尤其是结肠癌的肝转移。

(3) 经手术或化疗后,血清 CEA 水平下降表示疗效良好。不降或持续上升则提示疗效不佳或病情未得到控制。

(4) 某些良性疾病,如直肠息肉、结肠炎、胰腺炎、肝硬化、肺部疾病,血清 CEA 水平也有不同程度的升高,但阳性率不高。吸烟的健康人群可有血清 CEA 轻度升高(<10μg/L)。

(三) CA125

CA125(cancer antigen 125)是 1981 年 Bast 等用卵巢癌浆液乳突腺癌细胞系(OVCA433)作为抗原制备单克隆抗体(OC125)识别的多聚糖蛋白抗原,分子量为 200kD。CA125 在正常间皮细胞组织包括胸腹膜、心包膜和子宫内膜有少量表达,上皮性卵巢癌和子宫内膜癌组织中表达增加。血清 CA125 的正常参考值<35kU/L。

(1) CA125 是上皮性卵巢癌的首选肿瘤标志物,卵巢癌患者血清 CA125 水平显著升高,但早期阶段的阳性率较低(Ⅰ期、Ⅱ期阳性率<50%),Ⅲ期、Ⅳ期的阳性率为 68%~90%。浆液型卵巢癌的 CA125 阳性率高于黏液型卵巢癌。由于 CA125 缺乏足够的敏感性和特异性,一般不建议血清 CA125 用于无症状人群的卵巢癌筛查,但对一些高危型个体,如绝经期后下腹肿块患者,有卵巢癌和乳腺癌家族史并有 *BRCA*1 和 *BRCA*2 基因突变者,应定期进行 CA125 和超声检查,以便发现早期卵巢癌。

(2) 子宫内膜癌、子宫颈癌、胰腺癌、胃癌、肺癌、乳腺癌、大肠癌等患者也有血清 CA125 升高,但阳性率较低。某些良性疾病,如子宫内膜异位症、盆腔炎、卵巢囊肿、胰腺炎、肝炎、肝硬化、早期妊娠妇女也可出现血清 CA125 不同程度的升高,临床应用时应注意鉴别诊断。

（3）手术治疗后,血清 CA125 浓度可逐渐下降至正常范围,如术后 10 周左右仍未降至正常水平提示有残存肿瘤和病情发展。若出现复发转移 CA125 浓度会迅速升高,比临床复发症状早 3 ~ 5 个月。

（四）CA15-3

CA15-3(cancer antigen 15-3)属大分子糖蛋白,分子量为 400kD,是由人乳脂肪球膜糖蛋白制成的单克隆抗体(115-D8)和由转移性乳腺癌细胞膜制成的单克隆抗体(DF-3)共同识别的乳腺癌相关抗原,故命名为 CA15-3。CA15-3 在多种癌组织中均有表达。血清 CA15-3 的正常参考值<30kU/L。

（1）乳腺癌患者的血清 CA15-3 水平常见升高,但乳腺癌早期阶段(Ⅰ期)的阳性率较低(小于 50%),而中晚期(Ⅱ期、Ⅲ期)乳腺癌患者,特别是转移性乳腺癌的血清 CA15-3 浓度常明显升高,阳性率大于 80%,常用于 Ⅱ期、Ⅲ期乳腺癌的转移复发监测。

（2）乳腺癌患者经手术或化疗后血清 CA15-3 浓度下降,提示疗效良好;治疗后血清 CA15-3 浓度持续升高常预示病情进展和复发转移,疗效不佳。

（3）胰腺癌、肺癌、卵巢癌、大肠癌、肝癌、子宫颈癌患者的血清 CA15-3 水平也可明显升高。此外,肝脏、卵巢、肺部、乳腺等良性疾病和妊娠也可出现 CA15-3 轻度升高,但阳性率较低,注意加以鉴别。

（五）CA19-9

CA19-9(carbohydrate antigen 19-9)是 1979 年 Koprowski 用人结肠癌细胞株(SW1116)为抗原制备的单克隆抗体(1116-NS19-9)所识别的唾液酸化神经节苷脂糖类抗原,分子量 400kD。在胚胎期的胰腺、肝脏、肠等消化道组织中存在 CA19-9 表达,但正常成人血中含量甚微。血清 CA19-9 的正常参考值<37kU/L。

（1）胰腺癌、胆管癌的血清 CA19-9 水平明显升高,其诊断敏感性为 90%,特异性为 81%,是胰腺癌和胆管癌诊断的首选肿瘤标志物。血清 CA19-9 对胰腺癌的疗效观察和转移复发监测也有有重要临床价值。

（2）结肠癌、肝癌、胃癌、卵巢癌等恶性肿瘤也有较高的 CA19-9 阳性率,具有辅助诊断意义。

（3）胰腺炎、胆囊炎、胆汁淤积、肝硬化、肝炎等良性疾病也可出现 CA19-9 水平一过性升高,但阳性率较低。

（六）CA242

CA242(carbohydrate antigen 242)是用人直肠癌细胞系(Colo-205)产生的单克隆抗体所识别的唾液酸化糖类抗原。大肠癌组织呈阳性表达。血清 CA242 的正常参考值<20kU/L。

（1）血清 CA242 对大肠癌的诊断阳性率为 53%,特异性为 95%。大肠癌术后血清 CA242 水平可明显下降,但出现转移复发时,CA242 呈数倍升高,有助于大肠癌治疗观察和复发监测。在胰腺癌的诊断中,CA242 的诊断敏感性与 CA19-9 相近,但特异性优于 CA19-9,两者联合检测有助于提高胰腺癌诊断的敏感性和特异性。

（2）血清 CA242 在其他一些恶性肿瘤,如肺腺癌、胃癌、食管癌、乳腺癌、卵巢癌等也有较高的阳性率,具有辅助诊断价值。

（3）胰腺炎、肝炎、肝硬化、胆囊炎等良性消化道疾病也可出现 CA242 轻度升高,注意加以鉴别。

（七）鳞状细胞癌抗原

鳞状细胞癌抗原(squamous cell carcinoma antigen,SCCA)是从子宫颈鳞状细胞癌组织中分离出来的一种糖蛋白抗原,分子量 48kD。SCCA 在正常鳞状上皮细胞有微量表达。当鳞状上皮细胞发生癌变时,SCCA 表达增强,血中含量增高。血清 SCCA 正常参考值<1.5μg/L。

（1）血清 SCCA 是鳞状细胞癌的良好标志物。血清 SCCA 水平升高主要见于子宫颈癌、肺鳞癌、头颈癌、食管癌。其他上皮性肿瘤,如皮肤癌、卵巢癌、膀胱癌、消化道肿瘤等也有不同程度 SCCA 升高,但阳性率较低。血清 SACC 的浓度变化与病情程度、治疗效果及复发转移密切相关。

（2）SCCA 对子宫颈癌具有重要临床价值。血清 SCCA 水平与子宫颈癌的临床分期、肿瘤浸润、淋巴结转移、治疗反应和预后有良好相关性。早期子宫颈癌（Ⅰ～Ⅱ期）的阳性率为 24%～53%,晚期子宫颈癌（Ⅲ～Ⅳ期）的阳性率为 75%～90%。血清 SCCA 主要用于子宫颈癌的治疗监测、复发转移预测和预后判断。治疗前血清 SCCA 浓度升高预测子宫颈癌淋巴结转移的敏感性为 60%～87%、特异性为 65%～90%,提示治疗前血清 SCCA 异常升高者可能存在盆腔淋巴结转移或局部复发。子宫颈癌患者经手术或放化疗治疗后,血清 SCCA 水平可降至正常范围。如持续升高或降后又升高者常提示病情进展,出现转移复发,预后较差。

（八）细胞角蛋白 19 片段

细胞角蛋白(cytokeratin,CK)是细胞骨架结构的中间丝成分。已知角蛋白有 20 多种,分别命名为 CK1～CK20。CK19 是一种酸性多肽,分子量 40kD,主要存在于单层上皮细胞。CYFRA21-1 是 CK19 的一种可溶性片段。当上皮细胞癌变时,CK19 表达异常增加,释放其可溶性片段 CYFRA21-1 入血循环,导致血中 CYFRA21-1 含量增高。血清 CYFRA21-1 正常参考值<3.3μg/L。

（1）CYFRA21-1 是非小细胞肺癌的首选肿瘤标志物。非小细胞肺癌患者血清CYFRA21-1 浓度明显升高,诊断敏感性为 67%,特异性为 95%,优于 CEA 和 SCCA。此外,血清 CYFRA21-1 的浓度可随手术和放化疗后逐渐下降,持续升高常提示病情进展,复发转移,有助于病情监测和疗效观察。

（2）CYFRA21-1 属于上皮细胞肿瘤标志物。子宫颈癌、卵巢癌、乳腺癌、食管癌、前列腺癌、膀胱癌、大肠癌、胰腺癌、胃癌、肝癌、头颈部癌等患者也可出现血清 CYFRA21-1 含量升高,也可用作辅助诊断和治疗监测的实用指标。一些良性疾病,如肺部疾病、妇科疾病、胃肠道疾病、肾衰竭等也有血清 CYFRA21-1 轻度增高,注意结合临床症状加以鉴别。

（九）组织多肽抗原

组织多肽抗原(tissue polypeptide antigen,TPA)是细胞骨架类蛋白抗原,分子量约 45kD。当细胞处于有丝分裂期的增殖时,TPA 表达明显增高。恶性肿瘤细胞分裂增殖活跃,血中 TPA

含量增加。因此 TPA 属于广谱性肿瘤标志物。血清 TPA 正常参考值<80U/L。

TPA 是反映恶性肿瘤细胞增殖程度的良好标志物,许多恶性肿瘤都可出现血清 TPA 浓度升高,以膀胱癌、乳腺癌、肺癌、卵巢癌、大肠癌、肝癌、胰腺癌的阳性率较高。TPA 的器官特异性不强,但敏感性较高,常用于迅速增殖性恶性肿瘤的辅助诊断、疗效监测和预后判断。

(十) 人附睾蛋白4

人附睾蛋白 4(human epididymis protein 4,HE4)是一种小分子分泌型糖蛋白,分子量 25kD。HE4 主要在男性的附睾、输精管上皮和女性输卵管上皮内表达,正常卵巢组织中不表达。当卵巢组织癌变时,HE4 表达明显增强。血清 HE4 的正常参考值为(32.8±13.4)pmol/L。

(1) HE4 是上皮卵巢癌和子宫内膜癌的新型肿瘤标志物。血清 HE4 诊断卵巢癌的敏感性为 71%~87%、特异性为 81%~93%,对早期卵巢癌(Ⅰ期、Ⅱ期)的诊断敏感性优于 CA125。血清 HE4 对子宫内膜癌也有较高的诊断敏感性和特异性。HE4 在女性盆腔包块的良恶性鉴别诊断中具有重要临床价值。

(2) 血清 HE4 浓度的变化与卵巢癌的临床分期、转移复发和疗效有良好相关性。随着肿瘤分期增加,HE4 的含量相应增高。淋巴结转移者的血清 HE4 明显高于未转移者。血清 HE4 也是卵巢癌患者疗效观察、病情监测的良好指标。

(十一) 前列腺特异抗原

前列腺特异抗原(prostate specific antigen,PSA)是前列腺上皮细胞合成并分泌于精液中的丝氨酸蛋白酶,分子量 34kD,PSA 只存在于前列腺管和滤泡上皮细胞内,具有糜蛋白酶和胰蛋白酶样的活性。正常人血中 PSA 含量极微。PSA 在血循环中主要有两种分子形式,即少量的游离型 PSA(f-PSA)和大部分与 α1-抗糜蛋白酶结合的复合型 PSA(c-PSA)。所谓总 PSA(t-PSA)是由 f-PSA 和 c-PSA 组成。前列腺发生肿瘤或其他病变时,前列腺滤泡和腺管与淋巴组织的屏障结构遭到破坏,前列腺腺管中的 PSA 进入血循环,导致外周血中 PSA 含量明显增加。PSA 具有器官特异性,但缺乏肿瘤特异性,一些良性前列腺疾病也可导致血清 PSA 水平轻度增高。血清 PSA 的正常参考值<4μg/L,f-PSA/t-PSA>0.25。

(1) 血清 PSA 是前列腺癌诊断的首选标志物,常用于前列腺癌的筛查和早期诊断。前列腺癌患者的血清 PSA 水平明显升高。以 4μg/L 为临界值,血清 PSA 诊断前列腺癌的敏感性为 80%,特异性为 90%。但前列腺炎、良性前列腺增生、前列腺肥大等也可出现血清 PSA 水平轻度升高,需结合直肠指检、超声检查加以鉴别。血清 PSA 水平处于 4~10μg/L 的灰区时,采用 f-PSA/t-PSA 比值有助于鉴别前列腺癌和良性前列腺疾病。f-PSA/t-PSA>0.25 多为良性前列腺疾病;F-PSA/T-PSA<0.16 高度提示前列腺癌,需进一步穿刺活检确诊。

(2) 血清 PSA 动态检测对评估疗效和监测复发转移有实用价值,前列腺癌患者手术或放疗后血清 PSA 浓度可逐渐降至正常水平。若手术或放疗后 PSA 浓度无明显降低或降后再升,常提示有残存肿瘤或转移复发。

(十二) 神经元特异烯醇化酶

神经元特异烯醇化酶(neuron-specific enolase,NSE)是烯醇化酶的一种同工酶,分子量

87kD,参与糖原酵解途径。烯醇化酶同工酶根据 α、β、γ 三个亚基的不同组合,可分为 αα、ββ、γγ、αβ、αγ 五种二聚体同工酶。γγ 亚基同工酶存在于神经原和神经内分泌细胞,故称为神经元特异烯醇化酶。NSE 在神经内分泌细胞起源的肿瘤组织中异常高表达,小细胞肺癌(SCLC)属于神经内分泌细胞肿瘤,有过量的 NSE 表达。NSE 也存在于正常人脑组织、红细胞和血小板中。血清 NSE 的正常参考值<15μg/L。

(1)血清 NSE 是小细胞肺癌的首选肿瘤标志物,对小细胞肺癌的诊断敏感性为 80%,特异性为 90%,有助于同非小细胞肺癌的鉴别诊断,常用于小细胞肺癌的疗效观察和转移复发监测。

(2)神经母细胞瘤患者的血清 NSE 水平异常升高,诊断阳性率为 96%。也可用于病情监测和疗效观察。

(3)神经内分泌细胞瘤,如嗜铬细胞瘤、胰岛细胞瘤、甲状腺髓样瘤、黑色素瘤、视网膜母细胞瘤等患者血清 NSE 浓度也明显增高。

(十三)胃蛋白酶原 Ⅰ、Ⅱ

胃蛋白酶原(pepsinogen,PG)是胃黏膜消化腺分泌的胃蛋白酶前体,可分为胃蛋白酶原Ⅰ(PGⅠ)和胃蛋白酶原Ⅱ(PGⅡ)。PGⅠ主要由胃底腺的主细胞分泌,PGⅡ来源于胃底腺、贲门腺、幽门腺及十二指肠腺。PG 绝大部分进入胃腔后由胃酸激活为胃蛋白酶,约 1%通过胃黏膜进入血循环。当胃腺体萎缩、主细胞减少时血清 PGⅠ降低;而萎缩性胃炎伴有肠化生、胃窦腺假幽门腺化生时,血清 PGⅡ含量则增高。因此,血清 PGⅠ、PGⅡ和 PGⅠ/PGⅡ比值的变化与胃黏膜的功能和病变密切相关。

(1)血清 PGⅠ、PGⅡ和 PGⅠ/PGⅡ比值是胃癌及癌前病变的良好标志物,对胃癌的筛查和早期诊断有重要临床价值。血清 PGⅠ和 PGⅠ/PGⅡ比值降低是萎缩性胃炎和肠化生等癌前病变的指标。以 PGⅠ<70μg/L、PGⅠ/PGⅡ<3.0 为临界值,对早期胃癌的诊断敏感性为 85%,特异性为 74%,有助于癌前病变及胃癌的早期诊断。

(2)血清 PGⅠ和 PGⅡ浓度的变化可反映胃癌术后残胃黏膜腺体的分泌状态及复发转移。胃癌患者术后病情稳定时,血清 PGⅠ和 PGⅡ处于低水平,但胃癌出现复发转移时,PGⅠ和 PGⅡ常明显升高。

(十四)人绒毛膜促性腺激素

人绒毛膜促性腺激素(human chorionic gonadotropin,HCG)是胎盘滋养层细胞合成分泌的一种糖蛋白类激素,含有 α 和 β 两个亚基。α-亚基与卵泡刺激素(FSH)和黄体生成激素(LH)相同,β-亚基决定 HCG 的生物特性和免疫特异性。正常妇女妊娠早期血清 HCG 明显升高,直至分娩后下降至正常水平。

(1)血清 HCG 或 β-HCG 主要用于生殖胚胎细胞肿瘤的诊断、疗效观察、病情监测。绒毛膜上皮细胞、葡萄胎、睾丸母细胞瘤、精原细胞瘤患者的血清 HCG 异常升高。HCG 和 AFP 联合检测有助于生殖胚胎性肿瘤的鉴别诊断。单纯性精原细胞瘤和绒毛膜癌的 HCG 阳性,而 AFP 阴性;胚胎性肿瘤的 HCG 和 AFP 均为阳性;卵黄囊肿瘤的 HCG 阴性,而 AFP 阳性;畸胎瘤的 HCG 和 AFP 均为阴性。

(2)其他恶性肿瘤,如卵巢癌、子宫内膜癌、乳腺癌、肺癌、肝癌、胃肠道肿瘤的 HCG 也有不同程度升高,应注意鉴别。

（十五）高危型人乳头瘤病毒

人乳头瘤病毒（high risk human papillomavirus，HPV）属乳头瘤多空泡病毒科的双链闭合环状 DNA 病毒。至今已鉴定出 100 多种 HPV 亚型，大约有 35 种型别与生殖道感染有关，20 种型别与肿瘤相关。根据致癌危险性，分为低危型 HPV 和高危型 HPV。低危型 HPV 主要有 6、11、42、43 和 44 型，可引起外生殖器湿疣等良性病变；高危型 HPV 主要有 16、18、31、33、35、39、45、51、52、56、58、59 和 68 型，诱发子宫颈癌前病变及子宫颈癌。其中 HPV16 和 18 型感染率最高，HPV16 占 50%，主要为子宫颈鳞癌；而 HPV18 占 14%，以子宫颈腺癌为主。

（1）高危型 HPV 感染是引起宫颈上皮内瘤变（CIN）及子宫颈癌的重要病因。在宫颈病变中，高危型 HPV 感染率分别为非典型鳞状细胞（ASC-US）38%，低度病变（CIN-1）70%，高度病变（CIN-2/3）85%，子宫颈癌 99%。因此，高危型 HPV 检测有利于早期发现子宫颈癌前病变和子宫颈癌，对子宫颈癌筛查有重要价值。高危型 HPV 检测联合液基薄层细胞学检查（TCT）可明显提高宫颈病变诊断的敏感性和特异性，是目前子宫颈癌前病变及子宫颈癌筛查和诊断的较好方法。

（2）高危型 HPV 持续感染是预测子宫颈癌治疗后复发的指标。子宫颈癌根治术后 HPV 持续阳性者常提示术后复发的可能性大，而 HPV 阴性则复发的可能性较小。

（十六）常用的肿瘤基因标志物

恶性肿瘤的发生与发展是多种致癌因素诱发、多基因参与、多阶段进行的复杂病变过程。肿瘤细胞的遗传（genetic）变异（突变、扩增、缺失、移位）和表观遗传学（epigenetic）改变（DNA 甲基化、组蛋白乙酰化等）导致癌基因、抑癌基因、DNA 修复基因、肿瘤相关基因异常改变而产生基因型标志物（genotype marker）。肿瘤基因标志物在肿瘤易感性检测、分子分型、疗效评估、预后判断、生物靶向治疗中具有重要价值。常用的肿瘤基因标志物如下：

1. Ras 基因　Ras 基因首先发现于大鼠肉瘤病毒（rat sarcoma virus）而得名，编码产物为 P21 蛋白，属于膜结合型 G 蛋白，具有 GTP 酶活性，参与信号转导。人基因中有 k-Ras、h-Ras 和 n-Ras。Ras 基因突变主要发生于第 12 位、第 13 位、第 61 位密码子，常见于胰腺癌、肺癌、大肠癌、肝癌、胃癌、卵巢癌、子宫内膜癌、乳腺癌等，其突变率为 15%～85%。Ras 基因突变的表达产物 P21 蛋白与肿瘤的恶性程度、侵袭转移有关。在肿瘤靶向治疗中，k-Ras 基因突变检测常用于指导肿瘤患者的 EGFR 单抗药物治疗的选择。k-Ras 基因突变可旁路激活细胞内信号转导，致使 EGFR 单抗药物失去抗癌活性。因此，EGFR 单抗类靶向药物只对 k-Ras 基因无突变（野生型）的患者有效，而突变型患者，此类药物靶向治疗效果不佳。

2. APC 基因　结肠多发性腺瘤样息肉病（adenomatous polyposis coli，APC）基因的突变在遗传性大肠癌的发生发展中起关键作用。APC 基因突变主要在基因中段的第 9、10、11 外显子，其中密码子第 1061、1309 的突变占 20%。对于家族性腺瘤性息肉病，APC 基因突变预示该家族成员的息肉存在，需要密切随访复查肠镜病理检查。在遗传性大肠癌组织中，APC 基因突变率高达 70%～90%。散发性大肠癌组织中，APC 基因突变率占 30% 左右。肺癌、胃癌、食管癌、肝癌、乳腺癌等也有不同比例的 APC 基因突变。

3. Her2/neu 基因　Her2/neu 基因编码具有酪氨酸激酶活性的跨膜蛋白（P185 蛋白），属于 EGFR 家族成员之一。乳腺癌、卵巢癌、结直肠癌、肺癌等多种肿瘤的 Her2/neu 基因过度表达与肿瘤分期、淋巴结转移、治疗效果和预后相关。*Her2/neu* 基因表达阳性的乳腺癌患者多为低分化型,激素受体阴性,易发生淋巴结转移,预后不良。*Her2/neu* 基因蛋白的胞外结构可被蛋白酶水解从细胞表面脱落,形成可溶性 Her2/neu 蛋白进入血循环。血清可溶性 Her2/neu 蛋白水平升高提示肿瘤病情进展,预后不良。

4. *EGFR* 基因　表皮生长因子受体(epidermal growth factor receptor,EGFR)基因,又称 *HER*1(*ErbB*-1)基因,编码产物为 EGFR,具有酪氨酸激酶活性,发挥细胞信号转导功能作用。*EGFR* 基因的突变形式主要有点突变,扩增、插入或缺失,多发生于 18 ~ 21 外显子。多种肿瘤的 *EGFR* 基因过度表达,与肿瘤细胞的增殖生长、侵袭转移、新生血管形成等密切相关。*EGFR* 基因检测对酪氨酸激酶抑制剂的靶向治疗具有指导作用。*EGFR* 基因突变可增强肿瘤对酪氨酸激酶抑制剂(TKI)的敏感性,是肿瘤靶向药物疗效的预测指标。

5. *p53* 基因　*p53* 基因是一种抑癌基因,位于人染色体 17p13。野生型 *p53* 基因编码的 P53 蛋白控制细胞分化,监视基因组的完整性,阻止肿瘤易感基因发生突变。突变型 *p53* 基因是一种促癌因子,导致细胞转化和肿瘤发生。70% 的恶性肿瘤都可检测到 *p53* 基因突变,因此,*p53* 基因是一种广谱肿瘤基因标志物。乳腺癌、肺癌、肝癌、胃癌、大肠癌、卵巢癌等恶性肿瘤的 *p53* 基因突变率为 15% ~ 50% 。突变型 P53 蛋白可诱发机体产生相应 P53 抗体,释放于血循环中。血清 P53 抗体是肿瘤早期诊断、疗效观察和预后判断的良好指标。

6. *BRCA1* 和 *BRCA2* 基因　乳腺癌易感基因(breast cancer susceptibility gene,*BRCA*)属于抑癌基因,主要有 *BRCA*1 和 *BRCA*2,参与 DNA 损伤修复和细胞周期调节和转录。*BRCA*1 基因突变可导致乳腺癌和卵巢癌的易感性增高。*BRCA*2 基因突变主要见于家族性乳腺癌和男性乳腺癌。在遗传性乳腺癌及卵巢癌患者中,*BRCA*1 基因突变率为 50% ~ 90% ,散发性乳腺癌和卵巢癌的 *BRCA*1 基因突变率为 5% 左右。对高危型人群进行 *BRCA*1 和 *BRCA*2 基因检测有助于早期发现乳腺癌和卵巢癌。

7. DNA 甲基化　DNA 甲基化是指 DNA 分子的胞嘧啶碱基上增加甲基的反应,属于表观遗传学改变。DNA 甲基化常发生在基因的启动子或编码序列的 CpG 岛中,导致基因表达下降或基因沉默。DNA 异常甲基化,尤其是基因启动子的高甲基化常与恶性肿瘤的发生发展密切相关,可作为肿瘤早期诊断、疗效观察及预后判断的基因标志。如 BRCA1 启动子高甲基化与乳腺癌的发生相关,有助于发现早期乳腺癌,预测化疗反应和判断预后。基因启动子甲基化也可成为肿瘤生物治疗靶。去甲基化的药物可使抑癌基因的启动子去甲基化,恢复其抑癌基因的表达活性。

8. 微小 RNA(microRNA,miRNA)　微小 RNA(miRNA)是一类长度为 19 ~ 25 个核苷酸的非编码单链 RNA。miRNA 通过与基因转录后的 mRNA 互补结合,导致靶 mRNA 的降解或翻译抑制,从而调控靶基因的表达。在肿瘤发生发展过程中,miRNA 充当癌基因或抑癌基因的作用,参与细胞分化、增殖、凋亡等分子生物学过程。由于 miRNA 具有肿瘤组织特异性和分子稳定性,并广泛存在于人体组织和体液中,因此 miRNA 是肿瘤早期诊断、疗效预测、预后判断的重要分子标志物。原发性肝癌患者血清 miR-500 水平明显增高。非小细胞肺癌患者血清 miR-25 和 miR-223 的表达量增高。血清 miR-92 对结肠癌诊断的敏感性和特异性分别为 89% 和 70% 。食管癌患者的血清 miRNA 谱(miR-10a、miR-22、miR-100、miR-148b、miR-223、miR-133a、miR-127-3p)表达显著升高,对食管鳞癌的诊断敏感性为 78.5% ,特异性为 96% 。乳腺癌患者的 miR-10b、miR-125b 和 miR-145b 表达下调,而 miR-21 和

miR-155 表达升高,与肿瘤分期、雌激素受体、血管生成和侵袭转移等密切相关。

（刘　预）

Summary

Tissue is obtained in a number of ways, each with its appropriate place and uses, depending on the clinical circumstances. *Cytological examination* of exfoliated, scraped, or brushed cells is a rapid, efficient, and low-risk technique for establishing an accurate diagnosis. This approach, along with the related technique of *fine-needle aspiration* does not always reveal the primary tumor site or the extent of disease. *Cutting-needle biopsies*, *core-needle biopsies*, or *drill biopsies* obtain tissue cores for histologic examinations or special studies that permit evaluation of architectural structure. *Incisional biopsy* (along with fine-needle aspiration) is often the method of choice for lesions that are inoperable, too large for ready excision, or when excision could lead to functional or cosmetic impairment. *Excisional biopsy* is often favored because it provides generous amounts of tissue for diagnosis and may itself afford sufficient surgical therapy for some tumors, for example, small-to-medium-sized breast cancers.

Plain films in particular are easy to perform, have a low dose of radiation, are relatively inexpensive, and still provide a tremendous amount of diagnostic information. In most oncology practices, cross-sectional imaging studies, including CT, MRI, and nuclear medicine scans, have become standard care as part of the diagnostic evaluation. The type and frequency of examination depend on the origin of the tumor and clinical scenario. More recently, positron emission tomography (PET) imaging with the glucose analog 2-(18F)-fluoro deoxy-D-glucose (FDG) has emerged as a very powerful tool for tumor imaging. PET takes advantage of one characteristic property of malignant cells, increased glucose metabolism. This feature is the basis for using FDG to differentiate benign from malignant lesions, to stage tumors, and to predict recurrent disease. More importantly, PET has provided a new model for molecular tumor imaging, one that goes beyond traditional anatomic and morphologic description.

Traditionally, tumor markers have been broadly defined as tumor-specific antigens (TSAs) or tumor-associated proteins (TAAs). These tumor markers may be detectable in the tumor tissue itself or, for antigens that are released from the cells, detectable in plasma, serum, or other bodily fluids typically using immunoassays. As introduced in this chapter, the rapidly emerging field of cancer genomics and proteomics, and their clinical translation as "molecular diagnosis" and "molecular medicine," are already beginning to transform the field, and the accelerating growth of information and technology in this research area will undoubtedly transform the field of tumor markers and their application in the near future, leading to improved molecular tools for cancer diagnosis, prognosis, treatment, and, ultimately, to the emergence of novel and more effective cancer therapies, including improved approaches for immunotherapy, and cancer prevention strategies.

第六章　肿瘤的基本特征与治疗基本原则

第一节　肿瘤的基本特征

一、肿瘤的现代流行特征

近年来,随着我国社会经济的快速发展,人民生活水平(营养、环境状况)的变化,尤其是人口城市化、老龄化和生活方式的变化等诸多因素,城乡居民的健康行为和疾病模式也发生了很大变化。肿瘤在人群中的流行状况在年龄、性别、种族、时间、社会经济状况、婚育及地理因素等方面表现出不同特点,这对掌握肿瘤的病因及发生机制,制订和采取有效的防治措施具有十分重要的意义。

全国肿瘤防治研究办公室进行的死因调查结果是我国肿瘤死亡资料的主要来源。全国第三次死因回顾抽样调查报告显示:脑血管病、恶性肿瘤是我国前2位死亡原因,分别占死亡总数的22.45%和22.32%。

目前我国恶性肿瘤发病率与美国、英国、法国接近,高于亚洲国家(如日本、印度和泰国);我国恶性肿瘤死亡率属于世界较高水平,不同性别、地区差异明显。发病率有呈持续的增长趋势。与前两次调查结果相比,死亡率比20世纪70年代中期增加了83.1%,比90年代初期增加了22.5%。

按性别分析,恶性肿瘤死亡率男性明显高于女性。按城乡分析,城市恶性肿瘤死亡率明显高于农村。恶性肿瘤是城市首位死因(占城市死亡总数的25.0%),农村为第2位死因(占21.0%)。从不同肿瘤死因来看,肺癌、结直肠癌、胰腺癌、乳腺癌死亡率城市明显高于农村;而肝癌、胃癌、食管癌、子宫颈癌农村较高。我国城乡居民的肿瘤发病死亡构成正在发生变化,部分恶性肿瘤死亡率出现明显下降,肿瘤构成日益趋向发达国家的肿瘤死亡模式。从城乡前10位恶性肿瘤构成来看,肺癌已代替肝癌成为我国首位恶性肿瘤死亡原因(占全部恶性肿瘤死亡的22.7%)。比较我国城乡肿瘤构成,尤其是城市地区,呈现类似发达国家的变化趋势。

恶性肿瘤是可防可治的慢性疾病,部分原高发地区相应的恶性肿瘤死亡率有所下降。第三次全国死亡原因调查选取部分原肿瘤高发地区进行了重点调查,与20世纪70年代中期相比,一些原肿瘤高发地区恶性肿瘤发生了显著变化。一些高发地区肿瘤死亡率呈现大幅度下降。

二、肿瘤的生物特征

肿瘤与宿主是一对矛盾和相互依存的关系,肿瘤既需要依靠宿主的支持和营养供应,又不断地对宿主产生一些不利影响,导致宿主死亡。同时,宿主本身也会产生抗肿瘤反应。

1. 肿瘤对宿主的影响　肿瘤对宿主影响是多种多样的,它既可以引起局部症状,也可引起全身反应,这取决于肿瘤的生物学特性、发生部位、病程早晚、局部功能与肿瘤的代谢、有无继发性变化以及肿瘤细胞引起的免疫反应等。

（1）良性肿瘤对宿主的影响：良性肿瘤因其分化较成熟，生长缓慢，停留于局部，不浸润、不转移，故一般对宿主的影响较小，主要表现为局部压迫和阻塞症状。其影响的发生主要与其发生部位和继发性变化有关。如体表良性肿瘤除少数可发生局部症状外，一般对宿主无重要影响，有时肿瘤很大，可增加患者负荷，并可能引起局部疼痛，如血管瘤、神经鞘瘤、血管平滑肌瘤等均可引起局部疼痛。但有些良性肿瘤生长在主要部位时可造成患者死亡，如心脏黏液瘤可引起心脏传导阻滞而造成患者死亡；垂体腺瘤可压迫视交叉引起双偏盲；输尿管乳头状瘤可引起肾盂积水；消化道的良性肿瘤，如突入肠腔的平滑肌瘤可引起肠梗阻或肠套叠；颅内的良性肿瘤，如脑膜瘤，可压迫脑组织、阻塞脑室系统而引起颅内压升高和相应的神经系统症状等。内分泌腺的良性肿瘤则常因能引起某种激素分泌过多而产生全身性影响，如甲状旁腺腺瘤可引起骨质疏松、血钙升高等；胰岛细胞瘤分泌的胰岛素而引起阵发性血糖过低；垂体前叶（腺垂体）的嗜酸性腺瘤可引起巨人症或肢端肥大症等。

（2）恶性肿瘤对宿主的影响：良性肿瘤引起的对宿主的影响，在恶性肿瘤也常存在，不过往往程度较重、发展较快，常有全身性表现。

1）局部浸润：浸润性生长是恶性肿瘤的基本特点，它可直接浸润入淋巴管、血管或邻近器官，它所造成的影响视浸润部位及脏器而异。如食管癌的局部直接浸润；累及纵隔形成纵隔炎；累及支气管形成支气管瘘，进而发展为吸入性肺炎；累及主动脉形成主动脉周围炎，导致滋养血管狭窄或闭锁，可引起食管主动脉瘘，导致主动脉穿孔、急性大出血而猝死。肺癌常直接浸润心肌，形成很多脉管内栓子，甚至形成心房或心室的栓塞。有些肿瘤特别是腔道内肿瘤由于局部浸润性生长，可造成管腔狭窄，如胆总管癌导致梗阻性黄疸，输尿管癌可导致肾盂积水、肾衰竭。

2）肿瘤转移：恶性肿瘤转移对宿主的影响因转移部位及肿瘤的生物学行为而异，转移至肺脏，可导致呼吸衰竭；转移至肝脏可造成肝衰竭；转移至肺门淋巴结，可导致支气管腔狭窄或闭锁；转移至脑可引起一系列症状，如头痛、脑水肿，甚至造成患者死亡。

3）恶病质：恶病质是恶性肿瘤晚期的临床特征，主要表现为食欲减退、极度消瘦、贫血乏力、全身衰竭等。

2. 宿主对肿瘤的影响　肿瘤在整个生长发展过程中，虽有"自律性"生长的一面，但也受到宿主一系列的影响，这些影响肿瘤生长的因子，有全身性的也有局部性的，如全身或局部性的免疫调节系统、营养与代谢系统、激素调节系统等，无不影响肿瘤的生长和发展。免疫调节是机体识别与排斥非己物质的防御性反应，在肿瘤的发生发展过程中，机体内的免疫活性细胞不断搜索肿瘤细胞，它能敏感地识别出瘤细胞的表面抗原，进而杀伤相应的瘤细胞。假若宿主的免疫功能失调，就有可能发展为临床期肿瘤。这种免疫调节机制包括细胞免疫和体液免疫两大系统。如在某些肿瘤发生过程中，大量相应的免疫球蛋白增多，肿瘤自癌变开始时，癌变细胞周围大量的淋巴细胞浸润，这都是宿主抗肿瘤反应的一种表现。但目前认为，肿瘤免疫抗衡系统主要表现在细胞免疫，特别是致敏的 T 淋巴细胞和自然杀伤细胞（NK 细胞），还有巨噬细胞等。此外，局部因子对于肿瘤生长也有一定的影响，如原位癌，肿瘤间质内大量免疫活性细胞的出现。癌瘤在浸润过程中，不但有大量的淋巴细胞包绕，而且癌瘤组织周围有大量纤维组织增生，形成一个完整或不完整的包膜，这在一定程度上限制了肿瘤的生长，这也是宿主抗肿瘤反应的局部表现。

总之，肿瘤对宿主而言是危害者，而宿主对肿瘤的生长，不单纯是被动的受害者，它也能"自发地"调动一切积极因素，抗衡肿瘤的生长和扩散。

三、肿瘤的命名与分类

（一）肿瘤的命名

肿瘤的组织来源各有不同,性质不一,种类繁多,命名复杂,一般分为两类:一类是根据肿瘤的组织来源和肿瘤的性质命名;另一类为特殊命名,无规律性,多是沿袭过去的习惯名称。

1. 肿瘤的一般命名原则　根据肿瘤的生物学行为可将肿瘤分为良性肿瘤、交界性肿瘤和恶性肿瘤,按肿瘤的组织来源和生物学行为命名方式如下:

（1）良性肿瘤:组织来源+瘤,如纤维瘤、平滑肌瘤、神经鞘瘤等,上皮性良性肿瘤常在"瘤"前面加上形态学描述,如卵巢黏液性囊腺瘤、移行细胞乳头状瘤等。

（2）恶性肿瘤

1）来源于上皮组织的恶性肿瘤:组织来源+癌,如鳞状上皮癌、腺癌等。

2）来源于间叶组织的恶性肿瘤:组织来源+肉瘤,如纤维肉瘤、平滑肌肉瘤、软骨肉瘤等。

3）既有癌又有肉瘤成分的恶性肿瘤:称为癌肉瘤。

2. 肿瘤的特殊命名　肿瘤的特殊命名较混乱,大致可分为以下几种情况:

（1）某些恶性肿瘤成分复杂,组织来源尚待进一步研究或沿用习惯,在肿瘤名称前冠以恶性,如恶性黑色素瘤、恶性中胚叶混合瘤、恶性淋巴瘤等。

（2）有些来自于胚胎组织或神经内分泌系统的肿瘤称为母细胞瘤,如神经母细胞瘤、肾母细胞瘤等。母细胞瘤大多是恶性的,但有少数是良性的或基本是良性的,如骨母细胞瘤、软骨母细胞瘤。

（3）其他特殊命名:以"病"命名的肿瘤有鲍文（Bowen）病、佩吉特（Paget）病等;以人名命名的肿瘤有尤文（Ewing）瘤、卡波西（Kaposi）肉瘤、库肯勃（Krukenberg）瘤等。有些习惯命名将恶性肿瘤命名为"瘤",如精原细胞瘤、卵黄囊瘤等。此外,有一些本质上不是肿瘤的疾病被称为"瘤",如胆脂瘤、淀粉样瘤、动脉瘤等。

（二）肿瘤的分类

1. 根据肿瘤的生物学行为分类　传统上可将肿瘤分为两大类,即良性肿瘤和恶性肿瘤,主要区分标准见表6-1-1。

表 6-1-1　良性肿瘤和恶性肿瘤的主要特征

区别点	良性肿瘤	恶性肿瘤
大体形态	边界清楚,常有完整包膜,切面色泽、质地与源发组织相似	边界不清楚,无包膜,偶有假包膜,切面色泽、质地与源发组织不同
分化程度	分化程度高,异型性小,与其起源组织相似,核分裂象少	分化程度低,异型性大,与其起源组织不相似,核分裂象多
生长速度	缓慢,很少发生出血、坏死	迅速,常发生出血、坏死
生长方式	膨胀性或外生性生长,常有包膜,边界清楚,移动性大	浸润性或外生性生长,常无包膜,边界不清,移动性小

续表

区别点	良性肿瘤	恶性肿瘤
转移	不转移	可有转移
继发性改变	坏死出血少见	坏死出血溃疡形成,继发性感染等常见
复发	很少复发	较易复发
对机体的影响	危害性小,主要为局部压迫和阻塞作用	危害性大,除压迫和阻塞外,常破坏局部组织器官,引起出血、坏死、感染,晚期引起恶病质,也可因转移引起其他器官损伤

良性、恶性肿瘤的鉴别依据主要为分化与异形性,转移、复发也是重要的判断依据。但良性、恶性肿瘤的区别也具有相对性,有时良性肿瘤与恶性肿瘤之间可相互转化。在临床工作中,大多数肿瘤的良性、恶性性质是明确的,但有相当一部分肿瘤,它们的生物学行为介于良性与恶性肿瘤之间,称为交界性肿瘤(borderline tumor),或称中间性肿瘤、潜在恶性肿瘤、局部低度恶性肿瘤等。其特征是局部侵袭能力很强,切除后复发率高,通常不发生转移或转移率很低,常见的交界性肿瘤有交界性浆液性或黏液性囊腺瘤、皮肤隆凸性纤维肉瘤、内翻性乳头状瘤、非典型甲状腺瘤、膀胱移行细胞乳头状瘤、血管免疫母细胞性淋巴结病、葡萄胎等。

2. 根据肿瘤的组织来源分类　镜下观察不能区分肿瘤的类型时,需在电镜下观察和做免疫组织化学检查。依组织来源不同肿瘤大致可分为以下几大类:

(1) 上皮组织肿瘤(epithelial tumors):上皮组织或其细胞的类型有鳞状细胞、基底细胞、移行细胞、腺体和导管上皮细胞等,良性肿瘤有鳞状细胞乳头状瘤、腺瘤等,恶性者有鳞状细胞癌、基底细胞癌、移行细胞癌、腺癌、未分化癌等。

(2) 间叶组织肿瘤(mesenchymal neoplasms):间叶组织包括纤维组织、脂肪组织、脉管组织、肌细胞、骨和软骨组织等。良性肿瘤有纤维瘤、脂肪瘤、血管及淋巴管瘤、横纹肌瘤、平滑肌瘤、骨瘤等。恶性者有恶性纤维组织细胞瘤、脂肪肉瘤、血管肉瘤、横纹肌肉瘤、平滑肌肉瘤、骨肉瘤、软骨肉瘤等。

(3) 淋巴造血组织肿瘤(lympho hematopoietic neoplasms):淋巴造血组织发生的肿瘤有淋巴组织肿瘤、骨髓造血组织肿瘤等,一般为恶性。如霍奇金淋巴瘤、非霍奇金淋巴瘤、恶性网状细胞增生症、多发性骨髓瘤等。

(4) 神经组织肿瘤(neurogenic neoplasms):神经组织肿瘤包括原始神经外胚瘤、神经母细胞瘤、节细胞神经瘤、神经胶质细胞肿瘤(如星形细胞瘤、室管膜瘤等)以及周围神经多见的神经纤维瘤及神经鞘瘤等。恶性黑色素瘤及神经内分泌肿瘤(APUD瘤)也一般认为来自神经外胚叶。

(5) 胚胎残余组织肿瘤(embryonic neoplasms):胚胎残余组织增生形成很多肿瘤,如脊索瘤、肾母细胞瘤、肝母细胞瘤、肺母细胞瘤等。

(6) 组织来源尚未肯定的肿瘤:有些肿瘤的组织来源仍有争议,如滑膜肉瘤、腺泡状软组织肉瘤、颗粒细胞肌母细胞瘤、上皮样肉瘤、透明细胞肉瘤等。

近年来,随着分子生物学、免疫学和生物化学等学科的发展,人们正在尝试将肿瘤以形态和功能相结合的方式进行分类,以阐明肿瘤的本质,制订更好的治疗方案,如在有些淋巴造血组织肿瘤的分类中就试图按细胞的免疫表型及其来源细胞的功能进行分类,这样的分类方法还有待于进一步研究(表 6-1-2)。

表 6-1-2　癌与肉瘤的主要区别

区别点	癌	肉瘤
组织来源	上皮组织	间叶组织
发病率	常见,80% 左右	较少见,20% 左右
年龄	中年以上	青少年多见
部位	皮肤、黏膜、内脏多见	四肢、躯干多见
大体特点	灰白色、干燥、质地较硬	粉红色、鱼肉状、质较软
组织学特点	癌细胞成巢状、腺管状或条索状排列,实质与间质分界清楚	肉瘤细胞弥散分布,与间质混杂
网状纤维	癌细胞间无网状纤维	瘤细胞间有网状纤维
转移方式	多经淋巴道转移	多经血道转移

四、肿瘤的自然特征

肿瘤的发生,都需相继经历几次重要的事件,由一个称为启动的过程开始,使一个宿主细胞发生不可逆性改变,导致肿瘤的发生,甚至最终导致宿主的死亡。这些时序性的过程归纳起来称为肿瘤的自然病史,或称为肿瘤的生物学演进。

1. 肿瘤的生长特性　所有生物体的基本单位都是细胞,在多细胞生物体内,细胞构成组织和器官,细胞的生长,可以是数量的增加或体积的增大,也可以两者兼而有之。在多细胞生物体内,细胞的生长常常是数量的增加超过体积的增大。一个成年人大约由 $1×10^{15}$ 个细胞构成,人体发育成熟后全身的细胞数基本保持恒定,但这是一个富有动态变化的过程,细胞分裂的节奏非常活跃,大致每天有 $1×10^{12}$ 个细胞死亡,同时产生相当数量的细胞取而代之。细胞更新最为活跃的部位有骨髓、消化道与皮肤。细胞群体由三种构成。一部分处于增殖周期,一次次进行有丝分裂。第二部分是一批终末化了的细胞,不再进行分裂,注定将要死亡。第三部分既不参与周期性分裂,也不死亡,但在受到适当刺激后可以重新进入分裂周期的细胞(G_0 细胞)。通常在动物活组织内 G_0 期细胞最多。

细胞一次又一次地不断进行有丝分裂,有些细胞暂时离开细胞周期,进入 G_0 期,但在适当的分裂刺激的作用下可以重新恢复进入细胞周期。另有一些细胞永久地离开细胞周期,成为终末分化细胞库的一部分。分化细胞库和非增殖细胞库中的细胞都可以转入程序性细胞死亡即凋亡。

所有细胞都有特定的细胞周期时间,即细胞群体增加 1 倍所需要的时间,称为倍增时间。正常细胞的倍增时间受到精确调节和监控,而肿瘤细胞、原发癌和其转移癌的细胞或肿瘤体积的倍增时间可以相差很悬殊,而且相对自主。生长最快的肿瘤(如 Burkitt 淋巴瘤)倍增时间还不到 3 天,而有的结肠癌和直肠癌生长非常缓慢,其倍增时间在 600 天以上。肿瘤细胞的体积倍增时间是肿瘤侵袭性的一个重要衡量指标。从理论上推算,一个 $10μm$ 的肿瘤细胞形成直径 1cm 的瘤体需要分裂 30 次,这时大约有 $1×10^9$ 个肿瘤细胞,约 1g,现有的临床检测手段一般能检出。大约还有 $1×10^3$ 次倍增肿瘤细胞可达 $1×10^{12}$ 个。但肿瘤的实际生长受到多种因素的影响。肿瘤细胞群中出去一部分处于静止状态的 G_0 期细胞,还有一些细胞继续分化转入凋亡。另外,肿瘤内也有一部分区域会因为缺乏足够的营养和血液供应而发生继发性坏死。

2. 肿瘤的自然病史 临床上一般肿瘤的发生发展分为五个阶段,即癌前病变、中间病变(不典型增生)、原位癌、浸润癌及转移癌。肿瘤由启动阶段至形成产生症状、临床上可以察觉的肿瘤(肿瘤细胞达 1×10^9 个,约 1cm 大小),这一段时间也被称为临床前期。在这一阶段,病变过程隐匿,患者没有症状。据估计,在整个肿瘤发展过程中,临床前期阶段占据的时间长达 75% 。但每一种肿瘤需要的时间和该肿瘤细胞的生长特性有关,从启动算起,短者数月,如 Burkitt 淋巴瘤;也可长达多年,如结肠癌、肺癌、乳腺癌或膀胱癌。据估计,多数人体肿瘤的临床前期 8 ~ 20 年,但也可长达 30 ~ 40 年。

自然病史的临床阶段从肿瘤确诊之时算起,患者可能出现症状,需要寻求根治性治疗或姑息性治疗,这一阶段一般只占患者自然病史最后 25% 的时间,如果不能得到根除,患者最终难免死亡。

第二节　肿瘤治疗的基本原则

随着生物学及肿瘤临床医学的发展,目前认为,肿瘤之所以发生,是因为外界的致癌因素作用于易发的个体,使细胞发生了遗传性状方面的改变,自身免疫系统不能完全阻抑发生异常增殖的变异细胞而形成。因此,在肿瘤治疗中应达到以下目标:延长无病生存期和总生存期,治疗相关的不良反应尽可能小,生存质量获得提高,符合成本效益原则。在肿瘤的治疗中应遵循以下原则。

一、早 期 原 则

恶性肿瘤是一种进行性发展的疾病,病期越晚,治疗越困难,预后越差。目前,手术治疗仍是大多数实体肿瘤最有希望获得根治的治疗方法,但手术治疗很大程度上取决于手术时肿瘤病期的早晚,病期越早,手术成功率越高。放射治疗同样要求病灶较局限,如病灶越广泛,照射面积越大,放射反应就越大,患者就越难耐受。如病灶已有转移和扩散,则不适合于手术治疗和放射治疗等局部治疗手段。化学药物治疗从细胞动力学的角度来看,早期病例细胞数目较少,细胞增殖比例高,对化疗药物敏感,晚期病例细胞增殖比例低,对化疗药物敏感性差。临床实践证明,肿瘤的早期治疗效果好,如 I 期乳腺癌患者术后 5 年生存率为 92.5% ,子宫颈原位癌和 I 期子宫颈癌患者术后 5 年生存率高达 99.1% ,局限于胃黏膜层的早期胃癌手术后 5 年生存率达 90.9% 。因此,早期发现、早期治疗是提高治愈率、挽救肿瘤患者生命的关键。早期治疗是肿瘤治疗的最基本原则。目前宫颈病变的早期筛查,已使子宫颈癌的发生率逐渐下降。随着科学技术的不断进步,仍有可能使更多的肿瘤在发生浸润癌前被检出,从而使更多的肿瘤患者获得根治。

二、局部与整体并重的原则

虽然大部分恶性肿瘤均是由局部而起,然后才逐渐扩散到全身,但是肿瘤的发生与患者的基因缺陷、全身疾病基础如内分泌和免疫功能的改变有密切的关系。同时中晚期肿瘤可以累及全身各个器官,目前尚无有效的方法能确定体内的微小病灶,所谓的早期与中晚期的区别是一个相对的概念。因此,设计肿瘤的治疗方案时,要在重视局部治疗的同时,从整体上对病情进行分析,要兼顾到肿瘤对全身的影响,并施以相应的治疗措施。在现代肿瘤外科治疗中,肿瘤的不完全切除是很常见的,作为一种局部治疗不彻底的情况,加用放疗处理局部病变和恰当使用全身治疗同样是非常重要的。如何合理设计这类患者的综合治疗方案,做到局部与全身并重,是一个值得高度重视的问题。以早期乳腺癌保留乳房手术加放疗、化疗为例,在这一治疗模式中,目前主张小范围的肿瘤局部切除加腋窝淋巴结清扫,术后放射治疗进一步巩固局部治疗的效果,可有效减少局部复发率。不过研究发现,局部复发率的减少并不意味着生存率的提高,只有同时配以化疗,在某些情况下再加上内分泌治疗等全身治疗,才能有效防止乳腺癌的全身转移,并且减少不同分期乳腺癌局部复发和死于癌症的危险。这一模式说明,采用多种学科、多种手段,有机结合,形成局部与全身并重,能够明显提高早期乳腺癌治疗的效果。因此运用多学科、多手段,使局部和整体治疗有机结合,在肿瘤治疗中显得尤为重要。

三、分期治疗原则

处于不同病期的肿瘤病变累及的范围、机体对疾病和治疗的反应及预后存在巨大的差异,因此将肿瘤进行分期并施以不同的治疗方案是非常必要的。国际抗癌联盟(UICC)制订的恶性肿瘤 TNM 分类法,经过半个世纪的不断修改和完善,已成为恶性肿瘤综合治疗方案设计和比较治疗效果的有力手段。TNM 的不同组合形成了恶性肿瘤的临床分期,不同的TNM 分期,其综合治疗方案应是不同的。同样的 TNM 和同样的分期,不同的恶性肿瘤其综合治疗方案也是不同的。如 I 期乳腺癌,可采用单纯乳腺切除手术加放疗和化疗,但 I 期的非小细胞肺癌,则以根治性的肺叶切除为主,术后辅以提高免疫力的全身治疗。而同是非小细胞肺癌,不同分期的治疗策略也不同。I、II 期以手术为主,IIIA 期推崇诱导化疗后手术或放疗的模式,IIIB 和 IV 期则以非手术治疗为主。而某些特殊肿瘤由于早期发生全身转移或对化疗敏感,各期均可采用化疗并可以治愈。在国内由于各地的各个肿瘤治疗中心或科室条件差异大,对肿瘤治疗方案、分期治疗的原则实施不好,导致地区间肿瘤治疗水平参差不齐。实施肿瘤最佳的综合治疗方案还需要做大量工作。

目前的肿瘤分期还不能完全反映肿瘤所有的生物学特性,而肿瘤的不同分子生物学改变决定了肿瘤发生、发展的特异性。因此,从分子生物学方面对肿瘤进一步分型、分期,并施以与之相适应的个体化综合治疗,是提高肿瘤治疗效果的有效途径,只是目前这方面的工作还有待分子生物学的进一步发展以及临床实践的检验。

四、个体化治疗原则

在临床实践中,经常会碰到采用同一方案对同一分期、同一病理类型的肿瘤患者进行治疗,效果却明显不同的情况,这主要是每个患者的机体功能、心理状况以及个体对治疗的反应不同和肿瘤的异质性造成的。因此,治疗肿瘤时要考虑到每个患者特殊的生理、心理状况,根据具体患者的预期寿命、治疗耐受性、期望的生活质量、患者自己的愿望和肿瘤的异质性来设计个体化的综合治疗方案。为此,首先要对患者的伴随疾病、治疗耐受性和生存质量进行科学的评价。对癌症患者治疗前的综合评价在 20 世纪 90 年代开始日益受到重视,并逐渐建立起众多的评价体系,如评价患者功能状态的行为状态(performance status,PS)和日常生活能力(activities of daily living,ADL)、评价伴随病情况的伴随病等级(comorbidity scales)、评价生活质量(quality of life, QOL)等。癌症患者的预期寿命可由年龄、功能状态和伴随病来估计;对治疗的耐受性可由功能状态、伴随病情况、活动能力和社会支持的有效性来预测,生存质量是针对特定癌症用若干手段加以测量的;个人愿望则由患者自身来表达,当表达有障碍则由患者家属或其他受委托人来解释。

根据肿瘤的异质性、机体功能与心理状况制订个体化的治疗方案,是目前肿瘤治疗的研究重点之一。

五、灵活调整治疗方案原则

尽管在治疗前可以根据现有的知识设计好相对合适的治疗方案,但是在临床肿瘤治疗实践中,经常会发现患者对治疗的反应并不像预计的理想。这是因为目前还不能完全了解肿瘤所有方面的情况,人体对我们来说还有许多未知的领域,而且患者的各方面状况也在不断发生着变化。在治疗前为患者设计的所谓个体化综合方案也不可能涵盖患者的所有方面,患者对治疗的反应更是千差万别。在治疗过程中根据患者病情发生的新变化、对治疗的反应和耐受程度随时调整治疗方案是必不可少的。

六、生存期与生活质量并重原则

随着生物-心理-社会医学模式的建立,要求在肿瘤治疗的过程中,除了不断提高疾病的生存率、延长患者的无瘤及荷瘤生存期,同时还要在身体上和精神上改善患者的生活质量。为此在设计肿瘤的个体化综合治疗方案时就要尽量减少破坏性治疗手段所致的毁容致残程度,如乳腺癌手术的趋向保守及乳房再造、骨肉瘤的保留肢体术式等,以及近年来兴起的各种微创治疗手段;同时要重视姑息和支持治疗,尽可能减少晚期癌症患者的痛苦,提高他们的生活质量,如近年倡导的癌症三级阶梯止痛法。

生活质量是癌症姑息治疗临床研究的一个独立的评价指标,目前还没有一个令人满意的癌症患者的生活质量评价量表。大家公认为较好的有癌病治疗功能测定总表(functional assessment of cancer treatment-general, FACT-G)。

七、成本与疗效兼顾原则

肿瘤的综合治疗比起单一手段治疗,其经济花费要大得多,如何用尽可能少的费用来取得肿瘤治疗的最好效果,是一个很现实的问题,特别是目前我国的经济发展水平还较低,这一问题更为突出。因此,在设计肿瘤治疗方案时,要在对所采取的各种治疗方法的效果有充分了解的基础上遵循以下几个原则:①成本最低原则。假设有多种治疗模式,其临床效果基本相同,那么首选的是费用最低的方案。②成本效果原则。其基本含义是单位时间内付出的成本应获得一定量的健康效果。当两种方法比较时,以生存年为分母,以成本为分子。以标准方法和新方法成本的差异与标准方法和新方法生存年的差异之比来计算,结果优于标准方法的可选用。③成本效用原则。这是一种同时考虑生存时间和生存质量的经济分析方法,其衡量单位是调整生存年。在成本同样的情况下,选择在预算内能达到最大质量调整生存年的治疗模式。④成本效益原则。以货币为单位进行计算,效益大的首选。在肿瘤综合治疗方案的决策中,成本分析是最被临床医师所忽略的,但对于如何合理使用有限的卫生资源却极为重要,需引起高度重视,同时应加以深入研究。

八、中西医并举原则

中医对肿瘤的治疗强调调节和平衡的原则,通过双向调节、整体调节、自我调节和功能调节等方法恢复和增强机体内部的抗病能力,从而达到阴阳平衡、治疗疾病的目的。中医的辨证施治对减少化疗和放疗的不良反应有相当的治疗作用,可以巩固和加强肿瘤的治疗效果,延长患者的生存期,改善生活质量,这也是中西医结合治疗肿瘤的优越性。

第三节　制订肿瘤治疗方案的基本思路

一、循证医学思路

(一) 循证医学的概念

循证医学(evidence-based medicine,EBM)是近10多年来发展起来的一门新兴临床学科。1992年加拿大McMaster大学的Guyatt教授首先提出循证医学的概念和术语。著名的临床流行病学家Sackett于2000年再次对循证医学进行了定义:即慎重、准确和明智地应用当前所能获得的最好研究证据,同时结合临床医师个人专业技能和临床经验,考虑患者的价值观和愿望,将三者完美结合起来,制订每个患者的最佳医疗措施。

循证医学认定的"金标准"一般是指国际公认的大标本前瞻性随机对照临床试验(randomized control trial,RCT)和RCT的系统评估(systemic review,SR)所得出的结果,尽可能减少单个研究所可能存在的偏倚和随机误差。循证医学是证明某种疗法有效性和安全性最可靠的证据。

循证医学与传统临床医学的区别在于前者是一种理性的医学,而后者是一种经验的医学。经验医学的特点是:临床实践中医师多根据个人及高年资医师的经验、基础理论或动物实验的结果来处理患者。这种实践的结果是:一些真正有效的疗法因不为公众所了解而长期未被临床采用,一些实际无效甚至有害的疗法因从理论上推断有效而长期、广泛使用。循证医学的实践既重视个人临床经验,又强调采用现有的、最好的研究依据。这种现有的最好科研依据主要是指临床研究依据、基础理论和动物实验等依据。

(二) 循证医学的主要研究方法

循证医学是建立在现代临床流行病学基础上的临床医学,要完成对科学性证据的寻求并将其应用与指导临床实践,离不开临床流行病学的基本理论与方法。一个最佳的研究证据,并不由医师个人的临床经验或个人的感觉来确定,而是由客观可靠的数据和标准以及具体的分析评估方法来确定。循证医学的主要研究方法是以下三个方面:

1. 随机对照临床试验　RCT按随机对照的原则把研究对象分到研究组和对照组,然后分别接受相应的处理(治疗),在一致的条件及环境里同步地进行研究和观察处理效应,按客观标准对结果进行分析,最后依据专业知识对试验结果进行统计分析和评价并得出结论。RCT的最大特点在于通过随机的方法,使已知和未知的可能影响结论可靠性的因素在各组的分布上大致相等,使潜在的各种混杂偏倚因素干扰减小到最低限度。RCT 的另一大特点是试验的同步性和一致性。研究组和对照组是在同一时期内比较,不是历史性对照,而且试验研究的条件和环境都保持一致,这样增加了试验的可比性,排除了干扰因素。

目前医学界肯定的 RCT 最大规模的多中心临床试验,是指由多个医疗中心参加的大样本临床试验。大规模的多中心临床研究包括新药临床试验和为评估某种治疗措施对患者生存率及重要临床事件的影响而进行的大样本随机临床研究。

2. 系统评估 所谓系统评估(SR),指的是全面收集所有相关 RCT 并进行科学的定量合成,从而得出综合可靠结论的过程。SR 的科学性体现在可用一些系统的方法来尽可能减少单个研究所可能存在的偏倚和随机误差。它有以下几个特点:首先,纳入研究的均是随机对照研究,样本数总量达数千例,保证了统计学处理的需要,更包括了未出版的资料,可纠正绝大部分公开发表的文献报道阳性结果的所谓出版偏见。其次是结论均是数量化且有统计学处理,能更直接地回答待解决问题的是与否。由于至今对肿瘤的生物学特性仍未明了,目前和在未来的一段时间内能用于肿瘤治疗的新治疗方法或药物研究仍无重大突破,在这种情况下,新的临床研究多数仅能轻微提高目前最佳治疗的效益,且多为小规模的 RCT 研究,因此 SR 的应用对于临床实践具有重要的意义。

SR 最常用的方法是 Meta 分析(Meta analysis)法。Meta 分析,又称汇总分析或荟萃分析,是汇总各个研究结果而进行总体效应评估的一种分析方法。Meta 分析是对传统综述的一种改进,通过回顾性和观察性地对多个研究结果效应合并,从而变相地增大了样本含量,增大了检验效能,在现有资料基础上产生新知识的综合,从而解决研究结果的矛盾,改善效应估计值,对某一问题的综合研究提供系统的可接受的客观方法。由于进行大样本量 RCT 时存在费时、费钱等缺点,且大样本 RCT 不易得到,多数情况下是小样本量的 RCT。有人建议进行较小样本量的 RCT,然后进行 Meta 分析以得出具有足够检验效能的结论,其效果类似于大样本多中心临床试验,也能得出较全面、真实的综合性结论,但这一点仍有争议。由Meta 分析是循证医学最常见的方法,但 Meta 分析不等于循证医学。

3. 临床指南 临床指南(clinical guideline)是使用系统方法建立起来的对某一特定临床问题处理过程的描述,其作用是帮助医患双方正确选择诊断和治疗决策,以让患者能得到最适当的医疗照顾。临床指南的制定通常是:

(1)专家意见的临床指引,是针对某一临床问题征求这一领域专家的意见,然后制订出相应的指引以规范临床行为。由于专家的意见往往是经验性的而非分析性的,主观色彩比较浓,因此有其在临床决策上的局限性。

(2)基于一致性方法,通过邀请代表不同观点的专家参加专题会议,最终取得一致性意见,形成对所讨论问题医疗处理的推荐意见供临床医师参照执行。因此基于一致性方法所产生的推荐意见是一种正式的、结构性的指引。当一项实验室研究已取得明显的证据在向临床实践过渡的阶段,特别是当研究结论用于临床尚觉不足或出现矛盾时,这种方法显得特别有用。

(3)基于证据的临床指引,汇总众多相关的系统评估结论,形成某一特定的临床诊治规范,用于指导阶段性的临床行为。

(三)循证医学的思路

循证医学将临床医学的实践过程规定了五个步骤:①提出临床需要解决的问题;②寻

找回答这些问题的最佳证据;③评估证据的真实性,了解临床意义和统计学估计的精确度;④考虑患者的意愿,结合实际应用证据;⑤后效评价。

1. 提出明确的临床问题　在临床实践中,每天都会面临许多临床问题,要想解决所有的问题是不可能的,应勤于思考,善于在临床实践中认真观察,发现问题和提出问题,选择急需解决的问题。

2. 寻找临床证据　需要制订检索策略,进行全面、系统的检索和收集文献。一般可以根据以下检索资源,如各专业数据库、循证医学数据库和原始文献数据库等。

3. 评价证据的科学性和实用性　通常需要评价文献结果的真实性,研究结果是什么,结果是否有助于处理手头的患者。评价可根据"国际临床流行病学的评价原则"。

4. 应用研究结果　根据文献报告的患者情况与自己的患者是否相似,研究的干预方式、疗效、剂量是否在自己的临床可以实行,同时还要考虑证据的时效性、地区性等,再与患者或家属讨论,考虑患者的意愿,最后做出决策。

5. 后效评价循证实践和结果　评价应用当前最佳证据指导解决具体问题的效果,若成功,可用于指导进一步实践;反之,应具体分析原因,找出问题,再针对问题进行新的循证研究和实践,以不断去伪存真,止于至善。

（四）肿瘤学与循证医学

半个多世纪以来,正是运用上述方法,肿瘤诊断与治疗的研究一直是临床研究的前沿和热点,早期的一些随机研究正是在肿瘤学领域通过临床研究,评价肿瘤新的诊断,特别是治疗方法。通过医学家们共同努力,肿瘤学获得了巨大的发展,新治疗方法、新抗肿瘤药物呈现。人们临床实践认识到,肿瘤治疗不能靠单一学科,而需要多学科综合治疗,可以有效提高肿瘤的治愈率。因此,要科学、客观地研究肿瘤的发生发展规律,必须将循证医学应用到肿瘤学的实践中。运用循证医学的方法对肿瘤患者进行正确诊断并选择合适的治疗方法对挽救肿瘤患者生命具有重要意义,肿瘤学对循证医学的要求显得更重要、更迫切。在肿瘤治疗中,治疗方法不同,患者治疗结果差异大,实际上,超过半数的肿瘤患者经过正确的治疗可以治愈。而治疗方法选择不正确,会加速患者疾病的进展。肿瘤治疗最佳时机只有一次,不允许医师在诊断、治疗方法上犯错误。误诊或首次治疗方法选择的不当,往往会付出大的代价。通常肿瘤患者的诊断、治疗花费较高,患者及其家庭经济负担重,再程或修正治疗将会付出更高的经济代价。综上所述,肿瘤的综合治疗,唯有通过循证医学的研究结果才能制订最佳的、一致的方案,才能使不同的专业为同一个患者制订诊治方案,达成共识。各个肿瘤的临床指南应运而生,成为肿瘤临床实践与诊疗的重要依据。

二、分类分期治疗思路

（一）肿瘤的分类

1. 肿瘤的组织学分类　为了有利于世界各国肿瘤工作者交流,世界卫生组织（WHO）从 20 世纪 60 年代开始,历时 10 余年完成了肿瘤组织学分类。80 年代初,修订出版了肿瘤组织学分类;2000 年起,WHO 肿瘤分类从以常规组织病理学为基础的组织学分型,引入了肿瘤的免疫组织化学、细胞和分子遗传学特征进行分型,并更加强调临床资料在肿瘤分类中的重要性。

肿瘤分类中每一个类型将尽可能用形态学、免疫类型、遗传学特征和临床特点予以确定,使肿瘤的每个类型成为一个独立的病种。同一类型肿瘤又有不同的亚型,这些不同亚型在临床、病理和遗传学方面均存在很大差异,因此应将不同类型肿瘤看成不同类型的独立病种。

2. 按肿瘤的发展阶段分类 肿瘤的发生和发展往往要经历漫长的演变过程。在恶性肿瘤形成之前,局部组织会出现不同的形态改变,包括癌前病变,研究表明:从癌前病变→原位癌→早期浸润癌→浸润癌→转移的逐步演变过程带有普遍规律。随着疾病的进展,有些癌前病变会进展为原位癌,最终发展成为具有转移能力的浸润癌。

(1)癌前病变:广义的癌前病变(precancerous lesion)是指凡有可能发展为癌的病变。狭义的癌前病变是一个组织病理学概念,指癌变倾向较大的病变,WHO规定恶变可能性>20%的病变才属于癌前病变,但未加病变发展的时间限制。一般来说,癌前病变进展、稳定和消退约各占1/3,结局随病变的轻重、范围、部位以及致癌因子是否消除等因素而异。

常见的癌前病变有以下几种:①黏膜白斑,常发生于口腔、外阴等处黏膜,肉眼上呈白色斑块,镜下表现为鳞状上皮过度增生和过度角化,并出现一定的异型性;②慢性炎症及慢性溃疡,包括慢性子宫颈炎、慢性萎缩性胃炎伴肠腺化生、慢性胃溃疡和皮肤溃疡、慢性胆囊炎伴胆石症和某些类型慢性膀胱炎,这些炎症改变有时可能发生癌变;③结肠多发性腺瘤性息肉病,本病有遗传性,约半数病例其息肉可恶变为腺癌;④乳腺纤维囊性病、乳腺小叶导管、腺泡上皮增生和乳头状增生等,偶尔在此基础上发生乳腺癌;⑤结节性肝硬化,在肝硬化增生结节基础上,增生的肝细胞可恶变为肝细胞肝癌;⑥皮肤病,某些皮肤病,表皮细胞或黑色素细胞增生和异型增生,可恶变为鳞状细胞癌和恶性黑色素瘤,如光化性角化病、色素痣等;⑦未降睾丸,位于腹腔内或腹腔沟的未降睾丸易发生精原细胞瘤或其他睾丸肿瘤。

(2)不典型增生:不典型增生(atypical hyperplasia)主要指上皮细胞异常增生。根据细胞异型程度可分成轻度、中度和重度三级,表现为增生细胞大小不一,核大,深染或空淡,核仁可显著,核浆比增大,核分裂象增多,细胞排列紊乱,极向消失。现已将异型增生和非典型增生相区别,前者被认为是以能进展为癌的细胞学和结构异常为特征的前期病变,而后者则为炎症、修复和肿瘤等引起的形态学改变。上皮来源的癌前病变大多通过异型增生而进展为癌。

(3)原位癌:原位癌(carcinoma in situ)指局限于皮肤和黏膜内,尚未突破基膜的最早期上皮性恶性肿瘤,又称为上皮内癌或浸润前癌;若仅累及上皮的2/3以上,未累及全层,则称为重度异型增生。原位癌的结局与异型增生相似,对一些未经治疗的子宫颈原位癌病例长期随访结果显示,并非所有原位癌均发展为浸润癌,随访5年左右,仅少数病例进展为浸润癌,而多数可消退,但随访30年以上,则多数病例进展为浸润癌。因此,对原位癌应争取及早治疗,并不作为癌症统计。

(4)早期浸润癌:癌细胞突破黏膜腺体或皮肤鳞状上皮的基膜,但侵犯周围组织局限在一定范围内,称为早期浸润癌。早期浸润癌的诊断标准一般以浸润深度为准,但不同器官或部位不完全一致,早期浸润癌转移危险性小,绝大多数能完全治愈。

(5)瘤样病变:指非肿瘤性增生所形成的肿块,如瘢痕疙瘩、男性乳腺增生、结节性肝细胞增生、各种囊肿、组织异位、错构瘤、疣、肉芽肿和炎性假瘤等。在临床上肉眼观察时类似肿瘤,但镜下通常易与真性肿瘤区别。有些病变在形态学上与肿瘤相似,尤其与恶性肿瘤非常相似,但其本质为完全良性的非肿瘤性病变。例如,淋巴滤泡反应性增生易与滤泡性淋巴癌混淆,结节性肌炎和骨化性肌炎非常容易误诊为纤维肉瘤、横纹肌肉瘤和骨肉瘤。对于这些假恶性的瘤样病变必须结合临床、X 线、光镜形态和特殊组织技术加以鉴别。

(二) 恶性肿瘤的病理分期

恶性肿瘤病理分期系统,是由国际抗癌联盟(UICC)建立的一套国际上能普遍接受的分期标准。该系统的目的是帮助临床医师制订治疗计划,在一定程度上提供预后指标,协助评价治疗结果,在肿瘤学专家之间易于交流信息。国际上还有一些学术组织的分期,如 AJCC、FIGO 分期等。

分期系统必须对所有不同部位的肿瘤都适用,并且在手术取得病理报告后予以补充。为此,针对不同肿瘤有两种分期方法:①临床分期,即治疗前临床分期,又称为 TNM(或 cT-NM)分期;②病理分期,即手术后病理分期,又称为 pTNM 分期。

pTNM 分期是以治疗前获得的证据再加上手术和病理学检查获得新的证据予以补充和更正而成的分期。pT 能更准确地确定原发性肿瘤的范围、浸润深度和局部扩散情况;pN 能更准确地确定切除的淋巴结有无转移,以及淋巴结转移的数目和范围;可在显微镜下确定有无远处转移。病理分期和临床分期对恶性肿瘤预后判断常比肿瘤的组织学分型和分级更有价值。

全身各个部位病理分期的定义如下:

pT:原发性肿瘤

pT_x:组织学上无法评价原发性肿瘤。

pT_0:组织学上无原发性肿瘤的依据。

pT_{is}:原位癌

pT_1、pT_2、pT_3、pT_4:组织学上原发性肿瘤体积增大和(或)局部范围扩大。

pN:区域淋巴结。

pN_x:组织学上无法评价区域淋巴结。

pN_0:组织学上无区域淋巴结转移。

pN_1、pN_2、pN_3:组织学上区域淋巴结累及增多。

注:原发性肿瘤直接侵犯到淋巴结,归入淋巴结转移;淋巴引流区域的结缔组织中肿瘤结节直径>3mm 而无残留淋巴结的组织学证据时,归入 pN 作为区域淋巴结转移;肿瘤结节≤3mm 则归入 pT,即为不延续的浸润。

当肿瘤转移的大小作为分级中的一个标准,如在乳腺癌中,应测量转移灶的大小,而不是整个淋巴结的大小。

pM:远处转移

pM_x:镜下无法评价远处转移。

pM_0:镜下无远处转移。

pM_1:镜下有远处转移。

在许多部位还有相关原发性肿瘤组织学分级(histological grading of tumor)的信息。

G:组织学分级

G_x:无法评价分化程度。

G_1:分化好。

G_2:中度分化。

G_3:分化差。

G_4:未分化。

$G_{3\sim4}$:分化差或未分化。

三、多学科综合治疗思路

近段时间以来,医学模式发生了根本性改变,已由单纯的生物医学模式转为了生物-心理-社会医学模式。此种改变,给临床医学的变革,尤其是以细胞分子生物学和临床治疗学为基础的临床肿瘤学带来了深刻的影响。对于临床肿瘤学来说,极为重要的观念改变是认识到手术切除或放化疗等单一手段都有不足的地方,难以彻底治疗恶性肿瘤,必须合理利用现有的多种治疗手段,综合应用,方能达到较满意的效果。这一观念已得到临床肿瘤学界大多数学者的认可。

(一) 多学科综合治疗

治疗肿瘤患者不仅是临床肿瘤学专家,如肿瘤外科、肿瘤内科、肿瘤放射治疗学家的工作,而且需要肿瘤心理学家、肿瘤护理专家、肿瘤研究专家以及非临床肿瘤专家,如病理学家、家庭医师、社会工作者等密切配合,共同解决肿瘤患者的每个细节问题,共同配合以期在身体、心理、营养、社会生活等各方面都达到最佳的效果。这可能是广义上的肿瘤综合治疗的概念。

我国肿瘤学家孙燕教授对肿瘤的综合治疗提出了以下的定义:"根据病人的身体状况、肿瘤的病理类型、侵犯范围(病期)和发展趋向,有计划地、合理地应用现有的治疗手段,以期较大幅度地提高治愈率,并改善病人的生活质量。"本定义一直沿用至今。

肿瘤多学科综合治疗,强调了应有计划合理地采用不同学科所有有效的治疗方法;强调了成本效益的社会医学观点;强调了不同学科从理论到实践对肿瘤治疗的参与,而并非是不同治疗方法的简单相加;并且目的明确,最终的结果是达到治疗效果和生活质量的统一。当然,随着时代的发展和科技的进步,临床工作者应当把合理应用现有技术方法,不断提高肿瘤治愈率作为追求的目标,同时也要把人文精神体现在我们的工作中,制订适合国情的综合治疗方案,以适当的治疗费用,不断改善患者的生活质量,努力创造和谐的医患关系与和谐的社会。

(二) 多学科综合治疗的思路

对恶性肿瘤患者实施多学科综合治疗应具备以下基本的思路:

(1) 通过询问病史及相关检查,全面了解患者的身体状况、肿瘤的生物学行为及肿瘤的侵犯范围,还要了解患者的心理状况以及治疗对患者带来的益处和负担,据此对患者的病情进行系统的评估。

(2) 根据评估的结果来明确对患者治疗的目标,是选择根治性治疗还是姑息性治疗。所谓根治性治疗是要求治疗者应尽最大的努力,以最大限度地杀灭肿瘤细胞为最终目的,并采取必要的巩固和强化治疗,以期达到治愈的目的。而姑息性治疗则要求在制订具体的方案时,全面权衡治疗可能带来的利弊,不给患者带来很大的风险和痛苦,将延长患者的生存期和提高生活质量相统一。

（3）根据患者的病情及治疗目标制订相应的个体化治疗方案，在制订治疗方案时尤其要重视患者的首程治疗，首程治疗的成败直接决定其后相关治疗是否能按计划完成，甚至直接决定整个治疗的成败。

（4）每一阶段治疗完成后应按要求及时对患者进行疗效评估，根据患者的具体病情和不同的治疗反应及时调整治疗方案。全部治疗完成后应要求患者按时复诊或随访。

第四节 肿瘤治疗疗效评价

1979 年，WHO 制定出抗肿瘤药客观疗效的评定标准。世界各国大多据此判定抗肿瘤药物治疗实体肿瘤的效果。2000 年，Therasse 等发表了新的实体瘤治疗疗效评价方法（response evaluation criteria in solid tumors，RECIST）。目前，在新药临床试验等一些研究中 RECIST 替代了 WHO 疗效评价标准，成为国际肿瘤界采用的新的肿瘤疗效评价标准。

一、近期疗效评价

肿瘤治疗后进行疗效评价是临床医师决定患者是否继续治疗或研究者决定研究项目是否值得继续进行的重要依据。虽然循证医学强调终点指标的重要性，但替代终点指标仍是肿瘤临床或研究中做出决策最常用的依据。通过对终点/替代终点指标的检测并予以临床验证，逐步形成了目前大量使用的各种标准。这些标准的使用促进了临床试验的发展，增强了学术交流，同时这些标准本身也与时俱进，随着自身和其他学科的发展，不断修订，以适应和促进临床医学的发展。

（一）实体瘤疗效评价标准

肿瘤大小的变化是各种抗癌治疗客观疗效的重要指标。1979 年，WHO 制定出抗肿瘤药客观疗效的评定标准（表 6-4-1）。此后，世界各国大多据此判定抗肿瘤药物治疗实体肿瘤的效果。

表 6-4-1 WHO 实体瘤疗效评价标准

疗效	可测量病灶	不可测量病灶	骨转移
CR	肿瘤完全消失	肿瘤完全消失	X 线平片或骨扫描显示肿瘤完全消失
PR	肿瘤缩小 50% 以上 （1）单个肿瘤面积：肿瘤最长径和其他最大垂直径之乘积 （2）多个肿瘤面积：多个肿瘤面积之和	估计肿瘤总量缩小 50% 以上	（1）溶骨病灶缩小及部分钙化 （2）成骨病灶的密度降低
SD 或 NC	肿瘤面积减少不到 50% 或增大未超过 25%	肿瘤总量约减少不到 50% 或增大未超过 25%	X 线平片或骨扫描无明显变化
PD	肿瘤增大超过 25% 或出现新病灶	估计肿瘤增大约超过 25% 或出现新病灶	X 线平片或骨扫描有肿瘤增加或出现新转移灶

注：WHO（1979）标准规定疗效需在 4 周后确认 CR 完全缓解；PR 部分缓解；SD 疾病稳定；NC 稳定；PD 疾病进展。

（二）RECIST 疗效评价标准

经过近 20 年的应用,人们发现 WHO 的实体瘤评价标准存在一些问题,导致结果的评判过于苛刻或难以简易地进行检测。因此,1998 年 9 月欧洲癌症研究与治疗协会（European Organization for Research and Treatment of Cancer,EORTC）、美国国立癌症研究所（National Cancer Institue,NCI）及加拿大国立癌症研究所（National Cancer Institue of Canada,NCIC）提出抗肿瘤药对实体肿瘤客观疗效评定标准的修改草案。修改草案注意了以下几个问题:在判断疗效时,以实体肿瘤的大小客观描述完全缓解（complete response,CR）、部分缓解（partial response,PR）、无变化（stable disease,SD）和恶化（progressive disease,PD）;尽可能使以前的评定结果和利用新的评定标准得到的结果相对应,特别是尽量减小 PR 的测定误差;修改评定标准的目的不单是为了追求测定的正确,还要看是否能够简单地进行检测;现行的 WHO 抗肿瘤药抗肿瘤效果的评定标准由于人为测定的误差,容易误评为 PD,因此对 PD 评定增加更严格的指标。据此,2000 年,Therasse 等发表了新的肿瘤治疗疗效评价方法——RECIST。目前,这一标准得到了 FDA 的支持。RECIST 肿瘤治疗疗效评价介绍如下:

1. 基线状态评价　所有靶病灶的最长径之和,称为基线状态的最长径之和,为评价肿瘤治疗疗效的最主要的基础指标。

2. 疗效标准

（1）靶病灶的评价:测量所有靶病灶的最长径,并计算所有靶病灶的最长径之和,与基线状态的最长径之和相比,肿瘤客观疗效评价标准如下:

1）完全缓解（CR）:所有靶病灶消失。

2）部分缓解（PR）:靶病灶最长径之和与基线状态比较,至少减少 30% 。

3）病变进展（PD）:靶病灶最长径之和与基线状态比较,增加 20% ,或者出现一个或多个新病灶。

4）病变稳定（SD）:介于部分缓解和疾病进展之间。

（2）非靶病灶的评价:非靶病灶的评价标准如下:

1）完全缓解（CR）:所有非靶病灶消失和肿瘤标志物恢复正常。

2）未完全缓解/稳定（IR/SD）:存在一个或多个非靶病灶和（或）肿瘤标志物持续高于正常值。

3）疾病进展（PD）:出现一个或多个新病灶和（或）已有的非靶病灶明确进展。

（3）最佳总疗效的评价:最佳总疗效是指从治疗开始到疾病进展或复发之间所测量到的最小值（表 6-4-2）。通常,患者最终疗效的分类由病灶测量和确认组成。

表 6-4-2　最佳总疗效评价

目标病灶	非目标病灶	新病灶	总疗效
CR	CR	无	CR
CR	未达 CR/SD	无	PR
PR	无 PD	无	PR
SD	无 PD	无	SD
PD	任何	有/无	PD
任何	PD	有/无	PD
任何	任何	有	PD

3. 肿瘤再评价的频率　每隔 6 ~ 8 周随访一次比较合理,或者通常为治疗时间的 2 倍。

4. 测量的确认与疗效的持续时间

(1)确认:把患者归类为部分缓解或完全缓解,必须在肿瘤首次达到标准后不少于 4 周的时间内重新测定并得到证实。所以疗效的最终评价应包括:最终评价+治疗结束 4 周后的确认。

(2)总疗效的持续时间:总疗效持续时间是指从测量数值达到部分缓解或完全缓解标准到明确的记录到第一次复发或疾病进展时的时间间隔。

(3)疾病稳定的持续时间:疾病稳定的持续时间是指从治疗开始到疾病进展时的时间间隔。

5. 疗效评价　所有进入研究的患者,即使是违背主要治疗方案和不合条件而出组的患者,都应该进行疗效评价(表6-4-3)。

RECIST 作为肿瘤测量和评价的最新标准,更强调直接、易重复和易追踪。同时,针对近 20 年来肿瘤治疗进展缓慢的困境,增加了有关替代指标(包括 PFS/TTP、肿瘤标记等)的概念,以更加全面客观地评价肿瘤治疗的疗效。

为了解利用 RECIST 判定标准所得的判定结果是否与判定标准检测结果相对应,NCIC 和 NIC 以 8 个 Ⅱ 期或 Ⅲ 期临床试验记载的 569 个患者为研究对象,分析采用新的判定

表 6-4-3　疗效评价

分类	疗效
1	完全缓解
2	部分缓解,疾病稳定
3	疾病稳定
	治疗无效
4	疾病进展
5	因肿瘤致早期死亡
6	因治疗毒性致早期死亡
7	其他原因致早期死亡
8	无法分类(能评价或资料不完整)

注:因为分类 8 是人为的定义,在一个临床资料库中,通常要指定任何类型数据的无法分类状态。

标准与 WHO 判定标准相对应的有效率。结果显示,判定为 PR 者,两者符合率为 95%。然而,对于 PD 的判定,两种方法间的阳性率存在差异,RECIST 判定标准采用更严格的设定,符合人数较少,仅 21%,而采用 WHO 判定标准则有 33%。WHO 标准对 PD 的过高判定可能使一部分患者失去治疗机会,也严重影响抗肿瘤药物临床试验的结果。WHO 与 RECIST 对测量和疗效的定义比较见表 6-4-4。

表 6-4-4　WHO 与 RECIST 疗效评价标准比较

项目	WHO	RECIST
肿瘤测量	二维测量法	一维测量法
	肿瘤 2 个最大垂直径乘积,肿瘤以面积来测量	肿瘤最长径的总和,肿瘤以(总)长度来测量
CR	全部肿瘤病灶消失,并维持 4 周	全部肿瘤病灶消失,并维持 4 周
PR	缩小 50% 或以上(但未达到 CR),但维持 4 周	缩小 30% 或以上,维持 4 周
SD	非 PR/PD	非 PR/PD
PD	病灶增加 25%,病灶增加前非 CR/PR/SD	病灶增加 20%,病灶增加前非 CR/PR/SD

(三)临床受益率

临床受益率(clinical benefit response,CBR)的疗效评定标准:①镇痛药用量减少≥50% 者,需每日记录;②疼痛强度减轻≥50% 者,需每日评定,采用疼痛记忆评定卡(memorial pain assessment card,MPAC)评定,记分为 0～100,每周总结;③身体状态评分(KPS)改善超过 20 分以上;④患者体重增加≥7% ,而非液体潴留者,需每日称量,具有以上一项指标改善,持续>4 周,且无一项指标恶化者,均可评定为临床受益病例。

(四) 生活质量的评价

恶性肿瘤治疗效果的传统评价方法主要是生存率分析,但生存率分析并未考虑到患者心理、社会等方面的功能改变。随着医学模式的改变,这种评估方法已经越来越显示出其不足,对肿瘤的治疗不仅要考虑尽量延长患者的生命,更重要的是在改善患者生活质量的前提下延长其生命。目前生活质量研究已成为国际性研究热点,并被广泛用于肿瘤及慢性疾病临床治疗方法筛选、预防性干预措施效果评价以及卫生资源分配决策等。

生活质量测定的核心是研制适宜的测定量表。目前报道的生活质量测定量表多达数百种,各有其特定的适用范围和对象。医学领域中使用较早的是 KPS (Karnofsky performance status,KPS)量表和 ECOG 评分 Zubrod-ECOG-WHO(ZPS),其计分标准及两者对比情况见表 6-4-5。

表 6-4-5　患者一般状况的计分标准

Karnofsky(KPS)		Zubrod-ECOG-WHO(ZPS)	
正常,无症状及体征	100	1	正常活动
能进行正常活动,有轻微症状及体征	90		有症状,但几乎完全可自由活动
勉强可进行正常活动,有一些症状或体征	80		
生活可自理,但不能维持日常生活或工作	70	2	有时卧床,但白天卧床时间<50%
有时需人辅助,但大多数时间可自理	60		
常需人照料	50	3	需要卧床,卧床时间白天>50%
生活不能自理,需特别照顾	40		
生活严重不能自理	30	4	卧床不起
病得需住院积极支持治疗	20		
病重,临近死亡	10		
死亡	0	5	死亡

但是一般状况评分量表所反映的仅为患者生命质量的一部分,因而应用受到了限制。自 20 世纪 60 年代始,由于人们对生命质量研究的重视,越来越多生活质量量表被开发出来。

由 EROTC 生活质量研究组编制、用于评定癌症患者生活质量的组合模式包括两个基本原则:"核心"问卷用于不受癌症种类限制的广大癌症患者,便于不同研究之间的一般性比较;诊断特异和(或)治疗特异问卷作为核心问卷的附加问卷,用于某一种癌症和(或)治疗的癌症患者满足临床特殊问题的研究和运用。生活质量核心问卷(quality of life question-are-core,QLQ-C30)是经过国际间十几年合作研究的产物,目前已翻译成 36 种语言,经临床验证已足够成熟,是标准化的生活质量评定工具。

QLQ-C30 已在 30 多个国家得到广泛使用,QLQ-C30 单个项目的完成率都非常高,各项心理测量学指标均符合要求,QLQ-C30 应用于不同国家和不同文化地区,都有较好的信度和效度。QLQ-C30 各项结果与医师评定的 KPS 结果有一致性趋势,QLQ-C30 过硬的心理测量学参数,临床实验证明在中国大陆的癌症患者中是可行的,而且对癌症患者在治疗过程中的变化很敏感,与客观性评定有一致性趋势。

QLQ-C30 共 30 个项目,为自我报告形式。包括 5 个功能量表:躯体功能(PF)、角色功能(RF)、认知功能(CF)、情绪功能(EF)、社会功能(SF);3 个症状量表:疲乏(FA)、疼痛(PA)、恶心与呕吐(NV);6 个单项测量项目:呼吸困难(DY)、失眠(SL)、食欲丧失(AL)、便秘(CO)、腹泻(DI)、经济困难(FD)和一个整体生活质量量表(GDL)。其中功能量表的得分越高,表示生活质量状况越好,症状量表得分越高,表示生活质量状况越差。5 类功能项目和总体健康量表按同样的方法分别独立计分,通过线性变换后,使所有单项的得分在 0 ~ 100 变动。多指标及单一指标症状项目也分别独立计分,同样经线性变换,其具体的计分方法如下。

首先,根据每个子量表所含的题目数及患者的选项进行计分,此得分为原始分数(raw-score,RS),$RS = (I_1 + I_2 + I_3 + \cdots + I_n)$

然后,经线性变换成 0 ~ 100 的得分,各子量表的得分计算方法如下:

功能子量表:$S = [1-(RS-1)/range] \times 100$

症状子量表:$S = [(RS-1)/range] \times 100$

总体健康状况子量表:$S = [(RS-1)/range] \times 100$

其中,RS 代表原始分数,Range 代表得分极差,功能子量表和症状子量表的得分极差皆为 3,而总体健康状况子量表的得分极差为 6。

表面上 QLQ-C30 统计比较复杂,但如果采用 SPSS 专用软件程序计算,就比较方便。利用 QLQ-C30 还可以较直观地反映出患者的生活质量变化。采用 SPSS 专用软件程序计算 QLQ-C30 各领域标准分,若治疗后标准分较治疗前改善 20 分以上则定为显效,10 ~ 20 分为有效,0 ~ 9 分为无变化,较治疗前恶化 10 分以上则评定为加重。

二、远期疗效评价

远期疗效的评价主要包括生存时间与生活质量,以总生存期(率)、无病生存期为常用。常以治疗后 5 年计算治疗后生存期(率),或称为治愈率,有的肿瘤(如乳腺癌)则常计算其 10 年生存期(率)。

(一)总生存期

在肿瘤学中,生存期是临床获益的金标准,总生存期(overall survival,OS)定义为开始随机化分组直到死于各种原因为止的时间。生存期是最可靠的肿瘤终点指标,当研究能充分评价生存期时,它就是最佳的终点指标。生存期的改善毫无疑问反映临床受益。一旦记录有死亡时间,这个终点指标是精确的且容易观察。

作为主要终点指标的生存期关键不是质疑一个经证实了的生存期获益价值,而是难在采用大样本和足够长时间来研究生存期的改善,并由于后续的抗肿瘤治疗效应掺杂其中而难于肯定药物对生存期的影响,或者担心药物可能对接受过治疗的人群仅小部分有效,而难于观察出对整个治疗人群的生存期疗效。

（二）基于肿瘤评价的终点指标

基于肿瘤评价的终点指标精确性和临床意义可因肿瘤不同而不同。例如，在恶性间皮瘤和胰腺癌中的应答率结果是不可信的，因为目前使用的影像学检查从形态特征上很难测量这些肿瘤大小。

1. 无病生存期 无病生存期（disease-free survival，DFS）通常定义为开始随机化分组直到肿瘤复发或因各种原因出现死亡的时间。一个重要的考虑是 DFS 延长是否意味着本质上的获益或仅仅是生存期延长的一个潜在替代指标。2003 年 12 月，肿瘤药物咨询委员会（oncologic drugs advisory committee，ODAC）一致认为 DFS 延长代表着临床获益，但是这个获益的大小应当与辅助治疗的毒性仔细权衡比较，特别应注意对患者功能的影响。

2. 无进展生存期和进展时间 无进展生存期（progression-free survival，PFS）指从随机分组开始到肿瘤进展或死亡的时间。与 OS 比较，其优点在于观察所需时间短且样本量少，既反映肿瘤的生长，又可以在证实生存受益以前进行评价，不会使现有治疗受到潜在的其他治疗的干扰。目前，PFS 可以作为可能预测 OS 临床获益的替代指标。

疾病进展时间（time to progression，TTP）指从随机分组开始到肿瘤客观进展的时间。相对 PFS 而言，TTP 在预测临床受益方面效果更差。主要原因在于 TTP 仅考虑抗肿瘤活性，而且在分析时较早时期的死亡情况被删除，从而导致一些重要信息的丢失。在导致死亡的非肿瘤原因多于肿瘤原因的情况下，TTP 也可以是一个合适的指标。

由于不同的研究者在判断疾病进展时容易产生偏倚，因此在临床研究中应事先对 PFS、TTP 进行明确的定义。

3. 治疗失败时间 治疗失败时间（time to failure，TTF）是指从随机化开始至治疗中止（终止）的时间，包括任何中止（终止）原因，如疾病进展、死亡、由于不良事件退出，受试者拒绝继续进行研究或者使用了新治疗的时间。由于 TTF 综合了有效性与毒性的评价，是一个具有综合特性的指标，不推荐作为单独的疗效指标。

第五节 恶性肿瘤现代治疗观念的发展趋势

肿瘤的治疗随着其演变过程和人类对肿瘤的认识经历了漫长的演变过程。从总体上看，逐渐从外治法为主转变为内治法为主，从以局部治疗为主演变为综合治疗为主。

现代医学之父希波克拉底（公元前 460～公元前 377 年）认为肿瘤是由体液中的黑胆汁积聚而成，并将其分为浅表性生长和隐匿性生长两大类，他建议通过切除或烧灼的方法治疗体表肿瘤，可以用姑息的治疗方法减轻隐匿性生长肿瘤患者的病痛。公元 200 年前后，盖伦认为有体液在体内到处流动，癌症也可以发生在身体的各个部位，因此治疗肿瘤在不排除外科去除局部肿瘤有效的同时，强调纠正"体液失调"为治疗肿瘤的主要途径。至 16 世纪文艺复兴时期，维萨的解剖学、哈维的血液循环理论奠定了近现代医学的基础。显微镜的应用及魏尔啸病理学的建立，使人类对肿瘤的局部有了更深刻的认识，从而形成这一时期将肿瘤界定为局部性疾病的理论基础。19 世纪中叶，随着乙醚麻醉和外科消毒法在临床的应用，1882 年，Halsted 首创乳腺癌根治术，使乳腺癌的 5 年生存率提高至 30%。之后肿瘤外科蓬勃发展，至 20 世纪，各部位的肿瘤根治术相继开展，从而奠定了外科手术治疗在肿瘤治疗中的主导地位。

　　1895 年伦琴发现了 X 线,1898 年居里夫人发现了镭,为肿瘤的放射治疗奠定了物质基础。20 世纪初,随着放射治疗生物学研究的进步,提出了肿瘤 X 线治疗的三个依据,即细胞增殖能力越强、细胞分裂持续时间越长、形态和分化越差的细胞对 X 线越敏感。1905 年,Abbe 首次将镭插植于肿瘤中进行治疗,从而诞生了肿瘤的放射源组织间植插疗法。1932 年,Coutard 奠定了每日 1 次边疆分割照射的方法学基础,至今仍为临床所使用,从而开创了放射治疗的黄金时代,也使放射治疗成为继外科治疗肿瘤后的第二种主要手段。人工放射物质特别是^{60}Co 的发现以及直线加速器的临床应用,使肿瘤放射治疗进入一个新的阶段。20 世纪 80 年代以来,计算机技术的飞速发展,放疗新技术不断出现,三维治疗计划系统、立体定向放射治疗技术、适形调强放射治疗等方法进一步降低了放射治疗的副作用,从而提高了治疗效果,可以称为是放射治疗史上重大进步,被认为是 21 世纪放射治疗的发展方向。

　　进入 20 世纪后,随着对肿瘤本质认识的不断深入,同时肿瘤局部治疗方法的疗效陷入平台期,恶性肿瘤再次被认为是一种全身性疾病。1943 年,耶鲁大学首次应用烷化剂治疗霍奇金病获得成功,之后新的抗癌药物陆续被发现。1957 年合成的环磷酰胺和氟尿嘧啶,使化学药物治疗的应用更为广泛。20 世纪 60 年代,Skipper 认为定量化疗按恒定结数值杀伤肿瘤细胞,这一规律表明:把癌细胞从 110 杀伤至 108,102 杀伤至 100 所需的化疗剂量是一样的,故形成了肿瘤化疗中药物动力学的核心理论。Bruce 发现不同的抗癌药物作用于细胞增殖周期的不同阶段,这为药物的分类及联合用药奠定了理论基础。1968 年,Karnofsky 正式提出了肿瘤内科学(medicine oncology)概念。20 世纪 80 年代,Hryniuk 等提出了剂量强度概念,指出整个疗程中平均每周所接受的剂量同缓解率和治愈率有关。根据"完全杀灭"概念提出的根治性化疗,是现代肿瘤化疗的基础理论之一。目前化学治疗正由辅助性治疗向根治性治疗发展,并成为肿瘤治疗研究中最活跃的领域。

　　随着医学模式由生物医学模式向生物-心理-社会医学模式的转变,个体化综合治疗的观念已逐渐为国际肿瘤学界多数学者所认同。个体化综合治疗的基本概念为:根据肿瘤的部位、病理类型、病期及患者的身心状况,合理地、有计划地应用现代各种有效治疗手段。随着病情的变化及对治疗的不同反应,为每一个患者制订可行的治疗方案,并以最适当的费用取得最好的治疗效果,同时最大限度改善患者生活质量,因此个体化综合治疗的概念更能准确地反映当今肿瘤治疗新观念的全部内涵。这一概念强调了患者机体和疾病两个方面,强调了应有计划地采用不同学科有效的治疗方法,强调成本效益的社会医学观点,而且目的明确,最终的结果是达到治疗效果和生活质量的统一。

　　目前美国前 10 位的肿瘤中,有 8 种死亡率呈下降或持平,究其原因,主要归功于成功戒烟及早诊早治技术的大规模应用。随着科学技术的迅速发展,肿瘤治疗的观念正不断变化和发展,在传统的肿瘤治疗领域,创伤小、副反应小的微创技术越来越受到临床重视。在传统治疗模式方面,细胞分子生物学及生物工程技术的迅速发展,使人类对肿瘤的发病机制有更深刻的认识,新的治疗靶点和药物不断被发现。未来恶性肿瘤治疗在区域性治疗中结合多靶点治疗已成趋势,物理靶区到生物靶区的结合将出现更多的治疗模式。同时近年来新的肿瘤治疗技术如氩氮刀靶向治疗技术、聚焦超声技术、质子治疗技术等不断涌现,随着这些新技术在临床的应用和验证,将衍生更多的肿瘤临床治疗方案;另外,预测治疗反应已成为近年肿瘤治疗新的研究热点,虽然目前应用于临床的还很少,但随着研究的深入,可以预见将有越来越多的预测指标将被发现并应用于临床,从而使肿瘤治疗能更有依据地科学设计,更好地指导临床治疗。疗效评价体系的改变,使临床医师对肿瘤治疗的观念由"消灭肿瘤"转变为"控制肿瘤",向更重视生活质量及生存期的延长的转变。

（周　琦　王　晶）

Summary

Because surgery is increasingly combined with other treatment modalities, it is essential that most patients with solid neoplasms have their treatment planned by a multidisciplinary team, which includes radiation and medical oncologists as well as surgical oncologists. Unlike surgery and radiation therapy, systemic therapies, such as chemotherapy, immunotherapy, and hormonal therapy are treatments that can kill tumor cells that have already metastasized to distant sites. These systemic modalities have a greater chance of cure in patients with minimal (or even subclinical) tumor burden, as compared to those patients with clinically evident disease. Consequently, surgery and radiation therapy may be useful in decreasing a given patient's tumor burden, thereby maximizing the impact of subsequent systemic approaches. Whether the goals of therapy should be cure or palliation depends on the stage of a specific cancer. If the cancer is localized without evidence of spread, it may be possible to eradicate the cancer and cure the patient. When the cancer has spread beyond the possibility of cure, the goal is to control symptoms and maintain maximum activity and quality of life for as long as possible. The selection of therapeutic modalities depends not only on the type and extent of cancer, but also on the patient's general condition and the presence of any coexisting disease.

第七章　肿瘤治疗的主要方法

目前,恶性肿瘤已超过心脑血管疾病成为世界范围内人类第一死因,严重威胁着人类健康。据 WHO 统计,全球恶性肿瘤治疗的 5 年生存率已达 50%,分析原因,一是早期病例数量增加,二是综合治疗积极开展。综合治疗是根据患者及肿瘤的不同情况,合理、规范地利用现有治疗手段对各种肿瘤的个体化治疗。当前肿瘤的治疗方法主要包括外科治疗、放射治疗、化学药物治疗、生物免疫治疗、加热治疗、介入治疗和中医中药治疗等。

第一节　外科治疗

外科手术在恶性肿瘤治疗中起着重要的作用,治疗效果直接而显著,目前仍是大部分恶性肿瘤的最佳治疗选择。恶性肿瘤治疗的 5 年生存率为 45%,外科手术贡献率达 22%,所占比例最高。对于早期病例,通过外科手术治疗往往能完全切除,达到治愈目的。另外,外科手术已超越单一治疗范围而应用于疾病诊断。

外科手术治疗恶性肿瘤具有悠久历史。19 世纪末,Halsted 通过乳腺癌根治术使乳腺癌复发率由 58%~85% 下降至 6%,从此形成外科手术治疗恶性肿瘤的基本原则,即必须广泛整体切除肿瘤,包括其周围软组织、筋膜及肌肉,同时完整切除引流淋巴结,从而达到治疗目的。根据这一原则,相继出现了各种恶性肿瘤的外科术式,如 1905 年 Wertheim 的子宫颈癌根治术;1906 年 Grile 的颈淋巴结根治性切除术;1908 年 Miles 的直肠癌经腹会阴联合根治术;1933 年 Graham 的支气管肺癌全肺切除术;1935 年 Whipple 的胰腺癌根治术等。根治术的发明使恶性肿瘤患者的生存率得到了很大提升。人们在一味追求尽最大努力提高生存率时,患病器官常被完全切除或失去大部分功能,患者生存质量被严重忽略,20 世纪 60 年代甚至出现了扩大根治术,但生存率并未明显提高。因此,人们开始重新审视手术在恶性肿瘤治疗中的问题。随着医学科学的发展,越来越多的学者对根治术式进行了优化、改良,患者生存质量得到一定提高。

随着科技发展,人类对肿瘤的生物学行为有了更深入了解,并对外科手术的治疗范围进行了进一步拓展,如对肿瘤早期诊断的贡献。虽然各种外科治疗技术取得长足进步与完善,肿瘤外科的基本观念也以解剖学为基础的传统肿瘤外科学向以解剖学、分子生物学、免疫学、药物学和社会心理学为基础的现代肿瘤外科学发生改变,但是恶性肿瘤的高侵袭性特点,使得它和周围组织器官分界不清,无法完全剥离,仍然难以完全切除。并且恶性肿瘤治疗手段多样,手术已不能作为肿瘤唯一的治疗方法,外科医师除具有良好的外科技术外,还需掌握放射治疗、化学药物治疗以及细胞免疫治疗等各种肿瘤治疗方法,并能根据病情判断如何综合使用这些方法为患者进行最佳的综合治疗。

手术是治疗恶性肿瘤的最主要手段,具有以下几个方面的重要特点:

(1)通过手术全面了解疾病特点,明确疾病性质及分期。手术能直接观察到体内肿瘤的生长状态及其与周围组织、器官间的关系,还能进一步了解肿瘤的生物学行为及淋巴结转移的状况,结合病理诊断及试验室检查做到疾病的全面认识和判断,为制订最佳治疗方案提供最全面临床资料。

（2）建立肿瘤细胞和淋巴细胞体外药敏检测。由于肿瘤的不同病理、生理特点，其对放疗或化疗药物也有不同的治疗反应，通过体外药敏试验能更好地选择敏感化疗药物及剂量，从而制订最佳化疗方案。

（3）在肿块无法完全切除情况下，手术也为其他相关治疗方法提供了最大帮助，如术后的放疗和化疗。因大部分肿块被切除，放疗靶区得以缩小，受照射正常组织器官体积减小，从而副反应会相应降低；另外，肿瘤缩小也可以一定程度上提高化疗疗效，减小化疗副反应。

（4）肿瘤对外科治疗没有生物抵抗性，不像肿瘤对放疗与化疗存在敏感性、抵抗性的问题。

虽然外科手术具有非常重要的作用，但仍有局限性。手术属于局部治疗，对早期病例能取得较好疗效，对晚期或病灶较大者，仅能行局部切除，无法完全切除，如微小浸润、转移灶的遗漏。另外，手术创伤对人体打击较大，患者往往需要较长时间才能恢复，严重影响生存质量，并对后续治疗产生重要影响。

手术风险高、并发症多。尤其是肿瘤邻近重要敏感器官时，如颅内肿瘤等，切除难度大，难以切净。由于术中操作不当，可引起肿瘤种植或播散。

根据患者病情及各种治疗方法特点制订综合治疗模式是最佳选择。如肿瘤较小、无转移，且周围无重要血管或危及器官，可以单纯考虑手术治疗；如果肿块较大，预计手术无法完全切除，可以考虑先手术切除大部分肿块，再行术后放疗、化疗或其他治疗，或者先放疗、化疗后再手术。术前放化疗有其明显优点：可缩小肿瘤体积，尤其是潜在浸润灶，可以减少手术野内肿瘤细胞播散，同时也缩小手术切除范围。目前已确定有多种肿瘤能从该治疗模式获益，如头颈部肿瘤、肺癌、结直肠癌等。

手术中的放射治疗，其优点是病灶在医师直视下进行治疗，靶区清楚，能最大限度地保护周围正常组织，但由于条件有限，仅能照射一次。如胃癌的术中放疗。

术后的放化疗或（和）其他治疗应用最为普遍，由于大部分肿瘤无法完全切除，尤其是微小浸润灶或浸润灶深入组织器官无法完全切除，临床可先切除大部分肿块，术后再辅以放疗或（和）化疗等治疗，手术因切除大部分肿块，减小了放化疗的量，保护了组织器官，提高生存质量，因此治疗效果会比任一单独治疗方法好。

第二节　放射治疗

放射治疗（简称放疗）是指利用放射线如放射性同位素产生的 α、β、γ 射线和各类 X 射线治疗机产生的 X 射线、电子线、质子束或其他粒子束等治疗恶性肿瘤的一种方法，是治疗恶性肿瘤的主要手段之一，在临床可治愈的约 45% 的恶性肿瘤患者中，放射治疗贡献率为 18%，仅次于手术的 22%，充分体现了放射治疗在恶性肿瘤治疗中的地位。随着科学技术的进步，肿瘤放射治疗学得到长足进步，发挥出更加重要的作用。

放射治疗历史可追溯至 1895 年伦琴发现 X 射线及 1897 年居里夫妇发现镭，这两种射线源是人类进行肿瘤放疗的基础。其后人们逐步认识到放射线的生物学效应及其对肿瘤细胞的效应，进而逐步将其应用于临床。1899 年利用放射线治愈第一例患者；1922 年利用 X 射线治愈晚期喉癌且未发生严重副反应，从此初步确立了放射治疗的临床地位并得到进一步研究。1930 年描述了组织间插植的剂量分布规律，促进了腔内放疗的发展以及后来

Coutard 发明了沿用至今的放射治疗基础——分割照射方式;1953 年描述了氧效应对放疗敏感性的影响;20 世纪 70 年代提出放射生物学的基础——4R 原则,即细胞放射损伤的再修复、肿瘤细胞的再增殖、肿瘤乏氧细胞的再氧合和肿瘤细胞的再分布。与此同时,放射治疗设备研究也取得重要进展,20 世纪 50 年代^{60}Co 治疗机的发明使肿瘤放射治疗学逐步形成为一门独立学科;1955 年直线加速器成功安装,进一步巩固并发展了放射治疗学的地位。如今由于计算机、软件系统的高速发展,放射治疗已进入精确放疗时代,在恶性肿瘤治疗上也取得飞跃发展。有研究报告 Ⅰ 期非小细胞肺癌通过精确放疗取得了和手术一样的治疗效果;有纵隔淋巴结转移的非小细胞肺癌经诱导化疗后手术和同步放化疗患者的生存率无明显差异,说明精确放疗在一定程度上达到甚至超过手术治疗效果。总之放射治疗是一种安全、有效、重要的肿瘤治疗手段。

肿瘤放射治疗学是一门重要的临床肿瘤治疗学。据统计,约 75% 的肿瘤患者需要放射治疗,部分肿瘤通过放射治疗可得到根治,如不同期别的鼻咽癌、子宫颈癌、精原细胞瘤等;另外,部分肿瘤患者可通过放疗减轻疼痛,提高生存质量,如脑、骨转移瘤,上腔静脉压迫综合征等。由于其独立性和重要性,放射肿瘤医师必须掌握放射物理学、临床放射生物学和放射肿瘤学的知识,而整个治疗过程是在放射物理师、放射技师等共同参与下完成,这是一个复杂而精细的过程。

随着肿瘤细胞生物学特性及放射生物学行为的深入研究,人们发现肿瘤放射治疗仍具有一定的局限性,如其本质特性仍是局部治疗、肿瘤乏氧细胞的放射抵抗、周围正常组织耐受剂量有限、治疗精度需要提升等。因此,放疗与其他治疗手段结合越发迫切而重要,并需要不断优化各种综合治疗模式。

临床上放射治疗与手术的结合较为广泛。放疗与手术结合包括三个部分:术前放疗、术中放疗和术后放疗。术前放疗具有重要意义,可缩小肿瘤体积,有助于缩小手术范围、提高手术的切除率;还可以杀灭亚临床病灶,减少局部复发率;另外,放疗可降低肿瘤细胞的活力,降低术中污染及远处转移风险。常用于头颈部肿瘤以及部分预计手术切除困难的肿瘤,如直肠癌、食管癌、子宫颈癌等。

术中放疗是指术中在医师直视下进行放疗,由于病灶清除,照射范围较精准,因此能最大限度地保护周围正常组织,但由于操作较复杂,各种条件要求较高,且效果不甚理想,因此应用较少。如胰腺癌、胃癌的术中放疗。

术后放疗对于手术切缘不净或预计复发风险较大的患者具有确切的疗效,因疗效肯定,临床应用极为广泛,如颅内肿瘤、头颈部肿瘤、直肠癌、睾丸精原细胞瘤及肺癌等。

化学药物或中药与放疗的联合具有重要的意义,尤其对没有进行手术治疗的患者,也是祖国医学的贡献所在。以放疗为主辅以化疗在临床应用广泛,化疗可以杀灭潜在浸润灶及转移灶,而放疗对大体肿瘤具有较好的局部控制效果,两者联合具有明显优势。另外,部分化疗药物还具有一定程度的放射增敏效用,如顺铂能提高多种肿瘤的放疗敏感性。针灸及活血化瘀的中药也可增加细胞放射敏感性,提高放疗疗效。

放疗与热疗也是重要的联合治疗,其原理在于:①热疗可杀灭对放射线不敏感的 S 期肿瘤细胞;②热疗可抑制肿瘤细胞照射后亚致死损伤的修复;③乏氧细胞对热疗敏感;④热疗可使肿瘤病灶温度升高。

第三节　化学药物治疗

化学药物治疗(简称化疗)在恶性肿瘤治疗中占有重要地位,在临床可治愈的45%的恶性肿瘤中的贡献率约为5%,化疗是化疗敏感肿瘤唯一的治疗方法。化疗广泛应用于造血系统肿瘤,大部分实体肿瘤治疗也离不开化疗,如已有广泛转移而不能手术或放疗的患者。另外,化疗联合手术或放疗被证实明显优于单一治疗方法。

化学药物治疗肿瘤历史深远,我国北宋年间即有利用砒霜(主要成分为三氧化二砷)治疗恶疾的记录,直到1865年西方学者才利用1%亚砷酸钾溶液治疗白血病,这被认为是现代肿瘤化疗的萌芽。1946年Gilman等利用氮芥治疗恶性淋巴瘤标志着近代肿瘤化疗的开端,此后大量肿瘤化疗药物相继发现并广泛应用于各种肿瘤的治疗。如20世纪50年代初甲氨蝶呤用于急性白血病和绒毛膜癌;氟尿嘧啶用于乳腺癌、消化道肿瘤,环磷酰胺用于淋巴瘤及实体瘤等。越来越多肿瘤化疗药物受到人们重视并应用于临床,相关基础研究、药物研究也如火如荼,其后相继出现顺铂、多柔比星等化疗药物,传统药物也不断更新换代出不良反应更小、治疗效果更好的药物,肿瘤化疗也逐渐从姑息治疗走向根治治疗。伴随医学科技发展,化疗药物研究取得长足进步,进入20世纪90年代后,出现各种新药,如抑制微管蛋白解聚的紫杉醇类药物、抑制拓扑异构酶Ⅰ的喜树碱类药物、分子靶点药物及单克隆抗体药物等。随着基因工程的深入研究,研究者逐步将传统药物治疗、研究方向投向生物和基因治疗方向,尤其是多药耐药基因、分子靶向药物、肿瘤基因疫苗等高新技术药物的研究。

目前恶性肿瘤化疗药物有上百种,大致分为以下几类:按作用机制分类、对细胞增殖周期影响分类、对生物大分子的作用分类。

(一) 按作用机制分类

1. 细胞毒类　此类药物通过作用于细胞DNA、RNA、酶和蛋白质杀灭肿瘤细胞,包括烷化剂类药物,如氮芥、环磷酰胺等。

2. 抗代谢药物类　此类药物主要影响核酸的合成而起作用,包括氟尿嘧啶、甲氨蝶呤等。

3. 抗生素类　其主要作用机制为直接杀灭肿瘤细胞,包括放线菌素D、多柔比星等。

4. 生物碱类　它主要通过干扰细胞内的纺锤体形成,使细胞周期阻滞在有丝分裂期,如长春新碱、羟喜树碱等。

5. 激素类　该类药物通过改变内环境影响肿瘤生长,如他莫昔芬(三苯氧胺)、地塞米松等。

6. 其他　此类药物作用机制不属于以上各种,但其抗肿瘤效果显著而重要,如顺铂、羟基脲等。

(二) 按对细胞增殖周期影响分类

1. 细胞周期非特异性药物　指对增殖或非增殖细胞都起作用的药物,包括氮芥类、环磷酰胺、抗生素类药物等。

2. 细胞周期特异性药物　指作用于细胞整个增殖周期或大部分周期的药物,如氟尿嘧啶等。

3. 细胞周期时相特异药物　该类药物选择性地作用于细胞周期某一时相,如阿糖胞苷、羟基脲作用于 S 期,长春新碱作用于 M 期等。

（三）按对生物大分子的作用分类

1. 干扰核酸（DNA 和 RNA）合成的药物　包括:①干扰嘧啶类核苷酸合成的药物,如氟尿嘧啶;②干扰嘌呤类核苷酸合成的药物,如巯嘌呤等;③干扰二氢叶酸还原酶的药物,如甲氨蝶呤等;④抑制 DNA 多聚酶的药物,如阿糖胞苷等;⑤抑制核苷酸还原酶的药物,如羟基脲等。

2. 干扰蛋白质合成的药物　包括:①影响纺锤体形成（即作用于微管蛋白）的药物,如长春新碱类、鬼臼毒素类药物;②干扰核糖体（核蛋白体）功能的药物,如三尖杉酯碱;③干扰氨基酸供应的药物,如左旋门冬氨酸等。

3. 直接破坏 DNA 并影响其复制的药物　包括烷化剂、丝裂霉素、博来霉素等。

4. 干扰转录过程影响 RNA 合成的药物　包括肿瘤抗生素,如放线菌素 D、柔红霉素和多柔比星等。

5. 激素类　包括雄激素、雌激素等。

传统药物在肿瘤治疗上发挥了重要作用,但由于其杀伤效应无特异靶点,无法分辨肿瘤细胞与正常细胞,因此临床应用中常常因较严重副作用而受到一定限制。20 世纪末,随着医学科学不断发展,人们对肿瘤发病机制不断清晰,基于癌基因的理论不断得到人们认可,从而出现新的治疗方法,即分子靶向治疗。其原理是利用肿瘤细胞特有的分子表型为治疗靶点设计药物,当药物进入人体后即可通过识别位点有的放矢地杀伤肿瘤细胞,而对人体正常细胞不识别。据此原理,分子靶向药物可以大大地减少对正常细胞的毒副作用,并发挥更强、更精准的肿瘤治疗效果,因此分子靶向药物越来越受到人们重视。

进入 21 世纪,肿瘤靶向治疗研究取得重大进展,为肿瘤治疗带来希望。赫赛汀的使用使约 1/4 的乳腺癌患者得到有效治疗;伊马替尼使对放疗、化疗高度抗拒的胃肠间质肉瘤获得 60% 的缓解率等。随着人类基因组学研究的深入,对靶向治疗原理及肿瘤分子生物学行为有了进一步的认识,尤其是不同种族、不同性别、不同治疗条件下的药物异质性研究。因此,越来越多更精准的分子靶向药物应用于临床,并取得了明显效果,如易瑞沙（吉非替尼）对于不吸烟的东方女性肺部腺癌的疗效肯定,而且各种药物还在不断更新换代,发挥着越来越重要的作用。

合理、规范地应用化疗药物的优势来设计个体化疗方案越来越受到重视。临床上常根据肿瘤的不同生物学特性,充分利用各种药物的治疗特点,选择一到两种或多种药物联合使用,发挥最大效用。如针对处于不同生长状态的肿瘤,可以选择作用于不同周期时相的药物组合,这样既杀灭增殖期肿瘤细胞,也杀灭非增殖期的细胞,使治疗效果达到最大限度。但联合化疗须遵循一定原则:①只有当单药治疗仅能获得部分疗效时才能用于联合化疗;②当几种药物疗效相同时,应选择其毒性不会与联合化疗中其他药物毒性产生叠加效应;③联合化疗定期实施,在机体承受前提下,尽可能缩短化疗周期间隔时间;④所选择化疗方案药物组合、剂量及用法须经临床试验证明其确有价值。

抗癌药物杀灭肿瘤细胞遵循一级动力学规律,即一定量的药物杀灭一定比例,而不是固定数量的细胞。意思是每次化疗仅能杀灭一定比例的而不是相同数量的细胞,因此化疗需要多个疗程才能达到效果,根据该理论,在没有细胞耐药情况下,需要至少5个化疗疗程才能杀灭最后一个细胞。

不同病情给予不同化疗方式及不同药物剂量。对于化疗可能治愈的肿瘤,如绒毛膜上皮癌、急性淋巴细胞白血病等疾病,需要给予积极的全身根治性化疗。另外,不适宜手术或放疗的肿瘤常也需要行根治性化疗。需要注意,即使化疗效果很好,也要严格遵循药物一级动力学理论,坚持做完化疗疗程。

化疗是和其他治疗方法联合使用得最多的方法。原发灶经手术或放疗控制后的全身辅助化疗,由于局部控制后,肿瘤负荷减小,化疗能起到提高治愈率的效果,起着非常重要的作用,如肺癌、乳腺癌等肿瘤的术后化疗。另一种是新辅助化疗,又称初始化疗,指在手术或放疗前先通过化疗使局部肿瘤缩小,从而减小手术或放疗的损伤,或使部分局部晚期患者能够手术切除,提高治愈率,改善预后,如术前化疗可使大部分原发性乳腺癌病灶缩小,这样既提高手术切除率,又增加保乳机会,进而改善生活质量。

临床上已经失去手术或放疗机会的晚期肿瘤患者,治疗目的主要是减轻痛苦、提高生存质量、延长寿命,因此需要进行姑息化疗。针对某些特殊情况,可选择相应给药方式以达到最佳效应,如恶性胸腔积液的胸腔给药、恶性腹水患者的腹腔内给药等方式,这样不仅可以避免静脉给药带来的全身副反应,又对局部症状有一定的控制效果。姑息化疗是晚期患者有效的治疗方式,发挥重要作用。

虽然化疗在肿瘤治疗中起着非常重要的作用,但其明显的副反应不容忽视。化疗常能导致患者身体衰弱、免疫功能降低及骨髓抑制等,从而影响患者精神状态、身体储备以及对治疗的信心;另外,化疗药物还常引起恶心、呕吐等胃肠道反应,有些药物还会产生心、肾、肝、肺等全身多器官的损伤,部分损伤甚至是不可逆的。因此,在进行化疗时需综合考虑患者的各种情况,合理应用以达到最佳效用,从而提高患者生存质量。

第四节　生物免疫治疗

肿瘤生物免疫治疗是继手术、放疗及化疗后的一种具有显著疗效的肿瘤治疗模式。其基本原理是应用生物技术及生物制品激发、增强机体自身免疫功能,从而抑制或阻止肿瘤细胞生长、转移和复发的治疗方法。目前肿瘤生物治疗的主要研究方向集中在以下方面:肿瘤过继性免疫细胞治疗;单克隆抗体的导向治疗;肿瘤特异性主动免疫治疗——肿瘤疫苗;肿瘤基因治疗、病毒治疗;基因工程细胞因子的应用等。其中,以肿瘤基因工程的发展最为鼓舞人心。虽然其治疗历史短暂,但前景开阔,美国临床肿瘤学会及中国抗癌协会一致指出生物免疫治疗是最令人瞩目、最鼓舞人心的治疗方法,将成为21世纪肿瘤治疗的希望。目前临床上以肿瘤过继性免疫细胞治疗的开展较为广泛而成熟。

生物免疫治疗具有明显的优点,如清除微小病灶,尤其是手术、放化疗后的残余病灶;调节机体免疫功能并促进细胞修复,增强患者抵抗能力,尤其是手术或放化疗对机体的损伤;增强放、化疗的耐受性、敏感性,降低其毒副反应;为失去手术或放化疗机会的患者提供最佳的治疗手段等。

临床应用的肿瘤过继性免疫细胞治疗主要是CLS自身免疫细胞治疗技术,其主要细胞为树突状细胞和细胞因子诱导杀伤(cytokine induced killer, CIK)细胞。这两种细胞都能特异性地识别各种肿瘤细胞且无明显的肿瘤病种区别。

1. 树突状细胞　是体内功能最强大的、唯一能激活幼稚 T 淋巴细胞的抗原递呈细胞，其作用在于提取肿瘤细胞抗原，并递呈给 T 淋巴细胞，进而诱导、激活免疫细胞而发挥特异性肿瘤杀伤。

2. CIK 细胞　是患者外周血淋巴细胞在多种细胞因子共同培养下所得的异质细胞，具有增殖快、杀伤强、抗癌谱广等特点，而且可刺激骨髓造血、调整人体免疫功能，是目前已知活性程度最高的非特异性杀伤细胞。

机体免疫系统和肿瘤细胞的相互作用决定肿瘤的最终发展结果。生物免疫治疗即通过人为增强机体免疫功能清除微小残留病灶并抑制肿瘤细胞增殖来治疗肿瘤，同时，免疫功能恢复后，机体也更能够耐受手术、放疗或化疗对人体的损伤，进而进行后续疗程治疗。因此，生物免疫治疗不仅仅是单纯增强免疫力来杀灭肿瘤细胞，也在很大程度上增强各种治疗后的恢复力，间接增加了肿瘤治疗的效果。

目前，生物免疫治疗已广泛用于临床上多种肿瘤，包括实体瘤的肺癌、乳腺癌、结直肠癌、肝癌等，也可用于血液系统肿瘤，如多发性骨髓瘤、淋巴瘤及白血病等。虽然目前它主要作为一种辅助手段用于手术、放疗或化疗后的巩固治疗，但生物免疫治疗也可作为单独治疗手段，如失去手术或放疗、化疗机会的晚期体衰患者，它具有明显延长生存期、提高生活质量及抑制肿瘤恶化的目的。

第五节　加热治疗

加热治疗学是一门利用热的生物学效应治疗肿瘤的学科，加热治疗（简称热疗）即通过各种加热技术和方法使肿瘤病灶温度升高，最终将其杀灭的一种治疗方法。

热疗具有上百年的历史，在早期，人们通过细菌感染或注射细菌毒素的方法使患者高热，以杀灭肿瘤，虽然该法确实治愈部分晚期恶性肿瘤患者，但实际应用仍然有很多不确定性和风险。1884 年有报道称，恶性黑色素瘤患者罹患丹毒后体温高热达 40℃，但数月后病灶完全消退，并存活 8 年。1918 年有报道称一个子宫颈癌患者，通过局部加热宫颈病灶至 45℃，效果佳，患者存活了 7 年。大量的成功案例使得人们对热疗愈发重视。1985 年热疗被美国 FDA 批准为继手术、放疗、化疗及生物免疫治疗后的第五大肿瘤治疗手段。

随着科技发展，人们对热疗进行了越来越多的研究，其原理及作用机制也逐渐明晰，并形成系统正规的治疗路径。高热破坏癌细胞膜，DNA、RNA 及蛋白的合成均受抑制，癌细胞的增殖受抑并走向死亡；高热使癌细胞溶酶体活性增高，加速癌细胞死亡；高热抑制癌细胞呼吸，增加其乳酸堆积并最终杀灭癌细胞；高热还能提高机体免疫功能；热疗可以明显增加常规治疗手段对肿瘤的局部控制率，具有独特而重要的作用。

由于正常组织具有良好的血液循环，当局部温度增高时，可以将热量及时带走，从而避免因局部高热导致的损伤，而肿瘤病灶由于畸形生长不具备正常的血液微循环，因此在遭受局部高热时无法及时散热。正是由于正常组织与肿瘤组织的这种温度差别，最终导致肿瘤局部高热坏死。

目前热疗技术主要分为三种：局部热疗、区域热疗和全身热疗。

1. 局部热疗　是指增加局部肿瘤内的温度，包括浅表肿块，如浅表淋巴结、乳腺胸壁病灶等；腔内加热，如食管癌、直肠癌等。

2. 区域热疗　主要指利用加热的液体循环于肢体肿瘤的灌注，包括胸腔、腹腔的灌注热疗技术,常常和化疗联合,被证明明显增加了肿瘤治疗效果。

3. 全身热疗 主要用于晚期患者,由于病情较重而广,往往无法耐受放化疗或手术,而热疗往往能收到较好的效果。临床上全身热疗主要用于配合全身化疗,其主要目的是增加化疗敏感性,但该疗法具有一定的并发症,因此临床上应用受到一定限制。

根据治疗目的及部位不一,治疗温度也不一,有亚高温热疗(39.5 ~ 41.5℃);常规高温热疗(41 ~ 45℃);固化热疗(50 ~ 100℃);汽化热疗(>200℃)。在临床使用上以达到灭活肿瘤细胞而不损伤正常组织为标准,其检测指标主要有透热温度,肿瘤表面及其邻近正常组织温度控制在(42.5 ~ 43.5℃)和透热时间(60 ~ 120 分钟)。透热温度主要通过局麻下热敏或光纤测温元等设备在肿瘤内单点或多点测量,也可应用无损测温法,临床常常参考T90 值(全部测量温度数据中,90% 以上测量点温度达到临床要求温度的值)。

临床上影响热疗效果的因素较多,包括热疗的次数、热疗与其他治疗的配合及间隔时间、肿瘤的部位、大小、组织学类型等。如临床上对于表浅的病灶,因易于加热且具有较好温度分布,效果比较理想,而对于不规则部位肿瘤,则往往难以达到较好疗效,如头颈部肿瘤和胸部肿瘤,难以达到治疗有效温度,不是任何部位都能够达到杀灭肿瘤温度。肿瘤大小也影响热疗效果。临床上热疗与放疗联合较多,因其能在不增加放疗副作用甚至降低情况下增加放疗效果,但两者间隔时间尽量小,不要超过 1 小时,另外,两次热疗次数间隔时间最好为 48 ~ 72 小时。

虽然热疗相对安全,但仍需注意其禁忌证,如热疗不能单独用于治疗肿瘤、心肺功能不全患者、心肌梗死、心绞痛患者、出血患者以及肿瘤侵及重要脏器时,患者过于衰老也不建议行热疗。另外,联合放化疗时,视情况,放化疗量需要减量等。随着人类的不断探索,在临床上热疗也使用的越来越多,但仍需要继续研究其功能及机制,尤其是与手术、放疗、化疗及生物免疫治疗的综合治疗模式。

第六节 介 入 治 疗

介入治疗属于介入放射学的一个重要部分,指在影像学技术引导下,将特制的导管或穿刺针送抵病灶部位,并经此对肿瘤进行药物灌注、局部栓塞、减压引流或结构功能重建等操作的一种治疗手段。具有创伤小,安全、易行;定位准确、疗效明显;副作用少,并发症少等特点。

肿瘤介入治疗始于 20 世纪 50 年代,1967 年由美国放射学家 Margulis 首次提出,其后得到快速发展,直到 1976 年 Wallace 正式系统地对其进行了阐述,并于 1979 年葡萄牙欧洲放射学会上做专题报告后才被国际学术界认可。目前,介入放射学已成为一门重要的学科,形成众多分支,其中肿瘤介入治疗学就是其中一支。

肿瘤介入治疗包括:血管性介入治疗、非血管性介入治疗和内架置入术。

1. 肿瘤的血管性介入治疗 主要包括动脉灌注疗法和动脉栓塞疗法。动脉灌注疗法指通过动脉导管直接到肿瘤供血动脉,并在此灌注化疗药物进行治疗。从理论上讲,该方法可明显提高肿瘤细胞药物浓度,局部高浓度药物可获得显著治疗效果,减少全身不良反应。主要用于各种实质性脏器、骨及软组织肿瘤或者术后、放疗后复发、转移病灶,如肝癌、肺癌、乳腺癌、胰腺癌等。根据化疗药物特点及肿瘤类型,多联合应用 2 ~ 3 种药物。但实施须严格掌握适应证和并发症,如白细胞过低、有严重出血倾向者、肝肾功能不全者、高血压、造影剂药物过敏等;并发症包括穿刺部位出血、血管创伤、血管痉挛及化疗药物本身不良反应等。

动脉栓塞疗法是通过导管将栓塞剂注入肿瘤供血动脉,使其栓塞从而达到治疗肿瘤目的。临床上常与化疗结合,即将化疗药物与栓塞剂混合进行栓塞治疗,又称动脉栓塞化疗。常用的栓塞剂有碘油、明胶海绵、不锈钢圈等,主要用于原发性或转移性肝癌、肾癌和肺癌等。临床上选择栓塞剂时须注意各自特点,同时需要注意栓塞剂反流,以防误栓。

经皮药盒导管系统植入术,指通过介入方法将导管选择性留置于靶动脉内,并将导管与埋置于左锁骨下窝皮下的药盒连接,这样可经药盒长期进行序贯化疗和注入碘化油或其他抗癌药物,以提高动脉化疗灌注和栓塞的疗效。该法适用于各种实体瘤动脉序贯化疗和碘油栓塞化疗及其他经动脉化疗的患者。可避免多次介入操作带来的损伤与风险,具有明显效果。

2. 肿瘤的非血管性介入治疗　包括影像引导下的肿瘤消融术,即在影像设备引导下,通过穿刺肿瘤组织,向瘤内直接注入破坏性物质,如乙醇、热盐水等,或利用射频、微波、激光等方法使肿瘤组织凝固坏死,起到局部治疗作用,如射频消融、高能聚焦超声、微波消融等。主要用于原发性肝癌动脉栓塞不全或肺癌等肿瘤。

第七节　中医中药治疗

中医中药是我国特有的治疗手段,其治病理论强调辨证施治。随着医学发展,尤其是现代诊疗技术的发展,中医治疗已改变过去的单纯辨证施治,而是通过传统诊断手法(望、闻、问、切)所得症状、体征、脉象等加以整理和分析,并结合现代医学各种诊断手段对恶性肿瘤性质进行诊断,选择相应的中草药进行治疗。在肿瘤治疗方面,也改变过去的单一中药治疗,进入了与现代西医结合的综合治疗时代。

中医治疗强调整体观念,认为肿瘤是全身性疾病的一个局部表现,它与人体间是对立统一的辩证关系,在治疗肿瘤的同时,需要重视全身情况。肿瘤缩小可影响机体全身,而全身状态的良好又能增强免疫抵抗力,进而控制肿瘤。因此,在治疗肿瘤时既要具体分析患者阴阳气血、经络脏腑,还要了解肿瘤病理类型、期别等,这样在施治过程才可做到攻补相辅相成以及治疗的长久性,不能一味注重肿瘤的退缩情况,下重药、猛药,而忽视患者的承受能力,要真正做到标本兼顾,治病救人。

中药由于其特殊性,临床上往往将其用于改善患者的一般状况。如手术治疗后功能的障碍,或者出现一些并发症,可以通过中医中药治疗进行调理,往往能获得很好的效果。放疗后患者也伴随出现较多相关副反应及后遗症,化疗药物对消化道、造血系统也有明显影响,西药往往无法很好地改善患者病症,即使控制住病情,但患者全身状况仍未完全康复,中医中药却能得到较好改善。这不仅仅是因为其深厚的辨证施治理论指导,也和中药毒副反应较小相关。

虽然现代医药技术水平已达到一个相当的高度,但许多中药的功效并未明了,中药种类繁多,功效也未完全明确,多种中药配伍复杂,这不仅是中医的精髓,也是中医的魅力所在。

中医治疗是肿瘤治疗的重要手段,主要体现在以下几个方面:以人为本,非瘤为本;对放化疗的增敏、减毒作用;术后调理,促进修复;控制肿瘤,防止复发、转移等。尤其是在联合现代西医治疗技术上,主张在尽量接受手术、放化疗治疗同时,辅以中医药治疗,通过中医药调理,可以驱邪扶正、健脾理气,提高患者对手术、放疗、化疗的耐受能力,促进恢复,调节免疫功能,增敏、减毒等,为后续治疗打好基础。另外,通过中医药治疗可以减低肿瘤进展、转移的风险,延长生存期和提高生存质量。

(吴永忠 黄 锣)

Summary

Surgery is most effective in the treatment of localized primary tumor and associated regional lymphatics. This is accomplished by en bloc surgical procedures that attempt to encompass gross and microscopic tumor in all contiguous and adjacent anatomic locations. Intuitively, it appears logical that surgery should have little role in disease management once a neoplasm has spread from the primary location to a distant site. However, prolonged survival is possible following the surgical resection of some metastases in the lung, liver, or brain. Radiation Oncology is a field devoted to the treatment of benign and malignant diseases with ionizing radiation (IR). The field was born not long after the discovery of x-rays by Wilhelm Roentgen in 1895. RT (RT) currently occupies an important role in the management of benign and malignant diseases throughout the body in both children and adults and offers an effective means of palliation when cure is not possible. Adjuvant chemotherapy has remarkably improved surgical results in some malignancies, primarily because of cytocidal effects on clinically undetectable neoplastic cells outside the operative field. Neoadjuvant or induction chemotherapy that is initiated prior to local and regional treatments also can affect micrometastatic distant disease while significantly cytoreducing the primary tumor. After a course of neoadjuvant chemotherapy, the tumor may be surgically resected with or without concomitant preoperative or postoperative radiotherapy.

Tumor immunotherapy has evolved to the point that the immune system may now be appropriately manipulated or modulated against neoplastic disease or the neoplastic process. The rationale for use of hyperthermia (HT) as a treatment for cancer rests on several mechanisms. HT is known to cause direct cytotoxicity and also acts as a radiation and chemosensitizer. By using standard imaging modalities that best define the neoplasm, the interventional radiologist applies minimally invasive percutaneous techniques to establish diagnoses, initiate therapeutic management of the patient with cancer confined to a certain anatomic region, and provide supportive care for cancer patients.

第八章　肿瘤治疗技术进展

第一节　分子靶向治疗

一、背　　景

在过去的 50 年中,尽管化疗在肿瘤治疗中发挥了重要作用,但是以临床疗效的评价指标特别是总生存率的评价,用于化疗的细胞毒性药物对疗效的改善相当有限,且副作用多。临床实践使科学家和药物学家致力于新途径抗癌药物的开发。近期细胞分子生物学的研究,逐渐认识了调控肿瘤细胞生长转移的分子机制及关键调控分子,开发针对关键分子靶点的治疗成为新趋势。这类药物集中作用于肿瘤细胞的特定分子上,与其他治疗手段相比(如化疗、放疗),有利于获得更好的疗效和减少对正常细胞的损害。目前针对不同肿瘤生长调控关键分子的人源化抗体和小分子药物取得了显著的临床疗效,成为抗肿瘤治疗发展的新趋势。

二、概　　念

分子靶向治疗是使用药物或者其他替代物质作用于参与肿瘤生长和浸润转移的特定分子上,阻断肿瘤生长和播散的治疗方法。因为科学家习惯于称这些特定分子为分子靶,故称为分子靶向治疗、肿瘤靶向治疗或分子靶向药物治疗等。首先,分子靶向治疗选择性高,对于肿瘤细胞有更好的治疗作用和很少的副作用。临床标准化疗中大部分化疗药物是通过杀死快速增殖的细胞(包含正常增殖细胞)减少肿瘤负荷,常伴随对正常组织的损伤,引起免疫系统、血液系统、循环和消化系统的破坏。分子靶向治疗针对肿瘤细胞的关键分子靶点起作用,这些分子靶点都是经过严格挑选和验证的,治疗选择性高,与其他治疗手段相比(如化疗、放疗),提高了疗效,减少了对正常组织的损害,明显提高患者的生活质量。其次,分子靶向治疗可以用于个体化治疗,有些靶点在特定肿瘤类型中只有部分表达阳性,如 *Her2*,因此分子靶点在个体中表达是不同的。个体化治疗就可以依据患者自身肿瘤细胞表达的一套特定的分子靶点展开。

分子靶向治疗也有自身局限。最主要的是细胞耐受造成药物失效。多数情况下,找不到克服细胞耐受的替代靶向药物。故靶向分子治疗最好是与其他分子靶向治疗或者传统治疗联合用药。

三、作用途径

分子靶向治疗以不同的途径干预肿瘤细胞生长和转移。这类治疗主要作用于细胞信号转导途径的蛋白上,称为信号转导抑制剂。细胞信号转导途径形成一个复杂的信号交换系统,用于控制细胞的基本功能和活动,如细胞分裂、迁移、凋亡和对特定外界刺激的反应。通过阻断肿瘤细胞非受控分裂生长的信号,具体就是阻断肿瘤细胞增殖所需的特定酶和生长因子受体,分子靶向治疗可以抑制肿瘤的生长,并可能通过凋亡途径造成肿瘤细胞的死亡。另外,分子靶向治疗也能直接造成肿瘤细胞凋亡,或通过刺激免疫系统识别、破坏肿瘤细胞,和(或)释放毒素直接杀伤肿瘤细胞,造成肿瘤细胞的死亡。

四、寻找和鉴别有效靶向分子

分子靶向治疗的重要环节是寻找和鉴定在肿瘤细胞生长和生存中起关键作用的靶向分子。最理想的靶点应该是仅存在于肿瘤组织中的分子或者传导途径,不在于正常组织中存在。但是由于肿瘤细胞起源正常的细胞,这样的靶点很难找到。如果分子靶点是在肿瘤组织中表达比正常组织明显增多,这样通过调整药物剂量,也可以达到杀伤更多肿瘤细胞的目的。还有一种分子靶点在肿瘤和正常组织中均存在,但是在正常细胞中遭受破坏后,可以通过代谢进行更新替代。常用的寻找方法如下:

(一)比较染色体杂交技术

研究者通常通过比较肿瘤细胞和正常细胞之间的染色体组寻找缺失或者异位的染色体片段,然后通过分子生物学技术鉴别参与基因在肿瘤细胞中的作用。

(二)基因族谱技术

通过基因芯片分析成千上万个基因的表达,比较肿瘤细胞和正常细胞之间的差别。鉴别控制肿瘤细胞生长的特殊途径。比如某个基因在肿瘤细胞中表达,在正常细胞中不表达,那么这个基因表的蛋白就是一个很好的开发靶向治疗的分子靶点。

(三)蛋白质组学技术

蛋白磷酸化是蛋白激活需要的一个化学变化,蛋白质组学技术可以保持蛋白的磷酸化状态,使其反应取材时(如活检标本)蛋白的激活状态。

(四)靶点有效化

通常使用动物模型,患者标本或者细胞系比较发现可能的分子靶点,然后研究这些分子靶点在肿瘤细胞中如何起作用。这就是靶点有效化。如果发现一个分子靶点在细胞系和动物实验中有很好的表现,就可以考虑进入临床试验。

五、分子靶向药物的分类和研发

一旦一个分子靶被确定,治疗随后开始研发。治疗要根据靶向药物的结构特性和要阻断的靶点位置进行确定。

临床大部分的分子靶向药物可以按药物本身结构分为三类:小分子药物、单克隆抗体和疫苗。

小分子药物在体内可以很容易地穿过细胞膜,所以可以设计结合于细胞表面或细胞内的分子靶点蛋白特定区域,从而抑制其酶的活性或者与其他分子的结合。例如,小分子药物甲磺酸伊马替尼片,可以抑制几个关键的信号转导途径。小分子候选药物通常使用筛选技术进行鉴定,这是实验室中测试几千种复合物对于特定分子靶点的结合效果。最好的候选药物通过化学修饰生产出数个相互之间紧密相关的结构体,然后检测出这些结构体之间最有效的药物。

单克隆抗体常常难以穿越细胞膜,故多作用于细胞外或者细胞膜上的靶点。细胞因子或者其他相应物质结合于细胞膜表面的信号转导分子受体,可以激活细胞内的信号转导途径。单克隆抗体可以通过以下途径干扰肿瘤细胞的信号转导:①单克隆抗体可以阻止信号转导分子和受体之间的相互作用;②单克隆抗体可以作为载体向肿瘤细胞输送放射性物质或者细胞毒素;③单克隆抗体也可以结合于肿瘤细胞触发杀伤肿瘤细胞的免疫反应。这类药物有曲妥珠单抗(Trastuzumab)、贝伐单抗(Bevacizumab)、托西莫单抗(Tositumomab)等。

单克隆抗体制作首先是使用纯化的靶向分子免疫动物(常选用鼠)。被免疫的动物产生多种不同类型的抗分子靶抗体。然后就是取被免疫动物的脾脏细胞与骨髓瘤细胞融合。由于每个脾脏细胞仅产生一种抗体,融合的每个细胞产生的细胞单克隆也仅产生一种类型的抗体。这些产生的单克隆抗体经过测定,筛选出对分子靶点反应最佳的一个。

用于人体之前,单克隆抗体需要经过人源化改造,即通过基因工程尽可能替换抗体中非人源化的部分为人源化。人源化是阻止人体内的抗体系统对抗体产生排异反应的必须步骤,确保抗体在与靶分子起作用前不被破坏和清除。肿瘤治疗的第一个分子靶点是治疗乳腺癌的雌激素受体(ER)。雌激素结合 ER,形成激素受体复合物,激活特定的基因表达,其中包括细胞生长和增殖的基因。研究表明,干扰雌激素刺激 ER 阳性的乳腺癌细胞生长的能力,是一个有效的治疗方法。

治疗性肿瘤疫苗:人体内的免疫系统具有抵抗外来物入侵的作用,如抵抗感冒病毒。但是免疫系统对于肿瘤细胞的作用非常有限,因为肿瘤细胞常常不被免疫系统识别为外来物。事实是,一些肿瘤细胞反过来主动抑制机体的免疫反应。肿瘤疫苗治疗不是特别的针对肿瘤细胞的特定传导途径,它激发机体免疫系统主动识别和杀伤肿瘤细胞。由于目前这些疫苗都是用于治疗,而非预防,故称为治疗性肿瘤疫苗。这些肿瘤疫苗可以是灭活的肿瘤细胞、被肿瘤细胞高表达的特定的肿瘤抗原或者是表达肿瘤抗原的病毒。使用肿瘤疫苗的同时,常常伴随使用辅助剂,如白细胞介素-2,一旦一个入侵的外来分子被识别,辅助剂可以激发免疫系统的快速免疫反应清除外来物。

六、肿瘤细胞的生长过程与靶向治疗的作用途径

所有细胞的生长过程都包含生长、分化、死亡,这些过程由信号转导分子和其组成途径调控。正常细胞中这些信号转导有安全监控机制,但在肿瘤细胞中,信号转导途径可以绕过监控机制,以消耗正常组织为代价无控制地生长。这些包括增加生长信号的传导,逃避凋亡,增加新生血管的形成,浸入周围组织和转移。

(一) 生长

正常细胞的生长、增殖和分化是一个高度受控过程。一些信号分子,如细胞生长因子,促进细胞的生长,而另外一些信号分子抑制细胞的生长。许多的信号转导分子,包含促进和抑制者,结合于细胞表面的受体。多数情况下,这些受体必须相互结合或者形成二聚体才能被激活。一旦受体被激活,信号就沿着受体和其团队组成的信号转导途径传入细胞内,有时候一直传递到细胞核内的 DNA。激活这些信号转导途径的化学变化是信号转导途

径中的受体或者其中的蛋白发生了连锁的磷酸化,这些发生磷酸化的受体或者蛋白称为激酶。这些信号转导的结果导致相应的具有促进或者抑制功能的激活蛋白的积聚,细胞的生长分裂速度决定于这些抑制和促进信号之间的平衡结果。与正常细胞不同,肿瘤细胞不受控的生长,肿瘤细胞往往忽略停止生长的信号,有些肿瘤细胞还可以自己分泌促进生长的因子,与肿瘤细胞生长因子受体相结合。还有些肿瘤细胞在细胞表面过多形成细胞生长因子受体,通常称过度表达。在生长因子的浓度达不到促进正常细胞生长的情况下,却可以促进肿瘤细胞的生长。还有些肿瘤细胞发生生长因子受体基因的突变,这些突变形成的无功能受体,无论有无生长因子结合,总是处于激活的状态。肿瘤细胞也可以通过改变细胞内的信号转导来绕过正常的生长调控。增加某一特定信号转导蛋白的浓度或者通过基因突变改变信号转导蛋白,造成信号转导自行其是,不再或者很少接受临近正常细胞信号的传入。有些突变也可以阻止肿瘤细胞接受停止生长信号。

因此,分子靶向治疗可以针对肿瘤细胞中异常的信号转导进行设计,目标就是阻止不受控的生长信号分子与信号转导途径中其他部分联系。比如药物结合于细胞生长因子受体上,阻止其与生长因子受体结合或者互相结合成二聚体。也可以让受体处于非激活状态,或者阻止磷酸化信号沿着生长信号转导途径传递下去。另外也可以针对某一个信号转导蛋白,阻止磷酸化信号沿着生长信号转导途径传递。赫赛汀就是类似的一个靶向治疗药物。赫赛汀是一个针对生长因子受体 Her2 设计的单克隆抗体,Her2 在 20% 的乳腺癌细胞中有表达。Her2 与细胞表面的其他受体结合或者形成二聚体,激活信号转导途径引起细胞增殖。赫赛汀的作用之一就是通过与 Her2 结合阻止其与其他受体结合,这样 Her2 就不能激活信号转导途径促进乳腺癌细胞的生长和分裂。赫赛汀可能也会通过激活免疫反应干扰肿瘤细胞的生长。

（二）凋亡

成人体内细胞数量稳定。压力、疾病、功能异常引起的不可逆的细胞破坏以及作为正常细胞生长和发展的常规细胞移除,都是由细胞凋亡完成的,细胞凋亡就是细胞程序性死亡。每天有数十亿的细胞发生凋亡,这些细胞被新的健康细胞所替代。在细胞内有分别调控细胞生存和细胞凋亡的信号转导途径。细胞的生存或者死亡的命运决定于这些前期调节信号的平衡。细胞的凋亡信号可以来自于细胞内或细胞外。当信号来自于细胞外时,从附近细胞释放的分子结合于细胞表面的受体上,触发细胞内的凋亡信号转导途径。信号转导分子 TRAIL 结合于死亡受体 4 或受体 5,引起凋亡。

凋亡也可以从细胞内初始化,细胞内有一些监察异常信号监察蛋白,如出现 DNA 的损伤难以修复。一旦严重的问题被监察到,凋亡信号转导途径将被激活执行细胞凋亡。细胞通过一系列步骤监控自解体过程,整个过程高度可调控,以达到对周围细胞的伤害最小化。凋亡细胞会收缩和变圆,接着 DNA 固缩和片段化,最后细胞崩解成小粒,被巨噬细胞吞噬。

肿瘤细胞逃避细胞死亡策略。正常情况下,细胞在错误的时间分裂或者有 DNA 的损害,就会发生凋亡。肿瘤细胞有很多逃避凋亡的策略。逃避凋亡也让肿瘤细胞抵抗一些治疗,如放疗和传统的化疗。肿瘤细胞通过基因突变使监测蛋白失效或者降低凋亡监察蛋白水平逃避细胞凋亡。有些肿瘤细胞可以产生过多的抗凋亡蛋白或者通过突变产生更强的抗凋亡信号蛋白,逃避凋亡。比如有些细胞通过表达抗凋亡蛋白 Bcl-2 逃避凋亡。

凋亡过程分子靶向治疗,有两种途径,一种是激活凋亡信号转导途径直接导致肿瘤细胞死亡;另一种是抑制肿瘤细胞内处于激活状态的抗凋亡蛋白。

(三) 血管生成

正常血管生成:正常血管的生成是一个高度可调控的过程,通常产生于人体发育早期循环系统形成时期。在成人中,血管生成只发生在伤口愈合或者女性生殖系统和妊娠时。

在细胞水平上,血管生成包含临近细胞因对氧和营养物质的需求,释放出蛋白专门结合于生成血管的内皮细胞上的表面受体上,血管生成细胞接受信号刺激后便释放出细胞基质金属蛋白酶,该酶在血管生成内皮细胞的迁移和形成血管方向清理出一条供新生血管形成的通道。

肿瘤细胞的血管生成:肿瘤细胞生长至一定的体积,通常为 $1mm^3$ 时,继续生长就需要血液供应。肿瘤细胞为了吸引新生血管生成,常常释放大量的蛋白,比如血管内皮细胞生长因子(VEGF),结合于血管内皮上激活附近血管内皮细胞的生长,也可以产生 MMP 形成通道,便于新生血管沿着通道生成。

由于肿瘤生长至一定体积后必须血供才能继续生长,分子靶向治疗可以针对阻断或者干扰新生血管生成的各个阶段进行设计。分子靶向药物可以阻断肿瘤细胞释放蛋白或者内皮细胞上的受体,使其两者不能结合,也可以阻断 MMP 使其不能为新生血管的延伸在细胞间质中打通通路。

七、目前常用的靶向治疗

(一) 血管生成抑制剂

第一个血管生成抑制剂是贝伐单抗,针对 VEGF 的人源化单克隆抗体,贝伐珠与血管内皮细胞生长因子结合,阻止其与血管内皮表面受体结合,现存血管接受不到增加血流的信号,新生血管无法形成,从而阻止肿瘤进一步生长。贝伐单抗珠也被批准用于不能切除的或者复发转移的非鳞癌非小细胞肺癌中。对其他类型肿瘤治疗的临床试验也在进行中。

索拉非尼(Sorafenib) 和舒尼替尼(Sunitinib),是另外两个血管生成抑制剂,是口服的小分子药物,是多靶点激酶抑制剂。舒尼替尼抑制酪氨酸激酶包含血管内皮细胞生长因子受体和血小板源性生长因子受体。在转移性肾癌的治疗中显示,舒尼替尼中位无病生存期为11 个月,客观缓解率31% 。被推荐为复发或者外科无法切除的Ⅳ期透明细胞为主型肾癌的一线用药。索拉非尼抑制多种丝氨酸/苏氨酸激酶 Raf 异构体和其他酪氨酸激酶包含血管内皮细胞生长因子受体和血小板源性生长因子受体,还用在肾透明细胞癌的一线治疗,客观缓解率25% ,1 年生存率为50% 。

(二) 靶向免疫治疗

单克隆抗体可以直接触发针对肿瘤细胞的免疫反应。美罗华(Rituximab),结合于成熟B 淋巴细胞的表面蛋白 CD20,激活体内针对肿瘤细胞的免疫反应。美罗华也可以增加肿瘤细胞对化疗的敏感性,促进肿瘤细胞的凋亡。由于 CD20 位于 B 淋巴细胞上,所以杀伤肿瘤细胞的同时也同样会杀伤正常的淋巴细胞。正常的淋巴细胞可以从自体或者移植干细胞再生。美罗华被批准用于与 CHOP 或者 CVP 化疗方案联合用于非霍奇金淋巴瘤,导致肿瘤裂解的可能机制为抗体依赖的细胞介导的细胞毒性、补体依赖的细胞毒性和不依赖于免疫系统的凋亡。

（三）放射免疫治疗

特异的结合于肿瘤细胞表面的单克隆抗体，可以被改造后与放射性粒子结合或者耦合。当抗体与肿瘤细胞结合后，放射性物质可以破坏肿瘤细胞。比如托西莫单抗，可以特异的与 CD20 结合，耦合在抗体上的放射性^{131}I 可以释放高剂量放射线杀死肿瘤细胞。由于 CD20 位于 B 淋巴细胞上，所以杀伤肿瘤细胞的同时也同样会杀伤正常的淋巴细胞以及附近的正常细胞。正常的淋巴细胞可以从自体或者移植干细胞再生。托西莫单抗被批准用于美罗华治疗和化疗失败的滤泡性非霍奇金淋巴瘤，用于一线治疗的临床试验评估也在进行中。

单克隆抗体也可以与其他具有细胞毒性的分子相结合。如昔妥珠单抗（Gemtuzumab），特异的与 CD33 结合。CD33 表达在几乎所有的急性髓性白血病肿瘤细胞上。昔妥珠单抗与 CD33 结合，通过细胞膜内吞噬作用进入细胞内后，释放细胞毒性抗生素，药物进入细胞核与 DNA 结合造成 DNA 断裂无法修复，导致细胞死亡。CD33 表达在一些正常的血细胞上，但是在干细胞上无表达，故不会影响被破坏的正常细胞重生。

（四）肿瘤疫苗

肿瘤疫苗不直接作用于肿瘤细胞，其激活机体系统免疫攻击肿瘤细胞。目前使用的肿瘤疫苗均为试验性，比如树突状细胞疫苗。

八、部分已经上市的分子靶向药物介绍

（一）信号转导抑制剂

甲磺酸伊马替尼片（Imatinib Mesylate Tablet），商品名格列卫（Gleevec）用于胃肠间质肿瘤和慢性粒细胞白血病的治疗。能够抑制包含 Bcr-Abl、v-Abl、c-Abl、Tel-Abl 在内的多种酪氨酸激酶的活性，这些酶在肿瘤细胞中过量表达引起肿瘤细胞的无控制生长。另外还是血小板衍化生长因子受体和干细胞因子受体的抑制物。作为一个小分子物质，它可以穿过细胞膜与分子靶点结合。

达沙替尼（Dasatinib，Sprycel）是新型口服小分子酪氨酸激酶抑制剂，用于治疗慢性粒细胞白血病（CML）和急性淋巴细胞白血病（ALL）。

尼罗替尼（Nilotinib，Tasigna）是小分子酪氨酸激酶抑制药，用于治疗对甲磺酸伊马替尼治疗无效或不能耐受威胁生命的慢性粒细胞白血病。

赫赛汀（Herceptin）用于治疗 Her2 阳性的乳腺癌以及胃部或者胃食管交界处的腺癌。是针对人类表皮生长因子受体 Her2 的重组 DNA 人源化单克隆抗体，机制未完全明确。最可能的机制是与肿瘤表面高表达的 Her2 受体结合，阻止后者发送促细胞生长信号。另外，Her2 也可能引导免疫系统攻击 Her2 高表达肿瘤细胞。

拉帕替尼（Lapatinib）抑制包含 Her2 在内的几种酪氨酸激酶，阻止细胞生长。用于晚期或者转移性乳腺癌的治疗。

吉非替尼（Gefitinib）用于非小细胞肺癌的治疗。是过量表达于多种癌细胞类型上的表

皮生长因子受体(EGFR)的酪氨酸激酶抑制剂。推荐剂量 250mg 每日一次空腹或者与食物同服。

厄洛替你(Erlotinib)用于治疗不能手术切除的或者已经转移的非小细胞肺癌和胰腺癌。推荐剂量每天 150mg,饭前 1 小时或者饭后 2 小时服用。EGFR 酪氨酸激酶抑制剂。

西妥昔单抗(Cetuximab)用于治疗头颈部鳞癌和结直肠癌的一种单抗。通过与 EGFR 结合阻断 EGFR 接受生长信号,抑制信号转导进而达到抑制肿瘤增长的效果。首次 $400mg/m^2$,滴速<5ml/分,以后 $250mg/m^2$,每周一次滴注>1 小时/次。

帕尼单抗(Panitumumab)用于转移性结肠癌的治疗,这个单克隆抗体与 EGFR 结合阻止生长信号的传递。

依维莫斯(Everolimus)用于酪氨酸激酶治疗后失败的肾癌患者。是一种口服哺乳动物西罗莫司(雷帕霉素)抑制剂。

(二) 调节基因表达和细胞功能的蛋白分子靶向药物

伏立诺他(Vorinostat)是组蛋白脱乙酰基酶(his-tone deacetylase,HDAC)的抑制剂。脱乙酰基酶可以移除蛋白内乙酰基,通过脱乙酰作用改变调节基因表达的蛋白。伏立诺他通过抑制脱乙酰基酶改变这些基因调控蛋白的乙酰化状态,从而导致肿瘤细胞的增殖停止,细胞周期阻滞或凋亡。该药用于其他药物治疗时或治疗后仍不能治愈、恶化或病情反复情况下的转移性皮肤 T 淋巴细胞瘤(CTCL)。

罗米地辛(Romidepsin)用于至少经过一次系统治疗后的皮肤 T 淋巴细胞瘤,是小分子组蛋白脱乙酰基酶抑制剂,能够阻断组蛋白脱乙酰基酶导致肿瘤细胞的凋亡。

贝沙罗汀(Bexarotene)是维甲酸类药物,化学结构上与维生素 A 有关联。贝沙罗汀选择性的结合于维 A 酸 X 受体,激活依赖于维 A 酸 X 受体的核蛋白,调节控制细胞的生长、分化、存活和死亡。

阿曲诺英(Alitretinoin)用于治疗艾滋相关性卡波西肉瘤引起的皮肤损害。这种维 A 酸类药物可以结合包含维 A 酸 X 受体在内的多种维 A 酸受体亚型。

凡善能(Tretinoin)用于治疗急性髓前性白细胞过多症,这种维甲酸类药物结合和激活维 A 酸受体。

托瑞米芬(Toremifene)是选择性的雌激素受体拮抗剂,用于乳腺癌内分泌治疗。

阿那曲唑(Anastrozole)和来曲唑(Letrozole)为芳香化酶抑制剂。芳香化酶是体内产生雌激素必需的酶,阻断芳香化酶可以降低雌激素水平,抑制需要雌激素的癌细胞生长,用于绝经后乳腺癌内分泌治疗。

(三) 导致细胞凋亡的分子靶向药物

硼替佐米(Bortezomib)用于多发性骨髓瘤的一线治疗和套细胞淋巴瘤的二线治疗,是蛋白酶体抑制剂,蛋白酶体抑制剂控制蛋白的代谢。抑制蛋白酶体能影响肿瘤细胞的增殖而导致肿瘤细胞死亡。正常细胞也同时受到轻度的影响。

普拉曲沙(Pralatrexate)用于治疗外周 T 细胞淋巴瘤,一种干扰 DNA 合成的靶向抗叶酸制剂,导致所有的分裂细胞的死亡。由于该药能选择性的进入表达还原型叶酸载体(RFC-1)的细胞,而这类载体在某些肿瘤细胞中表达较高,在正常细胞中表达低,故对肿瘤细胞有一定的选择性。

（四）肿瘤血管生长抑制剂

肿瘤连续生长需要氧气和营养物质的供应,故选择性的干扰肿瘤血管的生长可以阻止肿瘤的生长。

贝伐单抗用于脑胶质细胞瘤、非小细胞肺癌、晚期结直肠癌、晚期肾癌的重组人源化IgG1单克隆抗体。血管内皮生长因子与血管内皮细胞上的受体结合是新生血管形成的必要步骤。贝伐单抗通过结合于血管内皮生长因子,阻止后者与内皮细胞上的受体结合。

索拉非尼(Sorafenib)是一个小分子酪氨酸激酶抑制剂,一方面通过抑制参与VEGF信号转导初始化的激酶抑制肿瘤新生血管生成,另一方面通过抑制RAF/MEK/ERK信号转导途径抑制肿瘤细胞的生长。用于晚期肾癌和肝细胞癌的治疗。

舒尼替尼(Sunitinib)是另一个小分子酪氨酸激酶抑制剂,通过阻断参与VEGF信号转导的激酶抑制血管生成和细胞增殖。用于转移性肾癌或者伊马替尼治疗失败的胃肠间质瘤的治疗。用法为每天50mg,连用4周,休息2周,6周为一个完整周期。

（五）重组人血管内皮抑制素

重组人血管内皮抑制素(rh-Endostatin)用于联合长春瑞滨和顺铂治疗Ⅲ、Ⅳ期非小细胞肺癌的生物类制品,通过抑制血管内皮细胞的迁移达到抑制肿瘤新生血管的生成,从而阻断肿瘤的营养供给。

（六）辅助免疫系统破坏肿瘤细胞的分子靶向药物

利妥昔单抗(Rituximab)为鼠/人嵌合型单克隆抗体,用于弥漫性大B细胞淋巴瘤和慢性淋巴细胞性白血病的治疗。能够特异性的结合于B细胞上的CD20,诱导B细胞溶解的免疫反应,还能提高肿瘤细胞对于化疗的敏感性。

阿仑单抗(Alemtuzumab)用于治疗B细胞CLL。这是一种针对CD52的单克隆抗体,正常和恶性B细胞和T细胞表面表达CD52,Alemtuzumab结合于CD52激发免疫反应导致细胞毒性。

（七）特定结合肿瘤细胞并释放有毒物质的分子靶向药物

托西莫单抗及[131]I耦合的托西莫单抗(Tositumomab and ^{131}I-tositumomab),治疗某些B细胞非霍奇金淋巴瘤,是耦合和不耦合[131]I识别CD20单抗的混合体。能特异的与CD20结合,耦合在抗体上的放射性[131]I可以释放高剂量放射线杀死肿瘤细胞,同时激发免疫反应破坏肿瘤细胞。由于CD20位于B淋巴细胞上,所以杀伤肿瘤细胞的同时也同样会杀伤正常的淋巴细胞以及附近的正常细胞,正常的淋巴细胞可以从自体或者移植干细胞再生。

肿瘤疫苗和基因治疗也通常因为其干扰特定肿瘤细胞的生长而在广义上被归类为分子靶向治疗。

九、分子靶向治疗注意事项

（一）应用之前进行分子靶点检测

分子靶向治疗作用于特殊的分子靶点,为了提高疗效,很多药物应用之前需要进行分子靶点的检测,比如 Her2 在乳腺癌中的检测,阳性者适合曲妥珠单抗的治疗。但是也有很多的靶点检测是为了推测肿瘤细胞的生物学行为和某种分子靶向治疗的效果,不是检测的结合靶点。比如:在非小细胞肺癌中 K-Ras 表达阳性对酪氨酸激酶抑制剂耐药有关。检测方法是应用分子生物学的方法对从患者体内取得的肿瘤病理标本进行检测。对于无病理标本者,需要手术方法取得病理标本,已有病理标本者,只需要石蜡切片。

(二) 统筹考虑治疗方案

分子靶向药物价格昂贵,需考虑患者的承受能力统筹安排其治疗方案,尽可能避免后续治疗中因经费原因频繁更换方案。

(三) 注意分子靶向治疗副作用

分子靶向治疗与传统的放、化疗比较,副作用的发生概率和严重程度明显减少,但是副作用,特别是一些严重的甚至导致生命危险的副作用仍然可能发生。常见或者严重的副作用如下:

1. 间质性肺病　严重时可以造成死亡,如吉非替尼。

2. 皮疹和腹泻　非常常见。

3. 消化系统　腹痛、便秘、味觉改变、黏膜炎、消化不良,如舒尼替尼。腹泻,如厄洛替尼。恶心、呕吐,如甲磺酸伊马替尼。脂肪酶和淀粉酶升高、胰腺炎,如索拉非尼。天冬氨酸氨基转移酶升高、丙氨酸氨基转移酶升高等,如甲磺酸伊马替尼。

4. 心脏或循环系统毒性　窦性心动过缓、轻度 ST—T 改变、房室传导阻滞、房性早搏、偶发室性早搏,如恩度。心肌毒性、心力衰竭,如赫赛汀。左心室功能障碍、Q—T 间期延长、高血压,如舒尼替尼、索拉非尼。高胆固醇血症、高脂血症,如 mTOR 抑制剂西罗莫司。静脉血栓事件,如舒尼替尼。

5. 肌肉神经系统症状　镇静、嗜睡、周围神经病和意识障碍等,如沙利度胺。周围神经病加重和周围感觉神经病,如硼替佐米。手足综合征,如索拉非尼。肌肉痉挛,如伊马替尼。可逆性后脑白质脑病综合征,如舒尼替尼。

6. 骨髓抑制　出现血小板减少或者中性粒细胞减少,如 Bexxar、来那度胺等。

7. 其他

(1) 发热、寒战、应激性过敏、注射部位疼痛。如赫赛汀。

(2) 胃肠穿孔、肾病综合征、高血压危象、深静脉血栓、肺血管栓塞、心肌梗死。如贝伐单抗。

(3) 体液潴留、肾毒性、出血,如甲磺酸伊马替尼。

(赵启成)

第二节　造血干细胞移植

一、概　念

造血干细胞是未成熟的细胞,成熟后可以分化为各种血细胞。造血干细胞和胚胎干细胞不同,后者具有分化为体内各种类型的细胞能力。造血干细胞分化后成熟为白细胞、红细胞和血小板。造血干细胞主要存在于骨髓中,少量存在于周围血和脐带血中。

骨髓和周围血中造血干细胞移植的目的是为了恢复由大剂量化疗或者高剂量放疗破坏的干细胞。主要有三种类型的移植:①自体移植,干细胞来源于自身,仅限于治疗原发疾病不在骨髓和骨髓未受疾病影响的患者;②同基因移植,干细胞来源于同卵双生者;③同种异基因移植,干细胞来源于患者的兄弟、姐妹、父母,也有来自于非亲属的捐献者。

二、理 论 依 据

化疗和放疗通常影响细胞的快速分裂。使用两者治疗肿瘤是因为肿瘤细胞分裂速度比正常体细胞快。但是由于骨髓细胞也处于快速分裂中,故高剂量的放或(和)化疗对患者的骨髓破坏非常严重。因此造成患者造血细胞能力下降,带来贫血、感染、凝血能力下降的严重后果。造血干细胞移植可以恢复骨髓的造血能力。

在一些类型的白血病中,即捐献者的白细胞可以将化放疗后残存的肿瘤细胞作为外来移植物进行识别并杀伤。

三、干细胞移植的病例选择

骨髓移植和周围血干细胞移植通常用于白血病和淋巴瘤的治疗,淋巴瘤和白血病在缓解期时使用最为有效。另外也可以用于神经母细胞瘤、多发性骨髓瘤。用于治疗其他类型实体瘤的临床试验也在进行中,如肾癌等。

适合的肿瘤患者,经过临床治疗或病情分析已经明确,通过常规手段无法获得理想疗效,将危及患者生命,可考虑进行造血干细胞移植(HSCT)。造血干细胞属于高风险的治疗,严重时可以导致死亡,故应向患者和家属进行充分知情交代。

四、人白细胞抗原的匹配

在人细胞表面有一组蛋白,称作人白细胞抗原(HLA)。同基因移植和同种异基因移植中,捐献骨髓中的干细胞要和患者的骨髓匹配。为了减少潜在的副作用,移植干细胞越接近患者的自身干细胞越好。多数情况下,异基因移植的成败决定于捐献者和受者之间的白细胞相关抗原的匹配程度。匹配的白细胞相关抗原越多,移植成功率就越高,移植物抗宿主反应就越少。近亲,特别是兄弟姐妹之间,白细胞相关抗原匹配程度比非亲属要高。同一种族之间能增加 HLA 匹配程度。尽管越来越多的自愿者登记进入骨髓库,但是特定种族之间寻找匹配者还是有一定难度。要解决这个问题,骨髓库需要更多的志愿者。

同卵双胞胎之间有相同的基因,故 HLA 相同,是最好的移植来源,但是由于自然出生率低,故这样的移植很罕见。

一般先检测患者的 HLA 抗原表达类型。然后在患者同胞或骨髓库中找到与患者 HLA 中 Ⅰ 类抗原(A、B)和 Ⅱ 类抗原(DR)全相同或基本相同的捐献者。最好是白细胞抗原的表型 HLA-A、HLA-B、HLA-C、DRB1、DQB1 均匹配,称为 10/10 匹配。在 9/10 匹配的情况下,恶性度高和病期晚的患者,或者采用了非清髓预处理方案和(或)T 细胞耗竭处理,移植后总生存率和 10/10 匹配无明显差别,但是两个以上的抗原表型不匹配死亡率明显增加。这些数据提示,在个体移植中,如果患者病情恶化快,难以找到 10/10 的匹配造血干细胞来源,可以考虑 9/10 匹配的造血干细胞来源。

在自身造血干细胞移植中无需进行 HLA 配型检测。

五、获取造血干细胞

骨髓干细胞取自骨髓。捐献者经全麻或者局麻(腰部以下麻醉)之后,从髂骨(少部分从胸骨)进针抽出骨髓,因为每次抽取的骨髓量有限,需要多次穿刺,这个过程需要 1~2 小时。

收获的骨髓经去除血液和骨头碎片后,与保存剂混合,低温冷冻备用。可以保存数年。

周围血干细胞来源于血液。在采集干细胞之前的 4~5 天,给予 G-CSF 增加干细胞的数量。采集当天,通过手臂大静脉或中心静脉插管,血液流入干细胞分离机,干细胞被分离后,血液流回体内。造血干细胞需要采集到一定的数量,如单个核细胞须达到 3×10^8/kg (患者每千克体重,下同);CD34 细胞(造血干细胞)在 HLA 全相合与部分相合时,分别达到 $(4 \sim 5) \times 10^6$/kg 和 1×10^7/L。分离出来的干细胞加入保护剂后冷冻保存备用。

脐带血干细胞是从脐带中收集。婴儿出生后,脐带切断,收集脐带中和胎盘内的血液,这个过程对于婴儿和母亲的健康影响最小。收集后经处理冷冻保存备用。由于数量有限,只能用于婴儿或者一个小个头成人的干细胞移植。

需要提及的是,自体造血干细胞移植为了保证移植回体内的干细胞内不含肿瘤细胞,所以收获的干细胞需要净化除掉肿瘤细胞减少其回输机会。由于净化过程可能会破坏健康的干细胞,故需要采集更多的干细胞。

六、对捐献者的影响

由于仅抽取身体一少部分骨髓,捐献者的健康通常不会有明显影响。最大的危险应该是使用麻醉药物过程中可能出现的问题。抽取骨髓的地方可能会有几天刺痛或者酸痛的感觉。通常几周内,捐献者的骨髓会恢复正常水平。恢复正常感觉因人而异,一些人在 2~3 天就会恢复正常生活,也有人需要 3~4 周完全恢复体力。

周围血干细胞采集通常引起的不适感很小。采集干细胞的过程可能会有轻微头痛、发冷、嘴唇麻木和手部痉挛、头痛、乏力、恶心、呕吐和(或)睡眠障碍。这些副作用通常于停药后 2~3 天消失。周围血干细胞捐献者无需麻醉。

七、造血干细胞移植入患者体内的方法

干细胞移入体内之前,先要对自身的干细胞进行预处理。根据采用的预处理方案不同,可以分为清髓性预处理和非清髓性预处理。

通常的干细胞移植采用标准清髓性预处理方案,高剂量化疗和(或)放疗,全部杀灭患者骨髓内造血干细胞。

非清髓性异基因造血干细胞移植是最近逐渐发展出来的一种新的干细胞移植方式。这种移植方式在临床试验用于多种恶性血液疾病的治疗,包括白血病、淋巴瘤、多发性骨髓瘤和其他血液肿瘤。

其预处理采用低强度的化疗和(或)放疗,消灭患者骨髓内造血干细胞一部分而非全部。同时这种预处理也减少了肿瘤细胞数量,抑制患者的免疫系统排斥造血干细胞的移入。

与传统的骨髓移植和周围血干细胞移植不同,捐献者的干细胞和患者自身的干细胞共存于患者体内。一旦捐献者的干细胞开始定植生长,会引起移植物抗肿瘤效应,破坏患者体内残余的肿瘤细胞,也可破坏患者体内正常组织、细胞。为了提高 GVT 效应,还可以进行淋巴细胞输注,即将捐献者的白细胞输注到患者体内。

经过预处理之后,干细胞通过静脉输液途径进入患者体内,输注过程为 1~5 小时。经过血液循环,造血干细胞会自行停留于骨髓中。

八、植入后的监测处理

干细胞进入血液后,到达骨髓,开始生长,叫做定植。定植通常开始于移植后的 2~4 周内,通过血细胞计数检测。免疫功能的完全恢复需要更长时间,自体移植需要几个月,同基因移植和同种异基因移植需要 1~2 年。医生通过各种血液检查确定新的血细胞产生,而肿瘤细胞没有回输,通过骨髓活检确定新骨髓的功能。

九、骨髓移植和周围血干细胞移植的副作用

(一)感染和出血

因为大剂量的放化疗使用,感染和出血是主要风险,故可能需要使用抗生素,输注血小板止血或红细胞矫正贫血。

(二)短期副作用

恶心、呕吐、乏力、食欲减退、口腔溃疡、头发脱落和皮肤反应。

(三)潜在长期副作用

移植前化疗和放疗综合征,如不育、白内障、第二肿瘤及重要脏器损害肝、肾、肺、心等。

(四)移植物抗宿主反应

对于同种异基因移植,有时候会发生移植物抗宿主反应,常常引起皮肤、肝脏和肠道损害。急性移植物抗宿主反应发生在移植后几周内,慢性移植物抗宿主反应更迟后一些。可以使用免疫抑制剂治疗。另外捐髓者干细胞可以通过 T 细胞衰竭法去除引起移植物抗宿主反应(GVHD)的白细胞。GVHD 尽管治疗困难,但是一些研究发现发生 GVHD 的白血病患者肿瘤很少复发。

十、二次移植

二次移植临床研究用于多发性骨髓瘤和生殖细胞肿瘤。二次移植期间患者接受两次序贯大剂量的化疗,同时有造血干细胞移植支持。两周期化疗相间隔几周到几个月。研

者希望如此避免肿瘤的复发。

（赵启成）

第三节　适形与调强放疗技术

伴随着现代计算机技术在医学领域的广泛应用,相继出现了三维适形放疗(three dimensional conformal radiation therapy,3DCRT)、调强适形放疗(intensity modulated radiation therapy,IMRT)和容积旋转弧形调强放疗(volumetric modulated arc therapy,VMAT)等放射治疗手段。它们都是利用计算机断层扫描(computed tomography,CT)的图像数据,重新构建人体的三维组织结构模型,并在模型上勾画出需要治疗的肿瘤靶区以及周围的重要器官,依据CT提供的组织密度信息,计算和显示射线束在患者体内包括三维组织空间的散射所形成的剂量分布,以体积剂量等方式评估照射方案和预计治疗效果,选择合适的照射技术并由计算机控制进行精确的照射。

目前很多医院都已经开展了三维适形照射技术的研究和临床应用。三维适形治疗作为精确治疗相应地要求更精确的影像定位技术和计划设计、更精确的三维剂量计算精度和非常准确的体位固定和重复摆位技术,以及更加严格的质量控制措施,才能保障得到预期疗效。开展适形放疗的单位除了必须具备符合要求的影像和定位设备、计划设计系统和执行照射设备,还必须具有足够的技术条件,合理选择治疗适应证以及确定需要治疗的照射靶区。盲目开展适形治疗将可能会产生严重并发症或因靶区欠量而导致治疗失败。

一、常规适形放射治疗

三维适形放射治疗能够使高剂量分布的形状与靶区的形状在三维方向上一致,同时避免了对周围重要器官的照射,是一种高精度的放射治疗。因此,三维适形放射治疗的实施,必须满足两个前提条件:一是靶区及周围重要器官的三维定位;二是从定位到每天重复摆位时体位的精确重复。

（一）三维适形的实现

如果靶区的形状规则时,常使用对穿野、交角野等得到较好的适形度。靶区适形度的定义是参考剂量与计划靶区相交曲面所围体积分别与参考剂量和计划靶区比值的乘积。对于圆形、椭圆形靶区,一对对穿野的靶区适形度最差;对矩形靶区,沿长、短边布置的两对对穿野较好。当靶区表面沿射野方向到皮肤表面的有效深度不相等,但呈一线性变化时,两野垂直交角加楔形板,亦能得到较好的剂量分布。

当靶区形状不规则,采用上述的布野技术,参考剂量的分布与靶区形状的适形度变坏,并随靶区体积的扩大而加剧。如果在靶区的周围又存在重要器官,要想得到较好的靶区适形度,常规照射无能为力,经典适形技术虽有改进,但是重要器官仍会受到较高剂量照射。

总而言之,对于小体积、形状规则的凸形靶区,用适形射野,配合多野照射、楔形板、组织补偿技术等,有可能使高剂量分布的形状与靶区的形状一致。但当靶区很大、形状不规则,一般多为凹形时,使用传统的楔形板或补偿技术,很难获得满意的剂量分布,必须采用三维调强适形技术。

三维适形放射治疗通常需在多个方向上以适形射野对靶区进行照射,而具体到采用多少个野进行照射并没有严格定义,以达到临床要求的剂量分布为原则。多野照射虽然分散减少了周围组织的受照剂量,但也必然增加受到低剂量照射的组织的体积。因而在设计治疗计划时应以整体观点去评价各部分受照组织的体积剂量效应。

目前,在临床上应用的三维适形治疗技术主要有以下几种情况:

(1)采用自制的适形挡块多野静态照射。

(2)采用多叶准直器(MLC)形成的适形野进行多叶静态照射。

(3)采用固定形状的立体定向准直器做多弧旋转照射。

(4)以计算机控制 MLC,使其形成跟随靶区形状、厚度与密度的射野,做多野动态旋转照射。

(二)三维适形的质量控制

1. 影像设备的质量保证检验 3DCRT 计划的精度与用于进行计划设计的患者影像的几何精度相关。CT 模拟定位的准确性依赖于 CT 图像重建的精度、定位激光 CT 机诊断床的水平度、位移精度误差等因素。对用于 3DCRT 计划设计的 CT 设备图像质量需要做全面评估和定期检验,定位激光至少需要每周一次进行质量保证检验和调整。

2. 加速器射线输出的物理性能检验 加速器的能量精度、输出剂量的稳定性、剂量线性、射野的对称性、均整度以及射野与灯光野的重合度都会因为环境温度、湿度、电源波动和工作漂移等产生偏差,必须定期校正。加速器的射野和位置刻度、等中心精度、运动精度等也是必须经常校准的内容。

各种适形挡块的精度、多叶准直器到位精度、运动速度、射野通量、半影和泄露剂量等均应严格保证符合剂量精度的要求。

3. 计划可行性和剂量精度验证 三维适形放射治疗为多野多角度治疗、多弧共面或非共面旋转照射,实施治疗前必须进行模拟治疗运行,验证机架、治疗床和准直器是否会发生碰撞或者发生照射野正好落在治疗床的支撑框架上等情况。

由于三维适形治疗的剂量分布梯度很大,剂量适形的几何要求极高,实际治疗时各种误差的叠加可能失去三维计划的计算剂量精度,因此必须对实际治疗的剂量精度进行验证。目前剂量验证通常应用电离室、剂量胶片、热释光等方法。应用 EPID 系统进行剂量验证,具有实时性并且可以验证剂量分布。

二、调强放射治疗

肿瘤内部组织并不均匀,外照射的射线到达肿瘤之前已穿过的组织密度也不是均匀的;在生物学方面,病变组织内各部分的肿瘤细胞密度、增殖能力不同,含氧程度和放射敏感性也不相同,从而也应该相应的要求给予不同的放射治疗剂量。常规照射方式不可能给出合理的剂量分布,这就很自然地引出了剂量适形的要求,在治疗的照射区从三维方向按临床治疗的要求给予不均匀的剂量分布,我们称之为调强适形放射治疗(IMRT)。

(一)调强适形的实现

由于调强适形计划设计和实施过程的复杂性和精确性很高,不同的调强技术对多叶准直器和加速器的性能要求亦不相同,因此每种调强技术都需要分别进行系统临床测试。进行调强适形治疗的基本设备必须包括三维影像设备、逆向治疗计划系统、由计算机控制的精确剂量照射系统和照射剂量验证设备等。

实现三维调强适形放射治疗的主要方式有以下几种:

1. 两维物理补偿器　这种技术类似于常规放射治疗中人体曲面和不均匀组织的补偿,通过改变补偿单元的厚度,来调整照射野内照射速度,主要用于静态调强。特点是调强效果确切、可靠,但制作麻烦。

2. MLC 静态调强　先将照射野按强度分级,然后利用 MLC 形成多个子野,以子野为单元进行分步照射。照射野选定后,先照射高强度子野,后照射低强度子野。特点是简单方便,不需要模拟制作补偿器,但子野和子野的相邻部分易出现剂量冷点或热点。

3. MLC 动态调强　在多叶光栅叶片运动的过程中,射线束保持输出开启状态,MLC 中相对应的一对叶片可以各自独立运动,控制叶片的运动方向和速度,即可控制某一区域的照射强度,实现调强适形治疗。

4. 断层治疗　利用特殊设计的多叶准直器形成扇形束围绕患者沿纵轴旋转照射,完成一个层面的适形调强治疗,然后利用床的前进,完成下一个层面的治疗,有步进和螺旋两种模式。

5. 束流调制式调强　通过控制加速器电子束击靶方向和束流强度,产生所需要的笔形束式 X 射线强度。这种技术的突出特点是治疗速度快。

调强适形计划通过逆向治疗计划系统实现,在图像处理、剂量分布显示等方面与正向计划并无太大的区别,不同的是逆向计划系统能够根据设定的剂量 DVH 目标函数,采用迭代优化算法,找出最接近目标函数的解,就是所需射线束的参数。在迭代优化算法中,为提高优化的速度,剂量计算通常采用相对简单的算法和较大的计算步长。在完成射野参数的优化计算之后,最后计划的剂量计算则必须采用精确的算法进行计划剂量分布的计算。常用的剂量计算模型有基于修正模型、剂量模型和蒙特卡罗等。

(二) 调强适形的质量控制

治疗前的质量控制包括 IMRT 设备的质控检验和治疗计划的质量控制。在设备的质控方面,包括 CT 模拟定位的图像和 CT 值的准确性、治疗加速器和 MLC 的稳定性等。IMRT 的剂量分布极易受设备稳定性的影响,用于 IMRT 设备相比常规的治疗设备必须增加检查的频率和更高精度的要求。治疗计划的质控首先需保证靶勾画的准确性。由于调强计划的复杂性和特殊的精度要求,每个计划在执行前都需进行验证测试,测试的内容包括计划可行性和剂量计算的准确性。剂量验证的方法一般是将患者的实际治疗计划移植在专门的验证体模上,进行实际照射并进行剂量测量验证。

治疗中的质量控制主要是验证体位固定重复性误差、摆位误差及治疗靶区的移动,保证这些误差不超过设定的允许范围。常用的方法是在治疗机拍摄射野照片。对高剂量区很靠近危及器官、剂量梯度很大的 IMRT 计划,还需要在患者以预埋金属显影标记的在线影像对治疗靶区的位置精度进行实时检验和引导治疗,这就是图像引导放射治疗(IGRT)技术。

第四节　质子治疗

1946 年美国著名物理学家 Wilson 提出了用质子射线治疗肿瘤的设想,1950 年美国 Lawrence Berkeley Laboratory (LBL)开始了质子射线治疗肿瘤的实验研究,直到 1954 年,该实验室才进行了世界上第一例临床患者治疗。此后多年时间里,瑞典、前苏联、日本、瑞士等国也开始质子治疗的研究。1988 年美国加州 Optivus 技术公司研制成功了 Comforma 3000。

然而由于质子放疗系统必须有一套比常规电子直线加速器更复杂、规模更大的设备,更因为其价格昂贵,在 20 世纪 50 ~ 80 年代发展缓慢。随着肿瘤影像学 CT、MRI 和 PET 等诊断技术的改善,光子放疗技术的进步和基于计算机技术的放疗质量保证和质量控制制度的建立,先进的光子放疗技术被不断地引入质子系统,使质子治疗的主要病种由原来的脑肿瘤、眼球肿瘤和黑色素瘤等扩展到肝癌、前列腺癌、肺癌和头颈部肿瘤。质子放疗进入了一个崭新的时代。

一、质子射线的物理学特性

质子作为原子核的基本构成单元之一,其质量是电子质量的 1836 倍,它带有一个单位正电荷($+1.6 \times 10^{-19}$ C)。在质子与组织的相互作用中,主要是通过与原子核外轨道电子的碰撞损失能量。由于质子的质量远大于电子,因而在发生碰撞之后,其运动方向基本不变。单位路径上质子的能量损失与其速度的平方成反比,在接近射程末端,能量损失最多。在组织中的百分深度剂量(percentage depth dose, PDD)曲线为图 8-4-1 所示的典型的 Bragg 峰。

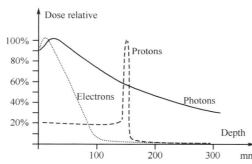

图 8-4-1　电子束、光子束和质子束的百分深度剂量曲线

The percent depth dose curve of photon beam、electron beam, and proton beam

质子在组织中的 PDD 分布具有如下三个特点:①Bragg 峰前的剂量分布平坦呈坪区,小于 Bragg 峰的剂量。②Bragg 峰的宽度较窄,65MeV 质子线束的 Bragg 峰宽仅 1mm 左右,160 ~ 250MeV 的为 1 ~ 2cm。③Bragg 峰后的剂量迅速下降,235MeV 质子 Bragg 峰后剂量在 7mm 的距离内,百分深度剂量从 90% 剧降到 10%。因而质子射线几乎没有出射剂量。

(一)质子 Bragg 峰的调节

对于体积较小的体腔深部肿瘤,如果将病变组织精确地置于峰值位置,则单野照射时靶区前剂量很低,靶区后剂量几乎为零,这是质子治疗优于光子治疗的最显著的特点。然而,不同患者的肿瘤在皮下的深度不一,因而要适当地调整质子束的 Bragg 峰,根据不同肿瘤的深度,把 Bragg 峰置于肿瘤处。要调节 Bragg 峰在皮下的深度可通过调节质子束的能量来实现,如 65MeV 质子束的 Bragg 峰在皮下 2.3cm 处,235MeV 的质子束在 27.5cm 处。

对于临床治疗的大多数肿瘤,其体积都会超过质子射线的 Bragg 峰宽,要使 Bragg 峰覆

盖全部肿瘤,必须把它扩展。扩展 Bragg 峰(spread-out bragg peak,SOBP)有以下两种技术:
①用一系列不同能量的质子束连续依次照射靶区,每一束质子都会在不同深度产生一个 Bragg 峰。叠加这些 Bragg 峰就会得到一个扩展的总 Bragg 峰。②在质子束的出射途径上插入不同厚度质子束的吸收物,不同程度地缩短质子束的射程,在一个较宽的靶区内,能使 Bragg 峰从靶区的远端依次落到近端,从而形成扩展的 Bragg 峰。

然而上述方法在扩展 Bragg 峰的同时,也改变了质子束 PDD 曲线的 Bragg 峰剂量和坪区剂量比,如 235MeV 质子束,Bragg 峰未扩展时的峰值剂量和入射剂量之比是 3,当 Bragg 峰扩展至 9cm 时,该比值降为 1.3。扩展 Bragg 峰对 Bragg 峰后的剂量分布并没有太大的影响,因为在 Bragg 峰后的剂量在数毫米内迅速降为零。

(二) 质子的适形照射

理想放疗的目的就是要使高剂量区的立体形态和肿瘤靶区形状基本一致,给肿瘤一个较高的致死剂量,而其周围的正常器官和组织受到较小剂量的照射,从而达到控制肿瘤又没有放射急性并发症和后遗症。在光子放疗中已经开展了相关的适形放疗研究。在临床实践中要做到较好的质子适形放疗,也必须像光子适形放疗采取其他辅助设备和技术。

1. 多野照射　对于大多数临床肿瘤,如果利用扩展的 Bragg 峰,在保障靶区剂量的同时,并不能很好地起到保护周围正常组织的作用。为了解决这些体积较大肿瘤质子放疗中的问题,一般采取多野照射。单野照射时,如果要扩展 Bragg 峰宽至 6～7cm,则 Bragg 峰前的剂量为 Bragg 峰顶处剂量的 65%～75%;如果采用两个相对平行野照射,获得同样扩展的 Bragg 峰,峰前和峰后的剂量分别为峰顶剂量的 32.5% 和 37.5%;若用三野照射,则靶区周围正常组织剂量为 22%～25%。

2. 不规则射野照射　由于肿瘤的形态多呈不规则形状,现代的质子放疗系统中在射线出射处插入用低熔点铅制成的不规则放射野铅模或使用多叶准直器(multi-leaf collimator,MLC),来屏蔽肿瘤靶区周围的正常组织和减少射野四周的半影。

3. 调强照射　为保护肿瘤深部的正常组织,亦使同一射野内 Bragg 峰的剂量跌落出现在皮下不同深度处,以拟合靶区远端的不规则形态,常用的方法是使用组织补偿。它是由组织等效物质构成,在平面上和射野形状一致,但厚度不一。对于射野中心要求 Bragg 峰出现在皮下较深处,则此处的组织补偿就较薄;若要求射野周围的剂量跌落在皮下较浅处,则组织补偿相应就较厚。因而使用组织补偿可使立体分布的 Bragg 峰后缘与靶区不规则后缘形状吻合。然而由于同一能量质子的 Bragg 峰宽是一致的,因而靶区前缘与 Bragg 峰的起始点并不一致,其适形度不佳。

如果要使质子射线照射的立体形态和靶区的立体形态完全适形,必须达到如下要求:根据深部靶区的不规则立体形态要求,在同一个射野内不同部位的 Bragg 峰出现的深度不一样,且宽度也不相同。借鉴于光子的束流调强技术,目前主要采用笔形扫描法。一般用 1cm 左右直径的质子束一次扫描整个射野,剂量强度的改变通过调节扫描速度和时间达到一个射野内不同部位不同照射剂量。改变 Bragg 峰的深度和宽度,使质子射线在纵轴方向上实时调节,以适应不同部位的肿瘤形态。

二、质子射线的生物学特性

质子除了与核外电子碰撞损失绝大多数能量外,也会与原子核发生碰撞损失能量,占总能损的 1% ~ 2% 。这种核碰撞的 LET 比质子与电子碰撞的 LET 值高得多,造成的相对生物效应(relative biological effectiveness,RBE)也略大于质子与电子碰撞的 RBE = 1,其总的相对生物效应 RBE = 1.1。由于质子的 RBE 值和 LET 值与 X(γ)射线接近,又同属低 LET 射线,因而 X(γ)放疗中的时间剂量因子模式均可直接用于质子的治疗。

由于临床治疗的肿瘤一般都较大,对于大多数患者,都需要实施 SOBP 技术。然而,在 Bragg 峰内,射线的 LET 从近端到远端逐步增大,关于其放射生物效应是否一致人们展开了一系列的研究。

三、质子放疗系统

质子放疗系统由质子加速器、束流输送系统和束流配送系统组成。目前,质子加速器有同步加速器、回旋加速器和同步回旋加速器三种常用类型。加速器产生质子后,需束流输送系统传送到质子治疗室。一台加速器生产的质子束一般可以支持多个治疗室。高能束流输送系统一般由束流偏转、聚焦磁铁、监测系统和真空管道组成。质子束是依靠束流配送系统传送到肿瘤,该系统主要由调节能量、调制射程、扩展束流、准直束流四个部分组成。

由于重离子治疗已进入放疗舞台,人们已认识到重离子治疗性能要优于质子治疗,未来的重离子治疗发展会优于质子治疗。况且重离子治疗装置本身也内含质子治疗,促使国际上的有关研发公司更集中力量去研制新一代重离子(含质子) 同步加速器,除个别研究所如瑞士 PSI 研制超导回旋加速器外,不再去研制现用的那种等时性回旋加速器。

重离子治疗选用同步加速器的原因在于,重离子束固有的分裂效应,不允许重离子束在进入人体治疗之前穿透过多的物质(除去必要散射器能量调制器等部件),使分裂效应形成的较轻的重离子产生过大的横向阴影和后沿下降,因此不允许用固定能量引出的加速器和用石墨降能器的能量选择器来调节离子束能量;即不能用当前质子治疗专用的固定输出能量的回旋加速器。当前加速器的研制新趋向主要有下面几个特点:①同步加速器将紧凑小型化;②加速器束流强度、束流位置和束流截面将具备更好的稳定性;③更快、更精确地调节加速器束流参数。

四、质子放疗的临床应用

从 1954 年美国 LBL 实验室开始用质子射线治疗第一例肿瘤患者开始,质子治疗的经验就不断累积,治疗的病种也逐步扩大,从眼部疾病渐渐扩大到头颈部肿瘤、前列腺癌和肺癌。随访结果显示:治疗疗效有了显著的增高,晚期的放射并发症也并无明显增加,因而引起了肿瘤放疗界的兴趣,更多的研究机构和医院开始对质子放疗进行实验和临床研究。

(一) 前列腺癌

早在 20 世纪 70 年代,美国麻省总医院(MGH)就开始了质子束治疗前列腺癌的研究,并于 1979 年报道了他们的治疗结果:17 例 $T_{2~4}$ 的中晚期前列腺癌患者,先用光子照射盆腔大野,然后用质子加量,通过会阴部一个野照射,常规分割照射总剂量 75.6Gy,随访中并未发现严重晚期放射损伤。

前列腺癌是当前用质子治疗的主要恶性肿瘤,根据 MGH 和 LLUMC 的经验,治疗效果明显优于光子放疗,甚至好于手术治疗,放疗后的并发症也不严重。因而在 1996 年 6 月 27 日美国政府的健康保健财政署(Health Care Financial Administration)发表了关于质子治疗的健康报告 460 号文件,声称质子治疗前列腺癌经验已经成熟,可以在临床上使用。

(二) 其他肿瘤

其他肿瘤的治疗包括:头颈部肿瘤、肺癌、子宫颈癌等,已显著超过常规放疗疗效,也优于三维适形放疗的疗效,放疗的急性反应不大,患者耐受了放疗,且无明显的放疗并发症。

(靳　富)

第五节　放射性粒子靶向植入

一、历史回顾

放射性粒子靶向植入肿瘤距今有 100 多年的历史。1901 年 Pirre Curie 为 Danlos 特制了植入肿瘤的镭管,并首先提出近距离治疗(brachytherapy),1909 年,Pasteau 和 Degrais 在巴黎镭生物学实验室,经尿道导管给前列腺癌患者植入镭囊。1917 年纽约纪念医院 Dr. Barringer 用直肠内手指指引,经会阴刺入导针,送入放射性核素。JAMA 报告这种方法疗效好,但有晚期严重排尿困难。早期治疗用主要有 ^{226}Ra、^{222}Rn 和 ^{192}Ir 等释放高到中能 γ 射线的放射性核素,并发症高,防护困难,放射性粒子靶向植入肿瘤进入低谷。1952 年美国 IOWQ 大学 Flocks 和他同事首次用胶体金术中注入治疗前列腺癌。1965 年,纪念医院首创用 ^{125}I 治疗 B 期、C 期前列腺癌。耻骨后插植由于暴露困难,疗效不佳使放射性 ^{125}I 粒子靶向植入肿瘤治疗陷入低谷。

20 世纪 70 年代和 80 年代,低能核素和计算机三维治疗计划系统的出现,使该技术在准确性、安全性、疗效等方面有了很大提高,治疗的适应证也由前列腺癌扩大到鼻咽癌、颅内肿瘤、肺癌、乳腺癌、胰腺癌、复发直肠癌、妇科肿瘤等肿瘤。1983 年,Holm 和 Charyulu 用超声引导下会阴模板植入 ^{125}I 治疗前列腺癌克服上述问题使疗效得以提高,形成了近代放射性粒子靶向植入肿瘤属于近距离治疗的基础。1986 年,^{103}Pd 用于粒子治疗。1993 年纪念医院首次提出前列腺癌放射性粒子靶向植入肿瘤质量验证概念,使剂量计算更精准。

二、现状与进展

放射性粒子靶向植入肿瘤属于近距离放疗范畴,近距离治疗包括暂时性放射性粒子植入治疗和永久性放射性粒子植入治疗。暂时性放射性粒子植入治疗是指根据治疗计划将放射源植入肿瘤,经过一段时间达到目的后将放射源取出,一般用 ^{192}Ir、^{60}Co 等初始剂量较高的核素。永久性放射性粒子植入治疗则相反,多用 ^{125}I 和 ^{103}Pd。粒子植入治疗的优点是最好的、准确的适形照射;保证肿瘤靶区得到高剂量治疗,局控率高;周围正常组织得到保护,并发症低。容易操作,可以门诊治疗。放射性粒子靶向植入肿瘤需要放射性粒子、三维计划治疗系统与质量验证系统(TPS)、粒子治疗的相关辅助设备,如粒子植入针、粒子装载设备、粒子植入引导系统、固定架等。粒子植入治疗的要求:必须精确进行 PTS 设计,必须术后进行质量验证,必须对粒子植入的剂量要求得出答案,操作人员应当有一定基础,并受过训练。

(一) 放射性粒子靶向植入肿瘤的放射物理学

粒子植入治疗的放射物理学包括放射性粒子的种类、放射性粒子的活度、放射性粒子的半衰期与剂量率以及剂量的分布。

1. 放射性粒子的活度 总活度应根据治疗计划,满足处方剂量要求、粒子数量应满足周缘剂量(mPD)、从最低剂量点开始顺序植入粒子。一般植入到肿瘤中的粒子活度为 $0.4 \sim 0.7$ mCi,活度原位为 MBq,1mCi=37MBq,1mCi 能产生 182Gy,1MBq=4.92Gy。

肿瘤所需放射总活度(mCi)= 期望组织吸收剂量(Gy)×肿瘤质量(g)/182

肿瘤体积可用 CT 计算。上述公式可改为

总活度(MBq)= 期望肿瘤剂量(Gy)×肿瘤质量(g)/4.92

2. 放射性粒子的剂量率 放射性粒子的剂量率随活度下降,剂量率呈指数下降,任何时间的总剂量,必须结合剂量率。总剂量=初始活度×1.44×半衰期。^{103}Pd 沉积的总剂量时间是 ^{125}I 的 1/4。

3. 放射性粒子的半衰期 临床根据肿瘤特点选择不同种类的粒子。^{125}I 的半衰期较长,正常组织耐受较好,防护要求较低,用于治疗分化较高的肿瘤。^{103}Pd 的半衰期较短,使受损伤的癌细胞修复减少,肿瘤的再分布减少,用于治疗分化差、恶性程度高的肿瘤。

4. 放射性粒子的剂量分布 剂量分布条件取决于选择的同位素类型、粒子的活度、粒子数、TPS。4 个变量均可调整。粒子植入的原则是粒子植入按均匀排列要求周缘密集、中间稀疏,改善剂量不均匀率(dose nonuniformity ration,DNR)。粒子分布要求外周密集,中心稀疏,剂量分布更均匀。粒子植入误差应<0.5cm,误差原因:①间隔;②导针;③粒子移动。总活度增加15%～20%,增加疗效。源的分布不影响平均外周剂量,影响最小外周剂量。放射性粒子剂量分布特点:剂量分布按与放射源距离的平方呈反比方式下降;源表面剂量最高,随距离增加,剂量迅速下降,但落差梯度逐渐减缓。距源 $1 \sim 2$cm,剂量变化为 4 倍,距源 $3 \sim 4$cm 只差 1.8 倍,距源 $3 \sim 4$cm 剂量减小80%～93%。

(二) 放射性粒子植入的基本原则

巴黎系统基本规则:放射源呈直线排列,相互平行;各源(粒子)之间应等距($15 \sim 20$mm)。源应与过中心点的平面垂直。所有放射源的线比释动能率必须相等。放射源断面排列为等边三角形或正方形。中心平面各放射源之间的中点剂量率之和的平均值为基础剂量(参考剂量85% 的范围)。

植入粒子数的估算公式为

(肿瘤长+宽+高)/3×5÷每个粒子活度=粒子数

实际需要 TPS 证实。

(三) 放射性粒子的放射生物学

放射性粒子的生物效应剂量随剂量率下降,生物效应剂量逐渐降低,亚致死和潜伏致死损伤修复,细胞静止群得到补充,肿瘤细胞再增殖,剂量率影响正常组织对总剂量的耐受性。

粒子植入与外照射(EBRT)最大的区别之一是剂量率不同。粒子植入后开始剂量率仅为直线加速器1%,加速器为2Gy/min,^{125}I为0.0013Gy/min。剂量率的差别直接影响放射损伤修复、再氧化、再分布等持续低剂量率杀伤作用仍可满足消灭恶性肿瘤的需要。间隔一定时间后,粒子植入的剂量率与EBRT剂量率相似。

（四）放射性粒子靶向植入肿瘤的临床

1. 放射性粒子靶向植入肿瘤的适应证 放射性粒子靶向植入肿瘤是一种局部控制肿瘤的手段,适用于局限性肿瘤,无远处转移或转移可以控制。肿瘤最大经≤7cm,KPS评分在60分以上,预计生存期6个月以上。

临床运用病种十分广泛,包括脑胶质瘤、脑转移瘤、脑膜瘤等脑深部的肿瘤;甲状腺癌、鼻咽及眶内肿瘤、口咽癌、口底癌、舌癌、颊黏膜癌、颈部转移癌;肺癌、食管癌、胸膜间皮瘤、乳腺癌;前列腺癌;子宫内膜癌、子宫颈癌等妇科肿瘤;腹膜后肿瘤、肝癌、胆管癌、胰腺癌;胃癌、大肠癌转移性肿瘤、手术后残存或复发肿瘤、软组织和骨肿瘤。目前美国粒子植入大多是前列腺癌。

2. 放射性粒子靶向植入肿瘤的治疗计划系统 美国近距离治疗协会规定:所有患者治疗前都必须有治疗计划,给出预期的剂量分布。标准做法:用CT、MR、超声图像(或融合图像)确定靶区(GTV-PTV),根据肿瘤轮廓、横断面(Z)制定植入导针数、粒子数量、粒子活度、总活度。根据TPS观察剂量分布情况,调整导针及粒子位置,使剂量分布达到要求。

TPS的剂量学要求:良好的设计始于良好的体积研究。确定肿瘤靶区,勾画出GTV或者PTV轮廓。要求PTV应大于肿瘤器官轮廓,但在各方向上GTV(CTV)扩大的数字不同,主要根据周围是否为重要脏器。肿瘤靶体积率(TVR)= 给予处方剂量的总体积/肿瘤的总体积,应在1.5~2.0。TVR'S>2.0,适形性降低,正常组织受量增加。注意植入粒子的正确位置。采用多根导针,粒子链做粒子植入,有利于粒子位置正确。减少植入导针可减少组织创伤。肿瘤+边界的剂量应当是100%处方剂量,重要器官的剂量应在150%等剂量线以下,将有利于减少并发症。这两条线有如马蹄形分布。

TPS的评估:只有植入粒子后的分析,才能评价TPS的优劣。需用生存率和并发症的临床结果证实TPS准确性。剂量信息列阵观察粒子及剂量分布。术后计划可见粒子排列不规则,使植入计划(implant planes)和平均中心剂量(mean central dose)毫无意义。术后计划真实反映粒子分布及剂量分布。与TPS质量相关的三个数据为PD的靶体积V、靶区达到PD的百分数和TVR(靶-体积比)。接受PD的体积与靶体积之比理想TVR=1.0。评估TPS的三个数据为等剂量曲线、剂量体积直方图(DVH)和粒子植入数量。评估TPS的指标包括靶区的剂量适形,平均外周剂量(mean peripheral dose,MPD),适形度(conformation number),植入粒子不可能均匀一致,剂量不均匀度不超过PD20%,相邻结构(正常组织)的剂量等五项。

3. 放射性粒子靶向植入肿瘤的并发症 粒子植入的副作用与植入部位相关。常见的有出血、移位、肺栓塞、空腔器官穿孔(瘘)、感染、器官内脓肿等。

三、存在问题与发展方向

从事放射性粒子靶向植入肿瘤要求医院具有国家有关行政管理部门发放的工作许可

证,工作人员需要经过国家有关部门岗前培训并取得合格证。放射性核素要有专门管理人员负责放射性核素的订购、存放、登记,放射性核素存放场所符合国家规定。

放射性粒子靶向植入肿瘤疗效受到很多因素影响。粒子植入剂量不均匀原因包括:内在的放射性物理学因素,如散射和各向异性;技术因素,如不正确的粒子分布。

放射性粒子靶向植入肿瘤的缺点:需要技术全面队伍,没有统一国际剂量标准,没有严格适应证标准,缺乏严格随机对比研究。技术本身对疗效影响很大,由于粒子植入后不能回收,对环境影响大,现无很好解决办法。

近年来放射性粒子靶向植入治疗肿瘤发展很快,作为治疗肿瘤的综合手段之一,如何合理的联合其他治疗手段从而提高疗效是目前的一个课题,如何与外放疗相互结合,各自的剂量把握。肿瘤局部控制后化疗方案及化疗周期的问题。

(赵和照)

第六节 放射性核素治疗

一、放射性药物靶向治疗肿瘤的原理

肿瘤生物靶向治疗已在肿瘤临床得到广泛应用,为肿瘤治疗及患者康复带来新的希望。放射性药物靶向治疗肿瘤是选择某些在病变组织中有高的分布、尽量少进入正常组织的靶向药物,连接上放射性核素原子,引入体内能得到较高的靶/非靶比值。放射性药物发出射线产生电离辐射生物效应达到对病变的治疗作用。

放射性药物治疗效应主要靠射线对细胞产生辐射致死杀伤作用。同时放射性药物在体内持续照射,可以更有效地杀伤肿瘤和减少正常组织的损伤。因而放射药物靶向治疗疾病可弥补外放射治疗、化疗、手术治疗等的不足。目前主要应用在:分化型甲状腺癌^{131}I治疗、转移性骨肿瘤放射性核素治疗、血液肿瘤的^{32}P治疗以及甲状腺功能亢进症的^{131}I治疗等。近年还发展了放射免疫导向治疗,受体介导的标记放射性配体导向治疗,基因靶向治疗等,已取得明显疗效,并已成为临床肿瘤治疗的重要方法。

射线的作用可引起水分子的电离和激发,形成各种活泼的自由基,自由基的细胞毒性作用是内照射治疗的机制之一。

二、放射性药物分类

1. 携带发射 α 粒子的放射性药物 α 粒子射程 $50 \sim 90 \mu m$,约为 10 个细胞直径的距离。α 粒子在短距离内释放出巨大能量,属高 LET 射线,LET 值约为 β 粒子的 400 倍,使其在内照射治疗中有巨大的生物杀伤作用。当 α 粒子穿过细胞核时释放能量为 1.0 MeV,足以在多处打断 DNA 分子。

2. 发射 β 射线的放射性药物 靶向治疗肿瘤,根据射线在组织内的射程可分为:短射程($<200 \mu m$)、中射程($200 \mu m \sim 1 mm$)和长射程($>1 mm$)。已用于临床治疗标记放射性核素有 ^{131}I、^{32}P、^{89}Sr、^{90}Y 等。

3. 通过电子俘获或内转换发射俄歇电子或内转换电子的放射性药物 射程多为

10nm，只有当衰变位置靠近 DNA 时，才产生治疗作用。如^{125}I 衰变在 DNA 附近比在细胞膜上杀死细胞的效率要高 300 倍。放射性药物在细胞内的定位，是决定治疗效果的关键因素。^{125}I 已被证明可用于治疗分化型甲状腺癌，当^{125}I-IUdR（碘苷）掺入 DNA 可通过发射俄歇电子打断 DNA 链。

三、放射性药物靶向治疗肿瘤各论

（一）^{131}I 靶向治疗分化型甲状腺癌

甲状腺乳头状癌和滤泡癌又称为分化型甲状腺癌（differentiated thyroid carcinoma，DTC）。

分化型甲状腺癌治疗包括手术治疗、术后^{131}I 治疗、甲状腺激素治疗等。

1. 手术治疗　彻底的手术治疗是最主要的治疗，也是影响预后的最主要因素。切除肿瘤原发灶、扩散至甲状腺包膜外的病变组织及受累颈部淋巴结。肿瘤组织切除的彻底性对预后非常重要，同时残存或转移淋巴结病灶是癌症复发最常见的原因。

2. 术后^{131}I 治疗　对于有聚碘能力的残余甲状腺组织或远处转移甲状腺癌，^{131}I 是最有效的治疗方式。术后^{131}I 治疗使分化型甲状腺癌复发率和死亡率明显降低。

3. 甲状腺激素治疗　血清促甲状腺素能促进甲状腺癌细胞的生长，因而甲状腺激素治疗可抑制人体血清促甲状腺素，去除促进甲状腺癌细胞的生长环境，达到治疗的目的。故无论是甲状腺全部切除，还是部分切除，均应用甲状腺激素替代治疗。一些回顾性研究显示，将 TSH 抑制在 0.1mU/L 以下可改善高危甲状腺癌患者的预后。但对低危患者的益处尚未证实。临床通常使用超生理剂量的 L-T$_4$ 治疗。

DTC 患者如单纯手术治疗，复发率为 32%；手术加甲状腺激素治疗，复发率为 11%；手术、^{131}I 再加甲状腺激素抑制治疗，复发率为 2.7%。单纯手术治疗 DTC 患者的死亡率是手术加^{131}I 治疗的 3.8～5.2 倍。所以治疗方案的选择直接影响患者的预后。

由于治疗 DTC 患者使用^{131}I 剂量大，所以放射防护应特别注意。患者应一人一间病房，这样可减少患者之间互相产生的辐射作用的损害。病房内最好有单独的专用卫生间，有实验证明，坐式马桶可有效减少患者小便时尿液放射性造成的污染。患者的衣物被褥应做一定的放置衰变处理和单独洗涤。医护人员对患者的观察，特别是服^{131}I 后 3 天内，应有防护设施（如铅屏），而且应尽量事先做好准备，这样可缩短与患者接触的时间。传统标准是患者体内滞留^{131}I 量等于或低于 1.11GBq（30mCi）就可出院。一般在服^{131}I 3 天后体内的滞留量就可小于 1.11GBq。2002 批准发布的《电离辐射防护与辐射源安全基本标准》（GB18871—2002，2003 年 4 月 1 日起实施）指出，患者出院时，应对其体内放射性核素活度进行估计，规定^{131}I 治疗患者，体内活度<400MBq 才能出院。可见对核医学检查和治疗患者的管理更趋严格。

（二）^{131}I-MIBG 治疗肾上腺素能肿瘤

肾上腺素能肿瘤（adrenergic tumors）主要包括嗜铬细胞瘤、神经母细胞瘤、交感神经母细胞瘤和神经节瘤等。

^{131}I-MIBG（metaiodobenzyl guanidine，间碘苄胍）的化学结构与去甲肾上腺素相似，有相

似的吸收和储存机制,所以能被肾上腺髓质和交感神经分布丰富的组织器官摄取,[131]I-MIBG 与肾上腺素能神经递质的受体有特异结合力,与肾上腺素能肿瘤有较高亲和力。[131]I 衰变发射 β 射线,辐射作用杀伤或抑制肿瘤细胞,达到治疗目的。

主要用于:①不能手术切除的嗜铬细胞瘤;②嗜铬细胞瘤手术后残余肿瘤病灶及术后预防性治疗;③转移性嗜铬细胞瘤;④恶性神经母细胞瘤;⑤能摄取 ^{131}I-MIBG 的其他神经内分泌肿瘤,如甲状腺髓样癌、类癌、化学感受器癌等。

禁忌用于:孕妇及哺乳妇女;白细胞低于 4.0×10^9/L、红细胞低于 3.5×10^{12}/L,血小板低于 9.0×10^{10}/L 者;肾衰竭者。

1. 神经母细胞瘤的[131]I-MIBG 治疗 53 例经常规治疗后复发或病情加剧的神经母细胞瘤患者,其中 49 例为 1 ~ 12 岁的儿童,10 例为 TNM Ⅲ 期,43 例为 TNM Ⅳ 期。所用[131]I-MIBG 的剂量为 3.7 ~ 7.4GBq。完全缓解 7 例,部分缓解 23 例,病情稳定 10 例,9 例患者治疗后病情仍继续发展,其他几例失去随访。病情缓解的时间为 2 ~ 38 个月。

2. 嗜铬细胞瘤的[131]I-MIBG 治疗 外科手术切除是治疗嗜铬细胞瘤的首选方法。嗜铬细胞瘤对外放射治疗和化疗均不太敏感,两者联合治疗总有效率约 57%,所以只有当肿瘤不摄取[131]I-MIBG 或当[131]I-MIBG 治疗失败后才考虑用放疗或化疗。95% 以上的嗜铬细胞瘤病灶能摄取[131]I-MIBG,1991 年罗马会议上对用[131]I-MIBG 治疗嗜铬细胞瘤的目的和方法取得了一致的认识。治疗达到的 4 个目的如下:①缓解症状,改善患者生活质量;②抑制肿瘤分泌儿茶酚胺类物质的功能,延长生存期;③控制肿瘤的发展,改善患者预后;④通过重复[131]I-MIBG 治疗达到使肿瘤完全消退的目的。

3. 甲状腺髓样癌的[131]I-MIBG 治疗 手术切除是甲状腺髓样癌(medullary thyroid carcinoma,MTC)的首选治疗方法,化疗仅对少数 MTC 患者有效,外照射治疗可缓解由于骨转移引起的疼痛,但对局部复发和软组织转移疗效差。尽管机制还不清楚,但有 30% ~ 40% MTC 浓聚[131]I-MIBG,这些病例可用[131]I-MIBG 治疗。有报道,用[131]I-MIBG 治疗的 22 例 MTC 患者,完全缓解 1 例,部分缓解 6 例,病情稳定 12 例,3 例病情进展。

(三) 放射性药物靶向治疗转移性骨肿瘤

肺癌、乳腺癌、前列腺癌等患者中,70% ~ 85% 的患者可能发生骨转移。70% 以上的骨转移患者有骨痛症状。广泛性的骨转移、顽固性的骨痛,成为晚期肿瘤患者最常见和最难以解决的问题,严重影响患者的预后和生活质量。利用放射性药物靶向治疗骨转移癌进而缓解肿瘤骨转移引起的疼痛,是近年来放射性药物靶向治疗发展最快的领域之一。总有效率大于 80%。

1. 原理 用于靶向治疗转移性骨肿瘤的放射性药物具有趋骨性,骨组织代谢活跃的部分浓聚更多的放射性药物。转移性骨肿瘤病灶部位由于骨组织受到破坏,成骨细胞的修复作用极其活跃,所以浓聚大量的放射性药物。对肿瘤组织的辐射作用能致死肿瘤细胞而发挥治疗作用。

2. 放射性药物 目前临床上常用于靶向治疗转移性骨肿瘤的放射性药物有:[89]$SrCl_2$、[153]Sm-EDTMP(乙二胺四甲撑膦酸)、[186]Re-HEDP(羟基亚乙基二膦酸)、[188]Re-HEDP 等。[89]Sr 是与钙同族的元素,代谢与钙相似。其他几种核素都是以膦酸盐类化合物为载体,膦酸盐类物质直接参与骨代谢。

3. 适应证和禁忌证

（1）适应证：①转移性骨肿瘤并伴有骨痛患者；②放射性核素骨显像示骨转移性肿瘤病灶异常放射性浓聚者；③恶性骨肿瘤因某种原因未能手术切除或手术后有残留癌肿，且骨显像证实有较高的放射性浓聚的患者；④白细胞不低于 $3.5\times10^9/L$、血小板不低于 $80\times10^9/L$ 者。

（2）禁忌证：①6 周内进行过细胞毒素治疗的患者；②化疗和放疗后出现严重骨髓功能障碍者；③骨显像病灶无明显放射性浓聚；④严重肝肾功能损害者；⑤妊娠和哺乳者。

脊柱破坏伴病理性骨折和（或）截瘫的患者，以及晚期和（或）已经历多次放疗、化疗疗效差者应慎重考虑后用药。

4. 疗效的评价标准和随访观察指标

（1）骨痛反应的评价标准：Ⅰ级，所有部位的骨痛完全消失；Ⅱ级，25% 以上部位的骨痛消失或骨痛明显减轻，必要时服用少量的止痛药物；Ⅲ级，骨痛减轻不明显或无任何改善。

（2）疗效评价标准：Ⅰ级为显效，X 线检查或骨显像证实所有部位的转移灶出现钙化或消失；Ⅱ级为有效，X 线检查证实转移灶上下径和横径乘积减小 50% 或钙化大于 50% ，或骨显像显示转移灶数目减少 50% ；Ⅲ级为好转，X 线检查证实转移灶的两径乘积减小 25% 或钙化大于 25% ，或骨显像证实转移灶数目减少 25% 以上；Ⅳ级为无效，X 线检查证实转移灶两径乘积减小或钙化小于 25% ，或无变化；或骨显像显示转移灶数目减少不到 25% ，或无变化。

（3）观察和记录食欲、睡眠和生活质量的变化，并和治疗前比较。

（4）血象检查：1 个月内每周一次，2~3 个月每 2 周一次，以后每月一次。

（5）生化检查：治疗后 1 个月内查一次，如有异常则继续观察。

（6）X 线检查或骨显像：3~6 个月一次。

（四） ^{32}P 治疗白血病

1. 原理　磷（P）是人体细胞代谢需要的元素，生长越快的组织需要磷越多。真性红细胞增多症、白血病和原发性血小板增多症等血液疾病均为血细胞增生性疾病，在这些疾病的发生和发展过程中，对磷的需求量增高。放射性核素 ^{32}P 与 P 有相同的生物化学特性，进入人体后主要聚集在生长迅速和代谢旺盛的组织内，若给患者以 ^{32}P，则被迅速生长组织大量摄取。由于 ^{32}P 衰变时发射 β 粒子，其电离辐射的生物效应，使过度增生组织中细胞的 DNA 和 RNA 发生破坏。另外，^{32}P 衰变后形成 ^{32}S 也可导致核酸结构的改变，从而抑制了血细胞的异常增生，达到治疗目的。

^{32}P 为反应堆生产的放射性核素，衰变时发出 β-射线，其最大能量为 1.71 MeV，平均能量 0.695 MeV。^{32}P 的物理半衰期为 14.3 天，组织内最大射程 8mm，平均射程 4mm。进入体内的 ^{32}P 主要沉积在生长迅速的组织内（如造血组织、淋巴结、脾等，特别是骨髓和骨），并参与 DNA 的合成。^{32}P 在正常人体的有效半衰期为 10 天，在骨内滞留的时间较长，其有较半衰期为 12 天，肌肉内为 3~4 天。血液病时 ^{32}P 排出的速度大为减缓。

白血病为一种原因不明的、以造血细胞组织的异常弥漫性增生、循环血液中白细胞计数显著增多，并有幼稚细胞出现为其特征的恶性疾病。Lawrence 发现白血病组织能较正常造血组织积聚更多的磷，并于 1939 年首先提出用放射性磷治疗白血病。

2. 适应证　各种慢性白血病，特别是属于迟缓型和中等型而无急性期临床表现，并伴白细胞增多（白细胞计数大于 $30\times10^9/L$），血小板计数大于 $80\times10^9/L$ 和血红蛋白超过

50g/L 者。

3. 禁忌证　急性和亚急性白血病;慢性白血病急性发作并伴有中毒、高热以及脾梗死者;伴有出血的重度白血病患者;非白血型白血病;有严重肝肾疾患或活动性肺结核患者。

4. 治疗方法　治疗前和治疗期间进食低磷饮食。治疗前先服用^{32}P,连续 3 天测定 24 小时大小便中^{32}P 排出百分率,以预测^{32}P 的吸收排泄情况,供确定^{32}P 用量参考。

一般宜采用分次给药法。Low-Beert 等主张首次服用^{32}P 量按 296 ~ 370 kBq(8 ~ 10μCi)/kg 计,以后视病员反应按 550 ~ 1110 kBq/kg 计,每周服用^{32}P 2 次。这种方法可以确保逐步增加机体的辐照剂量,并能保证^{32}P 维持于治疗水平 2 ~ 3 周以上。服用^{32}P 期间应密切观察患者的白细胞计数,并使其缓慢降至(10 ~ 20)×10^9/L。据此判断是否继续治疗和确定增减^{32}P 的用量。

若经一疗程效果不好,至少应间隔 4 ~ 6 个月再行第二疗程治疗,其^{32}P 用量视前一疗程后的治疗反应情况作适当增减。

5. ^{32}P 治疗白血病时的注意事项

(1)停药时间:当白细胞计数降至 30×10^9/L 时应停止给药。给药已达预计总量时,不管白细胞总数是否降至正常水平亦应停药观察,因^{32}P 的疗效常于给药后 2 ~ 4 周才出现。

(2)慢性淋巴细胞白血病对^{32}P 较敏感,首次用药应控制在 74 ~ 111 MBq(2 ~ 3 mCi)以内。

(3)对部分患者还需辅以其他方法。如脾脏过大,可先给予 X 射线或 γ 射线局部外照射治疗(分次小面积、小剂量),总剂量 10 ~ 20Gy。待脾脏缩小,白细胞稍有下降后开始^{32}P 治疗;如病情严重并伴有贫血者应配合输血和维生素治疗。

(4)因^{32}P 作用时间长又无有效的促排方法,故用药期间应密切观察血象,避免用量过大,防止出现白细胞和血小板计数急剧下降和贫血等并发症的发生。

6. 治疗反应　^{32}P 治疗时一般无特殊反应。部分患者可出现食欲下降、胃痛、喉痛和轻度心悸等;少数病例还可在服药 1 周后出现轻微的流泪、流涎、手足发麻以及微血管暂时扩张等反应。通常无需特殊处理可自行消失。

7. 疗效评价　^{32}P 治疗白血病可以使病情缓解,一般要 2 ~ 4 周后才开始显效。首先是周围血象明显好转,以白细胞计数变化最明显。外周血中幼稚白细胞明显减少,骨髓图中幼稚细胞数减少,成熟粒细胞增多,贫血情况亦得到纠正。患者全身症状也有好转,如食欲改善、体重增加、出汗乏力减轻、胸骨痛及压痛减轻、不规则发热也可能消失。肿大的脾脏和淋巴结逐渐缩小。用^{32}P 治疗慢性粒细胞性白血病患者其寿命较未治疗可延长数月,慢性淋巴细胞白血病患者可延长 1 年左右。其疗效和 X 射线治疗相似。^{32}P 治疗虽不能治愈慢性白血病,但能控制症状和并发症,并在一定程度上延长患者寿命。

(五) β 射线敷贴治疗

1. 原理　β 射线有较强的电离能力,在组织内的射程仅几毫米。实验证明,一定剂量的发射 β 射线的放射性核素作为一种外照射源紧贴于病变部位,通过 β 射线对病变部位的电离辐射生物效应,可达治疗目的。β 射线敷贴器就是根据这一原理设计。

2. 适应证　①皮肤毛细血管瘤、瘢痕疙瘩、慢性湿疹、鲜红斑痣、局限性神经性皮炎和牛皮癣等;②口腔黏膜和女阴白斑;③角膜和结膜非特异性炎症、溃疡、翼状胬肉、角膜移植后新生血管、腋臭等。

3. 禁忌证　①过敏性皮炎,如日光性皮炎、夏令湿疹等;②广泛性神经性皮炎、湿疹、牛皮癣等;③各种开放性皮肤损伤与感染。

(六) 放射免疫导向治疗

1953 年 Pressman 用 ^{131}I 标记抗鼠骨肉瘤抗体,证明了放射标记抗体在骨肉瘤组织内浓聚,这一开创性工作启动了放射免疫显像(radio immuno imaging,RII)诊断和放射免疫治疗(radioimmunotherapy,RIT)的研究。直到 1975 年,Kohler 和 Milstein 建立了单克隆抗体(monoclonal antibody,McAb)制备技术,才使这一领域的研究取得巨大的进展,他们也因此获得 1984 年的诺贝尔奖。RIT 已用于临床,其发展潜力是可观的。

用放射性核素标记肿瘤相关抗原的特异性抗体。以抗体作为放射性核素载体,引入体内能与肿瘤相应抗原结合,使肿瘤组织内浓聚大量的放射性核素,并滞留较长时间。放射性核素衰变过程中发射射线的辐照作用破坏或干扰肿瘤细胞的结构或功能,起到抑制、杀伤或杀死肿瘤细胞的治疗作用。由于 McAb 有高度的特异性和亲和力,所以放射性核素标记的 McAb 用于 RIT,现在还可用基因工程和抗体工程方法得到人源化单抗,有望获得突破性进展。

常用的放射性核素有 α 射线发射体,如 ^{211}At、^{213}Bi 等;β 射线发射体,如 ^{131}I、^{153}Sm、^{188}Re、^{166}Ho、^{186}Re、^{90}Y 等;发射俄歇电子和内转换电子的核素,如 ^{125}I、^{123}I 等。

美国 FDA 已批准 ^{90}Y-ibritumomab tiuxetan(Zevalin)、^{131}I-tositumomab(Bexxar)用于淋巴瘤的治疗。Ibritumomab 为抗体,是 CD20 抗原的鼠原性 IgG1 Kappa 单克隆抗体,Tiuxetan 为螯合剂,能与 ^{111}In 和 ^{90}Y 形成稳定络合物。CD20 是表达于正常或恶性 B 淋巴细胞膜上的抗原,Tositumomab 是单纯鼠原性抗 B1 抗体。国内批准上市的 ^{131}I-chTNT(肿瘤细胞核嵌合单克隆抗体注射液)用于放化疗不能控制或复发的中晚期肺癌患者。

(七) 受体介导治疗

肿瘤细胞的变异分化过程中,细胞膜某些受体的表达可明显增高,过度表达的受体可能成为放射性核素靶向治疗的结构和功能基础。利用放射性核素标记的特异配体,通过配体与受体之间的特异结合,使大量放射性核素浓聚于病灶,达到内照射治疗的目的。目前研究较多的生长抑素受体、血管活性肠肽受体、叶酸受体、肿瘤坏死因子受体等介导的放射性核素治疗。

1. 生长抑素受体　生长激素抑制素(Somatostatin,SMS)最初发现为 14 肽(SMS14)现在发现尚有 SMS28 和各种种属特异变种。SMS 的生理作用都是通过特异性高亲和力的受体所介导,SMS14 和 SMS28 虽然结合于相同受体,但在不同组织中具有不同的亲和力。SMS28 选择性地作用于垂体调节生长激素和胰岛的胰岛素分泌,而 SMS14 则可能与脑受体结合并抑制胰岛的胰高血糖素以及胃的外分泌。

SMS 受体有 5 种亚型,不同肿瘤表达 SMS 受体的密度和亚型不同。研究表明,许多肿瘤细胞含 SMS 受体,如垂体肿瘤、脑膜瘤、乳腺癌、星形细胞瘤、少突神经胶质瘤、成神经细胞瘤、嗜铬细胞瘤、小细胞肺癌以及产生激素的胃肠道肿瘤,如胰岛瘤、胰高血糖素瘤、舒血管肠肽瘤、胃泌素瘤和类癌等。SMS 及其类似物对肿瘤有明显的抑制作用,主要抑制肿瘤细胞中 cAMP 的合成,并影响膜离子的运输,出现膜的超极化、K^+ 丢失增加、Ca^{2+} 流入减少,从而导致肿瘤的分泌减少和缩小。

以上的研究和发现为 SMS 及其类似物经放射性核素标记后能进行肿瘤受体显像和放射性核素靶向治疗奠定了基础。

天然的 SMS 在体内迅速被酶所降解,且不易用放射性核素标记,故在 20 世纪 80 年代末期对 SMS 进行结构改造,合成了一种 8 肽衍生物 Octreotide,它和 SMS 具有一致的生物学特性。将 Octreotide 分子上的苯丙氨酸用酪氨酸取代,得到[Tyr^3]-Octreotide。然后用放射性碘进行标记,进行了 SMS 受体阳性肿瘤显像和靶向治疗研究。进一步合成了[DTPA-Phe]-Octreotide,能用 ^{188}Re、^{153}Sm 或 ^{186}Re 等核素标记,具有受体介导结合特性,能为 SMS 受体阳性肿瘤所摄取,实现 SMS 受体介导的放射性核素靶向治疗。目前研究的 SMS 受体的配体还有 RC-160、P587、P829 等,除上述治疗用放射性核素外,^{169}Yb 和 ^{90}Y 等也备受关注。

2. 血管活性肠受体　血管活性肠肽(vasoactive intestinal peptide,VIP)是具有广泛生物活性的含 78 个氨基酸残基的多肽。VIP 作为内源性物质,广泛分布于中枢和外周神经系统及内分泌细胞,与细胞的受体结合后,可发挥调节腺体分泌、扩张血管、调节细胞的增殖分化等生理作用。

VIP 受体(VIP-R)是一种跨膜糖蛋白,有两种亚型。VIP-R1 在大脑皮质、海马、小脑和嗅球、肝、肠等部位表达,VIP-R2 则广泛分布于神经系统、心血管系统、消化系统和肺。编码 VIP-R1 和 VIP-R2 的基因分别位于染色体 3p22 和 7q36.3。VIP-R 在结肠癌、肺癌、乳腺癌、胰腺癌等不同系统组织的多种肿瘤有较高的表达。

VIP 肽链中的第 10 和 22 位含两个酪氨酸残基,所以易于用放射性碘标记。用 ^{131}I 标记 VIP,可用于上述肿瘤的受体介导放射性核素靶向治疗。在 VIP 的羧基端接上利于与金属元素螯合的功能基团,就可用 ^{188}Re、^{186}Re、^{153}Sm、^{90}Y 等发射 β 射线的核素标记,用于 VIP 受体介导的核素靶向治疗。

(李少林)

第七节　电化学治疗

一、概　述

电化学治疗(electrochemical therapy,ECT)是将特殊电极置入瘤体内,在直流电的作用下产生强烈的电离、电解以及电凝作用,直接杀灭瘤体细胞从而起到治疗作用的一种方法。

电化学治疗恶性肿瘤的动物实验研究始于 1953 年,1983 年瑞典放射学家 Nordenstrom 发表文章,报道了利用电化学治疗 20 例肺癌的研究工作,开创了电化学治疗恶性肿瘤的临床先例,并首先提出了生物学闭合电路和血管间质闭合电回路学说。在此基础上发明了直流电治疗癌性肿瘤新方法,即根据肿瘤组织比正常细胞组织对生存环境变化更敏感这一特性,将电极针插入肿瘤组织中心及其周围,通上一定量的直流电,强制改变肿瘤组织微循环条件,造成肿瘤内部及外部微环境的变化、组织代谢紊乱,同时产生一系列化学变化,最终导致癌组织的坏死,而不损伤正常组织。1987 年我国中日友好医院率先开始给肺癌患者施行电化学治疗,至今为止电化学治疗已从肺癌、肝癌等发展到食管癌、乳腺癌、肠癌、体表肿瘤、颌面部肿瘤、子宫颈癌等多种恶性肿瘤的治疗。

二、电化学治疗恶性肿瘤的机制

对于生存环境的改变癌细胞比正常细胞更敏感,Nordenstrom 所提出的生物闭合电路理论认为组织器官的代谢及分解过程中,能量交换是通过人体中一种特异性接连血流和间质组织液的"电路",称为血管-间质闭合电路(vascular interstitial closed circuits,VICC)。利用单项直流电使 VICC 系统成为非生理性激活,使局部组织结构发生特殊化学反应,造成肿瘤生存的不利条件,使肿瘤细胞发生核固缩、细胞膜崩溃、线粒体消失,核蛋白凝固、坏死,从而导致整个细胞死亡。

(1) 通电后随着两极周围的质子和其他离子的运动,肿瘤细胞及其周围组织的 pH 值发生变化,阳极区的 pH 降低至 1~2,呈酸性;阴极区 pH 升高至 11~13,呈强碱性。

(2) 在直流电作用下细胞膜的通透性发生变化,强化了物质渗透性,质子及其他离子将在电场内移动和扩散,随之产生氧气、氯气等,可直接杀伤肿瘤细胞。

(3) 通电后,肿瘤细胞的内外环境发生变化,癌细胞酶的活性被破坏,癌细胞组织的蛋白坏死变性、凝固沉淀。

(4) 由于电渗透作用,水随着游离的钠离子由阳极向阴极转移。因此,阳极区的组织呈脱水状态,阴极区的组织呈水肿反应。

(5) 两电极周围组织均发生病理改变,阳极区的大血管和毛细血管收缩,微血栓广泛形成,阴极区细胞则发生明显的间质水肿现象,大量液体积聚压迫毛细血管,出现阻塞,肿瘤的血运遭受破坏。

(6) 通电后,带有阴电荷的白细胞和淋巴细胞因电流作用向阳极周围积聚,起到杀灭肿瘤细胞的免疫作用,由于癌细胞带有阴电荷,治疗时被阳电极所吸附,因此能防止肿瘤细胞的扩散、转移。

(7) 电化学治疗可刺激机体的免疫反应,增强机体的抗肿瘤能力。由于直流电的强制性作用,使肿瘤组织的代谢发生紊乱,肿瘤组织内外环境发生剧烈变化,而使肿瘤组织遭到破坏,而破坏的异化组织治疗后被吸收可刺激机体的免疫功能。

研究表明电化学治疗配合放疗或化疗可明显提高临床疗效,还可减少通电量,减轻放疗、化疗的副作用。电化学治疗与抗癌药物结合能增强对肿瘤的杀伤作用。此外还能抑制肿瘤的增殖,配合放疗可提高疗效。

三、适　应　证

(一) 体表肿瘤

体表肿瘤包括颜面及头部肿瘤、乳腺癌、腮腺癌、甲状腺癌、鼻咽癌、口腔癌、舌癌、浅表淋巴结转移癌、恶性黑色素瘤、横纹肌肉瘤、骨肉瘤、子宫颈癌、直肠癌、阴茎癌、外阴癌等。这些肿瘤在直视下容易确定肿瘤的大小和部位,能将电极准确地插入肿瘤内,因此是电化学治疗的最佳适应证。只要病灶是局限的体表肿瘤无论是原发的还是转移的,采用电化学治疗均可取得较满意的效果。对于破溃的瘤体,也是该疗法的适应证。

（二）内脏肿瘤

目前电化学治疗用于内脏肿瘤,主要有肺癌、肝癌、食管癌、贲门癌、直肠癌、子宫颈癌等。这些内脏肿瘤的治疗操作须在 B 超、X 线、CT 或气管镜、直肠镜、食管镜的引导或监视下进行,也可在手术中直视下进行。对于食管癌术后的吻合口狭窄也有较好的疗效。此外,电化学治疗还可作为外科手术治疗的辅助手段,如手术不能切除的肺癌、肝癌、胰腺癌、肾癌、子宫颈癌和卵巢癌等,在术中直视下进行电化学治疗,可有效减轻瘤负荷,达到和部分切除病灶相似的效果,可使部分患者的病灶得到有效控制。

四、并发症及处理

（一）发热

电化学治疗术后,患者可出现发热,体温轻度升高,白细胞增多,这是对损伤的保护性反应。临床上应给予高蛋白、高维生素、低脂肪的清淡饮食,一般 3 ~ 5 天可恢复正常。

（二）出血或血肿

在电极针插入肿瘤的过程中或拔针时出血,多见于治疗血供丰富的实质性肿瘤,此时应迅速将电极针插入肿瘤接通直流电 1 ~ 2 分钟即可止血。对于术后出血的患者应密切观察患者的生命体征并给予对症处理。对于套管针插入时伤及血管所致的局限性血肿可予以压迫止血。

（三）皮肤或周围组织灼伤

由于绝缘套管脱落可造成皮肤、皮下组织的灼伤。由于灼伤仅限于电针局部,一般不需要特殊处理即可自愈。

（四）气胸

治疗胸部肿瘤过程中,电极针头易损伤肺组织而发生气胸。如患者主诉憋气、呼吸频率增快、患侧呼吸音减低,应考虑气胸的可能。轻者可给予吸氧,让其自行吸收,重者应给予胸腔闭式引流。

（五）穿孔

食管癌或贲门癌电化疗治疗后,由于局部组织反应患者可能会有胸部隐痛不适,一般不需要做特殊处理,10 天左右即可自行缓解。若患者术中或术后出现严重的胸背或上腹部剧痛,伴发热、呼吸困难、呛咳,部分患者可能出现皮下气肿或捻发感,X 线检查有气胸或气腹、纵隔影增宽或者肝浊音界消失、腹膜刺激征等,说明发生了食管或贲门的穿孔。应立即禁食、禁水、胃肠减压、胸腔闭式引流、抗生素及补液综合治疗。

（六）局限性的腹膜炎

电化学疗法治疗腹部肿瘤时,强酸、强碱的电解液可能分别从阳极、阴性处渗出,造成化学性腹膜炎。患者诉腹痛,除发热外,还可有局部腹膜刺激症状,如压痛、肌紧张、反跳痛等。予以抗感染、对症处理后 3 ~ 5 天可恢复正常。

（七）心律失常

可表现为窦性心动过速或过缓、房性期前收缩或室性期前收缩、心房颤动等。主要是由于电极针电流干扰了心肌的起搏和传导系统。遇到此情况应立即停止治疗，抗心律失常治疗。对于中央型肺癌患者病变与纵隔距离<2cm（除开胸外）时不宜做电化学治疗。

五、操作方法

根据肿瘤生长的部位，选择体表法和内脏法两种不同的电化学疗法。

（一）体表肿瘤的操作方法

体表肿瘤可在直视下操作。于肿瘤组织与正常组织交界处及其中央，用1% ~ 2% 普鲁卡因液按进针点局麻，插入特制的治疗铂金针，根据肿瘤的大小，按 1 根针能治疗 2 ~ 3cm 间距肿瘤组织来计算布针格局，确定该病例需用电极针的根数。周围接阴极，中央接阳极，绝缘塑料管保护健康组织。电化学治疗肿瘤的深度取决于电极刺入的深度，范围取决于电极分布的数量，因此电极的安放极为重要，根据肿瘤大小，一般周围 2、4、6、8、10 根，中央 1、2、4、6 根。如果肿瘤>11cm 甚至以上可用分次布针法。若肿瘤直径在 3cm 以内，可用一正一负布针法。若肿瘤基底部小而浅，用阳极、阴极平行进针法。若特殊部位其基底较深的肿瘤（颜面等），为尽量减少损伤皮肤，保护容颜，可采用斜形进针法，布针时需注意各针不能互相接触，以免造成短路而形不成治疗电场效应，影响治疗效果。电极针安放妥当后，将阳极和阴极分别连接到肿瘤治疗仪上。打开治疗仪电源，缓慢升高电压、电流。开始治疗时电流量宜偏低，随着时间的延长电流逐渐升高，治疗结束时将其逐渐减小，这样可避免患者休克或有其他不适反应。

（二）内脏肿瘤的操作方法

食管癌、贲门癌、肺癌、肝癌、直肠癌、子宫颈癌等内脏肿瘤必须在 B 超、X 线、CT、内镜等辅助设施引导下进针。治疗时开始电流量应偏低（30 ~ 50mA），随着时间的延长电流逐渐升高。根据肿瘤的组织类型、大小、生长的具体部位和周围组织、器官的相互关系的不同以及患者在应用时的具体反应来综合衡量治疗剂量，具体选择不同的电压、电流、电量。一般来讲肿瘤较大或较致密所需电量应大些。此外还应根据患者个体条件和各种脏器肿瘤所在部位不同而具体制订个体化的给电剂量。总的原则是既要达到预定剂量，又要使患者尽量能够耐受，治疗用电量标准直径<5cm 时为 100C/cm^3，直径>5cm 时为 150C/cm^3。

（三）常见肿瘤的操作方法

1. 食管癌　电化学治疗主要用于不愿手术治疗的腔内型食管癌或已失去手术时机的晚期食管贲门癌，尤其是肿瘤向腔内生长，造成食管梗阻的患者；放疗无效或无条件放疗；手术后吻合口复发，造成癌性狭窄的患者；手术后吻合口瘢痕性狭窄等。对于食管癌侵入纵隔、已出现恶病质的晚期食管贲门癌、冠心病、食管贲门癌已出现全身转移病灶的患者属于禁忌证。

首先要做 X 线钡餐造影和食管镜检查以确定病变的性质、部位、长度和梗阻的程度。必要时还需做 CT 检查以了解食管壁受侵程度,以判定应给电量。具体操作为:患者取坐位,在局麻下经鼻或经口将食管电极插入食管内,然后嘱患者吞服稀钡,在 X 线监测下准确地将电极插入狭窄的病变内,加以固定。电极一定要完全覆盖病变的范围,最后通电治疗。若病变严重狭窄致电极不易插入,可先在胃镜下行狭窄扩张术并经导丝引导将电极插入病变内进行治疗。

2. 肺癌

(1)适应证:周围型肺癌;中央型肺癌,肿块与纵隔距离>2cm;中央型肺癌开胸探查术中,无论肿块与纵隔的距离怎样,皆可行电化学治疗;术后或放疗后复发转移的肺癌;原发灶为其他脏器的转移性肺癌。

(2)禁忌证:肺癌已有远处脏器转移或肺内多处转移;肺癌伴有大量胸腔积液者;肺不张、阻塞性肺炎或癌性空洞;肿瘤直径>10cm;肿块与纵隔距离<2cm;肺癌转移灶位于重要器官或大血管附近者;有全身出血倾向或全身衰竭者;心肺功能及其他脏器功能严重衰竭者。

根据肿瘤在肺内的分布位置,可通过体外和体内两个途径进行治疗。

体外法用于周围型肺癌,术前摄正侧位及断层 X 线平片,详细了解肿瘤的大小和部位。患者禁水,在 X 线透视下定位。无菌操作下采用 1%～2% 普鲁卡因局麻,经皮穿刺将导管针刺入肿瘤内,深度要适宜。电极针插布完后,再行 X 线透视复查,检查电极是否确已插在肿瘤上,布局是否合理,进行必要的调整。按中央接阴极,周围接阳极的原则,接在肿瘤治疗仪上,按体表肿瘤的治疗方法进行通电治疗。肺的体外进针法进行治疗时,应警惕气胸的发生。必要时,可在治疗前先做胸腔闭式引流。

体内法用于开胸手术中无法切除的肺、胸腔肿瘤以及体外法失败的病例,即在全麻下开胸直视下进行插针治疗,这样可避免损伤肺门部大血管。先在全麻下按开胸手术程序进行,小切口开胸进行探查,然后按布针规律将电极针稳妥地插入肿瘤病变区,并将导管针引出胸壁,体外妥善固定,常规置胸腔闭式引流,关闭胸腔进行电化学治疗。如果条件许可,最好在手术台上进行治疗。

3. 肝癌 目前,电化学治疗在肝癌治疗上的主要应用于不能手术切除的中晚期原发性肝癌及转移性肝癌。凡是年老体弱、脏器功能不良不能接受手术或者不能接受化疗及经皮肝动脉栓塞化疗的患者,尤其是手术后复发或其他治疗无效的患者均可行电化学治疗,能获得理想疗效,并对止痛及减轻腹胀有较好效果。

距体表近的肝癌可先行 B 超或 CT 定位,在 B 超或 CT 引导下,在局麻、无菌操作下按肿瘤大小,合理置入电极针,进行电化学治疗。而对于术中无法切除的肿瘤、肝的膈面及后段等的深部癌瘤或是肝内多处肿瘤,则应在开腹直视下进行插针治疗,保证电针分布合理,防止肿瘤残留。由于电化学治疗中产生大量的碱性液对腹膜等有明显的刺激反应,所以有必要进行腹腔引流。

(王江红)

第八节　光动力学治疗

一、概　　述

机体生长活跃的组织如肿瘤能高选择性地摄取并潴留光敏剂,其浓度大大高于正常组织,在相应波长的光(主要是激光)照射下激活,产生有细胞毒作用的单态氧(singlet oxygen, $^1O_2$)或氧自由基,毒杀肿瘤细胞,破坏肿瘤血管,激发机体免疫调节,导致肿瘤细胞坏死、脱落。光动力学治疗(photodynamic therapy,PDT)就是利用这一原理,实现破坏肿瘤细胞的治疗技术。该方法最初用于皮肤病的治疗,随着光敏物质、光激活装置以及导光系统的发展和进步,已逐步应用于治疗肿瘤。

PDT应用于肿瘤治疗始于1903年,Jesionek和Tappeiner用伊红致敏肿瘤,引起肿瘤细胞破坏。1976年Kelly和Snell应用一种血卟啉衍生物(hematoporphyrin derivatives,HpD)治疗膀胱癌成功,由此开创了光动力学疗法。近年来由于光敏物质、光激活装置以及导光系统的发展和进步,PDT已逐步成为肿瘤的基本治疗手段之一。治疗肿瘤理想的光敏剂应具备以下条件:①化学纯品;②高选择性,能使靶组织内的浓度迅速达到最高;③最长的激发可达到红外区、近红外区,激发后的活性氧产量高;④光毒性短且无暗毒性,即在体内的清除时间短,黑暗情况下无毒副作用。目前获得美国食品与药品管理局(Food and Drug Administration,FDA)批准的光敏剂主要有:Photofrin(卟吩姆钠,porfimer sodium)、Foscan(替莫泊芬,temoprfin)、Visudyne(维替泊芬,verteporfin)、Levulan(盐酸5-氨基乙酰丙酸,5-aminolevulinic acid,ALA)以及Metvix(甲基-氨基乙酰丙酸酯,methyl aminolevulinate,MLA或M-ALA)。国内目前也正在开发一些组成单一、性能稳定、效果更好的新型光敏剂。

二、PDT治疗肿瘤的机制及特点

(一)PDT治疗肿瘤的机制

PDT治疗肿瘤主要通过三方面机制:

1. 直接杀死肿瘤细胞　PDT通过光敏剂吸收光子的能量跃迁到激发态,产生单态氧或氧自由基,并通过其氧化作用来攻击细胞结构,导致细胞膜或蛋白质的氧化损伤,当氧化损伤的积累超过一定的阈值时,细胞便开始死亡。

2. 破坏肿瘤组白细胞介素-12,通过T细胞而引起免疫应答。PDT还能诱导免疫分子的作用,破坏肿瘤组织内的血管、阻断肿瘤的血供　肿瘤细胞生长的营养来源主要依赖于流经肿瘤组织的血管提供的营养物质,而血管的形成和维持依靠肿瘤或者宿主细胞产生的生长因子。PDT可直接作用于肿瘤血管,通过光照和活性氧物质损伤与肿瘤相关的脉管系统,使肿瘤血管关闭继而剥夺了肿瘤的营养供给,致使肿瘤缺血性死亡。

3. 免疫调节作用　PDT可通过诱导免疫和非免疫细胞变化来引起免疫反应,20世纪80～90年代就有研究发现,经过PDT治疗后,肿瘤组织内淋巴细胞、白细胞和巨核细胞大量聚集。Jalili等发现树突状细胞在吞噬坏死细胞的同时产生作用可引起血管内皮细胞的收缩,基底膜暴露,血小板聚集,同时释放大量炎性介质、补体成分、急性期蛋白及其他免疫调节剂。

（二）PDT 治疗肿瘤的特点

1. 适用性好　PDT 对肿瘤细胞具有相对的选择性和组织特异性，但对不同细胞类型的癌组织同样有效，适应范围广。

2. 作用表浅　人体组织的光透射性较差，对大多数组织而言，PDT 的有效作用深度很难超到 10mm。因此，PDT 的主要临床适应证是一些靶组织为"薄层"结构的疾病，对于深部肿瘤或瘤体较大的肿瘤，必须通过特殊的照射方法加以解决。

3. 创伤小　借助光纤、内镜、彩色 B 超和其他介入技术，可将激光引导到病变组织进行治疗，避免了外科手术造成的创伤和痛苦。

4. 毒性低、安全性高，可重复治疗　进入组织的光动力药物，只有达到一定浓度并受到足量光辐射，才会引发光毒反应杀伤肿瘤细胞。人体未受到光辐照的部分，并不产生光毒反应，故对机体造血功能、免疫功能、各脏器功能均不会受到影响。因此毒副作用很轻微，治疗后恢复迅速，特别适用于一般情况差、不能耐受其他治疗方法的患者，并且由于癌细胞对光敏药物无耐药性故可以多次重复治疗。

5. 具有靶向性　PDT 能在光照区域内较特异地作用于靶组织、靶细胞，最大限度地减少重要器官的功能丧失，特别是对皮肤癌、口腔癌、喉癌、子宫颈癌、阴茎癌等既可有效杀伤癌细胞，又可使创面愈合后保持器官外形的完整和正常的生理功能。

6. 可同其他疗法联合应用　由于 PDT 不受其他治疗方法的限制，它可以独立使用，也可以与手术、放疗、化疗等传统疗法联合应用，组成更有效的综合治疗方案。

7. 消灭隐性癌巢　对于有些肿瘤，在主病灶外可能还存在手术难以根治的散在的微小病灶，用 PDT 照射可消灭可能存在的微小病灶，大大降低复发率。

PDT 中最常见的不良作用为一过性皮肤轻度色素沉着。少数患者在用药后有低热，或因不严格避光而引起皮肤外露部位出现光毒反应，经及时处理后都能很快恢复正常。此外，治疗部位不同，也可能发生其他不良反应，如发热、便秘、贫血、呼吸困难、尿频、血尿等，但均不严重。

三、适应证和禁忌证

（一）适应证

只要病灶处于激光光纤可抵达的部位均可采用 PDT 治疗，包括体表部位、体腔（如眼、耳、鼻、口、宫颈等）以及通过内镜经光导纤维能够照到的部位，如气管、支气管、食管、贲门、胃、结肠、直肠、膀胱等部位的恶性肿瘤。此外，手术暴露部位的肿瘤，如骨肿瘤、脑肿瘤等都也可成为 PDT 的适应证，特别适用于年老体弱或有手术、放疗、化疗禁忌的患者，或术后、放疗后复发的患者。

（二）禁忌证

禁忌证包括：①对卟啉类或对任何赋形剂过敏者；②血卟啉症及其他因光而恶化的疾病；③肿瘤侵及大血管；④计划在 30 天内行手术治疗者；⑤正在用光敏剂进行治疗者；⑥存在眼科疾患，在 30 天内需要灯光检查者；⑦光纤无法到达部位的肿瘤；⑧食管癌合并食管静脉曲张者;⑨气管肿瘤致重度狭窄者。

四、治 疗 方 法

（一）制订方案

给药剂量、给药与照光的时间间隔和光照射剂量等。

（二）光敏剂

给药方式:静脉推注、口服或局部用药(用药前必要时进行药敏试验)。给药后避光。

（三）激光照射

一定时间间隔后,通常为48小时,以适当波长的激光照射病变区域,据肿瘤的类型、大小、部位等选择适当的照射功率密度、能量密度和照射时间。

（四）复查

患者经过一段时间的避光后复查治疗效果,必要时可再次进行治疗。

五、PDT治疗肿瘤的临床应用

（一）体表癌

体表癌的治疗是光动力临床研究的开创性工作,目前皮肤基底细胞癌、鳞状细胞癌的治愈率可达90%以上,痊愈后外表可获得较好修复。PDT对发生于眼睑、口鼻周围等颜面部的恶性肿瘤,常可收到既治愈疾病又保全或尽量少影响容貌的效果。对于早期阴茎癌,PDT也已成为清除癌病灶又能保全生殖器官结构和功能完整的最佳选择之一。对于乳腺癌切除术后皮下转移结节、肛周肿瘤扩大切除术后的癌残留、艾滋病相关卡波西(Kaposi)肉瘤等体表恶性肿瘤,也获得良好效果。

（二）脑瘤

临床上大多将PDT作为手术切除的辅助治疗措施。PDT对胶质瘤有特殊治疗作用,因为肿瘤细胞具有高度摄取光敏剂的能力,PDT能明显延长脑胶质瘤患者的无瘤生存期和改善生存质量,是一种治疗恶性脑胶质瘤的有效方法。

（三）头颈部肿瘤

头颈部恶性肿瘤的治疗要求为:既要彻底根治肿瘤又要保留功能和较好的美观效果。PDT由于其良好的选择性杀伤特点,用于头颈部肿瘤的治疗可收到很好的效果,特别适用于病灶局限、浅表、无淋巴结转移,全身情况较差而不能耐受手术的高龄患者。PDT对早期喉癌的效果与放疗或手术切除的疗效颇为相近,但治疗损伤大大低于外科手术。据报道,PDT对浅表的口腔癌、口咽癌或鼻腔肿瘤的治愈率可达88%～90%。此外,Ⅲ期和Ⅳ期头颈部肿瘤外科手术切除后做PDT照射以清除微小的残存癌有积极意义。

（四）呼吸系统肿瘤

1. 鼻咽癌 鼻咽癌是常见的头颈部恶性肿瘤,目前放疗为其首选方法。有少数患者出现癌复发或癌残留,不宜再做放疗或手术,PDT 则可以作为很好的补充手段。

2. 支气管肺癌 支气管肺癌是呼吸道的高发肿瘤,对于经纤维支气管镜检查确认的早期非小细胞肺癌,采用镜下 PDT 可达到完全治愈。对于进展期肺癌,PDT 可以起到很好的姑息作用,可使堵塞的管腔通畅,改善患者的肺功能和生活质量,甚至可使患者病情得到控制,为外科手术创造条件。

3. 胸膜、腹膜间皮瘤 PDT 与外科切除结合,可明显提高疗效。

（五）消化道肿瘤

1. 食管癌 对于早期浅表的食管癌,采用内镜下 PDT 可达到完全治愈。对于无法实施外科切除的中晚期梗阻性病变,采用内镜下 PDT,必要时以放疗协同,或辅以食管支架,可达到缓解梗阻、消除或减轻吞咽困难、控制病情、延长生命的目的,是一种较好的姑息疗法。

2. 胃肠道肿瘤 PDT 对胃肠道早期小癌变、癌前病变是可行的,对于拒绝手术治疗的胃肠道肿瘤患者,PDT 可以用作替代治疗措施之一。PDT 同样也用于治疗结直肠腺瘤和小的癌肿。PDT 治疗结直肠癌的优点是愈合过程中不会引起瘢痕性狭窄,因为胶原未被破坏,故不会减少结肠的机械性张力。

3. 肝癌 临床上常采用 B 超或 CT 引导下光纤插入法治疗肝癌。PDT 治疗肝癌主要用于:①对于肝功能处于代偿期内的非弥漫性的大、小肝癌;②其他方法治疗无效或复发者;③肿瘤位于大血管区不能手术切除者;④伴有慢性心、肺、肾疾病,但不在急性期,功能处于代偿期者;⑤无严重伴发疾病的高龄患者。

4. 胆管癌 有研究表明内镜下 PDT 对于无法手术的胆管癌的治疗安全有效,能有效改善胆道梗阻,延长生存期,提高生存质量。且术中 PDT 可能改善行外科手术治疗的肿瘤患者的生存期。

5. 胰腺癌 已有实验证实,正常胰腺组织的光动力剂量损伤阈值是肿瘤组织的 7 倍,提示了 PDT 用于胰腺癌治疗的潜在优势。

（六）泌尿系统肿瘤

1. 膀胱癌 PDT 对空腔动力器官生理特点的影响较小、术后不留瘢痕,可用于治疗膀胱原位癌和难治性、复发性表浅膀胱癌等,在进行手术切除全膀胱之前,有必要先进行 PDT。近年来采用 PDT 防止膀胱癌的术后复发,通过光动力作用杀灭微小的甚至肉眼尚难以观察到的癌灶或癌前病变,从而减少复发机会,效果显著。

2. 前列腺癌 前列腺癌是男性中发病率较高的一种恶性肿瘤。PDT 治疗前列腺癌可使肿瘤明显缩小,部分病例的血清 PSA 值明显降低,治疗后肿瘤坏死的愈合过程较放疗后快。

（七）妇科肿瘤

PDT 可用于下生殖道癌前病变、原位癌和晚期恶性肿瘤,如卵巢癌、子宫颈原位癌、外阴癌、阴道转移癌等。对于晚期恶性肿瘤,PDT 主要用于复发癌、不适合手术或各种常规治疗失败的治疗或辅助治疗。对损害广泛的浅表病变,尤其是癌前病变,PDT 是一种破坏较小的治疗方法。

1. 子宫颈上皮内瘤变　传统治疗方法仅能用于宫颈表面,而 PDT 既可用于宫颈表面,也可用于宫颈管内尤其是移行带区域;对阴道镜下未发现的潜在病灶,PDT 可同时治疗,从而降低了复发率。

2. 子宫颈癌　对于早期子宫颈癌患者,PDT 治疗可达痊愈且能够保留年轻患者的生育功能。

3. 卵巢癌　卵巢癌易局限于腹腔,可通过腹腔镜导入光纤或在剖腹手术中施行 PDT。其副作用小,可用于各种患者,不影响其他治疗且光敏剂集中于靶组织和光照区域的空间控制,尤其适用于大块肿瘤组织切除术后小的残存瘤的治疗。

4. 妇科晚期癌症治疗　PDT 可用于易于光纤导入的肿瘤,如皮肤转移癌,外阴、阴道或穹隆部位肿瘤,尤其是晚期、手术困难者。腹腔内播散性恶性肿瘤临床处理棘手,化疗和放疗副作用大,治疗效果常不佳,在腹腔镜或剖腹手术中导入光纤,可用于腹膜种植癌灶的治疗。

（八）乳腺癌

PDT 对肿瘤局部切除区域的治疗能进一步提高治愈率,同时可以消灭隐匿病灶。乳腺癌胸壁转移可浸润皮肤淋巴系统,这些病灶可能发生广泛转移,通过 PDT 治疗,可有效控制局部病灶、预防肿瘤灶广泛转移。对于乳腺癌综合治疗失败或复发的患者,早期选择 PDT 治疗具有独特的优势。此外,对于要求保留乳房的患者来说,PDT 在不影响患者的生存率的前提下对提高患者生存质量、增强自信心方面具有特殊意义。

（九）癌前病变

因 PDT 具有选择性杀伤的特点,目前已成为治疗癌前病变的首选方法之一。它具有较强的针对性和可操作性,可避免对器官组织的过度损伤。临床实践证明,PDT 可用于治疗食管的癌前病变(如食管鳞状上皮不典型增生或 Barrett 食管)、胃黏膜的异常化生、支气管黏膜上皮的不典型增生、膀胱黏膜上皮的移行细胞不典型增生及子宫颈癌的癌前病变(如尖锐湿疣)等,大大降低了癌变的发生率,成为一种积极预防癌症发生的有效方法。

（王江红）

第九节　高强度聚焦超声治疗肿瘤

高强度聚焦超声(high intensity focused ultrasound,HIFU) 是将体外低能量超声波通过聚焦形成高能量焦域来破坏深部组织的非侵入性治疗技术。1942 年 Lynn 等首先提出 HIFU 的设想,但由于当时材料科学、电子工程学等技术的限制,该技术未能获得成功。直到近 20 年来,该技术得到了迅猛的发展,已涉及肿瘤、外科、妇产科、眼科、心血管科、分子生物学等多个专业。HIFU 是通过很小的焦域在电子计算机控制下移动治疗靶区组织,而不损伤周围邻近的正常组织,具有体外非侵入性治疗、能很好保留脏器功能和外观形状、无手术伤痕、不输血等优点。通过近几年的临床应用,HIFU 在一些实体性肿瘤治疗中,逐渐显示出广阔的应用前景,但肿瘤治疗的终极目标是完全消除所有恶性肿瘤细胞,因此综合治疗是必要的。HIFU 技术治疗肿瘤有其优点,但属于局部治疗的一种方法。正像手术、放疗、化疗方法在肿瘤治疗中常常是联合使用一样,HIFU 在肿瘤的治疗中仍需与其他方法联合应用。

一、HIFU 的定义

超声波是一种机械波,它可以从超声换能器发出后通过人体浅表组织到达深部组织,而对通过的组织无损伤,这表明超声波具有一定方向性和穿透性的物理特性。该特性提示可以在体外将一定频率的超声波通过聚焦方式形成高能量的焦域成为可能。如果焦域的能量(主要是热效应)足够高到能破坏组织,让组织出现凝固性坏死,这样就可以达到治疗疾病的目的。这种技术称为高强度聚焦超声或聚焦超声(focused ultrasound surgery,FUS)。

HIFU 必须和热疗超声进行鉴别。热疗超声是传统热疗的一种,通过一定强度的超声辐照组织,尽可能让治疗组织温度维持在 43~45℃(传统热疗温度),并维持 1 小时,通过温度累积效应来杀死治疗区组织。而 HIFU 通过焦域的高能量能维持治疗靶区组织温度达到 60~100℃,并维持 1 秒以上,通过高热"切除"来消融组织,其病理学表现为凝固性坏死。

二、HIFU 的生物学效应

HIFU 作为一种物理治疗方法,通过聚焦的高强度超声作用于生物组织,使之产生一系列的生物学效应来杀灭组织。

HIFU 的主要生物学效应包括:①热效应,超声波是一种机械波,当其作用于生物组织的时候,生物组织吸收超声波后将机械能转换为热能,导致局部组织温度迅速上升。当温度超过 56℃维持 1 秒以上,生物组织会很快出现不可逆的坏死。高温诱导组织凝固性坏死的主要机制是细胞内外蛋白质出现凝固,导致组织凝固性坏死。HIFU 通过聚焦方式,其焦域内能量很高,能迅速将焦域内生物组织温度上升至 60~100℃,出现凝固性坏死。病理学研究显示,HIFU 治疗区域内主要表现为凝固性坏死,而治疗靶区与正常组织间有很薄的充血反应带,表明 HIFU 热消融组织的边缘很锐利,类似于用"刀"切割组织。②空化效应,组织内液体和细胞内细胞器含有的气体核,在不断的超声波声压作用下出现膨胀和收缩而最终崩溃。在崩溃前的瞬间,气体核内温度可以达到几千度,压力可以达到几百个大气压,使气泡内水分子分解为 O 和 OH 自由基,引发化学反应,导致组织破坏。③机械效应,生物组织内的大分子、细胞、组织结构在超声波高强度的正负声压变化下出现一些力学变化,产生震荡、旋转等机械运动而出现组织的破坏。④微血管破坏,热和空化效应可以对局部组织的微小血管(<0.2mm)内上皮、血管壁等产生损伤,出现微血管闭塞或血栓形成,导致相应的供血组织因缺血而继发性坏死。

生物组织出现凝固性坏死往往是多种生物学效应联合作用的结果,很难将各种效应区分开来。

三、HIFU 治疗的影像学引导和监控

HIFU 是一种体外非侵入性物理治疗方法,是在影像学引导下进行 3D 适形、实时治疗。所采用的影像学方法就相当于外科医师的一双"眼睛",必须具有定位准确、图像清晰、治疗过程中便于实时监控等优点。B 型超声、CT、MRI 均曾用于 HIFU 治疗的影像引导和监控。CT 由于具有放射性污染,已很少使用。超声和 MRI 是目前主要的两种影像学方法,两者各有优缺点。超声具有价格便宜、操作简单、容易实时监控(特别是肝脏等随着呼吸移动的脏器)等优点,而主要缺点是图像分辨率比 MRI 低、二维图像、骨骼后方组织不容易显示。MRI 具有多轴 3D 图像显示、高软组织分辨率、无创测温等优点,而主要缺点是价格昂贵、成像时间长、对运动器官难以实时监控。

MRI 和超声都可以进行 HIFU 治疗过程中的即时疗效评价,并反馈调节治疗的剂量和时间。MRI 主要通过治疗过程中治疗靶区组织温度的改变进行疗效评价和反馈调节治疗剂量,治疗过程中如果治疗靶区组织温度达到治疗温度,则结束该区域的治疗;而超声主要通过治疗过程中靶区组织灰阶的增高进行即时疗效评价和反馈调节治疗剂量,治疗过程中治疗靶区组织出现明显的团块状、片状、点状灰阶增高,则完成该区域的治疗。当治疗结束即刻,两者都可以采用相应的增强造影剂进一步行疗效判断。

HIFU 通过换能器将低能量超声波聚焦形成一定大小的椭圆形焦域,在 B 超或 MRI 引导下,通过电脑控制移动焦域,由点到束到面到体的方式根据病变形状进行 3D 适形治疗。因此,HIFU 的影像学引导和治疗中的监控是 HIFU 治疗中的重要环节之一。

四、HIFU 设备的基本构成

根据不同的治疗需要和治疗途径,HIFU 设备的构成也不相同,如通过消化道、血管等自然通道的 HIFU 一般不需要通过超声传导介质进行治疗,则不需要相应的介质处理系统;而体外 HIFU 则多通过脱脂、脱气处理的水为介质进行治疗,往往需要水处理系统。尽管每种设备不完全相同,但基本构成是相近的。

(一) 治疗系统

1. 超声换能器 是 HIFU 治疗的核心部件。采用压电陶瓷等材料将电转换为声能,发射超声波。发射的超声波通过声透镜聚焦、多元相干聚焦、多元非相干聚焦、电子扫描聚焦、相控聚焦等方式进行聚焦。根据不同研制单位和用途采用不同的超声频率,深部组织的治疗一般采用 0.8MHz ~ 1.2MHz。

2. 功率驱动器 将一般电源转换成超声换能器所匹配的电源。

(二) 监控系统

目前主要有超声和 MRI 两种,两者各有优缺点。

(三) 控制系统

1. 计算机 编制 HIFU 治疗程序,控制各个系统的运转。

2. 手动控制 部分简易的 HIFU 设备可以不需要计算机,仅手动控制即可完成治疗。

（四）运动系统

根据不同需要选择不同的运动系统,如治疗床的运动、超声换能器的运动等。

五、临 床 应 用

（一）HIFU 治疗恶性肿瘤

HIFU 治疗恶性实体肿瘤与放疗、射频消融等物理治疗方法相比,具有实时监控、体外治疗治疗、无放射性污染、3D 适形治疗、很好的保留脏器功能和美容外观、一般不受肿瘤限制、非选择性灭活、可多次治疗等优点,临床上已逐渐用于治疗肝脏肿瘤、胰腺癌、乳腺癌、恶性骨软组织肿瘤等,并显示出广阔的应用前景。到目前为止,主要有超声和 MRI 引导的两种商业 HIFU 机器在全世界用于临床治疗实体肿瘤。

恶性肿瘤常常是一种全身性的疾病,具有高度的侵袭性、转移性和自我生长的生物学行为,临床上多表现为容易复发和远处转移。HIFU 是一种类似手术切除肿瘤的局部治疗措施,只能解决局部治疗问题,不能替代全身治疗。因此,HIFU 治疗恶性肿瘤必须遵守肿瘤治疗的综合治疗和肿瘤外科两大原则。肿瘤外科切除肿瘤的原则是一次性完整切除肿瘤以及周围一定的正常组织,以减少局部复发。根据不同肿瘤的生物学特点,外科切除范围也不同。HIFU"切除"应严格参照其肿瘤的外科切除范围,以达到局部完整消融的目的。如肢体骨肉瘤的 HIFU 热"切除"范围是原发灶以及其邻近 5cm 长的正常骨组织和 2cm 的软组织。

HIFU 治疗恶性肿瘤的主要适应证为实体性肿瘤、具有良好的超声波通路、HIFU 设备所载的图像引导设备而清楚显示肿瘤、超声波换能器焦距能完全覆盖计划治疗靶区、患者具有能耐受治疗的一般状况,目前主要用于肝脏肿瘤、胰腺癌、乳腺癌、恶性骨软组织肿瘤等的完整热消融或部分姑息性治疗。

（二）HIFU 治疗良性肿瘤

良性肿瘤是局部正常组织异常增生所形成的肿块。与恶性肿瘤相比,良性肿瘤生长缓慢,无邻近器官组织侵袭和远处转移的生物学特点。这样的生物学特点显示,良性肿瘤主要是局部灭活肿瘤,阻止肿瘤的进一步发展即可以获取良好的效果。良性肿瘤的主要危害是肿瘤推挤、压迫邻近重要的组织和器官所产生的相应的症状以及影响患者的心理反应,极少数产生癌变。HIFU 治疗良性肿瘤的目的是缓解症状,提高患者的生活质量;同时,灭活肿瘤,阻止极少数肿瘤癌变。为此,HIFU 治疗良性肿瘤的基本原则是单纯肿瘤内"切除",一般不需要联合其他治疗方法。

目前 HIFU 临床上主要用于治疗子宫肌瘤、乳腺纤维腺瘤。HIFU 治疗子宫肌瘤具有体外无创、能很好保护邻近正常组织、无放射性污染等优势,目前备受大家的关注。HIFU 治疗乳腺纤维腺瘤最大的优势是体外治疗、无手术伤痕、乳房外观完好保留。

（三）临床疗效

HIFU 治疗中的治疗有效主要表现为治疗靶区在超声图像上灰阶明显增加,多数呈现为团块状增加(图 8-9-1)。

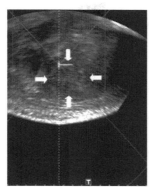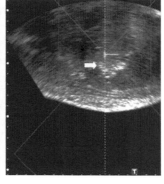

图 8-9-1　HIFU 治疗前、后即刻监控超声图像（白色箭头为肿瘤）

左图示监控超声清楚显示肿瘤；右图示治疗区域灰阶团块状增加

HIFU 治疗后随访有效的主要表现为治疗区病灶出现凝固性坏死,主要通过动态增强 CT 或 MRI 来评价局部治疗效果,必要时也需要采用 PET/CT 等功能影像学方法进行评价。其局部治疗有效的标准为增强扫描时各期治疗区内无强化,治疗区边缘可有一较薄均匀光滑的增强带（图 8-9-2）；MRI 检查除了无强化表现外,部分还有 T_1 信号增强,T_2 信号降低。CT 或 MRI 不能确定疗效者可穿刺活检病理学检查来进一步确诊。此外,患者的生存时间、生活质量、肿瘤标志物等均是判断疗效的重要内容。

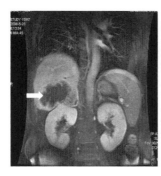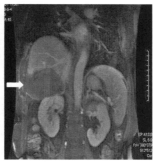

图 8-9-2　HIFU 治疗前、后 2 周增强 MRI 图像（白色箭头为肿瘤）

左图示肿瘤内有血液灌注；右图示肿瘤内血液灌注消失,周边充血反应带

HIFU 治疗肝癌主要副作用是治疗区皮肤损伤。如果严格按照 HIFU 临床规范治疗,则很少出现严重的皮肤损害。治疗后无癌灶破裂出血、黄疸或胆汁漏溢、胃肠穿孔等并发症。

60%~80% 的晚期胰腺癌患者伴有疼痛,而部分患者很难以用药物控制疼痛。由于神经对超声波敏感,HIFU 不但可以杀灭肿瘤病灶,还可以破坏肿瘤周边的感觉神经,达到治疗肿瘤和止痛的目的。重庆医科大学附属第二医院 HIFU 治疗胰腺癌的早期结果显示,HIFU 治疗胰腺癌能有效缓解患者的疼痛,部分患者可以延长生存时间。

尽管 HIFU 治疗恶性肿瘤取得了部分结果,但仍需要大宗的前瞻性随机临床研究来证实该技术的应用前景。

（金成兵）

Summary

Application of monoclonal antibodies for the in vivo treatment of human cancer has been more gradual, but serotherapy with monoclonal antibodies and their conjugates now has an established role in the management of certain leukemias, lymphomas, and breast cancers. Hematopoietic cellular transplantation involves engraftment of stem cells which can be collected from the bone marrow, peripheral blood, or cord blood. Allogeneic transplants are donated by another individual. Autologous transplants involve a patient's own hematopoietic cells, usually after cryopreservation. Syngeneic transplants are between genetically identical twins. Hematopoietic transplantation is an effective treatment for many life-threatening hematologic, immune, metabolic and neoplastic diseases. Photodynamic therapy (PDT) is an emerging modality for the treatment of neoplastic and nonneoplastic diseases. It is based on the activation of certain chemicals, called photosensitizers, that have been localized in target tissues.

第九章　肿瘤的综合治疗

第一节　概　　述

恶性肿瘤是严重威胁人类生命健康、危害家庭和社会的主要疾病之一,其发病率的逐年增高,使现代医学面临严峻的挑战。近 40 多年来肿瘤的治疗已进入综合治疗(multimodality therapy)时代,迄今,国际肿瘤学界专家认为大多数肿瘤综合治疗疗效优于单一治疗,多数临床肿瘤学专著有介绍肿瘤综合治疗的专章。在日本,将综合治疗称为多学科治疗或集学治疗,综合治疗的目的和意义在于,结合各学科所长,互相学习与补充,共同配合,让患者得到更好的治疗结果,符合医学伦理和医学的进步要求。我国传统医学也是最经典的综合治疗的典范,即辨证论治、扶正祛邪、治疗疾病。因此,在我国更应该发挥这一传统优势,利用现有的治疗手段,提高肿瘤综合治疗的水平,为世界医学做出更大贡献。

肿瘤的综合治疗需要多学科的共同参与和良好合作。一个成功的综合治疗团队,关键在于团队成员的心态,包括谦虚、宽容、适应性和对不同方法的接受与鉴赏力。没有一种学科和一位专家是全能的,多学科综合治疗团队成员充分信任、友爱互助是至关重要的。在临床上,通常是由综合治疗团队的首诊专家来决定治疗方案。首诊专家应当在决策之前,尤其是在造成不可逆转的后果之前,先听听团队同事及参加会诊医师的意见,再决定取舍治疗方案。一个正式的肿瘤学会议通常要使讨论规范化,从而减少个人偏见和与以往经验的冲突,应尽量争取做到针对每一个患者的个体化。

多学科肿瘤学,是综合多学科肿瘤学专家的意见,相互获认可,从而形成权威的个体化治疗方案,其特点是能兼容多学科的个人附加功能。多学科肿瘤学的重要贡献,是建立学科之间的对话关系,为处理临床问题提供科学依据。多学科肿瘤学会议有时会改变首诊专家的意见和计划,最终改变该治疗方案。因此,确诊为肿瘤后,就通过多学科肿瘤学专家共同制订治疗方案,不但能有计划地、合理地应用现有的治疗手段,而且所花费的治疗时间最短,从而减少患者的经济负担,获得最好的治疗结果。

肿瘤专科医师经常会遇到接受其他学科单一治疗后的患者,肿瘤内科或放射肿瘤科专家应当清楚,一般讲,在对患者采取完全的外科治疗之前,必须先接受多学科肿瘤专家的全面分析,了解疾病进展趋势和进行正确诊断。

多学科肿瘤学意味着各学科间相辅相成,可以达到互补。多学科肿瘤学也是肿瘤学发展的必然趋势。本章节主要讨论综合治疗的基本理念和如何更好地进行肿瘤的综合治疗。

第二节　肿瘤综合治疗的概念

临床实践告诉我们,肿瘤临床治疗的现状很难让肿瘤治疗结果取得满意疗效,总体看,大约 50% 的恶性肿瘤可以治愈,而还有约 50% 的恶性肿瘤难以治愈,特别是单一手段不能达到最佳疗效,单一放疗或化疗在肿瘤治疗中均只有 20% 左右的贡献率。因此,近年来人们越来越多地认识到多学科协作更符合肿瘤个体化治疗原则。

随着医学科学的发展和临床实践,肿瘤的治疗已经进入了肿瘤综合治疗时代,单一学科的治疗脱离了肿瘤发生发展的规律,并将肿瘤这全身性系统化疾病简单化,使其治疗尚停留在对单一疾病认识上。因此,单一治疗仅适于一些早期局限期肿瘤和个别特殊类型的肿瘤患者,绝大多数肿瘤需要综合治疗,在多学科综合治疗上,人们已认识并尝试到了综合治疗的优点,为取得更好的临床治疗结果,术前、术后放疗,术前新辅助化疗,放疗联合序贯化疗等疗法应运而生,纵观临床肿瘤学的研究进展,综合治疗在其中发挥着重要作用。肿瘤的临床治疗模式也已从单一治疗发展到多种治疗手段的联合治疗,使临床常见恶性肿瘤的治愈率不断提高。

一、肿瘤综合治疗的概念

肿瘤综合治疗的概念被学界所公认,即是根据患者的全身情况、肿瘤的病理类型、侵犯范围(病期)和发展趋势,有计划地、合理地应用现有的治疗手段,以期较大幅度地提高肿瘤治愈率、延长生存期、提高患者生活质量。综合治疗所提及的治疗手段并不是简单的各种治疗手段的叠加,综合治疗方案的制订要在全面掌握患者各种临床资料的基础上,根据患者的机体状况、肿瘤的病理类型、侵犯范围与分期,经过多学科医生的全面综合分析和充分讨论协商,共同制订出一个周密的、科学的诊疗计划,特点是各种治疗手段的先后顺序,将患者的整个治疗过程有机地联系在一起,不能脱节、停顿,更不能半途而废。同时,要求各个学科对其相关学科的成果和特长有所了解,要善于应用这些成果和特长来对本学科的治疗加以补充、完善和提高,通过学科间密切协作,来共同完成对肿瘤患者的综合治疗。

肿瘤的综合治疗不是手术治疗、化疗、放疗、生物治疗和中医药治疗等多种治疗方法的简单组合和叠加,而是一个有计划、有步骤、有顺序的个体化治疗集合体,是一个系统的治疗过程,需要手术、放疗和化疗等多学科有效地协作才能顺利完成。虽然综合治疗方案制订后不是一成不变的固定治疗模式,在具体诊治过程中可能会随着诊断的逐步完善和疗效的差异等予以适当调整,如术前制订的综合治疗方案可能会根据手术情况和术后病理检查结果予以适当调整,但每次治疗方案的调整都应有科学依据。

二、多学科综合治疗协作组

多学科综合治疗协作组(multi-disciplinary team, MDT)是肿瘤综合治疗的基础,需要多学科的参与,需要不同学科专业对肿瘤学专业的共同认识,更需要学科之间的团结协作。其基本组成包括:肿瘤外科医师、肿瘤内科医师、肿瘤放射治疗医师、病理医师、放射诊断医师、肿瘤生物学和分子生物学研究人员、普通内科医师、护士以及社会工作者等。国外倡导更多学科的人员参与,诸如心理学家、物理治疗师、语言治疗师等。MDT 的组成多数肿瘤学家能够理解和易于接受,如何开展和实施肿瘤的综合治疗是临床工作的难点。专业的偏见和对肿瘤综合治疗内涵理解的差异是影响综合治疗开展的主要因素。克服专业偏见,加强不同学科间沟通、互动和良好协作才能确保肿瘤综合治疗的有效运行。多学科综合治疗协作组是实现"有计划地,合理地应用现有治疗手段"进行肿瘤综合治疗的组织保障。

三、肿瘤综合治疗的目的

肿瘤治疗的理想目标是治愈肿瘤,恢复身心健康,使肿瘤患者回归社会。但目前针对难以治愈和对治疗反应差的患者,常是姑息治疗,以减轻症状和提高生活质量,而不是治愈。理想的姑息治疗的目标是:减慢肿瘤进展,控制疼痛和其他症状,延长生命和提高患者的生存质量。

一旦确诊为肿瘤后,需要进行系统而全面的辅助检查。如果肿瘤有治愈的可能,就应以根治为目的,采用各种有效的治疗方法予以积极治疗,争取达到治愈。但由于现阶段许多晚期肿瘤的治疗属于姑息性治疗,以延长患者的生存时间、提高生活质量为基本目标,是对所患疾病已经治疗无效的癌症患者的一种积极的、全面的医疗照顾,其中,对患者症状控制,尤其是疼痛症状,以及心理的、社会的和精神的问题处理成为首要关注。某些姑息性治疗措施可以与根治性治疗手段一起应用于疾病的早期阶段。因此,在制订综合治疗方案时不仅要重视患者的近期疗效,更要重视患者的远期疗效和生活质量。

然而,并不是所有的肿瘤都需要综合治疗,有些没有播散的早期肿瘤和转移率低的局限性肿瘤,单一治疗方法就能取得良好的治疗效果,一般就不需要进行综合治疗。如皮肤基底细胞癌的转移率很低,单一手术治疗常常能治愈,术后就不必选用放疗、化疗等进行综合治疗。胃黏膜内癌单纯手术切除的 5 年生存率接近 100% ,手术后也不必选用化疗、放疗等手段进行综合治疗。

四、肿瘤的个体化治疗

肿瘤个体化治疗对于我们来说其实并不陌生。我国传统医学在对疾病的诊断和治疗当中,"辨证论治"的理念贯穿始终,这里的"辨证论治"其实就是我们所讲的个体化医学诊疗模式。

我们现代所提倡的肿瘤的个体化诊疗,是指对于肿瘤患者的诊断和治疗要采取个体化的方案。以往的肿瘤治疗当中存在一种错误的观念,即总是把肿瘤当成一种单一病因的一般疾病来治疗,治疗效果往往不好。近年来,医学界根据患者的机体状况、病理类型、分子分型、病理分期、医疗条件等因素,将不同患者、不同肿瘤的治疗原则和方案区别开来,这与中医的同病异治和辨证论治的观点是基本一致的。肿瘤患者之间具有个体差异即异质性,因此在临床医疗实践中对每个患者进行个体化治疗是获得最佳治疗效果的关键。肿瘤的异质性包括肿瘤的空间异质性、时间异质性、解剖异质性、结构异质性、基因异质性和功能异质性等,这些个体化特性决定了我们在对肿瘤的诊疗过程中应该采取"具体问题,具体分析"的原则。

开展肿瘤的个体化治疗,一直是肿瘤学界努力的方向。实施个体化治疗,要求根据患者具体情况,不同病期、不同年龄、不同耐受、不同个体等,给予不同方案的治疗以期达到最理想的治疗效果。个体化治疗是未来肿瘤治疗的主要方式。

第三节 主要综合治疗模式

手术、放疗和化疗依然是当前治疗恶性肿瘤的主要方法;生物治疗、基因治疗、靶向治疗、中医药治疗等在肿瘤治疗中的作用也不容忽视。综合治疗已是目前肿瘤治疗的发展趋势,各种治疗手段的合理结合可以给大部分恶性肿瘤患者带来比较理想的治疗结果,相当一部分肿瘤可以达到治愈。肿瘤的综合治疗模式有多种,在临床应用时应根据患者的全身情况和所患肿瘤的具体情况,合理选用适当的综合治疗模式,以期取得最佳的治疗效果。

从历史来看,手术是第一种根治肿瘤的方法。对于某些局限性肿瘤,单用手术切除即可治愈。但很多患者单靠手术治疗不能防止肿瘤复发和远处转移,这是肿瘤疾病本身的侵袭性和转移性所决定;有些患者即使做了"超根治术",也不能取得根治性疗效。如果手术合并放射治疗或化学治疗,即使是姑息性手术,也能使很多肿瘤取得较好效果。放射治疗目前虽已能根治多种肿瘤,但还有一定的局限性,主要由肿瘤与临近器官组织受量比所决定,如配合其他治疗方法,在同样治疗剂量下疗效可以大大提高。化学治疗的发展历史相对较短,它对于消灭某些肿瘤的远处转移或防止复发,有其独到之处。目前单独应用在多数肿瘤中处于姑息性治疗的水平,但对于某些肿瘤已取得了相当高的治愈率。因此多数学者认为,化学治疗正在从姑息性治疗向根治水平过渡。化疗的缺点在于它对肿瘤细胞的选择性抑制作用不强,全身用药毒副作用大,特别是对增殖活跃的组织系统产生较大危害。中医治疗肿瘤强调"扶正祛邪",在调动机体的抗病能力、减轻其他治疗的副作用方面,有着独特的长处,但对肿瘤的局部控制作用一般较差。随着肿瘤免疫学的发展,多种生物反应调节剂(biological response modifiers, BRM)正进入临床试用,其作用属于 0 级动力学,即一定的免疫活性细胞或抗体可以杀灭一定数量的细胞。而常用化疗药物多属于一级动力学,即仅能够杀灭一定比例的肿瘤细胞。人们寄希望于通过调节免疫功能消灭残存的为数不多的肿瘤细胞,也正是手术、放疗或化疗难以解决的那些肿瘤细胞,从而在一定程度上提高治愈率。肿瘤疫苗是近年来国内外研究的热点之一,其原理是通过激活患者自身免疫系统,以达到清除或控制肿瘤的目的。随着分子生物学和基因工程的发展,目前已有许多各种高纯度的细胞因子,特别是干扰素、白细胞介素和集落刺激因子,为肿瘤治疗开拓了新途径。特别令人鼓舞的是新的靶向治疗药物的出现使得生物治疗领域发生了根本性的变化,某些靶向治疗药物的疗效已经不逊色于传统的化疗,而且毒性相对较低。传统的观念受到挑战,靶向治疗药物可以在综合治疗的早期就得到应用,或者与化疗同时使用,使患者可以更早、更多的从中获益。分子靶向治疗已不再是常规治疗手段失败后的补救手段,而应与各种常规手段有机配合,各自发挥其作用而完成综合治疗的总体任务。目前,有多种分子靶向类新药正进行临床研究,相信今后还会有大量的靶向药物出现,疗效还会进一步提高。此外,肿瘤化学预防甚至基因预防也已进入临床。

一、手术+辅助治疗

近年来,随着器械的改进和麻醉学的进步,肿瘤的手术治疗取得了较大进步。肿瘤手术治疗的趋势是切除范围越来越小,更加注重保存器官功能和提高生存质量,术后根据手术情况和病理检查结果,合理选用化疗、放疗、生物学治疗和中医药治疗等综合治疗,以消灭体内可能存在的亚临床转移灶、巩固手术疗效,最终达到治愈目的。该模式适用于大多数早期和中期实体瘤的治疗,如乳腺癌、胃癌、食管癌、大肠癌、非小细胞肺癌、子宫颈癌等。

乳腺癌是这种治疗模式的一个成功范例,如临床确诊为早期乳腺癌,首先选用改良根治性手术,切除乳腺癌的原发灶和腋窝淋巴结等,术后根据手术情况、月经状态、激素受体测定结果和病理检查结果等合理选用内分泌治疗、化学治疗、放射治疗、分子靶向治疗和中医药治疗等进行综合治疗,以消灭体内存在的亚临床转移灶,最终达到治愈。研究表明,乳腺癌术后如果具有腋窝淋巴结转移、肿瘤直径>1cm、低分化癌、血管癌栓和淋巴管癌栓等其中一项或多项时,就应考虑在术后使用内分泌治疗、化疗、放疗或分子靶向治疗等进行综合治疗,以减少手术后复发。正是由于有了综合治疗的理念和临床实践,Ⅱ期、Ⅲ期乳腺癌的治愈率不断提高,术后患者的生活质量也得到明显改善。

二、术前化学治疗/放射治疗+手术

这种模式的基本治疗策略是临床确诊为肿瘤后,先进行阶段性化学治疗和(或)放射治疗后再进行手术。适用于各期骨肉瘤、中晚期乳腺癌、ⅢA期以上肺癌及以期保留器官功能的头颈部肿瘤等。对于局部肿瘤较大或是已有区域性转移的肿瘤,可先做化学治疗或放射治疗,再行手术。对有些肿瘤局部较晚但尚无远处转移的患者,一个较小的手术与放疗综合常可取得良好疗效和较佳生活质量。晚期的乳腺癌先期化学治疗,待肿瘤局限后再手术,可缩小手术范围,术后根据肿瘤边界和淋巴结转移情况进行放射治疗和(或)化学治疗,提高生存质量和治愈率。这方面的工作多年来逐渐被多数实体瘤治疗所接受,尤其是骨肉瘤、睾丸肿瘤和卵巢癌几乎已成为常规方法。骨肉瘤尽管可通过截肢局部切除,但多数学者均主张先做术前化疗,以后再手术,这样可以明显提高治愈率。不能手术,甚至已发生转移的睾丸肿瘤和卵巢肿瘤,先期化学治疗和(或)放射治疗后再手术,也已证明可以提高治愈率。美国学者通过术前化疗治疗非小细胞肺癌,5年治愈率可达44%,引起广泛兴趣。先期化疗是1980年由意大利学者Bonadonna提出的。随后欧美国家对乳腺癌、食管癌、胃癌、大肠癌和非小细胞肺癌开展了随机对照研究,使之成为热门课题,也在一定程度上代表了一种新的趋势。

此外,有的肺鳞癌患者可能伴有肺不张及感染,甚或伴有肺门和(或)纵隔淋巴结肿大,这些患者也可先放射治疗使肿瘤缩小、支气管通畅、炎症吸收后再行手术。这类患者纵隔淋巴结肿大并不一定意味着转移,因为炎症同样可以引起淋巴结炎而肿大。对少数患者开展这样的治疗,在手术后再根据情况进行纵隔淋巴区域照射及化疗,同样可以治愈。小细胞肺癌,国内外众多的经验都说明在化疗后手术能够提高治愈率,这样做的结果是化疗最大限度的杀伤肿瘤,手术切除了那些耐药的残存肿瘤细胞,会减少肿瘤的局部复发,减少放疗后放射性肺纤维变。

我们相信,随着其他治疗手段疗效的提高,肿瘤外科根治性手术的原则,将会被不断打破,肿瘤手术的适应证将扩大,而手术范围缩小,治愈率不断提高。

为解除患者放化疗后引起的并发症,如放疗后的肠狭窄、梗阻,瘢痕挛缩导致的肢体运动障碍,化疗引起的肠麻痹等,必要时亦可施行姑息性手术。

三、放疗和化疗的综合治疗

对于不能手术的患者,在放疗和化疗的安排上,多数学者主张最好先化疗,或者化疗与放疗同时进行。主要是因为放疗后的纤维化会在一定程度上引起放射靶区血管闭塞,使化疗药物很难进入。但在有些情况下,如上腔静脉压迫、颅内转移和骨转移等,为了尽快缓解病情也可先放疗。

主要的放疗和化疗的综合治疗的模式有:①诱导化疗后放射治疗,如鼻咽癌;②同步放化疗,如子宫颈癌、肺癌的放射治疗;③"夹心"放射治疗,如小细胞肺癌,通常根据肿瘤的生物学特性,转移规律制定。美国国家综合癌症网(National Comprehensive Cancer Network,

NCCN)指南小组在2007年已达成共识,将同步放化疗作为ⅡB期以上子宫颈癌患者的最佳选择。对于局限期小细胞肺癌,有专家称其规范治疗是化疗、放疗"夹心"疗法,即几个周期化疗后给予局部放疗,然后再进行几个周期化疗。对于仅有孤立癌瘤而无局部扩散、转移的局部期小细胞肺癌患者,可先进行化疗,之后再全面检查,若癌瘤缩小且仍未出现扩散、转移,可手术切除,然后再进行化疗,并对头颅进行预防性放疗,以避免小细胞肺癌最易出现的颅脑转移。

四、生物靶向治疗的应用

目前除个别病例外,尚无资料证明单用生物治疗可以治愈晚期癌症,所以多作为辅助应用,近年来已经取得很好的成果。

随着分子生物学技术的发展,在细胞受体与增殖调控的分子水平对肿瘤发生机制有了进一步认识,以细胞受体、关键基因和调控分子为靶点的治疗开始进入临床,称为分子靶向治疗(molecular targeted therapy)。今天,分子靶向治疗已凭其特异性、针对性和有效性,以及患者耐受性好、毒副反应轻的特点,在肿瘤治疗中取得很大成功,并逐步成为国内外肿瘤治疗领域的热点。这些领域包括表皮生长因子受体(EGFR)抑制剂、针对某些特定细胞标志物的单克隆抗体、针对某些癌基因和癌细胞遗传学标志的药物、抗肿瘤血管生成药物等,这些药物的单独应用或配合化疗,被认为是近几年的一大突破。

自美国FDA于1998年10月批准曲妥珠单抗用于治疗Her-2过表达的转移性乳腺癌以来,又有曲妥珠单抗可使约1/4的难治性乳腺癌患者得到有效治疗,并延长其生存期。术后应用赫赛汀联合紫杉类使乳腺癌复发风险下降46%~52%,死亡风险下降1/3,成为靶向治疗作为术后辅助治疗的突破。

靶向治疗最成功的范例是甲磺酸伊马替尼,该药是第一个特异定位于分子改变的抗癌药物,对慢性髓性白血病有卓越疗效。血管内皮生长因子(VEGF)人源化单克隆抗体贝伐单抗用于治疗晚期结直肠癌的疗效显著,被认为是自伊马替尼以来靶向治疗的又一重要成果,使肿瘤学研究进入了一个崭新的阶段。

西妥昔单抗是第一个获准上市的特异性表皮生长因子受体(EGFR)单抗,在EGFR阳性肿瘤中发挥出色的抗癌活性,成为第一个获准用于头颈部肿瘤治疗的药物。厄洛替尼是第一个被证实可延长患者生存期的EGFR抑制剂,2004年报告的Ⅲ期临床试验中,厄洛替尼治疗局部进展或转移性非小细胞肺癌(NSCLC),可延长患者生存期,提高生活质量,很多专家将该研究誉为里程碑式的研究。索拉非尼可改善晚期肝癌患者生存质量,这被誉为晚期肝癌治疗上的一个突破性进展和里程碑,真正开创了肝癌靶向治疗的新时代。这些都是肿瘤治疗中划时代的伟大进步。

从人参中提取的有效成分Rg3,也有提高化疗疗效的作用。此外,还有很多中药都具有对抗肿瘤新生血管的作用,包括姜黄素、青蒿琥酯、熊果酸、苦参碱、茶多酚、灵芝多糖、红素、云芝多糖等,值得进一步研究。现有的靶向药物不断在新的肿瘤中应用,新的分子靶向药物不断涌现,并不断取得令人瞩目的成果,分子靶向治疗在肿瘤治疗中扮演着越来越重要的角色。肿瘤的治疗正在进入一个崭新的时期,我们在欣喜的同时还必须注意到,生物和靶向治疗领域还有更多的问题没有解决,更多的现象有待解释,更多的基础理论需要阐明,各种新药的近期、远期不良反应也需要长期密切观察。我们面临的是一个更具挑战性的领域。

五、以循证医学为依据指导治疗

近年来,医学模式已由单纯生物医学模式转变为生物-心理-社会医学模式,由经验医学(experience medicine)转变为以证据为基础的循证医学(evidence-based medicine,EBM)。2000年著名流行病学家David Sackett教授将EBM定义为"谨慎、准确和明智地应用当前所能获得的最好研究证据,结合临床医生的个人专业技能和多年临床经验,考虑患者的经济承受能力和意愿,将这三者完美结合,做出治疗决策"。在肿瘤的临床诊疗过程中,由于每一个肿瘤患者除有各自特异的病情特点外,也有很多或更多与同类肿瘤患者相似的共性,处理这种共性也是个体化治疗中非常重要的一面。因此,需要将证据、临床经验及患者的价值观结合起来,综合考虑后再做出临床决策。

肿瘤基因异质性的存在,决定了肿瘤细胞的功能异质性。即使有了很完善的标准化治疗规范,对个体患者的治疗还是要根据其个体特殊性给予个体化治疗。循证医学和个体化治疗看似矛盾实际上是统一的整体,在临床医疗过程中,需根据患者的个体特点和医疗条件,应用循证医学的理念,为患者实施最佳的治疗方案,使患者得到最好的治疗效果。

21世纪是个体化医学的时代,相信这种建立在循证医学基础上、以基因组学和蛋白质组学为依托的规范化、个体化肿瘤综合诊疗新模式,加上每个肿瘤医务工作者的共同努力,将有望实现我们攻克癌症的美好期望。

第四节　综合治疗的基本原则

恶性肿瘤是全身病变的局部表现,通常讲,肿瘤分化程度越高,恶性程度越低;反之,肿瘤分化程度越低,恶性程度越高;一些病理类型的肿瘤比较局限,播散倾向较小,而另一些病理类型的肿瘤则具有明显的播散倾向;甚至有些肿瘤,虽然病变表现比较局限,或是属于早期病变,但潜在播散的可能性却很大。

恶性肿瘤治疗失败的原因:①局部治疗不彻底,或是在不成功地治疗后局部复发;②没有被发现的远处转移播散;③机体免疫功能降低导致肿瘤复发播散转移。因此,必须要按照医学伦理学"医乃仁术"和循证医学谨慎、准确、明智地利用当前所能获得的最好研究证据,结合个人专业技能和多年的临床经验,同时要考虑患者的经济承受能力和意愿,这三者有机结合,以最优化的原则来做出具体的治疗决策。对每一个具体病例而言,科学、合理地个体化治疗方案则是较大幅度提高恶性肿瘤治愈率的前提和取得恶性肿瘤最佳治疗效果的保证。

综合治疗的基本原则主要包括治疗目的要明确,安排要合理,安排的顺序要符合肿瘤细胞生物学规律。正确处理患者与肿瘤、局限与播散、收益与负担之间的关系是综合治疗的基础。在充分衡量正邪之间、局限与播散及权衡得失的情况下,如何制订合理地、有计划地综合治疗方案也很重要,这需要通过多学科的医师充分讨论协商。多学科综合治疗组无疑是一个很好的形式,它体现了医师共同协作、一切为患者的精神。肿瘤是一类很不均一的疾病,不同部位的肿瘤,甚至同一部位肿瘤患者的生物学行为也可以存在很大差异。因此,充分了解每一个患者的机体状况(包括各种器官、内分泌和免疫功能等)、肿瘤的各种特点(包括分子生物学、受体和功能及侵犯范围),从而使治疗充分合理和个体化,最终提高治愈率。在具备各种治疗手段的肿瘤专科,医师会以肿瘤的综合治疗为原则,从患者的最大利益出发,根据患者的具体情况和医师的临床经验,采用最合理有效的一种或几种治疗手段来进行综合治疗,以达到最理想的治疗效果。

1. 患者与肿瘤　患者与肿瘤是指患者的身体状况,特别是免疫和骨髓功能,与肿瘤的病理类型、病期、发展趋势之间的对比。肿瘤患者大多身体状况差,免疫功能低下,而肿瘤的生长、发展却比较快,是一种正虚邪实的表现。所以,在决定治疗方案时就必须要遵照扶正祛邪、攻补兼施的要求,即在手术切除肿瘤或放、化疗杀灭肿瘤细胞的同时,不要忘记保护机体的免疫和骨髓功能,以及肝、肾等重要脏器的功能。祛邪是治疗肿瘤的目的,扶正则是为实现这一目的而创造条件。若单纯强调扶正而忽略了祛邪,其结果则会姑息养奸、助长邪气,促进肿瘤生长和病期进展;若单纯强调祛邪,其结果肿瘤可能被消灭了,但患者的正气严重受挫,甚至丧失了元气,这就失去了祛邪的真正意义。同时,给肿瘤患者以心理安慰、生活照顾和相关医学知识的宣教,使他们保持良好的心理状态,树立战胜疾病的信心和决心,调动患者及其周围的一切积极因素,全力支持和配合临床治疗,共同追求最佳、完美的治疗结果。

2. 局限与播散　临床上,对于比较局限、播散倾向又很小的肿瘤,一般是先手术,然后再根据手术情况和肿瘤的病理类型决定是否需要继续治疗,以及还需要什么治疗;对于比较局限,但有明显播散倾向的肿瘤,一般是在手术或局部放疗后,再进行正规的内科治疗;对于表面上局限,但潜在播散可能很大的和(或)已有区域性转移的肿瘤,一般应先给予全身和局部控制,进行术前新辅助化疗或局部照射,然后再手术,术后继续化疗或局部照射;对于已经有明确播散或暂时丧失手术时机的肿瘤,一般应以内科治疗为主。其中,有些晚期肿瘤如直肠癌、卵巢癌等,在经过化疗和(或)放疗使肿瘤得到一定程度的控制后,还可以通过手术切除来提高治疗效果。所以,既重视局部治疗,也重视全身治疗,两者有机配合才能提高总体疗效。

3. 收益与负担　利用手术、放疗、化疗、生物治疗和中医药治疗等手段治疗肿瘤,患者可以从中获得很大益处。但是,这些方法在治疗肿瘤的同时,也给患者带来程度不同的负面影响或负担。这就要求在选择治疗时,不仅要在主观上、动机上,而且要在客观上、行动效果上对患者确实有益,且不产生伤害。在获得最佳疗效的前提下,对患者的负面影响减至最小,起码应该是患者的身体和精神上能够承受和接受。同时,每项治疗都应当符合成本、效益的原则,即无论是治疗效果还是成本费用上,均应符合以最小的代价取得最大的效果这个临床诊疗过程中最普遍、最基本的要求。

第五节　实施条件和存在的问题

一、我国肿瘤治疗的现状

恶性肿瘤是威胁人类生命的第二大疾病,其死亡率约占死亡总人数的 22.32% 。倡导恶性肿瘤多学科综合治疗的理念已有半个世纪,得到了广大临床肿瘤学工作者的认同,但是目前我国恶性肿瘤综合治疗现状不尽如人意。目前,要提高肿瘤治愈率,只有两条路可走:一是早期发现,二是综合治疗。但时至今日历时数十载,肿瘤综合治疗发展却步履蹒跚。

　　我国每年新增的肿瘤患者约 200 万以上,且有逐年上升的趋势。与此同时,从事肿瘤治疗的专业医务人员及专业科室没有得到相应发展,很多肿瘤科医师并没有经过严格的培训,没有达到肿瘤专科医师的标准,这样往往难以对肿瘤患者做出正确的诊断。即使诊断正确,也难以按照目前最科学、最合理、通过循证医学研究制订出来的肿瘤诊治指南给患者最好的治疗。这样就会延误患者病情,造成肿瘤治疗的不专业、不规范。不具备专科医师资质的医务人员在临床上的漏诊、误诊和低水平重复诊治,造成对人民健康的损害和卫生资源的极大浪费。

　　另外,我国城乡医院医疗水平差别大,多数医院医师没有专科医师资质。而肿瘤治疗是一个长期的、多学科综合的诊疗过程,应该由肿瘤专科医师制订诊疗计划、多个科室相互配合进行。但目前我国肿瘤治疗存在较大的随意性和不规范性,各科医师对就诊的肿瘤患者,往往不能够根据病情选择合适、规范的综合治疗手段,而多采用“先入为主”的单一的治疗手段,如单纯的放疗、化疗等。有些患者由于缺乏医学知识和肿瘤专科医师的正确指导,常被一些虚假的医药广告蒙骗,这样不仅延误了治疗时机,更大大地加重了患者的经济负担。在欧美等实行了多年专科医师制度的国家,绝大多数肿瘤患者都有机会接受标准和规范的多学科综合治疗,这些国家肿瘤患者 5 年生存率高达 68% ,而在我国则不足 50% 。

　　近年来,我国医学界逐步认识到肿瘤治疗不规范的严重性,许多专家开始呼吁肿瘤的规范化治疗,包括建立肿瘤治疗机构和肿瘤专科医师的准入制度、肿瘤专科医师规范化培训的制度和推广肿瘤规范化诊疗指南等。因此,我们强调肿瘤诊疗的规范化,强调培养合格的肿瘤专科医师、以期合理地、有计划地开展肿瘤多学科规范化综合治疗,最大幅度地提高治愈率和改善生活质量。

　　恶性肿瘤的综合治疗不仅仅涉及医院内部多学科、多部门的有机合作,同时涉及医院、患者、医疗保险机构(包括政府机构或商业医疗保险机构)三者利益关系,另外,医师的知识结构对其实施也起着关键性作用。所以,要走出恶性肿瘤综合治疗的困境,还有很长的路要走,其中有赖于医保制度及肿瘤专科医师培训制度的完善。另一方面随着医疗保险制度的实施和医疗保障水平的不断提高,是实施恶性肿瘤多学科综合治疗的根本保障。

二、肿瘤专科医师与肿瘤综合治疗实施

(一) 合格肿瘤专科医师是肿瘤综合治疗的基础

　　肿瘤学作为临床二级学科,有其独特的理论体系,要实施规范的多学科综合治疗,需要有包括肿瘤外科学、肿瘤内科学、放射肿瘤学和相关基础学科等三级学科的专科团队合作,而不同的治疗手段还有不同的肿瘤专科医师实施,这样才可以在最大程度上确保治疗的专业性和有效性。

　　一名合格的肿瘤专科医师,需要具备普通专科的基础知识和基本技能,还应具备扎实的本专业基础理论和基本技能,因此肿瘤专科医师培训制度和准入制度很有必要。近年来,部分医学高等学校,本科起开设肿瘤学课程,肿瘤学作为独立学科越来越受到重视。

　　肿瘤专科医师制度在发达的欧美等国家已推行将近百年,在我国还是起步阶段。目前我国尚无规范的专科医师制度,现行的专科医师职称、职务认证和管理基本上是基于实行多年的医疗行业惯例分属于内科学、外科学领域。从整体上来看,难以使整个专科医师队伍诊疗水平得到全面提高。

随着医学技术的飞速发展和医学观念的更新,学科的划分越来越细,临床上对执业医师的要求也越来越高,要想成为一名真正地执业医师就必须具备专科医师的素质。目前,我国的专科医师培训制度才刚开始制定,还有很多需要不断完善的地方,肿瘤专科医师是培训重点。

我们需要培养相应的肿瘤专科医师,如肿瘤外科医师、肿瘤放疗医师、肿瘤内科医师、肿瘤妇科医师等,根据不同的专科要求进行有目的、有方向的针对性训练,力争使肿瘤专科医师在本专业上具有突出的专业能力和丰富的临床经验。合格的肿瘤专科医师还应对本专业以外的其他肿瘤治疗手段、技术均有一定的了解,这样才能根据患者的具体情况选择合适的治疗措施。

(二)专科医师培养和准入

专科医师培养和准入制度是国际医学界公认的医学生毕业后的医学教育制度。美国是世界上最早实施专科医师准入管理制度的国家之一。1917 年,美国组建了第一个专科医师委员会——眼科医师委员会。20 世纪中期以后,德国、英国、法国等西欧国家,以及我国台湾和香港等地区亦逐步建立并推行了专科医师准入管理制度。实践证明,建立专科医师培养和准入制度是提高医学人才素质、保障医疗服务质量的有效机制。目前,我国虽然建立了执业医师资格考试和住院医师规范化培训制度,但与之衔接的专科医师准入制度尚未建立,不具备专科医师资格的医务人员上岗行医,不利于我国医疗卫生事业的整体发展。

肿瘤治疗学是一门专业性极强的学科,有其独特的理论体系和治疗原则,作为一名肿瘤专科医师,必须具备相应的专业知识和丰富的临床经验,这是对肿瘤患者进行治疗、维护患者利益的基本保证。由于我国目前还没有相应的准入制度,许多医师没有接受肿瘤学科规范的专业培训就从事肿瘤临床工作,而一个医院内多个非肿瘤专科科室的医师都会涉及肿瘤的治疗,尤其是化疗。目前,可以说无论内科医师还是外科医师,都可以根据教科书的指导为肿瘤患者开具化疗药物的处方。但是,如果不是经过了严格的专业培训和考核、具备相应的专业知识和临床经验并达到肿瘤专科医师的标准,就难以对患者的病情做出正确的判断,并根据患者的具体情况确定最合理的化疗方案;而且由于非肿瘤专科医师经常会对化疗毒副反应估计不足,难以对患者的不良反应及时察觉并做出相应处理,这就不仅不能达到治疗的目的,还会延误患者病情,损害患者的利益,同时也存在潜在的医疗纠纷风险。根据国外经验,一名合格的肿瘤专业医师,需培养 2～5 年(包括肿瘤内科、肿瘤外科和肿瘤放疗),不但需要掌握肿瘤的基础和临床相关理论,如肿瘤病因学、病理学、微生物学、肿瘤免疫学和肿瘤药理学等,同时应熟练掌握药物治疗、内分泌治疗及生物治疗等技术,并应了解当前肿瘤学研究的最新动态,同时还要求医师积极参与肿瘤的基础和临床研究。肿瘤患者是特殊群体,医师与患者的交流在诊治中亦很重要。由此可见,肿瘤专科医师准入制度的建立势在必行,不仅是肿瘤的化疗、放疗、手术治疗、微创治疗、介入治疗及生物治疗等其他治疗都必须是由接受过肿瘤专科医师培训并取得相关执业资格的医师施行,这样不仅能够为患者提供最为合理、规范的治疗,也能够减少医疗纠纷的发生。

肿瘤专科医师培训是按照"3+X"的模式进行的。对于刚毕业的医学生,计划培养肿瘤内科专科医师,在前 3 年应在大内科轮转,熟练掌握内科的常规处理,急症处理;肿瘤放射治疗专科医师培训要求的内容要更多一些,在内科、外科、影像科等进行前 3 年的基础培训,培训合格后再进行专科训练;肿瘤外科按肿瘤涉及的系统或者器官,在相应的专科进行训练。

经过这样的训练,可以培养出合格的肿瘤专科医师。

肿瘤学科是一个大领域,每位医生应有分工,各展所长。外科、放疗科、内科的医师都应该做到专病专治,随着医学科学的发展,肿瘤以单病种分科和治疗已经在一些大的肿瘤中心得以实现,如肺癌专科、乳腺癌专科和鼻咽癌专科等。患者可以选择相应有专长的医师,接受专病专治,规范化治疗,减少过度治疗和治疗不足。

随着我国医学与国际接轨的进程加快,医疗体制改革和医疗模式的转变,不仅要求肿瘤专科医师有过硬的专业基础知识和基本技能,还要求肿瘤专科医师具有深厚的人文、社会和法律学基础,同时还要跟踪国际前沿,及时掌握和了解生物技术、物理学等领域的新知识、新技术和新方法。

肿瘤专科培训起步晚,涉及专业多,医师的培养周期长、难度大,也需要尽快与国际接轨和获得国家相关政策支持。

(三) 明确肿瘤专科范围,强化综合治疗理念

肿瘤治疗疗效的提高,取决于多学科综合治疗的成果。目前,综合治疗已成为肿瘤治疗的必然趋势。肿瘤规范化综合治疗和疗效主要体现在肿瘤的首诊首治阶段,患者首次就诊,肿瘤科医师应该根据疾病诊治指南尽快明确诊断,并对患者的疾病的病理、分期、患者的身体体能状况做出评估,以此为根据选择最适合的治疗方法。由于肿瘤病情的特殊性,肿瘤患者的首发症状多不典型,因此很多患者初次就诊并不是在肿瘤科或肿瘤专科医院,而是在其他相关科室,如肺癌患者常就诊呼吸科、胃肠道肿瘤常就诊消化科、乳腺癌患者常就诊普外科等。患者确诊后,治疗原则应该由具有肿瘤专科医师资质的专科医师来制订。不同的治疗方法有不同的适应证和禁忌证,患者病情发展处于不同阶段需要采取不同的治疗方法,这就是肿瘤专科医师必须掌握的。

随着医学的发展,临床医学专科越分越细,肿瘤学科作为临床医学的二级学科,具有相当的特殊性。在现阶段,肿瘤的治疗手段主要包括手术、放疗、化疗、生物治疗四大类,不同的治疗应在不同的科室进行,不同的诊疗手段应由不同的肿瘤专科医师具体实施,如手术应在外科,放射治疗应在放疗科,化疗和生物治疗则多在肿瘤内科实施,这样才可以在最大程度上确保治疗的专业性和有效性,不仅保护了患者的权益,相应地也保证了医疗活动的安全。

注重肿瘤综合治疗理念的建立,一方面要坚持专科专治的原则,明确各专科的分工;另一方面也要加强合作观念,对于具体病例,经不同专科医师加以会诊后由肿瘤专科(专病)医师对肿瘤疾病做全面的评价,然后再制订规范化、个体化的治疗方案,根据疾病的分期、病理或分子分型和 NCCN 指南等来规范诊疗行为,在不同病期采用不同的治疗方法并在不同的科室给予实施,得到最佳合力和治疗效果。

(四) 以循证医学为依据,规范肿瘤综合治疗

目前,国际医学界公认的医学发展趋势是循证医学、治疗的规范化和个体化。所谓的循证医学,指的是"谨慎、准确和明智地应用所能获得的最好的研究依据来确定患者的治疗措施",其核心思想是"任何的医疗决策都应基于临床科研所取得的科学的最佳证据"。尽管目前肿瘤防治的各种新理念、新方法、新技术层出不穷,但如何在临床实践中证明它们的有效性至关重要。在这种情况下为肿瘤治疗提供证据非常重要,其意义不仅在于证实某种

疗法、某种新药、某种方案的有效性,还有助于发现肿瘤治疗方面的创新或突破。

循证医学则是实现这一目标的最重要手段。循证医学认为,采用大样本随机对照研究和所有相关随机研究的系统评估所得出的结论,是证明某种药物、某种疗法有效性和安全性的最可靠证据,是所谓的金标准;只有循证医学的最佳证据,才能作为临床决策的依据。随着循证医学的迅速发展,肿瘤的综合治疗在向着规范化、合理化的道路发展的同时,也得到了极大的创新。在肿瘤专科医师的培养过程中,必须时刻强调循证医学的地位,强调根据循证医学证据制订治疗方案的必要性和重要性,并指导他们在临床工作中如何确实地遵循循证医学的原则,以确保治疗的规范与合理。

此外,规范化治疗也是目前医学的一个必然发展趋势,实现肿瘤规范化治疗不仅可以大大提高治疗的有效率、患者的长期生存率,降低治疗成本和患者的经济负担,还可以提高专科治疗水平。NCCN 每年都会根据最新的临床试验数据而做出肿瘤规范化治疗指引的更新,我国也参照美国和欧洲比较成熟的肿瘤治疗的临床指南,结合我国的实际情况制订了自己的肿瘤临床治疗指南。我国中华医学会及中国抗癌协会等专业组织也相继制定各种肿瘤规范化的诊治指南,这些治疗指南是通过国内外大量的临床研究结果而得出的结论,遵循这些原则,能使肿瘤患者从目前的治疗手段中最大限度地获益。肿瘤专科医师应在全面了解患者情况、评估病情后,按照上述治疗指南制订治疗方案,力争做到肿瘤治疗的规范化。

(周 琦 马丽芳)

Summary

Unlike surgery and radiation therapy, systemic therapies, such as chemotherapy, immunotherapy, and hormonal therapy are treatments that can kill tumor cells that have already metastasized to distant sites. These systemic modalities have a greater chance of cure in patients with minimal (or even subclinical) tumor burden, as compared to those patients with clinically evident disease. Consequently, surgery and radiation therapy may be useful in decreasing a given patient's tumor burden, thereby maximizing the impact of subsequent systemic approaches. Adjuvant chemotherapy has remarkably improved surgical results in some malignancies, primarily because of cytocidal effects on clinically undetectable neoplastic cells outside the operative field. Neoadjuvant or induction chemotherapy that is initiated prior to local and regional treatments also can affect micrometastatic distant disease while significantly cytoreducing the primary tumor. After a course of neoadjuvant chemotherapy, the tumor may be surgically resected with or without concomitant preoperative or postoperative radiotherapy. Whether the goals of therapy should be cure or palliation depends on the stage of a specific cancer. If the cancer is localized without evidence of spread, it may be possible to eradicate the cancer and cure the patient. When the cancer has spread beyond the possibility of cure, the goal is to control symptoms and maintain maximum activity and quality of life for as long as possible The selection of therapeutic modalities depends not only on the type and extent of cancer, but also on the patient's general condition and the presence of any coexisting disease.

第十章　头颈部肿瘤

第一节　鼻　咽　癌

一、概　述

鼻咽癌(nasopharyngeal carcinoma,NPC)是我国常见的恶性肿瘤之一,在头颈部恶性肿瘤中占首位。鼻咽癌的分布具有明显的地区性差异,在我国的南方,广东、广西、福建、湖南、江西等地为高发区,世界其他地区少见。鼻咽癌可发生于各个年龄阶段,据文献报道年龄分布为3~90岁,其中30岁以上呈增长趋势,40~60岁为发病的高峰年龄,60岁以后呈下降趋势,男性多于女性。有一定的种族易感性和家族高发倾向,与EB病毒感染、环境致癌因素等有相关。由于鼻咽腔周围解剖关系复杂,在治疗方法中以放射治疗最为有效,放疗后平均5年生存率为50%~60%,早期鼻咽癌可高达80%~90%甚至以上。近年来随着精确放射治疗技术的广泛应用,在取得良好局部控制率的同时,放射治疗的副反应也大为减轻,显著提高了康复患者的生活质量。

鼻咽癌的临床症状主要有鼻咽局部受侵犯的症状、颈部淋巴结肿大、脑神经损伤症状等。

二、鼻咽及邻近结构的解剖和淋巴引流

（一）鼻咽及邻近结构解剖

1. 鼻咽腔　鼻咽腔位于咽腔的后上部,上下径、左右径各3~4cm,前后径2~3cm。鼻咽腔分顶壁、底壁、前壁、后壁和两侧壁共六个壁。顶壁:依附着颅底,由蝶骨体和枕骨基底部构成。底壁:由部分软腭背面构成,肿瘤极少原发于此。前壁:由双侧后鼻孔和鼻中隔后缘组成。后壁:紧贴第1、2颈椎。侧壁:两侧壁由腭帆张肌、腭帆提肌、咽鼓管咽肌及咽鼓管软骨构成。侧壁有咽鼓管开口,与中耳相连,开口后方有指状隆起,称咽鼓管隆突。在隆突后与后壁交界处有一凹陷称咽隐窝,深约1cm,鼻咽癌最好发于此,肿瘤易由此侵至颅底甚至颅内(图10-1-1、图10-1-2)。

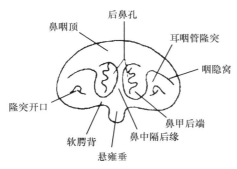

图10-1-1　间接鼻咽镜所见的鼻咽腔

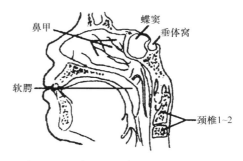

图10-1-2　鼻咽腔的邻近结构(矢状位)

2. 咽旁间隙 为一深在脂肪间隙,与鼻咽、口咽为邻,介于颅底、舌骨与脊柱之间,构成一个以颅底为底,以舌骨小角为顶的倒锥体形,前窄后宽。内侧环绕颊咽筋膜,外侧是翼肌及腮腺深叶,整个咽旁间隙可分为三个相邻的间隙(图10-1-3、图10-1-4):①茎突前间隙,亦称茎突前区,占据咽侧间隙的茎突前部分。内上方与咽隐窝为邻,顶端为中颅窝底,对应卵圆孔、棘孔和蝶骨大翼,内侧与咽颅底筋膜相贴,下方与扁桃体的底对应。肿瘤侵及此间隙时,可出现单一的三叉神经第三支麻痹症状,向前可侵及翼板、翼腭窝、上颌窦、后壁,向下扩展到颞下窝、颌下区、腮腺区。②茎突后间隙,占据咽侧间隙的茎突后部分,亦称为茎突后区或颈动脉鞘区。位于茎突的内侧稍后方,上端与颅底骨的颈静脉孔、前内侧与咽后间隙为邻,前外侧与茎突前间隙相毗邻。内有颈内动脉、颈内静脉、Ⅳ~Ⅻ对脑神经、交感神经干(颈上节)及颈深上淋巴。③咽后间隙,位于咽腔后壁正中,该间隙上接颅底,下通入后纵隔,前壁为颊咽筋膜,后壁为椎前筋膜,中线处有一纤维隔将此间隙分为左右两半,其内各有咽后淋巴结内、外侧组,尤以外侧组更为明显,称为Rouviere's淋巴结,该淋巴结一般位于第1~3颈椎水平,中线旁1.5~2.0cm,相当于乳突尖与同侧下颌骨角连线的深部。

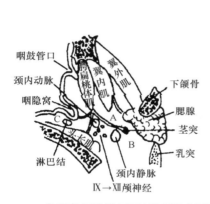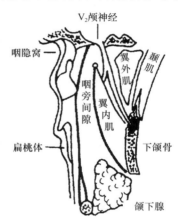

图10-1-3 鼻咽旁间隙横切面(鼻咽腔水平面)
A. 茎突前间隙;B. 茎突后间隙;C. 咽后间隙

图10-1-4 鼻咽旁间隙(矢状面)

(二) 淋巴引流

鼻咽腔壁的淋巴网极为丰富,左右交叉。主要淋巴管集中于侧壁的前后方,淋巴引流入枢椎侧旁的咽后壁下纤维组织内的外侧咽后淋巴结(Rouviere's淋巴结),再绕颈动脉鞘后方,进入颈深上淋巴结。鼻咽淋巴管也可直接回流入颈深和副神经淋巴结链。鼻咽癌的淋巴结转移通常沿着淋巴管引流的方向依次转移,较少出现跳跃或对侧转移,但在一些特定情况下也可能出现。例如,淋巴结巨大导致逆引流、淋巴结皮肤侵犯、颈部手术史、既往颈部放射治疗史等。

1. 鼻咽癌的通常淋巴引流途径 包括:①鼻咽顶及后壁→咽后淋巴结→颈淋巴结,或直接到颈内静脉链周围淋巴结及脊副链淋巴结;②鼻咽侧壁向上→颅底颈内动静脉出颅处的淋巴结(颈静脉孔附近)及乳突尖深部淋巴结;③鼻咽侧壁向下→颈内静脉链前组淋巴结。上述淋巴引流最终均到达上颈深淋巴结,所以鼻咽癌最多见是上颈深淋巴结转移。

2. 上颈深淋巴结 分为:①颈深上组,即由鼻咽直接引流来的咽后淋巴结和颅底颈内动静脉前方出入颅底处的淋巴结,咽后淋巴结又可分为内侧组和外侧组(即Rouviere's淋巴结);②颈深后组,位于乳突尖深面、下颌骨后方、耳后的淋巴结;③颈深前组,多沿胸锁乳突肌深面下行,可分为二腹肌组及颈内动静脉链上组淋巴结;④脊副链淋巴结,位于颈后三角区斜方肌前缘。由上颈深顺流而下的转移淋巴结可达下颈及锁骨上区,少数有跳跃转移。逆流可到耳前、颊部、颌下、颏下等处淋巴结。鼻咽癌常见的淋巴结转移见图 10-1-5。

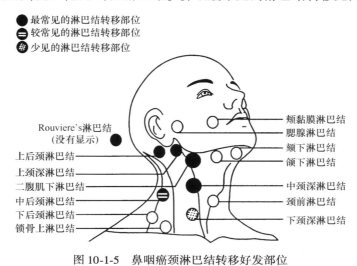

图 10-1-5　鼻咽癌颈淋巴结转移好发部位

三、鼻咽癌的局部侵犯和远处转移

鼻咽癌对周围的组织结构有很强的侵袭能力,图 10-1-6 列出了其常见的侵犯路径及部位。

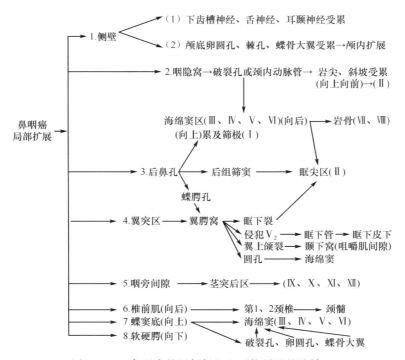

图 10-1-6　鼻咽癌的局部侵犯和可能累及的脑神经

鼻咽癌易发生血行转移,占初治患者的 10% ~ 13% ,死亡病例中远处转移率高达 45% ~ 60% 。病期越晚,远处转移的机会就越大。以骨转移最多见,扁骨最高发,其次为肺和肝转移,脑转移较少见。鼻咽癌的远处转移除了骨、肺、肝、脑等脏器外,还可以发生一些其他癌很少发生转移的部位,如脾、甲状腺、心包、肾上腺等。已有多脏器转移者可发生皮肤、皮下转移或骨髓内侵犯。

四、病　理　学

鼻咽肿瘤中以恶性者占绝大多数。大体分型可分为如下几类:①菜花状型,呈大块状或形态不规则,表面高低不平,内部常有坏死;②溃疡型,癌灶呈盘状凹陷,周围呈围堤状,表面不规则突起;③结节型,鼻咽部局部隆起,边缘光滑,与正常组织分界清楚;④黏膜下隆起型,鼻咽部表面光滑,局部隆起,基底较宽。

目前鼻咽癌的组织学分型参考 2003 年的 WHO 标准,但亦有单位沿用旧称谓。WHO 将鼻咽癌分为如下四个类型:①角化型;②非角化型分化性;③非角化型未分化;④未分化型。

以上四个病理类型依次也可被称为高分化鳞癌、中分化鳞癌、低分化鳞癌和未分化癌。在我国鼻咽低分化鳞癌占 90% 以上。角化型(高分化)鳞癌一般见于老年人,该型鼻咽癌易向上侵犯颅底骨甚至颅内故被称为"上行性"鼻咽癌。儿童、青少年和成人的鼻咽癌绝大多数为低分化(非角化型未分化)鳞癌,此种病理类型的鼻咽癌可能与 EB 病毒的感染有关,采用原位杂交检测技术多可显示 EB 病毒存在的证据。这类型的鼻咽癌早期即可出现颈部淋巴结的转移甚至远处转移,临床上也称为"下行性"鼻咽癌。

鼻咽部其他罕见的肿瘤包括基底细胞样鳞癌、鼻咽腺样囊性癌、腺癌、黏液表皮样癌、多形性腺瘤、恶性黑色素瘤、肌上皮癌等。

五、临　床　表　现

鼻咽位置隐蔽,与耳、鼻、咽、眼、颅底及脑神经、肌肉、血管等重要组织器官紧密相邻,极易侵及周围的组织器官。根据肿瘤起病部位、大小、外侵情况的不同,而出现复杂的临床表现和体征。

(一) 五官症状

1. 耳鸣、耳闷　由于耳咽管隆突及鼻咽侧壁肿瘤压迫或侵犯耳咽管,致使耳咽管阻塞,而引起一侧耳闷、耳鸣,放疗后随着肿瘤的退缩,症状即可改善或消失。严重者肿瘤可侵入中耳突破鼓膜达外耳道,合并感染时可有疼痛,首诊时易被误诊为中耳炎。耳鸣、耳闷是鼻咽癌的早期症状之一。

2. 鼻塞、鼻出血　涕中带血或回缩性血涕,尤以清晨起床后回吸血涕为多见,也是鼻咽癌的早期症状。一般出血量不多,且与鼻咽分泌物混合。如果出血量较多或反复顽固性鼻出血,很可能病情已进入局部晚期。黏膜下型癌可无出血症状。原发肿瘤逐渐增大可堵塞或侵入后鼻孔,引起单侧或双侧鼻塞,严重者出现张口呼吸,多见于鼻咽肿瘤巨大的晚期鼻咽癌患者。

3. 口咽部症状　肿瘤向底壁及口咽侵犯,引起软腭下陷、咽后壁或侧壁隆起,严重者可造成吞咽困难、呼吸困难。

4. 眼部症状　肿瘤直接侵犯眼眶,侵及或压迫第 Ⅱ ~ Ⅵ 对脑神经时,可以出现眼部症状。最常见表现为视力障碍、复视、斜视或突眼。

（二）头痛

头痛为鼻咽癌常见症状,常较为局限,一般为单侧性,呈间歇性或持续性,进行性加重。引起头痛的原因多数是肿瘤直接侵及颅底,也可因肿瘤压迫颅底组织、三叉神经受侵、颅内受侵或合并感染引起。外压或侵及颈内静脉血管或上颈深淋巴结压迫颈血管,均可导致同侧搏动性头痛。

（三）颈淋巴结肿大

鼻咽癌颈淋巴结转移的特点是发生率很高,且出现早。初诊时以颈部肿块为主诉的达45%~50%,治疗前颈部淋巴结转移率达70%~80%。常首发于颈深上组淋巴结,初起无痛,活动,质偏软。转移淋巴结逐渐增多、增大,甚至融合成巨块,严重者可坏死液化并溃破,出现疼痛。随着病程进展,淋巴结质地由软变硬,由活动变为固定。颈深上组后淋巴结转移(在颈动脉出入颅处或乳突深面淋巴结转移),可压迫或侵犯后四对脑神经和交感神经,临床上有头痛、后组脑神经麻痹及 Horner 综合征。

（四）颈运动障碍

鼻咽癌沿后壁向下浸润到椎前肌肉可引起伸颈运动受碍和颈痛。有些病例颈运动障碍是由于癌肿浸润导致第1颈椎前移半脱位引起。颈运动障碍的程度与有无颈淋巴转移及大小无关。在放疗过程中,多数患者颈运动障碍症状消退迅速。临床上,对有此症状的鼻咽癌病例,应避免或减少颈部活动,放射治疗时小心搬动,必要时使用颈托,以免发生脊髓损伤。

（五）张口困难

张口困难一般为肿瘤由鼻咽腔向咽旁间隙浸润、病变累及翼内肌和翼外肌,甚至累及颞肌和咬肌所致。也可能是由于肿瘤侵犯三叉神经下颌支的运动分支所导致的咀嚼肌麻痹或失神经支配所致。这类患者张口受限,张口时下颌骨(腭垂)偏向患侧。

（六）脑神经受损征象

表现为脑神经麻痹并出现相应的症状和体征(表 10-1-1)。

表 10-1-1 脑神经走行、受损表现及在鼻咽癌中发生率

脑神经	源起	出颅处及走行	临床表现	发生率(%)
Ⅰ 嗅神经	颞叶嗅球	筛孔→鼻腔	嗅觉减退或失嗅	0
Ⅱ 视神经	枕叶外侧膝状体	视神经管→眼眶	视力下降或失明	2.88
Ⅲ 动眼神经	中脑脚间窝	海绵窦前外侧→眶上裂→眼眶	复视,病眼向内上、外上、内下活动不能,上睑下垂,瞳孔大(副交感麻痹)	6.8
Ⅳ 滑车神经	中脑四叠体下方	海绵窦前外侧→眶上裂→眼眶	患侧眼球往外下看时复视或不能往外下活动	5.72
Ⅴ 三叉神经	脑桥	沿岩骨海绵窦前行	患侧头面部感觉麻痹、咬肌萎缩	26.8
Ⅴ₁ 支(眼支)	海绵窦前外侧→眶上裂	患侧眼裂以上皮肤黏膜感觉过敏或麻木		

续表

脑神经	源起	出颅处及走行	临床表现	发生率(%)
V₂支(上颌支)	海绵窦外侧→圆孔→翼腭窝→眶上裂→眶下孔	患侧面颊部眼裂以下至口角以上皮膜黏膜感觉过敏或麻木,颞肌无力或萎缩		
V₃支(下颌支)	海绵窦后外侧→卵圆孔→茎突前间隙	患侧口角下、颞耳部皮肤黏膜过敏或麻木;咬肌无力或萎缩,张口困难,张口时下颌偏向患侧		
Ⅵ展神经	脑桥	海绵窦后外侧→前外侧→眶上裂、眼眶	复视,患侧眼球外展活动受限或不能	17.61
Ⅶ面神经	桥延沟外侧	岩骨面神经管→内耳门→茎乳孔	鼻唇沟变浅,鼓腮、吹哨、皱额不能,眼睑不能闭合	1.63
Ⅷ前庭蜗神经	桥延沟外侧	内耳门→前庭和耳蜗	眩晕,呕吐,耳鸣,耳聋(神经性)	0.19
Ⅸ舌咽神经	延髓	颈静脉孔→茎突后间隙	口咽、舌后1/3感觉、味觉障碍,软腭活动困难,咽反射弱或消失,吞咽困难	11.0
Ⅹ迷走神经	延髓	颈静脉孔→茎突后间隙	声嘶,呛咳,患侧声带麻痹,悬雍垂(腭垂)偏向健侧	6.94
Ⅺ副神经	延髓	颈静脉孔→茎突后间隙	颈肌活动无力,抬头、耸肩困难,胸锁乳突肌、斜方肌萎缩	1.18
Ⅻ舌下神经	延髓	舌下神经孔→茎突后间隙	早期患侧舌肌变肥厚、纤颤,晚期舌肌萎缩,讲话吞咽困难,伸舌舌尖指向患侧或偏患侧	13.14
附:交感神经	颅后窝颈动脉和颈静脉出入颅底处周围交感神经丛及颈交感神经节	Horner征(眼裂及瞳孔缩小,眼球内陷、同侧汗闭)		2.22

（七）其他体征

1. 眶上裂综合征 眶上裂是Ⅲ、Ⅳ、Ⅴ、Ⅵ脑神经出颅处,有肿瘤侵犯时上述脑神经可麻痹,出现患侧眼球固定伴轻微外突、上眼睑下垂、复视等症状。

2. 海绵窦综合征 又称为破裂孔综合征。是肿瘤侵及破裂孔、岩骨尖后继续往前外卵圆孔和海绵窦发展,出现 V₁、V₂、V₃、Ⅲ、Ⅳ、Ⅱ脑神经麻痹。

3. 眶尖综合征 肿瘤侵犯眶尖视神经管一带,引起Ⅲ、Ⅳ、Ⅵ、Ⅴ、Ⅱ脑神经麻痹,表现为患侧眼外肌麻痹,眼球固定,视力下降,眼盲及某些眶上裂综合征表现。

4. 颈静脉孔综合征 肿瘤从破裂孔岩骨尖往后入颅,或茎突后间隙受侵均可侵孔到颅后凹颈静脉孔一带,出现Ⅸ、Ⅹ、Ⅺ脑神经麻痹,表现为咽反射减弱或消失、吞咽困难、声嘶等症状。

5. Horner 综合征 当肿瘤直接侵犯或肿大的淋巴结压迫颈交感神经节时,可出现 Horner 综合征,表现为同侧瞳孔缩小、眼球内陷、眼裂变小、同侧分布区无汗。

6. 脑桥小脑角受侵症状 肿瘤侵入颅后凹的脑桥小脑角,临床特点常见Ⅵ、Ⅴ和Ⅻ脑神经麻痹,其次为Ⅶ、Ⅷ脑神经麻痹,除这些脑神经症状外,常伴有走路不稳、颅内高压、锥体束征等症状。

（八）远处转移症状

最常见的转移部位依次为骨、肺、肝。

1. 骨转移 以椎骨、肋骨、骨盆为最多见，其次为股骨、肩胛骨、肱骨、颅面骨和颌骨。椎静脉系统播散是骨转移的重要途径。骨转移多数先出现骨疼痛，X线表现溶骨性最为多见，其次为虫蚀状，成骨性少见。放射性核素骨显像是一种无损伤性和灵敏度较高的诊断方法，可比X线平片早3~6个月检出病灶，表现为单发或多发性片状浓聚区，多发性的病灶绝大多数为骨转移癌，单发灶除骨转移外，其他因素亦可出现，如骨感染、骨创伤、外科手术等，需结合临床注意鉴别，定期复查。

2. 肺转移 多数无明显症状，有些出现轻度咳嗽，晚期可出现咯血、胸痛或呼吸困难等，X线表现可见单发或多发圆形或类圆形，大小不等的结节或块状阴影，以多发性为多见，预后单发性好于多发性，少数鼻咽癌肺转移患者经放疗、化疗后可长期存活。

3. 肝转移 可见单发或多发转移结节，随着转移灶的增大、肝小管的堵塞可出现全身黄疸，晚期可出现腹水。

4. 其他部位转移 另外晚期病例可有远隔淋巴结转移，如腋下、腹股沟、纵隔、腹膜后等，这些可能是血行转移所致。患者会出现不同的症状及体征。多脏器转移时常伴有发热、消瘦、贫血和恶病质。

六、影像学与相关检查

一般根据病史、症状和体征做出鼻咽癌的初步诊断。但是鼻咽癌的早期症状不明显，也无特殊性，容易误诊或漏诊。因此，在临床工作中，必须完善鼻咽癌的一些重要的辅助检查。这些检查包括以下内容：

（一）间接鼻咽镜或光导纤维镜检查

间接鼻咽镜或光导纤维镜检查是一种简便、快速、有效的检查，也是诊断鼻咽癌必不可少的、最基本的检查。间接鼻咽镜（后鼻镜）检查：经口腔后鼻镜检查，一般可以观察到鼻咽腔内有无新生物及鼻咽部的结构情况，如咽隐窝是否对称，局部有无隆起等。光导纤维镜检查：是经鼻腔表面麻醉后由鼻腔进路置入光导纤维鼻咽镜，可以清楚的观测到鼻腔及鼻咽腔内的结构和病灶，同时可取病理活检。

光导纤维镜检查的优点：①不受患者张口大小及咽反射的约束；②能发现早期肿瘤甚至黏膜下病灶；③能够直观肿瘤全貌，确定肿瘤向周围蔓延的范围；④在光导纤维镜直视下活检，阳性率高；⑤令患者做吞咽动作等方法进行动态观察，可判断治疗中、治疗后黏膜下有无残存肿瘤或复发。光导纤维镜检查的阳性率明显高于间接鼻咽镜及CT检查。

（二）病理检查

肿瘤活组织病理检查是确诊鼻咽癌的唯一定性的手段，无论是初诊还是复发后再治者，治疗前都必须先取得病理证实，组织病理学是最有力的诊断依据。当鼻咽部和颈部均有肿块时，应首选鼻咽部，黏膜下肿瘤应行深层活检，如鼻咽部重复活检均为阴性才考虑行颈部淋巴结活检。如做淋巴结活检，尽可能行摘除活检，不宜行部分切取或反复多次穿刺活检。据报道认为颈淋巴结部分切取或穿刺活检会增加20%的远处转移率。

（三）影像学检查

1. CT和MRI检查 CT和MRI作为常规和必要的诊断措施之一，能清楚显示和了解鼻咽腔内病变累及范围,对正确制订治疗计划、临床分期、预后估计、长期随访观察、诊断放射损伤等都有很大帮助。MRI 对鼻咽癌的诊断更显出它的优势,尤其是在早期鼻咽癌的诊断、颅底斜坡的早期破坏、椎前肌受累、咽后淋巴结转移、斜坡后硬脑膜受侵、肿瘤侵入颅后窝及辨别副鼻窦内肿瘤入侵和鼻窦内感染等方面都明显优于 CT。对放疗后的肿瘤残留/复发或放射性组织纤维化,MRI 有一定的鉴别帮助。

2. FDG-PET/CT 检查　治疗前 FDG-PET/CT 可检测原发灶、颈部和远处转移灶,有助于 N 和 M 分期;放射治疗后,可早期提示肿瘤复发转移。若结合 CT 和 MRI 多种综合分析,更能提供局部病变结构与代谢改变的综合信息。现代的精确放射治疗计划系统已经可以将 PET/CT 图像和 CT 或 MRI 融合,更有利于肿瘤靶区的勾画和调强放疗的计划设计。

3. 彩色多普勒超声检查　彩色多普勒超声检查在血流动力学上有特征性表现,可鉴别复发和纤维化。颈部复发灶内血流丰富,Ⅱ ~ Ⅲ级血流占 90.5%,而纤维化组织肿物以 0 ~ Ⅰ级血流为主,占 82.3%。彩色多普勒超声可作为鉴别鼻咽癌颈部淋巴结复发和纤维化的主要诊断依据。另外还有助于检出临床触诊阴性的深部肿大淋巴结。

4. 放射性核素骨显像　这种检查灵敏度高,可能在骨转移症状出现前 3 个月发现骨转移的放射性浓聚。比普通 X 线平片也有更高的骨转移检出率。

（四）血清免疫学检查

鼻咽癌与 EB 病毒感染有一定的相关性,用血清免疫学测定血清抗 EB 病毒(EBV)、EB 病毒壳抗原 IgA 抗体(VCA-IgA)、EB 病毒早期抗原 IgA 抗体(EA-IgA)。鼻咽癌患者的滴度明显增高,可作为辅助诊断手段。有作者报告认为 EBV-DNA 检查比临床检查可提早 6 个月发现鼻咽癌复发,并认为外周血 EBV-DNA 检测可以作为诊断鼻咽癌复发的有价值的指标之一。

七、鉴 别 诊 断

鼻咽癌主要与以下疾病相鉴别:

1. 青少年鼻咽部腺样体　发病年龄轻,"肿块"表面光整,无出血坏死,无溃疡。

2. 鼻咽部恶性淋巴瘤　发病年龄较轻,少见头痛和脑神经麻痹症状,常伴发热,盗汗。肿物多为黏膜下球形隆起。颈部淋巴结质韧或偏软。病理及免疫组化可鉴别。

3. 青少年鼻咽纤维血管瘤　以鼻咽部反复出血为特征,无颈部淋巴结肿大。少见头痛和脑神经麻痹。鼻咽肿物因血管丰富呈暗紫色。CT 或 MRI 增强检查即可区别。禁忌随意活检以免造成大出血,危及生命。

4. 颅底脊索瘤　成年人发病多见,头痛、脑神经麻痹及中线附近的颅底骨破坏是其特点。肿瘤向下侵犯可在鼻咽部形成黏膜下肿块。颈部无肿大淋巴结。

5. 鼻咽部的良性增生性病变　多是在鼻咽黏膜或腺样体的基础上发生,结节状,红色光滑,当出现表面溃疡坏死时需要考虑恶变可能,需病理活检。

6. 鼻咽结核　有结核菌感染的毒血症状:午后低热,乏力、盗汗。多无头痛,无脑神经麻痹,一般有其他部位的结核病史。

7. 鼻咽部的其他少见病理类型的恶性肿瘤　如基底细胞样鳞癌、鼻咽腺样囊性癌、腺癌、黏液表皮样癌等。与这些肿瘤鉴别需要病理活检和免疫组化。

八、临 床 分 期

迄今为止,鼻咽癌的临床分期仍未有统一的国际标准。先前我国一直使用的福州分期是以 CT 为依据的,已远远不能满足目前临床诊断和分期的需要。作为全球鼻咽癌的高发区,我国已于 2008 年 12 月在广州成立了"中国鼻咽癌临床分期工作委员会"确定以 MRI 为依据制定新的鼻咽癌临床分期标准并已在全国使用,同时停止使用 1992 年福州分期。国外目前使用的仍是国际抗癌联盟(UICC)2002 年 UICC/AJCC 分期(第 6 版)的临床分期标准,新的 2009 年 UICC/AJCC 分期(第 7 版)标准虽已公布但尚未正式使用。为了便于比较,现将国内外的这两个分期方案介绍如表 10-1-2 所示。

表 10-1-2　鼻咽癌临床分期标准

我国鼻咽癌 2008 分期(广州分期)	2002 年国际抗癌联盟(UICC/AJCC)分期
TMN 分期	TMN 分期
T 原发灶	T 原发癌
T_1　局限于鼻咽	T_{is} 原位癌
T_2　侵犯鼻腔、口咽、咽旁间隙	T_X 未发现癌灶
T_3　侵犯颅底、翼内肌	T_1 肿瘤局限于鼻咽腔内
T_4　侵犯脑神经、鼻窦、翼外肌及以外的咀嚼肌间隙、颅内(海绵窦、脑膜等)	T_2 肿瘤侵犯软组织
N 颈淋巴结	a. 口咽和(或)鼻腔
N_0影像学及体检无淋巴结转移证据	b. 咽旁间隙
N_{1a}　咽后淋巴结转移	T_3 肿瘤侵犯骨结构或(和)鼻窦有侵犯
N_{1b}单侧 I B、II、III、V A 区淋巴结转移且直径≤3cm	T_4 肿瘤侵入颅内和(或)脑神经、颞下窝、下咽、眼眶或咀嚼肌间隙
N_2　双侧 I B、II、III、V A 区淋巴结转移,或直径>3cm,或淋巴结包膜外侵犯	N 区域淋巴结
N_3:IV、V B 区淋巴结转移	N_0 未触及肿大淋巴结
M 远处转移	N_1 锁骨上窝以上单侧颈淋巴结最大直径≤6cm
M_0　无远处转移	N_2 锁骨上窝以上双侧颈淋巴结最大直径≤6cm
M_1　有远处转移(包括颈部以下的淋巴结转移)	N_3a 颈部转移淋巴结的最大直径>6cm
临床分期	N_3b 锁骨上窝淋巴结转移
I　期　$T_1N_0M_0$	M 远处转移
II　期　$T_1N_{1a\sim1b}M_0$,$T_2N_{0\sim1b}M_0$	M_0　无远处转移
III　期　$T_{1\sim2}N_2M_0$,$T_3N_{0\sim2}M_0$	M_1　有远处转移
IVa 期　$T_{1\sim3}N_3M_0$,$T_4N_{0\sim3}M_0$	临床分期
IVb 期　　任何 T、N 和 M_1	0 期　$T_{is}N_0M_0$
	I 期　$T_1N_0M_0$
	II a 期 $T_2aN_0M_0$
	II b 期 $T_{1\sim2a}N_1M_0$,$T_2bN_{0\sim1}M_0$
	III 期 $T_3N_{0\sim2}M_0$,$T_{1\sim3}N_2M_0$
	IVa 期 $T_4N_{0\sim2}M_0$
	IVb $T_{1\sim4}N_3M_0$
	IVc $T_{1\sim4}N_{0\sim3}M_1$

九、治　疗

（一）治疗原则

鼻咽部位置深,肿瘤多向邻近组织结构浸润,易发生广泛性和双侧颈淋巴结转移,且鼻咽癌大多为低分化鳞癌,对放射线敏感,故鼻咽癌最适合、最有效的治疗手段应首选放射治疗。总体而言,治疗原则如下:

1. 放射治疗　对早期患者可给予单纯体外放射治疗,也可采用以体外放射治疗为主,辅以腔内近距离放疗。

2. 以放疗为主的综合治疗　晚期患者应采取以放疗为主的放化疗综合治疗,包括同步放化疗、新辅助化疗或放疗后巩固化疗,有条件者联合使用分子靶向药物治疗。

3. 手术治疗　手术治疗鼻咽癌无法彻底清除原发灶及颈部转移灶,达不到根治目的,仅适用于放疗后鼻咽部局限性残存病灶、颈部淋巴结残留或复发者,可作为一种挽救性措施,绝不能作为初治手段。

4. 其他辅助治疗　有生物靶向治疗、热疗、免疫增强剂、生物调节剂、中医中药等。

（二）放射治疗

1. 放射治疗总体要求和治疗前准备　以外照射为主,腔内近距离放疗为辅,有条件的单位首选以调强放射治疗为代表的精确放疗,但调强放射治疗对影像学特别是 MRI 的阅片要求较高,必要时应当请影像科医师协助。调强放射治疗应首选 6MVX 线,常规放疗一般采用高能 X 线和电子线的混合照射。近距离治疗可用于局部补量,不能单独应用。如采用普通放射治疗,照射野的安排一般由大到小,逐步缩野加量。由于鼻咽癌的局部侵犯情况复杂,放射治疗时除了强调鼻咽癌放射治疗的共性外,更强调放疗计划的个体化原则。最终的目标是使得靶区获得的剂量均匀、准确,而周围正常组织和器官的受量尽可能小。

放疗前的口腔处理:放疗前做过口腔处理的患者,日后发生放射性龋齿的比例明显低于未做过口腔处理的患者。口腔处理包括:拔去残根、修补龋齿、去除金属牙套、清除牙垢、治疗牙龈炎等。一般口腔处理完后 2～3 天即可开始放疗。

2. 常规放射治疗　一般患者采用仰卧位,采用热塑面膜固定头颈部。采用面颈联合野等中心对穿照射和下颈部切线野照射。照射野野界的最终确定依赖于肿瘤的影像学侵犯范围,但必须要包括临床查体及影像学检查可见的肿瘤及邻近可能受侵犯的部位和亚临床灶,即整个鼻咽腔、咽旁间隙、鼻腔和上颌窦的后 1/3（包括翼腭窝）、颅底、颈部淋巴引流区。

（1）面颈联合野（图 10-1-7、图 10-1-8）:一般应先在模拟定位机拍摄定位片,后根据 MRI 在定位片上勾画出照射野,在制模室制作合金铅挡块,并在模拟机上校对无误后方可交由放疗技术员执行放射治疗计划。在面颈联合野的剂量达到 DT36～40Gy/（18～20）次时,需要采用小面颈联合野避开脊髓继续加量,待剂量达到 DT50Gy/25 次时应根据 MRI 复查结果决定下一步所采用的照射野。如治疗前咽后淋巴结阴性、咽旁间隙未受侵犯,则可采用耳前野加量到 DT66～70Gy,后颈部则采用"L"形的电子线加量。如治疗前有咽后淋巴结肿大或者明显的咽旁间隙侵犯,则仍应采用小面颈联合野或行适当修改的小面颈联合野加量到 DT60Gy,再进一步改由耳前野加量至 DT70Gy 左右。

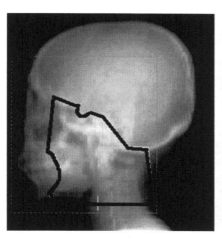
图 10-1-7　面颈联合野示意图

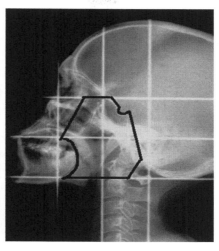
图 10-1-8　耳前野示意图

（2）下颈部切线野：一般上界与面颈联合野共线，下界在锁骨头下缘。中间挡 2 ~ 3cm 宽合金铅，以保护气管、食管和脊髓。两侧锁骨下缘挡合金铅以保护肺尖。如下颈和锁骨上无肿大淋巴结，一般预防照射 DT45 ~ 50Gy，如有转移淋巴结，则需在完成 DT45 ~ 50Gy 预防照射后缩野加量，总剂量可达 DT66 ~ 75Gy。

需要注意的是在安排照射野时应当注意计算脑干、颞叶、视神经和颈段脊髓的剂量，尽量勿使超过其各自剂量限值。年轻患者还需注意垂体的保护。另外，常规放射治疗的过程中多次出现相邻野，应尽量避免在肿大淋巴结上分野。

一般情况下，照射野的安排由大到小，特殊情况下也可先予以小野照射，如肿瘤引起的鼻咽大出血时可予以鼻咽部小野照射；肿瘤侵犯颅底引起剧烈头痛时可先予以颅底野照射；肿大淋巴结压迫气管时可先予以淋巴结局部照射。但这类治疗安排都是临时的，一旦计划做好，应尽快改为规范照射野（图 10-1-9）。

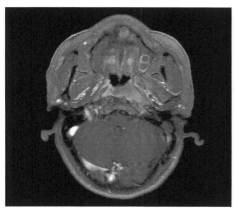

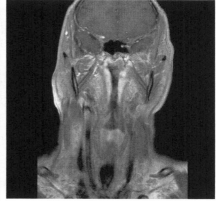

图 10-1-9　鼻咽癌 MRI 表现

T_1W 脂肪抑制增强轴位片示鼻咽占位，左侧为主，病变有增强，中心有坏死。肿瘤向后侵犯左侧头长肌，向左后侵犯咽旁间隙。T_1W 脂肪抑制增强冠状位片：鼻咽左顶侧壁隆起，侵犯左侧咽旁间隙

3. 精确放射治疗 这里指的精确放疗包括三维适形（3DCRT）和调强（IMRT）放射治疗,有条件的单位还可开展更为先进的图像引导下放疗（image-guided radiotherapy,IGRT）和断层放射治疗（tomotherapy）。使用精确放疗技术可提高靶区的剂量均匀性和等剂量曲线的适形性,同时可有效降低周围正常组织的剂量,从而提高治疗增益比。特别是对于一些形状不规则的肿瘤或者多灶性的肿瘤,以及肿瘤邻近脑干等重要器官,精确放疗更能显示其优越性。但精确放疗环节较多,较为复杂,在各个环节上,质量保证（quality assurance,QA）和质量控制（quality control,QC）极其重要。

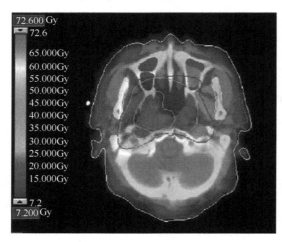

图 10-1-10　鼻咽癌调强放疗计划的剂量分布

一般认为,鼻咽癌调强放疗靶区剂量如能达到如下要求是比较理想的:①处方剂量至少包围 95% 的计划靶区;②110% 的处方剂量体积不超过 20% 的计划靶区;③93% 的处方剂量体积不大于 1% 的计划靶区;④计划靶区外超过 110% 处方剂量的体积不超过 1% 或 1cm³（图 10-1-10,见彩图）。

鼻咽癌调强放射治疗计划除了要考虑靶区剂量外,还要兼顾周围正常组织及关键器官所受剂量,应尽量减少这些器官组织所受的剂量,以减少或减轻放疗的并发症和后遗症,这些关键器官和正常组织包括脊髓、脑干、视神经、视交叉、颞叶、垂体、角膜、晶状体、眼球、腮腺、下颌骨、口腔、声带、喉、食管入口等。因此,鼻咽癌的调强放射治疗计划常需反复优化。表 10-1-3 列出了头颈部一些器官组织的耐受量。

表 10-1-3　头颈部不同组织的剂量限制值

器官	损伤	TD5/5（Gy）	TD50/5（Gy）	照射面积或长度
脑	梗死,坏死	60	70	全脑
	梗死,坏死	70	80	25%
脊髓	梗死,坏死	45	55	10cm
眼	全眼炎,出血	55	100	全眼
角膜	角膜炎	50	>60	整个角膜
晶状体	白内障	5	12	整个或部分晶状体
垂体	功能低下	45	200~300	整个垂体
视交叉	梗死,坏死	54	—	整个视交叉
脑干	梗死,坏死	54	—	部分脑干

4. 近距离治疗 鼻咽腔内近距离放射治疗是鼻咽癌外照射后主要的补充治疗手段。由于高能射线和精确放疗的应用,鼻咽腔内近距离放射治疗仅适合治疗小的局限性病灶或外照射后肿瘤残留者或局限于鼻咽腔的局部复发,绝对不能单独治疗鼻咽癌。临床研究表明,外照射加腔内放疗比单纯外照射的局控率明显提高,尤其对鼻咽癌复发病例,再程积极的外照射加腔内后装治疗仍可获得根治,可减轻单纯第二程外照射所加重的后遗症。可采

用的治疗方式有:①对于 $T_{1\sim2}$、$N_{0\sim1}M_0$ 的初治患者给予外照射 DT60Gy,加腔内近距离照射 15~20Gy;②对已行外照射 DT65~75Gy 后的初治患者,鼻咽部仍有肿瘤残留者,休息 1~2 周后补充近距离放疗 15Gy;③鼻咽癌复发病变较局限者,在体外照射 DT40~45Gy,休息 1~2 周后补充近距离放疗 25~35Gy 以达根治。

5. 分次立体定向放疗(FSRT) 一般适用于放射治疗后的残存肿瘤病灶加量及放疗后鼻咽局部复发的再程放疗,不用来治疗初治鼻咽癌。

6. 放射治疗后的注意事项 放射治疗结束后医师需要向患者及家属告知一些重要的事项。包括:①保护照射野皮肤,勿搓洗、勿随意使用外用药物,保持干燥,避免暴晒及冷风刺激;②张口、转颈功能锻炼,减轻颈部纤维化对张口和颈部活动的影响;③保持口腔卫生,放疗后唾液腺受损害,唾液分泌大大减少,口腔自净功能下降,易发生龋齿。因此放疗后患者应养成每餐后漱口,使用含氟牙膏刷牙的习惯,有条件者定期做洁齿;放疗后的 3~5 年内尽量不拔牙,如必须拔牙应当向口腔科医师告知鼻咽癌放射治疗史;④均衡营养、适度锻炼,保持乐观向上的心态。

7. 放射治疗的疗效评价和随访

(1)疗效评价:如条件许可,建议以 MRI 作为局部疗效评价的手段。鼻咽癌患者确诊后,开始治疗前应当给予局部 MRI 检查。在放射治疗剂量达 DT50~60Gy 时复查 MRI,通过前后对比观察肿瘤对放射治疗的反应,同时通过对比决定缩野加量方式和总照射剂量。

(2)随访

1)首次随访:根据不同情况可在 1~3 个月内,第 1~2 年每 3 个月随诊一次,3~5 年内每 6 个月随诊一次,5 年以后每 12 个月随诊一次。

2)随访内容:包括鼻咽部、区域淋巴结、脑神经、牙齿、唾液腺、听力、张口、颈部皮肤软组织及脑脊髓急慢性症状及体征。

3)随访的辅助检查:①头颈部 MRI,是鼻咽癌放疗后随诊的首要检查方法,MRI 检查对放疗后局部复发或纤维化的鉴别诊断尤为重要。放疗后 3 个月应作基准片以利于随诊对比,以后每年至少定期复查一次,并与基准片对比,重点观察有无肿瘤复发,如有可疑复发征象,可行活检病理证实。②全胸片、颈部及腹部 B 超,有时患者无症状,可通过每半年一次的检查发现转移灶。③骨 ECT 或 PET 检查,N_3 病例骨转移发生率高,定期检查可及时发现骨转移灶,尽早得到治疗。④血清学检查,EBV 抗体(VCA-IgA、EA-IgA)的测定,动态观察其效价水平,一般随病情进展而增高,随病情好转而下降。

8. 鼻咽癌放射治疗中的反应

(1)全身性反应:鼻咽癌放射治疗由于部分脑干和大脑颞叶受照射而引起自主神经功能紊乱部分患者会出现全身反应。主要表现为食欲缺乏、无味、恶心、呕吐、乏力、头晕、精神萎靡等,其反应程度因人而异,一般较为轻微,无需特殊处理。部分患者可能会出现白细胞减低,一般不显著。

(2)口腔、口咽黏膜的局部反应:为充血、糜烂、白色伪膜形成,尤其是软腭、腭弓、咽后壁区较为明显。多数患者可以耐受,嘱其保持良好的口腔卫生习惯,用软牙刷和碱性牙膏每餐后刷牙,避免吃过硬、过热及刺激性食物。少数患者反应严重时,用口腔溃疡糊剂局部涂拭、维生素 B_{12} 含服等,此外还可以适当加强支持疗法和抗感染对症处理,最好不要中断放疗。

(3)腮腺急性放射反应:患者照射 1~2 次即可发生。主要表现为腮区肿胀、张口困难、局部疼痛。一般不需特殊处理,待照射 3 ~ 4 次后可自行消退。

(4)皮肤反应:有干性反应和湿性反应。干性反应表现为皮肤色素沉着或粗糙,一般不必处理。湿性反应可表现为皮肤肿胀、水疱、溃破,应保持局部干燥、清洁、避免理化刺激,可用松花粉、贝复济等,忌用膏药、胶布、乙醇等。

9. 鼻咽癌放射治疗的后遗症

(1)面颈部水肿:由于颈深部组织受照射后淋巴回流不畅,颈部、颌下、颏下常出现肿胀,一般不需处理,1 年左右可逐渐消退。由于局部免疫功能低下,易因风吹、日晒、雨淋、感冒等诱发面颈部急性蜂窝织炎,可在放疗后任何时候发生,起病急、来势凶猛,伴有寒战高热、头痛、呼吸困难。延误诊治可致死亡,及时恰当地处理可完全康复,但常常会反复发生感染,发作时应立即使用抗生素,必要时加用皮质激素。

(2)口干:放射治疗过程中三对大唾液腺(腮腺、颌下腺、舌下腺)受到不同程度的照射,导致唾液腺萎缩,唾液分泌量减少。所有放疗患者都有不同程度的口干,且常持续多年。

(3)中耳炎及听力减退:当外耳道受照射 DT50Gy 左右时,可出现耳道黏膜湿性反应或中耳积液,通过抗感染治疗、耳咽管通气、经鼓膜抽液等方法可减轻症状。中耳和内耳受辐射损伤后,血管和结缔组织发生变性改变,导致纤维变性及听骨坏死,引起耳聋(常为混合性耳聋)。

(4)张口困难:咀嚼肌和颞颌关节纤维强直,表现为张口时颞颌关节处发紧、疼痛,甚至于牙关紧闭,影响进食,患者非常痛苦。故在制订放疗计划时,应采用多野照射,避免高剂量区集于颞颌关节和咬肌处,放疗后嘱患者做张口锻炼。

(5)放射性龋齿和颌骨坏死:放疗前需修补龋齿或拔除,放疗后由于口腔内环境改变及对牙齿本身的影响,造成放射性龋齿。典型放射性龋齿的特点为牙颈部环状龋坏,导致牙冠折断,整个残牙色素沉着而呈棕黑色。放疗后原则上不允许拔牙,若要拔牙应在放疗后 3 ~ 5 年,可分批拔除龋齿,拔牙前、后应常规抗感染治疗 3 ~ 7 天。放射性龋齿多发生在牙颈部以致断裂,残留的齿根可引起感染,只能消炎和止痛对症处理。一旦发生放射性骨炎或骨坏死,可行死骨清除、抗感染及高压氧舱治疗。

(6)放射性脊髓炎及颞叶脑病:脊髓出现早期放射性反应的潜伏期为 1 ~ 10 个月。早期多出现低头时触电样感觉,呈一过性的,经适当休息及营养神经药物治疗 3 ~ 6 个月,症状可以完全消失,少数发展为放射性损伤。当脊髓受量达 DT40 ~ 50Gy 甚至以上,可出现脊髓晚期反应(即放射性脊髓病),表现为一侧或双侧下肢麻木,浅感觉减退,症状由下而上发展,严重者可出现完全截瘫。放射性脑病最常见的损伤部位是双侧颞叶,临床表现为记忆力下降、反应迟钝、呆滞、头晕等,部分患者出现颅内高压症状,少数患者可无临床症状。CT或 MRI 检查可见颞叶底部水肿或液化、坏死。据报道,鼻咽癌放疗所致的放射性脑病患者中,经 CT/MRI 发现放射性脑病发生率平均为 1.9%,发病潜伏期平均 3.6 年。放射性脑干损伤,临床上常有头晕、复视、语言不清、吞咽困难和共济失调等表现。早期应用大剂量皮质激素、B 族维生素、血管扩张剂、能量合剂及高压氧舱可望恢复,一旦出现脑坏死可考虑手术切除。

(7)放射性脑神经损伤:文献报道,鼻咽癌患者接受首程放疗后,发生脑神经损伤的比例可高达 5.3%,一般是由于后组脑神经(Ⅸ ~ Ⅻ)穿过颈动脉鞘区接受过高的放射剂量所致,因此应慎重对待照射野的组合设计。

（三）化学治疗

鼻咽癌常用的化疗药物有：顺铂（DDP）或卡铂（CBP）、氟尿嘧啶（5-FU）、环磷酰胺（CTX）、博来霉素（BLM）或平阳霉素（PYM）、长春新碱（VCR）、多柔比星（ADM）或表柔比星（EPI）、泰素类（Taxol）等。联合用药优于单一用药，多以 DDP 为主的联合化疗方案效果为好。近年来的研究结果显示紫杉醇类药物的疗效较好。

常用的联合化疗方案：PF 方案（DDP+5-FU）、TP 方案（Taxol+DDP）、TPF 方案（Taxol+DDP+5-FU）、PFB 方案（DDP+5-FU+BLM）、PFA 方案（DDP+5-FU+ADM）、CBF 方案（CTX+BLM+5-FU）、EAP 方案（VP16+ADM+DDP）、CAP 方案（CTX+ADM+DDP）、CAO 方案（CTX+ADM+VCR）、CO 方案（CTX+VCR）等。

根据化疗与放疗的组合方式，鼻咽癌放化综合治疗的模式有三种：①诱导化疗（inductive chemotherapy，ICT），即在放射治疗开始前先行化疗，一般 1~2 个周期，然后再放疗；②同步化放疗（concomitant chemoradiotherapy，CCRT），即放疗与化疗同时开始，一般放疗期间可完成 2~3 周期同步化疗；也可采用单药（如顺铂或紫杉醇）在放疗期间每周一次化疗，因能与放疗产生协同作用，后者也被称为增敏化疗；③辅助化疗（adjuvant chemotherapy，ACT），指放疗结束后的巩固化疗，一般于放疗结束后的 2~4 周开始，需 4~6 个周期。

鼻咽癌放疗前的诱导化疗有效率高达 70% 以上，可提高局部控制率，降低远处转移，提高 5 年无病生存率，但对总生存率影响不大。两项前瞻性研究表明同步放化可以提高鼻咽癌总生存率，特别是对于局部晚期的患者，获益更多。对于一些高危患者，如放疗前做过淋巴结穿刺或部分切取者，颈部淋巴结过大者，临床 Ⅲ~Ⅳ 期者或肿瘤在治疗后有明显残留者，均可考虑予以放疗后的辅助化疗。

（四）手术治疗

对放疗后鼻咽原发灶和颈部淋巴结残留患者可行手术治疗，但放疗结束后应观察 3~6 个月。若不消退甚至有增大趋势可给予手术挽救。

十、复发鼻咽癌的挽救性治疗

根据复发部位的不同可采用不同的挽救性治疗。如颈部复发淋巴结为单个、<3cm 者或活动，可做局部淋巴结切除；如淋巴结为多个、>3cm 或粘连，则需行颈部淋巴结清扫术。术后病理有残存癌者，采用 X 线或电子线照射，设小野，治疗剂量 DT30~40Gy，放射治疗过程中需注意保护脊髓。如鼻咽部复发且病灶较为局限、浅表，亦可考虑手术挽救。对于颅底骨、海绵窦、咽后淋巴结等深在部位的复发，可考虑二程放疗，如有条件尽可能选用精确放疗，如调强放疗（IMRT）、影像引导下的放疗（IGRT）或者分次立体定向放疗（FSRT）。二程放疗不做预防照射，总剂量 DT60~66Gy。二程放疗必须向患者本人及家属详细说明放射治疗的利弊，特别是应当阐明放射治疗中的鼻咽大出血风险和各种放射副反应加重风险，取得理解同意后方能开始治疗。

十一、特殊类型鼻咽癌

(一) 儿童鼻咽癌

儿童鼻咽癌发病率低,约占全部鼻咽癌的0.15%。在鉴别诊断上需要区别腺样体。儿童鼻咽癌病理分化较差,未分化癌较成人多见,需做免疫组化以区别儿童恶性淋巴瘤。儿童鼻咽癌对放疗敏感,肿瘤对治疗反应良好。治疗后存活率高,相当一部分儿童鼻咽癌在治疗后获得长期生存,同时保留生育、工作能力。因此,在设野上应注重保护关键器官和正常组织,减少或减轻放疗副反应,提高日后生活质量,如有条件尽可能选用精确放疗。

儿童处于生长发育期,应特别注意放射线对正常组织的损伤,否则后遗症将比成人重。除了张口受限、龋齿、颈部纤维化等,更为严重的后遗症包括生长发育迟缓、生长激素缺乏性侏儒症(垂体性侏儒症)、甲状腺功能低下导致的呆小症、白内障、放射性脑病等。因此,对于常规放射治疗计划,要求"小而不漏",而调强放射治疗计划则要求反复优化,在保证靶区剂量的前提下,尽量降低周围正常组织的受照剂量。

儿童鼻咽癌的单次剂量一般以DT1.8Gy为宜,以减少晚期反应组织的损伤,总剂量在DT60~65Gy。在多次缩野的情况下对残留病灶总剂量可提升到DT70~72Gy,但需充分考虑其必要性。

(二) 妊娠期鼻咽癌

妊娠期鼻咽癌远较成人鼻咽癌预后差,通常疾病进展迅速,很快出现远处转移。治疗期间局部和全身反应均较重,正常组织的放射耐受性差。有报道,妊娠期鼻咽癌5年生存率仅为23%。现在一般认为,终止妊娠并不能改变预后,但终止妊娠有利于患者顺利完成放化疗,也可避免放化疗对胎儿的影响。

生育期妇女鼻咽癌放疗后最好避孕2~3年。如考虑怀孕,建议先行全面的内分泌检查。

(三) 鼻咽部腺样囊性癌

鼻咽部腺样囊性癌罕见,其生物学行为特点是局部浸润性生长,破坏深广,肿瘤易沿着神经鞘膜、血管外膜侵犯到远隔部位。多数患者因侵犯颅底骨或脑神经引起症状而就医。该病区域淋巴结转移率明显低于鼻咽鳞癌,但易血行转移,肺转移最多见。对于鼻咽部腺样囊性癌来讲,除了病理活检,最重要的检查手段为MRI,以了解局部浸润范围。同时也要注意肺部检查。

鼻咽部腺样囊性癌对放射治疗和化学治疗均不敏感,但由于肿瘤的广泛浸润和沿着神经、血管鞘蔓延的生长特点使得放射治疗仍为首选的治疗手段,除非是原发于顶部或顶后壁的小病灶,才考虑手术治疗。

放射治疗先采用局部大野照射,DT50~60Gy,照射后根据MRI复查结果缩野,多次缩野后总剂量可达DT80Gy。如有条件尽量采用精确放疗,在提高肿瘤局部剂量的同时保护正常组织。放疗期间肿瘤退缩缓慢,甚至不退缩,放疗结束后病灶才慢慢消退。本病患者可在很长一段时间内带瘤生存,合理积极治疗后很多患者生存期超过5年。

鼻咽部腺样囊性癌治疗后的主要失败模式是局部复发和远处转移,远处转移部位主要是肺和骨。但是即使是出现局部复发和(或)远处转移,患者仍可带瘤生存2~3年,甚至更长。

十二、预 后

影响预后的因素包括以下几种:

1. 年龄、性别 儿童及青少年的发病率低,病期较晚,但预后较好。生存率较成人高,平均5年生存率可达70%左右。妊娠哺乳期妇女预后极差,5年生存率仅11%~23%。性别对5年生存率影响不大。

2. 临床分期 病期的早晚是影响预后的重要因素。病期越早预后越好。

原发病灶越大控制率越低,复发率越高。茎突后间隙、脑神经麻痹(特别是后组脑神经)和颅底骨破坏等,都影响预后。颈部淋巴结越大、固定、部位越低,控制率越低,远处转移率越高,预后越差。

3. 病理类型 低分化鳞癌预后较好。未分化癌易远处转移,疗效差。中高分化鳞癌及腺癌放射敏感性差,预后欠佳。

4. 治疗方法 根据肿瘤期别进行分层综合治疗,能提高疗效。5年生存率Ⅰ期可达95%,Ⅱ期为80%,Ⅲ期为61%,Ⅳ期仅为35%。超分割或加速超分割照射方法、调强适形放疗、腔内照射的补量与化疗的综合治疗等均能提高局部控制率。

5. 其他 常规放疗设野不规范、精确放疗未能以规范的MRI检查为靶区勾画基础、放射治疗科医师阅片能力欠缺、放射治疗计划个体化不足都可能导致肿瘤复发。

十三、进 展

由于计算机技术的长足发展,精确放射治疗技术的进展也突飞猛进。图像引导下的放射治疗(IGRT)通过在加速器上增加影像获得装置Cone-beam CT(CBCT)来获得照射范围内的靶区和周围正常组织的结构图像,将这一图像与治疗计划的图像进行比较和调整,并将调整结果发送给智能治疗床。而后通过跟踪放置在患者体表的标记,可以实时对患者微小体位变化进行在线校正,从而大大提高投照精度。

断层放射治疗(tomotherapy)是另外一种全新的精确放射治疗技术,它通过类似于螺旋CT的设计,在治疗头旋转中完成对肿瘤的精确放射治疗。将功能影像(如PET/CT)和普通影像(CT、MRI)融合,可提高判断肿瘤范围和转移淋巴结的准确率,从而提高靶区勾画的准确性。这种影像融合软件已经在国外得到广泛使用。

另一种功能影像技术定位于发现肿瘤内部的乏氧区域,由于乏氧区域对放射治疗抗拒,临床上就可根据乏氧情况来确定处方剂量。但这种技术目前仍停留在临床前研究阶段。

放射治疗联合分子靶向药物治疗在包括鼻咽癌在内的头颈部鳞癌中应用,已经有了较为充分的理论和实践依据。这些分子靶向药物中研究较多,疗效较为肯定的有:以EGFR为靶点设计的西妥昔单抗(C225)和尼妥珠单抗。研究表明,放射治疗联合C225治疗头颈部鳞癌的疗效显著优于单纯放疗,3年总生存率提高10%,无进展生存率提高9%。针对血管内皮生长因子(VEGF)的分子靶向药物也已问世,并在一些肿瘤中得到应用,但其在鼻咽癌治疗中的有效性仍有待进一步研究。

(许建华 张宜勤)

Summary

The unusual epidemiologic and natural history features of Nasopharyngeal carcinoma（NPC）include a remarkable tendency toward early regional and distant dissemination.

NPC also is extremely sensitive to radiotherapy and cytotoxic chemotherapy. malignant neoplasms of the nasopharynx are primarily epithelial, with the presence of keratin associated with a poorer prognosis. About one-third of patients present with a neck mass without other complaints, and about 70% to 75% of patients have enlarged neck nodes at presentation. Other common complaints are epistaxis, nasal stuffiness, headache, or hearing loss（generally unilateral）. The tumor can spread laterally and superiorly to cause bony destruction of the base of the skull. Frequently, there are cranial nerve findings, with the sixth nerve being most commonly involved.

第二节　鼻腔及副鼻窦肿瘤

一、概　　述

鼻腔及副鼻窦癌是指原发于鼻腔、上颌窦、蝶窦和筛窦的上皮源性恶性肿瘤。此外,尚有少部分为非上皮来源的恶性肿瘤,前者占80%,后者占20%。鼻腔及副鼻窦癌占全身恶性肿瘤的0.5%～2%,占头颈部肿瘤的10%。其中,以鼻腔癌发病率最高,占47.9%～55.3%;其次为上颌窦癌,占34.1%～40.3%。高发年龄段为50～60岁,男性发病率显著高于女性,男女比例约为2∶1。在我国,鼻腔及副鼻窦肿瘤发病率无地域差异。

二、病因学与发病机制

鼻腔及副鼻窦肿瘤的具体病因仍不明确,但可能与以下因素有关:①粉尘的工作环境;②长期接触金属,如(镍、铬、钍、镭)、皮革、纺织品纤维及某些化工气体;③EB病毒感染、长期慢性鼻腔副鼻窦炎症等;④长期吸鼻烟史。

三、病　理　学

鼻腔及副鼻窦肿瘤包括:鳞癌、腺癌、肉瘤、嗅母细胞瘤、恶性黑色素瘤、内翻乳头状瘤等。

鳞癌是鼻腔、筛窦癌中最常见的病理类型,约占75%,依据分化程度的不同可分为:高分化、中分化、低分化和未分化癌,其中又以高分化鳞癌最为多见。

腺癌分为低度恶性和高度恶性。乳头状腺癌为低度恶性。腺泡细胞癌、黏液表皮样癌和腺样囊性癌均来源于鼻腔和副鼻窦的小涎腺上皮,小涎腺来源的恶性肿瘤占鼻腔鼻窦癌的10%～15%,其中又以腺样囊性癌多见。腺样囊性癌好发于鼻腔上部,容易向周围组织浸润,也可能出现沿神经鞘蔓延到远隔部位。

鼻腔的纤维肉瘤一般好发于鼻甲,胚胎横纹肌肉瘤也可能发生于鼻腔,但发生率低。血管肉瘤可能发生于上颌窦。头颈部放射治疗后若干年后出现的上颌窦占位,要考虑上颌窦肉瘤可能,认为与放射线致癌有关。

鼻腔的黏膜也可能发生恶性黑色素瘤,多发生于鼻中隔、中下鼻甲。

鼻腔内翻乳头状瘤是良性肿瘤,但具有恶性生物学行为,易向周围组织侵犯,骨破坏也常见。好发于鼻腔外侧壁和中鼻甲;鼻窦中以筛窦多见,常为多中心、弥漫生长,手术不易切净而复发率极高。

四、临床表现

鼻腔、筛窦肿瘤早期症状不明显,有时有血涕或鼻腔出血,开始为一侧,后期为双侧,一般无回吸性血涕,伴有鼻腔感染时有脓血涕。肿瘤生长到一定程度后患者可出现鼻塞、嗅觉减退、鼻腔臭味等。肿瘤进一步发展可出现鼻外形改变。如肿瘤堵塞鼻泪管,可能出现溢泪。堵塞上颌窦开口时合并有相应一侧的上颌窦炎。肿瘤经纸样板侵入眼眶后可出现眼球移位、复视、突眼等,侵及眶尖区可累及视神经和动眼神经,出现相应症状。如鼻腔肿瘤向下侵犯可侵犯硬腭、软腭,晚期患者可在口腔内查见肿瘤。

上颌窦肿瘤侵犯上颌窦的内侧板进入鼻腔,可出现类似鼻腔肿瘤的症状:涕血、鼻出血、鼻塞等,这时将难以区分肿瘤究竟是起源于鼻腔还是上颌窦,但两者在治疗上无差异。上颌窦癌侵犯底壁可出现牙痛甚至牙齿脱落,此时应做全面检查,避免误诊为口腔科疾病。上颌窦癌侵犯前壁可出现面部隆起、疼痛,重者眶下皮肤亦有侵犯。如侵及眶下神经,将导致局部皮肤麻木。上颌窦癌侵犯顶壁可出现眼球移位、复视、突眼等,侵及眶尖区可累及视神经和动眼神经,出现相应神经症状。上颌窦癌向外侵犯颞下窝,并可由此侵犯鼻咽、颅底;一般伴有头痛、耳鸣。肿瘤向后穿破上颌窦后壁可达翼腭窝及翼内外肌,由此可沿三叉神经上颌支经圆孔侵犯海绵窦,引起相关症状;也可直接侵犯翼内外肌,导致张口困难。

早期鼻腔、筛窦、上颌窦的肿瘤,特别是高分化肿瘤,其颈部淋巴结转移率较低,为 $3.3\% \sim 26.0\%$。但局部晚期患者及肿瘤分化差者出现颈部淋巴结转移也很常见,转移的淋巴结多分布于上颈和颌下。研究表明,局部晚期的上颌窦癌颈部淋巴结转移率为 $28.9\% \sim 33.0\%$。

五、影像学与相关检查

建议治疗前先行增强 CT 或增强 MRI 检查。扫描部位上界应包括全部颅底,下界应至少包括颌下区域,以便了解肿瘤的局部侵犯情况和颈部淋巴结转移情况。其他检查包括病理学检查、血、尿、粪、生化、心电图、腹部超声检查。

六、诊断与鉴别诊断

一般而言,通过询问病史并做详细的五官科检查,辅以 CT 或 MRI,诊断鼻腔及副鼻窦肿瘤并不困难。需要注意的是,在明确占位后应尽快行活组织病理学检查,必要时还应行免疫组化,以便早期诊断、早期治疗。需要鉴别诊断的疾病包括鼻腔 NK/T 淋巴瘤、鼻咽癌侵犯鼻腔、鼻腔恶性肉芽肿、鼻腔息肉、鼻甲肥厚等。

七、临床分期

目前国内采用 UICC/AJCC 2002 年第 6 版的分期标准。由于鼻腔癌与筛窦癌的原发部位在临床上较难区分,该系统对鼻腔癌与筛窦癌共用一个 T 分期标准;上颌窦癌则独立用一个 T 分期标准。其余的 N 和 M 以及临床分期则不管鼻腔癌还是鼻窦癌均相同,描述如表 10-2-1 所示。

表 10-2-1 上颌窦肿瘤、鼻腔癌及筛窦癌临床分期标准

上颌窦肿瘤 TNM 分期	鼻腔癌及筛窦癌 TNM 分期
原发肿瘤（T）	原发肿瘤(T)
T_1 肿瘤局限于上颌窦黏膜,无骨质侵蚀或破坏	T_1 肿瘤局限于鼻腔或筛窦的一个亚单位,有或者无骨质破坏
T_2 肿瘤导致骨侵蚀或破坏,包括侵入硬腭及(或)中鼻道,除外侵犯上颌窦后壁和翼板	T_2 肿瘤侵犯一个部位的两个亚区,或侵犯鼻腔筛窦的一个相邻结构
T_3 肿瘤侵犯下列任何一个部位:上颌窦后壁骨质、皮下组织、眼眶底壁或内侧壁、翼腭窝、筛窦	T_3 肿瘤侵犯眼眶底壁或内侧壁、上颌窦、上腭或筛板
T_{4a} 肿瘤侵犯下列任何一个部位:眼眶前部内容物、颊部皮肤、翼板、颞下窝、筛板、蝶窦或额窦	T_{4a} 肿瘤侵犯下列任何一个组织结构:眼眶前部内容物、鼻或颊部皮肤、稍侵及前颅窝、翼板、蝶窦或额窦
T_{4b} 肿瘤侵犯下列任何一个部位:眶尖、硬脑膜、脑、颅中窝、除三叉神经上颌支(V_2)以外的脑神经、鼻咽部或斜坡	T_{4b} 肿瘤侵犯下列任何一个组织结构:眶尖、硬脑膜、脑、颅中窝、除三叉神经上颌支(V_2)以外的脑神经、鼻咽或斜坡
区域淋巴结(N)	
N_0 无淋巴结转移	
N_1 同侧单个淋巴结转移,最大径≤3cm	
N_{2a} 同侧单个淋巴结转移,最大径>3cm,但≤6cm	
N_{2b} 同侧多个淋巴结转移,最大径≤6cm	
N_{2c} 双侧或对侧淋巴结转移,最大径≤6cm	
N_3 淋巴结转移,最大径>6cm	
远处转移(M)	
M_0 无远处转移	
M_1 有远处转移	
临床分期:	
I 期 $T_1 N_0 M_0$	
II 期 $T_2 N_0 M_0$	
III 期 $T_3 N_0 M_0$,$T_{1\sim3} N_1 M_0$	
IVa 期 $T_{4a} N_{0\sim1} M_0$,$T_{1\sim4a} N_2 M_0$	
IVb 期 $T_{4b} N_{0\sim3} M_0$,$T_{1\sim4} N_3 M_0$	
IVc 期 $T_{1\sim4} N_{0\sim3} M_1$	

八、治　疗

（一）治疗原则

多学科综合治疗是鼻腔和副鼻窦肿瘤最主要的治疗模式。包括术前放疗和(或)化疗+手术、手术+术后放疗和(或)化疗、同步放化疗等模式。对于头颈部鳞癌,研究表明放射治疗联合分子靶向药物治疗可取得比单纯放疗更好的疗效。

单纯手术适用于组织学分化好,早期鼻腔肿瘤或者拒绝放射治疗者。

单纯放疗或同步放化疗一般适用于组织学类型为分化差、伴有淋巴结转移者,或有手术禁忌者。

一般而言,鼻腔及副鼻窦肿瘤都适合做术前计划性放疗。一般术前放疗剂量为 DT50 ~ 60Gy,常规分割。需要注意的是,在放射治疗过程中需要密切观察肿瘤对放射治疗的反应,如肿瘤退缩理想可由术前放疗改为根治性放疗,以达到保留器官功能及美容的要求。如剂量达 DT50Gy 左右,肿瘤退缩仍不理想,则按计划在完成术前放疗后行手术治疗,放疗与手术的时间间隔不超过 4 周。

鼻腔、副鼻窦肿瘤术后放射治疗的适应证包括:①手术切缘阳性或安全边界不足;②按良性肿瘤手术原则处理,术后病理学检查证实为恶性的患者;③侵袭性强、分化差的肿瘤;④T₃、T₄ 病例或有区域淋巴结转移者;⑤多次手术后复发者。另外,对于浸润性强且放疗不敏感的肿瘤,如腺样囊性癌,应先考虑手术,而后根据术前、术后影像学表现确定术后放射治疗的范围和剂量。在一些特殊的情况下,如肿瘤出血量大或者肿瘤压迫影响进食、通气,此时应先行手术,解除相关症状,而后才考虑放化疗。

对于晚期、组织学分化差、脉管内见癌栓的肿瘤可考虑化疗,化疗可与手术、放疗联合。但化疗不能单独用来治疗鼻腔、副鼻窦肿瘤。

(二)放射治疗

1. 常规放射治疗设野　患者取仰卧位,含口塞,采用热塑面膜固定头颈部。由于鼻腔和副鼻窦相互邻近,肿瘤极易侵犯邻近结构,就诊时往往多结构已受侵犯,临床难以区分具体原发部位。因此开始照射野不宜过小。可根据肿瘤累及的范围及病理类型设计适合的照射野。一般以面前野为主,在照射 DT45 ~ 50Gy 后改为侧野或电子束加量。具体设野如下:

(1)面前矩形野及"L"形野:病变位于一侧鼻腔和筛窦而未侵犯上颌窦者,可用面前单个矩形野。照射野包括患侧鼻腔、筛窦,健侧过中线 1 ~ 2cm;如有患侧上颌窦内侧壁受侵,则改为"L"形野,包括患侧上颌窦内壁或全上颌窦,上界达眉弓,下界达硬腭下缘水平(图 10-2-1)。

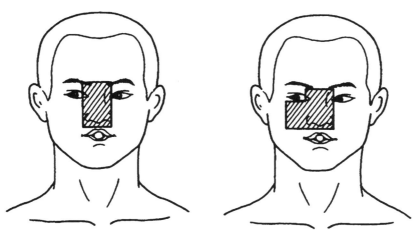

图 10-2-1　鼻腔筛窦肿瘤累及同侧上颌窦照射野

（2）面前"凸"字形野：适用于肿瘤侵犯鼻中隔、对侧鼻腔或双侧上颌窦者（图10-2-2）。

（3）面前"□"形大野：适用于病变已广泛累及上颌窦、颅底、眼眶或有突眼者。

（4）采用楔形滤板的正、侧矩形野：主要适用于病变靠后、侵及鼻咽和眶后者，可使剂量分布均匀并提高后组筛窦的剂量（图10-2-3）。

（5）颈部照射野：以往颈部无淋巴结转移，一般不做预防性照射。近年来有研究证实，选择性颈部淋巴结预防性照射后，颈部淋巴结的转移率明显下降。因此，建议对局部晚期患者及分化程度差的鼻腔、副鼻窦肿瘤做颈部预防性照射（图10-2-4）。

2. 调强放射治疗　调强放射治疗的靶区确定可参考常规放疗照射的范围。采用调强放射治疗可以更好地保

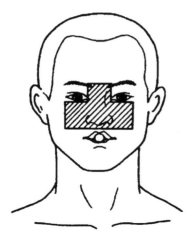

图10-2-2　鼻腔肿瘤侵犯鼻中隔、对侧鼻腔或双侧上颌窦照射野

护晶状体、眼球、视神经、脑干、脊髓等重要器官，但在局部控制率上并无显著优势。

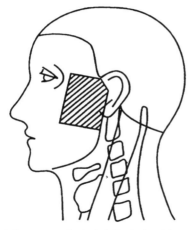

图10-2-3　鼻腔肿瘤靠后、侵及鼻咽和眶后照射野

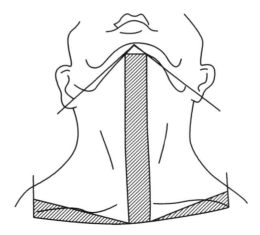

图10-2-4　颈部预防照射

3. 射线能量和剂量　一般采用6MVX线照射，6～15MeV的电子线作为补充。根治剂量一般为DT70Gy/7周，亚临床病灶和术前放射治疗剂量一般为DT50～60Gy/（5～6）周。术后放疗剂量则应根据手术记录和术后病理情况，剂量一般在DT60～70Gy/（6～7）周。

4. 放射治疗的并发症和后遗症　对于面部肿瘤，除了控制肿瘤外，还面临着功能保留和美容问题。手术可能带来面部畸形、毁容、完全失明、出血、感染等。放射治疗可能导致中枢神经系统损伤、视神经损伤、放射性白内障、角膜损伤、中耳炎、慢性副鼻窦炎。少数长期存活患者可能出现放射性致癌。上述情况在治疗开始前应当与患者本人及家属充分沟通，取得理解同意后方可开始治疗。

放射治疗前还应先行上颌窦开窗术及口腔处理，包括拔除残根、修补龋齿等。

（三）化学治疗

可考虑铂类为基础的联合化疗方案,如 PF、TPF 方案等。如患者不能耐受多药联合方案化疗,也可采用铂类或紫杉醇单药与放射治疗联合。需要注意的是,化疗不能单独用来治疗鼻腔及副鼻窦肿瘤,而必须与放射治疗或者手术联合。

九、预后及影响因素

早期病例单纯放疗和单纯手术治疗疗效相当,5 年生存率分别为 65.1% 和 75.0% 。但鼻腔及副鼻窦肿瘤早期症状不明显,就诊时多为局部晚期,此时肿瘤往往有周边重要结构浸润,手术治疗难度大,如广泛切除将对器官功能产生严重影响,患者生活质量大大下降。

综合治疗可明显降低局部复发率和淋巴结转移率,提高局部控制率和生存率,同时最大程度地保留器官功能和美容要求。研究表明,采用综合治疗模式的患者有更高的 5 年生存率。中国医学科学院肿瘤医院对采用不同治疗方法的 231 例鼻腔癌和副鼻窦癌患者作了研究,结果:术前放疗+手术治疗的 5 年生存率达 61.9% ,手术+术后放疗的 5 年生存率为 75.0% ,单纯放射治疗的 5 年生存率仅为 34.1% 。原发性鼻腔癌不同治疗模式的 5 年生存率为:单纯放疗为 33.7% ~ 38.3% ,术前放疗+手术为 57.1% ~ 76% ,手术+术后放疗为 61.5% 。

鼻腔、副鼻窦的腺样囊性癌,单纯放疗与综合治疗的 5 年生存率相似(80.3% ,80%)。

鼻腔嗅母细胞瘤 5 年总生存率为 60.7% ,手术+术后放疗的模式优于单纯放疗。颈部无淋巴结转移者预后显著优于有淋巴结转移者,年龄小于 30 岁者远处转移率高,预后差。

鼻腔和副鼻窦的恶性黑色素瘤首选手术治疗,由于术后复发率高,应配合术后大分割放疗和生物治疗。

鼻腔内翻乳头状瘤治疗首选手术,但术后极易复发,多次复发后易恶变,故可采用手术+术后放疗的综合治疗模式。术后放射治疗可显著降低局部复发率或延缓复发时间。

（许建华　张宜勤）

Summary

The four most common malignant histologies of the paranasal sinuses are SCC, sinonasal undifferentiated carcinoma （SNUC）, neuroendocrine carcinoma, and esthesioneuroblastoma （often referred to as olfactory neuroblastoma）. Cancer of the nose and paranasal sinuses is relatively rare. The diagnosis of nose and paranasal sinus cancers is made by having a high index of suspicion in a patient who presents with nasal airway obstruction and a nasal mass. Key to this is a thorough endoscopic or fiberoptic examination of the entire nasal cavity to rule out benign disease such as nasal polyposis or uncomplicated acute or chronic sinusitis. Biopsy is indicated when a mass is found.

第三节　喉　　癌

一、概　　述

喉癌（carcinoma of the larynx）是头颈部常见的恶性肿瘤，其发病率有地区、种族、性别、年龄的差异。喉癌的发生率有逐年上升趋势。目前病因尚未完全阐明，可能为多种因素综合作用所致，其中吸烟与喉癌发生的病因关系最为密切。喉癌病理类型以鳞状细胞癌最为多见，其他少见的有腺癌、基底细胞癌、恶性淋巴瘤、肉瘤等。

目前对喉癌的诊断和治疗研究都引入了先进的科学手段，随着 CT、MRI、喉部 CT 三维成像重建、喉造影等技术的发展，从形态学上为喉癌的诊断和治疗提供了重要的资料，但病理诊断仍为喉癌的确诊依据。对以手术、放疗为主，辅以化疗、基因、生物、分子靶向、中医中药等的综合治疗手段渐已达成共识。根据肿瘤发生的部位、临床分期、病理类型及患者的个体情况进行综合评估，制订治疗方案以期达到最佳治疗目的。

二、生 理 解 剖

喉位于颈前正中上方，舌骨之下，上通喉咽腔，下接气管。其外有肌肉和韧带连接，使之固定于舌骨；内有黏膜被覆，和咽腔及气管黏膜相连续。具有呼吸、发声、保护、吞咽等重要生理功能。

（一）喉的分界

1. 上界　舌骨会厌韧带、会厌尖、两侧构会厌皱襞、两侧构状软骨区。

2. 下界　环状软骨下缘。

3. 前界　甲状舌骨膜、甲状软骨前部、环甲膜、环状软骨弓。

4. 后界　构间区、环状软骨板。

5. 外侧界　两侧会厌软骨外缘、构会厌皱襞、甲状软骨板的前半部、梨状窝内壁黏膜。

舌骨会厌韧带上面被覆黏膜，即为会厌谷，和会厌舌面相续。会厌舌面为喉声门上区的一部分，而会厌谷属喉外。

（二）喉腔

喉腔是由喉支架围成的管状空腔，上与喉咽腔相通，下和气管相连。一般将喉腔分为声门上区、声门区和声门下区。

1. 声门上区　为声带上缘以上的喉腔，包括会厌喉面、两侧构会厌皱襞、两侧构状软骨区、两侧室带和两侧喉室，是喉腔中面积最大、解剖部位最多的分区。

2. 声门区　为喉腔中段部分，面积最小，部位亦少，然而却是喉腔最重要的区域。声门区包括两侧声带、前联合和后联合。

3. 声门下区　为喉腔之最下部分，位于声带下缘和环状软骨下缘之间，为上窄下宽的圆锥状管腔。

（三）喉的间隙

喉有三个间隙,这些间隙和喉癌的局部扩展有着密切关系。

1. 会厌前间隙　此间隙形如倒置的锥体,上宽下窄,位于会厌之前,间隙内充满脂肪组织,会厌软骨下部有多个穿行血管和神经的小孔和会厌前间隙相通,故会厌癌时易循这些小孔向该间隙扩展。

2. 声门旁间隙　左右各一,位于甲状软骨翼板内膜和甲杓肌之间,上和会厌前间隙相通,该间隙狭长,上通会厌前间隙,下达三角形膜。声门上癌常通过会厌前间隙发展到声门旁间隙,再经声门旁间隙发展到声门区。跨声门癌亦易向深层浸润侵及此间隙。

3. 任克间隙　是潜在性的微小间隙,左右各一,位于声带游离缘上皮下层和声韧带之间,占声带游离缘之全长。正常时该间隙难以辨认,炎症时上皮下层水肿,该间隙扩大。声带息肉即形成于此。

4. 喉的软骨　构成喉支架的软骨共有11块:单个的有甲状软骨、环状软骨、会厌软骨;成对的有杓状软骨、小角软骨、楔状软骨;此外有籽状软骨及麦粒软骨。喉软骨有两对关节:①环甲关节,由甲状软骨下角内侧面的关节面与环状软骨弓板相接处外侧的关节面构成。②环杓关节,由环状软骨板上部的关节面与杓状软骨底部的关节面构成。

5. 喉的弹性膜及韧带　喉的弹性膜为宽阔的弹力纤维组织,被喉室分为上下两部分:上部为方形膜(四边形膜);下部为三角形膜,也称弹力圆锥。

（1）方形膜:起自会厌软骨外缘,方形膜的上缘和下缘均游离增厚形成韧带,上为杓会厌韧带,其表面被覆黏膜而形成杓会厌襞;下缘为室韧带,其表面亦被覆黏膜面形成室带,又称假声带。整个方形膜外面有黏膜覆盖,构成梨状窝内壁的上部。

（2）三角形膜:又称弹力圆锥,为一坚韧而具弹性的结缔组织膜,其上缘游离,而下缘则附着于环状软骨,游离的上缘亦增厚形成韧带,称声韧带,下缘附着于环状软骨上缘。三角形膜的前部附着于甲状软骨下缘和环状软骨弓之间,称环甲膜;其中央部分增厚,称环甲膜中韧带。

（3）甲状舌骨膜:为联系舌骨与甲状软骨上缘的弹性纤维组织薄膜,膜的中央部分增厚形成甲状舌骨中韧带,两侧较薄,有喉上神经喉内支及喉上动脉、静脉经此膜入喉。

6. 喉的肌肉　喉的肌肉分喉内肌和喉外肌,除杓横肌以外,其他均为成对肌。喉内肌司声带的开闭、弛张和会厌的活动;喉外肌使喉固定于舌骨等周围组织,司喉的升或降。喉外肌在喉外科手术中占有更重要的作用,它以舌骨为中心分为舌骨上肌群和舌骨下肌群。

三、流 行 病 学

据北美及欧洲流行病学研究显示喉癌发病率为(7.0～16.2)/10万人。而我国部分省市的发病率为(1.5～3.4)/10万人。喉癌占全身恶性肿瘤2.57%,占头颈恶性肿瘤6.37%。据世界各地报道,近年喉癌发病率处于明显上升趋势。喉癌有很大的地域、性别和年龄差异。

（一）地域差异

20世纪80年代中期,通过对160个地区的人口调查,喉癌在全世界的高发地区是意大利瓦雷泽、巴西圣保罗和印度孟买等地区;亚高发区是波兰华沙、法国和西班牙的部分地区。我国东北地区的喉癌发病率远高于其他地区,城市高于农村,重工业城市高于轻工业城市。

(二)性别差异与年龄分布

世界各地喉癌发病率均为男性显著高于女性,男:女约为 10:1。不同地区性别差异很大,相差最悬殊的是意大利瓦雷泽地区,男:女约为 30:1。我国东北地区女性发病率相对较高,男:女约为 2:1,可能与东北女性吸烟者较多有关。

喉癌发病多在 40 岁以上,以 50~70 岁的发病率最高。

四、病因与发病机制

喉癌病因与发病机制尚未完全明了,其发生、发展可能与多种因素协同作用于敏感个体有关。

(一)吸烟

吸烟与喉癌发生有密切关系,据统计约 95% 的喉癌患者有长期吸烟史,吸烟者患喉癌的危险度是非吸烟者的 3~39 倍。烟草燃烧后产生的苯丙芘可使呼吸道黏膜充血、水肿、上皮增生及鳞状上皮化生、纤毛运动停止或迟缓而致癌。

(二)饮酒

流行病学调查结果显示饮酒与喉癌的发生有一定的相关性。其致癌作用强度远低于吸烟、饮酒者患喉癌的危险度是非饮酒者的 1.5~4.4 倍。吸烟同时又饮酒对患喉癌的危险度起协同作用。据报道重度吸烟并饮酒者患喉癌的危险度是单纯吸烟者和单纯饮酒者之和的 1.5 倍。

(三)病毒感染

近年研究表明人乳头状瘤病毒(HPV)与喉癌、口咽癌的发病关系密切。

(四)环境因素与空气污染

多种环境因素如亚硝胺、多环芳香烃等有机化合物,二氧化硫、石棉、金属、粉尘以及烷化物、芥子气等可导致喉癌发生。

空气污染与喉癌的相关性存在不同的观点,我国辽宁省喉癌流行病学调查表明:空气污染严重的城市喉癌发病率高,城市居民发病率高于农村居民。

(五)性激素及其受体

研究表明喉癌可能和体内某些雄性激素水平及其受体相关,喉癌发病率男性明显高于女性,而喉癌患者雄激素水平相对升高,雌激素水平下降,喉癌组织雄激素受体明显少于正常喉组织,这表明喉癌组织逐渐失去了表达雄激素的能力。

（六）微量元素缺乏

喉癌患者体内某些微量元素,如 Zn、Se 明显低于正常人,Cu 和 Cu/Zn 的比值明显高于正常人引起酶的活性和功能发生改变,进而影响细胞的分裂和增殖导致基因突变而致癌。

（七）遗传因素

吸烟致喉癌发生与体内芳烃羟化酶的诱导力有关,此酶的诱导力受遗传因素的控制,故遗传因素可能与喉癌的发生有一定的关系。

（八）癌基因学说

在喉癌细胞癌变的过程中,细胞周期中的多种调节因子参与细胞的癌变。癌基因的激活和抑癌基因的失活是细胞癌变的分子基础。近年报道抑癌基因 $p53$ 的主要功能是抑制细胞增殖,诱导细胞凋亡,它的失活对肿瘤形成起重要作用。而 CyclinD$_1$ 已成为癌基因研究的热点,它也存在于喉癌组织中,并且在喉癌的发生发展过程中起重要作用,它与肿瘤的恶性程度密切相关。

五、病　　理

原发性喉恶性肿瘤以鳞状细胞癌最为多见,占 93%~99%。其他少见的有腺癌、基底细胞癌、恶性淋巴瘤、肉瘤等。

（一）癌前病变及癌

Kambic 根据 2700 例病理活检资料和随访,将喉黏膜增生性病按发病程度分为四型:①单纯增生,主要是棘细胞增厚,基底细胞层无变化;②异常增生,基底层增厚,基底细胞延伸到上皮中层,无病理异型性出现;③不典型增生,包括细胞的不典型增生到原位癌的各种病变;④原位癌和浸润癌。

（二）生长形态

喉癌早期病变仅局限于上皮层,基底膜完整,癌突破基底膜可在固有层内形成浸润癌巢。喉癌的大体形态分为以下四型:

1. **浸润型**　肿瘤外突不明显,深层浸润为主,边缘不整齐,多有溃疡形成。
2. **菜花型**　肿瘤主要外突生长,呈菜花状,深层浸润较浸润型轻。
3. **包块型**　肿瘤为不规则隆起,呈球状,多有完整的被膜,很少形成溃疡。
4. **混合型**　兼有溃疡和菜花状外观凹凸不平浸润较深。

六、发生部位与扩散转移

喉癌发生于喉黏膜,外有喉软骨、弹性膜、韧带等包裹而形成阻碍屏障。喉的发生来源于两个胚基,胚胎发生的差异可能在组织学上使声门上区和声门下区之间自然形成阻碍癌组织扩散的屏障。声带的血管走行和声带的长轴平行至声门癌易沿声带长轴向前后扩展,不易上下扩展。

（一）发生部位与扩散

喉癌按发生部位不同分为声门上区癌（supraglottic carcinoma）、声门区癌（glottic carcinoma）和声门下区癌（subglottic carcinoma）。

1. 声门上区癌 声门上区癌的发病率仅次于声门区癌，但在我国东北地区以声门上区癌发病率最高，肿瘤大多原发于会厌喉面，向前侵犯会厌前间隙、会厌谷、舌根；杓会厌襞癌向外侵犯梨状窝，喉咽侧壁。

2. 声门区癌 最多见，它易向前侵犯前联合及对侧声带或侵犯甲状软骨到颈前软组织。

3. 声门下区癌 极少见，但肿瘤可向上侵犯声带向下侵犯至气管外，向前可破坏环甲膜至颈前肌，向后累及食管前壁。

4. 跨声门癌（transglottic carcinoma） 指原发于喉室的癌瘤，跨越两个解剖区域，较隐蔽而不易发现。该型癌尚有争议，UICC 尚未确认。

（二）淋巴转移

影响喉癌的淋巴转移因素有：肿瘤的原发部位、临床分期、细胞分化程度和患者对肿瘤的免疫力等。肿瘤的分化程度差，患者对肿瘤的免疫力低越易转移。声门上区淋巴管丰富，肿瘤分化程度较低，故此区恶性肿瘤易发生淋巴转移。通常淋巴转移部位在同侧颈深上淋巴结群，其中以颈总动脉分支部位最高。病变超过喉腔中线可出现对侧及双侧淋巴转移。

声门区淋巴管稀少，肿瘤分化程度较高，早期很少发生转移，晚期一般转移至颈前和气管旁淋巴结群。

声门下区淋巴管分布较丰富，可转移至喉前、气管前、颈深下淋巴结群。

（三）血行转移

少数晚期患者癌瘤可随血液循环转移至肺、肝、骨、肾等。

七、临床表现

（一）声门上癌

大多原发于会厌根部喉面，早期多无症状，偶有喉异物感吞咽不适等非特异性症状，常被人忽视。当肿瘤发展到一定程度时可出现以下症状：

1. 咽喉疼痛 肿瘤向深层浸润或出现溃疡时，早期疼痛出现在吞咽时，进而疼痛发展为持续性，可向同侧耳部放射。

2. 声嘶 肿瘤侵犯杓状软骨、声门旁间隙或累及喉返神经所致，是患者就诊的主要原因之一。

3. 其他 呼吸、吞咽困难、咳嗽、痰中带血、喉部膨满以及颈部肿块均为喉癌的晚期症状。

（二）声门癌

发生于声带的癌瘤，较早出现声嘶等症状。

1. 声嘶 是声门癌的首发症状，早期易认为是"感冒"或"喉炎"而误诊，喉癌声嘶为粗涩感、进行性加重。凡40岁以上，特别是男性有吸烟史者经治疗4周以上无好转并进行性加重持续声音嘶哑者应警惕喉癌的可能。

2. 呼吸困难 为声门癌的另一常见症状，其原因为肿瘤影响声带运动和肿瘤组织堵塞声门所致。

3. 其他 晚期可有喉痛、痰中带血或颈淋巴转移至颈部肿物，破坏甲状软骨、环甲膜而出现喉前肿物。

（三）声门下癌

位于声带下缘至环状软骨下缘以上部位的恶性肿瘤，为喉癌中少见的癌。其位置隐蔽早期症状不明显，当肿瘤发展到相关程度，可出现声嘶、痰中带血、颈部肿物、呼吸困难。声门下癌以呼吸困难为首发症状来就诊多见。

八、检 查

（一）一般检查

一般检查包括视诊、听诊、触诊等检查。首先视诊患者的表情、营养状况、呼吸、喉的轮廓、颈部有无肿块等。听诊患者有无痰鸣、声嘶。触摸喉的轮廓，甲状软骨切迹之上是否膨隆、双侧颈部有无淋巴结肿大。

（二）喉镜检查

喉镜检查包括间接喉镜、直接喉镜、纤维喉镜、显微喉镜等检查。从喉腔里面看喉黏膜有无异常，特别应注意会厌喉面、前联合、喉室、声门下区等比较隐蔽的部位。

（三）影像学检查

影像学检查包括喉侧位X线平片、喉造影、喉CT、MRI以及喉CT三维成像重建等以判定肿瘤部位和深层浸润的范围、邻近气管受侵及淋巴结转移的情况。

（四）病理学检查

1. 细胞学检查 脱落细胞及细针穿刺细胞学检查是常用的方法，阳性率可达90%左右，但不能作为诊断的最后依据。

2. 组织病理检查 常在喉镜下钳取肿瘤组织送病理检查，其阳性结果是诊断喉癌的依据，但阴性结果不能完全排除喉癌的诊断，应综合多因素决定是否再取活检。

九、诊断与鉴别诊断

(一) 诊断

年龄 40 岁以上,有吸烟史,特别是男性出现不明原因声嘶或喉部不适、喉异物感者应在间接、直接喉镜下仔细检查,对可疑病变取活检明确诊断;以颈部肿大淋巴结来就诊的患者不能忽视喉癌的可能,特别是肿大淋巴结经穿刺细胞学提示为鳞状细胞癌者应仔细检查喉、鼻咽等部位。喉影像学检查有助于了解肿瘤浸润范围、与邻近组织关系及颈淋巴结肿大的情况。原发灶病理检查阳性结果是确定喉癌诊断的依据。

(二) 鉴别诊断

1. 喉结核　主要症状为喉痛、声嘶,常继发于肺结核。喉镜下见喉黏膜苍白水肿,广泛浅表溃疡位于会厌、杓会厌襞。痰结核杆菌检查有助于鉴别诊断,组织学检查为确诊依据。

2. 喉乳头状瘤　主要表现为声嘶、肿瘤常单发,也可多发,外观呈乳头状、淡红或灰白色限于黏膜表层,不引起声带运动障碍,组织学检查为确诊依据。

3. 喉角化症　中年男性多见,长期声嘶,喉镜下见声带游离缘呈白色或粉红色斑块,边界较清,不引起声带运动障碍,有癌变倾向。

4. 喉梅毒　有声嘶、喉痛轻,喉镜下见病变多见于喉前部,黏膜呈梅毒瘤继而溃烂,愈合后瘢痕收缩粘连致喉畸形。患者有性病史,血清学检查及喉部活检可确诊。

5. 喉淀粉样变　主要表现为声嘶,为一种良性真性肿物,表面光滑,常位于声带、喉室、声门下区,可引起声带运动障碍,病理检查确诊。

十、临　床　分　期

根据肿瘤生长部位、范围和扩散转移的程度,按国际抗癌协会(UICC)2002 年 TNM 分类标准(表 10-3-1):

表 10-3-1　喉癌的临床分期

TNM 分期

原发肿瘤(T)

T_X　原发肿瘤不能估计

T_0　无原发肿瘤证据

T_{is}　原位癌

1. 声门上型

T_1　肿瘤限于声门上一个亚区,声带活动正常

T_2　肿瘤侵犯声门上一个亚区以上、侵犯声门或侵犯声门上区以外(如舌根黏膜会厌谷、梨状窝内壁黏膜),无喉固定

T_3　肿瘤限于喉内,声带固定,和(或)下列部位受侵:环后区、会厌前间隙、声门旁间隙和(或)伴有甲状软骨局灶破坏(如软骨内板)

T_{4a}　肿瘤侵透甲状软骨板和(或)侵及喉外组织,如气管,包括舌外肌在内的颈部软组织、带状肌、甲状腺、食管

T_{4b}　肿瘤侵及椎前间隙,包裹颈总动脉,或侵及纵隔结构

2. 声门型

T_1　肿瘤侵犯声带(可以侵及前联合或后联合),声带活动正常

续表

T_{1a}　肿瘤限于一侧声带

T_{1b}　肿瘤侵犯两侧声带

T_2　肿瘤侵犯声门上或声门下,和(或)声带活动受限

T_3　肿瘤局限于喉内,声带固定和(或)侵犯声门旁间隙,和(或)伴有甲状软骨灶破坏

T_{4a}　肿瘤侵透甲状软骨板或侵及喉外组织,如气管,包括舌外肌在内的颈部软组织、带状肌、甲状腺、食管

T_{4b}　肿瘤侵及椎前间隙,侵及纵隔结构,或包裹颈总动脉

3.　声门下型

T_1　肿瘤限于声门下

T_2　肿瘤侵及声带,声带活动正常或受限

T_3　肿瘤限于喉内,声带固定

T_{4a}　肿瘤侵透环状软骨或甲状软骨板,和(或)侵及喉外组织,如气管,包括舌外肌在内的颈部软组织、带状肌、甲状腺、食管

T_{4b}　肿瘤侵及椎前间隙,侵及纵隔结构,或包裹颈总动脉

区域淋巴结(N)

N_X　区域淋巴结无法评估

N_0　无区域淋巴转移

N_1　同侧单个淋巴结转移,最大径≤3cm

N_2　同侧单个淋巴结转移,最大径>3cm,但≤6cm;或同侧多个淋巴结转移,最大径均≤6cm;或双侧或对侧淋巴转移,最大径均≤6cm

N_{2a}　同侧单个淋巴结转移,最大径均>3cm,但≤6cm

N_{2b}　同侧多个淋巴结转移,最大径均≤6cm

N_{2c}　双侧或对侧淋巴结转移,最大径均≤6cm

N_3　转移淋巴结最大径>6cm

远处转移(M)

M_X　远处转移无法评估

M_0　无远处转移

M_1　有远处转移

临床分期

0 期　$T_{is}N_0M_0$

Ⅰ期　$T_1N_0M_0$

Ⅱ期　$T_2 N_0M_0$

Ⅲ期　$T_3N_0M_0$

　　　$T_1N_1M_0$

　　　$T_2N_1M_0$

　　　$T_3N_1M_0$

ⅣA 期　$T_{4a}N_0M_0$

　　　　$T_{4a}N_1M_0$

　　　　$T_1N_2M_0$

　　　　$T_2N_2M_0$

　　　　$T_3N_2M_0$

　　　　$T_{4a}N_2M_0$

ⅣB 期　T_{4b}　任何 N　M_0

　　　　任何 T　N_3　　M_0

ⅣC 期　任何 T　任何 N　M_1

十一、治　疗

（一）治疗原则

根据肿瘤生长部位、临床分期、局部及全身转移情况和患者的机体状况,结合影响愈后的各种因素进行综合评估。制订以手术、放疗为主要治疗手段,辅以化疗、基因、生物、分子靶向及中医中药等其他治疗,以期达到最佳治疗效果。早期喉癌患者经综合治疗治愈率可达75%～90%。

Ⅰ期患者手术或放疗是治愈性方法,两者效果相当,早期病变可单独选用手术或放疗,避免联合治疗。Ⅲ期、Ⅳ期患者需要多学科综合治疗。目前主要是手术加放疗,如有远处转移应以化疗为主辅以放疗或手术治疗。确保生存期和生活质量始终是决定治疗手段的关键。

（二）手术治疗

手术是治疗喉癌的主要手段,其原则是根据肿瘤和患者的自身情况(如年龄、全身情况、患者本人的意愿等)在根治性切除肿瘤的前提下尽可能保留和重建喉的功能。近年来,随着喉外科、喉显微外科的发展,保留和重建喉发声功能的术式逐渐广泛地应用于临床。而全喉切除术式有所下降。

1. 喉部分切除术

（1）喉显微激光手术:适用于早期(T_1)声门型和声门上型喉癌。

（2）喉垂直部分切除术:喉垂直部分切除术(vertical partial laryngectomy)适用于一侧声带癌接近、累及前联合或侵及喉室、室带或声门下区,而声带活动正常或受限者。手术切除范围包括患侧甲状软骨板前1/3或1/2,对侧甲状软骨前0.5cm,患侧声带、喉室、室带、声门下区、前联合或及对侧声带前0.5cm。

（3）喉额侧切除术:喉额侧切除术(frontolateral partial laryngectomy)适用于声门癌,肿瘤已从一侧声带跨过前联合到对侧声带前段,不宜行垂直半喉者。手术切除范围包括患侧全部甲状软骨翼板、患侧室带、喉室、声带、声门下组织及对侧前段甲状软骨翼板、室带、喉室、声带和声门下组织。

（4）喉声门上水平部分切除术:喉声门上水平部分切除术(horizontal supraglottic partial laryngectomy)适用于会厌、室带或杓会厌襞的声门上癌,未累及前联合、喉室或杓状软骨者。手术切除范围包括会厌、室带、喉室、杓会厌襞、会厌前间隙或部分舌根部及甲状软骨上半部。

（5）喉水平垂直部分切除术:喉水平垂直部分切除术(horizontal vertical partial laryngectomy)亦称3/4喉切除术适用于:①声门上癌侵及声门区,而一侧喉室、声带及杓状软骨正常者。②早期梨状窝癌,肿瘤较小,原发于梨状窝内侧壁,侵及同侧杓会厌襞及会厌者。手术切除范围包括全部会厌软骨、一侧室带、喉室、杓会厌襞、匀状软骨、声带、环状软骨上缘以上的声门下组织。

（6）环状软骨上喉部分切除术:环状软骨上喉部分切除术(supracricoid partial laryngectomy)主要包括环状软骨舌骨会厌固定术(CHEP)和环状软骨舌骨固定术(CHP)等术式。

前者主要适用于 T_{1b}、T_2 和部分经选择的 T_3 声门型喉癌,后者主要适用于声门上癌侵及声门区,而有一侧声带后 1/3 及杓状软骨正常者。

（7）喉近全切除术:喉近全切除术(near-total laryngectomy)主要适用于 T_3、T_4 喉癌,已不适合做上述各种喉部分切除术,而有一侧杓状软骨及残留的声带、室带、喉室、杓会厌襞和杓间区黏膜正常者。手术切除喉的大部分,利用保留的杓状软骨及一条与气管相连的喉黏膜瓣,缝合成管状,来保留患者的发音功能。

（8）术后合并症及处理

1）出血:为术后最危险而又较常见的合并症。常因术中止血不彻底所致,血液流入气管引起咳嗽加重出血,大出血可引起窒息导致死亡。防范措施:①术中彻底止血;②关闭喉腔前置入气囊或水囊压迫喉腔止血,一般在 24~48 小时抽出,避免长时间压迫引起喉腔黏膜坏死。

2）误吸:喉部分切除术后喉的括约功能暂时失控导致术后不同程度的误吸,会厌切除术后最明显,此症状为暂时性,逐渐能适应。

3）喉腔肉芽肿形成:术后缝线或缝合处肉芽组织形成常被误认为肿瘤复发,可在喉镜下钳夹咬除肉芽,待缝线脱落后肉芽自行消失。

4）呼吸道分泌物阻塞:术后分泌物黏稠,难以吸出,逐渐积聚阻塞导管,严重时出现呼吸困难。应立即更换导管,术后应进行雾化吸入避免分泌物黏稠。

5）喉腔狭窄:由于手术中喉腔黏膜不同程度地被切除,有时可导致喉腔狭窄而致拔管困难。

2. 全喉切除术　切除范围包括舌骨和全部喉结构。适应证:①肿瘤范围广,累及多个亚区,浸润程度深,颈部区域淋巴结转移及患者全身情况等不适合行部分喉切除术者;②放射治疗失败或喉部分切除术后肿瘤复发者;③T_4 期喉癌;④原发声门下喉癌;⑤喉癌放疗后放射性骨髓炎或喉部分切除术后喉功能不良难以纠正者。

术后合并症及处理如下:

1）咽瘘:为较常见的术后合并症,据统计资料估计占 7.6%~65%。产生的原因主要有:①术后伤口感染;②术中黏膜缝合欠佳;③术前放疗或气管切开影响黏膜和皮肤愈合。处理:局部换药。

2）下咽狭窄:主要由于下咽黏膜切除过多,缝合后造成狭窄。一般不需特殊处理,进食一段时间后症状自行消失。

3）肺部感染:因术中分泌物流入气道或术后患者虚弱、卧床等使气管分泌物不能充分排除而合并肺部感染。处理:术中防止血液流入气道;术后及时清除气管内分泌物;鼓励患者早下床活动、咳痰等。

3. 区域淋巴清扫术　根据癌瘤原发部位和颈淋巴结转移情况行区域淋巴清扫术。

4. 喉全切除术后功能重建及语音康复　喉全切除术后语音功能重建及康复是患者术后生活质量的关键,常用功能重建方法有以下几种:①食管发音;②人工喉和电子喉;③食管气管造瘘术。

（三）放射治疗

1. 单纯放疗的适应证　①喉癌早期病变(T_1、T_2),如声门癌局限于一侧声带,未累及前联合、声带突的病变且声带动度良好;声门上癌局限于会厌、室带、杓会厌襞一个亚区的病变。②全身情况差,不宜手术治疗的各期病例可采用姑息性放疗。

2. 术前放疗的适应证 喉癌 T_3、T_4 期或肿瘤分化程度较差的喉癌患者。术前放疗的目的是使肿瘤缩小,癌细胞活力受到抑制,以达到手术彻底切除的目的。放射剂量为 40 ~ 50Gy,放疗结束后 2 ~ 4 周手术。

3. 术后放疗的适应证 难以彻底切除的喉癌;多个颈淋巴结转移;手术切缘小于 5mm;术后病理证实切缘有肿瘤残留者。术后放疗一般不宜超过术后 2 周。

(四)化学治疗

喉癌中 98% 为鳞状细胞癌,常对化疗不太敏感,故在喉癌的治疗中不能作为首选治疗方法。近年来,喉癌化疗有了一定的进展。中晚期病例常选用化疗配合手术或放射治疗,化疗首推 DDP 为主的联合化疗方案,以 DDP+5-FU±CF 应用最为广泛。

(五)基因治疗

基因治疗是通过基因转移技术用正常基因原位置换缺陷基因,以达到治疗单基因病的目的。大量研究证明 *p53* 基因可以通过诱导肿瘤细胞凋亡而抑制肿瘤细胞的生长,从而使 *p53* 在肿瘤的基因治疗中具有良好的应用前景。

(六)分子靶向治疗

喉癌的分子靶向治疗药物常用的有:西妥昔单抗、吉非替尼、易瑞沙、贝伐单抗等。喉癌的分子靶向治疗药物与含铂类化疗方案联合应用或用于含铂类化疗方案耐药的晚期喉癌患者,都能取得明显疗效。

西妥昔单抗(Getuximab)是可口服、选择性的小分子酪氨酸激酶抑制剂,对肿瘤细胞增殖、生长、存活的信号转导通路起阻断作用。大量临床研究表明,西妥昔单抗可增加头颈肿瘤局部放疗的疗效,当其与含铂方案化疗联合使用时,可部分逆转含铂方案化疗的耐药,其单一治疗对复发和转移的、对铂类化疗药物耐药的头颈部鳞状细胞癌可起到较好的治疗作用,欧盟于 2008 年 11 月正式批准 Getuximab 用于与铂类化疗联合进行复发转移性 SCC 的一线治疗。

贝伐单抗(Avastin,Bevacizumab)抑制人类血管内皮生长因子的生物学活性,使血管生成受阻,使肿瘤组织无法获得生长所需的氧和其他营养而停止生长,从而发挥抗癌作用。大量文献报道喉癌中有 VEGF 的高表达,贝伐单抗治疗会有益于提高患者的生存率及生活质量。

(周晓红)

Summary

Early diagnosis of larynx cancer is critical for achieving high survival rates and larynx preservation. Most cancers that are diagnosed at an early stage of development arise in the glottic larynx. This is so because minimal changes in the mass of the vibrating vocal cord due to tumor growth result in changes in its vibrating characteristics and presents early as dysphonia or hoarseness. Supraglottic cancers are usually more advanced than glottic cancers at the time of diagnosis because they do not generally produce early symptoms of hoarseness. Rather, the earliest symptoms of a supraglottic cancer are usually sore throat, dysphagia, referred otalgia, or the development of a neck mass representing regional metastasis. Airway compromise may be an early symptom with subglottic cancer. Modern clinical evaluation of laryngeal cancers includes fiberoptic laryngoscopy, direct laryngoscopy, CT, and MRI of the larynx and neck, as well as videostroboscopic analysis.

第四节 甲 状 腺 癌

一、概 述

甲状腺癌(thyroid carcinoma)是头颈部常见恶性肿瘤,占全身恶性肿瘤的 1.1%。其病理类型较多,主要包括乳头状癌、滤泡状癌、髓样癌和未分化癌四种类型,乳头状癌和滤泡状癌合称为分化型甲状腺癌(differentiated thyroid carcinoma, DTC)。近年来,有很多学者认为在分化型甲状腺癌和未分化癌之间存在另一类的甲状腺癌,即低分化癌,同时报道了极其罕见的鳞状细胞癌。不同类型的癌瘤其临床表现、治疗方法及预后等方面差异较大。如甲状腺乳头状癌,术后 10 年生存率将近 90%,而未分化癌病程很短,一般仅能生存几个月。

二、流 行 病 学

甲状腺癌的发病率具有地区、性别差异,不同的病理类型好发年龄不同。我国甲状腺癌的发病率较低,年平均发病率为 1.49/10 万人,甲状腺癌以女性发病较多,男女之比约 1:2.58。以年龄计,从儿童到老年人均可发病,但较多发生于青壮年。其平均发病年龄为 40 岁左右,55 岁以后发病率明显下降。据国际癌症学会资料统计,各国甲状腺癌的发病率逐年增加。

三、病 因 学

随着分子生物学的进展,对甲状腺癌的病因和致病因素的认识逐渐增加,但具体确切的病因目前尚难肯定。从流行病学调查和临床观察来看,甲状腺癌的发生可能与下列因素有关:

(一)放射性损伤

放射线照射颈部导致甲状腺癌已得到证实,日本长崎与广岛在原子弹爆炸后,当地居民甲状腺癌发病比例比其他地区明显增高;在儿童期接受过头颈部外照射的患者,经过 10~20 年随访发现,接受了 5~10Gy 外照射计量者有 7%~9% 发生甲状腺癌。

(二)碘和促甲状腺激素

甲状腺的生长主要受促甲状腺激素(thyrotropic-stimulating hormone, TSH)支配,它对甲状腺癌的发生起促进作用,在甲状腺及其肿瘤组织中,均可查见 TSH 受体存在。摄碘过量或缺碘均可使甲状腺激素合成减少反馈使 TSH 水平增高。

（三）癌基因与抑癌基因

研究结果表明甲状腺癌有可能由于多种基因突变所致,如 *Ras* 受体或诱导端粒酶表达的基因突变则可能导致乳头状癌生长;*Myc* 或 *Fos* 基因过度表达和突变,则可将滤泡性腺瘤转变为滤泡状癌。*p53* 基因的突变与失活可导致高度恶性的低分化甲状腺癌。

此外,遗传因素也影响甲状腺的发生。例如,甲状腺髓样癌常有明显的家族史。

四、病 理

（一）病理分类

1. 乳头状癌 乳头状癌(papillary carcinoma)是滤泡上皮细胞发生的低度恶性肿瘤,占甲状腺癌 60%~80% 。乳头状癌的组织学亚型包括:乳头状微小癌(直径<1.0cm)、滤泡型、高细胞型、柱状细胞型和弥漫硬化型癌等。在显微镜下肿瘤细胞排列成乳头状,常见三级以上分支。乳头状癌常伴有滤泡状癌的成分,但肿瘤的命名仍为乳头状癌;乳头状癌中含有未分化癌的成分,命名应为未分化癌。

2. 滤泡状癌 滤泡状癌(follicular carcinoma)是滤泡上皮细胞发生的恶性肿瘤,占甲状腺癌 10%~15% ,滤泡状癌根据侵袭程度可分为微小侵袭和广泛侵袭。其组织亚型包括:嗜酸性粒细胞和透明细胞亚型。组织学上,由不同分化程度的滤泡所构成。癌细胞穿出包膜进入多处静脉内形成癌栓,常常成为远处转移的起点,所以滤泡状癌较少局部淋巴结转移,而较多通过血行远处转移。

3. 髓样癌 髓样癌(medullary carcinoma)又称 C 细胞癌(C-cell carcinoma),是由滤泡旁细胞发生的恶性肿瘤,属于 APUD 瘤(弥散性神经内分泌细胞肿瘤),占甲状腺癌 5% 左右。显微镜下瘤细胞呈实体片巢状或乳头状、滤泡状排列,间质内常有淀粉样物质沉着(可能与降钙素分泌有关),胞质内有大小较一致的神经分泌颗粒。

4. 未分化癌 未分化癌(undifferentiated carcinoma)又称间变癌,是上皮分化性恶性肿瘤,占甲状腺癌 3%~8% ,一般认为此型较多发生自良性肿瘤或低度恶性肿瘤。组织学表现全部或部分由未分化细胞构成,大多数未分化癌呈广泛侵袭性,由梭形细胞、多形巨细胞和上皮样细胞混合组成。

（二）扩散与转移

1. 甲状腺内扩散 甲状腺内有丰富的淋巴网,肿瘤可在腺体内扩散。

2. 甲状腺外扩散 肿瘤可突破甲状腺包膜,侵犯甲状腺周围组织,包括气管、食管、喉返神经、颈部大血管、颈前肌、环状软骨和甲状软骨等。

3. 淋巴结转移 甲状腺癌常可转移至气管前、气管食管旁(Ⅵ区)、颈深上、中、下组(Ⅱ~Ⅳ区)、副神经区(Ⅴ区)淋巴结,以气管前、气管旁和颈深中下组为常见;此外,还可转移至锁骨上和前上纵隔(Ⅶ区)淋巴结。

4. 远处转移 甲状腺癌常可发生远处转移,以肺转移最多见,其次为骨转移,髓样癌可转移至腋下、胸大肌和胸小肌。

五、临　床　表　现

（一）主要临床表现

1. 甲状腺肿物或结节　常以偶然发现颈前肿物为首发症状,早期甲状腺内质硬结节,并随吞咽上下移动。无其他不适。

2. 局部侵犯和压迫症状　肿瘤增大至一定程度时,常可压迫气管,导致气管移位,并伴有不同程度的呼吸困难;压迫食管可引起吞咽障碍;侵犯喉返神经可出现声音嘶哑;颈静脉受压时,可出现患侧颈静脉怒张与面部水肿等症状。

3. 颈淋巴结肿大　淋巴结转移时,常可在颈深上、中、下组(Ⅱ～Ⅳ区)等处扪到肿大的淋巴结。

（二）不同病理类型甲状腺癌的特点

1. 乳头状癌　女性和 40 岁以下患者较多见,儿童期甲状腺癌的恶性程度较高。主要表现为甲状腺区肿物:多数为单发、少数为多发,肿物大小不一。恶性程度相对较低,病程发展较缓慢,颈淋巴结转移率高,可有囊性变。

2. 滤泡性癌　多见于 20 岁以上女性。病程较长、生长缓慢、大多为单发结节,少数为多发或双侧结节,肿块较大,易发生远处转移,以血行转移为主,常见肺和骨转移。淋巴结转移则为较晚期的表现。

3. 髓样癌　较少见,除合并内分泌综合征者外,一般临床表现与其他类型甲状腺癌基本相似。该病 80%～90% 为散发性,10%～20% 有家族性。

（1）MEN2A 型:为单侧或双侧肾上腺嗜铬细胞瘤、并有甲状旁腺功能亢进症,患者多有家族史。由于儿茶酚胺异常增高,可出现心悸、多汗、阵发性高血压、头痛等症状。MEN2A 伴有皮肤苔藓淀粉样变,可出现于甲状腺髓样癌之前。

（2）MEN2B 型:为甲状腺髓样癌、嗜铬细胞瘤及多发性神经节瘤综合征,包括舌背或眼结膜下黏膜神经瘤、唇变厚、Marfanoid 体型(体型瘦长、皮下脂肪少,肌肉发育差、股骨骺发育迟缓、上下肢比例失调及漏斗胸等)及胃肠道多发神经节瘤。家族性儿童期患者,可出现肠梗阻或腹泻。MEN2B 型较 MEN2A 进展快,较早出现转移。MEN2B 患者可有一些内分泌功能紊乱的症状,如腹泻、库欣综合征。合并嗜铬细胞瘤者,往往为双侧性,且常因嗜铬细胞瘤突然死亡。家族性 MEN2B 恶性度较高,预后差,MEN2A 型较好,散发型居中。

4. 未分化癌　为高度恶性肿瘤。60 岁以上老年人多见,病情进展迅速。肿块累及邻近器官并出现声嘶、呼吸困难、吞咽障碍及颈部疼痛等。检查时可见甲状腺区及颈部弥漫性实性肿块,质硬、固定、边界不清。

六、检　　查

（一）一般检查

甲状腺癌的一般检查包括视诊、听诊、触诊等检查。

（二）放射性核素显像

甲状腺静态成像、甲状腺功能成像以及放射性核素骨扫描等放射性核素显像检查对甲状腺肿瘤良恶性的鉴别及甲状腺癌骨转移诊断有很好效果,能发现早期病变和确定病变性质。

（三）影像学检查

影像学检查包括颈部甲状腺 CT 及 CT 三维成像重建、甲状腺及颈部彩色超声等检查以了解甲状腺肿瘤的大小、性质及颈淋巴结肿大并和临近器官的关系以及血流信号等情况。PET/CT 有助于良恶性肿瘤的鉴别和远处转移灶的发现。

（四）穿刺细胞学检查

对甲状腺肿瘤定性诊断有一定的参考价值。而粗针穿刺诊断准确率高于细针穿刺。

（五）组织病理检查

甲状腺肿瘤一般不行术前活检,必要时术中行冷冻切片检查,但确诊依据仍需石蜡切片病理诊断。

（六）血清放射免疫检查

1. 血清降钙素测定　是甲状腺髓样癌的高度特异性诊断方法。假阴性率仅 0.5%～1%,多采用放射免疫测定方法。如降钙素大于正常值有诊断意义,如持续增高,髓样癌诊断基本可以确定。

2. 甲状腺球蛋白测定　分化型甲状腺癌及其转移癌患者的血清甲状腺球蛋白（Tg）值可升高,但不具有特异性。在分化型甲状腺癌局部复发或远处转移时,血清 Tg 明显升高,对于未分化癌和髓样癌测定 Tg 值意义不大。

（七）其他检查

X 线胸片了解肺部情况,纤维鼻咽喉镜了解声带是否麻痹。

七、诊断和鉴别诊断

（一）诊断

根据病史,即包括现病史:甲状腺肿块生长较快伴颈淋巴结肿大,且有明显压迫症状,甲状腺髓样癌可有肠鸣音亢进、气促、面颈部阵发性皮肤潮红、血压下降及心力衰竭等类癌综合征现象;既往史:是否因患其他疾病进行过头颈部、上纵隔放射治疗,有无[131]I 治疗史等;个人史:是否有暴露于核辐射污染的环境史;家族史:髓样癌有家族遗传倾向性,家族中有类似患者。

查体:扪及甲状腺肿物、质硬伴颈淋巴结肿大或患侧声带麻痹。

辅助检查:如 CT、PET/CT、彩色超声等影像学检查及放射免疫、穿刺细胞学检查等初步做出诊断。但明确诊断应根据病理活检阳性结果。

（二）鉴别诊断

甲状腺癌诊断的关键是鉴别甲状腺结节的性质,主要依靠病理及实验室检查进行鉴别。甲状腺癌应与非毒性结节性甲状腺肿、淋巴性甲状腺肿(桥本甲状腺肿)、甲状腺腺瘤、甲状腺转移癌及恶性淋巴瘤等进行鉴别。

八、分　　期

根据国际抗癌联盟(UICC)2002 年甲状腺癌分期如下(表 10-4-1):

表 10-4-1　甲状腺癌的临床分期

TNM 分期

T　原发肿瘤(可以分为孤立性肿瘤和多发性肿瘤两种)

T_x　原发肿瘤不能估计

T_0　无原发肿瘤证据

T_1　原发肿瘤最大径≤2cm,局限于甲状腺内

T_2　原发肿瘤最大直径>2cm,但≤4cm,局限于甲状腺内

T_3　原发肿瘤最大直径>4cm,局限于甲状腺内,或有轻微甲状腺外侵犯(如侵犯胸骨甲状肌或甲状腺周围软组织)

T_4　任何大小的原发肿瘤,侵及甲状腺包膜外

T_{4a}　侵犯皮下软组织、喉、气管、食管或喉返神经

T_{4b}　侵犯椎前筋膜、纵隔血管或包裹颈总动脉

N　淋巴结转移(区域淋巴结包括颈部及纵隔淋巴结)

N_x　淋巴结转移情况无法判断

N_0　无区域淋巴结转移

N_1　区域淋巴结转移

N_{1a}　伴有Ⅵ区淋巴结(气管前和气管旁,包括喉前及 Delphian 淋巴结)转移

N_{1b}　伴有一侧颈侧区、双颈、对侧或纵隔淋巴结转移

M　远处转移

M_x　无法评价有无远处转移

M_0　无远处转移

M_1　有远处转移

分化型甲状腺癌(乳头状癌或滤泡癌)TNM 分期

	患者年龄 <45 岁	患者年龄 ≥45 岁		
Ⅰ 期	任何 T 任何 N M_0	T_1	N_0	M_0
Ⅱ 期	任何 T 任何 N M_1	T_2	N_0	M_0
Ⅲ 期		T_3	N_0	M_0
		$T_{1\sim3}$	N_{1a}	M_0
Ⅳ 期		ⅣA:$T_{1\sim3}$	N_{1b}	M_0
		T_{4a}	$N_{0\sim1}$	M_0
		ⅣB:T_{4b}	任何 N	M_0
		ⅣC:任何 T	任何 N	M_1

髓样癌 TNM 分期

Ⅰ期		T_1	N_0	M_0
Ⅱ期		T_2	N_0	M_0
Ⅲ期		T_3	N_0	M_0
		$T_{1\sim3}$	N_{1a}	M_0
Ⅳ期	ⅣA	T_{4a}	N_0	M_0
		T_{4a}	N_{1a}	M_0
		$T_{1\sim3}$	N_{1b}	M_0
		T_{4a}	N_{1b}	M_0
	ⅣB	T_{4b}	任何 N	M_0
	ⅣC	任何 T	任何 N	M_1

所有的未分化癌病例均为Ⅳ期,而不考虑它的 T、N、M 在什么期:

T_{4a}:甲状腺未分化癌局限在甲状腺内——手术可切除

T_{4b}:甲状腺未分化癌侵犯至甲状腺外——手术不能切除

Ⅳ期	ⅣA	T_{4a}	任何 N	M_0
	ⅣB	T_{4b}	任何 N	M_0
	ⅣC	任何 T	任何 N	M_1

九、治　疗

甲状腺癌的治疗方法有手术治疗、放疗和药物治疗,其中以手术治疗为主。

(一) 手术治疗

1. 对可疑甲状腺癌结节的处理　比较合理的方案是术前检查提供相关参考资料;术中冷冻切片指导手术方式,对甲状腺单发实性结节、囊实性结节及囊性结节>4cm 者均行患侧腺叶切除加峡部切除术,术中送冷冻切片检查。

2. 对已确诊为甲状腺癌患者处理　原则取决于癌瘤的病理类型、临床分期和患者的自身情况。

(1)乳头状癌:如癌瘤局限在一侧腺体内,可将患侧腺体连同峡部全部切除;癌瘤已侵及左右腺叶,则需将两侧腺叶连同峡部全部切除。术后 5 年治愈率可达 80% 以上。对 N_0 期患者不需同时行患侧颈淋巴清扫;对 N_1 期患者,应行包括颈淋巴清扫在内的甲状腺癌联合根治术。

(2)滤泡状腺癌:手术原则与乳头状癌基本相同。由于滤泡状癌和滤泡状腺瘤容易混淆,因此术中发现可疑肿物,应送冷冻切片检查。同时还要探测对侧有无肿瘤。滤泡状癌易发生远处转移,术后可做[131]I 治疗。

(3)髓样癌:恶性程度较高,确诊后手术将患侧腺体连同峡部全部切除,对侧切除 2/3;不管临床是否有肿大淋巴结,都应做选择性颈淋巴清扫术。伴有嗜铬细胞瘤者,在甲状腺手术以前首先要处理嗜铬细胞瘤,否则术中会激发高血压,影响手术顺利进行。

(4)未分化癌:由于本病病程短,进展快,预后差,不宜手术治疗,但偶尔有病灶较小,适宜手术者应积极争做根治性手术。

（二）放射治疗

1. 放射性核素¹³¹I 内放射治疗 分化型甲状腺癌对口服放射性核素¹³¹I 内放射治疗效果明显,尤其是乳头状癌、滤泡状癌,还可对多发性转移病灶可同时杀灭,应首选放射性核素¹³¹I 内放射治疗。

在行¹³¹I 放射治疗前,应先甲状腺全切或将残余的甲状腺切除,因为甲状腺组织较分化型甲状腺癌更多地聚集¹³¹I 而影响治疗效果。

2. 外放射治疗 各类型甲状腺癌对放射线的敏感性差异很大,疗效与甲状腺癌的分化程度有关,分化越好,敏感性越差;分化越差,敏感性越高。因此,外放射治疗主要是对未分化癌的治疗,其他类型甲状腺癌对放疗敏感性差,故一般不主张进行外放疗治疗。

（三）内分泌治疗

甲状腺素能反馈抑制 TSH 分泌,达到抑制甲状腺组织增生和细胞分化,对分化型甲状腺癌有预防复发和转移的治疗效果。

（四）化学治疗

分化型甲状腺癌对化疗反应差,髓样癌可术后辅以化疗,以多柔比星类效果明显;未分化癌对化疗则较敏感,多采用联合化疗或化疗、放疗综合治疗。

十、预 后

甲状腺癌的预后与肿瘤的病理类型,患者的性别、年龄、病期的早晚及规范治疗有密切关系。除未分化癌之外,其他病理类型的甲状腺癌预后均相对较好,尤其是乳头状癌,5 年生存率可达95% 左右。而高度恶性的未分化癌,预后则极差,常在 1 年内死亡。

（周晓红）

Summary

Of thyroid cancer patients, 80% and 14% , respectively, would have papillary and follicular carcinomas, which are the differentiated carcinomas that derive from the thyroid hormone producing follicular epithelial cells. Another 4% would have medullary carcinoma, which is a neuroendocrine malignancy, and the remaining 2% would have the highly aggressive anaplastic carcinoma. The most common clinical presentation of a patient with thyroid carcinoma is with a solitary thyroid nodule. Therapy can involve multiple modalities, including surgery, radioiodine, biological response modifiers, thyroid hormone, external radiation, and chemotherapy.

第五节 口 腔 癌

口腔癌(oral cancer)主要指发生在口腔黏膜上的恶性肿瘤。因部位不同而分别称为舌癌、颊黏膜癌、牙龈癌、口底癌和硬腭癌。国际抗癌联盟(UICC)建议将头颈部肿瘤正式分为七大解剖部位,即唇、口腔、上颌窦、咽(鼻咽、口咽、喉咽)、唾液腺、喉和甲状腺,其中大多部位均位于口腔颌面部,因此口腔癌系头颈部肿瘤的重要组成部分。

一、流 行 病 学

我国口腔癌无论发病率或患病率均不高,但由于人口众多,患者的绝对数字却也并不会小。口腔癌多发生于男性,男女构成比约为2∶1。好发年龄为40～60岁,以上皮组织来源最多,尤其是鳞状上皮细胞癌最为常见,其次为腺源性上皮癌及未分化癌。口腔癌在我国以舌癌、颊黏膜癌、牙龈癌、腭癌、口底癌等为常见,唇癌,特别是颜面皮肤癌较少见。

二、病因与发病条件

和全身肿瘤一样,口腔癌的发生和发展是机体内、外因素以及时间因素同时作用下极为复杂的生物学现象。"多因素协同作用"导致肿瘤发生这一观点已被大多数人接受。

(一) 外来因素

1. 物理性因素　如热、损伤、紫外线、X线及其他放射性物质,以及长期慢性刺激等可成为致癌因素。

2. 化学因素　包括吸烟,咀嚼槟榔,长期接触石棉、砷化物等化学致癌物。

3. 生物性因素　某些恶性肿瘤可由病毒引起,如人乳头瘤病毒(HPV)是诱发人口腔黏膜鳞癌的相关病毒。

4. 营养因素　维生素A、维生素B和维生素E类缺乏与口腔癌的发生有关。

(二) 内在因素

1. 心理与精神因素　精神过度紧张,心理平衡遭到破坏,造成人体功能失调,可能是肿瘤发生发展的有利因素。

2. 内分泌因素　已有研究证明,内分泌功能紊乱可引起某些肿瘤。

3. 机体免疫状态　机体的免疫状态,在恶性肿瘤的发生发展过程中具有一定作用。

4. 遗传因素　癌症患者可有家族史,绝大多数癌症的遗传规律是以"易感性"的方式表达出来。

5. 基因突变　$C\text{-}Ha\text{-}Ras$、$C\text{-}Ki\text{-}Ras$ 以及 $C\text{-}erb$B 等癌基因,$p53$、$p16$、$FHIT$ 等抑癌基因与口腔癌的发生有关。

6. 肿瘤干细胞理论　有学者认为肿瘤组织由异质性的细胞群体组成,其中很小部分细胞具干细胞特性,决定肿瘤的发生、侵袭、转移、播散和对各种治疗是否敏感,这类小部分肿瘤细胞被命名为肿瘤干细胞(tumor stem cell,TSC)。肿瘤干细胞理论是肿瘤基础与临床理论上的突破,为我们重新认识肿瘤的起源和本质以及为临床肿瘤诊断、治疗提供了新方向和思路。

此外,年龄、地区、民族、环境、风俗、生活习惯等内外因素与肿瘤的发生也有密切关系。

三、临床表现

口腔癌生长较快,边缘不清,与周围组织粘连而不能移动。在临床上可表现为溃疡型、外生型(乳突型或疣状型)及浸润型三种。溃疡型肿瘤多发生于皮肤或黏膜浅部,表面坏死脱落并向周围扩散,形成中间凹陷、边缘隆起的火山口状溃疡;外生型肿瘤是肿瘤迅速向表面增生,形成菜花状,常合并感染坏死;浸润型肿瘤发展较快,早期向深部与周围组织生长,侵入黏膜下层和肌组织,表面稍隆起而粗糙不平,深部可扪到不易移动的硬块。

口腔癌和其他恶性肿瘤一样,由于生长快,并带有较大的破坏性,常发生表面坏死,溃烂出血,并有恶臭、疼痛。当其向周围浸润生长时,可以破坏邻近组织器官而发生功能障碍。例如,损害面神经造成面瘫;感觉神经受损时,可引起疼痛,感觉迟钝或消失;波及骨组织时,可造成牙松动或病理性颌骨骨折;肿瘤侵犯翼腭窝、颞下颌关节、咀嚼肌群时,可引起张口受限或吞咽困难。

随着肿瘤的不断增大,癌细胞可侵入附近的淋巴管和血管中。口腔颌面部癌肿由于言语、咀嚼、吞咽活动,常促使癌细胞早期向下颌下、颏下及颈深淋巴结转移,当肿瘤细胞侵入血液时可发生远处转移。口腔癌除晚期病例外,一般发生远处转移的机会不多。

恶性肿瘤发展到晚期,患者多出现消瘦、贫血、机体衰竭等恶病质症状。

四、诊　断

(一)病史采集和临床检查

应当了解疾病发生的时间、发展的过程、患者主观感受的变化,此外,还应询问患者的年龄、职业和生活习惯,过去有无损伤史、炎症史、家族史。口腔癌的临床检查应在全身观念指导下首先重点检查口腔颌面部,其次详细检查颈部各解剖区域,接下来进行全身检查(包括患者的精神和营养状态,有无远处转移、恶病质及其他器质性疾病,特别是肝、肾、心、肺等重要器官的功能状况)。

(二)影像学检查

X线检查主要用以了解骨组织肿瘤的性质及其侵犯范围也用于唾液腺的造影检查。多层螺旋CT检查具有高的空间分辨率,能显示肿瘤原发灶与周围器官及重要结构的关系。与CT相比MRI具有软组织分辨率高、能直接进行多平面多参数成像的优点。另外,核医学技术在口腔癌诊断中也有所应用。

(三)细胞学与活组织检查

细胞学和活组织病理学检查是口腔癌诊断的金标准,亦是决定治疗和临床处理最关键的依据。细胞学诊断与病理学诊断可以互补,但决不能取代病理学切片诊断的地位。

(四)肿瘤标志物检查

肿瘤标志物有助于口腔癌早期发现、早期诊断和及时处理。

五、分　期

根据肿瘤生长部位、范围和扩散转移的程度,按国际抗癌协会(UICC)2002 年 TNM 分期标准如下(表 10-5-1):

表 10-5-1　口腔癌 TNM 分期标准

原发肿瘤(T)

T_x　原发肿瘤不能评估

T_0　无原发肿瘤证据

T_{is}　原位癌

T_1　肿瘤最大径≤2cm

T_2　2cm<肿瘤最大径≤4cm

T_3　肿瘤最大径>4cm

T_{4a}　肿瘤侵犯邻近结构,如穿透骨皮质、舌的深部(外部)肌肉(颏舌肌、舌骨舌肌、舌腭肌和茎突舌肌)、上颌窦、面部皮肤

T_{4b}　肿瘤侵犯咀嚼肌间隙、翼板,或颅底和(或)包绕颈内动脉

* 注释:原发齿龈的肿瘤仅侵犯表浅的骨/牙槽窝不足以分为 T_4

区域淋巴结(N)

N_x　区域淋巴结不能评估

N_0　无区域淋巴结转移

N_1　同侧单个淋巴结转移,最大径≤3cm

N_2　同侧单个淋巴结转移,3cm<最大径≤6cm,或同侧多个淋巴结转移,最大径≤6cm,或双侧或对侧淋巴结转移,最大径≤6cm

N_{2a}　同侧单个淋巴结转移,3cm<最大径≤6cm

N_{2b}　同侧多个淋巴结转移,最大径≤6cm

N_{2c}　双侧或对侧淋巴结转移,最大径≤6cm

N_3　转移淋巴结最大径>6cm

远处转移(M)

M_x　远处转移无法评估

M_0　无远处转移

M_1　有远处转移

临床分期

0 期	T_{is}	N_0	M_0
Ⅰ 期	T_1	N_0	M_0
Ⅱ 期	T_2	N_0	M_0
Ⅲ 期	T_3	N_0	M_0
	T_1	N_1	M_0
	T_2	N_1	M_0
	T_3	N_1	M_0
ⅣA 期	T_{4a}	N_0	M_0
	T_{4a}	N_1	M_0
	T_1	N_2	M_0
	T_2	N_2	M_0
	T_3	N_2	M_0
	T_{4a}	N_2	M_0
ⅣB 期	任何 T	N_3	M_0
	T_{4b}	任何 N	M_0
ⅣC 期	任何 T	任何 N	M_1

六、治　疗

对口腔癌的治疗,首先要树立综合及多学科治疗的观点,顺应"小手术、大放化疗+辅助治疗"的肿瘤治疗趋势。其次,要按循证医学证据水平,符合伦理学要求,结合患者的身体情况选择多种治疗手段相结合的、个体化的治疗模式。

(一)治疗原则

口腔癌应根据肿瘤的组织来源、生长部位、分化程度、进展速度、临床分期、患者机体状况等全面研究后再选择适当的治疗方法。

(二)治疗方法

1. 手术治疗　外科手术是口腔癌的主要和有效治疗方法之一。口腔癌手术亦应遵循肿瘤外科原则,完全、彻底地切除肿瘤。原发灶切除加颈淋巴清扫术或肩胛舌骨上颈淋巴清扫术是口腔癌常规的手术治疗。口腔癌手术失败的主要原因为局部复发或远处转移,因此术中应严格遵守"无瘤"操作。

2. 放射治疗　治疗方式主要有外照线及腔内照射两类。放射治疗在口腔癌治疗中有着重要的地位和价值,与其他部位的恶性肿瘤相比,口腔癌不仅接受放疗的比例高,而且疗效也好。大多数早期口腔癌采用手术或放射治疗均可达到较好的疗效,但放疗常能保留局部组织的外形和功能。

3. 化学药物治疗　选择有效的药物是化疗成功的关键,如何合理使用抗癌药物,牵涉药物的药理学、药代谢动力学、肿瘤的本身特点、患者的身体情况等多方面的问题。针对不同患者进行肿瘤细胞药物敏感试验来选择有效化疗药物、优化治疗方案、改善患者的生存期和预后是肿瘤化疗发展的方向。

(1)口腔癌的化疗策略:包括术前或放疗前的诱导化疗、术后或放疗后的辅助化疗、放疗中的同步化疗和晚期或局部复发病灶的姑息化疗。

(2)口腔癌的常用化疗方案和给药途径:①DDP+5-FU(顺铂+氟尿嘧啶)方案;②MFBD(甲氨蝶呤+氟尿嘧啶+博来霉素+顺铂)方案,③DBV(顺铂+博来霉素+长春新碱)方案,以上均每4周为1个周期,可连用3个周期。近年来开展了紫杉醇治疗晚期头颈部鳞癌的实验研究,显示了其较好的治疗价值。

给药途径有多种,应根据口腔颌面部解剖特点,肿瘤的部位、范围、性质,有无区域淋巴结转移和远处转移,以及化学药物本身的特点选用静脉推注或滴注、颈外动脉分支插管推注或滴注(亦称区域性动脉化疗或介入化疗)或口服。区域性动脉化疗可以提高肿瘤所在区域的药物浓度,减轻全身毒性,从而提高疗效。

4. 生物治疗　从广义来说,生物治疗包括免疫治疗、细胞因子治疗、基因治疗等。卡介苗(BCG)作为口腔黑色素瘤临床辅助治疗应用最多。短小棒状杆菌(corynebacterium,CP)与平阳霉素联合在口腔癌治疗中有较好的近期效果。随着肿瘤干细胞研究不断深入,靶向肿瘤干细胞治疗肿瘤的可能有望变成现实。

（三）中医中药治疗

中医治疗肿瘤的方法，可归纳为扶正与祛邪两个方面。扶正的方法有补气、补血、滋阴、温阳等，祛邪的方法有活血化瘀、清热解毒、化痰软坚等。中药中有不少免疫增强剂和免疫调节剂，可通过调节机体自身功能而实现治疗效用。

此外，还有口腔癌的低温治疗、高温治疗、激光治疗、营养治疗和综合序列治疗等治疗方法。

七、预　防

世界卫生组织已将癌症的预防（包括口腔癌）列为公共卫生的重点项目之一，其主要方法有两大类：①减少致病因素，减少吸烟、饮酒的危害；注意对紫外线辐射的防护；不吃过烫和刺激性强的食物；保持良好的口腔卫生，拔除残根、残冠，及时磨改锐利的牙尖或义齿的锐利边缘，避免不良刺激。②提高自己对癌前病变的认识能力，达到早发现、早诊断、及时处理，预防癌变的发生。

八、各部位口腔癌

（一）舌癌

舌癌（carcinoma of the tongue）是最常见的口腔癌，男性多于女性，多数为中分化或高分化鳞癌。舌癌多发生于舌缘，其次为舌尖、舌背。常为溃疡型或浸润型。一般恶性程度较高，生长快，浸润性强，常波及舌肌，致舌运动受限。舌癌常以局部侵犯为主，可直接侵犯口底、咽前柱、舌腹侧、下颌骨。因舌体具有丰富的淋巴管和血液循环，加以舌的机械运动频繁，促使舌癌常发生早期颈淋巴结转移，最常受累的淋巴结是二腹肌淋巴结，其次为颌下淋巴结和颈中淋巴结。远处转移较为少见，常见远处转移器官为肺、肝、骨。

舌癌应以综合疗法为主。单纯手术主要用于小的、表浅的、特别是位于舌前 1/3、舌尖和前侧缘的 T_1N_0 或 T_2N_0 期病变，可行局部切除及预防性功能性同侧颈清扫。根治性放射治疗在舌癌的治疗中的优势主要体现在舌功能的保留。适用于表浅的或外生性、无明显深部肌肉浸润或放射治疗中病变消退满意的病变，组织间插植近距离放疗是舌癌放疗的一个重要组成部分。放射治疗加手术综合治疗主要用于中期、晚期舌癌（T_2 晚、T_3 和部分 T_4 病变）常伴有淋巴结转移或深部肌肉的侵犯，单纯手术创伤大，切除困难或对功能影响大，单纯放射治疗难以根治。可行计划性放射治疗或同步放化疗加手术治疗。姑息性放疗用于 T_4 病变、无手术指征或有手术禁忌证、拒绝手术的晚期病例。

（二）口底癌

口底癌（carcinoma of the floor of mouth）指原发于口底黏膜的癌。多为中分化的鳞癌。好发于中线附近、口底的前部、颌下腺开口的周围，常易侵及舌，有时甚至难以与舌腹侧癌相鉴别。肿瘤可直接侵犯疏松的颏下、颌下间隙和舌肌。即使为浸润性病灶临床也常表现为黏膜表面表浅的小溃疡或小结节，需用双合诊检查才能发现其实际侵犯范围。常见的转移淋巴结为颌下淋巴结，其次是二腹肌淋巴结、颈中深淋巴结和颏下淋巴结。

早期浅表的口底鳞癌可用放射治疗。较晚的病例,如肿瘤侵及下颌骨或有颈部淋巴转移时,应施行口底部、下颌骨、颈淋巴联合根治术。对双侧颈淋巴结转移的患者,可同时或分期行颈淋巴清扫术。晚期患者可用放射治疗或化学药物行姑息性治疗。

(三) 牙龈癌

牙龈癌(carcinoma of the gingiva)在口腔鳞癌构成比中居第2或第3位。多为分化度较高的鳞状细胞癌。好发部位为磨牙区,生长较慢,以溃疡型为最常见。早期向牙槽突及颌骨浸润,使骨质破坏,引起牙松动和疼痛。下牙龈癌比上牙龈癌淋巴结转移早,也较多见。下牙龈癌多转移到患侧下颌下及颏下淋巴结,以后到颈深淋巴结;上牙龈癌则转移到患侧下颌下及颈深淋巴结。远处转移比较少见。

牙龈癌以外科手术为主。因绝大多数的牙龈癌为分化度较高的鳞状上皮细胞,对放疗不敏感,故放疗一般仅适用于未分化的牙龈癌。早期下牙龈癌仅累及牙槽突时,应将原发灶及下颌骨做方块切除,以保持颌骨的连续性及功能。如癌瘤侵入颌骨,应将原发灶及下颌骨部分或一侧切除,一般应同期行选择性颈淋巴清扫术。上牙龈癌应做上颌骨次全切除,如已波及上颌窦内,可考虑将一侧上颌骨全切除。一般不同期行选择性颈淋巴清扫术;但如已有淋巴结转移,可行同期原发灶及转移淋巴结根治性切除术。

(四) 颊黏膜癌

颊黏膜癌(carcinoma of the buccal mucosa)多为分化中等的鳞癌,少数为腺癌及恶性多形性腺瘤。好发部位为颊黏膜中后部的咬合线上,靠近下磨牙区。可表现为外生性肿物、溃疡或疣状生长。早期无症状,晚期病变肿瘤可破坏整个颊部、侵及邻近骨和颈部,并常伴有感染。可出现疼痛、溃疡、出血、感染和张口困难等症状。颊黏膜癌常转移至下颌下及颈深上淋巴结,有时可转移至腮腺淋巴结,远处转移较少见。

小的颊黏膜癌可采用放射治疗,如对放射治疗不敏感以及较大的肿瘤,应行外科手术;术前可先用化学药物治疗。对晚期的颊黏膜癌已侵及颌骨,并有颈淋巴结转移时,可行颊、颌、颈联合根治术。

(五) 硬腭癌

硬腭癌(carcinoma of the hard palate)以来自唾液腺者为多,鳞癌少见。发生于硬腭的鳞癌,细胞多高度分化,发展一般比较缓慢,常侵犯腭部骨质,引起腭穿孔。向上蔓延可至鼻底及上颌窦。向两侧发展可侵袭牙龈。主要向颈深上淋巴结转移,有时双侧颈淋巴结均可累及。

硬腭鳞癌的细胞分化较好,适宜于手术切除或低温治疗。颈淋巴结一般行选择性手术,有转移时才同期行颈淋巴清扫术。

(季　平)

Summary

Both tumor and treatment oral cavity cancer significantly compromise speech and deglutition, particularly for those patients in whom cancer involves the tongue, the floor of the mouth, or the mandible. Furthermore, the diversity of potential sites of cancer development in the oral cavity and variations of lymphatic drainage and rates of node metastases lend added complexity to treatment planning. 190-192 Despite the fact that this region is readily amenable to visual examination and bimanual palpation, more than 50% of patients are diagnosed in advanced stages.

第六节 口 咽 癌

一、流 行 病 学

口咽原发肿瘤较少见,以恶性为主。口咽癌发病率尚无统一数据,男性较女性多发,口咽部恶性肿瘤的确切病因至今仍不明,目前大多数学者认为口咽癌的发病与吸烟、饮酒等不良刺激具有密切关系。

二、生 理 解 剖

口咽是口腔向后方的延续部分,介于软腭与会厌上缘平面之间,前方经咽峡与口腔相通。咽峡是由悬雍垂和软腭游离缘、舌背及两侧的舌腭弓、咽腭弓围成的环形狭窄部分。口咽外侧壁在舌腭弓、咽腭弓间有一个三角形的窝,为扁桃体窝,窝内容纳扁桃体,为咽淋巴组织中最大者。向上与鼻咽部相通,前壁不完整,主要由舌根构成,舌根位于轮状乳头之后,即舌后1/3,是舌的固定部分。舌根后部正中有一个矢状位黏膜皱襞连至会厌,两侧的凹陷称为会厌谷。口咽壁位于软腭与会厌上缘平面之间的侧壁及后壁上。口咽部可分为扁桃体区、舌根区、口咽壁区和软腭区。

三、病 理

口咽部恶性肿瘤常见有上皮和腺体来源的癌、间胚层来源的肉瘤以及淋巴瘤。口咽癌中以鳞癌为多见,其他还有腺癌、未分化癌、腺样囊性癌等,但均少见,扁桃体部位的低分化癌发病率大于其他部位。口咽癌一般分化较差。扁桃体癌常为外生性生长,软腭及舌根癌常为浸润性生长,咽侧壁癌则常为混合性生长。

四、临 床 表 现

（一）主要体征

1. 异物感 软腭、扁桃体、口咽壁等部位的癌早期即可出现异物感,随着病变的发展异物感会逐渐增强。

2. 疼痛、张口受限及吞咽困难 咀嚼、吞咽动作是咀嚼肌群、咽旁肌群及颈部肌群共同协调参与的复杂过程,因此当肿瘤病变侵及肌群时会出现不同程度疼痛、张口受限及吞咽困难。

3. 呼吸不畅、言语不清、伸舌运动受限及出现伸舌偏斜等症状 随着肿瘤体积增大及舌根受累时患者会出现上述症状。

4. 肿瘤坏死性恶臭 当肿瘤出现坏死、糜烂、出血时患者口腔有肿瘤坏死性恶臭气味。

5. 耳闷、听力减退 肿瘤侵及鼻咽部，可以造成一侧耳闷、听力减退症状。

（二）各部位口咽癌临床表现

1. 舌根部癌 舌根部鳞状细胞癌最早的症状常常是轻微的咽喉痛，随着病变增大患者会感到吞咽痛，或感到耳内深部位疼痛，肿瘤进一步浸润发展，舌运动受限甚至固定，呼出气体有难闻的臭味。

2. 扁桃体区域癌 发生于扁桃体前柱者均为鳞状细胞癌，早期病变呈红色、白色或红白相间表现，常表浅，深部浸润极少。此期患者常无症状，部分患者会有轻微咽喉痛或吞咽不适。病变进一步发展则中心产生溃疡，向深部浸润腭舌肌，此时可能出现耳内反射性疼痛。病变向内上侵及软腭及硬腭后份、上牙龈；向前外侵及磨牙后三角区、颊黏膜和下牙龈；向下侵及舌。扩展累及的范围不同则可发生不同的症状和功能障碍。后方扩展累及颞肌及翼肌群，可发生不同程度的开口困难。严重开口困难属晚期征象，表明病变已累及鼻咽和颅底。扁桃体凹的肿瘤可以发生自黏膜或扁桃体本身。临床症状类似发生于扁桃体前柱者。

3. 软腭癌 几乎所有的鳞状细胞癌均发生自软腭的口腔面。早期软腭癌的临床表现和扁桃体前柱发生者相似。较大的病变由于软腭或腭垂的破坏除吞咽困难外，可能出现食物反流现象。患者就诊时病变大都尚局限于软腭部，张口困难、腭骨穿孔等常属晚期表现。

五、诊　断

（一）临床症状及体征

口咽癌早期症状较轻，易被误诊为咽炎，故对经久不愈的扁桃体肿大、咽痛等症状的患者，应仔细询问病史，做详细检查。

（二）病理检查

对于口咽癌而言，活体组织病理检查是确诊的必要手段，对表面为正常黏膜的深部肿瘤，可以细针穿刺做细胞学检查，也可以用活检穿刺针取组织送病理检查。

（三）辅助检查

1. X 线检查 在影像学检查当中，常规 X 线口咽部侧位摄影，有助于确定肿瘤部位。

2. CT 检查 除可见到咽侧肿物外，对于有无咽旁间隙侵犯、有无下颌骨破坏或判断颈淋巴结是否肿大、有无可疑转移均有一定帮助。

3. MRI 检查 有利于区别肿瘤与正常组织，而且能在不同方位显示病变解剖部位，对口咽癌的侵犯范围，可以有比较明确的诊断。

六、分　期

根据肿瘤生长部位、范围和扩散转移的程度，按国际抗癌协会（UICC）2002 年 TNM 分期标准见表 10-6-1：

表 10-6-1 口咽癌 TNM 分期标准

原发肿瘤（T）

T_x　原发肿瘤不能评估

T_0　无原发肿瘤证据

T_{is}　原位癌

T_1　肿瘤最大径≤2cm

T_2　2cm<肿瘤最大径≤4cm

T_3　肿瘤最大径>4cm

T_{4a}　肿瘤侵犯喉、舌的深部/外部肌肉、翼内肌、硬腭或下颌骨

T_{4b}　肿瘤侵犯翼外肌、翼板、鼻咽侧壁，或颅底或包绕颈动脉

区域淋巴结（N）

N_x　区域淋巴结不能评估

N_0　无区域淋巴结转移

N_1　同侧单个淋巴结转移，最大径≤3cm

N_2　同侧单个淋巴结转移，3cm<最大径≤6cm，或同侧多个淋巴结转移，最大径≤6cm，或双侧或对侧淋巴结转移，最大径≤6cm

N_{2a}　同侧单个淋巴结转移，3cm<最大径≤6cm

N_{2b}　同侧多个淋巴结转移，最大径≤6cm

N_{2c}　双侧或对侧淋巴结转移，最大径≤6cm

N_3　转移淋巴结最大径>6cm

远处转移（M）

M_x　远处转移无法评估

M_0　无远处转移

M_1　有远处转移

临床分期

0 期	T_{is}	N_0	M_0
Ⅰ 期	T_1	N_0	M_0
Ⅱ 期	T_2	N_0	M_0
Ⅲ 期	T_3	N_0	M_0
	T_1	N_1	M_0
	T_2	N_1	M_0
	T_3	N_1	M_0
ⅣA 期	T_{4a}	N_0	M_0
	T_{4a}	N_1	M_0
	T_1	N_2	M_0
	T_2	N_2	M_0
	T_3	N_2	M_0
	T_{4a}	N_2	M_0
ⅣB 期	T_{4b}	任何 N	M_0
	任何 T	N_3	M_0
ⅣC 期	任何 T	任何 N	M_1

七、鉴别诊断

1. 口咽良性肿瘤 不常见,包括乳头状瘤、纤维瘤、神经鞘瘤等。大多位于软腭或咽弓,肿瘤小者无症状,肿瘤长大后可有异物感,吞咽、呼吸等障碍。必要时病理检查可以鉴别。

2. 慢性扁桃体炎 常见于青少年,双侧性居多,有反复感染病史,扁桃体窝内可有脓液。对于单侧扁桃体肿大,应考虑是否有肿瘤,病理检查可以鉴别。

3. 口咽结核 常有疼痛症状,有浅表溃疡,与周围界限不清,可有颈部淋巴结肿大,有时伴有肺结核。病理组织学可以鉴别。

八、综 合 治 疗

确诊为口咽癌,应根据具体病理类型采取不同的治疗方案。口咽位置特殊,结构复杂,易向周围结构蔓延与侵犯,手术治疗受到很多限制。另外,口咽部组织大面积切除后修复困难,故治疗以手术+放射治疗或单纯放疗为主,化学治疗仅作为辅助治疗手段。I期患者的治疗首选手术治疗或放射治疗均可达到治愈效果。II期患者无论单用手术或放疗,均不可能达到良好治疗效果,手术治疗和放射治疗的综合治疗优于单独一种治疗。III、IV期患者的治疗更多采用综合治疗,以达到提高生存率、减小痛苦、提高生活质量的目的,由于手术完全切除的可能性较小,故常用术前放疗+手术治疗、术前放疗+手术治疗+术后放疗或化疗等方法。

(一) 原发灶的治疗

有手术治疗、放射治疗、化学治疗、免疫治疗、中医中药等方法。具体选择何种方法、哪种组合取决于原发灶的大小、病理、部位、患者意愿、身体情况、经济条件等多方面因素。

1. T_1 病变 建议单独手术或放射治疗,即可以达到根治效果。但若手术对患者损伤大,影响美观或出现功能缺陷,建议首选放射治疗。

2. T_2 病变 可采取放疗和手术的综合治疗,尤其对放射不敏感的肿瘤,术前放疗结合手术或手术结合术后放疗均可。

3. T_3 病变 如病变相对局限、有手术可能性的,可采用术前放疗加手术;如未行术前放疗或肿瘤较大、侵犯范围广泛,则须在术后行放射治疗。

4. T_4 病变 因已侵犯周围组织,常无手术可能性,应以综合治疗为主,可行姑息性放疗或姑息性化疗,或先行化疗后再根据具体情况考虑放疗。治疗结束后可应用中医中药来调节机体免疫,提高抗病能力及减轻放疗、化疗的副作用等。

(二) 转移淋巴结的治疗

转移淋巴结的处理应根据原发灶大小、病理、位置、采取的治疗措施、治疗结果以及转移淋巴结的大小、数目、位置等因素考虑。

1. 对于颈部淋巴结临床各种检查均为阴性(N_0)的患者 多数学者认为,原发病灶较小、术后切缘干净、厚度小于2mm,且无不良预后因素(神经周围、淋巴周围浸润),则颈部不需处理,临床观察。

2. 如病灶较大,切除后厚度超过3mm 或有不利的预后因素的患者 则颈部需要治疗。如没有颈部淋巴结转移,仅仅照射上颈部淋巴结;如有颈部淋巴结转移,需照射全颈部40～

50Gy/(4~5)周后,视淋巴结位置采取电子线补量(上颈部)或切线追加剂量(下颈部)到 60~70Gy/(6~7)周。

3. 临床或影像学检查颈部淋巴结转移的患者 若行手术,多数认为应行颈部淋巴结清扫术,术后根据病理情况决定是否行放射治疗。

(1)病理仅显示为一个淋巴结阳性,则不需补充放疗。

(2)如病理报告为多个淋巴结阳性,且淋巴结位于多个位置,淋巴结侵及包膜或术中清扫不干净,则为术后全颈补充放射治疗的指征,剂量为 40~50Gy/(4~5)周。晚期病例颈部肿大淋巴结行姑息性全颈放疗,剂量 40~50Gy 后缩野对残存灶加量至 60~70Gy/(6~7)周。

（三）口咽癌疗效及预后

口咽癌的疗效及预后主要和原发肿瘤的大小、病期、病理、是否有淋巴结的转移有关,其他相关因素有原发位置、生长方式、治疗措施以及肿瘤敏感性等。目前口咽癌的疗效及预后均较差,无论是手术还是放化疗,5 年治愈率在 30% 左右。综合治疗有助于提高生存期及生存质量。

（季 平）

Summary

The clinical staging of oropharyngeal cancers depend primarily on tumor size and is similar to the staging of oral cavity cancers. Although tumors may arise from any site in the oropharynx, they arise most commonly from the palatine arch, which includes the tonsillar fossa and base of the tongue. The most common presenting symptom is chronic sore throat (often unilateral) and referred otalgia. Change in voice, dysphagia, and trismus are late signs. Regional lymphatic metastases occur frequently and are related to the depth of tumor invasion and tumor size. Upper cervical nodes are generally first involved, but lower nodes can become clinically involved with skipping of the upper first-echelon nodes. Bilateral lymphatic metastases can occur, particularly with cancers of the soft palate, tongue base, and midline pharyngeal wall.

第七节 下 咽 癌

一、流行病学及病因

人的咽喉分为咽部和喉部。咽部分为三部分:①鼻咽,从鼻腔后端到悬雍垂之间;②口咽,从悬雍垂到舌根部之间,含扁桃体和舌后 1/3;③下咽,余下部分为下咽,下咽部紧接喉部。虽然下咽癌和喉癌发生的解剖位置接近,但是两者的治疗方法和效果却各异。

下咽癌不属罕见,占头颈部肿瘤的 1.4%~7.0%,是头颈部预后最差的恶性肿瘤之一。其起病隐匿,就诊时多为晚期肿瘤并伴颈淋巴结转移,Ⅲ~Ⅳ期下咽癌占 77.3%,5 年总生存率约为 31.4%。下咽癌的确切病因至今并不清楚。已经认识到的是,下咽癌的发病和某些生活习惯密切相关。过度吸烟、饮酒与营养不良是下咽癌的三个主要病因。

根据 2003~2007 年世界卫生组织统计,下咽癌每年的发病率,在每 10 万人口中,美国白人中为 0.6 人,其中男性为 1.1 人,女性为 0.3 人;美国黑人中为 1.2 人,其中男性为 2.3 人,女性为 0.4 人。在我国,根据 1988~1992 年的统计,上述的发病率在北京市区为每 10 万人口中 0.4 人,在上海市区为每 10 万人口中 0.2 人。由此可见,下咽癌在我国的发病率并不高。

二、生 理 解 剖

下咽也称为喉咽,位于口咽与食管之间,是上呼吸道与消化道的最后分歧处。其上界在舌骨水平或咽会厌皱襞水平,下界在环咽肌水平为食管入口;其前方为喉,连接呼吸道,后方为咽后间隙。因此,下咽的功能障碍涉及呼吸与吞咽两个方面。

下咽分为三个亚区,即梨状窝区、下咽后壁区和环后区。梨状窝区又可分为梨状窝外壁、内壁和前壁,内外两壁在前方交汇,梨状窝向内下即移行至环后区与食管入口相连接。环后区:上界为两侧杓状软骨及后联合,下界为环状软骨背板下缘达食管入口,两侧与梨状窝内侧壁相连。下咽后壁区:上自会厌谷水平,下接食管入口,黏膜肌层覆盖于椎前筋膜前,通过咽后间隙与椎体及椎旁组织隔开。

下咽部感觉神经主要通过舌咽神经及迷走神经协助吞咽功能的完成,喉上神经内支穿过梨状窝外侧壁上分及甲舌膜进入迷走神经。下咽部有丰富的淋巴引流,引流梨状窝的淋巴管同喉上神经伴行通过甲舌膜至颈深上、中组淋巴结,咽后壁淋巴引流至咽后及颈深上、中组淋巴结。下咽的下部和颈段食管的淋巴引流至气管食管旁淋巴结。

三、病 理

下咽癌的主要病理类型为鳞状细胞癌,占约95%。其他病理类型有腺癌、淋巴瘤、肉瘤等。下咽癌最常发生于梨状窝,其次为环后区,较少见于咽后壁。据中国医学科学院肿瘤医院统计下咽癌 254 例中,梨状窝癌占77%,环后区癌占20%,咽后壁癌占3%。据美国耶鲁大学医院统计177 例中,梨状窝癌占86%,环后癌占4%,下咽后壁区癌占10%。

下咽癌从外观上看可分为外突型生长和溃疡浸润型生长两类。除了具有一般恶性肿瘤向周围组织占位侵犯的特点以外,下咽癌一个显著的特点是沿黏膜下侵犯,约 60% 下咽癌具有这类特点,黏膜下扩展可以达到肿瘤肉眼所见边缘 1~2cm 以外。

(一) 生长与扩展

下咽癌对喉的侵犯有不同的途径。位于梨状窝内壁的下咽癌,可以沿黏膜向杓会厌皱襞侵犯,或进一步向内侧和深部侵犯到喉,也可以沿黏膜向环后区侵犯。可以通过侵犯声门旁间隙、会厌前间隙、环杓关节引起声带固定。梨状窝外壁癌容易侵犯甲状软骨板后缘、咽后壁黏膜、同侧甲状腺及环状软骨。环后癌容易侵犯环状软骨和环杓后肌。下咽后壁癌比较局限于咽后壁,不常侵犯喉,但其向上可达鼻咽部,向下可达颈段食管入口,向后达椎前肌肉及咽后间隙。

(二) 淋巴结转移

下咽癌较多发生颈部淋巴结转移,50%~60% 患者就诊时有淋巴结肿大。颈部淋巴结转移率在梨状窝癌约70%,环后癌约40%,下咽后壁癌约50%。下咽癌颈部淋巴结转移主要位于Ⅱ、Ⅲ、Ⅳ区,颈后三角区转移一般发生在其他区域已经出现转移后,颌下区转移仅为 3.2%。

四、临床症状与体征

早期患者(Ⅰ~Ⅱ期)多无症状或有咽痛,晚期患者(Ⅲ~Ⅳ期)最常见症状为颈部淋巴结肿大,其他可伴吞咽困难、耳痛、声嘶、体重下降及呼吸困难等。

(1)咽部异物感,进食后感觉咽部食物吞咽不净,可持续数月或数年。

(2)吞咽疼痛感,吞咽时引起咽部疼痛,可反射至耳部。

(3)进食阻挡,吞咽时感觉咽部有阻力,影响进食。

(4)声音嘶哑,有时伴有呼吸困难。

(5)咳嗽,有时咯血和进食呛咳。

(6)颈部肿块,约1/3患者因颈部肿块就诊,原发灶症状轻微,因而误诊。

五、检查与诊断

(一)临床检查

应仔细进行头颈部检查、上呼吸道及消化道黏膜检查,以明确肿瘤病变范围、有无第二原发肿瘤及完成肿瘤临床分期。

1. 咽喉检查　患者有以上症状时,除检查口咽部以外,应使用间接喉镜,详细观察下咽及喉部,注意声带及杓状软骨活动情况。电子纤维喉镜有利于直接观察病变。应用电子纤维喉镜观察下咽时,可以嘱咐患者用力鼓气,使下咽部膨胀开放,有利于观察到环后及梨状窝较隐蔽的病变。

2. 颈部检查　先查喉部,观察喉部有无增宽,喉摩擦音是否存在。在喉的两侧触诊时,检查肿物有无外侵,甲状腺是否受累。再沿颈鞘部位检查有无肿大淋巴结及其他部位淋巴结有否转移。

3. 影像学检查　CT及MRI可以确定肿瘤范围及颈部淋巴结情况,可以在立体三个层次看到肿瘤浸润范围。CT能较好的显示肿瘤对甲状软骨和杓状软骨的破坏及其与颈部大血管的关系。MRI对软组织的显示较好,下咽癌可能转移到咽后淋巴结,MRI检查有可能发现咽后淋巴结肿大。CT及MRI也有助检测手术后是否肿瘤有复发。用碘油或钡剂做下咽食管对比造影,可以看到充盈缺损,黏膜异常。

4. 活组织检查及细胞学检查　在表面麻醉下,使用间接喉镜和电子纤维喉镜明视下,取小块肿瘤组织送病理诊断。

(二)鉴别诊断

1. 咽喉炎及咽喉官能症　咽喉炎和咽喉官能症病程长,主诉模糊,无声音嘶哑和吞咽困难症状。

2. 下咽及食管良性肿瘤　较少见,有血管瘤、脂肪瘤、平滑肌瘤等。大多用内腔镜和病理检查可以区别。

3. 颈部结核　颈淋巴结结核以年轻者较多,大多发生在锁骨上,质地中软。凡40岁以上,数月内发生颈部肿块,尤其在上颈部或中颈部,应检查鼻咽、口腔、咽喉等处,必要时做钡剂造影,除外下咽及颈部食管病变。

六、临床分期

肿瘤 TNM 分期有助于对比不同治疗效果、选择治疗方案及判断下咽癌预后(表 10-7-1)。

表 10-7-1 2010 年美国癌症联合会(AJCC)下咽癌临床分期

TNM 分期

原发肿瘤(T)

T_X	原发肿瘤不能评估		
T_0	未发现原发肿瘤		
T_1	肿瘤局限于下咽的一个解剖亚区,且直径≤2cm		
T_2	肿瘤侵犯超过下咽的一个解剖亚区或邻近组织,或肿瘤直径>2cm 但≤4cm 且没有半喉固定		
T_3	肿瘤直径>4cm 或伴半喉固定		
T_{4a}	肿瘤侵犯甲状软骨、环状软骨,舌骨、甲状腺或食管,或中央区颈部软组织(包括带状肌和皮下脂肪)		
T_{4b}	肿瘤侵犯椎前组织、包裹颈动脉,或侵犯上纵隔组织		

区域淋巴结(N)

N_X	区域淋巴结无法评估
N_0	无淋巴结转移
N_1	单侧颈部单个淋巴结转移,直径≤3cm
N_{2a}	单侧颈部单个淋巴结转移,直径>3cm 但≤6cm
N_{2b}	单侧颈部多个淋巴结转移,直径≤6cm
N_{2c}	双侧颈部或对侧颈部淋巴结转移,直径≤6cm
N_3	颈部淋巴结转移,直径>6cm

远处转移(M)

M_X	远处转移不能评估
M_0	无远处转移
M_1	有远处转移

临床分期

0 期	T_{is}	N_0	M_0
I 期	T_1	N_0	M_0
II 期	T_2	N_0	M_0
III 期	T_3	N_0	M_0
	T_1	N_1	M_0
	T_2	N_1	M_0
	T_3	N_1	M_0
IV A 期	T_{4a}	N_0	M_0
	T_{4a}	N_1	M_0
	T_1	N_2	M_0
	T_2	N_2	M_0
	T_3	N_2	M_0
	T_{4a}	N_2	M_0
IV B 期	T_{4b}	任何 N	M_0
	任何 T	N_3	M_0
IV C 期	任何 T	任何 N	M_1

七、下咽癌的治疗

下咽癌合理的治疗原则应当是手术、放疗及化疗的综合治疗。下咽癌病变部位隐蔽，早期不容易发现，容易发生淋巴结转移。肿瘤沿黏膜下蔓延，手术确定安全切缘困难。因此，只有发挥放射线大范围治疗及外科局部切除与修复的各自优势，才是合理的选择。从实践上来看，单纯放射治疗，其 5 年生存率为 18%，手术、放疗及化疗的综合治疗可使 5 年生存率达 50%。目前，常用的治疗方式有术前放疗 50Gy + 手术、手术 + 术后放疗（60 ~ 70Gy）、同步放化疗等。

下咽癌的治疗原则还应当包括对颈部淋巴结的治疗，就诊时颈部淋巴结转移率可以达到 50% ~ 60%，即使临床 N_0 的，术后病理仍可能有 50% ~ 86% 转移率。因此，下咽癌的即使是临床 N_0 也应行颈部分区性颈清扫治疗。下咽癌治疗的另一个原则应当是尽可能保留喉功能，同步放化疗的目的就是为了提高喉功能的保留率，与单纯放疗相比较提高 10% ~ 20%。

（一）手术治疗

1. 单纯下咽切除术

（1）梨状窝切除术：①手术适应证，梨状窝切除术适于肿瘤位于梨状窝内壁或外壁的梨状窝早期癌 T_1，或已经侵犯部分咽后壁的梨状窝外侧壁癌 T_2。②手术禁忌证：梨状窝尖部受侵，环后受侵，喉受侵。

（2）咽后壁切除术：①手术适应证，肿瘤位于下咽后壁或后外侧壁，下界在食管入口上方的局限的下咽后壁癌或梨状窝癌侵犯咽后壁。②手术禁忌证，肿瘤侵犯梨状窝的前壁或内壁，喉受侵，食管受侵，椎前受侵。

2. 部分下咽及部分喉切除术

（1）梨状窝及杓会厌皱襞切除术：①手术适应证，梨状窝癌侵犯杓会厌皱襞，肿瘤比较局限。②手术禁忌证，梨状窝癌侵犯杓状软骨、声门旁间隙及食管入口。

（2）梨状窝及垂直部分喉切除：①手术适应证，梨状窝肿瘤，特别是原发于梨状窝内侧壁的肿瘤，侵犯声门旁间隙引起喉固定。肿瘤位于梨状窝，一侧喉固定，杓状软骨黏膜无肿瘤，无环后受侵。②手术禁忌证：梨状窝尖受侵，环后受侵。

（3）二氧化碳激光手术治疗：目前主要用于 T_1、T_2 下咽癌，显微镜下肿瘤切缘应在 1 cm 以上，肿瘤切除后，应进行切缘组织病理检查，如发现肿瘤残存，再扩大切除直至切缘组织病理检查阴性。患者有颈部转移或怀疑有颈部转移时，应根据患者情况决定于 CO_2 激光手术后行选择性或根治性颈清扫术或行放射治疗。对中晚期下咽癌的治疗尚存在争议，需要进一步加以论证。

3. 全喉及部分下咽切除术　①手术适应证，梨状窝癌侵犯喉，引起喉固定，病变广泛已不能利用部分下咽及喉切除可以切净病灶。②手术禁忌证，肿瘤侵犯食管入口，下咽近环周侵犯。下咽后壁癌。

4. 全下咽全喉部分食管或全食管切除　手术适应证：下咽癌侵犯食管入口及食管，咽后壁癌侵犯喉，颈段食管癌侵犯下咽。梨状窝癌侵犯梨状窝尖以及食管入口或颈段食管，需要手术切除全下咽全喉及部分或全食管，需要修复手段重建咽与下消化道之间的通路。

5. 上消化道的缺失常用下述方法重建　下咽颈部缺损术后重建的基本原则即恢复正

常的功能和形态的同时,保证供区组织最小的创伤和并发症。各种方法都有其优缺点,目前还没有哪种方法能适用于所有病例。

(1)游离空肠移植:游离空肠移植重建下咽和颈段食管的最大优点是重建的上消化道类似原下咽食管,术后进食通畅,纵隔无创伤,生理扰乱小,手术死亡率低。其缺点是颈段食管切除长度受限,致食管断端肿瘤复发。另外该方法需行小血管吻合,手术时间长,具有一定比例的小血管吻合失败率。主要适用于侵犯颈段食管非常局限的(1.0cm 以内)下咽癌病例。

(2)胃上提咽胃吻合术:该手术因胃血运丰富,吻合口瘘很少发生,且术后进食恢复快,所以为应用最多的重建下咽全食管的方法。其缺点是纵隔创伤及生理扰乱较大,手术死亡率较高(10%~15%),所以全身情况差、心肺功能差的患者慎用。

(3)带血管蒂结肠代食管术:主要适用于不适合用胃代替食管的病例(如胃已经有严重疾患,或者已行胃大部切除病例,以及保留喉进行环后吻合的病例)。

(4)胸大肌肌皮瓣修复下咽:切除全喉及一侧梨状窝,保留对侧梨状窝黏膜行下咽修复。如黏膜已少,需要用胸大肌肌皮瓣修补。

(5)游离皮瓣修复下咽:下咽癌环周缺损可采用游离前臂皮瓣或游离股前外侧皮瓣卷管修复缺损。避免了游离空肠手术相关的腹部并发症,且供区皮肤多可植皮或拉拢缝合,但需要较好的小血管缝合技术。

(6)喉代下咽术:咽后壁癌切除范围较广者可用前臂皮瓣修复咽后壁而保留喉功能,如喉不能保留仅作为牺牲品而切除时可用喉及部分气管代替下咽。

6. 颈部的处理　下咽癌颈淋巴结转移的治疗应采取有计划的术前或术后放疗的综合治疗原则。颈部淋巴结转移的清扫手术可根据原发灶及颈部转移情况,在切除原发灶的同时,选择适当的手术方式。对淋巴结转移阴性的下咽癌,也应常规清扫患侧Ⅱ、Ⅲ、Ⅳ区颈淋巴组织,对靠近中线的下咽癌应包括对侧Ⅱ、Ⅲ区颈部淋巴结组织的清扫切除。对淋巴结转移阳性者,则应根据淋巴结转移的具体状况选择颈清扫手术、颈经典性清扫术或颈扩大淋巴结巴清扫术。同时应考虑对侧的淋巴结组织的清扫术。需要注意的是,下咽癌还常常向气管旁淋巴结和咽后淋巴结转移,因此在手术时应该注意这些区域淋巴组织的清除。

(二)放射治疗及同步放化疗

下咽癌Ⅰ期患者可采用放射治疗,Ⅱ期以上放疗控制机会下降,应主要采用手术治疗,Ⅲ、Ⅳ期患者宜加用术前或术后放疗。术前肿瘤放射剂量为 50Gy/5 周,术后放疗应予 60~70Gy/(6~7)周。

下咽癌单纯放疗效果不理想,单纯根治性放疗主要用于早期表浅肿瘤如 T_1 期和部分 T_2 期患者,可达根治的效果,且放疗后即便肿瘤复发,可采用挽救手术治疗,仍可获得较好结果。对于无法手术切除或患者由于健康原因不能手术,或患者拒绝手术治疗患者,也可考虑放射治疗。

近年来,出现了诱导化疗和同步放化疗,以图推迟或避免手术,这是下咽癌治疗中保留喉的新趋势。同步放化疗是进展期头颈部鳞癌一种有效的治疗手段,与单纯放疗相比较提高 10%~20% 喉功能的保留率。

八、预　　后

下咽癌的预后与治疗的方式有直接关系,中国医学科学院肿瘤医院以综合治疗为主的下咽癌 254 例中,放疗与手术综合治疗的 5 年生存率为 48.9%,放疗失败后挽救性手术为 25.0%,而单纯手术仅为 20%。而单纯放疗的 70 例下咽癌 3 年生存率为 21.4%,其中 I 期 1 例,生存;II 期为 33.3%(2/6);III、IV 期为 19.0%(12/63)。

（胡国华）

Summary

Hypopharyngeal cancers are characterized by a propensity to spread submucosally to involve the oropharynx or esophagus. Ulcerated deep infiltration and skip areas are common. This leads to difficulties in adequately assessing the margins of the tumor and contributes to poor local tumor control, even with the addition of adjuvant radiation. The majority (more than 75%) of hypopharyngeal cancers arise in the pyriform sinus while 20% occur in the posterior pharyngeal wall.

第八节　　原发灶不明的颈淋巴结转移癌

原发灶不明的颈淋巴结转移癌是指颈部淋巴结肿大经病理证实为转移癌,但经临床仔细全面的检查,包括体检、内镜检查、影像学检查(超声检查、X 线、CT、MRI 及 PET/CT 等)、可疑部位的活检或手术等,在短期内仍未查到原发灶。原发灶不明的颈淋巴结转移癌约 75% 是鳞癌,其他病理类型包括腺癌、未分化癌、淋巴瘤和恶性黑色素瘤等。随着临床经验的积累,内镜技术的发展,CT、MRI、PET 及各种生化检测和分子生物学技术的进展,原发灶不明的颈淋巴结转移癌渐呈下降趋势。原发灶不明的颈淋巴结转移癌临床治疗一直有较多争议,近年来,以放疗、手术为主的综合治疗渐为众多学者所认可。

一、流行病学及发病率

原发灶不明的颈淋巴结转移癌占头颈部恶性肿瘤的 2%~9%,发病年龄多在 55~65 岁,男性患者居多。丹麦统计原发灶不明的颈淋巴结转移癌发病率为每年 10 万人口为 0.34,其最常见的部位是颈静脉链上份淋巴结(II 区)和颈静脉链中份淋巴结(III 区),I 区、IV 区和 V 区较少见,单颈最常见,双颈约占 10%。其中淋巴结平均大小为 5cm(2~14cm),多为 N_2 期患者。其中,中上颈部转移淋巴结原发灶多来源于头颈部,下颈部转移淋巴结(锁骨上淋巴结转移)原发灶多来源于锁骨下恶性肿瘤。

二、诊　　断

（一）病史

详细询问患者的家族史、个人史及头颈部肿瘤病史(包括皮肤癌、黑色素瘤及甲状腺癌等）。了解身体其他部位的肿瘤病史。婴幼儿或童年是否有放射史。全身皮肤是否有手术或放射的病史。询问与上呼吸道及消化道相关症状的病史。如咽喉部疼痛、吞咽不畅、声音嘶哑、气短、听力下降或丧失等，询问以前的手术史，包括乳腺、胸部和腹部等。

（二）临床评估

1. 头颈部检查

（1）仔细观察口腔，采用触诊检查口腔及舌根，应用喉镜或纤维喉镜检查扁桃体、下咽、喉及鼻咽部。

（2）检查鼻腔、眼眶、外耳道、头皮及颈部皮肤。

（3）检查腮腺、颌下腺及甲状腺。

（4）检查Ⅰ~Ⅵ区颈部淋巴结，包括：大小、部位，有无脑神经麻痹以及与周围组织结构的关系和活动度，淋巴结的分期。

2. 全身检查 包括胸部、腹部、乳腺及腹股沟等。

3. 淋巴结转移部位与原发灶的关系 通常情况下，头颈部肿瘤的淋巴结转移是按照淋巴引流方向进行的。有学者列举了转移淋巴结位置与可能存在的原发灶部位，鼻咽癌转移最常见Ⅱ区淋巴结，特别是ⅡB区淋巴结。口腔癌多见Ⅰ区淋巴结。喉、下咽常见ⅡA区、Ⅲ区和Ⅳ区淋巴结。甲状腺癌常见Ⅲ区、Ⅳ区及Ⅵ区淋巴结（表10-8-1）。

表10-8-1 转移淋巴结位置与可能存在的原发灶部位

颈部淋巴结分区	可能原发灶部位
Ⅰ区（颌下及颏下淋巴结）	口底、舌活动部、颊黏膜
Ⅱ区（颈内静脉淋巴结，上组）	
ⅡA （副神经前亚区）	口咽、喉
ⅡB （副神经上亚区）	鼻咽
Ⅲ区（颈内静脉淋巴结，中组）	喉、下咽、甲状腺
Ⅳ区（颈内静脉淋巴结，下组）	甲状腺、颈段食管、气管、下咽
Ⅴ区（颈后三角）	
ⅤA（舌骨上亚区）	头皮、鼻咽、腮腺
ⅤB（锁骨上亚区）	乳腺、肺、胃、卵巢、前列腺等

（三）影像学检查

1. 头颈部影像 对于中上颈原发灶不明的颈淋巴结转移癌，应行头颈部增强CT或MRI检查寻找可疑原发灶。

2. 胸腹部影像 对于下颈原发灶不明的颈淋巴结转移癌，可行胸部（气管、食管、肺）和腹部（肝、胃、卵巢、前列腺）CT或MRI检查寻找可疑原发灶，及相应的内镜检查（气管镜、食管镜、胃镜、结肠镜）。

3. PET/CT检查寻找全身是否有病灶 对于CT或MRI检查阴性患者，PET检查可发现5%~43%患者的原发病灶，其可发现5mm大小的病灶。PET是根据肿瘤细胞的高代谢和迅速增殖的特点，利用氟脱氧葡萄糖（FDG）在正常组织与肿瘤组织的代谢率不同，通过检测其放射线而成像。

（四）病理学检测

颈部组织取样多采取细针穿刺和切取活检。细针穿刺简单易行、创伤小，可获得病理标本和区分病理类型，由于获得的组织量少，诊断上有局限性。如考虑颈部肿物系淋巴瘤的可能时应切取活检。光镜检查结合免疫组化提高了诊断的准确性。电镜在鉴别淋巴瘤、神经内分泌癌与鳞癌及分化差的癌等方面具有良好的效果，电镜可使原发灶不明的颈淋巴结转移癌的检出率提高。

准确的病理诊断需病理医师与临床医师的密切合作，申请医师应提供详实的临床资料，同时可根据病理医师所确定的病理类型有目地去找寻原发灶。如中上颈的低分化鳞癌重点查鼻咽部；腺癌以查甲状腺、腮腺及鼻腔鼻窦为主，锁骨上的腺癌还应查肺部（多为右锁骨上）和消化道（多为左侧）。对鳞癌组织还可进行 HPV 或 EBV 测试，有助于发现口咽或鼻咽部的原发灶。黏液表皮样癌多发生于腮腺，部分可来自软腭和硬腭。腺样囊性癌以发生于鼻窦多见，偶尔可发生在鼻咽部，若病理提示可见甲状腺滤泡或乳头状腺癌，其可能的原发灶多为甲状腺。

（五）肿瘤标志物的检测

肿瘤标志物包括蛋白质类、癌基因类、酶类和激素类等多种。在肿瘤的早期诊断、鉴别诊断及随访等方面具有重要参考价值。Roh 等报道在肺癌的颈淋巴结转移中有 68.8% 患者可测及甲状腺转录因子 1，在消化道肿瘤的颈部转移中约 69% 可测到细胞角蛋白 20。此外，如在转移淋巴结中原位杂交发现 EB 病毒可提示鼻咽癌可能，在转移淋巴结中 PCR 探测到 HPV 病毒提示口咽癌可能。

（六）随机活检和扁桃体切除术

随机活检是内镜检查过程中对鼻咽、舌根、扁桃体、梨状窝等可疑部位进行盲检。Davidson 等对一组原发灶不明的颈淋巴结转移癌患者在经各项常规检查均为阴性的情况下对相关可疑部位进行随机活检，结果 16.7% 发现原发灶。Mendenhall 回顾性分析了 130 例原发灶不明的颈淋巴结转移性鳞癌患者，对于无临床和影像学证据的病例行内镜下盲检，原发灶的检出率为 17%；具备其一的原发灶的检出率为 52%~56%；临床和影像学均有提示的病例，原发灶的检出率可达 65%。

（七）激光介导式荧光内镜检查

普通内镜检查难以分辨黏膜的细微变化，激光介导的荧光内镜利用氦-镉谐振激光检测黏膜，将捕获的信息进行数字化处理，可提早发现癌前病变。

三、治　疗

恶性肿瘤的治疗原则应首先控制原发灶，与此同时积极治疗肿瘤所属区域的转移淋巴结。但对原发灶不明的颈淋巴结转移癌若无远处转移，尤其是原发部位可能来自头颈部时，要积极治疗。原发灶不明的颈部转移癌的最佳治疗方案目前还没有统一意见，但临床医师对其治疗的选择应根据颈淋巴结转移癌的病理类型、转移灶的部位、大小等情况来决定。

2010 年 NCCN 对原发灶不明的颈部转移性鳞癌和腺癌的指导治疗方案,是以手术+术后放疗为主的综合治疗,低分化或分化差的癌以手术或放疗为主。对原发灶不明的颈转移癌若患者就诊时已经出现其他部位的远处转移,如肝、肺或骨等多发转移,预后很差,一般不能采用手术和放疗等局部治疗方法。可以考虑化疗和止痛等对症治疗缓解症状、延缓生命。但对可能来自分化型甲状腺癌的原发灶不明颈转移癌,同时出现远处转移时,尚可应积极治疗。可以采用颈淋巴结清扫和全甲状腺切除。术后应用 ^{131}I 同位素治疗远处转移灶。对锁骨上区转移癌一般视为远处转移,临床上主要采用化疗或局部姑息放疗。

(一)鳞癌的治疗

1. 上颈、中颈的转移性低分化鳞癌 首先考虑鼻咽部或韦氏环来源,其次是口咽及下咽,治疗首选根治性放疗。照射范围应包括鼻咽部、口咽及下咽。若根治性放疗后颈部转移灶未控或者复发,可行解救性外科手术治疗。手术方式应采用经典性全颈清扫术治疗。将所有颈部淋巴结(第 I ~ V 区或 VI 区)脂肪结缔组织、胸锁乳突肌、肩胛舌骨肌、颈内静脉、副神经、颈丛 2、3、4 神经、颌下腺、腮腺尾部一并切除,只保留颈总动脉、颈内外动脉、迷走神经及舌下神经。对颈淋巴结分级较早的患者,即 N_1 和部分 N_2 病例采用颈改良性清扫术,清扫范围同全颈清扫术,但保留颈内静脉、副神经及胸锁乳突肌中一个以上的非淋巴组织结构。

2. 上颈、中颈的转移性中或高分化鳞癌 若转移淋巴结只有一个,且无淋巴结被膜外侵犯,可行颈淋巴结根治性清扫术或颈改良性清扫术。对可能来自口腔、口咽的原发不明的颈转移癌,可以采用颈择区性清扫术。清扫范围为第 I ~ IV 区淋巴结及其该范围内的脂肪结缔组织,保留颈内静脉、胸锁乳突肌、副神经及颈丛神经。若原发不明颈转移癌考虑可能来自喉、下咽和颈段食管的患者应同时清扫 VI 区淋巴结,即气管食管周围淋巴结,或称颈部脏器周围淋巴结。若有多个淋巴结转移或淋巴结被膜外侵犯,则先行颈淋巴结清扫手术。术后 6 周内应行放疗,手术与放射之间的时间间隔过长也会影响治疗效果,照射范围应包括口腔、口咽、下咽和喉。放疗剂量应采用根治量,即可疑原发灶 DT60 ~ 70Gy。若肿瘤外侵明显或侵及颈动脉鞘无法手术切除者,可先行术前放疗,待肿瘤缩小后再行颈清扫手术。

(二)分化差的癌的治疗

最有可能的原发灶是咽部肿瘤,尤其是鼻咽部的恶性肿瘤。照射范围应包括鼻咽部、口咽及下咽。若根治性放疗后颈部转移灶未控或者复发,可行解救性外科手术治疗。对于 N_2 ~ N_3 患者可行同步放化疗。

(三)腺癌的治疗

如颈淋巴结位于 I ~ III 区,原发灶可能来源于腮腺,可行 I ~ V 区淋巴结清扫加腮腺切除术。对有淋巴结被膜外侵或多个淋巴结转移时,应加用术后放疗(照射野应包括同侧腮腺)。如颈淋巴结位于 IV 区或锁骨上区,考虑为甲状腺来源,可行全甲状腺切除加颈部 II ~ VI 区淋巴结清扫术。当原发灶无法找到,应视为远处转移,考虑化疗。Davidson 等比较了增加术后放疗的效果,结果颈部控制率从 50%(37/74)增加到 74%(54/73),但 5 年生存率没有显著差别。目前化疗是否有助于患者的远期生存尚没有定论,有待进一步探索研究。

四、随　　访

针对复发的风险、可能原发灶的寻找及第二原发灶的出现,应采取个体化的不同的随访方式。对于鳞癌和腺癌,第一年应每 2 个月行纤维内镜检查,第 2、3 年每 4 个月行纤维内镜检查,以后为每 6 个月一次。对于来源于乳腺、前列腺等部位肿瘤,应行相应专科检查及耳鼻喉科内镜检查。

五、预后及其影响因素

原发灶不明颈部转移癌经过根治治疗后,3 年生存率可达 40%~60%。Grauc 分析了荷兰全国 277 例原发灶不明的颈部转移鳞癌和低分化癌。其中 213 例单纯放疗,N_1、N_2 和 N_3 的 5 年生存率分别为 58%、40% 和 32%。

(1)N 分期是影响原发灶不明的颈转移癌预后的主要因素。随着 N 分期的增加,远处转移率也随之增加,而生存率和局部控制率下降。文献报告治疗后局部控制率 N_1 为 100%、N_2 为 80%~81%、N_3 为 46%,远处转移率 N_1 为 0、N_2 为 7%~14%、N_3 为 26%。

(2)原发灶不明的颈淋巴结转移癌的部位与预后有一定关系,一般认为上颈或中颈淋巴结转移癌的预后较好,而下颈和锁骨上淋巴结转移癌的预后较差。

(3)淋巴结包膜是否受侵是影响预后的重要潜在因素。与其他头颈部肿瘤一样,淋巴结包膜受侵是预后不良的指征之一。

(4)治疗方法的选择对疗效有一定的影响。中国医学科学院肿瘤医院资料显示 N_1 病例颈清扫加术后放疗的同侧颈复发率为 7%,单纯手术治疗的淋巴结复发率约为 34%。全颈部照射并且照射剂量≥50Gy 者,5 年颈部控制率和 5 年生存率为 61.7% 和 70.4%;部分颈部照射和全颈部照射剂量<50Gy 者,则分别为 33.1% 和 45.3%,手术加放疗明显优于单纯手术治疗,全颈放疗好于局部放疗,放疗剂量 50Gy 以上疗效较好。单纯手术治疗的患者,原发灶出现率较高。

(5)原发灶是否出现也是影响预后的因素之一。大约有 11% 的患者能查出或自己出现原发灶,其 5 年生存率约为 30%;而未查出原发灶的病例治疗后 5 年生存率为 60%,由此可见,原发灶出现后挽救治疗成功率较低。

(胡国华)

第十一章 胸部肿瘤

第一节 肺 癌

支气管肺癌(bronchial carcinoma)简称肺癌,是当前世界最常见的恶性肿瘤之一。由于发病率和病死率均高,因此危害尤为显著。根据我国全国肿瘤防治办公室的报告,国内肺癌的发病率和死亡率在城市已经占恶性肿瘤首位,在农村居第 3 位,发病率总体仍在上升,已经引起广泛重视。近年来,肺癌的流行病学、病因学、早期诊断、预防和综合治疗方面有了很大的进展。

一、解剖及淋巴引流

两肺分别位于左右胸膜腔内,借助肺根及韧带固定于肺两侧。叶间裂将右肺分为上、中、下三叶,左肺分为上、下两叶。气管长 11 ~ 13cm,位于第 6 颈椎至胸骨角水平,气管腔内所形成的隆起称为隆突,相当于 4 ~ 5 胸椎和胸骨角水平。气管在分叉处向下分为左、右主支气管。左主支气管长 5cm,与体中线呈 50°~60°角,右主支气管长 2.5cm,与体中线呈 30°角。主支气管再分出叶支气管,左侧两支,右侧三支。叶支气管再依次分出肺段支气管、肺亚段支气管、小支气管、细支气管直至细终末支气管。

1997 年国际抗癌联盟(UICC)将肺与纵隔淋巴结分群(图 11-1-1):①最上纵隔淋巴结,位于头臂静脉上缘水平线以上的淋巴结;②上气管旁淋巴结,位于主动脉弓上缘切线的水平线和最上纵隔淋巴结之间的淋巴结;③血管前和气管后淋巴结;④下气管旁淋巴结,主动脉弓上缘切线的水平和上叶支气管上缘之间的淋巴结;⑤主动脉下淋巴结(主肺动脉窗);⑥主动脉旁淋巴结(升主动脉和膈);⑦隆突下淋巴结;⑧食管旁淋巴结(低于隆突);⑨肺韧带淋巴结;⑩肺门淋巴结;⑪肺叶间淋巴结;⑫肺叶淋巴结;⑬肺段淋巴结;⑭肺亚段淋巴结。Mountain 和 Dresler 提出的肺癌淋巴结分期被广泛应用,上述 1 ~ 9 组淋巴结称为纵隔淋巴结(N_2),10 ~ 14 组称为肺淋巴结(N_1)。

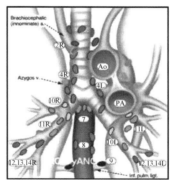
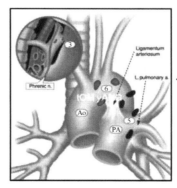

上纵隔淋巴结
1 最上纵隔
2 上气管旁
3 血管前和气管后
4 下气管旁
   (包括奇静脉淋巴结)

主动脉淋巴结
5 主动脉下(主肺动脉窗)
6 主动脉旁(升主动脉或横隔膜)

下纵隔淋巴结
7 隆突下
8 食管旁(隆突以下)
9 肺韧带

肺淋巴结
10 肺门
11 肺叶间
12 肺叶
13 肺段
14 肺段以下

图 11-1-1 Mountain 和 Dresler 淋巴结分期系统(1997)

二、流行病学

20 世纪初,肺癌在全世界是罕见肿瘤。由于吸烟的流行,1985 年起肺癌已成为全世界最常见的恶性肿瘤。2002 年全世界肺癌新发病例约 135 万、死亡病例约 118 万,无论从发病还是死亡病例来看,肺癌均位居全球癌症首位。肺癌在在非洲和南美等发展中国家发病率相对较低。我国肺癌发病率总体呈上升趋势,其发病率在城市与农村中有明显的差别。从分布来看上海、北京、沿海及东北地区几个大城市的肺癌死亡率最高,而在云南的宣威和个旧也是两个较突出的高发区。无论哪个国家,男性的发病率均高于女性。肺癌的发病年龄一般自 40 岁以后迅速上升,70 岁以后有下降趋势。但在高发地区发病年龄低 10 岁左右,男女差别也不太显著。

三、病 因

(一) 吸烟

吸烟与肺癌的发生呈明显正相关,是肺癌最主要的致病因素。在所有肺癌死亡中,85% ~ 90% 可归因于吸烟。主动吸烟和被动吸烟均为肺癌的危险因素,所谓被动吸烟指的是不吸烟者每周至少有 1 天以上,吸入吸烟者呼出的烟雾超过 15min/d。有文献报道,吸烟指数(每天吸烟支数×吸烟年数)大于 400 者为肺癌的高危人群。不吸烟和戒烟是最好的肺癌预防措施。

(二) 化学致癌物

3,4-苯并芘有强烈的致癌作用,污染严重的大城市中,估计居民每日吸入空气中的苯并芘量超过 20 支纸烟的含量。很多资料说明空气中的 3,4-苯并芘与吸烟有协同作用。砷目前认为是主要致癌因素之一,可引起皮肤癌、肺癌和肝癌。长期吸入含砷化合物所致的肺癌以鳞癌为主,其次是未分化癌。应用含砷矿尘诱发大鼠的肺鳞癌也获成功。其他还有石棉、铬、镍、煤焦、多环芳香烃、氯甲基醚、二氯甲醚、矿物油、异丙油、芥子气以及烟草加热的产物等,经研究证实均与肺癌的发生在一定程度上相关。

(三) 其他

放射线、肺内结核瘢痕、结节病、硬皮病、间质性纤维瘤、营养因素(维生素 A 类、硒、锌等微量元素)缺乏、个体基因易感性均与肺癌的发生有一定关系。

四、组织分型及临床病理学特点

(一) 组织学分型

按发生的部位,肺癌大体可分为中央型和周围型。中央型即肿瘤发生在段支气管开口以上的支气管者,周围型则是肿瘤发生在段支气管开口以下的支气管,即从亚段支气管至肺泡者。临床上广泛应用的病理类型分为:①小细胞肺癌(SCLC)或燕麦细胞癌,近 20% 的肺癌患者属于这种类型,SCLC 肿瘤细胞倍增时间短,进展快,常伴内分泌异常或类癌综合征;②非小细胞肺癌(NSCLC),约80%的肺癌患者属于这种类型,包括鳞状细胞癌、腺癌、大细胞癌、腺鳞癌、肉瘤样癌、类癌和涎腺型癌。2004年WHO公布了新版肺恶性上皮性肿瘤组织分类(表11-1-1)。

表11-1-1 2004年WHO肺恶性上皮性肿瘤组织分类

1. 鳞状细胞癌	4. 大细胞癌
乳头状癌	大细胞神经内分泌癌
透明细胞癌	混合性大细胞神经内分泌癌
小细胞癌	基底细胞癌样癌
基底细胞样癌	淋巴上皮细胞瘤样癌
2. 小细胞癌	透明细胞癌
混合性小细胞癌	具有横纹肌样表型的大细胞癌
3. 腺癌	5. 腺鳞癌
腺癌,混合亚型	6. 肉瘤样癌
腺泡性腺癌	多形性癌
乳头状腺癌	梭形细胞癌
支气管肺泡癌	巨细胞癌
非黏液型	癌肉瘤
黏液型	肺母细胞瘤
混合黏液及非黏液型或不确定型	7. 类癌
实性腺癌伴黏液	典型类癌
胚胎型腺癌	不典型类癌
黏液性("胶样")腺癌	8. 涎腺型癌
黏液性囊腺癌	黏液表皮样癌
印戒细胞腺癌	腺样囊性癌
透明细胞腺癌	上皮-肌上皮癌

（二）临床病理特点

鳞癌目前所占比例为30%~40%,多表现为中心型,90%发生于支气管亚段或更大支气管,容易转移到区域淋巴结,常见表现为空洞。

腺癌在发达国家中是NSCLC中最常见的病理类型,约占40%,最常见于不吸烟或既往吸烟的女性,以外周型居多,极易出现区域淋巴结和远处转移。

大细胞肺癌占肺癌的10%~15%,组织分化比腺癌、鳞癌差,光镜下无腺样或鳞癌表现。临床表现为外周大肿块、侵犯亚段支气管或更大气道,容易出现区域和远处淋巴结转移。

小细胞肺癌约95%归因于吸烟,中心型占90%~95%,常发生于主支气管和叶支气管等大气道,特点是恶性程度高,极易发生转移。

其他类型的肺癌较少见。

（三）肺癌的扩散与转移

肺癌的扩散转移途径有经淋巴道转移、血行转移、种植转移以及直接浸润四种。其扩散与转移并不与原发灶大小有直接相关,而与病理类型相关,腺癌和小细胞肺癌最易发生扩散转移。

五、临床表现及诊断

肺癌临床表现较为复杂,其症状体征与肿瘤发生的部位、大小、病理类型、病程长短、有无转移和有无并发症有关。大致可以分为由原发病灶直接产生的肺部症状、原发病灶或转移淋巴结外侵与压迫局部相邻器官造成的受侵症状和远处转移及副肿瘤综合征产生的胸外器官及全身症状。

(一)临床表现

1. 原发肿瘤引起的症状

(1)咳嗽:为肺癌最常见的初发症状,多由肿瘤累及各级支气管引起。常表现为刺激性干咳。胸膜受侵常为疼痛性干咳,上纵隔受侵在平卧时可出现阵咳,且常为抽搐状。

(2)血痰:为肺癌最典型的症状,极为常见,约占50%,多为血丝痰或痰中带血,大口咯血约占5%。血痰是癌瘤侵犯了支气管黏膜微血管所致,常混有脱落的癌细胞,故痰细胞学检查阳性率较高。

(3)胸闷、胸痛:胸部闷胀、疼痛、压迫感,当用力、体位改变、咳嗽或深呼吸时加重,可呈游走性,有时放射至颈、背或上腹部。

(4)喘鸣:支气管痉挛、气管或支气管部分梗阻造成狭窄,可出现喘鸣。

(5)其他非特异性症状:发热、食欲减退、体重减轻、晚期出现恶病质。

2. 邻近组织受侵引起的症状

(1)声带麻痹:纵隔或锁骨上淋巴结转移累及喉返神经致声嘶、吞咽呛咳等症状。

(2)膈肌麻痹:膈神经受侵出现膈肌升高,矛盾运动。

(3)霍纳综合征(Horner syndrome):即颈交感神经麻痹综合征,表现为患侧眼球内陷、眼裂变窄、瞳孔缩小、上睑下垂、患侧颜面无汗和发热潮红等。

(4)吞咽困难:易误诊为食管癌,为肺癌纵隔淋巴转移压迫或侵犯食管所致,以肺鳞癌多见。

(5)上腔静脉综合征:由上腔静脉或无名静脉受压阻塞引起,症状为面颈部、胸部及上肢水肿、头痛、气短、咳嗽、声嘶、鼻塞、嗜睡等。临床体征包括上肢及头颈部肿胀、颈静脉怒张、眼结膜充血、口唇发绀、皮肤毛细血管扩张等,可能出现视神经盘水肿、舌和喉头水肿,也可有胸腔积液。

(6)Pancoast综合征:又称肺尖肿瘤综合征,肺尖癌引起的肩背部和上肢疼痛,可伴有皮肤感觉异常和不同程度的肌肉萎缩,严重可出现神经麻痹。可同时伴有Horner综合征,也偶伴上腔静脉综合征。

(7)心脏症状:因心包或心肌受累或转移引起的心包积液、心动过速、心律失常及心力衰竭等。

3. 远处转移
脑转移出现的头昏、头痛、呕吐、偏瘫;骨转移引起的骨痛、病理性骨折;肝转移引起的肝区不适;肾上腺转移及其他器官转移引起的相应临床表现。

4. 肺外表现

(1)全身症状:发热、厌食、体重下降、恶病质、直立性低血压、非细菌性血栓性心内膜炎、游走性血栓性静脉炎、多发性皮肌炎、系统性红斑狼疮。

（2）皮肤症状:肢端角化症、杵状指（趾）、皮肌炎、肥大性骨关节病、表浅性血栓性静脉炎等。

（3）内分泌症状或代谢症状:库欣综合征、高钙血症、低钠血症、高血糖、男性乳房发育、溢乳症、类癌综合征等。

（4）血液病症状:贫血、高凝血症、血小板减少性紫癜、白细胞增多症、嗜酸性粒细胞增多症等。

（5）神经肌肉症状:周围性神经炎、肌无力综合征、视力丧失、自主神经紊乱。

（6）肾脏症状:肾小球病、肾小管病。

（二）诊断

肺癌的诊断要综合患者临床表现和各种影像学检查结果,但细胞学或病理学诊断仍然是"金标准"。任何没有细胞学和病理组织学证据的诊断,都不能视为最后诊断。

我们将肺癌的诊断分为定位诊断和定性诊断,各种影像学诊断就是定位诊断,定性诊断则为细胞学或组织学诊断。定位诊断是基础,定性诊断是关键。所有针对肺癌的治疗必须建立在定性诊断基础上。

1. 病史和体格检查　为非特异性症状或体征,有上述症状,特别是有吸烟史者必须进一步影像学检查以确诊。

2. 影像学检查　也就是各种影像学检查,包括 X 线、CT、MRI 以及 PET、PET/CT 等检查。

（1）X 线检查:在肺癌的筛查、诊断和提供治疗参考中占有重要地位,是最基本的方法。有 5% ~ 10% 的肺癌患者可无任何症状,却在 X 线检查中发现肺部病灶。常用的检查方法包括 X 线胸部透视、胸部正侧位片和体层照片。需注意的是在行胸部正位片时加照侧位片,能增加 7% 的肺癌诊断率。

（2）CT 检查:能进一步明确 X 检查发现的胸部异常影像,更能发现早期病变,容易判断病灶与周围组织器官间的关系,同时对肺门尤其纵隔淋巴结有更好的显示,有助于临床分期。在临床怀疑肝、脑、肾上腺等器官可能转移,可行 CT 检查予以排除。

（3）MRI 检查:是 CT 检查的补充,较 CT 更容易鉴别实质性肿块与血管、神经的关系。对肺上沟癌有助于显示臂丛神经及锁骨下血管。但对肺部小结节的检查不如 CT 效果好。

（4）PET 检查:PET 的机制是利用正常细胞和肺癌细胞对荧光去氧葡萄糖的代谢不同而有不同的显像原理,对肿瘤的诊断提供了新的功能性诊断,提高了分期的敏感性和特异性。PET 能更好地区分肿瘤与肺不张、阻塞性炎症以及诊断直径<1cm 淋巴结,主要用于胸内淋巴结转移和远处转移。CT 为解剖形态学诊断,PET/CT 将两者互补,在肺癌的诊断分期中的准确性优于单独 CT 或单独 PET 检查。

3. 组织学诊断　属于肺癌的定性诊断,包括细胞学诊断及病理学诊断。

（1）痰细胞学检查:是目前诊断肺癌的重要方法之一,具有简便、无创、价格低廉等优点,中心型肺癌的阳性率 75% ~ 86% ,假阳性率 1% ~ 3% ;周围型肺癌的阳性率约为 20% 。阳性预测值接近 100% 。此外还取决于送检标本的次数和标本质量。

（2）胸腔穿刺术:有胸腔积液时,可行胸腔穿刺术,抽出胸腔积液后查找癌细胞,一般血性胸腔积液的检出率较高。

（3）纤维支气管镜检查:是诊断肺癌的重要手段,可直接观察到气管和支气管中的病变侵犯范围,提高临床分期的准确性,并可以直视活检、刷检、支气管肺泡灌洗等获得细胞组织学诊断,总确诊率达 80% ~ 90% 。经纤维支气管镜细针穿刺活检有助于纵隔淋巴结和周边型肺癌的组织学诊断,经荧光内镜可诊断早期肺癌和癌前病变。纤维支气管镜不仅可用于肺部病变的诊断,而且所提供的局部分期信息对于外科有着重要的价值,是否行支气管镜检查主要取决于病灶的位置(中央型/外周型),对可见病灶钳取活检是最常用的方法,推荐至少钳取 3 处组织标本。

支气管腔内超声(endobronchial ultrasonography,EBUS)是将超声技术联合纤维支气管镜用于支气管肺癌的一种分期检查手段,早期的 EBUS 是将定位和活检分开进行,凸面超声支气管镜的问世使得目前可以进行实时的经支气管活检。

(4)经皮细针肺穿刺细胞学检查:对于经常规痰细胞学或支气管镜等无创性检查不能确诊的病例,可考虑 CT 引导下经皮肺穿刺细胞学检查,但有气胸、出血等风险,特别是可能引起经针道的种植性转移,因此不主张常规应用。其他还包括锁骨上淋巴结或皮下结节的穿刺细胞学检查。

(5)纵隔镜及胸腔镜检查:也是诊断肺癌的方法,纵隔镜在确定肺癌有无纵隔淋巴结转移上有重要作用,是肺癌分期的重要手段。胸腔镜检查是一种有创伤性检查,适用于胸膜病变、恶性胸腔积液、肺的弥漫性病变等的诊断,一般在其他无创性检查执行完后仍然未能确诊时才考虑应用。

4. 肿瘤标志物　　包括 CEA、CA125、Cyfra21-1、CA15-3、SCC、β_2 微球蛋白、铁蛋白等,SCLC 具有神经内分泌的特点,与促胃液素释放肽(GRP)、神经特异性烯醇化酶(NSE)、肌酸激酶 BB(CK-BB)、嗜铬蛋白 A(CGA)等相关。这些肿瘤标志物的特异性和敏感性均不高,但在检测对治疗的反应、早期检测复发、提示预后等方面有一定意义。

六、分　　期

国际肺癌分期系统已经被美国癌症联合委员会(AJCC)和国际抗癌联盟(UICC)修订并被采用。本文应用已经发表的新版 AJCC 修订版分期系统(第 7 版)(表 11-1-2、表 11-1-3)。

表 11-1-2　2011 年肺癌 AJCC 修订版(第 7 版)TNM 定义

原发肿瘤(T)

T_X	原发肿瘤不能评估,或痰、支气管冲洗液找到癌细胞,但影像学或支气管镜没有可见的肿瘤
T_0	没有原发肿瘤的证据
T_i	原位癌
T_1	肿瘤最大径≤3cm,四周被肺组织或脏层胸膜所包绕,支气管镜下肿瘤侵犯没有超出叶支气管近端(即没有累及主支气管)[a]
	T_{1a}:肿瘤最大径≤2cm
	T_{1b}:肿瘤最大径>2cm,但≤3cm
T_2	肿瘤最大径<3cm,但≤7cm 或者肿瘤具有以下任一特征[b]:
	侵及主支气管,但距隆突≥2cm
	侵及脏胸膜
	伴有扩展到肺门的肺不张或阻塞性肺炎,但未累及全肺
	T_{2a}:肿瘤最大径>3cm,但≤5cm

续表

	T_{2b}：肿瘤最大径>5cm，但≤7cm
T_3	肿瘤>7cm 或肿瘤已直接侵犯下述结构之一者： 胸壁（包括肺上沟瘤）、膈肌、膈神经、纵隔胸膜、心包壁层；或肿瘤位于距隆突2cm以内的主支气管，但尚未 累及隆突；或伴有累及全肺的肺不张或阻塞性肺炎或原发肿瘤同一叶内出现分散的单个或多个瘤结节
T_4	任何大小的肿瘤已直接侵犯了下述结构之一者： 纵隔、心脏、大血管、气管、喉返神经、食管、椎体、隆突；同侧非原发肿瘤所在叶的其他肺叶出现分散的单个 或多个瘤结节

区域淋巴结（N）

N_X	区域淋巴结不能评估
N_0	无区域淋巴结转移
N_1	转移至同侧支气管旁淋巴结和（或）同侧肺门淋巴结，和肺内淋巴结，包括直接侵犯
N_2	转移至同侧纵隔和（或）隆突下淋巴结
N_3	转移至对侧纵隔淋巴结、对侧肺门淋巴结、同侧或对侧前斜角肌或锁骨上淋巴结

远处转移（M）

M_X	远处转移不能评估
M_0	无远处转移
M_1	有远处转移
	M_{1a}：对侧肺叶出现分散单个或多个瘤结节；胸膜结节或恶性胸腔（或心包）积液[c]
	M_{1b}：远处转移

注：a 任何大小的非常见的表浅播散的肿瘤，只要其浸润成分局于支气管壁，即使临近主支气管，也定义为 T_1。
b 肿瘤大小≤5cm 或者大小无法确定的 T_2 肿瘤定义为 T_{2a}，肿瘤>5cm 但≤7m 的 T_2 肿瘤定义为 T_{2b}。
c 大多数肺癌患者的胸腔积液（以及心包积液）由肿瘤引起。但是有极少数患者的胸腔积液（心包积液）多次细胞学病理检查肿瘤细胞均呈阴性，且积液为非血性，亦非渗出液。如综合考虑这些因素并结合临床确定积液与肿瘤无关时，积液将不作为分期依据，患者仍按 T_1、T_2、T_3 或 T_4 分期。

表 11-1-3　2011 年肺癌 AJCC 修订版（第 7 版）TNM 分期

分期		TNM
隐性肿瘤		$T_x N_0 M_0$
原位癌 0 期		$T_{is} N_0 M_0$
Ⅰ 期	Ⅰ A	$T_{1a \sim 1b} N_0 M_0$
	Ⅰ B	$T_{2a} N_0 M_0$
Ⅱ 期	Ⅱ A	$T_{2b} N_0 M_0$　$T_{1a \sim 1b} N_1 M_0$　$T_{2a} N_1 M_0$
	Ⅱ B	$T_{2b} N_1 M_0$　$T_3 N_0 M_0$
Ⅲ 期	Ⅲ A	$T_4 N_{0 \sim 1} M_0$　$T_3 N_1 M_0$　$T_{1 \sim 3} N_2 M_0$
	Ⅲ B	$T_4 N_2 M_0$，任何 T，$N_3 M_0$
Ⅳ 期		任何 T，任何 N，$M_{1a \sim 1b}$

　　按国际肺癌研讨会（IASLC）1989 年第三届小细胞肺癌专题讨论会，一致通过经修订的小细胞肺癌临床分期：局限期（LD）和广泛期（ED）。局限期定义为病变局限于一侧胸腔，有/无同侧肺门、同侧纵隔、同侧锁骨上淋巴结转移，可合并少量胸腔积液，轻度上腔静脉压

迫。广泛期定义为超过局限期的病变。对局限期的小细胞肺癌应进一步按 TNM 分期进行临床分期,以便于对不同期别的患者予以更准确的个体化治疗。

七、治　疗

肺癌的治疗需根据患者的身体状况、影像学分型、病理类型和 TNM 分期而做全面考虑,进行多学科的综合治疗。一般而言,非小细胞肺癌采取以手术为主的综合治疗,小细胞肺癌则采取以化疗为主的综合治疗,放射治疗在肺癌的治疗中显示出越来越重要的价值。

(一) 肺癌的主要治疗手段

1. 外科手术治疗　外科手术治疗是肺癌治疗中重要的手段之一,也是早期肺癌首选和最有效的治疗方法。自 1933 年 Graham 为一例中央型肺癌患者成功实施全肺切除以来,肺癌外科治疗已经有 70 多年的历史。肺癌外科治疗已顺利度过了提高切除率、降低手术死亡率及减少术后并发症发生率的阶段。

肺癌和其他实体肿瘤一样,手术治疗应遵循“两个最大”原则,即最大限度地切除肿瘤组织,同时争取最大限度地保留正常组织。在保证彻底切除癌组织的前提条件下,尽可能减少手术切除范围,是外科治疗肺癌取得的重要进展。

目前,肺癌的外科治疗技术已日臻完善,其术式几经变更,现已基本定型,即标准术式为解剖肺叶切除+区域淋巴结切除;尽可能避免姑息或不完全切除;对侵犯邻近器官和结构的肺癌,应在施行肺切除的同时连同受侵组织器官整块切除,甚至包括部分心脏、大血管的切除和重建。

肺癌的外科治疗决定于肺癌的临床分期和组织学检查。作为一种局部治疗的手段,只有肺癌仍处在局部没有发生扩散时,外科手术才能发挥最有效的作用。最适宜手术的肺癌是Ⅰ期、Ⅱ期的 NSCLC。部分ⅢA 期的肺癌,如侵犯的局部可完全切除,也能取得较好的治疗效果。

(1) 手术目的:①术中确定诊断与分期;②完全切除肿瘤;③淋巴结取样或清扫。

(2) 手术适应证和禁忌证

1) 手术适应证:遵循新的 AJCC 2007 临床分期以及《2007 中国癌临床指南》制定的新的手术思路,目前公认Ⅰ期、Ⅱ期及ⅢA 期低容量肿瘤适合手术治疗,ⅢA 期高容量肿瘤、ⅢB 期肿瘤需要经新辅助治疗降期后才可行手术治疗。手术适应证如下:①Ⅰ期、Ⅱ期的非小细胞肺癌;②部分经过选择Ⅲ期非小细胞肺癌,病变局限于同侧胸腔且能行根治性切除,或病灶虽侵犯胸壁、心包、大血管,但范围局限且技术上能行切除者;③临床高度怀疑肺癌或不能排除肺癌的可能,经各种检查不能确诊,估计病灶能切除者;④有手术指征的Ⅲ期肺癌,经化疗、放疗后,病灶明显缩小,全身情况允许,可考虑手术治疗;⑤Ⅱ期小细胞肺癌,全身化疗 1～2 个周期后,可手术治疗;⑥晚期肺癌患者出现难以控制的肺内感染或肺不张,影响到肺的气体交换功能,为减轻症状,可以施行姑息性手术。

2) 手术禁忌证:①肿瘤侵犯周围器官、组织,如心脏、大血管,无法根治性切除,或出现恶性胸腔积液;②对侧肺门、纵隔及锁骨上淋巴结转移;③肝、骨、对侧肺、脑和肾上腺等远处转移;④身体情况难以耐受手术,包括:严重的心、肺功能障碍,近期有过心、脑血管意外,极度衰竭、恶病质等。

（3）手术耐受程度的评估：除了对病变分期的诊断性评价外，对患者全身一般状况的评估，也就是对手术耐受程度的评估，占有非常重要的地位。手术耐受程度评估的重点是肺功能和心脏功能检查。肺功能检查用以确认余肺是否可以代偿。肺功能测定临床常用的有肺活量（VC）、最大通气量（MVV）、第一秒用力呼气量（FEV_1）。第一秒用力呼气量占用力肺活量的百分率（FEV_1%）。一般认为当 VC 占预计值百分率（VC%）≤50%，MVV 占预计值百分率（MVV%）≤50%，或 FEV_1% <50% 时剖胸肺切除术的风险很大。一般认为 MVV% ≥60% 者手术无禁忌，59%~45% 者应慎重考虑；45%~35% 者应尽可能保守或避免手术，35% 以下者禁忌手术。血气分析用以判断血中氧和二氧化碳的交换功能，对年龄大、肺储备功能不足的患者手术前应常规检查。心电图和心脏超声检查用以确认心脏能否承受开胸肺切除手术。

（4）手术方式：对于多数非小细胞肺癌患者，解剖性肺切除术为首选，即肺叶切除加肺门纵隔淋巴结清扫术。其他包括亚肺叶切除术（肺段切除和楔形切除）、全肺切除术、气管支气管或（和）血管成型非切除术、扩大性切除术等。各种术式应遵循最大限度切除肿瘤组织、最大限度保护正常组织的原则。

根据肺切除范围不同分为：肺叶切除术、全肺切除术、肺段或外周肺楔形切除术；根据手术技术不同分为：肺切除支气管袖状成形术、肺切除肺血管成形术和肺切除隆突成形术等。

此外，随着现代胸腔镜外科（VATS）的发展，更加微创的手术方式——全腔镜肺叶切除术已成为肺癌治疗的重要手段之一。

随着器械外科技术的进步和手术操作技巧的提高，经小切口开胸（MSMT）、VATS 均可方便地施行与传统开胸手术相同的解剖性肺切除和淋巴结清扫，能对绝大部分具备手术适应证的肺癌实施根治性切除，获得与传统肺癌切除术相同的治疗效果。

（5）术中注意事项：随着临床实践经验的积累和大量的临床总结，治疗的理念由朴素的解剖学切除，上升到针对肿瘤的生物学行为进行规范化的"无瘤"切除。术中注意事项包括：

1）手术时应最大限度地清除肿瘤，最大限度地保留正常肺组织，以延长患者的术后生存期，提高患者术后的生活质量。

2）病肺切除后必须清扫相关胸内淋巴结及肿大可疑淋巴结，以达到根治目的和统一的手术后病理分期，提高 5 年生存率。

3）手术中遵循"无瘤操作"技术，手术中尽可能不用手和手术器械去挤压肿瘤组织，解剖肺裂、肺门、纵隔胸膜以及切除淋巴结，尽可能使用电凝和电切，淋巴结须完整切除，手术结束时应以灭菌注射用水（必要时可选用化疗药物）冲洗并浸泡胸腔，最大限度地减少医源性癌细胞播散和种植。

4）手术应细心操作，尽可能减少手术中和围手术期出血与输血，力争做到肺切除不输血，以减少输血造成的免疫问题、传染病问题。

2. 放射治疗　放射治疗可以作为病灶可切除手术患者的辅助治疗手段，可以作为因严重内科并发症不能手术或病灶不可切除患者以及拒绝手术患者的主要局部治疗方法，同时放疗也是无法获得治愈患者的重要姑息治疗方式。放射治疗是治疗早期 NSCLC 除手术治疗外的另一根治性治疗手段，同期放化疗则成为局部晚期 NSCLC 的临床治疗模式。

随着医学影像技术及计算机技术的发展，肿瘤放疗技术已从常规二维放射治疗进入三维精确放射治疗时代。现代放疗技术包括三维适形放疗、适形调强放疗、立体定向放疗以及影像指导下放射治疗,其中影像指导下放射治疗将是放射治疗发展的方向。实施精确放疗前必须有完善的分期检查和临床分期诊断。靶区定义:根据 ICRU50 及 ICRU62 号报告,GTV 指肿瘤的临床灶,为一般的诊断手段能够诊断出的、可见的、具有一定形状和大小的恶性病变范围,包括转移的淋巴结和其他转移的病变;CTV 指在 GTV 的基础上包括周围亚临床灶可能侵犯的范围包括淋巴引流区;ITV 是包括人体内部运动所致的 CTV 体积和形状变化的范围;PTV 指包括 CTV、ITV、摆位误差及治疗中靶位置和靶体积变化等因素在内的照射范围。

肺癌的放射治疗包括根治性放疗、姑息性放疗和综合性放疗三种治疗方式。

(1) 根治性放射治疗:以消灭原发性肺癌病灶及其区域转移淋巴结,使患者恢复健康为目的的放射治疗,称为根治性放射治疗。照射范围包括临床肿瘤及亚临床病灶(肺门及纵隔淋巴结),并包括临床肿瘤边界以外 1~2cm 正常肺组织。临床肿瘤灶的放射治疗剂量单纯放疗或序贯化放疗在 60~74Gy,同步化放疗在 60~70Gy。

(2) 姑息性放射治疗:以抑制肿瘤生长、减轻患者痛苦、改善患者生活质量为目的的放射治疗,称为姑息性放射治疗。多应用于肺癌引起的梗阻性疾病(上腔静脉综合征或阻塞性肺炎)、骨转移和脑转移。梗阻性疾病多 DT30Gy/10 次/2W 或 45Gy/15 次/3W;骨转移剂量一般在 30Gy/10 次/2W 或 8Gy/1 次,广泛骨转移 DT6~8Gy/1 次;多发脑转移者,全脑照射 DT30Gy/10 次/2W 或 DT40Gy/15 次/3W,单发转移灶在全脑放疗的基础上局部加量 DT12Gy/4 次/1W,也可仅单纯手术立体定向放射治疗。

(3) 综合性放射治疗:分为术前、术中、术后放疗。

(4) 脑预防照射:脑是小细胞肺癌常见的转移部位,据统计存活超过 2 年的患者中 50%~70% 甚至以上可能发生脑转移,接近 80% 的尸检发现有中枢神经系统的转移。脑预防照射能够降低 SCLC 的脑转移率在临床上已被证实。对局限期小细胞肺癌及经根治性化疗或联合化疗后达部分缓解或完全缓解的非广泛期 SCLC 患者宜接受 PCI。推荐剂量:DT36Gy/18F 或 DT25Gy/10F。PCI 给予的时间对脑转移的影响显示:PCI 给予早,脑转移率有降低的趋势。PCI 对于 NSCLC 患者的总生存率获益尚未得到证实。

3. 化学治疗 以铂类为基础的化疗在肺癌中广泛应用。

(1) 小细胞肺癌:对化疗高度敏感,是治疗 SCLC 的重要手段,EP(VP-16、DDP)逐渐取代 CAV(CTX、ADR、VCR)方案成为 SCLC 的一线化疗方案。

(2) 非小细胞肺癌:Ⅳ期 NSCLC 采用以全身治疗为主的综合治疗。目前资料显示以顺铂(DDP)为基础的方案略优于以卡铂(CBP)为基础的方案,非铂类联合化疗方案略低于标准含铂联合方案,但毒性反应低,可作为不能耐受或不愿接受铂类化疗者的选择。目前一线化疗方案包括 PE(DDP+VP-16)、MIC(MMC+IFO+DDP)、PT(Paclitaxel+DDP)、PC(Carboplatin+Paclitaxel)、PG(DDP+Gemcitabine)、PD(DDP+Docetaxel)、NP(DDP+Vinorelbine)等,二线多推荐单药多西他赛(Docetaxel)和培美曲赛(Pemetrexed)。

4. 分子靶向治疗 分子靶向治疗是指在肿瘤分子生物学基础上,将与肿瘤相关的特异分子作为靶点,利用靶分子特异制剂或药物进行治疗的手段,广义的分子靶点包括了参与肿瘤分化、周期、凋亡、细胞迁移、浸润行为、淋巴转移、全身转移等过程的,从 DNA 到蛋白/酶水平的任何亚细胞分子。NSCLC 靶向治疗目前主要包括单克隆抗体、抑制酶/蛋白活性的小分子药物、抑制蛋白翻译的反义 RNA 以及与细胞内分子特异性作用的药物及抗血管生成的药物等。如贝伐珠单抗、西妥昔单抗、吉非替尼、厄洛替尼、重组人血管内皮抑制素、

BMS-275291、贝沙罗汀等。

（二）NSCLC、SCLC 的治疗策略

1. NSCLC 的治疗策略

（1）早期 NSCLC（Ⅰ～Ⅱ期）治疗策略

1）临床分期为Ⅰ～Ⅱ期的 NSCLC 患者，无手术禁忌证者建议采用外科治疗。

2）因禁忌证不能手术或者拒绝手术的Ⅰ～Ⅱ期 NSCLC 患者建议采用放射治疗。

3）选择手术治疗的Ⅰ～Ⅱ期的 NSCLC 患者，肺叶切除术是标准术式。对于肺门和纵隔淋巴结，选择完全切除还是系统淋巴结取样术目前尚存在争论。但是，选择上述两种术式的其中一种，对于获得准确的术后病理分期是必要的。

4）完全切除的Ⅰ期 NSCLC 患者不建议使用术后辅助化疗，完全切除的Ⅱ期 NSCLC 患者建议使用以铂类药物为基础的术后辅助化疗。

5）完全切除的Ⅰ～Ⅱ期 NSCLC 患者不建议使用术后放疗。

6）对于术后病理显示切缘为阳性患者建议再次行手术切除或行放射治疗（多数情况下为同步化放疗综合治疗）。

（2）局部晚期 NSCLC（ⅢA/ⅢB）治疗策略：Ⅲ期 NSCLC 分类复杂，对Ⅲ期 NSCLC 仅运用单一手段治疗，疗效较差，需要进行多学科综合治疗。

1）ⅢA～0：（$T_3N_1M_0$ 或 $T_4N_{0～1}M_0$）期治疗策略此分期中主要包括两大类患者：一类是同侧肺叶内存在卫星病灶的患者，另一类是肺尖癌患者。这些患者中若不存在纵隔以及远处的淋巴结转移，手术参与这个期别患者治疗均有明显价值。①同侧肺叶内存在卫星病灶患者治疗策略可以参照Ⅱ期患者的治疗策略。②肺尖癌患者总的治疗原则需要进行新辅助放疗或新辅助化放疗同步治疗再考虑手术参与的时机。治疗之初和治疗中两次评估后才能明确是否手术。肺尖癌手术参与的绝对禁忌包括：远处转移、N_2 或 N_3（对侧锁骨上淋巴结）、椎体侵犯超过 50%、背丛神经受侵犯或食管或气管侵犯。手术参与的相对禁忌包括：N_1 或 N_3（同侧锁骨上淋巴结转移）、锁骨下动脉受侵犯、椎体侵犯<50%、颈动脉和锥管动脉受侵或椎间孔内受侵犯。

2）ⅢA1～2 期治疗策略：尽管有非常完善的术前分期检查，包括 CT、PET 以及纵隔镜，但仍然有部分患者在术中和（或）术后的病理检查才发现纵隔淋巴结发生了转移。这部分患者的手术已经进行完毕，术后治疗的策略如下：①完全切除术后者建议术后辅助化疗；②完全切除术后者建议术后辅助放疗；③完全切除术后者不建议术后辅助同步化放疗；④不完全切除后术后肿瘤残留者行同步化放疗综合治疗。

3）ⅢA3 期治疗策略：这部分患者过去被认为是可手术的患者，但单纯手术疗效不理想，以手术参与的综合治疗也未显示出更好的疗效。随着新的化疗药物不断出现，手术和放疗技术不断发展，因此，这类患者可以有如下的治疗策略：①建议同步化放疗；②建议同步化放疗加巩固化疗；③不建议同步化放疗前进行诱导化疗；④建议新辅助化疗，化疗后临床分期降期的，手术参与又不以牺牲全肺切除为代价者方可考虑手术切除的参与。

4）ⅢA4 期治疗策略：这部分患者被认为不可手术切除，因此首先的治疗是考虑非手术的方法，但也有人试图应用诱导治疗的方法使肿瘤降期，再尝试手术治疗。策略如下：①建议同步化放疗；②建议同步化放疗加巩固化疗；③不建议同步化放疗前进行诱导化疗；④建议新辅助化疗后手术治疗；⑤建议新辅助化放疗后手术治疗。

5）ⅢB 期治疗策略：这部分患者与不可手术切除ⅢA 期一起被称之为手术不能切除的局部晚期 NSCLC，非手术根治治疗的原则与不可手术切除ⅢA 期相同，但不主张尝试术前新辅助治疗后再手术的方法。具体策略如下：①建议同步化放疗；②建议同步化放疗加巩固化疗；③不建议同步化放疗前进行诱导化疗。

（3）Ⅲ期可手术的 NSCLC 的综合治疗：可手术治疗的Ⅲ期 NSCLC 病例选择请参考肺癌的主要治疗手段（外科手术治疗）。

1）术前新辅助治疗：通过术前的抗肿瘤治疗使得肿块缩小，分期下降，以获得更好的手术切除率和生存率。

新辅助化疗：术前新辅助化疗存在以下优点，包括：肿瘤降期使得肿瘤更加容易手术切除；减少手术中肿瘤细胞种植转移；更加客观的评价肿瘤对于化疗药物的反应；以及术前的患者有更好的化疗耐受性等。但新辅助化疗也有其不足之处，如果化疗无效则耽误手术时机；化疗药物的毒副反应会增加手术的并发症和死亡率等。

新辅助同步化放疗：在新辅助治疗中能否使肿瘤有更高的缓解率从而达到降期的目的，对治疗的最终效果起到至关重要的作用。因而在化疗的基础上增加放疗，采用新辅助同步化放疗来达到这一目的。应注意的是ⅢB 期 NSCLC 进行手术治疗的难度大和手术切除组织的范围广，手术风险也随之加大，术前治疗从理论上讲会降低患者的耐受性，增加手术并发症和死亡风险，因此势必要谨慎对待。

2）术后辅助治疗：Ⅲ期 NSCLC 患者虽然进行了完全的手术切除，但术后局部复发和远处转移的概率均较高，所以有必要考虑术后进一步的辅助治疗。

术后辅助化疗：目前在完全手术切除术后的Ⅲ期 NSCLC 中使用术后辅助化疗有了新的契机。根据ⅢA 期患者手术完全切除后治疗失败原因看，局部和区域性复发率为 23% ~ 33%，远处转移率高达 50% 以上。随着全身治疗有效率的不断提高，对于远处转移的控制能力将不断增强。目前已经有充分的证据显示该期别患者经过术后辅助化疗后生存时间得以延长。

由于化疗药物的毒副作用，治疗的依从性仍然是术后辅助化疗所存在的重要问题，但是随着新化疗方案不断出现以及有效的支持治疗药物，如止吐药、集落刺激因子等不断问世，术后辅助化疗所能达到的剂量强度也随之改善。最近一项题为"LACE（肺癌含铂辅助化疗评估）"的 Meta 分析显示，顺铂为主的辅助化疗显著延长了患者的生存期，获益程度与肿瘤的期别相关，术后 5 年生存率从 43.5% 提高到 48.8%，其中ⅢA 期患者获益最大。

术后辅助放疗：术后放疗在手术不完全或者有病灶残留的 NSCLC 患者中应用是普遍认可的。目前不主张在完全切除术后的Ⅰ期、Ⅱ期 NSCLC 患者中常规采用术后辅助放疗，但是对于完全切除术后的ⅢA 期患者是否使用存在着争议。近年来有一些临床资料支持手术完全切除后Ⅲ期（N_2）NSCLC 需要进行术后放疗。多因素分析显示，术后放疗在术后病理为Ⅲ期（N_2）者中，无论无瘤生存率还是总生存率均明显提高。

术后放疗可以消灭亚临床病灶，减少局部复发，通过术后放疗可提高局部和区域肿瘤控制，从而进一步提高患者的生存率。放疗技术的不断更新使得正常组织在放疗中得以更好地保护，这将会明显减少放疗的毒副作用。有研究显示，术后放疗采用三维适形等先进放疗技术，提高了有淋巴结转移患者生存率并降低了术后放疗相关性疾病死亡概率。这些均为患者局控率的提高，转化为生存获益提供可能。

术后辅助同步化放疗：目前，同步化放疗已经在不可手术的局部晚期 NSCLC 中得到广泛的应用。从严格意义上讲,肿瘤术后有残留的患者术后治疗的问题并不是辅助治疗的问题,而是挽救性治疗的问题。目前在 NCCN 的指南中,对于术后切缘有残留的患者如果不能接受再次手术治疗则可以考虑同步化放疗。

（4）Ⅲ期 NSCLC 的非手术根治性治疗:过去,NSCLC 一旦临床诊断纵隔有淋巴结转移则被认为是不可手术的。随着化疗药物的更新及手术和放疗技术的发展,虽然有部分患者得益于手术的参与,但目前大多数患者还是需要接受非手术治疗。

1）标准治疗模式的转变:从单纯放疗到同步化放疗。在过去的很长一段时间里,胸部放疗是手术不能切除的Ⅲ期 NSCLC 的标准治疗方法,但治疗的 5 年生存率仅 5% 左右。直到 20 世纪 80 年代,全身化疗的加入使得疗效有所改观。目前同步化放疗已成为了一般情况较好、手术不能切除的Ⅲ期 NSCLC 的标准治疗手段。

2）同期化放疗与诱导或者辅助化疗的联合应用。在采用同期化放疗时,由于毒副反应的原因,使得化疗药物不能像单独应用那样使用足量,从而全身的抗肿瘤作用会降低。因此就有人探索在同期化放疗前后进行诱导或者巩固化疗的方法,以期望提高全身治疗的作用。

A. 诱导化疗,诱导化疗所引起的毒性反应加大,以及诱导化疗后肿瘤细胞的加速再增殖降低了治疗的作用可能是导致疗效没有提高的原因。

B. 巩固化疗,从理论上讲,巩固化疗提高了全身治疗的强度,应该在远处转移情况方面有所获益,可以提高生存率,另一方面巩固化疗可增加的毒性反应,如患者感染、肺炎的发生率以及治疗相关的死亡率。因此,采用对 NSCLC 有效但毒性更小的药物进行巩固化疗可能是未来需要研究的方向。

2. SCLC 的治疗策略

（1）局限期 SCLC 治疗

1）局限期 SCLC,一般情况好:化放疗同步治疗+巩固化疗。化疗方案为 EP（VP16 70mg/m²,D1～D4 静脉滴注,DDP 25mg/m²,D1～D3 静脉滴注）,化疗疗程数为 4～6 次,化疗间隙期为 3～4 周。化放疗同步治疗的化疗药物剂量与巩固化疗时化疗药物剂量一致。胸部放疗在第一次或第二次化疗开始时即参与其综合治疗,放疗布野目前尚无一致看法,放疗布野有逐渐缩小倾向甚或为针对临床可见肿瘤灶的累及野照射,放疗时间剂量分割有如下方式:①总剂量为 45Gy/30 次,3 周（5 天/周,2 次/天,1.5Gy/次,每天的两次放疗间隔时间大于 6 小时）;②总剂量为 56Gy/40 次,4 周（5 天/周,2 次/天,1.4Gy/次,每天两次放疗间隔时间大于 6 小时）;③总剂量为 55Gy/22 次,4.5 周（5 天/周,1 次/天,2.5Gy/次）;④ 总剂量应不低于 60Gy,若放疗采用常规分割,5 天/周,1 次/天,2Gy/次。化放疗同步治疗以及后续巩固化疗完成后,再次评价肿瘤控制疗效达到 CR 或接近 CR 者予以 PCI。PCI 剂量为 25Gy/10 次,2 周（5 天/周,1 次/天,2.5Gy/次）。PCI 在末次化疗结束后 1 个月内实施。

2）局限期 SCLC,一般情况差:仍以应用化疗为首选考虑,根据化疗后患者耐受性和一般情况变化以及癌灶有无造成局部疼痛压迫等症状再考虑是否放疗。化疗药物及疗程同前,药物剂量可以适当降低。放疗方法基本同前,放疗剂量可以考虑 30Gy/10 次,2 周的姑息放疗方法。

（2）广泛期 SCLC 治疗视患者一般情况可以分为以下情况:

1）一般情况好,先化疗,经过化疗后达到稳定及以上临床疗效者进行 PCI（剂量及分割方法同局限期）。经过化疗后胸腔外病灶达到或接近 CR 者,可以考虑给以胸腔内肿瘤病灶姑息性放疗。

2) 一般情况差,支持治疗。若患者有肿瘤局部侵犯造成局部压迫症状(上腔静脉压迫症、骨转移、肺不张、阻塞性肺炎)等可以考虑先采取局部姑息放疗缓解症状,然后再根据患者一般情况变化来考虑后续为化疗还是支持治疗。

八、预　　后

肺癌治愈率的提高在很大程度上取决于早期发现、早期诊断、早期治疗。影响预后的因素有行为状态评分(KPS)、体重、TNM 分期、病理类型、性别等。综合治疗方式也对肺癌的预后至关重要。

非小细胞肺癌中仅 20%～30% 为早期肺癌(Ⅰ、Ⅱ期),30%～40% 的患者在确诊时为局部晚期,40% 的患者确诊时发现远处转移。手术治疗 5 年生存率期:Ⅰ期 57%～70%,Ⅱ期 39%～55%,ⅢA 期 15%～23%,ⅢB 期 6%～7%。放射治疗 5 年生存率:Ⅰ期患者约 30%,Ⅱ期约 25%,Ⅲ期 5%～10%。

小细胞肺癌综合治疗后,2 年及 5 年生存率分别为 30%～40% 及 15%～20%。

(吴永忠　罗　茜)

Summary

Lung cancer also occurs in association with occupational and environmental exposure to carcinogenic agents other than tobacco smoke. These include arsenic, asbestos, beryllium, chloromethyl ethers, chromicin, hydrocarbons, mustard gas, nickel, and radiation four major cell types exist: squamous cell carcinoma, small-cell carcinoma, adenocarcinoma, and large-cell carcinoma. These neoplasms account for 90% to 95% of tumors, and 2% to 4% of these lesions will demonstrate combinations of squamous and glandular elements called adenosquamous cell carcinoma Patients who present with a new lung lesion and no evidence of metastatic disease by history, physical examination, or chest radiography should undergo CT scanning of the chest, including the liver and adrenal glands. Sputum cytology can provide a diagnosis in about 10% of patients; it is more sensitive in patients with central lesions. A diagnosis can also be obtained by fiber optic bronchoscopy (FOB) or fine-needle aspiration (FNA) as discussed previously. In some circumstances, when a clinical stage I malignancy is suspected, invasive diagnostic studies can be waived, and the patient can undergo resection for diagnosis and treatment. If a resection beyond a lobectomy is required or if the patient is a high surgical risk, it is best to attempt to diagnose the lesion preoperatively. If the patient requires a pneumonectomy, a cancer diagnosis should be made before proceeding with the resection.

第二节　乳　腺　癌

一、概　　述

乳腺癌是女性最常见的恶性肿瘤之一,近年来其发病率在全球范围内呈逐年上升的趋势。全球每年有约 120 万妇女患乳腺癌,死亡患者约 50 万,发病率占全年各种恶性肿瘤的7%~10%。

我国乳腺癌的发病存在地区差异,总体特点是沿海地区高于内陆地区,经济发达地区高于经济落后地区。乳腺癌的发病具有较明显的年龄相关性,年轻患者,尤其是<20 岁的乳腺癌患者少见,20 岁以后发病率迅速上升,45~50 岁发病率较高,绝经后发病率继续上升。目前乳腺癌的发病高发年龄组拉长,从过去的 45~50 岁到近年来的 35~70 岁。研究表明,尽管近年来乳腺癌发病率逐年增高,但近 30 年来乳腺癌死亡率并未明显增加。这说明通过普及乳腺癌防治教育、开展乳腺癌筛查及早诊早治工作,以及治疗效果的提高,可以逐步降低乳腺癌对女性健康的威胁。

乳腺癌的病因尚不清楚。乳腺癌的危险因素涉及生育方面的因素很多,如是否生育、第一胎足月产年龄、月经初潮年龄及绝经年龄等,这些都与内分泌激素有关。目前研究证实雌酮及雌二醇与乳腺癌的发病有直接关系。一级亲属中有乳腺癌病史者的发病危险性是普通人群的 2~3 倍。营养过剩、高脂饮食及肥胖等因素可加强或延长雌激素对乳腺上皮细胞的刺激,从而增加乳腺癌的发病几率,故欧美地区乳腺癌发病率数倍高于亚洲、非洲等地区。机体免疫功能下降,不能及时清除致癌物和致癌物诱发的细胞突变,也是乳腺癌发生的原因之一。乳腺良性疾病与乳腺癌的关系目前尚有争议,有观点认为乳腺小叶上皮高度增生或不典型增生可能与乳腺癌的发生有关。

二、病　理

(一) 检查方法

根据乳腺癌的临床表现,包括针对是否有可以触及的乳腺包块,常采用不同的病理检查方法。

针对可触及的乳腺包块,常采用细针吸取细胞学检查(fine needle aspiration cytology,FNAC)、核心穿刺活组织检查、切除活检(excisional biopsy)及切取活检等。其中切除活检是确定乳腺包块性质的最常用方法。

近年来乳腺钼靶及超声检查的普及使得许多乳腺的极小肿块(1~2mm)得以早期发现。针对不可触及的乳腺病变,常采用的检查方法包括结合钼靶检查的探查性活检术、立体定位计算机导向吸取活检以及纤维乳管镜检查等。

(二) 目前采用的乳腺癌病理分型

1. 非浸润性癌 包括导管内癌(癌细胞未突破导管壁基底膜)、小叶原位癌(癌细胞未突破末梢乳管或腺泡基底膜)及乳头湿疹样乳腺癌(伴发浸润性癌者不在此列)。此型属早期,预后较好。

2. 微浸润癌 也称为早期浸润癌。此型乳腺癌肿瘤主要病变为非浸润性癌,但在小叶间质存在一处或多处分散的、明确的微小镜下灶性浸润,在乳腺癌中发病率<1%。此型极少发生腋窝淋巴结转移,仍属早期,预后较好。

3. 浸润性乳腺癌 是指癌细胞穿破乳腺导管或腺泡基底膜而侵入间质者,约占乳腺癌的85%,具有不同的形态学类型和组织病理学亚型。

(1) 浸润性导管癌(非特殊性):是浸润性乳腺癌中最常见的病理类型,约占乳腺癌的

70%。病理学特点是肉眼见肿瘤界限不清,色灰黄,坚硬,有放射状小梁。镜下可见癌细胞形态多样,腺管结构可有可无,核分裂多见,常有灶性坏死或钙化。浸润性导管癌包括混合型癌、多形性癌、伴破骨巨细胞的癌及伴绒毛特征的癌等亚型,总体预后较差。

（2）浸润性小叶癌:是指小叶原位癌的癌细胞突破了基底膜向间质浸润性生长的乳腺癌,占浸润性乳腺癌的 5%~15%。肉眼见肿瘤边界不清,质坚硬,切面灰白。镜下可见单行癌细胞呈线状浸润于纤维间质中,细胞较小,胞质少,核仁不明显,核分裂较少。此型乳腺癌预后较差。

（3）髓样癌:此型乳腺癌肿瘤实质成分多,间质较少,质软如脑髓,故名髓样癌,约占乳腺癌的 6%。肉眼见肿瘤界限清楚,质软,切面灰白,可伴有出血、坏死及囊性变。镜下细胞呈卵圆形或多边形,核异形明显,核分裂多见,间质可见大量淋巴细胞和浆细胞浸润。此型乳腺癌生长较慢,淋巴结转移率较低,预后较好。

（4）黏液类癌:是以丰富的细胞外和（或）细胞内黏液为特征的乳腺癌,包括黏液癌、黏液囊腺癌及印戒细胞癌等。

（5）小管癌:又称管状癌,约占乳腺癌的 1.2%。肉眼见肿瘤直径大多<2cm,边界不清,切面灰白,质硬。镜下见肿瘤由小的管腔开放的腺管组成。

（6）大汗腺癌:属化生性癌,占乳腺癌的 0.4%~4%。肿瘤直径 0.5~8cm 不等,边界较清。镜下见细胞呈立方形,胞浆丰富,核较大,多形性明显。

（7）其他少见类型癌:如透明细胞癌、腺样囊性癌、炎症样癌等。

三、临床表现

乳腺癌主要临床表现如下:

1. 乳腺肿块 乳腺肿块是乳腺癌最常见的首发症状,大多表现为患侧乳腺的无痛性、单发肿块,常为患者无意中或体检时发现。肿块部位以乳腺外上象限最常见,约占总数的50%,其次是乳头乳晕区（15%~20%）和内上象限（15% 左右）。肿块质硬,表面不光滑,与周围组织分界不很清楚,在乳房内不易被推动。

2. 乳房疼痛 中晚期乳腺癌可有乳房疼痛,表现为刺痛、钝痛、胀痛等不适。如有神经侵犯或腋窝淋巴结压迫臂丛神经者,可出现持续性灼痛。

3. 乳房皮肤改变 随着肿瘤增大,可引起乳房局部隆起。若累及 Cooper 韧带,可使其缩短而致肿瘤表面皮肤凹陷,即所谓"酒窝征"。随着肿块的继续增大,如皮下淋巴管被癌细胞堵塞,造成淋巴回流障碍,导致真皮水肿,皮肤呈"橘皮样"改变。乳腺癌发展至晚期,肿块增大,可使皮肤隆起导致供血不足,可出现皮肤发红、变薄,出现溃疡,并常伴有出血和感染。晚期乳腺癌可侵入胸筋膜、胸肌及肋间肌,导致肿块固定于胸壁而不易推动。如癌细胞侵入大片皮肤,表皮可出现大量质硬的小结节,甚至彼此融合,如延伸至背部和对侧胸壁,可导致呼吸受限,即所谓的"铠甲状癌"（corset cancer）。

4. 乳头、乳晕改变 邻近乳头或乳晕的肿块因侵入乳管使之缩短,可把乳头牵向癌肿一侧,进而可使乳头扁平、回缩及内陷。乳头湿疹样癌可表现为乳头刺痒、灼痛,乳头及乳晕皮肤发红、糜烂,并有鳞屑样痂皮。

5. 区域淋巴结肿大 乳腺癌淋巴转移初期多见于腋窝。肿大淋巴结质硬、无痛、可被推动,随病情进展数目增多,并融合成团,甚至与皮肤或深部组织粘连。

6. 乳腺癌转移 至肺、骨、肝时,可出现相应的症状。例如肺转移可出现胸痛、气急;骨转移可出现局部疼痛;肝转移可出现肝大、黄疸等。

四、诊 断

乳腺癌的诊断应在全面收集病史资料、仔细查体及相应辅助检查的基础上进行。

(一)病史采集

病史采集是诊断的重要步骤,不可忽视。询问病史应包括发现肿块时的大小、生长速度、是否伴有疼痛、肿块大小及疼痛与月经的关系,有无乳头溢液及其性质及有无腋下淋巴结肿大等内容。月经史、生育史及家族史也是病史采集的重要内容。

(二)临床检查

临床检查包括患者自查和医生查体。通过乳房自查,可以发现直径<1cm 的乳腺结节,利于乳腺癌的早期发现。医师为患者做乳腺查体时,患者取坐位,上肢自然下垂。检查者取手指掌面扪诊,按照乳房外上、外下、内下、内上顺序对各象限进行检查,先检查健侧,再检查患侧。扪诊时应注意肿块的位置、大小、硬度及表面情况。如有乳头溢液,应行分泌物细胞学检查。对有腋窝淋巴结肿大患者,应对淋巴结的大小、位置、质地、活动度等状况进行检查。

(三)淋巴引流

1. 腋窝淋巴结 Ⅰ组:胸小肌下缘以下的淋巴结;Ⅱ组:胸小肌上、下缘之间的淋巴结;Ⅲ组:胸小肌上缘上方的淋巴结,亦即通常所指的腋顶或锁骨下淋巴结。

2. 内乳淋巴结 位于内乳动、静脉周围,在胸骨缘外侧 1～2cm 处,以第 1～3 肋间最多见。

3. 锁骨上淋巴结 在颈内静脉与锁骨下静脉汇合处附近的淋巴结好发转移。

(四)影像学检查

常见的乳腺癌影像学检查包括:X 线检查、超声检查、乳腺导管造影(mammary ductography)、乳腺导管内镜检查(endoscope of mammary duct)等。

对于病变很小的,临床不能扪及的早期乳腺癌,X 线摄影是有效的诊断手段,常用方法是钼靶 X 线摄片。因钼靶 X 线穿透力较弱,故便于区分乳腺各种密度组织,可发现较小的肿块。超声检查具有方便、经济、无创的特点,是乳腺肿块的常规检查方法之一,特别对致密型乳腺的肿块的分辨率强于 X 线。同时,超声可以对腋下、锁骨上及胸骨旁有无淋巴结转移进行预测。对怀疑有乳腺导管病变患者,乳腺导管造影可助判断腺管内病变性质、部位及大小。如观察到乳腺导管僵硬、局部狭窄、突然中断或梗阻时,提示有癌肿的浸润破坏。乳腺导管内镜检查可用于直径 0.7mm 以上的乳腺导管检查,可在观察病变同时取活检检查以明确诊断。另外,放射性核素显像、CT 及 MRI 检查等手段也有应用。

(五)病理学检查

病理学检查是诊断恶性肿瘤的"金标准",在乳腺癌诊断的病理学检查中,常用的方法有针吸细胞学检查、乳头溢液细胞学检查及活组织病检等。针吸细胞学检查安全、便捷,有较好的准确性,可用于普查发现早期乳腺癌。但其不足在于细胞学诊断只能观察到细胞,不能观察到组织结构,可出现假阴性或假阳性结果。乳头溢液细胞学检查适用于有乳头溢液的患者,有助于诊断病变性质。活组织病检是乳腺癌诊断的最可靠方法,包括肿块切除活检、肿块切取活检及针吸活检等。

五、鉴别诊断

临床上需要与乳腺癌进行鉴别的疾病主要有以下几种:

1. 乳腺纤维囊性增生病　本病常见于中年妇女,多为双侧,有典型的周期性,月经前出现乳房胀痛和肿块形成,经后缓解。肿块或局部乳腺增厚与周围乳腺组织分界不明显。可观察1个至数个月经周期,若月经来潮后肿块缩小、变软,则可继续观察,如无明显消退可做乳腺超声或X线检查,必要时可手术切除及活检。

2. 乳腺良性肿瘤　如乳腺纤维腺瘤(fibroadenoma)。常见于青年妇女,肿瘤大多为圆形或椭圆形,边界清楚,活动度大,发展缓慢,无腋窝淋巴结肿大。但40岁以后的妇女不要轻易诊断为纤维腺瘤,必须排除恶性肿瘤的可能。

3. 浆细胞性乳腺炎　是乳腺组织的无菌性炎症,炎性细胞中以浆细胞为主,常有疼痛和乳腺炎表现。临床上60%呈急性炎症表现,肿块大时皮肤可呈橘皮样改变。40%患者开始即为慢性炎症,表现为乳晕旁肿块,边界不清,可有皮肤粘连及乳头凹陷。穿刺活检有助于鉴别诊断。

4. 乳腺结核　乳腺结核(tuberculosis of breast)是由结核杆菌所致乳腺组织的慢性炎症。好发于中青年女性。病程较长,发展较缓慢。局部表现为乳房内肿块,肿块质硬偏韧,部分区域可有囊性感。肿块境界有时不清楚,活动度可受限。可有疼痛,但无周期性。治疗包括全身抗结核治疗及局部治疗,可行包括周围正常乳腺组织在内的乳腺区段切除。

5. 积乳囊肿　积乳囊肿(galactocele)多见于哺乳期或哺乳后患者,由于各种原因造成输乳管断裂、管腔狭窄及堵塞,造成乳汁流出不畅、淤积。临床表现为乳房肿块,常为单侧,合并感染者有疼痛。超声检查可见囊性占位,穿刺抽得乳汁样液体即可诊断。

6. 乳房湿疹　与湿疹样癌(eczematous carcinoma)均发生于乳头乳晕区域。乳房湿疹多双侧乳腺发病,有皮肤瘙痒、脱屑、糜烂及结痂表现,一般不累及乳头,无溃疡形成。湿疹样癌又称乳头Paget病,多单侧乳腺发病,皮肤出现增厚隆起,有溃疡,细胞学检查可发现典型的Paget细胞。

六、临床分期

乳腺癌临床分期目前多数采用国际抗癌联盟(UICC)建议的TNM分期(表11-2-1)。

表11-2-1　乳腺癌国际抗癌联盟(UICC)TNM定义

T	原发肿瘤
T_x	原发瘤无法评估(例如手术已切除)
T_0	原发瘤未查出
T_{is}	原位癌

续表

T_1	癌瘤长径≤2.0cm。又分为
	T_{1mic}:微小浸润性癌,最大直径≤0.1cm
	T_{1a}:>0.1cm,≤0.5cm
	T_{1b}:>0.5cm,≤1.0cm
	T_{1c}:>1.0cm,≤2.0cm
T_2	癌瘤长径>2.0cm,≤5.0cm
T_3	癌瘤长径>5.0cm
T_4	癌瘤大小不计,但侵及皮肤或胸壁(肋骨、肋间肌、前锯肌),炎性乳腺癌亦属之
N	区域淋巴结
N_x	区域淋巴结无法分析(如曾手术切除)
N_0	同侧腋窝无肿大淋巴结
N_1	同侧腋窝有肿大淋巴结,尚可推动
N_2	同侧腋窝肿大淋巴结彼此融合,或与周围组织粘连
N_3	同侧锁骨下淋巴结转移伴或不伴腋窝淋巴结转移;或临床提示明显的同侧胸骨旁淋巴结转移伴腋窝淋巴结转移;或同侧锁骨上淋巴结转移伴或不伴腋窝淋巴结或胸骨旁淋巴结转移
M	远处转移
M_x	远处转移未确定
M_0	无远处转移
M_1	有远处转移

根据以上情况进行组合,可把乳腺癌分为以下各期(表11-2-2):

表 11-2-2 乳腺癌国际抗癌联盟(UICC)TNM 分期

0 期	$T_{is} N_0 M_0$
Ⅰ 期	$T_1 N_0 M_0$
Ⅱ 期	$T_{0-1} N_1 M_0$,$T_2 N_{0-1} M_0$,$T_3 N_0 M_0$
Ⅲ 期	$T_{0-2} N_2 M_0$,$T_3 N_{1-2} M_0$,T_4 任何 N M_0,任何 T $N_3 M_0$
Ⅳ 期	包括 M_1 的任何 T、N

七、治　疗

目前乳腺癌的治疗是在综合治疗理念指导下进行的多学科、多手段、系统序贯的治疗过程,涉及手术、放疗、化疗、内分泌治疗及生物治疗等治疗手段。乳腺癌综合治疗可称是肿瘤综合治疗的典范。

对于可治愈的早期患者,首先采用外科手术方式切除原发病灶及转移淋巴结。对有术后放疗指征的患者还应配合放射治疗。其次,应积极采用化疗、内分泌治疗及生物靶向治疗等全身治疗手段,降低肿瘤全身播散转移风险。对不可治愈的晚期患者,应在不过多损害机体功能的前提下进行放疗、化疗及姑息手术,其治疗目的是稳定病情、改善生活质量,延长生存时间。

(一) 手术治疗

1. 切除乳房的乳腺癌根治术 目前常用的切除乳房的乳腺癌根治术包括 Halsted 根治术、扩大根治术(extended radical mastectomy)及改良根治术(modified radical mastectomy)等。

(1) 手术适应证:全乳房切除乳腺癌根治术适应证为符合 TNM 分期的 0、Ⅰ、Ⅱ 及部分

Ⅲ期而无手术禁忌证的患者。

（2）手术禁忌证

1）全身性禁忌证：①肿瘤远处转移；②重要脏器病变，不能耐受手术；③一般情况差，恶病质患者。

2）局部病灶禁忌证：①炎性乳腺癌；②乳房橘皮样变超过乳房面积 1/2；③病灶固定于胸壁；④病理证实的锁骨上淋巴结转移；⑤病理证实的内乳淋巴结转移；⑥患侧上肢水肿。

（3）Halsted 根治术：Halsted 根治术由 Halsted 于 19 世纪末创立。该术式要求整块切除原发灶及腋窝淋巴结，切除完整乳腺组织及表面皮肤，切除胸大肌及胸小肌，清除腋窝的脂肪淋巴结组织。根据乳房形态、肿瘤部位，常采用纵、横梭行切口或横"S"形切口。分离皮瓣后切断胸大肌和胸小肌，并解剖腋窝。解剖腋窝时应钝性分离，减少推挤肿瘤导致转移扩散，同时应注意保护胸长神经、胸背神经等。该术式适宜于Ⅲ期乳腺癌患者。

（4）扩大根治术：乳腺癌扩大根治术是指在乳腺癌根治术的基础上，同时切除胸廓内动脉、静脉及其周围的淋巴结（即胸骨旁淋巴结）。此术式可用于原发肿瘤位于乳房内侧或乳头乳晕区的 $T_{2\sim3}$ 或 $N_{1\sim2}$ 患者，或经超声、CT、MRI 等检查明确有胸骨旁淋巴结肿大的患者。该术式适宜于期别晚无远处转移的乳腺癌患者，此手术由于术后并发症多，近年临床已很少采用此术式。

（5）改良根治术：改良根治术又称功能性根治术或简化根治术。主要分为两种术式：一种是保留胸大肌、胸小肌，切除乳房，清扫腋窝淋巴结的术式；另一种是保留胸大肌，切除胸小肌及乳房，清扫腋窝淋巴结的术式。目前，功能性根治式已成为国内外大多数肿瘤中心治疗乳腺癌的主要手术方式。

改良根治术的切口设计及分离皮瓣同根治术，显露胸大肌后从内上至外下将乳腺、胸大肌筋膜与胸大肌完全分离，清除胸肌间淋巴、脂肪组织，注意保护胸肩峰动脉的胸肌支和胸前神经的内外侧支。清扫胸肌间淋巴结后，显露腋窝，从内向外依次清除高、中、低位组淋巴结。

2. 保留乳房的根治性切除术　保留乳房的根治性切除术包括扩大的原发肿瘤切除术、乳腺腺段切除术及 1/4 象限切除术。以上术式均需进行腋窝淋巴结清扫术。研究证实，保留乳房的切除术合并放射治疗与根治术或改良根治术相比较，其远期疗效并无明显差异。保乳术存在的主要问题是局部复发率高于根治术，故严格掌握适应证是进行保乳术的关键，同时需要术前新辅助化疗或术后内分泌治疗或放射治疗以减少复发。

（1）保乳术适应证：①乳腺单发病灶，最大径 ≤3cm；②乳腺与肿瘤相比有足够的大小，行肿瘤切除术后乳腺外形无明显畸形；③肿瘤位于乳晕区以外部位；④腋窝无肿大淋巴结或有单个可活动淋巴结；⑤无胶原血管病病史；⑥患者愿意接受保乳术治疗。

（2）保乳术禁忌证：包括绝对禁忌证和相对禁忌证。

1）绝对禁忌证：①多发病灶，且位于乳腺不同象限，或有恶性特征的乳腺内弥漫微小钙化灶；②患侧乳腺曾经接受过放射治疗；③妊娠；④保乳术标本切缘阳性，经扩大切除仍不能达到切缘阴性。

2）相对禁忌证：①硬皮病或活动性的系统性红斑狼疮患者；②乳腺同一象限的多个原发肿瘤；③多数学者认为，肿瘤最大径应 ≤3cm，肿瘤直径 3～5cm 者应肿瘤乳房大小比例而定，如果乳房较小而肿块过大，会影响术后乳房外观，故不宜行保乳术。

手术切口应根据肿瘤所在部位而定。乳房上半部切口应选择弧形或横形切口，乳房下半部切口应采用放射状切口。原发灶切除范围应包括肿瘤、肿瘤周围 1~2cm 的组织及深部胸肌筋膜。术中需进行冷冻切片检查以确保标本的边缘无肿瘤细胞浸润。进行腋窝淋巴结清扫时,做与皮纹一致的腋窝切口,进行高、中、低位组的淋巴结清扫,术中注意保护胸长、胸背及胸前神经。术后必须辅以放疗、化疗。

3. 乳腺癌手术并发症及防治

(1)腋窝及皮下积液:乳腺癌术后因为引流不畅、淋巴管损伤及引流管拔除过早等原因,可能出现腋窝及皮下积液。表现为腋窝肿胀、饱满,有波动,较大的皮瓣漂浮还可导致皮瓣供血不足,出现坏死。为防止此现象出现,术中应严格止血,正确安放负压引流并保持引流通畅。治疗上应冲洗疏通引流管,清除积液。对腋窝皮瓣紧绷导致皮下积液的患者,应做减张切口。

(2)皮瓣缺血坏死:皮瓣缝合有张力、皮瓣分离技术粗糙、大面积皮下积液等原因会影响皮瓣的供血,导致皮瓣坏死。表现为术后次日皮瓣出现紫红色,并在此后 2~3 天逐渐变为紫黑色或黑色,提示存在缺血并逐渐加重,最后可出现表皮感染坏死。正确的切口设计和皮瓣分离技术是避免皮瓣缺血的重要环节,应注意避免破坏真皮血管网。出现皮瓣缺血征象时,应保持干燥,有水疱时可予以抽干。缺血区域外注射普鲁卡因进行局部封闭可改善血供。对范围较小的表皮坏死,可暂不处理,待其愈合的结痂。如出现感染,则需切除坏死组织并消毒换药。若缺血坏死面积较大,则需要植皮覆盖创面。

(3)上肢水肿:上肢水肿是乳腺癌术后的特有并发症,主要原因是腋窝清扫术清除了腋窝淋巴结构,引起上肢淋巴回流通道受阻,导致上肢水肿。另外,若手术导致腋静脉、头静脉损伤,或化疗造成静脉内膜炎,导致静脉回流障碍,则亦可导致和加重上肢水肿。上肢水肿常发生在术后或放疗后 1~2 个月,在半年至 1 年后逐渐缓解,主要表现为患侧上臂或(和)前臂肿胀,伴有疼痛、麻木和沉重感,严重可导致上肢活动受限甚至功能丧失。因此,术中进行腋窝淋巴结清扫时,不得任意扩大手术范围,避免损伤头静脉、腋静脉,预防和及时处理腋窝积液和感染,并避免在患肢穿刺、输液。对出现上肢水肿的患者,可采用热疗、封闭、中药等治疗手段。上肢严重肿胀者应行手术治疗。

(二)化学治疗

乳腺癌是实体瘤中应用化疗最有效的肿瘤之一,化疗在整个治疗中占有重要地位。因为乳腺癌是多因素、多基因共同作用下发生的全身性疾病,各期乳腺癌均可能存在极小的隐匿转移灶,故虽然手术去除了肿瘤负荷,但仍需要化疗对残存的肿瘤细胞行进一步地杀灭。已有大量研究证实,化疗,特别是多药化疗,能延长患者生存期、降低死亡率。近年来,乳腺癌化疗原则发生了很大改变,从提倡大剂量化疗转变到强调剂量密度(dose density)和剂量强度(dose intensity),缩短化疗间隔时间以提高剂量密度和剂量强度,从而降低乳腺癌复发几率。目前一般认为辅助化疗应予以术后早期应用,联合化疗的效果优于单药化疗,辅助化疗的治疗期不宜过长,以 6 个月左右为宜,能达到杀灭亚临床型转移灶的目的。

1. 常用化疗方案及给药方式

(1)CMF 方案(环磷酰胺、甲氨蝶呤、氟尿嘧啶):是最早在世界范围广泛应用的化疗方案,通过 30 余年的临床实践,已确立了其在乳腺癌化疗中的重要地位。大量研究报道采用第 1~14 天连续口服环磷酰胺比静脉注射对提高生存率更有优势,且口服化疗方式更方便,患者容易接受,也有利于生活质量的提高。

（2）含蒽环类药物的方案：常用的含蒽环类药物的化疗方案有 CAF（环磷酰胺、多柔比星、氟尿嘧啶）和 AC（多柔比星、环磷酰胺）方案。

CAF 方案：环磷酰胺 $100mg/m^2$，口服，第 1～14 天；多柔比星 $30mg/m^2$，静注，第 1、8 天；氟尿嘧啶 $500mg/m^2$，静注，第 1、8 天，28 天为一周期。

AC 方案：多柔比星 $60mg/m^2$，静注，第 1 天；环磷酰胺 $600mg/m^2$，静注，第 1 天，21 天为一周期。

多柔比星有累积性的心脏毒性，当累积剂量超过 $550mg/m^2$，心脏毒性损害较明显，可导致心律失常甚至心力衰竭，故目前常用心脏毒性较小的表柔比星或吡柔比星代替。治疗中主要的不良反应是骨髓抑制，治疗期间要定期复查肝肾功能及血常规。

（3）紫杉醇、多西紫杉醇为主的化疗：美国 FDA 于 1994 年批准紫杉醇用于复发转移性乳腺癌，于 2000 年批准用于早期乳腺癌的辅助治疗。根据国际多中心临床试验，紫杉醇作为一线药物治疗复发转移乳腺癌的有效率为 32%～60%，对既往蒽环类药物治疗失败的患者，也有 21%～32% 的有效率。紫杉醇联合蒽环类药物的化疗方式是乳腺癌化疗的最有效方案之一。常用方案有 TA、TAC 等。

TA 方案：紫杉醇 $175mg/m^2$，静注，第 1 天；多柔比星 $60mg/m^2$，静注，第 1 天，21 天为一周期。或者：多西紫杉醇 $75mg/m^2$，静注，第 1 天；多柔比星 $60mg/m^2$，静注，第 1 天，21 天为一周期。

TAC 方案：紫杉醇 $175mg/m^2$，静注，第 1 天；多柔比星 $60mg/m^2$，静注，第 1 天；环磷酰胺 $600mg/m^2$，静注，第 1 天，21 天为一周期。

（4）卡培他滨：卡培他滨（希罗达）是氟尿嘧啶氨甲酸酯，口服后经活化，在肿瘤组织内被胸苷磷酸化酶（TP）催化，转变成氟尿嘧啶，从而发挥持久的抗肿瘤作用。因 TP 酶在肿瘤组织中明显高表达，故卡培他滨可选择性的作用在肿瘤组织，属于靶向化疗药物。

目前常用的是卡培他滨联合多西紫杉醇的化疗方案，用于晚期乳腺癌患者。用法是多西紫杉醇 $75mg/m^2$，静注，第 1 天；卡培他滨 $1250mg/m^2$，口服，每日 2 次，第 1～14 天，21 天为一周期。

2. 不同类型乳腺癌患者的化疗选择　肿瘤复发转移危险度的高低是决定化疗方案选择及用药强弱的重要依据。通过对乳腺癌危险度评价指标如肿瘤 T 分期、激素受体表达情况、淋巴结转移情况等的分析，制订适合不同类型、不同病情乳腺癌患者的化疗方案。

对中、低危险度的乳腺癌患者，国内外一般倾向于采用 CAF 或 AC 方案，也可采用 CMF 方案，特别是心脏功能较差的患者。对腋窝淋巴结有 4 个以上阳性并伴有血管侵犯的乳腺癌高危者，可考虑采用含紫杉醇的联合化疗方案。

激素受体（ER、PR）阴性的患者，首选化疗，且应在术后 4 周内开始，对高危患者，化疗周期不应少于 6 个。对腋窝淋巴结阴性患者可采用 CAF、CMF 等方案，对腋窝转移淋巴结数大于 4 个者，可采用含紫杉醇的方案。绝经前激素受体阳性的患者，采用化疗后序贯内分泌治疗的策略，以内分泌治疗为主。常用药物为他莫昔芬（TAM）。另外还可应用芳香化酶抑制剂或黄体生成素释放激素拮抗剂（LHRHa）。绝经后激素受体阳性的患者，应用他莫昔芬或芳香化酶抑制剂治疗。

新辅助化疗是经近 10 余年来研究证实的有效治疗方法。通过术前化疗使肿瘤组织缩小，减少淋巴结转移几率，从而提高手术彻底切除率。同时，根据肿瘤对术前化疗的反应，可提供肿瘤药敏信息，为术后化疗方案及药物的选择提供依据。目前普遍观点认为，对于乳腺癌高危患者,应先行化疗,再行局部治疗。术前新辅助化疗一般进行 4~6 个周期。目前新辅助化疗常用的是 CAF、AC 等以蒽环类药物为基础的方案。近年来研究表明紫杉醇或多西紫杉醇联合蒽环类可取得更好疗效。

对 ER、PR 受体阳性者,可首选内分泌治疗,治疗无效后再加用化疗。对未使用过蒽环类药物患者,可先采用 CAF、AC 方案;对蒽环类药物耐药者,可用含紫杉醇或多西紫杉醇的联合方案,或者吉西他滨方案。

对乳腺癌骨转移患者,采用双膦酸盐治疗,可抑制骨破坏和减轻疼痛。常用药物有帕米膦酸二钠、唑来膦酸等。

(三)内分泌治疗

正常乳腺上皮细胞可表达雌激素受体(ER)和孕激素受体(PR)。研究证实,从正常乳腺组织到乳腺增生、不典型增生,直至原位癌的演进过程中,ER 表达水平逐渐升高。PR 是雌激素与 ER 结合诱导的产物,其过表达可增加发生乳腺癌的危险。一部分乳腺癌患者的乳腺癌细胞可保留全部或部分激素受体,具有与正常乳腺细胞激素受体相似的功能,其自身的生长、增殖受激素水平影响,这一类乳腺癌为激素依赖型乳腺癌(hormone-dependent breast cancer),临床叫做 ER 阳性乳腺癌,其内分泌治疗疗效及预后与激素受体表达水平有关。而有的乳腺癌细胞丧失了全部或大部分的激素受体,其生长、增殖与体内激素水平无关,即为非激素依赖型乳腺癌(hormone-independent breast cancer),临床叫做 ER 阴性乳腺癌,此类乳腺癌对内分泌治疗不敏感。

临床研究表明,ER 阳性乳腺癌分化程度较高,肿瘤细胞生长缓慢,且常与 Her-2、EGFR 表达呈负相关。大量研究表明,无论绝经与否,ER 阳性乳腺癌患者的预后明显好于 ER 阴性患者,故可作为乳腺癌预后预测的一个指标。激素受体检测也可用于指导内分泌治疗。ER 阳性患者的内分泌治疗疗效明显好于 ER 阴性患者。PR 用于预测内分泌治疗疗效。

内分泌治疗按其治疗方式可分为药物治疗和非药物治疗,其中药物治疗按作用机制不同又可分为竞争性治疗、添加性治疗和抑制性治疗。

1. 非药物治疗 非药物治疗是指对内分泌器官的治疗,包括手术和放射治疗,其目的在于改变患者内分泌状态,降低内源性雌激素水平,从而降低甚至阻断雌激素对乳腺癌的作用。

可采用的方法主要是卵巢去势治疗,包括卵巢切除和卵巢放疗两种方式。卵巢切除能快速有效的降低雌激素水平,还能消除卵巢癌发生的可能性,尤其适用于卵巢癌高危患者。卵巢去势放疗起效缓慢,且可能不完全,目前已经不将其作为常规治疗手段。

非药物治疗方式还有肾上腺切除术和垂体切除术,因其并发症严重影响患者生活质量,已经弃用。

2. 药物治疗

(1)竞争性治疗:又叫做抗雌激素治疗,是通过与雌激素竞争雌激素受体,从而降低或阻断雌激素的生物活性,达到治疗乳腺癌的目的。常用药物为他莫昔芬(TAM)。TAM 的结构式与雌激素相似,可在靶器官内与雌二醇争夺 ER,其与雌激素受体可形成 TAM-受体蛋白复合物,阻断雌激素进入癌细胞,从而阻断雌激素生成基因的转录,使乳腺癌细胞停滞在 G_1 期。

TAM 的用量为 10~20mg/d,至少服用 3 年,一般服用 5 年。服药超过 5 年,或剂量大于每天 20mg 并未证明更有效。该药安全有效,副作用有潮热、恶心、呕吐、静脉血栓形成、阴道干燥或分泌物多。少数患者长期用药后可能发生子宫内膜癌,用药 5 年者的发病危险性是未用药者的 3 倍。此类患者应定期行子宫超声检查,必要时做诊断性刮宫检查。

(2) 添加性治疗:添加性治疗的药物包括雌激素、孕激素、雄激素等。目前临床常用的孕激素类药物有甲羟孕酮(MPA)、甲地孕酮(MA)等。此类药物在绝经前患者能负反馈抑制下丘脑-垂体-肾上腺轴,减少垂体和肾上腺激素分泌,降低雌激素水平。同时,孕激素与其受体结合,竞争性抑制雌二醇与 ER 结合,降低 ER 水平,阻断雌激素作用。低剂量的雌激素可促进乳腺癌细胞生长,而高剂量的雌激素则可通过降低细胞内雌激素受体蛋白数量,达到抑制 DNA 合成,进而抑制乳腺癌细胞生长的作用。

研究表明,孕激素治疗乳腺癌的血药浓度需超过 80 ~ 100mg/ml 才起效。目前推荐的药物剂量是:甲羟孕酮 300 ~ 500mg/d,甲地孕酮 160mg/d。常见副作用包括体重增加、体液潴留、高血压、高血糖、阴道出血及血栓性疾病等。因此,通常用作 TAM 治疗失败后的二线用药。

(3) 抑制性治疗:抑制性治疗的主要机制是抑制雌激素的产生,降低体内雌激素水平。包括用于绝经前患者的可抑制促性腺激素的促性腺激素释放激素类似物,如戈舍瑞林(Goserelin)、曲普瑞林(Triptorelin)、醋酸亮丙瑞林(Leuprolide)等。以及适用于绝经后患者的芳香化酶抑制剂,如氨鲁米特(Aminoglutethimide)、福美坦(Formestane)、来曲唑(Letrozole)、阿那曲唑(Anastrozole)等。

促性腺激素释放激素类似物(luteinising hormone-releasing hormone analogue, LHRHa)的结构与内源性 LHRH 相似,故可以与其竞争性结合垂体前体的 LHRH 受体,减少垂体分泌促性腺激素黄体生成素(LH)和促卵泡激素(FSH),从而降低体内雌激素水平,达到“药物去势”的作用。对绝经前患者,这种雌激素水平下降的过程是可逆的,停药后即可恢复。临床用法:戈舍瑞林 3.6mg/4 周,腹壁皮下注射;亮丙瑞林 1mg/4 周,皮下注射。主要副作用包括面部潮红、阴道干燥、性欲下降、情绪异常等由于卵巢功能下降所致症状。

芳香化酶是雌激素合成过程中的限速酶,而且在乳腺癌组织中有高于正常水平的芳香化酶表达,并能促进乳腺癌细胞的生长。芳香化酶抑制剂通过阻断体内芳香化酶的活性,抑制雄激素前体转变为雌酮,从而降低雌二醇水平。氨鲁米特是第一代芳香化酶抑制剂,用于绝经后或绝经前卵巢去势后的晚期乳腺癌患者。因为其不良反应较大,且可导致肾上腺皮质功能抑制,用药同时需服用糖皮质激素,故目前已经逐渐弃用。福美坦为第二代芳香化酶抑制剂,不影响肾上腺皮质激素和醛固酮代谢,推荐剂量为 250mg/2 周。常见不良反应包括面部潮红、阴道出血、体重增加等。阿那曲唑和来曲唑属于第三代芳香化酶抑制剂,适用于绝经后、ER 阳性的乳腺癌患者,对绝经后、ER 阳性的既往内分泌治疗失败的患者亦有作用。阿那曲唑推荐剂量为 1mg/d,主要副作用是恶心、呕吐、皮疹。阴道出血等。长期用药可致骨质疏松及骨折的发生率增加。来曲唑推荐剂量 2.5mg/d,主要不良反应同阿那曲唑。

(四) 放射治疗

放射治疗是乳腺癌局部治疗的重要手段,适用于乳腺癌根治术后、保乳术后及局部晚期乳腺癌。

目前常用的放疗技术包括三维适形放疗、调强放疗及电子束放疗等。乳腺癌放疗的实施,可减少乳腺癌局部复发几率,并可缩小手术范围,增加乳腺癌保乳治疗率,提高患者生活质量。

1. 乳腺癌根治术后放疗　放疗是乳腺癌手术后减少局部复发的重要治疗手段,根治术后放疗对预防胸壁及区域淋巴结复发具有重要意义。

具有以下高危因素的乳腺癌根治术后患者需行局部放疗:①腋窝阳性淋巴结数≥4 个;②原发病灶>5cm;③病变浸及皮肤或胸肌筋膜;④多中心病灶;⑤病变侵犯皮肤淋巴管。

(1)照射范围:对腋窝淋巴结清扫后,阳性淋巴结数<4 个者,只照射术后胸壁;对腋窝阳性淋巴结数≥4 个者,照射范围除了胸壁之外还包括锁骨上区。锁骨上区野上界达环状软骨,下界第 1 肋水平,外界在肩关节内侧,内界以胸锁乳突肌内缘为界。胸壁野上界与锁骨上区野下界相接,外界可达腋前线,有引流口时照射范围还需包括引流口瘢痕,下界以乳房皱褶下 2cm 为宜。目前观点认为对内乳区和腋窝淋巴结区域,放疗并不能提高局部治疗疗效,且放疗不良反应较重,故不推荐照射。

(2)放疗源选择:为减少肺及纵隔结构受量,胸壁照射野可选择电子线和光子线混合射线照射,光子线照射选用^{60}Co 或 4 ~ 6MV X 线为宜,电子线能量以 9MeV 为宜。锁骨上区照射可用^{60}Co 或 4 ~ 6MV X 线。

(3)照射剂量:预防照射剂量为 50Gy,采用常规分割 2Gy/天,每周 5 次。

2. 保乳术后放疗　所有保乳术后患者均需行放疗,目的是彻底杀灭亚临床病灶以及肉眼无法发现的微小病灶。

(1)照射范围:照射野为乳房和胸壁切线野,对腋窝阳性淋巴结数≥4 个者还包括锁骨上区前野。

(2)胸壁照射野和锁骨上区野选择:选用^{60}Co 或 4 ~ 6MV X 线为宜,对瘤床区(手术切口)加量照射可选用电子线或组织间插植。

(3)照射剂量:保乳术后余留乳房及胸壁的照射剂量以 45 ~ 50Gy 为宜,采用常规分割 2Gy/天,每周 5 次。

3. 放疗并发症　常见的乳腺癌放疗并发症有上肢水肿、肩关节活动障碍、乳房外形改变、皮肤纤维化、放射性肺炎、放射性心脏损害等。目前采用三维适形、调强放疗技术后,通过调整靶区内剂量分布及剂量大小,可降低上述并发症的发生率和严重程度。

(五) 生物治疗

随着肿瘤分子生物学的发展,与肿瘤相关的基因和大分子物质也逐渐得到认识,并开发出针对特定肿瘤基因或分子靶标的治疗手段及药物。乳腺癌相关的基因有 *Her-2*、*p53*、*c-fos*、*c-myc* 等。

Her-2 是目前研究最多、最深入的乳腺癌标志基因,其高表达与乳腺癌的发生、发展有密切关系,是乳腺癌分子靶向治疗的重要靶点。现已针对 *Her-2* 开发出人源化单克隆抗体-曲妥珠单抗。曲妥珠单抗可与 *Her-2* 受体结合,阻断生长因子信号转导,干扰生长因子对肿瘤细胞的调节作用。

另外,酪氨酸酶抑制剂吉非替尼、血管内皮生长因子抑制剂贝伐单抗可通过抑制表皮及血管内皮的增殖生长达到治疗乳腺癌的目的,目前已应用于临床。

八、预　　后

乳腺癌发病率随年龄增加而增加,以 45～50 岁为高发年龄。对年轻乳腺癌患者,特别是<35 岁患者,预后较>35 岁者差。妊娠和哺乳期乳腺癌患者预后较差。原发灶越大、转移淋巴结数目越多,预后越差。

(王　颖　李淑杰)

Summary

The lifetime risk for women of being diagnosed with breast cancer in United states is currently between 1 in 7 and 1 in 8. Historically, the primary presenting symptom of breast cancer is a palpable mass, often first detected by the patient. Today, the increasing use of mammography, especially in screening programs, results in many cancers being found at a preclinical stage. The TNM classification devised by the International Union Against Cancer (UICC) and accepted by the American Joint Commission on Cancer Staging is a world standard. The TNM is based on the clinical features of tumor (T), the regional lymph nodes (N), and the presence or absence of distant metastases (M). The tumor is characterized by its size, so that a T_1 is a tumor less than 2cm, a T_2 is 2 to 5cm, and a T_3 is over 5cm. Similarly, N_0 represents negative, or normal, regional lymph nodes, and so on. Systemic treatments for breast cancer patients include surgery, chemotherapy (neoadjuvant chemotherapy and adjuvant chemotherapy), endocrinotherapy, radiotherapy, immunotherapy, biotherapy and traditional Chinese medicine therapy. Preoperative (Neoadjuvant) chemotherapy has specific theoretic advantages over postoperative treatment. First, preoperative chemotherapy provides an in vivo test of chemosensitivity. A second theoretic advantage of preoperative chemotherapy is that it treats occult micrometastatic disease as soon after the cancer diagnosis as possible. This may prevent the development of chemoresistance by isolated clones of metastatic cells or prevent the postoperative growth of micrometastases. Finally, chemotherapy-induced cytoreduction may permit a less radical and consequently less morbid surgical resection than would have been required initially.

第三节　食　管　癌

一、概　　述

食管癌是发生在食管上皮组织的恶性肿瘤,占全身所有恶性肿瘤的 2%,是全球六大致死性肿瘤之一。食管癌手术切除 5 年生存率为 25%～30%。对于中晚期食管癌,放射治疗是非常重要的治疗方法,常规放疗 5 年生存率约为 10%,随着精确放疗技术的飞速发展,食管癌的 5 年生存率较前有了一定的提高,文献报道可达 20%～30%。

（一）食管解剖

食管是连接下咽与胃的空心管道，为一管状的肌性器官，上端起自环状软骨的下缘（咽的下口），相当于第6颈椎下缘，下端在第11胸椎水平处止于贲门。

食管有三个生理性狭窄：第一个狭窄位于食管入口处，即由环咽肌和环状软骨所围成。第二个狭窄位于主动脉弓处，由主动脉弓从其左壁越过和左支气管从食管前方越过而形成。第三个狭窄位于膈肌入口处，即食管穿经膈的食管裂孔。

食管癌病变部位分段标准与食管镜检查的相应长度：按 UICC（1987年）分段标准分为颈段、胸上段、胸中段和胸下段（图11-3-1）。

颈段（长度约5cm）：自食管入口或环状软骨下缘起至胸骨柄上缘平面，距门齿约18cm。前方借结缔组织与气管后壁相连，后方借椎前筋膜与脊柱相隔，两侧近端处与甲状腺的侧叶相邻。

胸上段（长度约6cm）：从胸骨柄上缘平面至气管分叉平面，距门齿约24cm。

胸中段：气管分叉至贲门（食管贲门交界处）全长中点的上1/2，距门齿30~32cm。

胸下段：自气管分叉平面至食管胃交接部（贲门）全长的下1/2，其中胸下段也包括食管腹段，距门齿40~45cm。

食管壁厚度为3~4mm，共有四层：黏膜

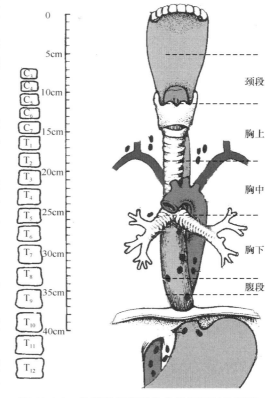

图11-3-1　食管癌病变部位分段标准与食管镜检查的相应长度

层、黏膜下层、肌层与纤维层。食管无浆膜层，是术后易发生吻合口瘘的因素之一。

（二）食管的血供

食管的血液供应呈"多源性"特点，食管的颈、胸、腹各部分动脉均沿着食管长轴，在食管壁内、外相互构成吻合，相互交通，供血丰富。食管的供血分为四个区：①食管颈部的动脉，主要来源于左右侧甲状腺下动脉，其次来源于左、右锁骨下动脉及其他分支。②食管胸部上段的动脉，指气管分叉以上的食管，其血供主要来源于左、右支气管动脉及主动脉弓。③食管胸部下段的动脉，指气管分叉以下的食管，主要有胸主动脉发出的食管动脉供血。④食管腹部的动脉，供血动脉主要来自胃左动脉分支，其次为左膈下动脉分支。

食管的静脉系统有四层，辐射状排列的上皮层血管与黏膜下层表面的浅层静脉丛相交通，再与较下方的黏膜下的深的固有静脉交汇，上2/3发出分支汇入甲状腺下静脉和奇静脉系统，最终汇入上腔静脉。下段通过奇静脉和胃左分支引流入全身脉管，通过胃短静脉入脾静脉。腔静脉与门静脉系统通过黏膜下层的静脉相交通，因此门静脉血流受阻时，食管下段静脉易充盈曲张。

(三) 食管的淋巴引流

颈段食管的淋巴输出管沿血管或喉返神经走行流入气管旁淋巴结及颈深淋巴结、锁骨上淋巴结。胸上段食管淋巴输出管向上下两方面行走,上行者占多数,注入颈段食管淋巴管所能到达的淋巴结,向下走行到达胸中段食管所引流的淋巴结,可侵犯食管旁、喉后、颈深和锁骨上淋巴结。

胸中段食管淋巴输出管也是向上下走行,大半注入气管分叉下的淋巴结,而由此再流至支气管旁淋巴结,或食管与主动脉弓之间淋巴结,以及心包纵隔淋巴结。

胸下段食管癌可侵犯心包旁及腹腔淋巴结,偶然可见向上转移至上纵隔或颈部锁骨上淋巴结,淋巴结呈现跳跃转移现象。这些淋巴结的输出管可穿过横膈到贲门旁淋巴结、胃左动脉旁淋巴结、胃小弯淋巴结、胃大弯淋巴结、脾门淋巴结、腹腔动脉淋巴结。

二、流 行 病 学

国际癌症研究中心(IARC)统计显示:2002 年世界食管癌男女年龄标化发病率分别为 11.5/10 万和 4.7/10 万,以中国为最高(男性为 27.4/10 万、女性为 12.0/10 万)。同年中国的男性食管癌死亡率居于世界之首,女性居于第 3。研究发现我国太行山南段晋、冀、豫三省交界处为食管癌高发中心,最高的为山西阳城(111.5/10 万),其次为扬中市(108.7/10 万)、磁县(107.4/10 万)、淮安市(98.2/10 万)、盐亭县(91.3/10 万)等,而世界标化率以河北省磁县为最高(132.7/10 万)。

三、病因学与发病机制

食管癌的发病是多因素,多基因、多阶段的复杂发生发展过程,其中环境因素通过基因起主导作用。

(一) 环境因素

1. 亚硝胺病因学说 亚硝胺类化合物是一种强的致癌物,我国学者发现亚硝胺经动物实验可诱发动物上消化道癌,为亚硝胺病因提供了直接证据。河南省林州市的粮食、食品、饮水、唾液中亚硝胺的含量均较高,与当地居民食管癌及食管上皮增生的患病率呈正相关。

2. 氮循环病因假说 徐致祥提出了氮循环假说:一个是中低纬度半干旱、半湿润地区土壤包气带中的硝酸盐、亚硝酸盐;另一个是农肥、煤矿矿井水等工业污水中的各种胺、酰胺。这两类前体物通过饮用水及其他途径进入人体,合成亚硝胺,特别是亚硝酰胺,作用于基因达到一定剂量,导致食管癌。

3. 霉菌病因学说 张宝庚等用镰刀菌污染的菌粮诱发了大鼠前胃乳头状瘤,遂开始了对霉菌病因学说的研究。通过比较高低发区粮食中污染的霉菌,发现了圆青弧霉、互隔交链胞霉、串珠镰刀菌等均高于低发区。

4. 营养病因学说 许多研究发现膳食营养与食管癌呈密切相关性,不合理的膳食模式是损害健康,特别是导致癌症等慢性疾病的危险因素。食管癌低发区的膳食营养状况明显好于高发区。在河南林州进行的一项关于硒的随机、安慰剂对照试验表明,在 10 个月干预后,轻度食管鳞状发育异常的受试者,硒蛋氨酸有一定的保护作用。

(二) HPV 与食管癌

人乳头瘤病毒(HPV)是一种嗜上皮细胞的 DNA 肿瘤病毒,主要是 HPV16 和 HPV18 两个高危型,在食管癌组织中检出率可高达 80%。分子流行病学证实 HPV 具有放大癌基因 *C-myc* 和 *H-Ras* 作用,并能使抑癌基因 *p53* 突变失活,提示 HPV 感染在食管癌的发生、发展中有重要意义。

(三) 不良生活习惯

1. 吸烟饮酒 香烟的烟雾和焦油中含有多种致癌物,如苯并芘、多环芳烃、亚硝基化合物、环氧化物等,这些物质能直接作用于细胞蛋白质、核酸等成分,造成细胞损伤,引发癌变。饮酒被认为是西方国家食管癌发病的一个主要危险因素。动物实验表明,仅用乙醇无法诱出食管癌,仅用小剂量的亚硝酰胺前体物也无法诱出食管癌,但是两者叠加就能够诱发。既显示饮酒的促癌作用,也证实了亚硝酰胺的致食管癌作用。

2. 饮食过烫 热烫饮食、快餐、进餐不规律,喜食干硬粗糙食物等不良饮食习惯是食管癌发病的重要危险因素之一。实验证实,70℃以上的烫食会对食管黏膜上皮细胞的增殖周期产生严重影响,并为细胞在有害代谢产物作用下产生癌变创造有利条件。

(四) 社会经济状态

食管癌高发区多位于社会经济状态较差地区,食管癌发病的危险随居民收入水平的增加而下降。这可能与社会经济较低地区缺乏营养,维生素、新鲜水果、蔬菜补充不足,烟酒滥用,卫生医疗条件较差有关。

(五) 遗传易感性

癌症是各种环境对具有不同遗传素质的个体反复作用的结果。食管癌患者中有癌家族史的比例高于对照组,提示遗传因素是发病的一个重要危险因子。我国河南、山西、山东等省遗传流行病学调查,有阳性家族史者占 23.95% ~ 61.0%。

(六) 基因

与肿瘤发生有关的遗传特性除了在细胞水平上表现为染色体异常外,在分子水平上主要表现为癌基因的激活、表达和抑癌基因的丢失或失活。例如,表皮生长因子受体(EGFR)与原癌基因(*c-myc*)的过表达和扩增,可能与食管癌的发生密切相关。在抗癌基因中,*Rb*、*p53* 突变或杂合性缺失,影响其本身在细胞正常生长、发育、分化中的功能,导致细胞癌变。

四、病 理 学

食管恶性肿瘤最常见的类型为鳞状上皮来源的鳞状细胞癌(squamous cell carcinoma, SCC),约占 95%,其他类型少见。

（一）组织学分型

我国约90%为鳞状细胞癌。少数为腺癌,来自Barrett食管或食管异位胃黏膜的柱状上皮。另有少数为恶性程度高的未分化癌。

（二）中晚期食管癌的大体形态

1. 髓质型（56%～61%） 癌组织主要向管壁内扩展,肿瘤呈大小不一的卵圆形隆起,边缘多不外翻而呈坡形,表面常有深浅不一的溃疡。食管壁增厚,瘤体多累及食管周径大部或食管全周。

2. 蕈伞型（12.1%～17%） 瘤体呈扁平卵圆形肿块,向食管腔内呈蘑菇片样隆起,边缘外翻,与正常食管黏膜界限清楚。大多数瘤体仅占食管周径的一部分或大部分,很少累及食管全周。

3. 溃疡型（11%～12.6%） 瘤组织常仅累及食管壁的一部分。瘤块处呈深陷而边缘多平整的大小形状不一的溃疡,边缘微隆起。溃疡底面凹凸不平,常有污褐色坏死组织或渗出物覆盖。溃疡深达肌层,甚至达食管周围组织。癌灶切面癌块较薄,溃疡边缘有悬空状,有的略微隆起。

4. 缩窄型（5.5%～8.5%） 瘤块不明显,主要在食管黏膜面呈环形狭窄,病变大小一般3～5cm,常累及食管周径,瘤组织与周围食管黏膜无明显分界,病变上段食管扩张明显。

5. 腔内型（3.3%） 肿瘤突向食管腔内呈圆形或卵圆形隆起,呈带蒂的息肉状向食管腔突出,表面常有糜烂和浅溃疡。

（三）食管癌的扩散和转移方式

1. 直接浸润

（1）细胞浸润食管黏膜下层淋巴管后,可沿食管固有膜及黏膜下层淋巴管浸润播散。食管壁内扩散食管癌旁上皮的底层细胞癌变或成原位癌,是癌瘤的表面扩散方式之一。癌细胞沿食管黏膜下播散并非连续性,在黏膜下形成的癌灶可以是跳跃式的。

（2）肿瘤累及食管全层后,常与食管周围组织或器官粘连并浸润相邻的器官。可侵入喉部、气管及颈部软组织,甚至侵入支气管,形成支气管-食管瘘;也可侵入胸导管、奇静脉、肺门及肺组织,部分可侵入主动脉而形成食管-主动脉瘘,引起大出血而致死。下段食管癌常可累及贲门及心包。

2. 淋巴转移 食管癌淋巴转移比较常见,约占病例的2/3。中段食管癌常转移至食管旁或肺门淋巴结,也可转移至颈部、贲门周围及胃左动脉旁淋巴结。下段食管癌常可转移至食管旁、贲门旁、胃左动脉旁及腹腔等淋巴结,偶可至上纵隔及颈部淋巴结。

3. 血行转移 多见于晚期患者。最常见转移至肝组织（约占1/4）和肺组织（约占1/5）,其次为骨、肾、肾上腺、胸膜等。可同时有2个或2个以上部位转移。

五、临 床 表 现

（一）早期症状

症状比较轻微,主要为胸骨后不适、烧灼感或疼痛。食物通过时局部有异物感或摩擦感,有时吞咽食物在某一部位有停滞或轻度梗阻感,上述症状可反复出现,时轻时重。下段食管癌还可引起剑突下或上腹部不适、呃逆、嗳气。

（二）中期症状

1. 吞咽困难　开始时常为间歇性,由于食物堵塞或局部炎症水肿而加重,也可因肿瘤坏死脱落或水肿消退而减轻。由于食管壁具有良好的弹性和扩张能力,当出现明显吞咽困难时,肿瘤常已侵犯食管周径 2/3 以上,常伴有食管周围组织浸润和淋巴结转移。

2. 梗阻　病情逐渐加重即可出现梗阻。由于食管癌的浸润和炎症反射性地引起食管腺和唾液腺分泌增加,严重者常伴有反流、持续吐黏液,有时引起呛咳,甚至造成吸入性肺炎。

3. 胸背部疼痛　当肿瘤外侵时,引起食管周围炎、纵隔炎,或食管深层癌性溃疡,导致胸骨后或胸背部肩胛骨区持续性钝痛。

4. 出血　患者有时可因呕血或黑便就诊。若肿瘤浸润大血管特别是胸主动脉可造成致命性大出血。对于穿透性溃疡,尤其是 CT 检查肿瘤累及胸主动脉者,应注意有大出血可能。

5. 体重减轻　因进食困难,食量减少、发热、疼痛、肿瘤的消耗,致使病人的营养状况变差,出现脱水、营养不良、消瘦等。

（三）晚期症状

多属食管癌的并发症及压迫症状。

1. 呼吸系统症状　肿瘤或肿大淋巴结压迫气管引起咳嗽、呼吸困难。当癌组织穿透气管而发生气管食管瘘时,可出现进食呛咳、发热和咳脓臭痰等症状。

2. 神经受累症状　在食管与气管之间两侧形成的沟内有喉返神经通过,肿瘤侵犯或肿大淋巴结压迫喉返神经时,可出现声音嘶哑、饮水呛咳等症状。另外,如膈神经受侵导致膈神经麻痹,可发生呼吸困难及膈肌反常运动。

3. 全身广泛转移引起的相应症状　肝转移者则出现肝区隐痛不适、肝大、食欲减退、黄疸。腹腔转移可出现腹部包块、疼痛、腹水。骨转移出现持续性疼痛,且日渐加重。

4. 恶病质、脱水、衰竭　由于食管梗阻致滴水不入,同时常伴脱水、电解质紊乱,表现为极度消瘦和衰竭。

六、影像学与相关检查

（一）X 线钡餐检查

X 线钡餐检查是诊断食管及贲门部肿瘤的重要手段之一,不但可确定病灶部位、长度及梗阻程度,还需判断食管病灶有无外侵及外侵范围。结合细胞学和食管内镜检查,可以提高食道癌诊断的准确性。

1. 早期食管癌

(1)扁平型:扁平无蒂沿食管壁浸润,食管壁局限性僵硬,食管黏膜呈小颗粒状改变或紊乱的网状结构。

(2)隆起型:斑块状或乳头状隆起,中央可有溃疡形成。

(3)凹陷型:呈凹陷改变,内有颗粒状结节呈地图样改变,边缘清楚。

2. 中晚期食管癌

(1)髓质型:病变显示为不规则的充盈缺损,有不同程度的管腔狭窄,病变的上、下缘与正常食管交界处呈斜坡状,病变区黏膜消失或破坏,常有大小不等的龛影,钡剂通过梗阻,病变上部食管多有较明显的扩张(图11-3-2)。

(2)蕈伞型:钡餐显示有明显的充盈缺损,其上下缘呈弧形,边缘锐利,与正常食管分界清楚,可有浅表溃疡,病变区黏膜破坏、紊乱,伴明显软组织阴影者少见。钡流部分受阻,上部食管有轻度至中度扩张(图11-3-3)。

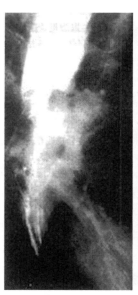 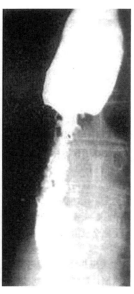 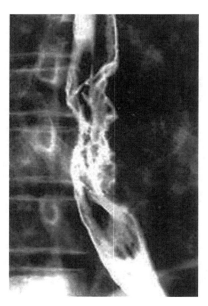

图11-3-2　食管癌髓质型

钡餐见食管下段有明显向心性充盈缺损,管腔狭窄,有多数刺样龛影及不规则窦道,周围有软组织包块,并包围气管支气管,与正常管壁分界尚清

图11-3-3　食管癌蕈伞型

钡餐示食管中下段左前壁大块充盈缺损,呈蝶形,边界尚清,然缺损内部大量结节状、息肉状增生,并有多数刺状龛影

(3)溃疡型:X线平片显示大小和形状明显不同的龛影,在切线位可见龛影深入食管壁内,甚至突出于管腔轮廓之外。溃疡边缘隆凸者,X线显示"半月征"。钡剂通过无明显阻塞,或管腔仅呈轻度狭窄,上部食管亦多无扩张(图11-3-4)。

(4)缩窄型:癌变组织明显狭窄与梗阻,几乎累及食管壁的全周,局部食管常缩短。病变上段扩张明显(图11-3-5)。

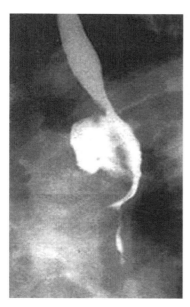

图 11-3-4　食管癌溃疡型

钡餐示食管中段右前壁弧形充盈缺损,其内有大龛影突向管腔外,外形扁平,龛影基底部有半圆透亮带

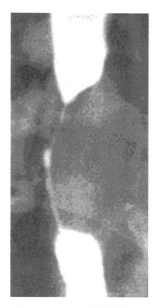

图 11-3-5　食管癌缩窄型

钡餐见食管中段管腔突然狭窄如线,狭窄段基本保持居中,边缘光滑,周围有软组织肿块

(5)腔内型:病变部位食管边缘有缺损,钡剂分布呈不规则斑片状。少数病例有龛影。虽然多数病例肿块巨大,但管腔梗阻并不严重,上部食管扩张不明显(图 11-3-6)。

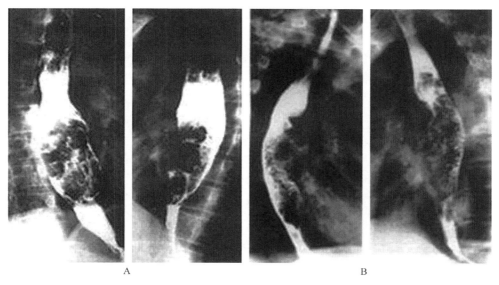

A　　　　　　　　　　　　　　　　B

图 11-3-6　食管癌腔内型

A、B 不同病例,食管中下段皆显示食管腔内不规整充盈缺损,一侧或两侧管壁基本保持完整,肿块将管腔撑大,其内有结节状增生,不规则裂隙,食管轻度受阻

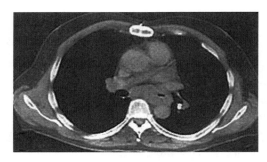

图 11-3-7　食管癌 CT 表现

（二）计算机断层扫描

CT（特别是螺旋 CT）是最常被用于食管癌诊断和分期的检测手段。正常食管壁厚度 3.0mm，如超过 5.0mm，则提示局部有病变。CT 检查的优势特别是能更清晰显示食管癌对邻近纵隔器官、脉管组织的侵犯。CT 仿真内镜（CTVE）技术还可以较为清晰的显示出食管黏膜面的改变，有利于早期食管癌的检出（图 11-3-7）。

（三）食管脱落细胞学检查

检查者吞下双腔管带网气囊，当气囊通过病变后将空气注入气囊，逐步拉出气囊并使其表面细网与病变摩擦，直到距门齿 15cm 刻度时抽尽空气取出网囊，去除网囊前端的黏液后将网囊表面的擦取物涂片并行巴氏染色。是普查时发现及诊断早期食管癌、贲门癌的重要方法，其诊断阳性率可达 90% 以上。但对食管癌有出血及出血倾向、伴有食管静脉曲张或食管狭窄有梗阻者禁忌行食管拉网细胞学检查。

（四）食管镜检查

纤维食管镜已广泛应用于食管癌的诊断。可以直接观察肿瘤大小、形态和部位，为临床医师提供治疗的依据，也可同时在病变部位行活检或镜刷检查。食管镜检查与脱落细胞学检查相结合，是食管癌理想的诊断方法。

（五）超声内镜

超声内镜将微型高频超声探头安置在内镜前端，其优点是能以超声检测到食管壁的 5 层，食管层面的确定是通过不同层面产生的回声不同，黏膜上层是高回声，深肌层和黏膜肌层是低回声，黏膜下层和肌层的界面是高回声，肌层减少了黏膜下层低回声和外膜高回声的界面。正常食管壁层低回声中断提示食管病变。并且，结合经食管行周围淋巴结细针穿刺活检（FNA）的超声检测技术，也明显提高了对阳性淋巴结判断的准确性（图 11-3-8，见彩图）。

（六）MRI 和 PET

随着影像学技术及分子影像学技术的发展，MRI 和 PET 越来越多的应用到食管癌患者的检查及诊断中，尤其是对 T 分期和 N 分期显得更为重要，还可通过全身检查来判断全身转移情况，对精确临床分期显得更为重要，已逐渐应用到食管癌的精确放疗中。

七、诊断与鉴别诊断

（一）诊断

根据典型的病史，食管钡餐造影及食管镜检查，经过细胞学和病理检查，食管癌诊断并不困难。

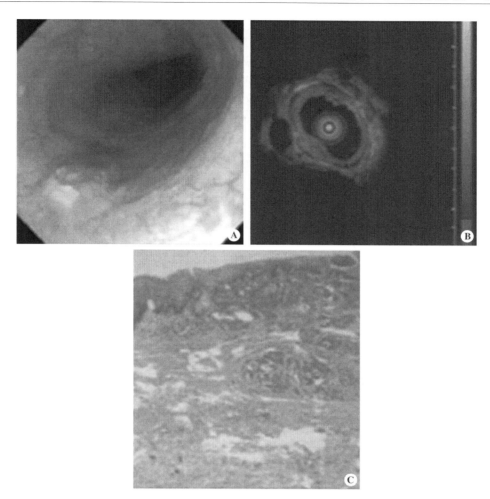

图 11-3-8　食管癌内镜表现

A. 普通内镜见黏膜片状充血；B. 超声小探头显示黏膜层、黏膜下层；C. 病理显示黏膜下层癌增
厚、融合，三层分解不清

（二）鉴别诊断

1. 食管静脉曲张　患者常有门脉高压症的其他体征，X 线检查可见食管下段黏膜皱襞
增粗，迂曲，或呈串珠样充盈缺损。严重的静脉曲张在透视下见食管蠕动减弱，钡剂通过缓
慢。但管壁仍柔软，伸缩性也存在，无局部狭窄或阻塞，食管镜检查可进一步鉴别。

2. 贲门痉挛　也称贲门失弛缓症，由于迷走神经与食管壁内神经丛退行性病变，或对
胃泌素过分敏感，引起食管蠕动减弱与食管下段括约肌失弛缓，食物不能正常通过贲门，一
般病程较长，用解痉药常能使症状缓解。X 线检查食管下端呈光滑鸟嘴状或漏斗状狭窄，边
缘光滑，吸入亚硝酸异戊酯后贲门渐扩张，可使钡剂顺利通过。内镜活组织检查无癌肿证
据可鉴别。

3. 食管结核　比较少见，一般为继发性，如为增殖性病变或形成结核球，则可导致不同
程度的阻塞感、吞咽困难或疼痛。病程进展慢，青壮年患者较多，常有结核病史，OT 试验阳

性,有结核中毒症状,内镜活检有助于鉴别。

4. 食管炎 食管裂孔疝并发反流性食管炎,有类似早期食管癌的刺痛或灼痛,X 线检查黏膜纹理粗乱,食管下段管腔轻度狭窄,有钡剂潴留现象,部分病例可见黏膜龛影。对不易肯定的病例,应进行食管细胞学或食管镜检查。

5. 食管憩室 可以发生在食管的任何部位,较常见的为牵引性憩室,初期多无症状,后可表现不同程度的吞咽困难及反流,饮水时可闻"含漱"声响,有胸闷或胸骨后灼痛、上腹有烧灼感或进食后异物感等症状。X 线透视或气钡双重对比检查可显示憩室。

6. 食管良性狭窄 多有吞酸、碱化学灼伤史,X 线可见食管狭窄,黏膜皱折消失,管壁僵硬,狭窄与正常食管段逐渐过渡。临床上要警惕在长期炎症基础上发生癌变的可能。

7. 食管良性肿瘤 一般病程较长,进展慢,症状轻。多为食管平滑肌瘤,典型病例吞咽困难症状轻,进展慢,X 线和食管镜检查见表面黏膜光滑的隆起肿物,表面黏膜展平呈"涂抹征",但无溃疡。

8. 食管外压改变 是指食管邻近器官的异常所致的压迫和吞咽障碍。某些疾病如肺癌纵隔淋巴结转移、纵隔肿瘤、纵隔淋巴结炎症等可压迫食管造成部分或严重管腔狭窄,产生严重吞咽困难症状,有时可误诊为食管癌。食管钡餐造影常可排除食管本身疾病。

八、临床分期

食管癌 AJCC 分期见表 11-3-1(2010 年 第七版)。

表 11-3-1 食管癌 AJCC 分期

T 分期

T_x	不能明确的原发癌,如拉网等细胞学检查发现瘤细胞,但未能发现瘤体
T_0	无原发瘤证据
T_{is}	原位癌,也即所谓的高度不典型增生。指局限在上皮层内、未侵出基底膜的肿瘤。有人不严格地将高度不典型增生归为 Tis。但要注意,在食管腺体内的原位癌,可能随腺体超过了食管上皮的基底膜,但其并未超出腺管的基底膜
T_1	肿瘤侵出上皮层,如侵犯固有膜、黏膜肌层或黏膜下层
T_2	肿瘤侵犯肌层,未达食管外膜
T_3	肿瘤侵及食管外膜
T_4	肿瘤侵犯食管周边组织
T_{4a}	肿瘤侵犯胸膜、心包或膈肌,但可手术切除
T_{4b}	肿瘤因侵犯气管、主动脉、椎体或其他重要脏器而不能手术切除

N 分期

N_0	无邻近淋巴结转移
N_1	邻近淋巴结组有 1 或 2 枚淋巴结转移
N_2	邻近淋巴结组有 3~6 枚淋巴结转移
N_3	邻近淋巴结组有超过 7 枚淋巴结转移

M 分期

M_0	肿瘤无远处脏器和淋巴结转移
M_1	肿瘤已转移至远处淋巴结和(或)其他脏器

G 分期

  G 指肿瘤的病理分化程度分期,在 AJCC 肿瘤分期的第六版为可选指标,但第七版将其接纳为 S 分期中的一项

  G_X 组织学不能分级(在 S 分期中同 G_1)

  G_1 细胞分化好的高分化癌

  G_2 细胞中等分化的中分化癌

  G_3 细胞分化差的低分化癌

  G_4 未分化癌(按 G_3 鳞癌行 S 分期)

  有时 G_3、G_4 可能混存,可登记为 $G_{3\sim4}$

肿瘤部位

  早期鳞癌的 S 分期考虑到了肿瘤在食管上的部位,按肿瘤的上缘分为上段、中段和下段

  S 分期 S 分期是归纳了 T、N、M 等多组分期而成,第 7 版将食管鳞癌和腺癌分开分期

  食管鳞癌 其分期包括了 T、N、M、G 分期和肿瘤的部位

  0 期 T_{is},N_0,M_0,G_X 或 G_1,任何部位。为食管癌的最早期,等同于原位癌,肿瘤仅限于上皮层,无任何转移或
      播散

  ⅠA 期 T_1,N_0,M_0,G_X 或 G_1,任何部位。等同于 T_1 期肿瘤。肿瘤局限在黏膜层、黏膜下层

  ⅠB 期 T_1,N_0,M_0,G_2 或 G_3,任何部位。符合以下两点之一或全部
      肿瘤虽位于食管的最内两层(黏膜层、黏膜下层),但肿瘤细胞分化较差。
      T_2 或 T_3,N_0,M_0,G_X 或 G_1,位于下段。肿瘤侵犯食管肌层(T_2)甚至外膜(T_3),但肿瘤位于食管下段且
      细胞分化较好

  ⅡA 期 T_2 或 T_3,N_0,M_0,位于食管上段或中段的 G_X 或 G_1,或位于食管下段的 G_2 或 G_3

  ⅡB 期 T_2 或 T_3(肿瘤位于食管的最外两层之一),N_0,M_0,G_2 或 G_3(肿瘤细胞分化差),瘤体位于食管上或中段;
      或:T_1 或 T_2(位于食管的内两层),N_1(淋巴结转移 1~2 枚),M_0,任何 G,任何部位

  ⅢA 期 T_1 或 T_2(肿瘤位于食管内层),N_2(3~6 枚邻近淋巴结转移),M_0,任何 G;或:T_3(位于食管壁的外层),N_1
      (1~2 枚邻近淋巴结转移),M_0,any G;或:T_{4a}(肿瘤侵犯食管周边可切除的组织),N_0,M_0,任何 G

  ⅢB 期 T_3(位于食管壁的外层结构),N_2(3~6 枚邻近淋巴结转移),M_0,任何 G,任何部位

  ⅢC 期 T_{4a}(侵犯食管邻近组织,但可手术切除),N_1 或 N_2(6 枚或以下邻近淋巴结转移),M_0,任何 G,任何部位;
      或:T_{4b}(侵犯周边组织不能手术切除),任何 N,M_0,任何 G,任何部位;或:任何 T,N_3(7 枚或更多邻近淋
      巴结转移),M_0,任何 G,任何部位

  Ⅳ 期 任何 T,任何 N,M_1,任何 G,任何部位

  食管腺癌 腺癌分期包括在内的指标有 T、N、M、G 分期

  0 期 T_{is},N_0,M_0,G_X 或 G_1;等同原位癌或高度不典型增生,肿瘤局限于食管壁的表层

  ⅠA 期 T_1,N_0,M_0,G_X、G_1 或 G_2;等同于 T_1 期,肿瘤仅位于食管壁的最内两层之一

  ⅠB 期 T_1(肿瘤仅位于食管壁的最内两层之一),N_0,M_0,G_3(瘤细胞分化差);或:T_2(肿瘤位于食管壁的外层),
      N_0,M_0,G_X、G_1 或 G_2

  ⅡA 期 T_2(肿瘤位于食管外层),N_0,M_0,G_3(细胞分化差)

  ⅡB 期 T_3(肿瘤位于食管外层,但未超出),N_0,M_0,任何 G;或:T_1 或 T_2(肿瘤位于食管内层固有肌层),N_1(1~2
      邻近淋巴结转移),M_0,任何 G

  ⅢA 期 T_1 或 T_2(肿瘤位于食管内层),N_2(3~6 枚邻近淋巴结转移),M_0,任何 G;或:T_3(位于食管壁的外层),N_1
      (1~2 枚邻近淋巴结转移),M_0,any G;或:T_{4a}(肿瘤侵犯食管周边可切除的组织),N_0,M_0,任何 G

  ⅢB 期 T_3(位于食管壁的外层),N_2(3~6 枚淋巴结转移),M_0,任何 G

  ⅢC 期 T_{4a}(肿瘤侵犯邻近组织),N_1 或 N_2(6 枚或以下淋巴结转移),M_0,任何 G;或:T_{4b}(肿瘤侵犯邻近组织,且
      不能手术切除),任何 N,M_0,任何 G;或:任何 T,N_3(7 枚或以上邻近淋巴结转移),M_0,任何 G

  Ⅳ 期 任何 T,任何 N,M_1,任何 G

九、治 疗

食管癌的治疗首先是根据病变部位、肿瘤外侵情况和分期而定。

（一）早期食管癌的治疗

早期食管癌是指癌组织局限于食管黏膜下层以内，未累及固有肌层，包括黏膜内癌和黏膜下癌。外科手术仍是早期食管癌的主要治疗措施。近年来，随着内镜技术的发展，内镜下黏膜切除术（endoscopic mucosal resection, EMR）、黏膜剥离术（endoscopic submucosal dissection, ESD）已成为早期食管癌治疗的重要手段。

内镜下黏膜切除术（EMR）又称"大黏膜剥脱活检术"，即在内镜下将病变黏膜剥离，并用高频电流完整切除，适应证各国并不统一。日本食管协会制定的内镜下黏膜切除术治疗早期食管癌的绝对适应证为：中重度异型增生和原位癌（m1），侵及到黏膜固有层的鳞状细胞癌（m2），范围<2/3 食管周长、<30mm，病灶数目少于 3～4 个；相对适应证为：侵及黏膜肌层鳞状细胞癌（m3）、黏膜下癌（sm），直径 30～50 mm，范围 3/4 食管周长或环周浸润、病灶数目 5～8 个。

内镜下黏膜剥离术（ESD）治疗的最大特点是能控制病灶切除的范围和大小，即使是累及黏膜下层的部分溃疡病灶也能切除。目前对 ESD 治疗指征仍有争议，如能克服技术问题，ESD 的适应证被进一步扩大为无淋巴结转移的所有肿瘤病灶。只要病变无固有肌层浸润、无淋巴和血行转移，不论病变位置及大小，均是 ESD 切除适应证。

（二）食管癌的手术治疗

1. 适应证 手术治疗仍为食管癌主要和首选的治疗方案，若全身情况良好，有较好的心肺功能储备，无明显远处转移征象者，可考虑手术治疗。

2. 手术禁忌证 ①全身情况差，已呈恶病质。或有严重心、肺或肝、肾功能不全者；②病变侵犯范围大，已有明显外侵及穿孔征象，例如侵犯主动脉、气管、心脏或大血管，或已出现声音嘶哑或已有食管气管瘘者；③有远处转移者。

3. 手术方式 目前食管癌的手术方式主要包括：

（1）胸、腹、颈三切口食管次全切除术。

（2）经左胸食管癌切除、主动脉弓下或弓上食管胃吻合术。

（3）经左胸食管次全切除、食管胃颈部吻合术。

（4）Ivor-Lewis 手术。

（5）腹部和颈部两切口食管拔脱、食管胃颈部吻合术。

（6）电视胸腔镜辅助食管癌切除术。

（7）食管次全切除，空肠或结肠代食管手术等。

胃食管切除术的几种手术入路都是可以接受的。Ivor-Lewis 胃食管切除术是经腹和经右胸切口，于上胸部行胃食管吻合（平或高于奇静脉水平）。此术式适用于任何胸段食管的病变，但是当肿块位于食管中段时，肿瘤上缘可能切除不足。经膈胃食管切除术是行腹部和左颈切口。此术式适用于任何胸段食管的病变，但是当肿块巨大、位于食管中段且靠近气管时，操作困难而且风险很大。经左胸腹联合胃食管切除术是指经左第 8 肋间行胸腹联合切口。此术式适用于食管下段病变。在国内,目前主要的手术入路仍是左胸后外侧口,并行胸内胃食管吻合,该入路适用于绝大多数食管胸下段贲门及大部分胸中段病变者,便于手术视野显露;同时一个切口能避免多次摆体位,整体创伤小,节省时间,利于减少麻醉相关并发症等。食管切除的范围应在肿瘤边缘的上端和下端各5cm以上。切除的广度应包括肿瘤周围的纤维组织及所有淋巴结的清除(特别注意颈部、胸顶上纵隔、食管气管旁和隆突周围、腹内胃小弯、胃左动脉及腹主动脉周围等处)。

食管癌切除术后,食管重建器官,以胃代食管最为简单,并发症少,死亡率低,食管上段或中段癌一般应吻合在颈部,而食管下段癌吻合多在主动脉弓上。由于某种原因胃不能使用者,才使用结肠或空肠。

4. 食管癌术后并发症及处理方法

(1)吻合口瘘:吻合口瘘是食管癌切除术后最危险的、最严重的并发症之一。颈部吻合口瘘无明显感染中毒症状,颈部切口裂开后在吞咽时有食物流出。胸内吻合口瘘则出现明显感染中毒和液气胸表现,胸腔引流管中有消化液引出。颈部吻合口瘘感染中毒症状轻微,一般采用局部引流、加压包扎,不需要禁食。胸内吻合口瘘常引起严重感染、水电解质紊乱、营养不良、低蛋白血症等,因此治疗方面,除禁食外主要是彻底引流胸腔、控制感染、纠正水电解质紊乱和维持营养。推荐行空肠造瘘来维持营养。

(2)吻合口狭窄:一般吻合口直径<1cm为吻合口狭窄,患者会有不同程度吞咽困难表现。术后近期发生的吻合口狭窄多为吻合口水肿造成。瘢痕性吻合口狭窄常发生在手术2个月以后,首选扩张治疗。

(3)肺部并发症:由于术中对肺要作较长时间的挤压和牵拉、术后患者因切口疼痛不敢作有力的咳嗽排痰,造成痰液潴留。加上麻醉过程中麻醉药物刺激及气管插管对气管黏膜的损伤,容易引起支气管炎、支气管肺炎、肺不张等肺部并发症。可给予抗生素及予以平喘化痰等治疗。

(4)功能性胃排空障碍:食管癌切除术后,常易出现胃运动失常,引起胃功能排空障碍而导致大量胃内容物潴留。

(5)乳糜胸:在食管中、下段位置附近有引流淋巴液的胸导管伴行,如果食管癌向周围组织外侵严重,则手术中发生胸导管损伤的可能性较大。胸导管损伤在手术后24小时多能表现出来,患者可有胸闷、气急、心悸等症状,胸部摄片可发现胸腔内大量液体。一旦确诊乳糜胸,需及时作胸腔闭式引流排除积液。如经上述处理,严密观察2~3天后,乳糜液流量无减少,应再次开胸进行胸导管破裂处缝合结扎。

(6)严重腹泻:食管癌切除术后胃肠功能紊乱导致腹泻,目前临床多认为与迷走神经切断、胃泌素浓度增高有关。需积极予以置胃管引流、胃管胃肠减压、空肠造瘘或胃液回输等治疗,并给予肠内、肠外营养支持和药物调理胃肠道功能以及生物治疗等处理,改善恶心、呕吐等食管癌术后并发症的症状,促进患者胃功能的恢复。

(7)反流性食管炎:是最常见的食管癌术后并发症,主要表现为餐后躯体前屈或夜间卧床睡觉时有酸性液体或食物从胃食管反流至咽部或口腔,伴有胸骨后烧灼感或疼痛感、咽下困难等食管癌术后并发症的症状。患者饮食应取半卧位或坐位,可选用流食、半流食,宜少量多餐,忌烟酒、辛辣等刺激性较强的食物。

（三）食管癌放射治疗

食管癌手术治疗有较明确的适应证,临床中能进行根治性手术治疗的患者仅占全部患者的1/4。而放射治疗是目前食管癌主要的、有效的、安全的手段之一。

1. 适应证和禁忌证

（1）适应证

1）根治性放疗适应证:一般情况好(KPS>70分),病变比较短,梗阻不明显,可进半流质饮食或普食,无锁骨上淋巴结及腹腔淋巴结转移,无明显的外侵(无明显胸背疼痛,无穿孔前X线征象),无严重的并发症。

2）姑息性放疗适应证:姑息性放疗的目的是改善症状、减少痛苦、延长生命,而且可使少数患者治愈。在治疗中患者情况逐渐改善,病灶缩小,应及时调整放疗计划,尽可能给予足够剂量。原计划为根治性放疗者,在治疗中如出现远处转移、穿孔或一般情况恶化时,应改为姑息放疗。

（2）放疗禁忌证:恶病质,全身广泛转移,食管气管瘘,食管完全梗阻,主要脏器功能严重障碍者,近期食管有大出血者。

2. 常规放射治疗　X线模拟定位机作为放疗定位的主要工具已有40年的历史,是食管癌放射治疗过程中确定照射位置和照射范围的重要组成部分,模拟机下钡剂显示病变,可很好的显示病变部位、黏膜改变、食管动力学改变及癌瘤长度,已成为食管癌定位最常用的、方便的方法。食管癌常规放疗5年生存率在10%左右。

3. 三维适形放疗和调强放疗　食管癌常规模拟定位是在X线透视下进行,主要观察患者吞钡后食管病变局部充盈和钡剂通过情况,往往很难正确判断食管病灶外侵程度及纵隔内淋巴结转移范围和部位,很可能导致部分患者肿瘤病灶遗漏在照射野之外,成为食管癌放射治疗后局部未控或复发的原因之一。三维适形放疗和调强放疗是放射治疗领域的重要发展方向,从物理学角度较常规模拟放射治疗优化了靶区剂量分布,达到精确放疗的目的,临床疗效较常规放疗相比,5年生存率提高1倍以上,可达25%左右。靶区定义如下:

（1）大体肿瘤体积:大体肿瘤体积(gross tumor volume,GTV)以影像学(如食管造影片)和内镜(食管镜和/或腔内超声)或PET/CT可见的肿瘤长度。

正常食管壁在CT层面上厚度不>3mm,当食管壁厚度>5mm时则被认为异常。CT有良好的密度分辨率能显示食管癌外侵,但对肿瘤的长度并非很理想。而食管造影、食管镜测量肿瘤长度与实体肿瘤长度比较接近,靶区勾画时需要综合考虑。

判断纵隔淋巴结有无转移,主要根据所发现的淋巴结大小进行推断,多以胸部淋巴结直径≥10mm为异常。对于特殊部位如食管旁、气管食管沟、心膈角淋巴结,淋巴结转移诊断标准为短径≥5mm,锁骨下淋巴结>6mm、腹腔淋巴结>8mm为异常。由于CT很难区分增大的淋巴结是由于肿瘤所致还是炎症或反应性增生所致,仍需结合MRI、食管超声内镜(EUS)、PET检查。PET显像是一种先进的核医学影像诊断技术,主要依赖于机体组织代谢显像,在具有其他影像诊断技术无法比拟的独特优势。

（2）临床靶体积:目前食管癌的亚临床病灶除通过手术病理标本检查外,其余手段如食管造影、内镜,甚至PET等均不能有效检测出其范围所在,使放射治疗科医师对临床靶体积(clinical target volume,CTV)的外放射也带有一定程度的盲目性,缺乏统一,不同研究报道范围差异较大。为了促进食管癌靶区勾画的规范化,国内外学者做了大量的病理学和临床研究工作。目前普遍接受的是 GTV 纵向上下外扩 2.0 ~ 3.0cm，在轴向方向均放 0.5cm 作为 CTV 范围，并根据解剖屏障做适当调整。

（3）计划靶体积：计划靶体积（planning target volume，PTV）外扩范围要考虑到呼吸运动、器官运动和摆位误差等。大部分文献报道在 0.5 ~ 1.0cm，胸下段食管癌受呼吸、心脏搏动等影响较大，外放范围可适当增大。

4. 食管癌腔内放疗　研究发现利用腔内照射随肿瘤深度的增加剂量迅速下降的特点，结合外照射，对晚期和复发食管癌有一定姑息治疗作用，对早期表浅型食管癌也有较好的疗效。日本 Hishikawa 对 35 例食管癌尸检资料表明，外照射合并腔内放疗，局部复发率为 44%，而单一外照射为 93% ~ 100%。晚期食管癌患者先行腔内照射后再行外照射治疗，患者的吞咽困难有明显改善。但也受其剂量学特点的限制，腔内放疗不能作为单一手段治疗食管癌。

（四）食管癌化学治疗

食管癌化学治疗较早的药物包括 5-FU、丝裂霉素、顺铂、博来霉素、甲氨蝶呤、米多恩醌、多柔比星和长春地辛。新的药物包括紫杉醇、多西他赛、长春瑞滨、奥沙利铂+5-FU 和洛铂、伊力替康、奈达铂、健择等。NCCN 推荐术前化疗采用 5-FU/DDP 和紫杉醇为主的方案，术后化疗采用紫杉醇为主的方案。与腺癌相比，鳞癌对化疗，放疗或放化疗更为敏感，然而两种病理类型在远期预后方面并没有太大区别。联合 5-FU 和 DDP 方案是研究最多和使用最多的方案，报道的有效率在 20% ~ 50%。紫杉醇联合 5-FU 和 DDP 被认为是一个对鳞癌和腺癌都有效的方案。另外，联合依利替康（CPT-11）和 DDP 认为也对部分食管鳞癌有效。

（五）食管癌综合治疗

在确诊为食管癌的患者中，大多属于局部晚期或播散期，由于食管黏膜下独特的淋巴管系统，即使早期的食管癌也应该认为有淋巴转移。因而通过临床研究来寻找更好的综合治疗模式显得非常重要。

1. 新辅助治疗　目前临床应用的新辅助治疗方式有三种：新辅助化疗，术前放疗，新辅助放化疗。一般而言，这些治疗方式适用于局部晚期肿瘤，即 $T_{3~4}N_{0~1}M_0$ 期。

（1）新辅助化疗：近年来，食管癌术前新辅助化疗颇受人们关注，一般认为，术前化疗可以达到提高切除率、降低分期和减少局部复发的目的，但能否减少远处转移和提高长期生存率目前尚存在不同观点。既往新辅助化疗方案仍以 DDP+5-FU 为基础，由于紫杉醇有较高的客观反应率，2006 年美国国家综合癌症网络（NCCN）临床指引开始推荐 5-FU、DDP 和紫杉类为基础的化疗进行食管癌新辅助化疗。

（2）术前放疗：术前放疗目的在于：①降低术后病理淋巴结转移率和缩小肿瘤及明显降期作用；②降低局部和区域复发率及明显提高长期生存率；③提高手术切除率，并不增加手术后并发症。但对于局部病变晚手术有困难者，尤其是中下段食管癌，可行术前放疗，放疗范围应包括相应的淋巴结引流区。

（3）新辅助放化疗：术前放化疗是食管癌治疗研究方面最活跃的领域，大多认为术前放化疗可降低分期级别，提高手术切除率和长期生存率。

2. 术后辅助治疗

（1）术后放疗：一般认为术后放疗能提高食管癌的局部控制率，而不能改善远期生存率。研究表明,在根治术后行预防性放疗对于Ⅰ、Ⅱ期的食管癌患者5年生存率没有益处。Ⅲ期患者术后放疗生存率高于单纯手术。根治术后放疗对于Ⅲ期的食管癌患者,尤其是淋巴结阳性者,能降低放疗部位的复发率,不增加吻合口狭窄的发生率。对于姑息性手术后的放疗可以明显改善其预后,局部复发率也明显下降。

(2)术后辅助化疗:食管癌术后辅助化疗目前无标准方案,最佳获益人群尚不明确。单纯手术组与术后化疗组比较,术后化疗对降低术后复发或转移有一定效果。

3. 同步放化疗 食管癌同步放化疗联合应用的理论依据:①化疗药物杀死放射野外微小转移灶,降低远处转移率;②化疗抑制放射治疗后肿瘤细胞亚致死性和潜在致死性损伤修复;③化疗使肿瘤退缩,减轻肿瘤负荷,间接提高放疗效应;④化疗使肿瘤退缩,改善肿瘤氧和营养供应,增加放射敏感性;⑤放疗使肿瘤退缩,增加血液供应,有利于化疗药物释放,放疗对化疗也有增敏作用。

但是同期放化疗加重了毒性反应,Wong等分析了7组有详尽资料报道的随机对照试验,这些临床试验均比较了同期放化疗和单纯放疗的疗效,显示同期放化疗无论是在改善生存期还是加强局控上均优于单纯放疗,因此推荐同期放化疗作为非手术治疗的标准治疗,但同时也发现,同期治疗明显加重了治疗的相关毒性,提醒临床要充分考虑其生存益处和治疗风险。

放化疗联合治疗是中晚期食管癌综合治疗的趋势,一般认为,在较早期食管癌患者,同步放化疗在提高局部控制和降低远处转移方面优于单纯放疗,但毒副反应也较大。新的化疗药物(如紫杉类、长春瑞滨、吉西他滨等)的应用,使食管癌化疗的近期疗效也进一步得到提高,合理而有效的综合治疗已取得较单一方法更为满意的疗效,有望能提高患者的长期生存率。

4. 放化疗联合靶向药物治疗 近年来对于食管癌发病机制的研究已成为一个热点,人们试图在分子水平上对其生物学行为有所认识。

(1)TKI类药物:该类药物属于针对细胞内RTKs区的小分子药物,临床上应用较为广泛的有吉非替尼和厄洛替尼。Janmaat等对一线化疗失败的36例食管癌给予口服吉非替尼500mg/d,结果部分缓解占2.8%,稳定占27.8%,中位进展时间59天,中位生存时间为164天。

(2)EGFR单克隆抗体-西妥昔单抗:西妥昔单抗是一种针对EGFR细胞外结构域的IgG1单克隆抗体。它通过与EGFR的配体结合区结合,可封闭配体分子对EGFR的激活,干扰EGFR及下游信号激活,从而抑制细胞分化和血管生成。西妥昔单抗的IgG1结构还具有抗体依赖型细胞介导的细胞毒作用。Safran等在一项西妥昔单抗联合同步放化疗的Ⅱ期临床研究中,选择食管癌57例(腺癌45例,鳞癌12例),给予西妥昔单抗联合紫杉醇、卡铂化疗,同期联合放疗,结果40例患者达到完全缓解。且并未增加治疗相关毒副反应,提示西妥昔单抗可能对放化疗具有一定的增敏作用。

(3)抗血管生成治疗:抗血管生成治疗可能成为另一个食管癌治疗新思路。贝伐单抗是一种重组人源化、人鼠嵌合抗VEGF单克隆抗体,能与VEGF受体1和受体2特异性结合,阻碍VEGF生物活性形式的产生,进而抑制肿瘤血管生成,延缓肿瘤生长和转移。在贝伐单抗联合化疗治疗食管癌研究中发现,其可抑制肿瘤区VEGF受体的激活,进而促进肿瘤细胞凋亡。Shah研究组选择20位无手术指征的晚期食管癌患者,联合应用贝伐单抗、伊立替康、顺铂注射液治疗,结果有效率达到87%(CR+PR+SD),明显缓解者占50%,显示出令人鼓舞的结果。

十、预 后

食管癌预后较差,绝大多数食管癌患者不接受治疗,在确诊后的 1 年内死亡。影响其预后的因素主要有病理类型、分期、治疗模式的选择等方面的因素。

(一) 病理因素

研究显示鳞癌放、化疗有效率高于腺癌,且生存期比腺癌长。但是德国报告称食管鳞癌与低的社会经济情况、酗酒、吸烟有关,常并发肝硬化和肺功能降低,更容易发生淋巴结转移,且鳞癌患者发病年龄比腺癌患者年轻 10 岁,预后比腺癌差。

(二) TNM 分期

TNM 分期是食管癌预后最重要的影响因素。T_3、T_4 期食管癌生存期明显较 T_1、T_2 缩短,淋巴结转移阳性者预后较差,转移度>20% 是预后不良的表现。Rizk 对 336 例食管癌手术患者重新分期,将淋巴结转移数目纳入分期。术中至少取 18 个淋巴结,发现超过 4 个淋巴结转移的患者预后同远处转移相似,无淋巴结转移患者预后最好。食管癌远处转移者生存期极短,中位生存期仅有 3 ~ 10 个月,是提示预后差的较强因素。

(韩 春 王 军)

Summary

In most of the world, dietary and nutritional factors are the most common etiologic agents and are associated with the development of predominantly squamous cell carcinomas of esophagus. Among the most frequently cited carcinogens are nitrosamines, which have been found to be in high concentrations in foods in endemic areas of esophageal cancer in northern China. Contamination of food by fungi that reduce nitrate to nitrite may further aggravate this situation. Mechanical factors which have been cited include drinking beverages at excessively high temperatures and consumption of foods containing silica or other substances, such as crushed seeds, that directly irritate the esophagus. Heavy alcohol consumption increases the risk of cancer 10 to 25 times, depending on the concentration of alcohol in the beverage. Cigarette smoking has been linked to the development of both squamous cell cancers and adenocarcinomas. Chronic esophageal injury due to gastroesophageal reflux has also been shown to be a risk factor for the development of adenocarcinoma. Patients usually present because of complaints of dysphagia, which requires either the involvement of the entire circumference of the esophagus by the neoplasm or the growth of a large, polypoid obstructing mass. Dysphagia first develops in response to dense solid foods and progresses to result in difficulties with soft foods and then liquids. Accompanying vomiting and regurgitation are common. Symptoms of heartburn or gastroesophageal reflux (40%) are often associated and occur more frequently in patients with adenocarcinoma. Symptomatic patients or patients in whom an esophageal mass is diagnosed by screening require endoscopy to enable biopsy for histologic examination and /or brushing for cytologic examination. Early-stage cancers (stage 0,I) traditionally have been treated by resection in good performance patients and by radiotherapy with or without radiation sensitizing chemotherapy in patients who cannot tolerate surgery.

第四节　纵　隔　肿　瘤

一、概　　述

纵隔内组织器官较多,来源复杂,其内可发生各种肿瘤和囊肿。纵隔肿瘤有原发和转移、良性与恶性、实质性与囊性之分。最常见的纵隔肿瘤是神经源性肿瘤、畸胎瘤和胸腺瘤。纵隔肿瘤可发生于任何年龄,但以30~40岁最常见。成年人中,54%的纵隔肿瘤发生在前上纵隔,20%发生于中纵隔,20%生长于后纵隔;小儿分别为43%,18%和40%。

纵隔内的病变性质往往与病变起源的器官和组织以及周围的结构有关,即位置决定性质。前纵隔主要为胸腺瘤及生殖细胞肿瘤,中纵隔主要为囊肿及淋巴瘤,后纵隔主要为神经源性肿瘤。也有一些纵隔肿瘤跨区。另外,许多病变起源于纵隔外,可能进入纵隔的不同区,在胸片上易被误认为原发纵隔肿瘤。

(一) 纵隔应用解剖和分区

纵隔位于两肺之间,胸骨和胸椎为其前后界,是两侧纵隔胸膜之间所有器官的总称。纵隔内有许多重要器官,主要包括心包、心脏及出入心脏的大血管、气管、食管、胸导管、神经、胸腺和淋巴结等。它们借疏松的结缔组织互相相连,以利于各器官的活动。纵隔的前界是胸骨;后界为脊柱胸段及椎旁沟;两侧壁为纵隔胸膜;上界为胸廓上口,其与颈部相通,相当于胸骨柄上缘至第1胸椎上缘水平。下界为经膈肌裂孔与腹腔相连接的膈肌。

纵隔的分区方法较多,有三区划分法,四分区法及五分区法。临床上常采用四分区法。即以胸骨柄下缘(胸骨角处)至第4胸椎下缘平面连一横线,其上为上纵隔,其下为下纵隔。下纵隔以心包为界。心包前缘前方为前下纵隔,心包后缘后方为后下纵隔。心包所占区即前下纵隔与后下纵隔之间为中纵隔。

纵隔划区是人为的,每种方法都各有利弊,均非十分完美,例如病变均匀跨两个分区,这就难以决定原发病变所在区域。对纵隔分区应有立体观,一般胸正侧位平片帮助较大,但定位诊断时尚需结合临床、CT、MRI及B超等技术以确定病变所在范围,从而尽可能的准确定位及治疗。

(二) 纵隔肿瘤分类

纵隔可发生原发性肿瘤和继发性肿瘤,以前者多见。本节主要介绍常见的几种纵隔肿瘤:胸腺肿瘤、神经源性肿瘤、畸胎瘤和恶性纵隔生殖细胞肿瘤。

二、胸腺肿瘤

（一）概述

胸腺是免疫系统的主要器官，也是具有内分泌功能的淋巴上皮器官，它决定和影响着机体免疫和周身淋巴器官的发生和发育。

原发性胸腺肿瘤分为：①胸腺瘤；②胸腺癌；③胸腺肉瘤；④胸腺类癌；⑤胸腺囊肿；⑥胸腺脂肪瘤。以下主要介绍胸腺瘤。

（二）胸腺瘤

胸腺瘤比较少见，就诊年龄自8个月至80岁，中位年龄在50岁左右。

1. 病理

（1）大体标本：胸腺瘤多有包膜，包膜可光滑，亦可与邻近组织粘连而粗糙。肿瘤多为椭圆形、圆形或分叶状。切面有丰富的纤维间隔。瘤体色白、黄或棕色，偶见近期出血区。肿物以实性为主少数见囊性区，偶见多数小囊肿，5%～10%的标本以囊肿为主。瘤内肉眼钙化比较少见。

（2）镜下所见：可分为三种类型：

1）上皮细胞性胸腺瘤：以上皮细胞增殖为主。

2）淋巴细胞性胸腺瘤：此型以淋巴细胞增生为主，可弥漫性增生或结节状增生，时见淋巴生发中心。

3）淋巴上皮细胞性或混合性胸腺瘤：系上述两种细胞性胸腺癌的混合，可弥漫性混合，亦可结节性混合。

胸腺瘤是良性还是恶性，显微镜下难以区别。有人提出瘤内见坏死、核异型、核与胞质的比例增加、核染色质多、核仁深染、见少量核分裂象，尤其是浸润性生长可提示为恶性，称为侵袭性胸腺瘤。良性胸腺瘤的包膜完整，无侵犯性生长，称为非侵袭性胸腺瘤，其虽可与周围组织粘连，但手术切除一般无困难。良性较恶性多见。

（3）生长与扩展：胸腺瘤多数呈膨胀性生长，虽生长巨大仍有完整包膜，手术切除并无困难。包膜可与周围组织有不同程度的纤维性粘连，但仍可完全切除。

28%～67%的胸腺瘤呈浸润性生长，易直接侵犯周围组织和器官，如胸膜、心包、肺、纵隔软组织、膈肌、心脏、胸壁、气管、纵隔大血管和主要神经、肺门淋巴结以及向颈部延伸侵犯甲状腺等。心包受累可出现不等量的心包积液。

淋巴结转移不如直接侵犯多见。好发转移的淋巴结依次为纵隔淋巴结、肺门淋巴结、颈部淋巴结、锁骨上淋巴结、腋窝淋巴结、肠系膜淋巴结、肝门淋巴结、腹股沟淋巴结等。淋巴结转移可由淋巴引流而来，亦可经血行转移而来。

血行转移罕见。好发的转移器官和组织依次为肝、骨、肾、脑、脾、肾上腺、睾丸、乳腺、卵巢、阑尾、前列腺、心肌、胃、胰、腹壁等。肺转移多见，常为直接侵犯，亦可来自血行转移。单纯脑干、脑神经和周围神经转移者偶见报道。

2. 临床表现　无症状者占24%～40.7%，经拍胸片始被发现。有症状者其症状期自1个月至5年，中位症状期为半年。症状主要表现为咳嗽、气短、胸痛、颜面水肿（上腔静脉受压）、胸闷、声音嘶哑（喉返神经受累）、吞咽困难、体重下降、低热、无力、杵状指、水肿、贫血、重症肌无力、周身性红斑、颈部肿块等。

3. 诊断 目前主要依靠 X 线检查,以胸部 CT 为最好。X 线片见前纵隔肿物阴影,一般为圆形或椭圆形致密阴影,边界清晰,偶见瘤内钙化。半数以上位于中部前纵隔,次之为前纵隔上 1/3,少数为下 1/3。肿物紧贴于胸骨后,但胸骨少见破坏。胸腺瘤多位于主动脉弓附近,偶见肿瘤因重量关系而下坠到膈肌上。极少数胸腺瘤因胸腺异位于颈部、甲状腺内、肺内、肺门处、后上纵隔、气管后等处。

目前胸腺瘤的 TNM 分期仍未被多数学者接受,临床上广泛应用的是 Masaoka 分期法。Ⅰ 期:肿瘤完整,镜下有包膜,无侵犯;Ⅱ 期:肉眼见肿瘤侵犯脂肪或纵隔胸膜,或镜下见肿瘤侵犯包膜;Ⅲ 期:肉眼见肿瘤侵犯周围脏器;ⅣA 期:胸膜或心包有播散;ⅣB 期:有淋巴或血行转移。

按 1999 年 WHO 分类标准:将胸腺瘤分为 A 型、B 型和 AB 型,其中 B 型又分为 B1、B2、B3 型。这种分类是将胸腺瘤分为两种主要类型,即 A 型和 B 型,肿瘤上皮细胞呈梭形/卵圆形为 A 型,呈上皮样或树突样为 B 型,具有这两种特征者为 AB 型。再根据上皮细胞和淋巴细胞的比例和肿瘤细胞异型性进一步分类,将 B 型再分为 B1、B2、B3。C 型即胸腺癌,细胞异形性明显,丧失胸腺的特殊结构,与其他器官的癌相似。

4. 治疗

(1) 外科治疗:目前仍以手术切除为首选疗法。凡胸腺瘤有完整包膜者,手术切除无困难。若肿瘤包膜与周围软组织(如纵隔胸膜和心包)有较紧密粘连,则一般亦能完整切除。若瘤体与大静脉(上腔静脉或无名静脉)粘连紧密,甚至静脉被肿瘤包绕,则难以完整切除,仅能行肿瘤大部分切除术。肿瘤能全部切除者预后好,仅 3%~4% 复发。凡肿瘤未能完全切除或仅行活检者,术后应行放疗和化疗。

(2) 放射治疗:恶性胸腺瘤即使能完全切除,术后若未补加放疗,复发率亦甚高。术后辅助放疗,至少给 40Gy/4 周,肿瘤部分切除或活检者,剂量需更大一些,放射野需包括全纵隔和双侧锁骨上区。术中残存瘤可用^{125}I 碘行组织间放疗,因可补足放射剂量,又不加重正常组织的照射量。术后补加放疗的疗效优于单纯手术治疗,即使是 Ⅰ 期胸腺瘤患者手术切除后也应该补加放疗。Ⅱ、Ⅲ 期术后均应辅助放疗。有学者认为锁骨上淋巴结区应常规放疗,因该区淋巴结转移率为 25%。单纯放疗的最佳剂量为 55~60Gy。

(3) 化学药物治疗:以下诸药对胸腺瘤可起到暂时缓解之效,如顺铂(DDP)、泼尼松(Pred)、多柔比星(ADM)、环磷酰胺(CTX)、氮芥(Hn_2)、长春新碱(VCR)、长春碱(VLB)、丙卡巴肼(PCZ)、博来霉素(BLM)、洛莫司汀(CCNU)等。常用 DDP 50~100 mg/m² 单药化疗或 CTX 750mg/m² 和 ADM 50mg/m² 联合化疗,每 3~4 周重复一次。淋巴细胞性胸腺瘤用 C(CTX)O(VCR)方案即可。混合性胸腺瘤用 C(CTX) A(ADM) P(DDP) O(VCR)方案或 C(CTX) O(VCR) P(Pred) P(PCZ)方案治疗。恶性胸腺瘤可选择 DDP 100mg/m² 第 1 天和 Pred 40mg/m² 第 1~5 天治疗,3 周重复。

5. 预后 胸腺瘤凡能完整切除者,大多均能治愈,不再复发。但术后复发并非少见,Ⅰ A 期的复发率为 4.5%,Ⅰ B 期为 9.5%;侵袭性胸腺瘤即使完全切除复发率也高达 29.2%。手术切除及/或放疗后出现血行转移者罕见。

故对预后最有影响的因素为胸腺瘤组织是否具有侵袭性。

影响预后的第二个因素为是否合并与胸腺瘤有关的其他疾病,凡有合发症者预后差。如重症肌无力、单纯红细胞性再生障碍等。

胸腺瘤的病理细胞类型与预后无关。

（三）与胸腺瘤有关的并发症

1. 重症肌无力　重症肌无力是一种自身免疫性疾病，表现为肌肉无力和容易疲劳。发病可隐渐，亦可突然。最常见的症状是眼睑下垂和复视，而后出现吞咽困难、四肢无力；若出现呼吸肌无力，常可危及生命。

受累肌在连续使用后可出现疲劳和无力加重，较有特征性，可由病史和检查而明确。对可疑病例可用肌电图测定重复刺激神经后肌活力的潜能（golly 试验），可能有利于诊断。MG 患者约半数以上见胸腺增生或胸腺瘤，仅少数胸腺正常。MG 患者 10%～30% 伴胸腺瘤。胸腺瘤伴 MG 者介于 11.6%～73%。

全身性重症肌无力成年病人，无论其有无胸腺瘤，只要无手术禁忌，均应行胸腺切除术。青少年患者保守治疗无效者也要考虑行胸腺切除术。MG 合并胸腺瘤者，无论肌无力症状轻重及年龄均应手术切除胸腺肿瘤。

胸腺瘤切除后极少数 MG 立即缓解，多数在术后相当时间逐渐缓解，但也有完全无效甚至恶化者。个别患者术前无 MG，但切除胸腺瘤后不久或多年以后反而出现 MG。多数人认为胸腺瘤伴 MG 的预后不如无 MG 者好。

2. 单纯红细胞再生障碍　单纯红细胞再生障碍（PRCA）也是一种自身免疫性疾病。PRCA 伴胸腺瘤者较多，占 1/3～1/2。但胸腺瘤合并 PRCA 者较少。

PRCA 患者的就诊年龄在 4～80 岁，中位 46 岁。男女发病相似。

患者的主要症状皆由贫血所引起。贫血可出现胸腺瘤之后，也可出现在胸腺瘤以前。末梢血网织红细胞极少或不见。骨髓涂片见红细胞系统造血障碍。

内科治疗以免疫抑制剂比较有效，但疗效不持久，完全治愈者较少。主要药物为肾上腺皮质激素，用量宜大。用皮质激素 4～6 周后仍无效者，可加用 CTX（50mg/d）或左旋咪唑（150mg/d）。凡显效者，可继续使用维持量，不要骤然停药，以免复发。雄性激素、维生素 B_{12}、叶酸等一般无效。输血仅能短期缓解症状，当各种治疗皆无效时，只能用输血来维持生命。

胸腺瘤切除术是治疗 PRCA 较好的方法，20%～30% 完全缓解，20% 可得到不同期间的好转。术后无效者可再用皮质激素，仍无效可行脾切除术，继之以激素治疗，常可收到良好效果。

3. 其他　胸腺瘤可合并 Cushing 综合征、低丙种球蛋白血症、周身性红斑狼疮、甲状腺疾病（甲状腺腺瘤；腺癌、甲状腺肿、桥本甲状腺炎、甲状腺功能低下等）、甲状旁腺功能亢进、心包炎、营养不良及其他部位的恶性肿瘤等。胸腺瘤与上述疾病的关系尚不明确。

三、神经源性肿瘤

（一）概述

神经源性肿瘤是最常见的纵隔肿瘤之一，约占全部纵隔肿瘤的 15%～30%，在 <14 岁儿童中，神经源性肿瘤占所有纵隔肿瘤的 84.8%。纵隔神经源性肿瘤主要位于后纵隔，特别在椎旁区，极少位于前纵隔或中纵隔，多见于中青年，以良性为主，恶性约占 10%。纵隔神经源性肿瘤来源于胸内的周围神经、自主神经及副神经节系统。所有纵隔神经源性肿瘤，

其胚胎起源均与神经嵴有关。由于神经细胞类型的不同(如神经鞘、神经节及轴突细胞)以及他们成熟程度的不同,由此而形成各种不同的临床病理分类。

(二) 纵隔神经源性肿瘤的分类

根据组织学何种细胞成分突出,纵隔神经源性肿瘤分为神经鞘肿瘤、自主神经肿瘤及副神经节肿瘤等亚型,每种亚型又分为良性及恶性两类。总的来说神经源性肿瘤以良性为主,约 10% 为恶性,然而儿童纵隔神经源性肿瘤恶性多于良性。

国内学者根据病理将神经源性肿瘤分为:①神经鞘瘤(又称雪旺瘤,Sehwannoma)。来源于神经鞘细胞。系良性肿瘤,其恶性者为恶性神经鞘瘤;②神经纤维瘤。其主要瘤细胞成分也是神经鞘细胞;③神经节瘤;④成神经节细胞瘤或神经节母细胞瘤或恶性神经节瘤;⑤成神经细胞瘤或交感神经母细胞瘤;⑥副神经节瘤。对含有嗜铬细胞称嗜铬细胞瘤,含有化学感受器细胞者称化学感受器瘤。

国外学者将神经源性肿瘤分为:①周围神经鞘肿瘤。其中包含神经纤维瘤、雪旺瘤、恶性雪旺瘤;②交感神经节肿瘤;③胸肺区周围原始外胚叶神经肿瘤。

(三) 临床表现

纵隔神经源性肿瘤常缺乏特异性临床表现,多数患者是在体检或其他疾病进行影像学检查时发现。由于神经源性肿瘤多位于后纵隔,尤其良性神经鞘瘤可毫无症状,常为体检胸透及胸片所发现。肿瘤增大产生压迫或侵犯临近周围器官可引起各种并发症。刺激胸膜可产生背痛、胸痛,也可沿肋间神经向肋间放射,疼痛也可放射至颈部。肿物压迫气管可引起咳嗽、气短、喘鸣,严重者出现呼吸困难、面部青紫,压迫支气管可引起肺不张和肺炎。病变在上后纵隔可压迫臂丛引起上肢麻木及放射性疼痛。食管受压可有吞咽困难。压迫上腔静脉可致上腔静脉综合征(SVCS),累及交感神经链可引起交感神经麻痹而出现霍纳综合征。肿瘤若在椎间孔内呈哑铃状可引起明显疼痛。此外,有些患者有感觉异常,并可压迫脊髓,甚至截瘫。迷走神经鞘瘤受刺激可腹胀和呕吐。神经纤维瘤除发生胸部外,伴发结肠神经纤维瘤可出现腹泻。

恶性胸内神经鞘瘤生长快,症状出现较早,常因侵犯邻近组织出现剧痛。

神经纤维瘤病伴发胸内神经纤维瘤时,因周身有皮下多发结节,局部皮肤有色素沉着(牛奶咖啡斑),故较易诊断,但需与脊膜膨出相鉴别。神经纤维瘤病伴胸内神经纤维瘤者,则胸内病变易恶变。

迷走神经鞘瘤较罕见,多单发于近端较粗大部位。胸内左迷走神经粗于右侧,故左侧多见。

(四) 诊断

本病的诊断除靠病史、症状、体征外,主要依赖影像学检查。X 线检查是首选的诊断方法,在后前位胸片,神经鞘肿瘤表现为椎旁沟半圆形阴影,密度均匀,内缘为纵隔器官所遮盖,外缘锐利。肿物在上胸部时,肿物上、下缘与脊柱影重叠,此时阴影呈梭形,上、下缘与脊柱呈钝角。肿物位于心脏后,与心影重叠则难以发现。侧位片肿物靠后,前缘圆形与肺分界清楚。胸顶病变可占据整个上胸部,肋骨受压变形,肋骨头受挤而上移。哑铃形者椎间孔可扩大。有脊髓压迫症则宜作椎管造影。神经纤维瘤病、胸内多发瘤可使肋骨多处受压,大的肿瘤肋骨头可被向上推移而出现肋脊柱关节脱位。大的肿瘤可呈分叶状,出现出血坏死、囊性变、边缘及囊性区钙化。CT、MRI 对纵隔肿瘤定位甚有帮助,MRI 的应用也减少了脊髓造影的使用。

（五）治疗与预后

纵隔神经源性肿瘤一旦确诊,只要没有明确的远处转移和呼吸、循环系统功能不全,以及没有重要脏器功能严重受损者均应尽早手术治疗,即使无法手术根治的患者,也应尽量行姑息性减状手术以减轻患者的痛苦,提高生存质量。广泛转移者应放弃手术,行放射治疗或化疗。选择手术切口的原则为显露好、创伤小、便于采取应急处理措施。由于肿瘤多在后纵隔,临床上多取胸后外侧切口。胸顶肿瘤可取前第外侧 4 肋间切口。肿瘤位于胸顶者应避免损伤胸 1～2 交感神经节导致颈交感神经麻痹综合征。来源于迷走神经者注意勿伤及喉返神经。

一般良性肿瘤较易完整切除。较小的、无椎管内受侵的肿瘤也可在电视胸腔镜下手术切除。对包膜不完整的神经纤维瘤要切除的广泛些,以防复发。对于哑铃状肿瘤,瘤体大部在椎间孔外,除切除椎间孔外肿瘤外,在椎间孔内者也应切除,此时应将椎间孔扩大,需用咬骨钳咬去一部分椎间孔的骨组织,进入椎管暴露及神经后根,完整切除椎间孔内肿瘤。若切除不彻底,则椎间孔内肿瘤继续生长或复发,增大而出现压迫症状。

（六）恶性神经源性肿瘤综合治疗

对恶性纵隔原发神经源性肿瘤,多数学者认为应进行综合治疗,尤其是婴幼儿患者。神经母细胞瘤对放疗比较敏感,婴幼儿患者,放疗量不宜过大,晚期神经母细胞瘤唯一可行的疗法为化疗,可选用环磷酰胺、顺铂、多柔比星、长春新碱、依托泊苷及 Peptichemio 等六种药物联合化疗,将 1 年生存率从 20% 提高到 67%。由于目前尚无确切有效的综合治疗方案,故疗效不佳。因此,选择适当的手术切口、提高肿瘤切除率,仍是治疗恶性纵隔原发神经源性肿瘤的关键。

四、皮样囊肿与畸胎瘤

（一）概述

皮样囊肿属先天性异常,可分为皮样囊肿(以外胚层组织为主)及畸胎瘤(为三种胚层组织所组成),但在仔细病理检查时,皮样囊肿与畸胎瘤很难截然划分,因单纯一种胚层组织形成者极为少见。再者,以往认为囊性肿瘤为皮样囊肿,实性肿瘤为畸胎瘤,其实此种区别亦非实际;因囊性肿瘤中亦含有实性块,而实性肿瘤中亦含有囊性区,故二者可视为一类,故有人称其为畸胎皮样瘤。在病理形态上,此种肿瘤可分为成熟型和不成熟型(胚胎型)两种,前者为良性,后者常为恶性。

（二）病理

畸胎皮样瘤绝大多数位于前纵隔,偶见于后纵隔。后纵隔者占 3%～8%。绝大多数单发,少数多发。肿瘤呈圆形、椭圆形或结节状,少数为哑铃形或新月形,偶见 3 个瘤体连接成串葫芦状。多数包膜完整,少数粘连紧密。

畸胎瘤的外观表现和良恶性主要依赖于瘤体内所包含的组织成分。良性畸胎瘤常为囊性,可为一个或多个大囊、囊壁上又一个或多个,小或大的实性突起肿块。切面上可见皮肤、毛发、牙齿、骨、软骨、脂肪等。皮肤覆盖的囊肿,其内容为皮脂样物质,常伴有毛发或片状角质,油质滴搅入其中。皮脂物可多达 45ml。有些肿物的囊腔并非覆盖皮肤,而是覆盖消化道或呼吸黏膜,或覆盖中枢神经组织,故其内容不是皮质,而是黏液或清澈的脑脊液。

恶性畸胎瘤因组织生长活跃,组织分化不完全,常与分化好的组织混杂。此瘤常见细小多囊。多数因不同组织成分而表现各异,即使以实性为主,在其中亦可辨认骨针、软骨结、小皮肤囊肿或黏液囊肿。

畸胎瘤是一种具有复杂组织结构的肿瘤,需检查全部组织以明确其局部解剖情况。理想的检查方法是做全部肿瘤的连续切片,此法实际仅适用于小肿瘤。对大型肿瘤仅可做分区切块,在适当切片检查镜检,最后将切片图拼成瘤体。

（三）临床表现

良性畸胎瘤一般都无症状,虽在体内存在很久,但患者一无所知。即使占满一侧胸腔仍可无任何不适。出现症状者,多表现为轻咳、咳痰、胸闷等,偶见轻微胸痛。若肿瘤生长较大,也可产生压迫症状,若压迫气管或支气管,可出现干咳,亦可有痰,少见咯血,但可有血丝痰,平卧时咳嗽更显著;时见气短,劳累时明显;支气管受压可出现肺不张、感染、支气管扩张乃至肺化脓症等。若囊肿破裂可出现胸腔积液或脓胸,甚至血胸,囊肿破裂亦可反复发作。若囊肿与支气管相通,囊内容物可咯出,常为豆渣状皮脂样物,甚至毛发,此时可确诊。左侧肿物可压迫喉返神经引起左侧声带麻痹。右侧肿物可压迫上腔静脉而出现上腔静脉综合征,比较常见。

恶性畸胎瘤出现症状的机会很高,但也有毫无症状者。胸痛最常见。若侵犯臂丛,可出现肩臂痛,向前臂尺侧放射,手指麻木和刺痛,肌肉无力和麻痹等,颇似肺尖肿瘤的表现,有时可出现 Horner 综合征。若肿瘤侵犯周围脏器,可出现相应的症状。恶性或良性恶变者,生长快,发展急速,如不治疗多在 1 年内死亡。

（四）诊断

1. 影像学检查　肿瘤多位于前纵隔心脏基底与大血管相交处,上缘常在主动脉弓上缘以下。偶见于后纵隔。一般向纵隔一侧突出,右侧多于左侧。肿块多呈圆形或卵圆形,恶性者可呈分叶状。因其皆有包膜,故肿瘤边缘锐利光滑,若继发感染,可使肿物周围发生粘连,则肿物边缘毛糙不齐,并有刺状突起。若肿瘤巨大,造成压迫性肺不张,其锐利边缘消失。肿瘤密度根据其所含组织及量之多寡而异,可均匀或不均匀。囊性者多密度较低,实性者密度较大。肿瘤边缘时见线样囊壁钙化,尤多见于皮样囊肿。如肿物内见牙齿或骨质影,即可确诊。肿物破裂与气管或支气管相通,可形成气液平面。肿瘤内偶可含大量脂肪组织,X 线平片上可见多数泡沫状透亮区。少数肿物破裂至纵隔或胸腔,引起纵隔炎或胸腔积液。有时囊肿内因出血而肿物迅速增大,并出现胸骨后剧痛和不适,不可误认为恶变。胸部 CT 影像表现为前上纵隔的厚壁肿块影,其内密度混杂、结构不均,对诊断畸胎瘤很有帮助,特别是厚壁囊肿内伴有脂肪或钙化者,可作为畸胎瘤的诊断依据。MRI 检查对明确畸胎瘤与心脏大血管的关系帮助较大,可为手术提供参考。

2. 其他检查　畸胎瘤内若含有绒毛膜上皮组织,则 Aschheim-Zondek 试验阳性。唯 A ~ Z 试验阴性时亦不能完全排除,因激素分泌量不足或绒毛膜组织大量坏死。如为绒癌,则其分泌绒膜促性腺激素(HCG)将比正常妊娠高 10 ~ 500 倍。

此外,AFP、CEA 和 HCG 以及 CA19-9 在恶性畸胎瘤患者血清中皆可升高,肿瘤切除后此值即下降。

（五）治疗

凡临床确诊为畸胎类肿瘤者,均应争取早日切除。畸胎瘤的手术要点是完整地切除肿瘤。手术切口的选择既要有利于肿瘤的完整切除,又要提高手术的安全性,同时减少手术创伤。多取胸部前外侧切口手术,其术野较浅,灵活性较大,可同时兼顾纵隔和胸腔。如发现较早,肿瘤与周围组织粘连不严重,手术切除多无困难;对肿块小、包膜完整、周围无粘连或粘连少者,可用 VATS 或 VATS 辅助小切口进行手术。若肿瘤与周围器官(如心包、上腔静脉和肺组织等)粘连紧密,凡能切除者(如心包和肺)亦应尽量切除,或将瘤体大部分切除,术后再补加放疗和化疗。有时因肿物感染、破溃或严重压迫出现呼吸困难等紧急情况,治疗更为困难,可酌情处理。有时囊肿巨大,或与上腔静脉无法分离,在万不得已时可行袋形缝合术。

恶性畸胎瘤的治疗原则为联合辅助治疗,因其即使完整切除,亦多在半年内复发和转移而死亡,故手术后应补加化疗和放疗。间断性化疗和适时手术切除是取得疗效的关键。

常规化学治疗需 1.5 ~ 2 年,常用顺铂、长春碱或长春新碱、博来霉素。近年推荐应用顺铂、多柔比星、异环磷酰胺等化疗药物进行联合化疗。

放射治疗仅用于明确有镜下或肉眼残留的恶性畸胎瘤病例,放疗剂量镜下残留以 25Gy 为宜,肉眼残留者可应用到 35Gy,对手术切除完整者,近年主张以化疗为主,放疗慎用,以避免放疗对生殖器官、骨骼发育的延迟损害。

对恶性畸胎瘤巨大或广泛浸润、临床判断不能切除者,可应用术前化疗或放疗,使肿瘤缩小后再予以延期根治手术,对提高手术切除率、保留重要脏器有积极意义。对晚期病例,应用术前化疗或放疗也可达到解除肿瘤压迫、控制转移灶和争取再次手术机会。

五、恶性纵隔生殖细胞肿瘤

恶性纵隔生殖细胞瘤 90% 以上发源于睾丸,生殖系统以外的恶性生殖细胞肿瘤不常见,发病率占生殖细胞肿瘤的 1% ~ 5% 。分为精原细胞瘤及非精原细胞瘤,也有原发及转移之分。

（一）纵隔精原细胞肿瘤

原发性纵隔精原细胞瘤与原发性睾丸细胞瘤在组织上表现是一致的,故要考虑原发性纵隔精原细胞瘤,必须排除睾丸精原细胞瘤的纵隔转移。

1. 临床表现及诊断　原发性纵隔精原细胞瘤生长相对缓慢隐匿,故发现时肿瘤常生成巨块、实性、大小不等可由数厘米达到 20cm。常见症状为胸痛,呼吸困难及咳嗽,咯血罕见。其他症状均是由压迫或侵犯局部纵隔结构引起,偶有吞咽困难及声嘶,可出现上腔静脉综合征。可转移到胃、肺、肝、脾、扁桃体。

常规胸片发现前纵隔巨块,偏向一侧呈分叶状。CT 扫描见前纵隔中部实性肿块,周边包膜薄,胸壁易受累,可有胸膜、心包渗出,没有坏死及钙化。

近 90% 的纵隔精原细胞瘤的血清生化检查是正常的,7% ~ 10% 患者 β-绒毛膜促性腺激素(β-HCG)效价可有轻度升高。甲胎蛋白、癌胚抗原、乳酸脱氢酶测值也可以升高。

针吸可见典型精原细胞瘤结构。对年轻男性的前纵隔肿块应考虑到纵隔生殖细胞肿瘤的可能,应做胸部和腹部 CT 或 MRI 及 AFP 和 β-HCG 等血清学检查,必要时需做针吸活检。

2. 治疗　由于纵隔精原细胞瘤少见,其治疗没有标准化,多数治疗与睾丸精原细胞癌一样。对于小的、非浸润性、可切除性的肿瘤,建议开胸探查完整切除肿瘤后辅以放疗。对于未能完整切除者,术后给予放疗也取得较好效果。放疗范围宜包括整个纵隔及锁骨上淋巴结,总量为 30 ~ 50Gy,过高剂量并无必要。手术加放疗,5 年生存率在 50% 以上(50% ~ 75%),甚至个别报告达 100%。局部进展或有远处转移病例首选以顺铂为主的联合化疗方案。

（二）纵隔非精原细胞瘤

包括单纯型和混合型胚胎癌、畸胎癌、绒毛膜癌及少见的内胚叶窦瘤。多见于 20 ~ 30 岁青年男性。

1. 临床表现及诊断　非精原细胞瘤病程短、发展快。90% 患者诊断时有胸痛、咳嗽、咯血、呼吸困难等症状,儿童可出现青春期性早熟。由于具有侵袭性,常有压迫和侵犯症状。20% 有上腔静脉综合征,85% ~ 95% 有远处转移,常见是锁骨上及腹膜后淋巴结、胸膜、肝、肺等转移。体重下降,发热,乏力等全身表现比精原细胞瘤更常见。

CT 或 MRI 上典型的表现为前纵隔大而密度不均匀的肿块,其内可见出血和坏死区。血清肿瘤标志物很有意义:几乎所有的患者 AFP 或 β-HCG 单项或双项升高。80% 患者 AFP 水平升高,30% ~ 35% 患者 β-HCG 水平升高。100% 绒毛膜癌的 β-HCG 水平明显升高,50% 胚胎癌的 β-HCG 水平升高。年轻男性,前纵隔肿块伴 AFP 或/和 β-HCG 超过 500ng/ml,就可诊断为纵隔非精原细胞肿瘤,一般不需要活检证实。

2. 治疗　以顺铂为主的联合化疗是纵隔非精原细胞瘤的主要治疗方法,血清 AFP 和 β-HCG 水平是判断化疗效果的指标。应用顺铂为基础的联合化疗方案如 PEB(顺铂、VP-16、博来霉素),完全缓解率达 50% ~ 70%,而长期生存率可达 40% ~ 50%。化疗 4 个周期后定期复查,如肿瘤标志物水平恢复正常,X 线检查未见残留肿瘤,可不做进一步治疗;如肿瘤标志物持续不正常,应进一步行挽救性化疗。原发纵隔非精原细胞瘤治疗后复发率高,肿瘤复发后的治疗比较困难。放疗的疗效不确定,多用于化疗和手术失败者。

六、其他纵隔肿瘤

其他纵隔肿瘤还包括:纵隔淋巴瘤、心包周围囊肿、支气管囊肿及肠源性囊肿、甲状腺肿瘤、纵隔原发脂肪肉瘤、纵隔平滑肌肉瘤、纵隔横纹肌肉瘤、纵隔骨肉瘤、纵隔软骨瘤和软骨肉瘤,以及其他较少见的纵隔肿瘤:如血管瘤、脂肪瘤、纤维瘤及软骨瘤等。

（綦　俊）

Summary

Benign teratomas of the mediastinum (mature cystic teratomas or "dermoid" tumors) are rare and account for only 3% to 12% of mediastinal tumors and most occur in young adults, with an approximately equal incidence in males and females. Surgical excision is the treatment of choice for benign teratoma of the mediastinum. Malignant germ cell tumors of the mediastinum are uncommon, representing only 3% to 10% of tumors originating in the mediastinum. The histology of these tumors may be similar to that of other malignant mediastinal tumors, including malignant thymoma and high-grade non-Hodgkin's lymphoma. Unlike benign germ cell tumors of the mediastinum, malignant mediastinal tumors are usually symptomatic at the time of diagnosis. Most mediastinal malignant tumors are large and cause symptoms by compressing or invading adjacent structures, including the lungs, pleura, pericardium, and chest wall. In summary, most patients with mediastinal seminoma can be cured with therapy, and all patients should be approached with this intent. Patients with small tumors (usually asymptomatic) that appear resectable should undergo thoracotomy and attempted complete resection.

第十二章 腹部肿瘤

第一节 胃 癌

胃癌(gastric cancer)是人体最常见的恶性肿瘤之一,死亡率在世界癌症中居第 2 位。世界卫生组织统计资料,每年新诊断出胃癌患者 80 万例,占所有新发癌症病例的 9% ,病死人数 75 万例,其中约 60% 病例分布在发展中国家。2010 年中国卫生统计年鉴显示:中国胃癌每年新发患者约 40 万例,死亡约 30 万人,而其中只有 5%~10% 的胃癌患者能被早期诊断,近年来随着胃癌的预防、流行病学、病因学、早期诊断和综合治疗的进步,死亡率有所下降,但在世界范围内仍属于高水平地区。

一、病因和发病机制

胃癌的发病很难用一种原因来解释,确切的发病机制尚不清楚。目前认为是多因素、多步骤交互、综合作用的结果。

(一) 病因

1. 遗传因素 有 1%~3% 的胃癌患者与遗传因素有关。胃癌患者家族中其他成员患病的危险性增加 2~3 倍,可见明显的家族性聚集倾向。1998 年 Guilford P 等研究证实了遗传性弥漫型胃癌患者的家系中存在 E-cadherin(CDHI)基因的胚系突变,突变率为 25%~33.3% 。此外,A 型血人群患肠上皮化生和异型增生的风险比其他血型的人群增加 30%~40% ,胃癌发病率高于一般人群。

2. 环境因素 多项调查和动物试验证实腌制食物、高盐、煎烤、变质食物含有亚硝胺类化合物可诱发胃腺癌。暴饮暴食、大量饮酒、吸烟会造成胃黏膜的损伤,对致癌物质的通透性增加,易受致癌物攻击。此外,不良的精神心理因素会给癌症有可乘之机。

3. 幽门螺杆菌 幽门螺杆菌(Helicobacter pylori,Hp)感染合并有阳性家族病史,胃癌的发生风险上升 3~6 倍;Hp 感染细菌会加速并催化硝酸盐亚硝化反应,生成更多的亚硝胺化合物致癌。

4. 癌前病变与癌前状态

(1)癌前病变(precancerous lesion):是指肠化与不典型增生达到中重度异形增生才具有癌前意义。其中大肠Ⅱb 型肠化生与胃癌发生关系密切。

(2)癌前状态(precancerous condition):是指可能发生胃癌风险性较多的临床情况。如:萎缩性胃炎有 2%~8% 的癌变率;胃溃疡癌变率约为 2% ;而多发性腺瘤样息肉癌变高达 40%~70% ;胃术后残胃的癌变率为 6.5% 。

(二) Hp 相关性胃癌发生机制

Hp 感染→胃炎、慢性胃炎→慢性浅表性或萎缩性胃炎(胃黏膜萎缩),继续发展→肠上皮化生→最后出现典型增生或中重度不典型→胃腺癌。

二、病理与分期

胃癌的好发部位为小弯侧胃窦部，其次为贲门、胃体和全胃。近年来近端胃癌发病率明显增多。

（一）大体类型

1. 早期胃癌　局限且深度不超过黏膜或黏膜下层者，可分隆起型（息肉型）、浅表型（胃炎型）和凹陷型（溃疡型）三型。直径在 5 ~ 10mm 者称小胃癌（small gastric cancer），直径<5mm 称微小胃癌（microgastric cancer）；一点癌是指胃镜黏膜活检证实为癌，而切除胃标本上未能找到癌的病例。

2. 进展期胃癌　超出黏膜下层，侵入肌层者称中期胃癌；侵及浆膜下层或超出浆膜向邻近脏器转移者为晚期癌；统称进展期胃癌。分型：Ⅰ型（巨块型），肿瘤向腔内生长且隆起，不多见；Ⅱ型（局限溃疡型），单个或多个溃疡，边缘隆起，向周边浸润不明显，常见；Ⅲ型（溃疡浸润型），隆起、有结节状边缘向四周浸润，最常见；Ⅳ型（弥漫浸润型），癌发生于黏膜表层之下，向四周浸润生长，很难确定肿瘤边界，少见，病变在胃窦，可造成狭窄，如累及整个胃，可使胃变成固定不能扩张的小胃，称"皮革状胃"。

（二）组织分型分为

1. 管状腺癌　分化良好。

2. 黏液腺癌　一般分化好，如所分泌黏液在间质大量积聚，称胶质癌；如癌细胞含大量黏液而把细胞核挤在一边，称印戒细胞癌。

3. 髓质癌　癌细胞堆集成索条状或块状，分化差。

4. 弥散型癌　癌细胞呈弥散分布，不含黏液也不聚集成团块，分化极差。

（三）Lauren 分型

1. 肠型　癌起源于化生的肠腺上皮，有腺管结构，组织分化较好，发病率较高，病程较长，多见于老年男性，预后较好。

2. 弥散型　癌起源于胃固有黏膜，无腺体结构，包括未分化癌与印戒细胞癌，组织分化较差，多为溃疡型和弥漫浸润型，多见于年轻患者，易出现淋巴结转移和远处转移，预后较差。

（四）临床病理分期

1. 胃癌 TNM 分级　美国癌症联合委员会（AJCC）2010 年，对胃癌 TNM 分期定义内容（表 12-1-1）

表 12-1-1　胃癌的 TNM 分期

原发肿瘤（T）

T_X　原发肿瘤无法评价（包括资料不全、没有记录等）

T_0　切除标本中未发现原发肿瘤

T_{is}　原位癌：肿瘤位于上皮内，未侵犯黏膜固有层

T_1　肿瘤浸润至黏膜固有层、黏膜肌层或黏膜下层

续表

T_{1a}　肿瘤侵犯黏膜固有层或黏膜肌层

T_{1b}　肿瘤侵犯黏膜下层

T_2　肿瘤侵犯固有肌层

T_3　肿瘤穿透浆膜下层结缔组织,还未侵犯脏层腹膜或邻近结构

T_4　肿瘤侵犯浆膜(脏层腹膜)或邻近结构

T_{4a}　肿瘤侵犯浆膜(脏层腹膜)

T_{4b}　肿瘤侵犯邻近组织结构

区域淋巴结(N)

N_X　区域淋巴结无法评价

N_0　区域淋巴结无转移

N_1　1~2 个区域淋巴结有转移

N_2　3~6 个区域淋巴结有转移

N_3　7 个及 7 个以上区域淋巴结转移

N_{3a}　7~15 个区域淋巴结有转移

N_{3b}　16 个或 16 个以上区域淋巴结有转移

远处转移(M)

M_0　无远处转移

M_1　存在远处转移,包括血性转移和第三站淋巴结转移,即腹腔动脉周围、肝十二指肠韧带内、肠系膜根部、结肠中动脉周围及腹主动脉旁淋巴结转移

2. 组织学分级

(1) G_X 分级无法评估。

(2) G_1 高分化(95% 以上的肿瘤由腺体组成),较少转移。

(3) G_2 中分化(50%~95% 的肿瘤由腺体组成)。

(4) G_3 低分化(50% 以下的肿瘤由腺体组成),与高分化癌相比更容易发生转移。

(5) G_4 未分化。

管状腺癌低等级符合 1 级;印戒细胞癌高等级符合 3 级;小细胞癌和未分化癌高等级符合 4 级。

3. 临床 TNM 分期　见表 12-1-2。

表 12-1-2　胃癌的临床分期

分期	T	N	M
0 期	T_{is}	N_0	M_0
ⅠA 期	T_1	N_0	M_0
ⅠB 期	T_1	N_1	M_0
	T_2	N_0	M_0
ⅡA 期	T_1	N_2	M_0
	T_2	N_1	M_0
	T_3	N_0	M_0

续表

分期	T	N	M
ⅡB 期	T_1	N_3	M_0
	T_2	N_2	M_0
	T_3	N_1	M_0
	T_{4a}	N_0	M_0
ⅢA 期	T_2	N_3	M_0
	T_3	N_2	M_0
	T_{4a}	N_1	M_0
ⅢB 期	T_3	N_3	M_0
	T_{4a}	N_2	M_0
	T_{4b}	N_0	M_0
	T_{4b}	N_1	M_0
ⅢC 期	T_{4a}	N_3	M_0
	T_{4b}	N_2	M_0
	T_{4b}	N_3	M_0
Ⅳ期	任何 T	任何 N	M_1

注:优点表现在 TNM 分期方法中,各亚期与预后一致性较好,为判断胃癌的预后提供了更为合理的指标。

(五) 转移途径

1. 直接播散 癌肿可沿黏膜向胃壁、食管内和十二指肠肠腔扩展,浸出浆膜扩散到网膜、结肠、肝、脾、胰腺等周围脏器。

2. 淋巴转移 由近及远,最为常见,占淋巴转移的 70%。下部癌常转移至幽门下和腹腔动脉旁淋巴结,上部癌转移至胰旁、贲门等淋巴结。晚期癌转移至腹主动脉周围和膈上淋巴结,可转移到左锁骨致 Virchow 淋巴结肿大。

3. 血行转移 癌细胞通过门静脉或体循环向肝脏、肺、骨、肾、脑、脑膜、卵巢、皮肤等处播散。

4. 腹腔种植 癌组织浸出到浆膜后,癌细胞脱落种植在腹膜或腹腔脏器浆膜面上,形成转移性癌结节。如种植于卵巢,则称 Krukenberg 瘤;种植于直肠周围形成结节性架板样肿块(blumer shelf);另外手术中脱落的癌细胞也可形成种植转移。

三、临 床 表 现

(一) 症状

我国胃癌发病高峰在 50~70 岁,男性胃癌发病率及病死率均比女性高,约为 2:1。近年来,19~35 岁患胃癌人数比 30 年前增加了 1 倍,有年轻化趋势。早期胃癌可毫无症状,少数有上腹部饱胀不适、隐痛、反酸、嗳气等症状,按常规溃疡病治疗,症状可暂时缓解。进展期胃癌常伴有胃部疼痛反复发作,与进食无关,如出现疼痛持续加重且向腰背部放射则是胃癌侵犯胰腺的临床症状。胃底贲门癌可引起打嗝、进行性吞咽困难和胸骨后疼痛。胃窦部癌可引起幽门梗阻及呕吐,吐出物为宿食。癌肿破溃少量出血可查出大便隐血阳性;当出血量较大时可以有呕血及黑便;如老年人发现有黑大便时,应警惕患有胃癌的可能。癌肿穿孔可引起上腹部剧烈疼痛、弥漫性腹膜炎腹肌板样僵硬、腹部压痛等腹膜刺激症。癌肿可导致营养不良、恶病质。表现为食欲缺乏、乏力、体重下降、贫血、水肿、发热、便秘、皮肤干燥和毛发脱落。肿瘤转移可发生锁骨上淋巴结肿大、腹水、肝大、黄疸及卵巢肿块、腹部肿块等,骨髓转移可引起相应部位疼痛。

伴癌综合征:癌肿自身代谢障碍或癌组织对机体产生各种影响,所引发的内分泌和代谢方面的综合征,称为伴癌综合征。包括:黑棘皮病(两腋下有色素沉着)、反复发作性血栓性静脉炎(Trousseau 征)、皮肌炎、膜性肾病、微血管病性溶血性贫血等。

(二) 体征

早期胃癌可无任何体征,进展期胃癌约有 1/3 患者可扪及上腹部质坚而不规则肿块伴有压痛,胃窦部癌多见。女性患者在下腹扪及肿块,常提示为 krukenberg 瘤可能;当胃癌发生肝转移时,可触及肿大的肝脏或转移病灶;当癌肿压迫胆总管时可发生梗阻性黄疸;合并幽门梗阻的患者上腹部可见扩张的胃型,闻及震水声;癌肿通过胸导管转移可扪及左锁骨上淋巴结肿大。晚期胃癌有盆腔种植时,直肠指检发现膀胱(子宫)直肠陷窝内可触及结节。有腹膜转移可出现腹水。小肠或系膜转移可使肠腔缩窄导致部分或完全性肠梗阻。癌肿穿孔导致弥漫性腹膜炎时出现板状腹等腹膜刺激症状,亦可浸润邻近腔道脏器而形成内瘘,排出不消化食物。

四、检 查

(一) 内镜检查

直接观察病灶,并取活检,联合活检约有 70% 的胃癌患者获得确诊,是目前最可靠的诊断手段。早期胃癌镜下部分黏膜呈乳头状或结节状粗糙不平,或僵直不柔软,可有糜烂。进展型胃癌肿瘤表现为凹凸不平、表面污秽的肿块,可有渗血和溃烂;或为不规则较大溃疡,边缘常呈结节状隆起,无聚合皱襞,病变处无蠕动。

(二) X 线检查

无痛苦,分辨率、清晰度高。适当的钡剂加压、中等量空气双重对比方法,能显示出小的充盈缺损,对于检出胃壁微小病变很有价值。可显示病变的大小、部位和累及范围,还可根据不同的病灶形态帮助判断病灶浸及的深度,有利于在术前制订合理的手术入路和切除范围。

(三) 超声内镜(EUS)

能够区分胃内、胃外的肿块;可以准确判断肿瘤浸润深度以及周围淋巴结转移情况;可以引导下对淋巴结进行针吸活检,以明确肿瘤的组织性质,具有决定性意义;有益于局部分期,术前分期优于 CT 对癌肿 T 水平的诊断率;还能早期发现胃癌术后的复发。

(四) 腹部 CT 及 MRI 检查

可以了解肿瘤在腔内、腔外生长情况,与周围组织器官的关系以及淋巴结转移情况,能清楚地显示肿瘤浸润深度,术前分期的准确率为 43%~82%。但对于小于 1cm 的肝脏转移病灶以及体积较小的腹膜转移病灶是无法检查出来的。对于怀疑出现远处转移的胃癌患者还可以根据情况选择进行 ECT、PET/CT(正电子发射断层扫描技术)等检查。

（五）腹部 B 超

了解有无肝脏、腹膜后淋巴结转移,邻近脏器是否有浸润转移,有无腹水。

（六）胸片

了解有无肺部转移。

（七）CEA、CA19-9、CA72-4 等肿瘤标志物的检测

特异性不强,对于胃癌的疗效和预后判断有一定的价值。

（八）粪常规检测

作为胃癌筛查的首选方法,简洁方便。早期胃癌大便隐血试验约有 20% 呈持续阳性,中晚期可达 80%。

（九）其他实验室检查

早期血常规多为正常,中晚期约有 50% 为缺铁性贫血,如并有恶性贫血,则见巨幼细胞贫血。

（十）术前腹腔镜检查

在欧美,腹腔镜是胃癌术前例行的检查项目,以判断手术根治的可能性。东方国家主要将腹腔镜用于早期胃癌的局部切除。

五、诊断和鉴别诊断

（一）诊断

（1）年龄 40 岁以上,有上腹部饱胀不适病史的患者;近期有消化道症状改变,上腹部疼痛或轻压痛的患者,应警惕胃癌的发生。

（2）原因不明的食欲缺乏、乏力、消瘦、黑便或有顽固性胃痛,血常规血红蛋白降低多为胃癌的表现。

（3）既往有胃痛史,查体发现上腹肿块,锁骨上淋巴结肿大或经肠诊检查直肠前壁摸到肿块时,多可确诊。

（4）禁食肉类情况下,大便隐血持续阳性,有一定参考价值。

（5）X 线检查 胃溃疡大于 2.0cm,边缘不整齐,邻近胃壁僵直,溃疡周围黏膜皱襞粗乱或消失;或有突入胃腔内的充盈缺损,黏膜破坏或中断,胃壁僵硬,无蠕动波,应考虑胃癌;检查准确率近 80%。

（6）胃癌前期病变应定期系统检查,胃镜加活检。

（7）胃切除术后 10 年以上者应密切观察。

（二）鉴别诊断

1. 胃溃疡　胃癌症状和体征与胃溃疡相似,常被误诊为胃溃疡。胃溃疡 X 线龛影突出腔外,直径在 2cm 以内,周围黏膜呈放射状,胃壁柔软可扩张;进展期胃癌的龛影较大,位于腔内,伴有指压痕,局部胃壁僵硬,胃腔扩张性差。但某些胼胝性溃疡易与溃疡型癌相混淆,需要进一步作胃镜活检明确诊断。

2. 胃息肉（胃腺瘤或腺瘤性息肉）　较小腺瘤可无症状,较大者可引起上腹部饱胀不适,隐痛等症状,腺瘤黏膜糜烂、出血时可引起黑便,临床表现酷似胃癌。X 线钡餐检查显示为 1cm 左右直径,边界完整的圆形充盈缺损,胃腺瘤常与隆起型早期胃癌相混淆,需胃镜活检予以确诊。

3. 慢性胆囊炎和胆石症　疼痛多与进食油腻食物有关,疼痛位于右上腹并放射到背部,伴发热,黄疸的典型病例与胃癌不难鉴别,对不典型的病例应行 B 超或内镜下逆行胆道造影检查进行鉴别。

4. 胃皱襞巨肥症　胃壁柔软,在 X 线或胃镜检查下,肥厚的皱襞当胃腔充盈时可摊平或变薄,常与浸润性胃癌混淆。

5. 胃肠道间质瘤（gastrointestinal stromal tumors, GISTs）　是一类起源于胃肠道间叶组织的肿瘤,呈圆形或椭圆形,患者多感上腹部饱胀不适、隐痛或胀痛,可有间歇性呕血或黑便,即使在较为晚期的患者也很少出现淋巴结和腹外转移。胃镜检查可与胃癌相区别。

六、治　疗

胃癌的治疗根据胃癌分期首选手术,手术在胃癌的治疗中占主导地位。同时辅以化疗、放疗、生物靶向治疗、中医中药以及免疫治疗等综合治疗的模式,以提高治疗效果,延长胃癌患者的生存期,改善患者的生存质量。

根据 TNM 分期,采用多学科综合治疗的原则:

（1）Ⅰ期胃癌属于早期胃癌,以手术切除为主;对个别浸及黏膜下层、淋巴结发生转移的患者,应配合一定化疗。

（2）Ⅱ期胃癌属于中期胃癌,主要以手术切除为主;辅以化疗或免疫疗法。

（3）Ⅲ期胃癌多浸及胃周脏器和发生较为广泛的淋巴结转移,虽以手术切除为主,但应配合术前或术后化疗、放疗、靶向、免疫和中医中药治疗。

（4）Ⅳ期胃癌已属晚期,多采用非手术疗法,有适于手术者尽量切除原发和转移病灶,配合化疗、放疗、免疫、靶向和中医中药综合疗法。

（一）手术治疗

手术治疗是目前唯一有可能根治胃癌的手段。手术效果取决于病期、肿瘤浸润深度和扩散范围。包括根治性手术、姑息性手术、短路手术和空肠造口术。根治性胃大部切除的范围,应包括原发病灶在内的胃近侧或远侧的 2/3 ~ 3/4、切缘距离肿瘤边缘至少 5cm,全部大小网膜、肝胃和胃结肠韧带及结肠系膜前叶,十二指肠第一部分以胃周区域淋巴结清扫。Ⅲ期胃体癌为了清除贲门旁、脾门、脾动脉周围淋巴结,须行全胃和胰体、胰尾与脾脏一并切除的扩大根治术。当癌肿累及横结肠或肝左叶等邻近脏器时,也可作连同受累脏器的根治性联合切除术。

多数学者认为,只要患者全身情况许可,癌灶局部可切除时,都应积极争取姑息性胃部分切除术,这种肿瘤减量手术可减轻免疫负荷,为综合治疗创造条件,提高5年生存率。

从全球看,日本和韩国是开展胃癌微创手术治疗最多的国家,而西方国家因为早期胃癌诊断率较低,目前应用较少。早期胃癌可在内镜下用电凝、高频激光、微波行局部治疗,或在癌灶处黏膜下注生理盐水使病灶与肌层分隔开,然后电灼,作剥离活检切除术。据研究报道,腹腔镜治疗早期胃癌能获得与传统开腹手术一样的5年生存率。但国内外大多数学者仍然认为,腹腔镜治疗胃癌仍属研究阶段。

（二）放射治疗

近年来日本和西方国家在手术方式上虽也取得了一定的进展,但这种单一的治疗方式对胃癌患者的局控率和生存率的影响似乎已经达到了极限,很难获得进一步提高,且世界范围内多项研究结果显示对于手术后复发、转移危险度高的患者,辅以放、化疗可以降低复发率,并提高生存率,放疗联合化疗已成为美国胃癌术后辅助治疗的标准方案,辅以静脉营养支持,大多数患者可以耐受;对于晚期姑息性切除术后的患者,也可应用这一方法。2007年版NCCN指南已将术后辅助放化疗的重要性写入了治疗推荐,所有达到R0切除的T_3、T_4期或任何T伴淋巴结转移的胃癌患者术后应给予45～50Gy放疗剂量,同时给予氟尿嘧啶类药物作为放疗增敏剂。从全球范围来看,术后联合放化疗在西方国家开展较广泛,而在东方国家开展较少,在没有得出D2术后患者接受同步放化疗可以改善生存这一明确结论的前提下,亚洲一些国家一直排斥将放疗纳入到辅助治疗中去。

1. 放疗方式 放疗最初用于姑息性出血、止痛以及无法切除的肿瘤,有70%的局控率。20世纪90年代后由于放射源的发展,放疗条件的更新,加之癌细胞生物学行为的转变,研究报道胃癌给予40Gy照射后,有72%胃癌患者的癌巢出现变性、破坏,甚至消失。因此,放射治疗作为胃癌的辅助治疗,有一定价值。胃癌放射治疗分为术前放疗、术中放疗和术后放疗。

（1）术前放疗:目的降低分期,利于手术切除并增加R0切除率和清除潜在微转移灶,可使肿瘤周围脉管发生闭塞,从而降低经血道和淋巴道转移的可能性。术前治疗的耐受性、依从性较术后治疗好,可对术前治疗的反应进行病理性评估,为预后提供重要信息。术前放疗不会因为术后恢复而推迟;瘤体组织的血供和氧合较好,肿瘤和胃位于正常的部位;治疗的靶区容易确定。

（2）术中放疗:可在直视下照射肿瘤,最大限度地将周围正常组织排放在高剂量照射区域之外,局控率明显优于外照射;但是,多项临床实践证实术中放疗虽有较低的局部复发率但并没有转换为患者生存率的提高,而并发症的发生率却增加了,目前术中放疗已不被广泛使用。

（3）术后放疗:主要应用手术完全切除但有高危复发因素的患者[复发高危因素是指原发肿瘤侵透浆膜累及邻近器官;区域淋巴结阳性的患者,即T_3、T_4和（或）N_1、N_2的患者];局部手术未能切除或次全切除的患者。术后辅助放化疗正逐渐成为T_3、T_4或淋巴结阳性患者外科切除术后的标准辅助治疗方式。

2. 放疗的适应证与禁忌证

（1）适应证:①低分化腺癌、管状腺癌,乳头状腺癌对放疗较敏感。②癌灶小而浅,无溃疡(或表浅溃疡)者效果好。③有溃疡者亦可放疗,但要掌握好分次剂量和总剂量。

(2)禁忌证:①恶病质、年迈体弱,或有全身广泛转移。②深而大的溃疡。③黏液腺癌和印戒细胞癌对放疗不敏感。

3. 放射剂量和放射野 精准的放射范围和合适剂量不仅能提高疗效,还能最大程度的保护正常组织,减少放疗并发症,并提高患者对放化疗的耐受性。

(1)胃癌术后推荐放疗剂量应在45～50Gy较为合理。

(2)临床靶区(CTV)包括:①肿瘤、残胃、已切除胃原先所在区和一部分横结肠、十二指肠、胰腺和门静脉,还包括空肠-胃或空肠-食管吻合口。②腹膜根据局部浸润和远处转移的程度来考虑。由于 T_3 和 T_4 期胃癌患者的病灶在微观上有延伸,局部照射剂量为45～50Gy 是合理的,CTV 应包括胃所在的腹膜区。对于广泛腹膜转移的胃癌患者,全身或腔内化疗更合适。③淋巴区域,包括1～16组淋巴结区(日本分组),还包括肝门和脾门淋巴结。④位于近端或远端的肿瘤,由于可切除的范围较小,应常规给予术后放疗。⑤位于贲门部肿瘤,CTV 应包括下胸段食管及相应的淋巴转移区。⑥肿瘤侵犯末端食管时,照射范围还应包括1个完整的淋巴引流区(食管旁、胃左右淋巴引流区)。⑦位于胃底的肿瘤,CTV 应包括大部分左横膈和脾及脾门部。⑧发生在近端曲度平缓部位的肿瘤,没必要照射全肝门。⑨发生在远端的肿瘤,CTV 包括肝门和十二指肠。

4. 胃癌调强放射治疗 胃为空腔脏器,周围有肝脏、肾脏、脾脏和脊髓等组织器官,对放射耐受依从性较差,常规的二维放疗技术难以使靶区获得理想的剂量分布和具有保护临近高危组织器官的作用。近年来,调强放疗(intensity modulated radiotherapy,IMRT)和图像引导放疗等新技术已运用于临床。

IMRT 是指在三维适形照射的基础上对照射野截面内诸点的输出剂量进行调整,经过旋转照射使射线剂量在体内空间分布与病变一致,形成高剂量区。

胃癌根治术后放疗患者,CT 定位扫描后由影像医师和放射治疗师逐层勾画临床靶区及高危器官(如脊髓、肝脏、肾脏、小肠和心脏)。PTV 在 CTV 基础上外放0.5～1.0cm(呼吸运动和摆位误差)。IMRT 在边缘剂量分布上优于 3D. CRT,从而保护了脊髓、肾脏、肝脏。IMRT 在胃癌中的应用有着不可比拟的优势。

放疗期间密切观察随访患者肝肾功能、血常规、CEA 以及患者的一般情况,治疗期间患者病情恶化、CEA 增高应及时终止治疗。

(三)化学药物治疗

化学药物治疗胃癌,多用于胃癌术前新辅助化疗和术后辅助化疗以及不能手术的晚期胃癌。抗肿瘤药在术前、术中及术后使用,以抑制癌细胞的扩散和杀伤残存的癌细胞,从而提高手术效果。早期胃癌根治术后不行辅助化疗,进展期胃癌能被手术切除者,必须行辅助化疗,常在术后2～4周开始。还可经股动脉插管到相应动脉分支行选择性动脉化疗,虽然药物的毒副反应较全身用药要小,但为侵入性治疗,且操作较繁锁。

近年来,国内外学者对胃癌化疗多主张联合用药。新辅助化疗目的:①使原发肿瘤降期,进而增加根治性切除、切缘阴性切除的可能性。②对微转移病灶进行早期治疗。③体内行药物敏感性试验。如果患者能够耐受,应积极予以术前全身治疗,以增加疾病的治愈率。

辅助化疗目的是防止根治手术后亚临床转移病灶的复发,延长生存时间。胃癌的预后很大程度上取决于诊断时疾病的分期,除早期胃癌患者外,均应及早应用系统、合理的化疗,但化疗方案、持续时间尚无规范。晚期胃癌中位生存期 3~4 月,预后较差,进行姑息性化疗现仍未能确定标准方案,但对晚期胃癌患者化疗的研究仍在探索中,其目的是为了缓解临床症状、改善生活质量和延长生存期。

临床上化疗方案的选择应根据患者的一般情况、治疗耐受性和医师的个人经验而制订。常用的化疗药物包括:5-氟尿嘧啶、卡培他滨、替吉奥、顺铂、表柔比星、多西紫杉醇、紫杉醇、奥沙利铂、伊立替康等。替吉奥 1999 年在日本上市并被批准用来治疗晚期胃癌,目前日本有 80% 以上的晚期胃癌患者的化疗使用替吉奥,治疗有效率(CR+PR)可达 44.6% ,单用 S-1(替吉奥胶囊)80mg/(m² · d),口服,分 2 次服用 28 天,休 14 天,每 6 周 1 疗程,目前口服替吉奥被认为是治疗胃癌最有效的单药。

胃癌常用化疗方案如下:

1. 第一代化疗方案 FAM 方案目前已基本被淘汰。

2. 第二代化疗方案 20 世纪 80 年代末,基于 5-FU、PDD、ADM、MTX 类。

ECF 方案 表柔比星(EPI),50mg/m² 静滴(注),第 1 天,每 3 周一次共 8 次;顺铂,60mg/m² 静滴,第 1 天,每 3 周一次共 8 次;5-氟尿嘧啶,200mg/m² 持续静脉注射第 1~21 天。有效率 45%~56% 。

EAP 方案 多柔比星(ADM),20mg/m² 静滴(注),第 1、7 天;VP-16,120mg/m²(老年人减为 100mg/m²)静滴,第 4、5、6 天;顺铂 40mg/m² 静滴,第 2、8 天。每 4 周重复,3 周期为一疗程。其有效率在 40%~60% 之间。

PELF 方案(每周方案) 顺铂,40mg/m²;表柔比星,35mg/m²;亚叶酸钙,250mg/m²;5-氟尿嘧啶,500mg/m²。每周一次共 8 次。其有效率为 43% 。

LFEP 方案 亚叶酸钙,200mg/m² 静滴 2 小时,第 1~3 天;5-氟尿嘧啶,600mg/m² 持续静脉注射,第 1~3 天;表柔比星(EPI),50mg/m² 静滴(注),第 1 天;顺铂 20mg/m² 静滴(用生理盐水 500ml,滴 4 小时),每 3 周重复。有效率在 40% 左右。

3. 第三代化疗方案 新药紫杉醇、奥沙利铂、伊立替康、卡培他滨、替吉奥等。

PFC 方案 紫杉醇 35~50mg/m² 静滴 3 小时,第 1、8、15 天;5-FU 750mg/m² 持续静滴,第 1~5 天;顺铂 20mg/m²,静滴,第 1~5 天。每 4 周重复共 2 次。其有效率为 65% 。

DC 方案 泰索帝(D),75mg/m² 静滴,第 1 天;顺铂(C) 75mg/m² 静滴,第 1 天;28 天重复。

FOLFOX4 方案 奥沙利铂,85~100mg/m² 静滴 2 小时,第 1 天;亚叶酸钙 200mg/m² 静滴 2 小时,第 1、2 天;5-氟尿嘧啶 400mg/m² 静推,第 1、2 天,5-氟尿嘧啶 400 mg/m² 静滴 2 小时,第 1、2 天,5-氟尿嘧啶 600 mg/m² 持续静滴 2~24 小时,第 1、2 天。每 2 周重复。

FOLFIRI 方案 伊立替康,100 mg/m² 静滴,第 1、8、15 天;CF 200mg/m² 静滴 2 小时,第 1、2 天;5-氟尿嘧啶 400mg/m² 静推,第 1、2 天,5-氟尿嘧啶 600mg/m² 持续静滴,第 1、2 天。每 4 周重复。

(四)分子靶向治疗

胃癌的发生、进展、转归与其他实体肿瘤一样是一个多靶点多环节调控的复杂过程。分子靶向治疗能高效选择性地杀伤肿瘤细胞,减少对人体正常组织的损伤,是目前胃癌治疗新的方向。靶向药物大多为非细胞毒性药物,常用靶向药物:西妥昔单抗、贝伐单抗等,

ToGA 实验证实曲妥株单抗联合标准化疗能显著延长胃癌患者的中位生存期,患者耐受性良好,曲妥株单抗可能成为晚期 Her2 阳性胃癌或胃-食管交界癌治疗的新选择。

(五)胃癌的其他治疗

1. 免疫治疗 一直是肿瘤辅助治疗的重要组成部分,非特异性免疫治疗如卡介苗(BCG)、白介素-2 等用来提高患者的免疫力,有一定的效果。

2. 静脉营养支持疗法 常用作术前及术后辅助治疗,可提高患者体质,使更能耐受手术和化疗。

3. 中医中药治疗 中医学应用整体观念进行辨证施治,采用中药内服外敷、针灸推拿等方法,能缓解临床症状,减轻化、放疗毒副反应,提高患者生存质量。在预防肿瘤复发与转移、逆转肿瘤 MDR、治疗癌性腹水和减轻癌性疼痛等方面具有自己独到的特色和优势。

此外,自体免疫细胞疗法是可直接和间接杀死肿瘤细胞以及清除术后微小残余病灶;放、化疗期间使用能增强机体对化疗药物的敏感性,提高放疗效果,减轻放、化疗的毒副反应,是 21 世纪肿瘤综合治疗模式中最活跃、最具有发展前途的治疗手段。

七、随　　访

目的疗效评估,发现新发、转移并可治愈的病灶。1~3 年内每 3 月 1 次;3~5 年每半年 1 次;以后每年随访 1 次。包括:病史、体格检查;血 CEA、CA19-9、CA72-4 检测;胸片、B 超、腹部 CT、胃镜检查;对胃癌术后 10 年患者胃镜检查按需检查。

八、预　　后

胃癌的预后取决于宿主一般因素、癌肿情况和手术方式等。

(一)一般因素

与年龄因素与分期,肿瘤部位相关,年龄轻和 70 岁以上老人生存率低,5 年生存率男女性别无差别。根据 TNM 分期统计,Ⅰ 期 5 年生存率为 66.3%;Ⅱ 期为 40.3%;Ⅲ 期为 22.4%;Ⅳ 期 13.5%。远端胃癌 5 年生存率为 31.7%;近侧部胃癌 5 年生存率为 27.7%;胃小弯癌 5 年生存率为 20%;胃大弯癌为 0%;幽门部癌 19.3%;贲门癌 4.3%;胃体癌 16.6%。肿瘤直径>2cm 的 5 年生存率 37.7%;肿瘤<4cm 的 5 年生存率 29.8%;而>4cm 的胃癌 5 年生存率随着肿瘤直径越大,则疗效越差。

(二)肿瘤分化

早期胃癌多为高分化、中分化腺癌,晚期胃癌多见于低分化、未分化管状腺癌,而浸润黏膜肌层以外时则变为低分化腺癌或未分化癌,肿瘤浸润胃壁越深预后越差,早期胃癌预后好,术后 5 年生存率可达95%;侵及浅肌层,术后 5 年生存率可达50%,深肌层为25%;侵犯浆膜,术后 5 年生存率仅为 10%。胃周淋巴结转移无转移术后 5 年生存率为 41%;第 1 站淋巴结转移 13%;第 2 站淋巴结转移 10%,有研究报道第 2 站以远淋巴结转移生存率为 0%,淋巴转移与生存率呈正相关。肿瘤大体方式 Bormann Ⅰ 型 5 年生存率为 59.26%;Ⅱ 型为 57.53%;Ⅲ 型为 42.86%;Ⅳ 型为 21.09%。乳头状腺癌 5 年生存率为 32.9%;管状腺癌为25.4%；未分化型癌为20.5%；低分化腺癌19.9%；黏液腺癌19.3%。组织学类型与转移也有关系，乳头状腺癌肝转移率66.7%；印戒细胞癌为17.0%。而印戒细胞癌腹膜种植者39.6%；黏液腺癌为36.4%；未分化型癌33.3%。Ⅰ级胃腺癌的5年生存率80%；Ⅱ级为35.1%；Ⅲ级与Ⅳ级的5年生存率为4.5～9.7%。

（三）治疗方式

胃癌根治术后5年生存率为31.3%；胃癌姑息切除的生存率为11.7%。全胃切除和联合其他脏器切除术，因多属更晚期病例，故疗效最差。进展期胃癌D1清扫术后5年生存率为19.6%，D2为39.5%，D2+D3为49.3%。

（孙　浩）

Summary

Environmental insults can eventually lead to atrophic gastritis. Chronic atrophic gastritis and the resulting intestinal metaplasia appear to be precursor conditions to the intestinal type of gastric cancer. Host-related, environmental, and infectious causes have been implicated in the etiology of gastric cancer. The symptoms of gastric cancer are often nonspecific, frequently leading to diagnosis at an advanced stage. This is due largely to the fact that both the stomach and the abdominal cavity are large and compliant to distention. Early symptoms such as vague gastrointestinal distress, episodic nausea, vomiting, and anorexia are also common symptoms in patients without cancer. They are often initially not taken seriously by the patient and the physician, unless they are persistent or progressive over a long period of time. Surgery remains the only curative option for localized gastric cancer. However, long-term survival rates remain suboptimal for all but the earliest gastric cancer (T1N0M0). Continuing efforts in improving these percentages has lead to numerous adjuvant therapy trials, including chemotherapy, intraperitoneal therapy, chemoradiotherapy and immunotherapy.

第二节　肝胆系肿瘤

肝胆系肿瘤是指发生于肝脏及胆道的肿瘤。据肿瘤的生物学特性可将其分为良性肿瘤与恶性肿瘤。前者常见的有肝血管瘤、肝腺瘤及肝局灶性结节性增生（FNH）等，该类肿瘤经过手术切除大多能治愈，不会复发及转移。肝胆恶性肿瘤分为原发性与转移性两类，前者主要包括原发性肝癌、胆管癌及胆囊癌，其发病率呈逐年上升趋势，易于转移与复发，预后不好。转移性肝癌常来自结直肠癌，其次为胃癌、生殖系统及泌尿系统恶性肿瘤。本节重点介绍原发性肝癌、肝血管瘤、肝门胆管癌及胆囊癌。

一、原发性肝癌

原发性肝癌（primary hepatic carcinoma，PHC）是最常见的10大恶性肿瘤之一，全世界每年新发病例超过100万，其中约55%发生在中国大陆。目前，我国肝癌年病死率为54.7/10

万,是癌症导致死亡的第 2 位原因。近 20 年来,肝癌的发病率在我国和世界范围内都呈上升趋势,且发病率与死亡率接近,因此,肝癌的防治形势十分严峻。随着肝脏外科的发展,以手术治疗为主的综合治疗模式在一定程度上使肝癌的远期疗效得到改善,但手术后的高复发率仍然是亟待解决的难题。

【流行病学】

肝癌多发于东亚、南亚、西太平洋地区和非洲撒哈拉沙漠以南的东、南及中非国家。莫桑比克、津巴布韦及东南亚为高发区,年发病率超过 30/10 万,西班牙、意大利、法国和太平洋岛为中发区,年发病率在(5~10)/10 万,美国、加拿大及北欧发病率相对较低。我国为肝癌大国,在我国大陆,江苏启东、广西扶绥为高发地区,年发病率超过 50/10 万。肝癌多发生于男性,男女比为 2∶1,高发区比为(3~4)∶1。

【病因学与发病机制】

肝癌的确切病因与发病机制尚不明确。目前,普遍认为其发生是多因素、多途径、多步骤长期作用的结果。

(一)病毒感染

流行病学与实验研究表明,HBV 感染与肝癌发生之间密切相关。一方面,高 HBV 感染区,肝癌发生率高;另一方面,80% 的肝癌伴有 HBV 感染。HBV 可通过其基因组直接整合到宿主细胞内,使癌基因激活和抑癌基因失活,导致宿主细胞癌变;或慢性乙型肝炎,导致肝组织坏死、炎症、纤维化增生,引起肝细胞生长失控、癌变。此外,HCV 感染也和肝癌发生有一定关系。目前,全世界约有 1.7 亿 HCV 感染者,其中 60%~80% 为慢性 HCV 感染者,约 20% 的慢性 HCV 感染者会发展为肝硬化,而 2.5% 左右的患者会发展为肝癌。但 HCV 确切致癌机制不明。

(二)黄曲霉素

黄曲霉素(AFB)是黄曲霉菌产生的真菌毒素,其中 AFB1 毒性最强。长期摄入被 AFB1 污染的玉米、花生油等可导致肝癌的发生。AFB1 可能通过致 $p53$ 基因突变而促进肝癌的发生。

(三)饮水污染

饮水污染是肝癌的独立危险因素。长期饮用塘沟水、河水、灌溉水及浅井水易于患肝癌。饮水中的微囊藻毒素污染可能是引发肝癌的主要因素。

(四)其他因素

除以上三大致肝癌因素外,遗传、饮酒、吸烟、脂肪肝、肝吸虫感染、幽门螺杆菌的感染、微量元素的多寡及糖尿病等也可能和肝癌的发生有关。

【病理学】

肝癌发生于右叶多于左叶,可为单发或多发,肿瘤质硬,黄白色或灰白色,切面可伴有出血、坏死。1901 年 Eggel 将肝癌分为:结节型(直径<10cm);巨块型(直径>10cm);弥漫型(呈小癌结节全肝分布)三型。我国将肝癌分为以下病理类型:①弥漫型,少见,癌结节小,病变广泛,呈弥漫分布;②块状型,肿块直径 5~10cm;③结节型,约占 50%,单发或多发,常伴肝硬化,肿块直径 3 ~ 5cm;④小癌型,肿块直径≤3cm,边界清楚,可有包膜。镜下,根据组织起源可将肝癌分为肝细胞肝癌、胆管细胞肝癌及混合型肝癌,前者占 80% ~ 90% 。镜下肝细胞肝癌由类似肝细胞的肿瘤细胞组成,细胞呈多边形,边缘清楚,胞质丰富,胞核大,圆形,偶见梭形,染色质粗、深染,分布不均,核仁明显,可见核分裂象,组织结构紊乱。1954 年 Edmonson 和 Steiner 根据癌细胞分化高低将肝癌分为 I ~ IV 级,即高分化、中分化、低分化及未分化四级。

【临床表现】

肝癌起病隐匿,早期可无任何症状,一旦出现临床症状,多已进入中晚期。

（一）症 状

肝癌早期多无症状。大多数中晚期肝癌患者以肝区疼痛为首发症状,疼痛的部位、性质及程度与肝癌的部位、大小及引起疼痛的原因有关。早期多为隐痛,饮酒、劳累后出现或加重,右肝肿瘤表现为右季肋区疼痛,常伴有右腰背部、右肩部疼痛,左肝肿瘤表现为剑突下疼痛,可伴有左侧腰背部及左肩部疼痛。肝癌破裂或瘤体内出血可表现为肝区或上腹部突发剧烈疼痛,严重者可伴有休克表现。此外,上腹肿块、乏力、食欲缺乏、嗳气、恶心、消化不良及消瘦等也是肝癌常见症状。部分肝癌伴有发热症状,为肿瘤坏死释放致热源所致,临床上称其为癌性发热。

（二）体 征

肝大及进行性肝大是肝癌的常见体征,肝癌肿块常较大,质地坚硬,可有疼痛或压痛。腹水常出现于中晚期肝癌,皮肤、巩膜黄染见于晚期肝癌。约半数可在肝区听及吹风样血管杂音。肝癌常伴有慢性肝病面容、肝掌、蜘蛛痣、腹壁静脉曲张、脾大及男性乳房发育等慢性肝病体征。少数肝癌有红细胞增多症、低血糖、高血钙等伴癌综合征表现。

【影像学与相关检查】

（一）超声检查

超声检查是诊断肝癌的首选方法。对于>5cm 的肝癌,超声诊断准确率超过 90% ,对<5cm 的肝癌,超声诊断准确率也可达 80% 以上。肝癌的超声表现可为巨块型、结节型及弥漫型三种类型,其内部回声可表现为高回声、低回声、等回声及混合回声几种类型。

（二）CT 检查

对肝癌诊断与鉴别诊断具有重要意义。CT 平扫下肝癌表现为结节型、巨块型、弥漫型及小肝癌四种类型。肿瘤边界清楚或不清楚,可伴有包膜。肿瘤密度大多为低密度、等密度,高密度少见。增强扫描动脉期呈均匀强化,门脉期病灶强化迅速消退,呈约低密度影,延迟期大部分呈低密度影。

（三）MRI 检查

MRI 平扫,肝癌在 T_1W_1 像为低信号影,T_2W_1 像为高信号影;肝癌在增强 MRI 表现与增强 CT 特征类似,即表现为造影剂在瘤体内呈“快进快出”特征。

（四）肿瘤标志物

肝癌的肿瘤标志物众多,但最有诊断价值的为甲胎蛋白(AFP)、其次有甲胎蛋白异质体(AFP-L3)、r-GTⅡ、血清铁蛋白(SF)、异常凝血酶、碱性磷酸酶(AKP)、癌胚抗原(CEA)、CA19-9 等。约 80% 的肝癌 AFP 升高,但有 15%～20% 的肝癌 AFP 正常。

【诊断与鉴别诊断】

我国肝癌诊断多采用于 1999 年第四届全国肝癌学术会上确定的肝癌诊断标准为:①甲胎蛋白 AFP≥400µg/L,如果能排除妊娠、生殖系胚胎源性肿瘤、活动性肝病及转移性肝癌,并能触及肿大、坚硬及有大结节状肿块的肝脏,或影像学检查有肝癌特征的占位性病变者。②甲胎蛋白 AFP<400µg/L,如果能排除妊娠、生殖系胚胎源性肿瘤、活动性肝病及转移性肝癌,并有两种影像学检查有肝癌特征的占位性病变;或有两种肝癌标志物阳性,及一种影像学检查有肝癌特征的占位性病变者。③有肝癌的临床表现并有肯定的肝外转移病灶(包括肉眼可见的血性腹水或在其中发现癌细胞),并能排除转移性肝癌者。肝癌常需和以下疾病鉴别。

1. 转移性肝癌 转移性肝癌没有慢性肝病表现,AFP 常为阴性,影像检查肝内常为多发散在、大小相仿的病灶,多无肝硬化表现,伴有原发肿瘤症状及体征。

2. 肝血管瘤 肝血管瘤多见于女性,常无慢性肝病史,病情进展慢,AFP 阴性,超声为强回声表现,增强 CT、MRI 呈"慢进慢出"方式强化。

3. 肝脓肿 起病急,伴有发热、肝区疼痛,AFP 阴性,血白细胞升高,超声及 CT 可见不均匀液性暗区,但肝癌伴有坏死、感染时和肝脓肿表现相似,易于误诊,必要时可行肝活检鉴别。

【临床分期】

肝癌临床分期方法较多,目前,我国多采用 2001 年第八届全国肝癌学术会议制定的肝癌分期标准。

Ⅰa 期:单个肿瘤最大径≤3cm,无癌栓、腹腔淋巴结及远处转移;肝功能分级 Child A;

Ⅰb 期:单个或两个肿瘤最大径之和≤5cm,位于半肝,无癌栓、腹腔淋巴结及远处转移;肝功能分级 Child A。

Ⅱa 期:单个或两个肿瘤最大径之和≤10cm,位于半肝,或单个或两个肿瘤最大径之和≤5cm,在左右两半肝,无癌栓、腹腔淋巴结及远处转移;肝功能分级 Child A。

Ⅱb 期:单个或两个肿瘤最大径之和>10cm,位于半肝,或单个或两个肿瘤最大径之和>5cm,位于左右两半肝,无癌栓、腹腔淋巴结及远处转移;肝功能分级 Child A;肿瘤情况不论,有门静脉分支、肝静脉或胆管癌栓和或肝功能分级 Child B。

Ⅲa 期:肿瘤情况不论,有门静脉主干或下腔静脉癌栓、腹腔淋巴结或远处转移之一;肝功能分级 Child A 或 B。

Ⅲb 期:肿瘤情况不论,癌栓、转移情况不论,肝功能分级 Child C。

【治疗】

目前,外科手术切除仍然是治疗肝癌的首选方法和最有效的措施。肝移植是治疗肝癌的根治性方式,目前一致的意见是小肝癌做肝移植比小肝癌根治切除术后的 5 年生存率高或相近。对部分中晚期肝癌患者,肝移植仍然是治愈或延长患者生命的有效方法。肝动脉化疗栓塞术(transcatheter arterial chemoembolization,TACE)是不能手术切除肝癌公认的有效治疗方法。

(一)手术治疗

手术切除在肝癌外科治疗中仍占主导地位。对于直径≤3cm 的小肝癌,手术切除为首选治疗方法。国内报道,小肝癌手术切除 5 年生存率达 62.7%,10 年生存率为 46.3%。对于符合手术条件的大肝癌也可以考虑一期手术切除,而不符合一期手术切除的大肝癌,可通过 TACE 等综合治疗,待肿瘤缩小后二期切除。手术后复发的肝癌,只要符合手术条件,亦可行再切除治疗。

(二)肝移植治疗

肝移植的优势在于既可彻底切除肝癌病灶,又可去除引起肝癌的基础肝病。肝移植治疗肝癌的适应证国内外争论较大,目前,多采用 Milan 标准:单个肿瘤直径≤5cm,或肿瘤数目≤3 个,最大直径≤3cm,不伴有血管及淋巴结的侵犯。肝移植治疗肝癌的 1 年及 5 年生存率分别达 90% 和 75.2%。

(三)微创治疗

微创治疗是指运用影像学技术的引导不经过手术而达到治疗肝癌目的一类方法,如乙醇注射、射频消融、微波消融及 TACE 等。对于小肝癌,微创治疗可以达到和手术相同的疗效。其中,TACE 是不能手术切除肝癌的首选治疗方法,总体有效率达 90%,5 年生存率在 5%~15%。

(四)放射治疗

一般认为,肿瘤局限、不宜手术的肝癌适合放疗,可采用 γ 刀、质子和重离子射线、三维适型调强放疗等。如放射剂量达 60Gy,则基本上可达到完全缓解,但远期疗效有待进一步证实。

(五)其他治疗方法

全身化疗对肝癌疗效不佳,一般不推荐使用。生物治疗可以降低手术后复发率,分子靶向治疗对晚期肝癌也有一定疗效。

【预防】

肝癌的三级预防重点在一级预防与二级预防,前者目的在于减少肝癌的发生,后者目的在于提高其疗效和延长生存时间。一级预防措施包括:①防治病毒性肝炎。乙肝疫苗接种可有效减少乙肝的发生;丙型肝炎尚无疫苗,但可通过切断其传播途径而减少发生。②防止食用霉变食物、防止饮用水污染,注意饮水卫生。③避免亚硝酸盐摄入。④戒烟、戒酒。⑤适当补充维生素 C、维生素 E 及硒。二级预防重点是普通人群肝癌筛查及肝癌高危人群(30 岁以上男性,有肝炎病史或 HBsAg、抗 HBeAg 阳性,有肝癌家族史)的重点检查。

【预后】

肝癌的预后与病期、生物学特性、病理类型、是否合并肝硬化及肿瘤的大小等诸多因素有关。经过以手术为主的综合治疗,小肝癌 5 年生存率在 70% 以上,可手术切除的肝癌为 40% ~60%,伴有门静脉癌栓的肝癌为 5%,肝细胞肝癌较胆管细胞肝癌预后好,有完整包膜及纤维板层肝癌预后较好。

【进展】

近年来,肝癌研究进展包括以下几方面:①乙肝疫苗的普及、饮水污染的整治及防癌知识的宣传在一定程度上减少了肝癌的发生;②医学影像技术的发展使肝癌的诊断及鉴别诊断的准确性明显提高,并为肝癌的临床分期、定位、手术可行性评估提供了有力的依据;③肝脏外科技术的发展使得肝癌手术的切除率及疗效明显提高,手术死亡率降至 5% 以下;④多学科合作、以手术为主的综合治疗理念的确定与深入在很大程度上提高了肝癌的疗效;⑤精准介入治疗理念明显提高了肝癌介入治疗的疗效;⑥微创治疗技术的发展使肝癌非手术治疗疗效发生了革命性变化;⑦新的治疗方法如生物治疗、基因治疗、诱导分化治疗及分子靶向治疗呈现出较好的疗效和应用前景。

二、肝海绵状血管瘤

肝血管瘤(hepatic hemangioma)是最常见的肝脏良性肿瘤,临床分为海绵状血管瘤(cavernous hemangioma)和毛细血管瘤(capillary hemangioma)两种类型。毛细血管瘤罕见,预后好。肝海绵状血管瘤则可能带来并发症并伴有相关症状,因此更值得临床注意。

【流行病学】

肝海绵状血管瘤(以下简称肝血管瘤)可发生于任何年龄,多发于 30 ~35 岁,男女发病比为 1∶(1.3~6)。它见于 0.35% ~7% 的国外尸检中,CT 扫描及 B 超发现率为 1%,大多为单发,约 10% 为多发。

【病因学与发病机制】

肝血管瘤的确切病因与发病机制尚不清楚。目前普遍认为在胚胎发育过程中,血管发育异常,致血管瘤样增生而形成血管瘤,也有人认为其来源于肝细胞的局灶性坏死与随后的再生,少数人认为它是真正的肿瘤。长期服用避孕药或雌性激素可能和肝海绵状血管瘤发生有关。

【病理学】

肝血管瘤常见于肝表面,80% ~90% 为单发,其大小差异很大,可以从 1 ~70cm 不等。瘤体肉眼观为紫红色或紫蓝色,呈不规则分叶状,质软而富有弹性,部分有包膜。瘤体内可伴有机化、血栓、瘢痕组织及钙化灶。镜下由衬以扁平内皮细胞的大小不一的血管腔构成。

【临床表现】

本病发展较慢,病程可长达数十年之久。小于 5cm 的肝血管瘤多无症状;大于 5cm 的肝血管瘤可能伴有肝区隐痛、上腹胀及上腹部肿块等症状;巨大血管瘤可能伴有凝血机制障碍而致全身出血倾向;瘤体破裂可致腹腔内出血、休克。体检时可触及上腹部无痛肿块,可听及上腹部血管杂音。

【影像学与相关检查】

B 超是诊断肝血管瘤的首选检查,在 B 超下多表现为边界清楚的高回声结节,巨大血管瘤,则可能有高回声及低回声的混合声像。CT 是诊断肝血管瘤的重要方法。在平扫 CT 时表现为低密度影,增强扫描时,动脉期可见瘤体周边出现结节状高密度影,延迟扫描时,可见肿瘤与周围肝实质呈等密度。磁共振成像(MRI)也是鉴别诊断肝血管瘤的重要手段。在 T_1 加权像表现为边界清楚的低信号影,T_2 加权像表现为一致性的高信号影,即"亮灯征"。血清 AFP、CEA、CA19-9 均为阴性。

【诊断与鉴别诊断】

临床依据 B 超、CT 及 MRI 的特征性的影像表现,结合 AFP、CEA 及 CA19-9 检查为阴性诊断肝血管瘤并不难。对不典型临床表现的肝血管瘤须与肝脏其他肿瘤性病变鉴别:

(一)肝癌

多伴有慢性肝炎、肝硬化病史,病情进展较快,肿瘤可侵犯邻近的门静脉、胆管组织,肿瘤周围常伴有水肿,AFP 阳性,CT 增强扫描时表现为"早进早出",血管瘤呈"早进晚出"或"晚进晚出"强化特征。

(二)肝转移瘤

有原发肿瘤表现,常为多发病灶,CT 扫描动脉期为均匀或不均匀强化,门脉期强化迅速下降,和血管瘤的结节状强化、缓慢充填和持续强化明显不同。

(三)肝腺瘤

为肝脏少见的良性肿瘤,多发于长期、大量服用避孕药的女性,易于发生瘤体内出血,增强 CT 扫描时呈早期均匀高密度强化,有别于血管瘤的结节状强化、缓慢充填和持续强化特征。

【临床分期】

目前尚无临床分期。一般可将直径<5cm 称为小血管瘤,常无症状;直径 5～10cm 的称为大血管瘤,可有症状及体征;直径>10cm 的称为巨大血管瘤,常伴有症状及体征。

【治疗】

肝血管瘤大多无症状,自发性破裂亦属少见。一般对直径<5cm、不伴有症状的血管瘤无需治疗;直径 5～10cm 血管瘤,如伴有明显症状,或生长速度较快可以考虑相应治疗;对巨大血管瘤,特别是伴有自发破裂出血者,应该进行积极的治疗。目前,肝血管瘤的治疗方法众多,但手术切除仍是首选。

(一)手术治疗

手术是肝血管瘤的首选治疗方法。如瘤体和正常肝组织之间界限清楚,可行血管瘤摘除术。界限不清者可行肝段、叶切除术。不能耐受切除者可行血管瘤缝扎术或术中微波、射频消融治疗。

(二)介入治疗

介入治疗适合于不愿手术、不能耐受手术的病例。其治疗原理是应用血管造影技术,选择性插管栓塞及注入血管硬化剂,使瘤体缩小、血管闭合。

【预防】

肝血管瘤的确切病因不明,故尚无有效预防方法。

【预后】

肝血管瘤为良性肿瘤,病情发展缓慢,经合理治疗预后良好。

【进展】

关于肝血管瘤的病因与发病机制方面的研究尚无实质性突破。但随着肝脏外科技术的发展,肝血管瘤外科治疗观念也不断在更新,具体体现在以下几方面:①对于不能排除恶性肿瘤的肝血管瘤宜积极手术;②伴有临床症状或明显精神压力者应积极手术;③术前评估需综合考虑手术条件、手术技术、手术本身的风险,以提高手术安全性。此外,精准介入、立体定向放疗、微波消融及射频消融治疗肝血管瘤等新技术的应用越来越多,并呈现较好疗效。

三、肝门胆管癌

胆管癌(cholangiocarcinoma)是指发生于胆管系统的恶性肿瘤,约占所有恶性肿瘤的2%。根据发生部位不同分为肝内胆管癌(intrahepatic cholangiocarcinoma)、肝门胆管癌(hilar cholangiocarcinoma,HCC)及远端胆管癌(extrahepatic cholangiocarcinoma)。其中HCC占胆管癌总数的40%~60%,远端胆管癌占20%~30%,肝内胆管癌占10%。远端胆管癌的特点与治疗类似于胰头癌,肝内胆管癌是肝癌的一部分,占肝癌的5%~10%,其治疗类似于肝癌,故本节重点介绍HCC。

【流行病学】

HCC好发于50~70岁的中老年,男女比为(1.5~3):1,其发病率具有地理与种族分布差异,美国在(1~2)/10万,日本为5.5/10万,以色列为7.3%,美洲印第安人为6.5%,亚洲发病率更低。

【病因学与发病机制】

HCC确切发病原因及机制尚不明,可能和原发性硬化性胆管炎、胆管结石、胆道寄生虫感染、胆管囊肿等因素有关。

【病理学】

HCC大多为腺癌,生长缓慢,以局部浸润为主要扩散方式,远处转移较晚。据病理特点可分四型:①硬化型,较常见,有明显向胆管周围组织侵犯倾向,引起胆管周围组织纤维化;②结节型,肿瘤向胆管腔内凸出形成不规则结节;③乳头型,病变呈息肉样分布于胆管内,较少向周围侵犯,切除率高,预后较好;④浸润型,肿瘤在肝门部及肝内外胆管均有广泛侵犯,难以确定起始部位,切除困难,预后差。

【临床表现】

HCC早期主要表现为乏力、食欲缺乏、上腹部不适、厌油腻及消化不良等非特异性症状。随着病情进展,以上症状加重,并出现梗阻性黄疸的症状及体征,且进行性加重。进行性皮肤巩膜黄染、皮肤瘙痒及体重下降是HCC的特征性临床表现。

【影像学与相关检查】

B 超是 HCC 敏感、经济及方便的检查方法,主要表现为肝内胆管扩张、扩张胆管在肝门处中断、肝门处肿块影,并可显示肿瘤与肝动脉、门静脉的关系及区域淋巴结转移情况。CT 是诊断 HCC 较灵敏的方法,主要表现为肝内胆管扩张、肝门肿块、扩张胆管在肝门处不会合,胆囊空虚,增强扫描动脉期及门脉期肿瘤有轻中度强化,延迟期肿瘤仍高于周边肝组织。MRI 检查表现为肝内胆管扩张、肝门处肿块影,T_1W 为低或等信号,T_2W 为等信号或高信号。MRCP 可见肝门处胆管内不规则充盈缺损、截断及环状狭窄。此外,HCC 常伴有 CEA、CA19-9 升高,AFP 升高只见于少数病例。

【诊断与鉴别诊断】

根据上腹部不适、厌油腻、皮肤巩膜黄染、消瘦及皮肤瘙痒等症状,B 超、CT、MRI 及 MRCP 影像学检查所见肝内胆管扩张、肝门部肿块、肝门胆管狭窄之影像学特征,血 CEA、CA19-9 异常升高即可诊断 HCC,但需和以下疾病鉴别。

1. 肝门部肝细胞癌 常伴有肝门胆管压迫、侵犯所致近端胆管梗阻,易于误诊为 HCC。但肝细胞癌大多合并慢性肝病、AFP 升高,据此可与肝 HCC 鉴别。

2. 胆囊癌 可侵犯肝门胆管导致近端胆管梗阻,此时极易误诊为 HCC。胆囊癌常伴有胆囊壁增厚、胆囊内肿块、胆囊结石及Ⅳ段肝侵犯,据此可与 HCC 鉴别。

3. 肝门胆管良性梗阻性疾病 Mirizzi 综合征、肝总管结石等是引起肝门胆管梗阻常见的良性疾病。其常合并胆囊结石、胆道感染、胆囊炎,一般情况较好,CEA、CA19-9 正常,肝门部无实性肿块,根据以上特点不难与 HCC 鉴别。

【临床分型】

目前,大多采用 Bismuth 分型法:Ⅰ型,肿瘤位于肝总管未侵犯肝门胆管汇合部;Ⅱ型,肿瘤侵犯汇合部,但未侵犯左右肝管;Ⅲa 型,肿瘤侵犯右肝管;Ⅲb 型,肿瘤侵犯左肝管;Ⅳ型,肿瘤侵犯左右肝管。

【治疗】

目前,多采用以手术切除为主的综合治疗方法治疗 HCC,即符合手术条件的首选手术切除,部分病例可行原位肝移植;不符合手术条件的可行姑息减黄手术、经皮肝穿刺胆道引流术、放疗、化疗及生物治疗,术后生物治疗、化疗可能改善远期生存率。

（一）手术治疗

HCC 根治术是治疗 HCC 的标准术式,手术范围包括肝门胆管切除、胆囊切除、胆总管切除、肝门胆管-空肠吻合及肝十二指肠韧带骨骼化清扫。部分学者主张行 HCC 扩大化切除,即在肝门胆管癌根治术基础上行左、右半肝切除、肝尾叶切除,如肿瘤侵犯肝动脉、门静脉,可同时行以上血管切除重建,扩大切除手术可将 HCC 切除率提高到 58%~100%。对不能手术切除者可行内引流术、支架植入以解除胆管梗阻。

（二）肝移植

已作为一项成熟的技术广泛应用于临床,慎重选择不能切除的 HCC 行肝移植,5 年生存率可达 87%。

（三）其他治疗

对于不能手术切除者也可在引流术后行放疗、化疗、术中^{125}I 粒子植入及生物治疗。

【预防】

HCC 的确切病因不明，因此，预防的重点应放在二级预防及三级预防上，即早期发现、早期诊断及早期治疗，综合运用以手术治疗为主的各种治疗方法以提高疗效。

【预后】

HCC 手术切除率低、易于早期侵犯周围肝组织及血管神经，难以达到真正意义上的根治，不能切除的病人大多在 1 年内死亡，手术切除病例 5 年生存率在 9%~18%。

【进展】

长期以来，HCC 的病因及发病机制没有突破性进展。但随着影像学技术的飞速发展，使 HCC 早期诊断成为可能，并对手术切除可行性、手术风险评估及手术方式选择提供了有力依据。近 10 年来，肝胆手术技术的进步使 HCC 切除率由过去的 10% 提高到 50% 以上；以手术切除为主的综合治疗理念使 HCC 远期疗效也有了明显的提高。

四、胆　囊　癌

胆囊癌（gallbladder cancer）是胆道系统最常见的恶性肿瘤，占胆道恶性肿瘤的 80%，位居消化道恶性肿瘤的第 5 位，占全身恶性肿瘤的 0.3%~5%。胆囊癌早期诊断困难，手术根治切除率低，5 年生存率约 5%。但因胆囊良性疾病行胆囊切除术中意外发现的胆囊癌多为早期，预后较好。

【流行病学】

胆囊癌发病在全球范围内呈现明显地域差异，南美洲、中欧为高发区；西欧、北欧、北美洲及大洋洲为低发区。在我国，西北及东北地区比长江以南地区发病率高，农村比城市发病率高。发病高峰年龄为 50~70 岁，尤以 60 岁左右居多。女性发病高于男性，我国上海 2000 年胆囊癌男女发病比为 1：1.78。此外，胆囊癌发病与种族、职业及社会经济地位等因素呈现一定相关。

【病因学与发病机制】

胆囊癌确切病因与发病机制不明。临床研究表明，胆囊结石是胆囊癌的高危因素。约 80% 胆囊癌伴有胆囊结石，结石直径大于 3cm 者比小于 1cm 者胆囊癌发病危险性增加 10 倍。胆囊癌更易于发生于单发大结石者，较少见于多发小结石者。而只有 0.3%~3% 的胆囊结石发生胆囊癌。瓷瓶样胆囊炎胆囊癌发生率高达 12.5%~62%。胆囊息肉也为胆囊癌的高危因素。直径大于 1cm 的息肉癌变率高，即使无症状，也应该手术切除。胆囊腺瘤为胆囊癌癌前病变，癌变率为 3%，故临床一经确诊，应该尽早手术切除。此外，肥胖、雌激素过高、胆胰管汇合异常及环境污染等亦可能和胆囊癌发生有关。

【病理学】

胆囊癌好发于胆囊底部，占 60%；其次为体部，占 30%，颈部约占 10%。病理类型以腺癌为主，占 90%；鳞癌少见，占 5%~10%，未分化癌及类癌等罕见。其中腺癌又分为：①浸润型(占 70%),早期表现为胆囊壁增厚,晚期形成肿块和囊腔闭塞;②乳头状腺癌(占 20%),肿块呈乳头状或菜花样向胆囊腔内突出;③黏液型(约占 8%),表现为癌细胞浆内及其周围腺腔内大量的黏液,该类胆囊癌恶性程度最高,预后不好。

【临床表现】

早期胆囊癌可无任何症状。中晚期胆囊癌可出现以下症状或体征:①右上腹痛,多为持续隐痛或胀痛,阵发性加重,可放射到右背部及右肩部,腹痛原因约 84% 为胆囊癌合并胆囊结石、胆囊炎所致;②梗阻性黄疸,表现为皮肤巩膜黄染,渐加深。黄疸多为肿瘤侵犯胆管所致;③消化道非特异性症状如乏力、食欲缺乏、消瘦、厌油腻等;④右上腹肿块,胆囊癌晚期因为肿块迅速长大或胆管、胆囊管堵塞而至胆囊胀大,在右上腹可及肿块;⑤少数患者可伴有发热。

【影像学与相关检查】

（一）B 超检查

B 超是胆囊癌的首选检查方法。B 超诊断胆囊癌临床符合率为 70% ~ 82% ,但早期胆囊癌只有 23% 。B 超下,胆囊癌表现为胆囊壁增厚、胆囊腔内肿块,肿块内血流丰富,如胆囊癌合并梗阻性黄疸可见肝内外胆管扩张,同时,B 超可以检查淋巴结及肝脏是否转移。

（二）CT 检查

CT 诊断胆囊癌和 B 超相当,两者结合可提高诊断准确率。胆囊癌 CT 表现分为厚壁型(占 20% ~ 30% ,表现为胆囊壁局限或均匀增厚)、结节型(占 15% ~ 25% ,表现为胆囊壁上结节型或菜花样肿块突入囊腔内)及实变型(占 40% ~ 65% ,表现为囊内为肿块所代替)三种类型。

（三）MRI 检查

胆囊癌 MRI 检查特征和 CT 类似,亦表现为厚壁型、结节性及肿块型三种类型。

（四）肿瘤标志物检查

胆囊癌患者常伴有血 CEA 及 CA19-9 升高,特别是 CA19-9 阳性率可达 80% ;检测胆汁中 CEA 及 CA19-9 敏感性更高,对诊断有较大帮助。

【诊断与鉴别诊断】

早期胆囊癌诊断困难,常在因为胆囊良性疾病行胆囊切除手术时或术后病理检查发现,即意外胆囊癌。伴有临床症状、体征的胆囊癌多为中晚期,可根据右上腹痛、厌油腻、消瘦、皮肤巩膜黄染及右上腹部肿块等临床症状、体征,结合 B 超、CT、MRI 影像学检查特征及血液、胆汁肿瘤标志物检查做出诊断,但需和以下疾病鉴别。

1. 肝癌侵犯胆囊 肝癌多伴有慢性肝病,门静脉癌栓常见,增强扫描呈典型"快进快出"型强化特征,常伴有 AFP 升高;而胆囊癌常伴有胆囊结石,CEA、CA19-9 升高,AFP 正常。

2. 慢性胆囊炎 伴有胆囊壁增厚的慢性胆囊炎易于误诊为胆囊癌。一般慢性胆囊炎之胆囊壁呈均匀性增厚,常合并结石,增强扫描囊壁无明显强化,CEA、CA19-9 正常。

3. 黄色肉芽性胆囊炎 表现为胆囊壁及腔内慢性炎性增生形成肉芽肿性肿块,多合并结石,术前很难和胆囊癌鉴别,必要时可行术前活检确诊。

4. 胆囊腺瘤或息肉 胆囊腺瘤好发于女性,多单发,蒂短而细,影像学检查可见附着于胆囊壁的软组织肿块,增强扫描可有强化,但胆囊壁无僵硬及增厚表现。胆囊息肉分为胆固醇息肉与炎性息肉,一般直径小于1cm,可合并结石,其附着处胆囊壁无僵硬及增厚表现,CEA、CA19-9正常。直径大于1cm的息肉应高度怀疑癌变。

【临床分期】

胆囊癌分期对指导其治疗方法选择及判断预后具有重要意义。临床上常选用1976年Nevin分期与TNM分期。

（一）Nevin分期

Ⅰ期:癌组织限于黏膜内,即原位癌;Ⅱ期:癌组织侵及肌层;Ⅲ期:癌组织侵及全层;Ⅳ期:癌组织侵及全层伴周围淋巴结转移;Ⅴ期:癌组织侵及肝脏或周围其他脏器或远处转移。

（二）胆囊癌TNM分期

T_x:原发肿瘤无法评估;T_{is}:原位癌;T_0:没有原发肿瘤的证据;T_1:肿瘤侵及固有层或肌层;T_{1a}:肿瘤侵及固有层;T_{1b}:肿瘤侵及肌层;T_2:肿瘤侵及肌膜及周围组织,没有侵及浆膜层或肝内;T_3:肿瘤穿透浆膜层和(或)直接侵及肝脏和(或)其他临近器官或结构;T_4:肿瘤侵及门静脉或肝动脉及多个肝外器官或结构区域淋巴结。N_x:淋巴结转移无法评估;N_0:无淋巴结转移;N_1:区域淋巴结转移;M_0:无远处转移;M_1:伴远处转移。TNM分期:0期:$T_{is}N_0M_0$;ⅠA期:$T_1N_0M_0$;ⅠB期:$T_2N_0M_0$;ⅡA期:$T_3N_0M_0$;ⅡB期:$T_{1\sim3}N_1M_0$;Ⅲ期:T_4任何NM_0;Ⅳ期:任何T任何NM_1。

【治疗】

手术仍然是唯一能治愈胆囊癌的方法,但临床确诊的胆囊癌多属中晚期,手术切除率近20%左右。胆囊癌术后高复发率是目前胆道外科所面临的难题,术后辅助化疗、放疗可能降低术后复发率,提高5年生存率。

（一）手术治疗

针对胆囊癌的手术有根治性手术与姑息性手术。NevinⅠ期一般只需行胆囊切除术;对于NevinⅡ期胆囊癌是否需行胆囊癌根治术(胆囊切除+胆囊周2~3cm肝组织楔形切除+肝十二指肠韧带淋巴结骨骼化清扫)尚存在争议,但大多数学者主张行根治术;意外发现的胆囊癌如肿瘤局限于黏膜内无须再次手术,如肿瘤侵及肌层则需再次行胆囊癌根治术;NevinⅢ、Ⅳ期胆囊癌根据情况行胆囊癌根治或扩大根治术;对不能行根治术的胆囊癌可行姑息性胆囊切除、胆管-空肠吻合或胆道支架植入等手术治疗,以减轻痛苦,改善生活质量。

（二）化疗

对于不愿手术或不符合手术条件的胆囊癌病人可以行全身化疗。手术后辅助化疗可能减少术后复发,目前,常用的化疗药物有氟尿嘧啶、丝裂霉素及多柔比星等。

（三）放疗

对不愿手术的胆囊癌患者进行外放疗亦可延长生存期、改善生活质量。手术中如发现胆囊癌不能切除，可行术中放疗。术后放疗对减少术后复发有意义。

【预防】

胆囊癌的预防重点在于对具有胆囊癌高危因素人群的定期监测与合理处理。胆囊癌的高危因素包括高龄(>50 岁)、反复发作的结石性胆囊炎、结石大于 3cm、瓷性胆囊、胆囊息肉、胆囊腺瘤及胆囊腺肌增生症。对于反复发作的结石性胆囊炎宜尽早手术；瓷性胆囊癌变率高，一经确诊也应该尽早手术；直径大于 1cm 的胆囊息肉癌变率高达 23%，胆囊腺瘤癌变率为 3%，因此，一般主张尽早手术。

【预后】

胆囊癌早期诊断困难，能够早期发现的胆囊癌大多为意外发现的胆囊癌，手术疗效好，5 年生存率可达 80%～100%；而临床确诊的胆囊癌 80%～90% 为中晚期，手术切除率低，5 年生存率在 5% 左右。

【进展】

近 10 年来，胆囊癌高危因素的深入研究，为指导临床预防胆囊癌的发生起到了积极的作用。而彩色 B 超、螺旋 CT 及 MRI 影像技术的发展，使得胆囊癌的诊断水平不断提高，并为胆囊癌术前分期、手术可行性评估提供了有力依据。胆道外科手术技术的进步，使得胆囊癌手术切除率、手术安全性有了明显的提高。以手术切除为主的综合治疗理念及多学科合作治疗模式的实施，在一定程度上提高了胆囊癌的总体疗效。立体定向放疗、新的化疗药物如吉西他滨、奥沙利铂的应用以及术后联合放化疗对改善手术疗效及减少术后复发呈现积极作用。

（邓和军）

Summary

Cancers of the liver and intrahepatic bile duct mainly include hepatocellular carcinoma (HCC), cholangiocarcinoma(CC), angiosarcoma, and hepatoblastoma. Of these, hepatocellular carcinoma is by far the most common worldwide, although the geographic variability of incidence is substantial. Chronic HBV infection has been established as a risk factor for development of HCC in numerous studies in human populations, normal liver and tumor cells, and animal models. Consumption of food contaminated with aflatoxins, toxic metabolites of some species of *Aspergillus* fungi, is associated both with human and animal hepatocellular carcinoma. The most common, and often the first, complaint is right upper quadrant abdominal pain, which may be accompanied by abdominal distention. In a patient known to have cirrhosis, the development of unexplained upper abdominal pain, weight loss, fever, enlargement of the liver, or ascites should alert the clinician to the possibility of HCC. Antibodies to α-fetoprotein are of significant value for the diagnosis primary hepatocellular carcinoma. The high hepatic recurrence rate and the frequent association of HCC with cirrhosis have led to the development of total hepatectomy with liver transplantation as an alternative to resection. Radiofrequency ablation has gained increasing popularity in this country for the treatment of small, localized hepatomas, in patients with inadequate liver reserve, precluding resection. Because HCC derives its blood supply primarily from the hepatic artery, whereas normal hepatocytes are sustained by the portal vein, arterial infusion therapy has the theoretical advantage of increasing local drug delivery while potentially lowering systemic and hepatic toxicity.

第三节　胰　腺　癌

胰腺癌在全世界范围内其年龄标化发病率为 2/10 万 ~ 10/10 万,为低发病率的肿瘤,近半个世纪以来,胰腺癌的发病率呈逐年上升趋势。在我国胰腺癌是所有癌症死因的第 6 位,而在美国居第 4 位,在日本和欧洲居第 5 位。与欧美国家相比,中国、日本、印度及其他人口众多的亚洲国家胰腺癌的发病率呈增加趋势,反之美国白人男性胰腺癌发病呈下降趋势,有研究分析这可能与吸烟人数增加和减少相关。就性别特征而言,男性胰腺癌的发病率和死亡率均高于女性,从年龄分组情况看,<40 岁年龄组女性胰腺癌的发病率和死亡率均大于男性,而在≥40 岁年龄组则男性均高于女性,并随年龄的增加差别愈加明显。胰腺癌作为死亡率最高的恶性肿瘤之一,据统计,其发病率和死亡率接近 1 : 0.99,而其存活率在 25 年中提高甚微,2004 年统计 5 年存活率仅从 20 世纪 70 年代的 3% 上升到 4%。按照美国癌症协会 2009 年统计,美国有 42 470 例新诊断病例,而有 35 240 例死于胰腺癌。

一、病因和发病机制

胰腺癌的病因至今尚不完全清楚,各方面流行病学调查发现以下病因可能与胰腺癌的发生较为相关:

(一) 吸烟

吸烟与胰腺癌发病危险性之间的联系已经为大量研究所证实。我国上海市的一项病例对照研究发现,男性和女性吸烟者发生胰腺癌的相对危险度分别为 1.6 和 1.4,胰腺癌发病危险随着每日吸烟量、吸烟年限和累计年盒数的增加而显著升高,吸烟量最高组发生胰腺癌的相对危险度约为非吸烟者的 3 ~ 6 倍,这种危险随着戒烟年限的延长而逐渐降低,戒烟 10 年以上者其危险性和非吸烟者相仿。吸烟导致胰腺癌可能是因为吸烟所产生的致癌物经肺或上消化道进入体内后经血流进入胰腺,或者经十二指肠返流入胰腺,而在吸烟者的胰液中能够检测到吸烟所产生的亚硝胺类化合物和尼古丁的代谢产物。

(二) 慢性胰腺炎

研究认为,各种类型的慢性胰腺炎,包括酒精性、非酒精性、遗传性和热带性胰腺炎均与胰腺癌存在一定程度的联系。一项多国家合作研究的前瞻性队列研究中,共调查了 2015 例各种慢性胰腺炎患者,随访 2 年发现,胰腺癌标准发病比率为 16.5,10 年内胰腺癌累计危险性为 2%,相对危险度为 16。关于胰腺炎与胰腺癌之间关系的分子水平研究发现,常发生于胰腺癌的 *K-Ras* 基因 12 位密码子突变,在慢性胰腺炎患者发生率为 25%~42%。另外,慢性胰腺炎患者染色体不稳定性也有利于胰腺癌的发生。

(三) 家族聚居性

10%~20% 的胰腺癌具有家族史,亲属患病危险增高 3~5 倍,若家族中有 2 例以上胰腺癌,其一级亲属患胰腺癌的危险性比一般人群高 18 倍左右。但目前尚未发现确切的胰腺癌遗传相关基因。研究证实,一些遗传性综合征具有较高的胰腺癌发病几率,包括 BRCA2 突变的遗传性乳腺癌、家族性多发性黑色素瘤综合征(FAMMM)、遗传性非息肉性结肠癌(HNPCC)、Peutz-Jeghers 综合征以及遗传性胰腺炎。但居住地区,共同的环境条件及生活习惯也可能是家族聚居性发病的原因。

(四) 饮食习惯

胰腺癌的发生与高能量、高蛋白质、高脂肪摄入有关。此外,高碳水化合物、肉类、富含胆固醇亚硝胺和高盐食品,脱水、油炸食品、精制糖,大豆等均属不良因素。20 世纪 80 年代曾有学者认为咖啡可促进胰腺癌的发生,但目前已经与酒精一起被归于未定因素之列。另外,通过摄入富含纤维素、维生素 C 的蔬菜、水果的饮食可预防 33%~50% 的胰腺癌病例。

(五) 其他

糖尿病与胰腺癌之间的关系众说纷纭,大部分意见示两者之间无明显的相关关系。亚硝胺类制品被认为是可能致胰腺癌物质。长期接触滴滴涕(二氯二苯三氯乙烷,DDT)或其他同类杀虫剂发生胰腺癌的危险性相应增加。

二、胰腺应用解剖

胰腺位于腹上区和左季肋区的腹膜后间隙,相当于第 1、2 腰椎的高度,长约 15cm,分为头、颈、体、尾四部分。胰头嵌于十二指肠的"C"形凹陷内。钩突是胰头向肠系膜上静脉上后方的延伸部分,其末端在肠系膜上动脉右侧或后方。胰头与胰颈以胰切迹分界(图 12-3-1)。

淋巴结引流:胰腺的淋巴回流路径复杂,涉及二十多个淋巴结群,包括贲门左、右淋巴结;胃大、小弯淋巴结;幽门上、下淋巴结;胃左动脉淋巴结;肝总动脉前上、后淋巴结;腹腔干淋巴结;脾门淋巴结;脾动脉近、远端淋巴结;肝门周围的肝动脉旁淋巴结、胆管和门静脉旁淋巴结;胰头后上、下淋巴结;肠系膜上动脉近、远端淋巴结;结肠中动脉淋巴结;腹主动脉周围淋巴结;胰头前上、下淋巴结和胰头下缘淋巴结等。

三、胰腺癌的分类

根据肿瘤位置的不同将胰腺癌分为胰头癌、胰体胰尾癌和全胰腺癌三种。

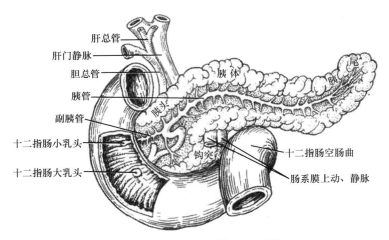

图 12-3-1　胰腺解剖位置及毗邻

（一）胰头癌

占胰腺癌的 60% ~ 70% ,肿瘤的平均大小为 4. 2 ~ 5.0cm。多数患者有进行性黄疸,体重下降,上腹痛或胀满不适等症状。疼痛多位于上腹部或偏右,可向肩部放射。

（二）胰体胰尾癌

由于胰体部、尾部之间的界线不清而发生在这两部分的肿瘤统称为胰体胰尾癌,占胰腺癌的 30% 左右。由于胰体胰尾癌可破坏胰岛组织而产生糖尿病,并且常可伴有周围静脉血栓形成而引起脾大、门静脉高压等症。这可能与肿瘤细胞分泌的某些物质有关。其扩散转移发生早,多累及局部淋巴结、肝、腹膜和肺。

（三）全胰腺癌

可由胰头、胰体胰尾癌进一步发展而来,也可发病初期即为弥漫性,又称胰广泛癌,约占胰腺癌的 10% 。

四、病理与分期

（一）组织学

导管腺癌是胰腺癌最常见的病理类型,占胰腺癌的 80% ~ 90% 。主要由分化不同程度的导管样结构的腺体构成。其他少见类型有小腺体癌、腺泡细胞癌、小细胞癌、大嗜酸性颗粒细胞性癌及一些特殊类型的导管癌如多形性癌、腺鳞癌、黏液癌等。

（二）临床病理分期

胰腺癌的分期方法很多,尚无统一标准,常用 2002 年胰腺癌 UICC/AJCC TNM 分期系统（表 12-3-1）：

表 12-3-1　胰腺癌 TNM 分期

原发肿瘤（T）		远处转移（M）	
T_x	不能测到原发肿瘤	M_x	不能测到远处转移
T_0	无原发肿瘤的证据	M_0	无远处转移
T_{is}	原位癌	M_1	远处转移
T_1	肿瘤局限于胰腺内最大径≤2cm	临床分期	
T_2	肿瘤局限于胰腺内最大径>2cm	0 期	T_{is} N_0 M_0
T_3	肿瘤扩展至胰腺外但未累及腹主动脉和肠系膜上动脉	Ⅰ A 期	T_1 N_0 M_0
		Ⅰ B 期	T_2 N_0 M_0
T_4	肿瘤侵犯腹主动脉和肠系膜上动脉	Ⅱ A 期	T_3 N_0 M_0
区域淋巴结（N）		Ⅱ B 期	T_1 T_2 T_3 N_1 M_0
N_x	不能测到淋巴结	Ⅲ 期	T_4 任何 N M_0
N_0	无区域淋巴结转移	Ⅳ 期	任何 T 任何 N
N_1	区域淋巴结转移		

五、临床表现

胰腺癌的首发症状多种多样且极不典型，易与胃肠、肝胆等系统的疾病症状相混淆，其中以上腹痛、黄疸及上腹部饱胀不适最为常见。胰腺癌的临床症状主要取决于肿瘤生长的部位及病程的早晚，既有胰腺癌本身病变所致的各种症状和体征，也有周围器官受累后所致的各种表现。一般而言，胰头癌常较早出现腹痛、黄疸和上腹不适症状，而胰体尾癌早期症状甚少。

（一）腹痛

腹痛是胰腺癌的常见或首发症状，早期腹痛较轻或部位不明确，易被忽略，至中晚期腹痛逐渐加重且部位相对固定。典型的胰腺癌腹痛为：①疼痛位于中上腹深处，胰头癌疼痛略偏右，胰体尾癌疼痛则偏左；②常为持续性进行性加剧的钝痛或钻痛，可有阵发性绞痛，餐后加剧；③夜间和（或）仰卧位以及脊柱伸展时疼痛加剧，俯卧、蹲位、弯腰坐位或屈膝侧卧位可使疼痛减轻；④腹痛剧烈者常伴有持续性腰背部剧痛。胰腺癌腹痛产生的机制可能有几种，最常见的为癌肿浸润引起的胰管梗阻并至管内压增高，尤在进餐后胰液分泌增多，管内压力增高，促发上腹部持续性或间断性钝痛。餐后 1~2 小时加重，而后逐渐减轻。其次胰头癌可压迫或浸润胆总管，导致梗阻，引起胆总管内压力增高，引发类似胆绞痛的阵发性剧烈上腹痛并放射至肩背部。再次，晚期胰腺癌可直接浸润压迫位于腹膜后的腹腔神经丛，产生与体位相关的腰背痛。

（二）黄疸

黄疸是胰头癌的突出症状，约 90% 的胰头癌患者病程中出现黄疸，约半数患者以黄疸为首发症状。黄疸可与腹痛同时或在疼痛发生后不久出现。大多数病例的黄疸是由于胰头癌压迫或浸润胆总管所致，少数是由于胰体尾癌转移至肝内或肝、胆总管淋巴结所致。黄疸的特征为肝外阻塞性黄疸，持续性进行性加深，伴皮肤瘙痒，尿色如浓茶，粪便呈陶土色。

（三）体重减轻

体重减轻虽非胰腺癌的特异性表现,但其发生频率可略高于腹痛和黄疸,故应予以重视。特别是对不明原因的消瘦,经常规检查后应考虑胰腺癌的可能。

（四）消化道症状

胰腺癌患者最常见的消化道症状是食欲缺乏和消化不良,患者常有恶心、呕吐和腹胀,晚期可有脂肪泻。

（五）情绪改变

可伴有抑郁、焦虑、个性改变等精神症状,可能与顽固性腹痛、失眠等有关。

（六）其他相关疾病

约24%的患者在发现胰腺癌前就已诊断为糖尿病,糖尿病与胰腺癌同时检出者占76.1%。Everhart等综述了国外十余项对照和队列研究结果并进行统计学分析,发现有5年以上糖尿病史者患胰腺癌的危险性较非糖尿病组高2倍。胰腺癌患者合并糖尿病的临床特点为:①发病年龄相对较大,常大于60岁,女性多见;②无糖尿病家族史;③无多食、多饮、多尿的三多症状,但短期内体重下降较明显;④起病时常有腹痛或腹部不适感。胃大部切除术后和胆囊切除术后,胰腺癌的发生似有增加,但报道不甚一致。

（七）其他表现

多数胰腺癌患者有持续或间歇性低热,有时出现血栓性静脉炎,可发生于一处或多处,以髂静脉、股静脉栓塞最为多见,也有合并 Budd-Chiari 综合征的报道。胰腺癌患者还可有急腹症的表现,以突然发作的上腹或右上腹疼痛、发热、恶心、呕吐等为主要表现,与急性胆囊炎、急性胰腺炎或急性化脓性胆管炎等的临床表现基本相同,上述症状可为胰腺癌的首发症状。

总之,腹痛、黄疸和体重减轻是胰腺癌最常见的三大主要症状。临床表现的出现频率依次是消瘦 75.8%、腹痛 71.6%、食欲缺乏 54.1%、黄疸 53.1%、腹胀 46.9%、腰背疼痛 24.7%、腹泻 12.9% 和黑便 11.3%。

胰腺癌的体征:早期胰腺癌一般无明显体征,典型的胰腺癌可见消瘦、上腹压痛和黄疸。可出现肝脏肿大、胆囊肿大（Courvoisier 征）、胰腺肿块（肿瘤或腹腔内转移的淋巴结）和血管杂音（左上腹或脐周）,晚期胰腺癌患者可有腹水,少数患者还可有锁骨上淋巴结肿大（Troisier 征）,或直肠指检可触及盆腔转移（Blumer shelf）。

六、检　　查

（一）超声

超声因价廉、无创、简便、重复性强等优点而广泛应用于胰腺肿瘤的普查和筛选。通过显示胰腺实质内的低回声区及对邻近器官的影响而做出诊断,但就形态学作出诊断往往已属于晚期。但下面几种超声诊断技术对胰腺癌的研究有新的贡献。超声内镜（EUS）可以完成诊断、穿刺活检、注射治疗等诊治过程,因此成为胰腺癌诊断的重要方法之一。胰腺癌在 EUS 的图像上常表现为低回声结节,轮廓不规则,近端胰管扩张。EUS 引导下穿刺活检对于鉴别鳞状细胞癌与其他导管癌起着很重要的作用。

（二）CT

因具有较好的密度分辨率和空间分辨率,可清楚地显示胰腺及其周围组织的形态结构,明确有无明显的肝脏转移、腹腔种植、淋巴结转移和腹水情况。超薄多层螺旋 CT (MDCT)被认为是胰腺癌诊断和分期的首选方法。MDCT 扫描层面可达 0.4 mm,通过重建技术,能对肿瘤及周围脏器进行三维重建,是目前用于早期诊断的主要影像学检查。薄层螺旋 CT 能较好地显示瘤灶内部结构及边缘情况,特别对胰周的脂肪线是否消失、邻近脏器是否被侵犯的判断更为准确,动态增强扫描更能清晰地显示胰腺癌的大小、形态、血供等情况,对小胰腺癌的早期诊断和判断能否手术切除帮助极大。

（三）MRI

正常胰腺组织因腺泡细胞内大量水溶性蛋白质,丰富的内质网和高浓度的顺磁性锰离子,在脂肪抑制 T_1 加权(T_1W_1)图像上呈高信号,而胰腺癌组织在常规 T_1W_1 和脂肪抑制 T_1W_1 图像均呈低信号。正常胰腺组织与肿瘤组织和周围结构之间的信号对比明显。因此动态增强脂肪抑制 T_1W_1 早期扫描是诊断少血供胰腺癌的有效手段,其敏感性高于螺旋 CT,但仍不能改善胰腺癌早期诊断。MRCP 为一无创性检查手段,其利用胆汁和胰液作对比剂,重组图像类似直接内镜逆行胰胆管造影(ERCP),并且具多方成像,多角度观察等优点,在多数情况下替代诊断性 ERCP 或经肝穿刺胆管造影(CPrrC)检查,是直接 ERCP 失败或检查不完全时较为理想替代手段。在胰腺癌术前评估方面动态 3D-GRE MRI 同时结合MRCP 能够更好的显示肿瘤,而在诊断可切除性方面与多排 CT 相似。

（四）ERCP

在内镜下经十二指肠乳突插管注入造影剂,逆行显示主胰管、分支胰管、胆管和壶腹部,能直接观察十二指肠乳头并收集胰液做细胞学检查;对胰腺癌诊断的敏感性为 70% ~ 94%,特异性为 50% ~ 94.3%。胆管内放置支撑管可缓解黄疸症状,但此项检查可能引起急性胰腺炎及胆道感染,然而小口径胰腺导管内支架是安全、有效的,可以通过解除胰腺导管内压力充分逆转急性胰腺炎病程。

（五）PET

PET 是一种利用放射性示踪原理显示活体生物活动的医学影像技术。恶性肿瘤细胞生长活跃,代谢增高,作为葡萄糖类似物 ^{18}F-FDG(放射性核素 ^{18}F 标记的 2-脱氧葡萄糖)被肿瘤细胞摄取后,在己糖激酶作用下转化为 6-磷酸-^{18}F-FDG 就不再代谢而滞留在细胞内,导致局部 ^{18}F-FDG 浓聚。用 ^{18}F-FDG 显像可获得葡萄糖代谢显像,以判断肿瘤良恶性,寻找原发病灶及肿瘤术前分期。PET 显像表现为胰腺癌瘤体局限性 FDG 摄取增高灶,其灵敏度71% ~ 100%,特异性 64% ~ 100%,准确性 85% ~ 93%,准确性高于 X 线、CT 和 B 超。

（六）实验室检查

1. 血清肿瘤标志物检测　已广泛用于临床,单项检测均有其局限性,联合检测使用多种标志物可提高肿瘤的检出率。CA19-9、CA50、CA242、CA125、CEA 均属糖链抗原类肿瘤标志物与胰腺癌关系密切。然而,同一种肿瘤可含一项或多项肿瘤标志物,而不同肿瘤或同种肿瘤的不同组织类型既可有共同的肿瘤标志物,也可有不同的肿瘤标志物,因此肿瘤标志物在临床上应用有其局限性。目前常用的胰腺癌肿瘤标志物是 CA19-9 与 CA242。其中 CA19-9 水平>100U/ml 诊断胰腺癌的准确性大于 90%。CA19-9 同样可用来判断预后及治疗过程监测。CA19-9 通常表达于胰腺和肝胆管疾病以及其他许多恶性肿瘤,虽然它不是肿瘤特异性的,但是 CA19-9 的上升水平对于胰腺癌与胰腺炎性疾病的鉴别很有帮助,而且 CA19-9 水平的持续下降与手术或化疗后的胰腺癌患者的生存期有关。

2. 分子生物学检测 检测胰液中肿瘤相关基因诊断胰腺癌成为诊断胰腺癌的有效手段,其中报道最多的就 *K-Ras*,90% 的胰腺癌中存在着 *K-Ras* 基因突变。主要是第 12 密码子,突变率为 88%,同时慢性胰腺炎中也检测到 *K-Ras* 基因突变,突变率为 19%。因此单一 *Ras* 基因诊断胰腺癌同样存在特异性与敏感性的局限。

七、治　疗

(一) 手术治疗

1. 合理的术前评估 ①可以切除:包括头、体、尾部肿瘤无远处移,腹腔干和肠系膜上动脉周围脂肪清晰光整肠系膜上静脉/门静脉通畅无浸润。②可能切除:包括头、体部单纯的肠系膜上静脉/门静脉侵犯肿瘤邻近肠系膜上动脉,胃十二指肠动脉包绕,肿瘤单纯地包绕下腔静脉,肠系膜上静脉闭塞,假如近侧和远侧的静脉通畅。结肠和结肠系膜侵犯尾部肿瘤侵犯肾上腺,结肠或结肠系膜,或肾脏侵犯手术前胰周淋巴结活检阳性。③不可切除:头部肿瘤远处转移[包括腹腔干和(或)主动脉旁]、肠系膜上动脉、腹腔干的包绕、肠系膜上静脉/门静脉闭塞、主动脉、下腔静脉的侵犯或包绕、横结肠系膜以下的肠系膜上静脉侵犯体部肿瘤远处转移[包括腹腔干和(或)主动脉旁],肠系膜上动脉、腹腔干、肝动脉的包绕,肠系膜上静脉/门静脉闭塞,腹主动脉侵犯尾部肿瘤远处转移[包括腹腔干和(或)主动脉旁],肠系膜上动脉、腹腔干的包绕,肋骨、椎骨的侵犯。

2. 合理的切除范围 切除肿瘤及肿瘤所在胰腺组织(胰腺头部包括钩突及颈部、体尾部)、相关脏器(肝门以下胆管、十二指肠及部分空肠、部分胃)及区域内结缔组织和淋巴结。避免任何肉眼可见的肿瘤残留,包括胆管、胃肠、胰腺切缘、腹膜后结缔组织和淋巴结。在能够达到切缘阴性切除目的时,可以联合切除受侵的肠系膜上-门静脉,累及的邻近脏器。如有任何肉眼可见的肿瘤病变组织残留,应该视为姑息性切除。伴有腹膜后淋巴结广泛转移是全身疾病的标志,此时合并淋巴结清扫并不能改变预后,也应该视为姑息性切除。

3. 不能切除的胰腺癌手术治疗 不适于根治性手术切除的患者,可以采用胃肠吻合术、胆肠吻合术等姑息手术,以延长患者的生存及改善生存质量。随着微创技术的发展,经皮肝穿刺胆道引流、胆道支架置入等技术的应用也日趋广泛。

(二) 放射治疗

放疗主要用于晚期胰腺癌的姑息减症治疗。近年来,国内外逐步开展以提高手术切除率及减少复发率为目的的新辅助放疗,以及术中放疗、术后体外放疗等,据报道可提高生存率。

（三）化疗

胰腺癌属于对化疗不敏感的肿瘤，这一结论已被国内外学者所共识，近年来，随着新型化疗药物的出现和化疗药物的不同组合，特别是配合以放疗，取得了较满意的结果。

曾经应用和正在发展中的化疗药物包括氟尿嘧啶、吉西他滨、Irinotecan、RSF-2000 及 Taxanes 等。其中吉西他滨的疗效较其他几种药物更为肯定。吉西他滨为一种脱氧胞苷类似物，有效抑制 DNA 复制和修复的作用，同时也是一种有效的放疗增敏剂。以获得进入前期临床研究的组合方案包括：吉西他滨单药联合放疗，或与氟尿嘧啶或顺铂合用，再联合放疗等。美国 M. D. Anderson 肿瘤中心研究发现采用 30Gy/2w，2.0 Gy/f 的术前快速剂量分割 EBT 治疗，同时使用吉西他滨单药 7 周，最有可能成为有效针对胰腺癌治疗手段。

术后进行辅助化疗能一定程度的延长患者生存期并减少肿瘤复发。术前化疗又称新辅助化疗现已广泛应用，其优点包括减少手术标本切端的肿瘤阳性率，尤其是肠系膜上动脉右缘等切缘阳性部位。部分手术前分期属于难以完全切除者，在新辅助化疗后，可达到降期切除。术前化疗还可以减少胰空肠吻合口瘘的危险。

给药途径分全身静脉化疗和局部腹腔动脉灌注化疗，目前也有在两次动脉灌注化疗之间加一次静脉化疗的给药方法。

（四）其他治疗

其他包括射频组织灭活、冷冻、高能聚焦超声、生物治疗等，目前尚没有明确证据显示其能够延长生存期。

八、预　后

胰腺癌是一种死亡率较高的恶性肿瘤，多数患者明确诊断时已处于晚期，手术可切除率仅 10%~15%，根治术后辅助治疗的患者中位生存期仅 11~23 个月，5 年生存率仅 20% 左右，局部晚期无远处转移的患者诊断率为 15%~20%，中位生存期 6~10 个月。胰腺癌的治疗方式目前遵循以手术为主的多种治疗方法相结合的综合治疗模式。确诊后给予手术、化疗、经动脉介入化疗、胆汁引流及综合治疗的患者生存期均有不同程度延长，中位生存期达 7.4 个月。其中以接受手术治疗及综合治疗的胰腺癌患者生存期最长，中位生存期达 11.0 个月。手术作为可切除胰腺癌患者的首选治疗手段。单药化疗与联合化疗比较、5-FU 与吉西他滨比较生存期未见差异。以吉西他滨单药作对照，联合方案仅能提高患者无进展生存期及总反应率，并不能提高总生存期。总之，胰腺癌患者预后与多种因素有关，手术、化疗、经动脉介入化疗可作为胰腺癌的有效治疗手段，对合并梗阻性黄疸患者应争取胆汁引流治疗改善症状。

（万　跃　樊春波）

Summary

The diagnostic algorithms for pancreatic cancer emphasize the use of state-of-the-art computed tomography（CT）and the rapidly evolving technique of endoscopic ultrasonography

（EUS）. In summary, clinically meaningful advances in the treatment of metastatic pancreatic cancer have developed quite slowly. However, with a greater understanding of the underlying genetic and molecular abnormalities involved in pancreatic carcinogenesis, rational chemotherapy, radiation therapy, and immunotherapy in conjunction with other supportive methods are expected to alter the natural course of this disease in the near future. Continued efforts to enroll patients with advanced pancreatic cancer into well designed clinical trials should remain a high priority for oncologists across all disciplines. Chemoradiation therapy has been studied for its ability to prolong survival in patients with locally advanced, unresectable pancreatic cancer. Cancers of the periampullary region include tumors of the pancreas, distal bile duct, ampulla of Vater, and periampullary duodenum. The later three are very rare, and prior to surgical resection, are often difficult or impossible to differentiate from adenocarcinoma of pancreatic origin. include endoscopic ultrasonography（EUS）. Skordilis and colleagues recently reported their experience with EUS in 17 patients with histologically proven carcinoma of the ampulla of Vater.

第四节　结　肠　癌

结肠癌是严重威胁人类健康的常见恶性肿瘤之一。其发病率存在明显的地区差异,北美、澳大利亚、新西兰和西欧属于高发病率地区,一般为第 2～4 位常见癌症,而西非、南亚等地发病率较低。在中国,结直肠癌发病率和死亡率呈逐年上升的趋势,特别是右半结肠癌发病率上升较快。在上海、北京和广州等城市,结直肠癌已经成为第 2 或第 3 位的恶性肿瘤。

一、流 行 病 学

结肠癌的确切病因尚不完全清楚,目前认为主要是遗传因素和环境因素综合作用的结果。

（一）遗传因素

大约 20% 的结肠癌患者具有家族聚集特征,新诊断为结肠腺瘤或结肠癌患者的一级亲属,其发生结肠癌的风险明显升高。目前将遗传性非息肉病结直肠癌（hereditary nonpolyposis colorectal cancer,HNPCC,也称为 Lynch 综合征）和家族性腺瘤样息肉病（familial adenomatous polyposis,FAP）确定为易罹患结直肠癌的遗传综合征。HNPCC 是一种常染色体显性遗传病,与错配修复基因（mismatch repair,MMR）相关,其预后相对好于散发性结直肠癌。

（二）环境因素

流行病学调查和动物试验表明,高脂肪、低纤维素、缺乏维生素 D/E、缺钙、缺硒等饮食因素与结直肠癌发病密切相关。难以保持良好的大便习惯,也可能是结直肠癌发病升高的原因之一。

（三）其他因素

炎症性肠道疾病是发生结直肠癌的高危因素,包括溃疡性结肠炎、Crohn 病。腺瘤性息肉被认为是癌前病变。卵巢癌、子宫内膜癌和乳腺癌患者容易发生结直肠癌。

二、病理与分期

结肠癌多为单发肿瘤,最常发生于乙状结肠,其次为盲肠、升结肠、降结肠和横结肠,近年来右半结肠癌发病明显增多。左、右半结肠癌在发生学和生物学特征上有所区别。

(一) 组织学分类

绝大部分为腺癌,包括管状腺癌(最多见)、黏液腺癌、乳头状腺癌等,其他少见类型有印戒细胞癌、未分化癌、腺鳞癌、鳞状细胞癌、神经内分泌癌等。

(二) 临床病理分期

结肠癌的分期通常在术后才能准确进行。国际上通常采用的临床病理分期包括美国癌症联合委员会(AJCC)分期、Dukes 分期和改良 Astler-Coller(Modified Astier-Coller,MAC)分期。2010 年第 7 版 AJCC 分期对结肠癌 TNM 定义如表 12-4-1、表 12-4-2 所示:

表 12-4-1 AJCC 对结肠癌的 TNM 分期

原发肿瘤(T)

T_x　原发肿瘤无法评估

T_0　无原发肿瘤证据

T_{is}　原位癌:局限于上皮内或侵犯黏膜固有层

T_1　肿瘤侵犯黏膜下层

T_2　肿瘤侵犯固有肌层

T_3　肿瘤穿透固有肌层到达浆膜下层,或侵犯无腹膜覆盖的结直肠旁组织

T_{4a}　肿瘤穿透脏层腹膜

T_{4b}　肿瘤直接侵犯或粘连于其他器官或结构

区域淋巴结(N)

N_x　区域淋巴结无法评估

N_0　无区域淋巴结转移

N_1　1~3 枚区域淋巴结转移

　N_{1a}　1 枚区域淋巴结转移

　N_{1b}　2~3 枚区域淋巴结转移

　N_{1c}　浆膜下、肠系膜、无腹膜覆盖结肠/直肠周围组织内有肿瘤种植(tumor deposit,TD),无区域淋巴结转移

N_2　4 枚或以上区域淋巴结转移

　N_{2a}　4~6 枚区域淋巴结转移

　N_{2b}　7 枚或以上区域淋巴结转移

远处转移(M)

M_0　无远处转移

M_1　有远处转移

　M_{1a}　远处转移局限于单个器官或部位(如肝、肺、卵巢、非区域淋巴结)

　M_{1b}　远处转移分布于一个以上的器官/部位或腹膜

表 12-4-2　AJCC 分期、Dukes 分期与 MAC 分期

分期	AJCC(2010 年,第 7 版)			Dukes	MAC
0	T_{is}	N_0	M_0	—	—
I	T_1	N_0	M_0	A	A
	T_2	N_0	M_0	A	B1
IIa	T_3	N_0	M_0	B	B2
IIb	T_{4a}	N_0	M_0	B	B2
IIc	T_{4b}	N_0	M_0	B	B3
IIIa	$T_1 \sim T_2$	N_1/N_{1c}	M_0	C	C1
	T_1	N_{2a}	M_0	C	C1
IIIb	$T_3 \sim T_{4a}$	N_1/N_{1c}	M_0	C	C2
	$T_2 \sim T_3$	N_{2a}	M_0	C	C1/C2
	$T_1 \sim T_2$	N_{2b}	M_0	C	C1
IIIc	T_{4a}	N_{2a}	M_0	C	C2
	$T_3 \sim T_{4a}$	N_{2b}	M_0	C	C2
	T_{4b}	$N_1 \sim N_2$	M_0	C	C3
IVa	任何 T	任何 N	M_{1a}	—	—
IVb	任何 T	任何 N	M_{1b}	—	—

(三) 转移途径

转移途径主要有四种。

1. 直接蔓延　当肿瘤穿透浆膜后,可直接蔓延至邻近组织或器官,如膀胱、子宫、输尿管、小肠、肠系膜、腹膜等。

2. 淋巴转移　在结肠上、旁、中间和终末四组淋巴结均可发生转移,一般先至结肠旁淋巴结,然后至肠系膜血管周围淋巴结及肠系膜根部淋巴结。

3. 血行播散　癌栓通过门静脉转移至肝,也可经体循环转移至肺、骨、脑等处,最常见的血道转移部位是肝、肺。

4. 种植转移　当癌细胞穿透浆膜层后,可脱落至腹腔内形成转移,常见部位为膀胱直肠陷凹和子宫直肠陷凹,手术中脱落的癌细胞也可形成种植转移。

三、临 床 表 现

本病男女差别不大,我国发病高峰年龄在 50 岁左右,近年发病有年轻化趋势。结肠癌起病隐匿,其临床表现取决于肿瘤所处部位和临床病理分期。早期结肠癌常仅见大便隐血阳性,中晚期结肠癌的临床表现通常缺乏特异性,包括肠道出血、排便习惯与大便性状改变、腹部疼痛、腹部肿块、进行性消瘦、恶病质、腹水、黄疸等。结肠癌最常转移至肝、肺和骨骼,可出现相应的症状,如右上腹疼痛、咳嗽、骨痛等。并发症见于晚期,主要有肠梗阻、肠出血或穿孔、腹膜炎、结肠周围脓肿等。

整个结肠以横结肠中部为界,分为右半结肠和左半结肠两个部分。由于右半结肠肠腔粗大,肠内粪便为液状,肿瘤多为溃疡型或突向肠腔的菜花状癌,很少发生环状狭窄,所以肠梗阻少见,但常常溃破出血,继发感染,伴有毒素吸收,因此常表现为腹痛、大便改变、腹部肿块、贫血、消瘦或恶病质。而左半结肠肠腔较细,肠内粪便干硬,肿瘤多为浸润型,常引起环状狭窄,所以主要表现为急慢性肠梗阻,肿块体积较小,很少溃破出血或吸收毒素,因此贫血、消瘦、恶病质等现象罕见,也不易扪及肿块。

四、检 查

(一) 内镜检查

结肠镜可发现相应肠段的肿瘤,取活检可获确诊。腔内超声内镜检查可了解肿瘤浸润深度及周围组织侵犯情况,还可以发现盆腔内淋巴结是否转移,有助于肿瘤分期和确定治疗方案。

(二) X 线检查

结肠双重对比造影检查能够提供病变部位、大小、形态及类型等资料,对结肠镜遗漏病变的发现有重要价值。怀疑肺转移,可行胸部 X 线检查。

(三) CT、MRI 或 PET 检查

胸部、腹部和盆腔 CT 或 MRI 检查有助于了解肿瘤外侵或转移,确定结肠癌的分期,也用于术后随访。在没有远处转移的证据时,PET 扫描不作为常规检查项目,也不应作为一般的监测手段,而且通常不适用于 1cm 以下的病灶。如果 CT 或 MRI 扫描发现可疑病灶,可进行 PET 扫描。

(四) 病理检查

结肠癌的临床病理分期通常在术后才能确定,病理报告应包括如下内容:肿瘤分级;肿瘤浸润深度和邻近组织结构受累范围;区域淋巴结的评估数量;阳性区域淋巴结的数量;是否存在其他器官、腹膜或区域外淋巴结的远处转移,以及近端、远端和腹膜切缘的状况。

目前通常还对肿瘤组织的 KRAS 和 BRAF 基因状态、MMR 进行检测,以利于选择后续的治疗药物。

(五) 实验室检查

1. 大便隐血试验 虽无特异性,但方法简便易行,可作为结肠癌普查初筛或早期诊断的线索。

2. 血清癌胚抗原 不具有特异性,但对估计预后、监测疗效及术后复发有一定价值。

3. 肝功能检查 对了解是否存在肝转移有一定帮助。

4. 血常规检查 有助于了解患者是否存在贫血。

五、诊断和鉴别诊断

要求做到早期诊断。提高对结肠癌的警惕性,充分认识结肠癌的有关症状,如排便习

惯与大便性状改变、腹痛、贫血等,及早进行相关检查是早期诊断的关键。结肠癌高危因素者,如结肠腺瘤、腺瘤性息肉、炎症性肠病、家族病史(HNPCC、FAP)一级亲属曾患结肠癌、曾患卵巢癌、子宫内膜癌和乳腺癌等,应进行长期随访,可定期结肠镜检查。

鉴别诊断:通常需与肠阿米巴病、肠结核、血吸虫病、阑尾病变、Crohn 病、功能性便秘、菌痢、溃疡性结肠炎等病进行鉴别。结肠镜检查是简便易行的鉴别手段。

六、治　疗

结肠癌治疗的关键是早期诊断,从而为手术治愈提供机会。根治性切除后 5 年生存率在 50% 左右,术后复发和转移是结肠癌死亡的重要原因。

(一) 治疗原则

强调多学科综合治疗,根据临床分期、患者的一般状况和肿瘤的生物学特点制定相应的治疗策略。外科根治性切除是唯一可能治愈结肠癌的手段。对于可切除的病例(包括同时或异时出现的可切除转移灶),应先行手术切除,高危患者进行术后辅助治疗;对于潜在可切除的病例,应力争通过新辅助治疗使患者转化为可切除;而对于不可切除的病例,应以姑息治疗为主,提高患者生活质量和延长生存期。根治性切除术后的患者,0 期和 Ⅰ 期定期随访,Ⅱ 期术后是否行辅助化疗尚存在争议,但高危 Ⅱ 期患者应进行辅助化疗,Ⅲ 期术后常规辅助化疗。

(二) 外科治疗

外科治疗包括根治性手术切除和姑息性手术治疗。结肠癌的唯一根治方法是肿瘤的早期切除,但对于有广泛转移者,可行造瘘、支架置入等姑息性手术,以提高生活质量和延长生存期。手术方式包括剖腹探查术、局部切除术、根治性切除术等。腹腔镜下结肠癌手术与开腹手术治疗效果相当,恢复时间较短,但必须由经验丰富的外科医生进行操作。

转移病灶的外科治疗:肝、肺是结肠癌常见的转移部位。判断肝转移灶是否可切除的标准在不断演变中,目前关注的重点是能否保留足够的肝脏并获得阴性切缘,而不再单纯强调转移灶的数量。对于可切除的肝转移灶,可施行原发肿瘤和转移灶同期切除,或二期肝切除;或进行术前门静脉栓塞以提高术后残留肝脏的体积和功能;射频消融术也可选择性使用。对于潜在可切除的肝转移灶,可先进行新辅助化疗,使肿瘤转化为可切除。而不可切除肝转移灶,不推荐使用"减瘤手术"。这些原则同样适用于肺转移灶。对部分高度选择性病例,可以施行肝、肺转移灶的联合切除术。

(三) 辅助治疗

Ⅲ 期结肠癌根治性切除术后应进行疗程 6 个月的辅助化疗。可选化疗方案包括:5-FU/LV/奥沙利铂(Oxaliplatin)、卡培他滨(Capecitabine)或 5-FU/LV、卡培他滨联合奥沙利铂(CapeOX 方案)。伊立替康(Irinotecan)不能用于结肠癌的辅助治疗。对于 T_4 肿瘤浸润周围固定的结构,或者肿瘤局部复发时,应考虑给予以 5-FU 为基础的同步放化疗。对疑有肿瘤残留和不能彻底切除处,术中可采用 β 线进行一次大剂量照射。

目前推荐对高危 Ⅱ 期结肠癌进行辅助化疗,方案有 5-FU/LV/奥沙利铂、5-FU/LV、或卡培他滨单药。高危Ⅱ期结肠癌主要包括:T_4病变,组织分化差(肿瘤分级为 3~4 级),肿瘤穿孔或肠梗阻,淋巴管血管受侵,神经周围侵犯,切缘阳性或不确定,距离切缘较近,送检淋巴结少于 12 枚。MMR 基因显示了在Ⅱ期结肠癌预后或预测中的价值,因此 2011 新版的NCCN 指南建议如接受 5-FU 类药物的单药辅助化疗,推荐进行 MMR 检测。

老年结肠癌患者采用辅助化疗的生存获益与年轻患者相似,安全性亦相当。在综合评估其体力状态、合并症、营养状况以及各种社会经济问题等基础上,充分衡量化疗的获益与相对风险,可考虑进行辅助化疗。

(四)新辅助治疗

对于有潜在切除可能性的肝、肺转移灶患者,通过化疗使病灶变为可切除。新辅助治疗常常采用晚期转移性结肠癌的联合化疗方案(包括联合贝伐单抗)。

(五)转移性结肠癌的化疗和生物靶向治疗

化疗药物包括:5-FU/LV、卡培他滨,伊立替康、奥沙利铂;分子靶向治疗药物包括:贝伐珠单抗、西妥昔单抗和帕尼单抗,这些药物可以单用或联合应用。治疗药物的选择需参考以前使用过药物的类型和时限,以及各种药物毒性反应谱。对于适合接受高强度治疗的转移性结肠癌患者,可选化疗方案包括:FOLFOX(如 FOLFOX4 或 mFOLFOX6)、CapeOX、FOL-FIRI、5-FU/LV 或 FOLFOXIRI,前三种方案的疗效相当,同时也可以考虑联合贝伐珠单抗或西妥昔单抗(后者仅用于 KRAS 野生型)进行治疗。FOLFOX 和 CapeOX 可以替换使用,FOLFOXIRI 方案不建议联合靶向药物。对于不适合强烈化疗的患者(由于伴发病或无需使用肿瘤缓解率高的化疗),初始治疗方案可选卡培他滨或静滴 5-FU/LV±贝伐珠单抗,或单药西妥昔单抗(仅 KRAS 野生型)。

(六)局部复发后的治疗

能根治性手术切除的患者,尽量手术治疗,术后行辅助治疗;潜在可切除的复发病灶,可行新辅助化疗使之转化为可切除;大多数患者已失去手术机会,可采用姑息性化疗或最佳支持治疗。

(七)常用化疗方案

1. 辅助化疗方案

(1)mFOLFOX6。

(2)FLOX。

(3)卡培他滨单药。

(4)CapeOX。

(5)5-FU/LV。

每 2 周重复。

2. 转移性结肠癌化疗方案

(1)mFOLFOX6。

(2)CapeOX。

(3)FOLFIRI。

（4）贝伐珠单抗+含 5-FU 的方案。

（5）卡培他滨。

（6）静脉推注或滴注 5-FU/LV。

（7）IROX。

（8）FOLFOXIRI。

（9）伊立替康。

（10）西妥昔单抗（仅 KRAS 野生型）±伊立替康。

（11）西妥昔单抗（仅 KRAS 野生型）。

（12）帕尼单抗（仅 KRAS 野生型）。

帕尼单抗 6mg/kg，静脉给药，60 分钟，每 2 周重复。

七、随　　访

病史、体格检查和 CEA 水平的监测，前 2 年内每 3～6 个月 1 次，然后每 6 个月 1 次，总共 5 年；腹腔、盆腔 CT 检查，3 年内每年 1 次；结肠镜检查，术后 1 年内进行，然后按需检查。

八、预　　后

结肠癌预后主要与 TNM 分期有关，肠梗阻、肠穿孔、术前 CEA 升高是不良预后因素，淋巴结检测数目与患者预后有关。

（李建军　梁后杰）

Summary

Colorectal cancer is the third most common malignant tumor and the fourth most common cause of cancer death in the world. Approximately 95% of the malignant colorectal tumors are adenocarcinomas. It is accepted that the majority of adenocarcinomas of the large bowel arise from adenomas. It takes several years for an adenoma to progress to a carcinoma. The progression to cancer results from the accumulation of multiple genetic changes. 1ot all adenomas progress to cancer. In fact, the vast majority of adenomas do not progress to carcinoma. The malignant potential of the adenomas has been correlated to their size, histopathology, and degree of dysplasia. Macroscopically, colorectal tumors can be described as ulcerative, polypoid, annular, or infiltrative. Histopathologically, colorectal adenocarcinomas are classified as well, moderately, or poorly differentiated, depending on the formation of glandular elements. Colorectal cancer is a preventable disease. Identification of increased risk and high-risk groups, such as patients with a family history or personal history of CRC, adenomas, genetic syndromes, and those with a personal history of inflammatory bowel disease, is important so that surveillance can be performed at more frequent intervals than in the average-risk individual whose only risk factor is age. It is not reasonable to rely on radiation or chemotherapy to cure a patient who had an inadequate surgical resection of the primary tumor.

第五节 直 肠 癌

世界范围内,结直肠癌是第3位常见肿瘤。根据美国2010年统计资料,预计有39 670例新发直肠癌(男性22 620例,女性17 050例),结直肠癌死亡病例约51 370例(大多数统计资料未把直肠癌与结肠癌分开,故没有直肠癌死亡的确切数据)。中国是直肠癌高发的国家,占结直肠癌总发病数50%左右,男性较多见,男女之比约为1.3∶1。发病高峰年龄在50~55岁。

一、病因和发病机制

直肠癌确切病因尚不完全清楚,与结肠癌相似,目前认为主要是遗传因素和环境因素综合作用的结果。

1. 遗传因素 10%~15%结直肠癌的发生与基因异常有关,这些基因异常通常与某些综合征关系密切,如遗传性非息肉病结直肠癌(hereditary nonpolyposis colorectal cancer,HNPCC,又称Lynch综合征)与错配修复基因(mismatch repair,MMR)、家族性腺瘤样息肉病(familial adenomatous polyposis,FAP)与*APC*基因、Turcot综合征与*APC*和*MMR*基因、增生性息肉综合征与*BRAF*和*KRAS*2基因等。现代分子生物学观点认为,结直肠癌的发生是一个多阶段、多基因连续改变的过程。

2. 环境因素 流行病学调查发现,低发病地区的居民移居到高发病地区后,结直肠癌的发病率随之上升,表明环境因素对结直肠癌的发病有明显影响。饮食因素与结直肠癌发病密切相关,如高脂肪、高动物蛋白、低纤维素、精致碳水化合物饮食的人群,结直肠癌发病明显升高。高纤维素饮食是否对结直肠癌的发病具有保护作用,目前尚未有定论。胆汁酸在结直肠癌发病中的作用,目前也没有完全证实。

3. 其他因素 直肠慢性炎症是发生直肠癌的高危因素。直肠腺瘤常发生癌变,形成直肠癌。曾患卵巢癌、子宫内膜癌和乳腺癌的患者容易发生直肠癌。

二、病理与分期

(一) 组织学分类

绝大部分为腺癌,为95%~98%,少部分为印戒细胞癌、小细胞癌、髓样癌、未分化癌等。肛管部位可发生腺鳞癌、鳞状细胞癌。

(二) 临床病理分期

直肠癌有赖于手术进行准确分期。

(三) 转移途径

直肠癌主要有四种转移途径。

1. 直接蔓延 当肿瘤穿透浆膜后,可直接蔓延至邻近组织或器官,如膀胱、前列腺、子宫、腹膜等。

2. 淋巴转移 直肠的淋巴引流分上、中、下三组方向,通常伴随同名血管走行。向上沿直肠后淋巴结或骶前淋巴结经髂总血管旁淋巴结或系膜根部淋巴结达腹主动脉旁淋巴结。中组向两侧沿盆膈肌内侧,经侧韧带内淋巴结扩散至髂内淋巴结而后上行。下组穿过盆膈肌经坐骨直肠窝内淋巴结向上达髂内淋巴结,向下穿过括约肌、肛门皮肤至腹股沟淋巴结。一般距肛缘 8cm 以上的直肠淋巴引流大部向上、中方向走行,距肛缘 8cm 以内的直肠淋巴引流则大部分向下,但由于淋巴引流网存在广泛吻合,也可交叉转移。

3. 血行播散 晚期直肠癌可经血道转移至肝、肺、骨等处。

4. 种植转移 当癌细胞穿透浆膜层后,可脱落至盆腔内膀胱直肠陷凹和子宫直肠陷凹,形成种植转移。

三、临 床 表 现

与结肠癌不同的是,直肠癌以局部症状为主,全身症状并不明显。主要症状包括:排便习惯改变(如排便次数增多、便秘)、大便性状改变(如大便不成形、稀便、大便变细)、大便困难或大便带血、肛门疼痛或肛门坠胀感。局部晚期直肠癌出现直肠壁全周受侵时,可表现为排便困难、便不尽感或里急后重感。肿瘤侵犯骶丛神经,可出现剧痛。晚期直肠癌可出现肠梗阻。如肿瘤侵及膀胱、前列腺及女性生殖器,常出现血尿、尿频、排尿不畅、会阴区疼痛等。体格检查时,可触及直肠内肿物,并有鲜红色血液。当肿瘤发生远处转移时,可出现转移部位相应的症状,如腹痛、咳嗽、骨痛等。

四、检 查

1. 直肠指诊 简便易行,是早期发现直肠癌的关键检查手段之一,常可发现距肛门 7 ~ 8cm 之内的直肠肿物。凡怀疑直肠癌的患者,均应行直肠指诊。检查时应注意以下内容:肿瘤下界距肛缘的距离、质地、大小、活动度、表面是否光滑、有无压痛、与周围组织的关系以及指套有无染血等。

2. 内镜检查 乙状结肠镜或直肠镜常可发现直肠肿瘤,取活检可获确诊。直肠腔内超声内镜检查可了解肿瘤浸润深度及周围组织侵犯情况,还可以发现盆腔内淋巴结是否转移,其价值优于 CT 或 MRI,有助于肿瘤分期和确定治疗方案。

3. X 线检查 结肠双重对比造影检查能够提供病变部位、大小、形态及类型等资料,对结肠镜遗漏病变的发现有重要价值。怀疑肺转移,可行胸部 X 线检查。

4. CT、MRI 或 PET 检查 胸部、腹部和盆腔 CT 或 MRI 检查有助于了解肿瘤外侵或转移,确定直肠癌的分期,也可用于术后随访。在没有远处转移的证据时,PET 扫描不作为常规检查项目,如果 CT 或 MRI 扫描发现可疑病灶,可进行 PET 扫描。

5. 病理检查 直肠癌的临床病理分期通常在术后才能确定,病理报告应包括如下内容:肿瘤分级;肿瘤浸润深度和邻近组织结构受累范围;区域淋巴结的评估数量;阳性区域淋巴结的数量;是否存在其他器官、腹膜或区域外淋巴结的远处转移,以及近端、远端和腹膜切缘的状况。

环周切缘(circumferential resection margin, CRM)定义为肿瘤浸润最深处与直肠周围软组织切除边缘之间最近的放射状切缘,测量单位为 mm。CRM 是局部复发和总生存强有力的预测因子,还是术后治疗决策的重要参考。在切缘内 1 ~ 2mm 存在肿瘤被定义为切缘阳性。

病理检查的内容还包括:肿瘤组织 *KRAS*、*BRAF* 基因是否存在突变,*MMR* 基因是否表达缺失。

6. 实验室检查　包括大便隐血试验、血清癌胚抗原(CEA)、肝功能和血常规等检查。

五、诊断和鉴别诊断

提高对直肠癌的警惕性,做到早期诊断。如发现排便习惯与大便性状改变、大便带血等,应及早进行相关检查,如直肠指诊、乙状结肠镜或直肠镜检查。直肠癌高危因素者,如直肠慢性炎症、直肠腺瘤、家族病史(HNPCC、FAP)一级亲属曾患直肠癌、曾患卵巢癌、子宫内膜癌和乳腺癌等,应进行长期随访,可定期行相关检查。

鉴别诊断:通常需与痔、细菌性痢疾、炎症性肠病等进行鉴别。直肠指诊和直肠镜检查是简便易行的鉴别手段。

六、治　　疗

直肠癌的主要治疗依据是临床分期。由于特殊的解剖关系,以及手术切除时难以获得较宽的手术切缘,直肠癌局部或区域复发的风险明显高于结肠癌,而且直肠癌总生存劣于结肠癌,因此直肠癌在治疗上与结肠癌存在一些区别,主要包括:外科技术、放疗的使用、化疗药物的应用等。

(一) 治疗原则

必须遵循多学科综合治疗的原则。外科根治性手术切除是唯一可能治愈直肠癌的手段,首先要考虑手术切除是否能够根治肿瘤,其次还要考虑能否保留患者的正常功能(如排便功能/肛门节制功能、泌尿生殖功能、性功能等)。对于 0 期患者,术后定期随访;Ⅰ期患者,术后一般不需要辅助化疗,但有血管/淋巴管侵犯者应行辅助化疗,也可行同步放化疗或放疗;ⅡA 期患者,有血管/淋巴管侵犯者应行术后同步放化疗或放疗,随后行辅助化疗,分化差及分子生物学检测有不良预后因素者应行辅助化疗;ⅡB、ⅡC 及Ⅲ期患者,首选术前同步放化疗或放疗,或行术后同步放化疗或放疗,术后常规辅助化疗;Ⅳ期患者,应以全身化疗为主,或行姑息治疗,以延长生存期,提高生活质量。

(二) 外科治疗

外科手术切除是直肠癌根治性的治疗手段。手术可使大约 45% 的直肠癌患者得到治愈;对于可切除的肝、肺转移病例,手术可以影响近 50% 的患者,可以改善 2%~5% 的 5 年生存率。对于晚期部分病例,也可行造瘘、支架置入等姑息性手术,以提高生活质量和延长生存期。

手术方式包括:①局部切除术,如息肉切除适用于 T_1 期肿瘤,经肛门局部切除和经肛门微创手术适用于 T_1/T_2 肿瘤;②全直肠系膜切除(total mesorectal excision,TME)技术,可采用低位前切除术(low anterior resection,LAR)保留自主神经功能,或经腹会阴联合切除术(abdominoperineal resection,APR)。直肠癌的手术方式主要取决于肿瘤的部位以及疾病的广泛程度。经肛门局部切除适用于经选择的早期病例(T_1),优点是并发症和死亡率较低,术后恢复时间较短;局限性是没有切除淋巴结来完成病理分期,可能导致局部复发的风险升高。局部切除后如果病理检查发现有不良预后因素,如肿瘤分化差、切缘阳性、脉管或周围神经浸润,则推荐再次施行根治性切除。T_2 期肿瘤局部切除后的远期疗效目前尚不清楚。不符合局部切除指征同时可根治性切除的直肠癌患者均应行 TME,并尽可能保留肛门括约肌功能。直肠癌下切缘距离与保肛关系密切,日本大肠癌专业委员会建议下切缘 2cm,中国大肠癌专业委员会建议下切缘 3cm,NCCN 指南建议下切缘 1~2cm 是可以接受的。目前不建议临床试验以外的腹腔镜直肠癌手术。

转移性病灶的外科治疗,原则同结肠癌的外科治疗。

(三) 辅助治疗

由于直肠与盆腔结构和脏器间的间隙狭小、直肠无浆膜包裹,以及手术切除时难以获得较宽的手术切缘,所以直肠癌局部复发的风险较高。对大部分 II 期和 III 期直肠癌患者,均推荐采用包括手术、放射治疗和化疗的多学科综合治疗。未接受术前新辅助放化疗,术后采用"三明治"式的为期 6 个月的同步放化疗和辅助化疗;曾接受术前新辅助放化疗,推荐为期 4 个月的术后辅助化疗。辅助化疗的方案来自结肠癌辅助化疗方案的外推,可采用5-FU/LV/奥沙利铂、卡培他滨单药或 5-FU/LV。

同步放化疗通常采用放射治疗联合同期 5-FU 或卡培他滨化疗。放疗的多野照射区域应包括肿瘤或瘤床以及 2~5cm 的安全边缘、骶前淋巴结和髂内淋巴结;累及前壁结构的 T_4 期肿瘤,放疗野还应包括髂外淋巴结,侵犯远端肛管的直肠癌放疗野通常还包括腹股沟淋巴结。直肠癌放疗的传统推荐剂量是 45~50Gy,不可切除肿瘤的剂量应在 54Gy 以上,而危及器官小肠的照射剂量应限制在 45Gy 以内。

辅助治疗方案:包括同步放化疗和辅助化疗,治疗总疗程 6 个月。

1. 曾接受术前放化疗,术后辅助化疗方案

(1) 简化的双周 5-FU 输注/LV 方案(sLV5FU2)。

(2) LV。

(3) FOLFOX。

2. 未接受过术前治疗,术后辅助治疗方案

(1) 5-FU/LV×1 周期→同步放化疗→5-FU/LV×2 周期。

(2) mFOLFOX6。

(3) 卡培他滨。

3. 同步放化疗给药方案

(1) 放疗+5-FU CIV。

(2) 放疗+5-FU/LV。

(3) 放疗+卡培他滨。

(四) 新辅助治疗

目的是使肿瘤降期,从而更容易切除,其次是增加保肛率和病理学完全缓解率。目前更倾向于采用同步放化疗方案,具体实施参见术后同步放化疗的相关内容。可切除直肠癌应该采用术前同步放化疗,还是术后同步放化疗,目前尚无一致结论。对于局部复发风险低的直肠癌(如边缘清楚、预后良好的高位 $T_3N_0M_0$),采用先手术再行术后辅助化疗可能更为有利。

(五) 转移性直肠癌的化疗

原则及化疗方案同结肠癌。

（六）局部复发后的治疗

除少数病例因为吻合口复发、发现早，或潜在可切除病灶经化疗后转化为可切除，可再次手术之外，多数复发病例已失去手术机会，可行局部姑息性放射治疗，也可行姑息性化疗或最佳支持治疗。对于术后放疗后复发病例，再程放疗疗效差，照射野仅局限于复发肿瘤区域，推荐三维适形技术或调强放射治疗。

七、随　　访

随访的目的在于评估初始治疗的疗效、发现新发或异时发生的病灶、发现潜在可治愈的复发或转移性肿瘤。病史、体格检查和 CEA 水平的监测，前 2 年内每 3～6 个月 1 次，然后每 6 个月 1 次，总共 5 年；腹腔、盆腔 CT 检查，3 年内每年 1 次；乙状结肠镜检查，术后 1 年内进行，然后按需检查。

八、预　　后

直肠癌预后主要决定于 TNM 分期。

（李建军　梁后杰）

Summary

A differential diagnosis includes many benign conditions. Coexistent conditions（ie, anal fistula, anal fissure, or hemorrhoids）are common. Most commonly, patients notice a palpable mass or bleeding. If pain or spasm is present, a rectal examination may be difficult and physician related delay may result. A high index of suspicion in the presence of a mass is warranted. Core needle biopsy or incisional biopsy is the definitive method of establishing the initial diagnosis, the effectiveness of anal conservation treatment, and the diagnosis of recurrent disease. Should fear, pain, or any other condition interfere with adequate biopsy, examination and biopsy under anesthesia are warranted. Anal cytology and anoscopy may prove to be useful screening methods for detecting, in high risk individuals, squamous intraepithelial lesions and other abnormalities related to HPV infection. Treatment is based on an appropriate assessment of the extent of disease. Excision prior to staging is unwarranted, particularly because the majority of patients are not treatable by excision alone. Physical examination should include a search for supraclavicular adenopathy, hepatomegaly, abdominal masses or ascites, inguinal lymphadenopathy, and satellite lesions in the intergluteal folds or leading to the inguinal region, and a careful assessment of the primary lesion itself by digital examination, anoscopy, and proctoscopy. The primary lesion should be evaluated for size, location, depth of invasion, and the presence or absence of inguinal lymphadenopathy. Over the past 30 years, the preferred treatment evolved from radical surgery to definitive shemoradiation, which is highly effective in achieving cures and preserving anal sphincter function with acceptable toxicity. Surgical intervention is limited to diagnostic biopsy of the primary tumor and suspicious regional lymph nodes, and posttreatment biopsy when indicated.

第十三章　泌尿及男性生殖系统肿瘤

第一节　肾　肿　瘤

肾肿瘤根据组织结构划分成肾细胞肿瘤、神经内分泌肿瘤、间叶肿瘤等八大类,以肾细胞肿瘤占绝大多数。肾肿瘤多数为恶性肿瘤,其中以肾细胞癌(renal cell carcinoma,RCC)最常见,约占肾肿瘤85%以上。本节着重介绍的是肾细胞癌(简称肾癌)的相关知识。

随着影像学的发展以及人们健康意识增强,更多的小肾癌或无症状肾癌被发现,使得肾癌治愈率大大提高,微创技术的发展又使肾癌治疗更趋合理化,即在保护肾功能的同时又能达到创伤小且能使肿瘤根治的目的。一代又一代对肾癌高度特异性的靶细胞药物相继问世,使转移性肾癌治疗有了新的突破。

一、流　行　病　学

肾肿瘤虽然在恶性肿瘤中并不常见,但在我国目前仍是泌尿系统恶性肿瘤第2位,占成人恶性肿瘤的2%~3%,但在小儿高达20%,成为小儿常见的恶性肿瘤之一。近年来欧美国家肾癌发病率每年以2%的速度增长,我国天津地区一份流行病学调查报告发现,肾癌是男性恶性肿瘤发病率增长最快的肿瘤,年增长率达6.59%,这其中主要的原因是健康体检发现大量无症状肾癌。肾肿瘤发病率存在明显的地区和种族差异,欧美国家最高,亚洲国家最低,两者相差达6倍之多;黑色人种高于黄色人种,男女发病率约2:1。发病年龄可见于各年龄阶段,随着年龄增长而增加,高发年龄段在50~70岁。目前随着诊疗水平的不断提高肾癌治愈率大大提高,有报道经手术治疗的早期肾癌5年生存率可高达90%,死亡率已明显下降。

二、病因学与发病机制

肾癌的发病原因至今尚不明确。目前研究结果发现可能与以下因素有关:

(一) 吸烟

大量的流行病学调查认为吸烟是肾癌发病稳定相关的危险因素。虽然大量前瞻性研究证实吸烟与肾癌的发病呈正相关。OR值(odds ratio)有高有低,一般在1.5~2.2。但近年来有学者研究否定吸烟与肾癌的相关性。

(二) 肥胖

国外曾有学者进行大宗问卷调查,通过测定体重、身体质量指数(body mass index,BMI,又称体质指数)等指标,表明体重增加,肾癌发生的危险也增加。

(三) 高血压及抗高血压治疗

临床上发现高血压患者易患肾癌,且在服用利尿药后其发生肾癌的危险性增加,两者机制目前不明。

（四）职业暴露

暴露于镉盐、石棉及有机溶剂的工作，肾癌发病率增高。

（五）遗传和基因突变

肾癌的发生有遗传性和散发性两种。1979 年，Cohen 报道一个遗传性肾癌家系，三代人中有 10 名肾癌患者。其 3 号染色体短臂与 8 号染色体长臂之间发生互换移位，为显性遗传。在散发性肾癌中也有半数以上患者有 3 号染色体短臂重组、缺失或易位。说明肾癌的发生可能与 3 号染色体短臂的结构改变有关。Von Hippel-Lindau(VHL)病是一种家族性肿瘤综合征，患者常有多发良性和恶性肿瘤，发生肾癌者占 28%~45%，多为透明细胞癌，并且常为双侧发病。

肾癌发病机制不明，早期曾认为肾肿瘤来源于肾内寄生的肾上腺组织，将肾细胞癌称为肾上腺样肿瘤(hypernephroid tumors)，以后认为起源于肾近曲小管。目前研究认为多数肾癌起源于近曲小管，但亦有相当数量肿瘤起源于近曲小管以外的肾小管。但是肿瘤生长机制不明。

三、病 理 学

肾癌以单侧肾脏发病为主，约 2% 病例可双侧同时或先后发病。肿瘤以单发病灶为主，10%~20% 为多发病灶。肾癌虽无真正的组织学包膜，但常有被压迫的肾实质和纤维组织形成的假包膜，肿瘤可以伴出血、坏死、囊性变或钙化。

（一）病理分类

肾癌的病理分类比较复杂，曾经做过多次修改。在近 20 年里 WHO 就推出 3 个版本的肾癌分类。2011 年版《中国泌尿外科疾病诊断治疗指南》推荐采用 2004 年版的 WHO 肾细胞癌病理分类标准。该标准依据肿瘤组织形态学、免疫及遗传特征，综合影像学和临床特点等诸多方面的最新研究进展对肾癌进行新的分类。以下将临床上常见的类型做一简要介绍。

（1）透明细胞癌(clear-cell renal cell carcinoma, CCRCC)：占肾癌 60%~85%，以单侧单病灶为主，2%~5% 同时或相继发生双侧肾脏或单侧多发性病灶。大体标本以实性为主，因癌细胞含有脂质多呈黄色，有 10%~25% 透明细胞癌呈囊性变。镜下癌细胞胞质透明空亮是其特点。

（2）乳头状肾细胞癌(papillary renal cell carcinoma, PRCC)：又称嗜色细胞癌，占肾癌的 7%~14%，病变为双侧、多发灶较透明细胞癌更多见，囊性变较多。镜下以乳头状或小管乳头状结构为其特点，有 Ⅰ 型和 Ⅱ 型之分。

（3）嫌色细胞癌(chromophobe renal cell carcinoma, CRCC)：占肾癌的 4%~10%，瘤体较大呈实性，质地均一呈褐色，镜下癌细胞大而浅染，细胞膜非常清楚，胞质呈颗粒状。

其余还有更少见或罕见的多房性囊性肾细胞癌(multilocular cystic renal cell carcinoma, MCRCC)、Bellini 集合管癌(carcinoma of the collecting ducts of Bellini)、肾髓质癌(renal medullary carcinoma)、Xp11 易位性/TFE3 基因融合相关性肾癌(renal carcinoma associated with Xp 11. 2 translocations/TFE3 gene fusions)、神经母细胞瘤相关肾细胞癌(renal carcinoma associated with neuroblastoma)、黏液小管和梭形细胞癌(mucinous tubular and spindle cell carcinoma)等。

(二) 组织学分级

根据细胞核多形性程度决定其分级,肾癌的分级虽有多种评价方式。但临床上广泛应用的是 1982 年 Fuhrman 肾癌四级分级系统,在 1997 年 WHO 推荐将 Fuhrman 分级中的 Ⅰ级、Ⅱ级合并成一级即高分化,Ⅲ级为中分化,Ⅳ级为低分化(未分化)。

四、临 床 表 现

(一) 症状和体征

肾脏位于腹膜后,查体不易。以前通常将"腹痛、血尿、腹部肿块"称为肾癌临床症状"三联征",其实这多为进展期肾癌的表现,典型的"三联征"发生率仅 10%~15%。

1. 腹痛　当肿瘤侵及包膜时可出现腹痛,肿瘤破坏集合系统,出血坏死形成血凝块通过输尿管排泄时引起肾绞痛。

2. 血尿　当肿瘤累及肾盂、肾盏时可引起血尿。常以间歇性肉眼血尿为主。也可以为镜下血尿。

3. 腹部肿块　肿瘤位于肾下极或体积较大时可扪及腹部肿块,肿瘤形成癌柱累及肾静脉或下腔静脉时因肾脏进一步肿胀更易被查体发现。早期发现有赖于 B 超或其他影像学检查。

(二) 肾外症状

肾外症状又称副肿瘤综合征,是肾癌患者发生在肾外的一些临床表现,发生率在 10%~40%。

1. 发热　在临床上比较常见,为非感染性发热,大多为低热,少数表现为高热。可能是由于肿瘤细胞分泌内源性致热源或肿瘤坏死吸收所致。肾癌切除后体温即可恢复正常。

2. 高血压　有报道肾癌引起的高血压发生率可高达 40% 以上,原因可能是肿瘤细胞产生的肾素所致。患者血浆肾素水平往往高于正常。肾癌切除后血压即可恢复正常。

3. 贫血　20%~40% 患者可出现不同程度的贫血,机制可能是骨髓毒素所致引起血清铁和总铁结合蛋白能力下降。虽为缺铁性贫血,但补充铁剂无效,只有当肿瘤切除后贫血才能纠正。

4. 体重减轻　消瘦、恶病质也是肾癌常见的并发症之一。由于肿瘤的消耗以及发热、贫血诸多原因导致体重下降。

5. 高钙血症　3%~20% 肾癌患者可以在无骨转移的情况下发生高血钙症状,其机制可能是肿瘤产生的甲状旁腺激素类物质增多所致,有报道;有些肾癌患者的甲状旁腺处于萎缩状态。

其他诸如红细胞增多症、肝功能异常、高血糖、红细胞沉降率增快、神经肌肉病变、淀粉样变性、溢乳症、凝血机制异常等改变也可以是肾癌肾外症状表现。

（三）转移症状

肺转移可引起的咳嗽、气喘、咯血等；骨转移引起的骨痛、病理性骨折；脊柱转移引起神经痛；肾静脉癌栓引起精索静脉曲张。

五、影像学与相关检查

（一）影像学检查

1. 超声检查　肾肿瘤诊断中最常用的是超声扫描，可以早期无创普查。尤其是彩色多普勒超声不仅可以对肿瘤大小、囊实性进行准确的判定，还可以对肿瘤血供做出评估，从而可对肿瘤良恶性等情况做出初步判断，对肾静脉或腔静脉瘤栓也有很高的敏感性。缺点是对较小肿瘤的定性缺乏特异性。对肾门旁淋巴结是否受累显示欠准确。

2. 放射检查　X 线放射检查在肾肿瘤的诊断中也是主要的检查方法之一。

（1）平片：目前应用少，腹部平片对肾肿瘤的诊断价值有限，仅可见肾外形改变及肿瘤钙化影。

（2）排泄性尿路造影：曾经是肾癌诊断主要的检查方法，由于对肿瘤本身大小形态判定差，目前应用较少。造影不仅能了解肾集合系统引流的情况，还可以了解双肾功能的情况，利于对肿瘤分期和治疗进行评估。

（3）CT 扫描：是目前诊断肾癌最可靠的影像学诊断方法。随着 CT 机的更新换代，更小的肾肿瘤也能准确的诊断。肾肿瘤在 CT 上都有一些典型的征象，如肾癌可以表现为在增强扫描时病灶轻度强化，或不均匀强化，但和正常肾组织相比强化较弱。肾错构瘤有明确脂肪组织密度影像。除了对肿瘤病灶的定性诊断以外，CT 扫描还可以观察肾门周围、肾周脂肪、肾上腺及区域淋巴结的累及情况，了解肾静脉、下腔静脉是否存在瘤栓等情况，利于肿瘤分期。

（4）磁共振扫描（MRI）：磁共振对肾癌的诊断敏感度与 CT 扫描相当。由于磁共振对软组织的分辨率较 CT 更高，故对于囊性肾癌的鉴别诊断有较好的效果，对肿瘤的病理学分类有一定的指导意义，无需使用造影剂且避免电离辐射，对肾功能不全或其他原因不宜行增强 CT 的患者推荐使用。

（5）肾血管成像：近年来因 CT 技术的广泛应用，肾血管造影在肾癌的诊断价值已显著降低。其费用较高，且为侵入检查，已逐渐被 CT 三维重建所替代。

（6）放射性核素显像：肾肿瘤放射性核素显像可以检查肾肿瘤引起的尿路梗阻及肾功能异常，对于有骨痛症状或 X 线平片显示出典型的溶骨性改变者，或血清碱性磷酸酶水平增高者推荐进行放射性核素骨显像，用于早期了解或除外骨转移情况。

六、诊断与鉴别诊断

（一）诊断

肾肿瘤诊断主要依靠影像学检查，病史、查体和实验室检查均为参考。

1. 必须要进行的影像学检查项目　腹部及泌尿系统 B 超或彩色多普勒超声、胸部正侧位 X 线平片,腹部 CT 平扫加增强扫描(碘过敏或有相关禁忌者行磁共振扫描)。

2. 参考选择的影像学检查项目　核素肾图或静脉肾盂造影可了解对侧肾功能情况,核素骨显像了解骨转移情况,胸部及头颅 CT 了解胸部及头颅有无转移情况。MRI 主要用于肾功能不全、不能用造影剂、B 超和 CT 提示有腔静脉瘤栓者。

3. PET/CT 检查　确定肿瘤性质及有无远处转移病灶以及对化疗、细胞因子治疗、分子靶向治疗或放疗的疗效评价有价值。

4. 肾穿刺活检　因各种影像学检查对肾癌的敏感性和特异性较好,一般不推荐对怀疑肾癌患者进行肾穿刺活检。仅在不能耐受手术者需确诊诊断时,或怀疑转移性肾癌及影像学检查难以定性且不宜手术时适合进行。

(二) 鉴别诊断

肾肿瘤鉴别诊断主要是肾癌亚型的鉴别及良恶性的鉴别等,简述如下:

1. 肾癌亚型的鉴别　肾癌各种亚型的生物学特性不同,有很大的差异性,其治疗效果和预后存在很大差异。其影像学表现也有所不同。

(1)透明细胞癌:高发年龄 50～70 岁,男女比例 2∶1,10%～40% 的患者出现副肿瘤综合征。肿瘤常伴有坏死、出血或囊性变,CT 表现肿瘤区域密度不一,增强扫描中以"快进快退"为特点。

(2)乳头状肾癌:一般情况类似于透明细胞癌,有报道长期血液透析和获得性肾囊性疾病的患者易患此病。病变双侧或多中心病灶相对于其他类型肾癌较多,由于肿瘤血管少,极少有肿瘤侵入毛细血管,属缺血供的肿瘤,在 CT 增强扫描时肿瘤强化不明显。

(3)嫌色细胞癌:是肾癌中恶性程度较低的一种亚型,临床症状不明显,瘤体往往较大,CT 增强扫描时强化不明显,内部密度均匀一致,很少有坏死或钙化。

(4)多房性囊性肾细胞癌:该病和多房性肾囊肿鉴别极其困难,在术中冷冻切片时也易误诊。相对而言囊壁不均匀增厚和有钙化灶要多于多房性囊肿。该病发展缓慢,预后良好。

(5)Bellini 集合管癌:影像学上最易和肾盂癌相混淆。该病发病年龄相对年轻,临床表现主要以血尿为主,恶性程度高,5 年存活率极低。

2. 良恶性鉴别　虽然大部分肾肿瘤为恶性肿瘤,但却存在部分良性肿瘤。

(1)肾血管平滑肌脂肪瘤:又称肾错构瘤,是最常见的一种良性肿瘤。因其肿瘤内含脂肪组织,B 超、CT 诊断均较容易。只是在瘤体小,脂肪含量少的肿瘤鉴别较困难。需注意的是肾错构瘤也有少数为恶性肿瘤。

(2)肾腺瘤:B 超诊断困难,CT 也不易和肾癌鉴别,腺瘤的主要特点是男性多见,肿瘤较小,无动静脉瘘,无静脉池和钙化。

(3)肾嗜酸细胞瘤:是近年来才被确认的一种良性肿瘤,占肾肿瘤的 3%～5% ,无论 B 超、CT 和 MRI 均难以和肾癌鉴别,仔细分析 CT 增强片中心呈星状低密度影,是肿瘤中央致密纤维带所致。

3. 肾囊性肿块良恶性鉴别　绝大多数肾囊性肿块为单纯性肾囊肿,属良性病变。肾癌可以囊性变,其 CT 检查可见囊肿壁增厚,附壁结节,穿刺囊液呈血性或咖啡色。

4. 肾肿瘤与非肿瘤性肿块的鉴别　由于有些疾病如肾炎性假瘤、肾血肿、黄色肉芽肿等影像学特征不十分明显;肾结核等疾病不同期在影像学的改变不一,有时极易和肾癌相混淆。对于这些疾病鉴别诊断应注意对病史询问和详细的体格检查,结合各种影像学结果进行仔细分析,必要时行肾动脉造影判断有无肿瘤血管征象。

七、临 床 分 期

肾癌的临床分期目前临床上常用的是 1968 年 Robson 分期,Robson 分期简单明了,在美国应用广泛,缺点是分级不准确,在有些区域分界不清,如ⅢA 期肿瘤累及肾静脉或下腔静脉,但仅是如此而无局部淋巴结转移和未侵犯肾周脂肪其生存情况可类似于Ⅰ期、Ⅱ期患者,又如目前认为同侧肾上腺侵犯也属转移,预后差,而 Robson 分期中同侧肾上腺累及仅为Ⅱ期。另一种分期系统是 TNM 分期,该分期优点是准确,对于每个期的界定仍在做不断的修改,以期达到在临床上有更准确的分期,使其对患者预后做出更加准确的判断。目前采用的是 2009 年 AJCC 修订的 TNM 分期(表 13-1-1 ~ 表 13-1-3)。

表 13-1-1　肾癌 Robson 分期系统

Ⅰ期		肿瘤局限于肾包膜内,无肾周脂肪、肾静脉及局部淋巴结侵犯
Ⅱ期		肿瘤穿破肾包膜侵犯肾周围脂肪,但局限在肾周围筋膜以内(包括肾上腺),肾静脉和局部淋巴结无浸润
Ⅲ期		
	ⅢA 期	肿瘤侵犯肾静脉或下腔静脉
	ⅢB 期	肿瘤累及局部淋巴结
	ⅢC 期	肿瘤同时侵犯局部血管和淋巴结
Ⅳ期		
	ⅣA 期	侵犯除同侧肾上腺外的邻近脏器
	ⅣB 期	远处转移

表 13-1-2　2009 年 AJCC 肾癌的 TNM 分期

分期		标准
原发肿瘤(T)		
	T_X	原发肿瘤无法评估
	T_0	无原发肿瘤的证据
	T_1	肿瘤局限于肾脏,最大径≤7cm
	T_{1a}	肿瘤最大径≤4cm
	T_{1b}	4cm<肿瘤最大径≤7cm
	T_2	肿瘤局限于肾脏,最大径>7cm
	T_{2a}	7cm<肿瘤最大径≤10cm
	T_{2b}	肿瘤局限于肾脏,最大径>10cm
	T_3	肿瘤侵及肾静脉或除同侧肾上腺外的肾周围组织,但未超过肾周围筋膜
	T_{3a}	肿瘤侵及肾静脉,或侵及肾静脉分支的肾段静脉(含肌层的静脉),或侵犯肾周围脂肪和(或)肾窦脂肪(肾盂旁脂肪),但是未超过肾周围筋膜
	T_{3b}	肿瘤侵及横膈膜下的下腔静脉
	T_{3c}	肿瘤侵及横膈膜上的下腔静脉或侵及下腔静脉壁
	T_4	肿瘤侵透肾周筋膜,包括侵及邻近肿瘤的同侧肾上腺

续表

分期		标准
区域淋巴结(N)		
	N_X	区域淋巴结无法评估
	N_0	没有区域淋巴结转移
	N_1	单个区域淋巴结转移
	N_2	一个以上的区域淋巴结转移
远处转移(M)		
	M_X	远处转移无法评估
	M_0	无远处转移
	M_1	有远处转移

表 13-1-3 2009 年 AJCC 肾癌分期

分期	肿瘤情况		
Ⅰ期	T_1	N_0	M_0
Ⅱ期	T_2	N_0	M_0
Ⅲ期	T_3	N_0 或 N_1	M_0
	T_1,T_2	N_1	M_0
Ⅳ期	T_4	任何 N	M_0
	任何 T	N_2	M_0
	任何 T	任何 N	M_1

八、治 疗

(一) 手术治疗

肾癌的治疗以手术为主,对局限性肾癌、局部进展期肾癌均作为首选治疗方法,对于转移性肾癌若在体能状况良好、低危险因素的患者仍应首选手术治疗。手术方式方法简述如下:

(1) 根治性肾切除术(radical nephrectomy,RN):是唯一可能治愈肾癌的治疗方法。手术需要切除肾脏、肿瘤和其周围较广泛的正常组织。经典的根治性肾切除术的手术范围包括患侧肾脏、肾周筋膜(Gerota 筋膜)、同侧肾上腺及中上段输尿管的切除,以及肾血管走行区的淋巴结。

(2) 保留肾单位手术(nephron-sparing surgery,NSS):由于临床和基础研究深入,发现保留肾单位的肾癌切除术局部复发率极低,有些复发者并非切缘不净,而是肿瘤本身为多发病灶所致。故 NSS 在临床上的应用更加广泛,其适应证也在不断修改和扩大。

1) 绝对适应证:双侧肾癌或孤立肾(包括功能性和解剖性)肾癌患者。

2) 相对适应证:先天畸形、各种原因导致的肾功能不全,或糖尿病、肾炎、肾结石等存在潜在肾功能不全风险的肾癌患者。

3）选择性适应证：对侧肾功能正常，肿瘤直径≤4cm，肿瘤位于肾脏周边的肾癌患者，且需考虑患者体质及要求；但近年来 NSS 也在肿瘤>4cm 或肿瘤非位于肾脏周边的肾癌患者中尝试。

（3）腹腔镜手术：该方法现已为临床广泛采用并逐步取代开放手术。手术途径分为经腹腔、经腹膜后、手助式腹腔镜及机器人辅助下腹腔镜。手术方式包括根治性肾切除术及肾部分切除术等术式。多中心、大样本的长期随访研究结果显示，其治疗效果如生存率、复发率与开放手术相当，并有开放手术无法比拟的微创优势，如出血少、住院时间短、切口美观等。部分欧美国家已将腹腔镜手术作为治疗肾癌的标准术式。近年来，随着腹腔镜技术的日趋成熟，国内腹腔镜操作经验丰富的单位已将之作为肾癌首选的手术方式。但限于技术水平原因，对于巨大肾肿瘤、淋巴结广泛转移、腔静脉瘤栓患者仍以开放手术为主，但也有学者尝试经腹腔镜途径完成此类肾癌手术。

（4）微创治疗：即是指非手术的外科治疗方法，包括冷冻消融、射频消融、高能聚焦超声等。对于体质较弱不适宜手术，或双侧多发性肿瘤患者，可作为缓解症状的姑息性治疗方法。

（二）化学治疗

肾细胞癌对化疗极不敏感，其产生多药耐药机制复杂，对化疗反应率极低，对于肾癌，特别是肾透明细胞癌一般不推荐进行化疗。

（三）放射治疗

肾细胞癌对放疗不敏感。对局限性肾癌，根治性肾切除术后进行放疗并不能提高患者生存率；对于进展期肾癌，术后局部放疗能否提高患者生存率也一直存在争议，但放疗对于骨转移病灶引起的疼痛确有缓解作用，故放疗多用于肾癌骨转移病灶的姑息性治疗。

（四）生物治疗

临床上观察到肾癌的转移性病灶可在无任何干预的情况下自行消失，而通常认为这与免疫反应相关。故一直以来都有对肾癌患者进行免疫治疗的试验和临床研究。

（1）干扰素 α：一般认为其机制是通过上调细胞生长抑制因子或诱导凋亡直接抑制肿瘤细胞增殖，或直接增强抗肿瘤的天然免疫和获得性免疫发挥作用，并可减少肿瘤血管的生成。常用剂量 9~18MIU/d，皮下或肌内注射，每周 3 次。治疗持续时间至少 3 个月。对于进展期肾癌，各种不同剂量的干扰素 α 的有效率在 10%~15%，部分缓解期在 4~6 个月。目前各种靶向治疗药物的出现，干扰素 α 一般用于联合药物治疗，或用于临床试验的对照。

（2）白细胞介素-2：IL-2 主要通过诱导淋巴细胞增殖分化及提高效应细胞功能达到治疗作用。一般分为大剂量和小剂量两种。一般认为大剂量的 IL-2 对肿瘤的缓解作用更高，但大剂量 IL-2 静脉给药的有效剂量接近药物的致死剂量，患者需严密监护，甚至需要辅助呼吸或用升压药维持血压，有 4% 的死亡率，故目前国内几乎很少使用。

（3）肿瘤疫苗：目前的研究多利用树突细胞（dendritic cell，DC）递呈抗原的特点，引入肾癌细胞的相关多肽、蛋白、基因或将肿瘤细胞与 DC 细胞融合制备肿瘤疫苗并进行回输。其有效性和安全性有待随机对照试验证实。

（4）靶向药物治疗：目前研究证实血管内皮生长因子、血小板内皮生长因子、及 Raf/

MEK/ERK 和 PI3K/Akt/mTOR 等通路在肾癌发生、发展及转移中起重要作用,以酪氨酸激酶抑制剂为代表的靶向的小分子药物先后问世,已开始用于治疗晚期转移性肾癌,与经典的细胞因子如干扰素 α 和白细胞介素-2 相比,能明显改善晚期转移性肾癌患者的生存质量。代表药物有舒尼替尼、索拉菲尼、帕唑帕尼等,靶向药物对肾癌的局部复发和肺、脑、淋巴结等转移病灶具有确切的疗效。目前,舒尼替尼治疗的晚期转移性肾癌患者平均生存期超过 2 年,奠定了其在晚期肾细胞癌一线治疗中的地位。

九、随　访

肾癌术后的随访频率和检查项目并无统一标准,且与患者的肿瘤分期及手术方式相关。一般而言,接受手术的患者 4~6 周需进行第一次随访,主要是评估肾功能、术后恢复情况以及有无手术并发症,需检查腹部超声、肝肾功能、电解质、血常规及胸部 X 线。T_1 期肿瘤行根治术后早期每半年需检查胸部 X 线、肝肾功能及腹部超声,以后每年复查;T_2 ~ T_3 期患者行根治术后早期每间隔 3~6 个月也需要接受同样项目的随访;对于行 NSS 术的患者则需要复查腹部 CT 扫描,以排除肿瘤的局部复发;对于已有转移的肾癌患者,则需要进行持续密切的随访以便根据病情发展制订恰当的治疗方案。

表 13-1-4　肾癌预后 SSIGN 评分系统

影响因素		评分
T 分期	pT_1	0
	pT_2	1
	pT_{3a}	2
	pT_{3b}	2
	pT_{3c}	2
	pT_4	0
肿瘤大小	<5cm	0
	≥5cm	2
肿瘤	无坏死	0
有无坏死	有坏死	2
N 分期	pN_x	0
	pN_0	1
	pN_1	2
	pN_2	2
M 分期	pM_0	0
	pM_1	4
G 分级	G_1	0
	G_2	0
	G_3	1
	G_4	3

十、预　后

肾癌患者的预后与肿瘤分期分级相关。T_{1a} 期患者 5 年生存率可达 97%,而远处转移的患者 1 年生存率在 50% 左右,5 年生存率不足 10%。除此之外,患者的生活质量评分、血清乳酸脱氢酶水平、红细胞沉降率、血红蛋白等都是与肾癌预后独立相关的因素。一些研究机构针对这些因素制订出评分方法对肾癌患者预后进行预测。如梅约医学中心创建的 SSIGN 评分系统,根据 TNM 分期、肿瘤是否<5cm、细胞分级、肿瘤有无坏死等作为独立因素进行评分,对患者预后进行预测。SSIGN 评分越高,患者存活率越低,评分为 0~1 分及>10 分的患者 5 年生存率分别为 99% 和 7%(表 13-1-4)。

Summary

Cancers involving the kidney may be primary or secondary. Although the kidney is a relatively common site of metastasis, secondary lesions usually are asymptomatic and discovered only during postmortem examination. Renal cell carcinoma is the most common malignant lesion of the kidney, accounting for approximately 85% of all renal cancers. The vast majority of these tumors are adenocarcinoma. Nephroblastoma (ie, Wilms tumor) accounts for 5% to 6% and transitional cell neoplasms of the renal pelvis for 7% to 8%; the remainder are various sarcomas of renal origin. Renal cell carcinoma can present with a multiplicity of clinical manifestations ranging from the classic presenting triad of hematuria, pain, and palpable renal mass to more obscure symptoms such as those of paraneoplastic syndromes. The classic triad usually indicates patients with far-advanced disease, and it is seen in less than 10% at presentation. More commonly, renal tumors are discovered incidentally during the course of various diagnostic studies. The diverse presenting signs and symptoms of renal cell cancer may challenge even the most astute diagnostician. Previously considered to be "the internist's tumor," perhaps today this tumor should be known as "the radiologist's tumor." More and more renal cancers are now being discovered incidentally during radiographic procedures, such as ultrasonography or computed tomography (CT), for neurologic problems. Adjuvant therapy may include surgical excision of distant metastases, radiation therapy, chemotherapy, and immunotherapy, and it can be divided into prophylactic adjuvant therapy versus definitive treatment for metastatic disease. Surgical excision remains the treatment of choice for patients with renal cell cancer.

第二节 肾盂、输尿管及膀胱癌

"尿路上皮"(urothelium)一词首先由 Melicow 于 1945 年使用。应用这一名称是基于肾盏、肾盂、输尿管、膀胱及前列腺部尿道皆被覆移行上皮细胞,各段移行上皮胚胎学来源相同,细胞形态、细胞学结构相同,各段的功能皆为引流尿液,尿液通过时移行上皮没有什么改变。此外,各段移行上皮良恶性肿瘤的组织病理学及生物学行为也基本相同。因此,1998 年,世界卫生组织下属的国际泌尿外科病理学会同意用尿路上皮一词取代沿用已久的移行上皮(transitional cell)。通常称肾盏、肾盂、输尿管肿瘤为上尿路尿路上皮肿瘤。

尿路上皮肿瘤具有多中心发生和容易复发的特点,尿路不同部位同时或异时发生尿路上皮肿瘤并不少见。以肾、输尿管成对器官之一作单位计算,当 2 个或 2 个以上器官同时或先后发生尿路上皮肿瘤时,称为尿路上皮多器官肿瘤;2 个月以内出现同一类型肿瘤为同时性肿瘤,超过这一时间为异时性肿瘤。

一、肾盂、输尿管癌

【流行病学】

肾盂、输尿管癌是临床上少见的尿路上皮恶性肿瘤。肾盂癌占所有肾脏恶性肿瘤的 7%~8%,其中 90% 为尿路上皮癌,原发性输尿管癌约占泌尿系统肿瘤的 1%,上尿路肿瘤的 25%,其中尿路上皮癌占 95% 以上,输尿管癌病变多为单侧,75% 位于输尿管下段。其原因在于肿瘤细胞的下游种植所致。研究显示肾盂、输尿管癌患者,在 5 年内发生膀胱癌的可能性为 15%~75%。长期的随访研究表明,约 25% 膀胱癌患者会伴发肾盂、输尿管癌。因此,在行标准的肾盂、输尿管癌根治术时必须切除同侧肾盂、输尿管及膀胱袖套状切除。

【危险因素】

目前认为其致病多与吸烟史、解热镇痛药的滥用(如非那西汀等)、巴尔干肾病、结石、职业暴露于石化制品(如煤、焦油、沥青)等因素有关。

【自然病史】

上尿路上皮肿瘤的扩散可以侵入肾实质及其周围组织,上皮扩散或种植,淋巴和血行扩散。研究表明上尿路尿路上皮癌患者的生存率与肿瘤分期、分级有关。T_{is} 肿瘤 5 年生存率为 95%,局部肿瘤为 88.9%,局部淋巴结转移的为 62.6%,但有远处转移者 5 年生存率仅为 16.5%。

输尿管壁薄,周围淋巴引流丰富,输尿管癌转肾盂癌更易于发生早期浸润和转移。

【组织学类型】

最常见的为尿路上皮癌,占 90% 以上,其他的包括鳞癌、腺癌和其他杂类肿瘤。

【诊断】

(一) 临床表现

上尿路尿路上皮癌的临床表现缺乏特异性,无痛性、间断或反复发作的全程肉眼血尿是其最为常见的首发症状,亦有仅表现为镜下血尿者,可伴有患侧腰痛,临床上常误诊为肾积水。

(二) 尿细胞学检查、影像学及膀胱镜检查

参照膀胱癌。

(三) 输尿管镜检查

输尿管镜能直接观察输尿管腔内情况,并可以取活检,能发现早期病变和影像学检查不能检出的早期肿瘤。

【治疗】

(一) 根治性肾输尿管全切除术

肾、输尿管全段+膀胱袖套状切除术是治疗上尿路尿路上皮癌的"金标准",尤其在对侧肾功能正常,肿瘤较大,高级别、浸润性肿瘤。手术方式可采用传统的开放手术、腹腔镜手术,近年来腹腔镜手术的应用越来越广泛,大量研究表明两者疗效相当,术中及术后并发症的发生率并无明显差异,但腹腔镜手术创伤小,术中出血少,术后恢复快。

(二) 输尿管局部病变切除术

输尿管局部病变切除、输尿管重吻合术或输尿管-膀胱再植术适用于:因肿瘤较大不适宜行腔镜治疗的 G_1、G_2 级非浸润性输尿管癌,以及 G_3 级或浸润性输尿管癌,但须保留同侧肾功能的患者。

(三) 上尿路尿路上皮癌的腔内治疗

20 世纪 80 年代开始,经皮肾镜和输尿管镜被用于治疗上尿路尿路上皮癌,但其应用有

较严格的适应证。

（四）化疗和免疫治疗

上尿路尿路上皮癌腔内手术治疗后肾盂灌注化疗,借鉴膀胱癌的经验,多采用 BCG 和丝裂霉素 C 等药物。

【随访】

所有患者术后 3 个月均应行尿脱落细胞学检查,若患者接受的是根治性手术,随访应参照膀胱癌的随访定期行膀胱镜检查。保守手术患者术后 3 个月应行输尿管镜检,此后检查的间隔时间,应依据选择的手术方式及肿瘤复发危险程度进行调节。

二、膀　胱　癌

【流行病学】

膀胱癌是泌尿外科临床上最常见的恶性肿瘤之一,北美及西欧的发病率最高,而亚洲(中国、日本、韩国等)和中非国家发病率最低。我国男性膀胱癌发病率居全身肿瘤的第 8 位,女性排在第 12 以后,2002 年我国膀胱癌年龄标准化发病率男性为 3.8/10 万,女性为 1.4/10 万。2007 年,我国城市居民年龄标准化死亡率男性为 3.54/10 万,女性为 1.19/10 万,男性发病率为女性的 3~4 倍。对分期相同的膀胱癌,女性预后比男性差。

【危险因素和病因】

（一）危险因素

膀胱癌最为明确的两大致病危险因素是吸烟和长期接触工业化学产品。

（二）病因

膀胱黏膜暴露于上述危险因素中会导致 DNA 损伤,如果这些损伤没有被修复,就会导致癌发生。目前大多数膀胱癌病因学研究集中在基因改变,癌基因通过活化机制致癌,抑癌基因通过失活机制致癌,细胞的生长增殖是促进作用(由癌基因调节)与抑制作用(由抑癌基因调节)相互平衡的结果。与膀胱癌相关的常见的癌基因包括 *H-Ras*、*Her2*、*Bcl-2*、*FGFR-3*、*MDM2*、*C-myc* 等;常见的膀胱癌抑癌基因有 *p53*、*Rb*、*p21* 等。

在临床上,膀胱癌通常有两种表现形式:①低级别的乳头状瘤;②高级别的浸润性肿瘤。低级别的膀胱癌常伴有 *H-Ras* 和 *FGFR-3*(fibroblast growth factor receptor 3)基因突变,高级别的肌层浸润性膀胱癌常伴有 *p53* 基因缺陷和 *Rb* 肿瘤抑制基因的下调。

【自然病程】

膀胱癌近 70%~80% 为分化良好或中等分化的表浅乳头状尿路上皮癌,治疗后 50%~70% 将会复发,10%~30% 将会进展为肌层浸润性尿路上皮癌,大部分复发发生于术后 5 年内。

膀胱癌预后相对较好,国内研究显示,各期膀胱癌患者 5 年生存率分别为 T_a~T_1 期 91.9%;T_2 期 84.3%;T_3 期 43.9%;T_4 期 10.2%。各分级膀胱癌患者 5 年生存率分别为 G_1 级 91.4%;G_2 级 82.7%;G_3 级 62.6%。

【临床表现】

膀胱癌最常见的临床表现为无痛性全程肉眼血尿,但血尿出现时间及出血量与肿瘤恶性程度、分期、大小、数目、形态并不一致。有报道显示,在出现肉眼血尿的患者中膀胱癌的发生率为 13%~34.5%,出现镜下血尿的患者中膀胱癌的发生率为 0.5%~10.5%。

膀胱癌患者亦有以尿频、尿急、尿痛(即膀胱刺激症状)和盆腔疼痛为首发表现,常与弥漫性原位癌或浸润性膀胱癌有关。原位癌的患者容易表现出膀胱刺激症状,研究表明 80% 的原位癌患者出现膀胱刺激症状。

其他症状包括输尿管梗阻所致腰肋部疼痛、下肢水肿、盆腔包块、尿潴留等。

【诊断】

(一) 体检

膀胱癌患者触及盆腔包块多是局部进展性肿瘤的证据,体检还包括经直肠、经阴道指检和下腹部双合诊。

(二) 尿检

1. 尿细胞学检查 尿液细胞学检查是膀胱癌非侵入性诊断方法中的"金标准"。其检查方法简便、无创、特异性高,是膀胱癌诊断和术后随访的主要方法之一。尿标本收集晨起后第 2 次排尿的中段尿,其特异性高达 90% 以上,对于分级高的膀胱癌,特别是原位癌,敏感性和特异性均较高。

2. 尿液中肿瘤标志物的检测 尿液中膀胱肿瘤标志物的检测也是目前临床常用的检查方法,与尿细胞学检查相比,大多有着更高的敏感性,但特异性较低,目前仍不能取代尿脱落细胞学检查,常用的有膀胱肿瘤抗原(bladder tumor antigen,BTA)、核基质蛋白-22(nuclear matrix protein 22,NMP-22)、纤维蛋白和纤维蛋白降解产物(fibrin/fibrinogen degradation products,FDP)荧光原位杂交技术(fluorescence in situ hybridzation,FISH)等已被美国食品和药品管理局(FDA)批准用于膀胱癌的检测。

(三) 膀胱镜检查

常规膀胱镜(白光)检查是诊断膀胱癌的"金标准"。通过膀胱镜检查可以明确膀胱肿瘤的数目、大小、形态、部位及周围膀胱黏膜的异常情况,并可直接活检行病理检查,但其缺点为容易漏诊原位癌,对膀胱癌的分级、分期难以做到完全准确,该检查为有创性检查。

而荧光膀胱镜则能够发现常规膀胱镜难以发现的小肿瘤、原位癌等,其原理是膀胱癌组织能大量聚集光敏物质,在波长 375~440nm 的蓝光照射下能激发出红色或玫瑰红色的荧光而区别于正常组织,达到诊断膀胱癌的目的,但费用昂贵。

(四) 影像学检查

1. 超声检查 可用于怀疑膀胱癌患者的初筛,此方法无创、方便、费用低,但对小病变检出率低。

2. 静脉尿路造影 静脉尿路造影(intravenous pyelograms,IVP)检查一直被视为膀胱癌患者的常规检查,以期发现并存的上尿路肿瘤,但其检出率低,使其应用受到质疑。

3. CT 检查　CT 平扫对膀胱癌分期意义不大,增强扫描可以判定肿瘤是否侵犯肌层以及是否侵犯至膀胱壁外。目前在很多医院,CT 尿路造影术(CT urography,CTU)已被常规用于上尿路检查,比 IVP 更为准确。

4. MRI 检查　MRI 有良好的分辨力,有研究显示采用钆作增强剂的 MRI 检查,在分辨肌层浸润性或非浸润性膀胱癌方面,准确率可达 85%,在判定器官局限性或器官非局限性膀胱癌方面,准确率可达 82%。

5. 胸片　了解患者有无肺转移。

6. 骨扫描　一般不做常规检查,只在浸润性肿瘤患者出现骨痛时,怀疑有骨转移时使用。

【病理】

(一) 组织学类型

1. 上皮恶性肿瘤

(1) 尿路上皮癌:最为常见,占膀胱癌的 90% 以上。

(2) 非尿路上皮癌:膀胱鳞癌比较少见,占膀胱癌的 3%~7%,膀胱腺癌更为少见,占膀胱癌的比例<2%。

2. 非上皮恶性肿瘤　少见,包括膀胱横纹肌肉瘤、平滑肌肉瘤、恶性淋巴瘤、恶性嗜铬细胞瘤、膀胱癌肉瘤等。

(二) 组织学分级

1998 年 WHO 和国际泌尿病理协会(International Society of Urological Pathology,ISUP)提出了非浸润性尿路上皮癌新分类法,2004 年 WHO 正式公布了这一新的分级法(表 13-2-1)。

表 13-2-1　WHO 分级法

WHO 1973 分级
乳头状瘤
尿路上皮癌 1 级,分化良好
尿路上皮癌 2 级,中度分化
尿路上皮癌 3 级,分化不良
WHO/ISUP 1998,WHO2004 分级
乳头状瘤
低度恶性倾向尿路上皮乳头状瘤
乳头状尿路上皮癌,低分级
乳头状尿路上皮癌,高分级

(三) 分期

目前普遍采用国际抗癌协会的 2002 年第 6 版 TNM 分期法(表 13-2-2)。膀胱癌可分为非肌层浸润性膀胱癌(T_{is}、T_a、T_1)和肌层浸润性膀胱癌(T_2 以上)。原位癌属于非肌层浸润性膀胱癌,但一般分化差,属于高度恶性的肿瘤,向肌层浸润进展的几率要高得多。

【治疗】

(一) 非肌层浸润性膀胱癌的治疗

传统的表浅性膀胱癌(superficial bladder cancer),现被称为非肌层浸润性膀胱癌(non-muscle invasive bladder cancer,NMIBC),占膀胱肿瘤新发病例的 70%,其中 T_a 期占 70%,T_1 期占 20%,T_{is} 占 10%。大多数 NMIBC 可行经尿道膀胱肿瘤切除术,但术后 3~5 年内复发率高达 50%~70%。

表 13-2-2 膀胱癌 2002 年 TNM 分期

原发肿瘤（T）	T_{4a} 肿瘤侵犯前列腺、子宫或阴道
T_x 原发肿瘤无法评估	T_{4b} 肿瘤侵犯盆壁或腹壁
T_0 无原发肿瘤证据	**区域淋巴结（N）**
T_a 非浸润性乳头状癌	N_x 区域淋巴结无法评估
T_{is} 原位癌（扁平癌）	N_0 无区域淋巴结转移
T_1 肿瘤侵入上皮下结缔组织	N_1 单个淋巴结转移，最大径≤2cm
T_2 肿瘤侵犯肌层	N_2 单个淋巴结转移，最大径>2cm，但<5cm，或多个淋巴结转移，最大径<5cm
T_{2a} 肿瘤侵犯浅肌层（内侧半）	
T_{2b} 肿瘤侵犯深肌层（外侧半）	N_3 淋巴结转移，最大径≥5cm
T_3 肿瘤侵犯膀胱周围组织	**远处转移（M）**
T_{3a} 显微镜下发现肿瘤侵犯膀胱周围组织	M_x 远处转移无法评估
T_{3b} 肉眼可见肿瘤侵犯膀胱周围组织（膀胱外肿块）	M_0 无远处转移
	M_1 远处转移
T_4 肿瘤侵犯以下任一器官或组织，如前列腺、子宫、阴道、盆壁和腹壁	

1. 经尿道膀胱肿瘤切除术 经尿道膀胱肿瘤切除术（transurethral resection of bladder tumor，TURBT）既是一种诊断方法，也是一种治疗手段，通过 TURBT 可以对膀胱癌进行确切的分期、分级，为下一步治疗提供依据，同时可以预测其今后可能的发展。有研究显示，多发性膀胱癌患者 TURBT 术后 3 个月，有 7%～46% 的患者发生复发；另有学者研究发现，膀胱肿瘤首次电切术后 7 周行再次 TURBT 术，有 81% 的患者在原电切位置发现残余肿瘤，其中 T_a 为 27%，T_1 期为 53%。因此，有作者提出，对大的高级别 T_a 期肿瘤，首次不能完全切除的肿瘤，标本内无肌层的 T_1 期肿瘤，在首次电切术后 2～6 周，建议再次行 TURBT 术，以减少复发，提高疗效。

2. 术后膀胱灌注免疫治疗 卡介苗（bocillus Calmette-Guerin，BCG）是由强毒的牛型结核杆菌经过 13 年传种 230 代所得的减毒牛型杆菌悬液制成的活菌苗，最早用于结核病的预防。1976 年，Morales 等首先报道，用 BCG 治疗膀胱癌。经过大量临床研究证实，BCG 膀胱腔内灌注在预防肿瘤术后复发、治疗原位癌、防止肿瘤进展、提高生存率及生存时间等方面是一种有效的生物免疫治疗方法。

BCG 治疗常规剂量 120～150mg，1 次/周×6 次诱导免疫应答，3、6 个月时同时进行一个周期灌注治疗（1 次/周×3 次），此后每 6 个月进行一个周期灌注化疗直至 3 年（至少维持 1 年）。BCG 灌注治疗副作用的发生率高，其主要的副作用为膀胱刺激症状和膀胱流感样症状。

3. 术后膀胱灌注化疗 目前对 NMIBC 首选治疗方案是 TURBT，但单纯 TURBT 术后有 10%～67% 的患者会在 12 个月内复发。经过大量的研究证实，对于所有 NMIBC 患者，术后膀胱灌注治疗能有效降低肿瘤的复发和进展。研究表明早期灌注应在术后 24 小时内完成，但通常认为术后即刻或术后 6 小时内行首次膀胱灌注治疗能取得更好的疗效。

4. 化疗药物 膀胱灌注化疗常用的药物包括表柔比星、丝裂霉素、吡柔比星、多柔比星、羟喜树碱、吉西他滨等。化疗药物通过导尿管灌入膀胱，根据药物不同保留 0.5～2 小时，灌注前限水，以免药物稀释。表柔比星常用剂量为 50～80mg，丝裂霉素 20～60mg，吡柔比星 30mg。

膀胱灌注化疗的主要副作用是化学性膀胱炎,停止灌注后可以自行改善。

(二) 肌层浸润性膀胱癌的治疗

1. 手术治疗　治疗肌层浸润性膀胱癌的标准治疗方法是根治性膀胱全切术,同时行双侧盆腔淋巴结清扫术,这被认为能提高患者生存率,避免局部复发和远处转移的有效治疗方法。术后 30 天并发症的发生率为 33%~50%,包括心肌梗死、肺栓死、吻合口漏,输血率达 35%~60%,死亡率达 2%~7%。患者 5 年总体生存率为 54.5%~68%,10 年生存率为 66%。

2. 辅助化疗　对于可手术的 T_2~T_{4a} 期患者,术前可行 2~3 个疗程的新辅助化疗。多中心的临床研究显示,以顺铂为主的综合新辅助化疗,可以使 5 年总生存率提高 5%,死亡危险降低 14%,病变特异生存率提高 14%。先化疗后行膀胱全切术,患者能较好耐受;可以有效治疗转移灶,尤其是微转移灶;可评估肿瘤对治疗的反应;化疗后原发肿瘤缩小,手术会更安全。新辅助化疗推迟 3~4 个月手术不影响总的疗效。

对高危患者术后行辅助化疗可以延迟复发和延长生存,但有相当部分患者不能耐受。

3. 动脉导管化疗　通过双侧髂内动脉置管灌注化疗,可以达到对局部肿瘤病灶的治疗作用,此方法使膀胱组织局部药物浓度达全身的 100~400 倍,而流经身体其他器官的药量减少,既减轻了化疗药物对身体重要器官的损害,又增加了化疗药物对肿瘤的局部杀灭作用。

4. 化疗　1985 年起应用的以铂制剂为主的联合化疗方案 MVAC(氨甲蝶呤+长春碱+多柔比星+顺铂)方案,是第一个用于转移性膀胱癌的成功化疗方案,总有效率达 72%。目前标准一线治疗方案:GC 方案(吉西他滨+顺铂)。大量研究显示 GC 方案与 MVAC 方案疗效类似,但副作用减少。其他治疗方案:紫杉醇、卡铂等。

5. 放疗　肌层浸润性膀胱癌患者,因身体条件不能耐受根治性膀胱全切术或不愿行膀胱全切术患者,可选用膀胱放疗或化疗+放疗。

(三) 膀胱非上皮恶性肿瘤的治疗

膀胱非上皮性肿瘤占膀胱肿瘤的 1%~5%,膀胱恶性非上皮性肿瘤占膀胱非上皮性肿瘤的 50%~60%,常见的有膀胱横纹肌肉瘤、恶性淋巴瘤、平滑肌肉瘤、恶性嗜铬细胞瘤等,其恶性程度高,易转移,目前尚缺乏有效的治疗手段,提倡早期行根治性膀胱全切术。

【随访】

(一) NMIBC

低危:术后 3 个月膀胱镜检,若阴性,术后 9 个月随诊,每年 1 次直至 5 年。

中危:1 次/3 个月膀胱镜检,1~2 年,2 年后每半年 1 次或 1 年 1 次。

高危:前 2 年每 3 个月随诊 1 次,第 3 年开始每 6 个月随诊 1 次,第 5 年开始每年随诊 1 次直至终身。

(二) 根治性膀胱全切术后随访

T_1 期:每年 1 次体格检查,血生化、胸片、B 超检查。

T$_2$ 期:每 6 个月随诊。

T$_3$ 期:每 3 个月 1 次随诊,每半年 1 次盆腔 CT 检查。

(周　宏)

Summary

Primary carcinoma of the renal pelvis or ureter is relatively rare, accounting for less than 5% of renal tumors and less than 1% of genitourinary neoplasms. Hematuria, either gross or microscopic, is the most common symptom in patients with renal pelvic or ureteral tumors. The appearance of pain is precipitated by ureteral or ureteropelvic junction obstruction secondary to a tumor mass. The physical examination usually is not revealing. However, in 10% to 20% of patients, a flank mass secondary to the tumor or associated hydronephrosis has been reported. The diagnosis of a renal pelvic or ureteral tumor usually is suspected based on an excretory urogram. The most common finding is a filling defect in the renal pelvis, which is observed in 50% to 75% of pyelograms. Computerized tomography (CT) urography is rapidly replacing intravenous pyelography. Flexible ureteroscopes are steerable, allowing the effective visualization of most of the collecting system. Ureteroscopy allows directed tissue biopsies in many cases. Although the standard treatment of transitional cell carcinomas of the renal pelvis involves open operative approaches (vide supra), certain authors have used endourologic or percutaneous approaches as conservative techniques to manage selected cases of upper tract urothelial tumor. Urothelial cancers tend to respond to cisplatin-based chemotherapy.

Bladder cancer is largely a preventable disease because most cases probably result from exposure to environmental carcinogens, the most important of which is cigarette smoke. A large majority of tumors arising in the bladder are transitional cell carcinomas. Bladder cancers are characterized by multifocality and a high recurrence rate. Most superficial tumors confined to the epithelial or transitional cell layer of the bladder are easily treated by transurethral resection. These tumors generally are low grade and have low potential for metastatic spread. Tumors that are considered to be high grade and/or invade the deeper layers of the bladder wall have a much greater potential for metastatic spread. Tumors invading into the detrusor muscle are treated with either radical cystectomy or concomitant chemotherapy and radiation.

第 三 节　前 列 腺 癌

前列腺恶性肿瘤最主要的组织学类型是前列腺癌。前列腺癌在欧美地区发病率很高。统计显示近年美国前列腺癌发病率已超过肺癌居男性恶性肿瘤第 1 位。在我国尤其在国内部分发达地区近年来该病发病率急剧上升。在短暂的数年内已成为老年男性泌尿系统的常见恶性肿瘤之一。前列腺癌的生物学特性复杂而多变。有别于其他所有的实体肿瘤,临床上将其分为两种表现形式,即组织学型前列腺癌和临床表现型前列腺癌。在诊断上由于前列腺特异抗原(prostate-specific antigen,PSA)的发现和临床上得以广泛应用,使其早期诊断率大大提高。由于前列腺癌的特殊自然病史使其在治疗上有多种治疗方法,有别于其他实体肿瘤,前列腺癌在已有转移的情况下也能获得一定时期肯定疗效。

一、流行病学及病因

根据近年来的研究一般将前列腺癌发病率的相关危险因素分为已确定的、可能的和潜在的。

(一) 确定的危险因素

1. 年龄　前列腺癌主要发病年龄段在 50 岁以上。50 岁以后发病率和死亡率呈指数增大,40 岁以下的发病率近年来虽有所增长但和 50 岁以上人群比较仍是很低。

2. 种族　前列腺癌种族间的发病率呈显著差异。黑色人种发病率最高,其次为白色人种,黄色人种最低。以美国为例在该国同等经济条件下黑色人种发病率高于白色人种 30% 。

3. 家族　在前列腺癌患者的男性亲属该病发病率明显增高。根据北欧三国(挪威、芬兰与瑞典)一份对比双胞胎癌症发病率的统计分析证明统计学上有典型遗传因素的是前列腺癌(占 42%),其次是结肠癌和乳腺癌。基因研究也证实前列腺癌患者在 1 号染色体的长臂($1q^{24\sim25}$)上突变。

(二) 可能的危险因素

1. 生活方式　高脂饮食在临床上证实和前列腺癌发病密切关系。例如,在美国的日本男性发病率虽不及在美国其他种族发病率高,但远远超过日本本土的发病率。

2. 激素　性激素在前列腺癌的治疗中举足轻重。前列腺本身就是依赖于雄性激素的器官。临床正是通过降低睾酮达到治疗目的。但研究又发现前列腺癌患者睾酮绝对值并不一定很高,是否还有别的激素如催乳素、雌激素等对前列腺癌变起到一定作用。

(三) 潜在的危险因素

1. 维生素 A　虽然维生素 A 与前列腺癌发病率的关系尚无定论,但动物实验证实补充维生素 A 可降低动物前列腺癌的发病率。

2. 维生素 D　维生素 D 的摄取和日照有关,研究显示北半球国家前列腺癌发病率远远高于赤道附近国家。目前证实维生素 D 确可引起前列腺癌的分化,并使其缓慢生长。

3. 输精管结扎术　早期研究曾提示输精管结扎术后该病发病率增高,但以后证实无相关性。

4. 金属镉　和镉长期接触罹患前列腺癌,但作用甚微,可能和锌的相互作用所致,锌在前列腺内的含量较高。

5. 男性秃顶　雄激素与秃顶有关,饮酒,吸烟等生活方式和前列腺癌的关系目前研究无明确相关性。

前列腺癌发生、发展是一个漫长的过程,随着整个人口老龄化,前列腺癌发病率上升。尽快弄清发病机制是前列腺癌重点研究内容。因为只有了解癌变机制和病因才能做到预防前列腺癌的发生,帮助临床医师对患者做出最佳的诊疗选择。尽管目前分子生物学研究也揭示了多种染色体畸变和肿瘤的发生有关,但这些因素和环境致癌因素相互作用如何导致前列腺癌变、转移以及最终形成雄激素非依赖性无限生长过程真正机制并不清楚。根据目前研究水平认识其机制可能如图 13-3-1 所示：

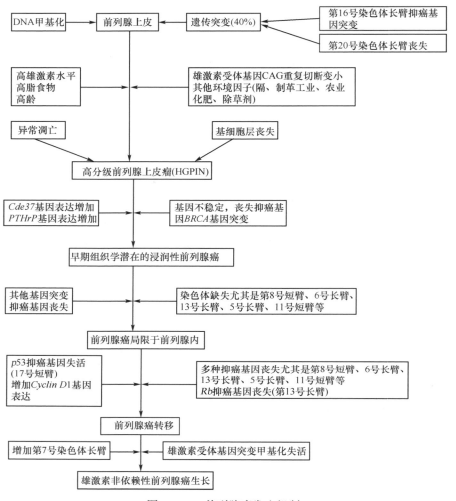

图 13-3-1　前列腺癌发生机制

二、病　　理

（一）前列腺癌病理学特点

1. 主要病理学类型　病理学主要类型是腺癌,其次为尿路上皮癌偶见鳞状细胞癌。

2. 多发病灶　前列腺癌呈多发病灶分布。目前不能肯定的是起病时是多个原发病灶还是单个病灶扩散所致。临床上往往根据病灶多少进行分期。

3. 易发部位　前列腺癌发生部位具有特殊性,往往好发于外周带。极少发生于移行带即尿道周围。这是经尿道前列腺电切可能出现病理标本阴性的原因。

4. 癌肿扩散　前列腺从组织学上说并无真正的包膜,病理学指穿透包膜(copsular penetration)实际是强调癌肿已发展到前列腺以外,达到前列腺周围的软组织。

5. 前列腺上皮内瘤　前列腺上皮内瘤(prostatic intraepithelial neoplasia,PIN)是一种良性

病变。指良性前列腺泡和腺管上异常的上皮细胞,根据其异化的程度分三级,即 PIN$_1$、PIN$_2$、PIN$_3$;PIN$_2$ 和 PIN$_3$ 统称为高分级 PIN(high grade prostatic intraepithelial,HG-PIN),在临床上具有重要意义,属癌前病变。但目前研究也证实 HG-PIN 不是原位癌。

（二）前列腺癌组织学分级

前列腺癌组织学分级在临床上具有非常重要指导作用,其分级方法很多,包括 Gleason 系统、Mostofi 系统和 Broders 系统。目前以 Gleason 分级系统应用最为广泛。Glesason 分级系统是以前列腺癌腺体的分化程度和腺体基质生长形式而定。并不需要细胞学特征做出诊断。按照分化程度分为 1～5 级,并把癌肿分级为最常见与次常见的生长型,最常见型是 1～5 级,次常见型也是 1～5 级。1 级分化最好,5 级分化最差,见图 13-3-2。最常见型和次常见型相加就是组织学评分所得分数,即 Gleason 评分。例如最常见型 1 级和次常见型 1 级,相加为 2,则 Gleason 评分 2 分。Gleason 评分最低为 2 分,最高可达 10 分。评分越低恶性程度越低,反之亦然。一般临床上将 2～5 分归为高分化,6～7 分中分化,8～10 低分化。

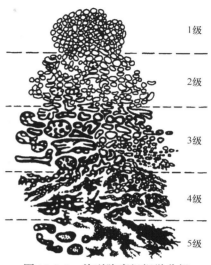

图 13-3-2　前列腺癌组织学分级

三、临 床 表 现

由于前列腺癌一般发生于外周带,由此多数前列腺癌早期患者无临床表现。仅少数癌肿分布于移行带即尿道周围的可出现排尿梗阻症状,晚期则出现一些特异性症状。总体归纳分为局部症状和远处转移症状。

（一）局部症状

表现为两个方面:①膀胱颈梗阻,类似于前列腺增生如尿频、尿痛、尿线变细、进行性排尿困难;②局部浸润症状,如肿瘤浸及输尿管下端时可引起腰痛、肾积水、肿瘤侵及精囊可有血精,侵及尿道膜部可致尿失禁。

（二）远处转移的症状

骨转移是前列腺癌最常见的转移部位。很多患者均以骨转移症状来就诊。全身任何骨骼都可被侵犯。但最常见骨转移灶为骨盆、腰椎、胸椎,由此出现相应部位疼痛等症状,甚至可以发生病理性骨折、截瘫。转移至肝、肺、脑或远处淋巴结出现相应症状。

四、临 床 检 查

（一）实验室检查

1. 前列腺特异抗原　前列腺特异抗原(prostate specific antigen,PSA）是在实体肿瘤中不多见的特异性极高的肿瘤标志物之一。PSA 是一种蛋白酶,半衰期约为 3.15 天。通常只在前列腺液和精液中才能测量。如在血液中测得 PSA 说明前列腺发生病变。这种病变可以是良性也可以是恶性。通常情况下 PSA 在血液中以两种方式存在,占绝大多数以结合形式存在,少数以游离形式存在。

血清 PSA 检测目前在临床上广泛开展。是前列腺癌阳性诊断预测率最好的检查。尤其是早期诊断中最实用的检查方法。虽然 PSA 在前列腺癌诊断中占据极重要位置,但仍有许多问题尚待解决。究其原因 PSA 只是前列腺上皮细胞的标志物,并不是前列腺癌细胞的标志物。由此为了提高在诊断中特异性,衍生出一系列指标 PSA 速率(PSAV)、PSA 密度(PSAD)以期提高诊断准确率。在检测时应注意影响血清 PSA 水平的因素,肛直肠指检、前列腺穿刺等。

2. 前列腺酸性磷酸酶　酸性磷酸酶(prostate acid phosphatase,PAP)广泛存在于前列腺、肝、脾等组织中。男性血清中酸性磷酸酶主要来源于前列腺。而前列腺上皮细胞产生的酸性磷酸酶称为前列腺酸性磷酸酶,主要存在于精液中,少许进入血循环。前列腺病变后可使该值增高,PAP 的特异性较高。但由于其敏感性较低,临床上主要用于前列腺癌治疗前后的监测和随访。

其他诸如酸性磷酸酶,乳酸脱氢酶敏感性和特异性低目前在临床上已基本被淘汰。

（二）影像学检查

1. B 超　超声波检查以其无创性、简便使用作为前列腺首选影像学检查。经直肠超声检查(TRUS)目前被推荐为筛选前列腺癌患者的一线检查。虽然这项检查在早期局限性前列腺癌的精确性有待提高,但随着 B 超仪器不断改进,检查医师技术水平提高其诊断阳性率一定会得到提高。该项检查不仅单独对前列腺可疑病灶做出判断还可以进行在超声引导下的穿刺活检。

2. 其他影像学检查

（1）CT:在实体瘤诊断中举足轻重,CT 由于不能显示正常前列腺三个带(外周带、中央带和移性带),且瘤组织 X 线密度与正常腺体近似。使其在早期前列腺癌诊断敏感性差,但对转移灶的诊断是有帮助的。

（2）MRI:因其良好软组织分辨率在前列腺癌诊断中优于其他影像学检查,但对于需要鉴别诊断的前列腺增生、瘢痕、结核等仍比较困难。

（3）频谱磁共振显像(MR spectroscopic image,MR-SI):是一种对 MRI 图像的特殊辅助处理方法,可以提高诊断准确性。

3. 同位素扫描　前列腺癌大多伴有骨转移,ECT 成像较常规 X 线平片提前 3~6 个月发现骨转移。

五、诊断与鉴别诊断

（一）诊断

长期以来前列腺癌诊断一直困扰着临床医师,尤其是早期诊断更是无相应的症状和体征。目前常用的诊断方法包括直肠指检、前列腺特异性抗原测定、经直肠超声检查和前列腺穿刺活检。影像学可以作为辅助诊断。

1. 直肠指检 直肠指检(DRE)目前仍是临床上最简便而有效的检查方法,通过对前列腺可疑结节触及,判断有无前列腺癌可能。该检查特异性并不高。

2. 前列腺特异性抗原测定 前列腺特异性抗原(PSA)对前列腺癌的诊断是非常有意义的,对于早期诊断尤其是影像学无阳性结果时的判断极为重要。但 PSA 增高并不一定是前列腺癌尤其是在灰区值 $4 \sim 10ng/ml$ 时,需用 PSA 密度(PSAD)和 PSA 速率(PSAV)等指标来判定是否有前列腺癌的可能。特别要注意 PSA 正常时不能排除前列腺癌可能,有报道 30% 前列腺癌患者血清 PSA 不升高。

3. 经直肠超声检查 经直肠超声检查(TRUS)是诊断前列腺癌的一种非常有价值的手段,虽然该方法存在着一定的缺陷,尤其鉴别诊断比较困难,但随着掌握该技术医师水平提高有望在今后临床更加广泛运用。另外超声能引导前列腺穿刺活检。

4. 前列腺穿刺活检 前列腺穿刺活检(TRNB)对可疑结节穿刺活检或在 TRUS 引导下的多点活检术仍是目前常用和重要的一个诊断方法。虽然有一定的并发症,如感染、出血等。但大宗统计数据表示该方法是比较安全的。

5. 其他影像学检查 无论 CT、MRI 或 PET/CT 对已有一定大小的前列腺癌结节有诊断价值,但仍要注意和其他能引起前列腺结节样改变的疾病鉴别。

(二) 鉴别诊断

1. 前列腺增生 前列腺增生是老年前列腺最常见疾病,在以结节样增生的前列腺鉴别诊断尤其困难。反复多次穿刺活检,随访有助于鉴别诊断。

2. 前列腺上皮内瘤 前列腺上皮内瘤(PIN)是指良性前列腺腺泡和腺管上异常的上皮细胞。在影像学上和前列腺癌无法区别,只能通过活检穿刺才能确诊。PIN 在病理学上根据细胞异化程度分三级,即 PIN_1、PIN_2 和 PIN_3。PIN_1 是低分级 PIN。临床上无特殊意义,而 PIN_2 和 PIN_3 属高级别 PIN,在临床上意义重大,是癌前期病变。

3. 前列腺结核 少见,多伴有全身其他部位结核灶,结核中毒表现。

4. 前列腺脓肿 局部肿胀,疼痛,穿刺可抽得脓液,抗感染有效。

六、临 床 分 期

进行前列腺癌临床分期的目的是为了指导治疗方法和评价预后。历年来有许多种分期方法,但是无论何种方法都不能鉴别癌肿是否真正是局部或已有微转移,临床在治疗上非强调这点。目前临床上习惯用 Whitmore-Jewett-Prout 分期系统(表 13-3-1)。特点简便实用易于掌握,基本能满足临床上需求,但分期较为粗糙。尤对 B 期、C 期的肿瘤估计常偏低。

表 13-3-1 **Jewett-Whitmore-Prout 分期系统**

A 期　指前列腺潜伏癌或偶发癌,多在前列腺增生行手术切除标本,或体解剖进行前列腺病理学检查时发现而确诊

　A_1 期　组织学检查肿瘤在显微镜下少于或等于 3 个高倍视野,且为高分化

　A_2 期　组织学检查肿瘤在显微镜下少于或等于 3 个高倍视野,但为中低分化,或多于 3 个高倍视野

B 期　肿瘤结节局限于前列腺包膜内

　B_1 期　单发结节局限于前列腺的一叶之内,结节直径小于或等于 1.5cm

续表

B_2 期	多个结节,侵犯的范围大于一叶,或结节直径大于1.5cm
C期	肿瘤侵犯前列腺被膜或邻近器官
C_1 期	肿瘤侵犯前列腺被膜,但未侵犯精囊
C_2 期	肿瘤侵犯膀胱颈、三角区或精囊
D期	肿瘤有区域淋巴结,远处淋巴结或远处脏器转移
D_1 期	肿瘤侵犯主动脉分叉以下的盆腔淋巴结
D_2 期	肿瘤侵犯主动脉分叉以上的淋巴结或有远处脏器的转移

中国泌尿外科疾病诊断治疗指南2011版推荐采用2002年AJCC的TNM分期(表13-3-2)。该分期更为精确,应用时较为复杂。但在临床运用时仍有一定的局限性。尤其是T分期表示原发肿瘤的局部情况主要是通过DRE或MRI来确定,N分期是通过淋巴结切除才能准确的了解,而目前临床上根治性前列腺切除并不普及。骨转移往往是通过ECT来判断。

表13-3-2 前列腺癌TNM分期(AJCC,2002)

原发肿瘤(T)

临床		病理	
T_x	原发肿瘤不能评价	pT_2	局限于前列腺
T_0	无原发肿瘤证据	pT_{2a}	肿瘤限于单叶的1/2
T_1	不能被扪及和影像发现的临床隐匿肿瘤	pT_{2b}	肿瘤超过单叶的1/2但限于该单叶
T_{1a}	偶发肿瘤体积<所切除组织体积的5%	pT_{2c}	肿瘤侵犯两叶
T_{1b}	偶发肿瘤体积>所切除组织体积的5%	pT_3	突破前列腺
T_{1c}	穿刺活检发现的肿瘤(如由于PSA升高)[1]	pT_{3a}	突破前列腺
T_2	局限于前列腺内的肿瘤	pT_{3b}	侵犯精囊
T_{2a}	肿瘤限于单叶的1/2(≤1/2)	pT_4	侵犯膀胱和直肠
T_{2b}	肿瘤超过单叶的1/2但限于该叶(1/2~1)		
T_{2c}	肿瘤侵犯两叶		
T_3	肿瘤突破前列腺包膜[2]		
T_{3a}	肿瘤侵犯包膜外(单侧或双侧)		
T_{3b}	肿瘤侵犯精囊		
T_4	肿瘤固定或侵犯除精囊外的其他邻近组织结构,如膀胱颈、尿道外括约肌、直肠、肛提肌和(或)盆壁		

区域淋巴结(N)[3]

临床		病理	
N_x	区域淋巴结不能评价	PN_x	无区域淋巴结取材标本
N_0	无区域淋巴结转移	pN_0	无区域淋巴结转移
N_1	区域淋巴结转移	pN_1	区域淋巴结转移

远处转移(M)[4]

M_x	远处转移无法评估
M_0	无远处转移

M_1

 M_{1a}　有区域淋巴结以外的淋巴结转移

 M_{1b}　骨转移

 M_{1c}　其他器官组织转移

分期编组

Ⅰ期	T_{1a}	N_0	M_0	G_1
Ⅱ期	T_{1a}	N_0	M_0	$G_2,G_{3\sim4}$
	T_{1b}	N_0	M_0	任何 G
	T_{1c}	N_0	M_0	任何 G
	T_1	N_0	M_0	任何 G
	T_2	N_0	M_0	任何 G
Ⅲ期	T_3	N_0	M_0	任何 G
Ⅳ期	T_4	N_0	M_0	任何 G
	任何 T	N_1	M_0	任何 G
	任何 T	任何 N	M_1	任何 G

病理分级

 G_x　病理分级不能评价

 G_1　分化良好(轻度异形)(Gleason2~4)

 G_2　分化良好(中度异形)(Gleason5~6)

 $G_{3\sim4}$　分化差或未分化(重度异形)(Gleason7~10)

注:1)穿刺活检发现的单叶或两叶肿瘤,但临床无法扪及或影像不能发现的定为 T_{1c}。

　　2)侵犯前列腺尖部或前列腺包膜但未突破包膜的定为 T_3,而非 T_2。

　　3)不超过 0.2cm 的转移定为 pN_1mi。

　　4)当转移多于一处,为最晚的分期。

七、治　疗

前列腺癌治疗较为复杂,方法甚多。具体何时采用何种方式,根据患者年龄、全身状况、肿瘤分期以及治疗后的效果等综合考虑。以下是简略介绍各种方式,然后列表进一步详述临床治疗路径。

(一) 期待治疗

期待观察治疗是前列腺癌有别于其他实体瘤的一种治疗方法。理论基础是基于有一定数量前列腺癌的组织类型终生不会发展成临床型。其适应证非常严格。需强调的是对于采取等待观察治疗的患者本人必须充分知情,了解并接受局部进展和转移的危险,并有良好的随访依从性。

(二) 前列腺癌根治性手术治疗

根治性手术治疗是治疗局限性前列腺癌最有效的方法。其适应证目前临床有逐步扩大的趋势,但总体来说仍要考虑有可能治愈的前列腺癌才采用该手术方式。根治术有三种方式:传统的经会阴、目前临床广泛运用的经耻骨后和近来已渐成为趋势的腹腔镜前列腺癌根治术(包括机器人腹腔镜手术)。

(三)放射治疗

1. 外放射治疗 前列腺癌外放射治疗在临床应用广泛,其中根治性前列腺癌放疗可达到治愈的目的。且并发症少于根治术。对于局部晚期和已转移灶仍可用放疗,达到减轻症状、延缓疾病进展的目的。

2. 内放射治疗 包括近距离照射治疗(brachytherapy)即通过将放射源短暂插植或永久粒子种植在前列腺内,使其前列腺组织达到足够量大的放疗剂量治疗前列腺癌。目前临床上最常用^{125}I和^{103}Pd。短暂植入常用^{192}Ir。也可以通过注射放射性核素^{89}Sr或^{153}Cs等达到对骨转移灶治疗的目的。

(四)内分泌治疗

内分泌治疗是治疗晚期前列腺癌最主要和有效的方法。由于我国目前前列腺癌患者大部分诊断时已是晚期。因此该方法为临床上一定时期内最主要应用的方法。内分泌治疗关键是抑制雄激素活性,故又称其雄激素去除治疗。去雄激素即可以通过手术即双侧睾丸切除也可以通过药物去势(LHRH激动剂)。在具体应用中又分为单纯去势,最大限度雄激素阻断和间隙雄激素阻断;另外还有新辅助(即根治术前)内分泌治疗和辅助(根治术后)内分泌治疗。

前列腺癌患者对于雄激素去除治疗好坏取决于患者癌细胞对雄激素的敏感程度。临床上将其分为激素依赖性和非激素依赖性两类。激素依赖性治疗效果好,反之亦然。而绝大多数患者初期内分泌治疗时往往是激素依赖性,在治疗一段时间后转变成非依赖性。这种转变机制目前不十分明确。这也是治疗晚期前列腺癌最终效果仍不理想的根本原因。

(五)实验性前列腺癌局部治疗

由于无论根治术或根治性放疗都有一些并发症,且有的并发症是非常严重的。临床上采用一些损伤小、并发症少的治疗方法,如冷冻治疗、高能聚焦超声、组织内肿瘤射频消融等。这些治疗方法之所以称为实验性是因为能否达到根治的效果临床需要一定时间做进一步观察。

(六)化学治疗

目前化疗主要是针对激素难治性前列腺癌的治疗。因患者往往年龄较大,也是疾病终末期,体质较差。化疗时一定要谨慎行事。现大多采用以多烯紫杉醇(Docetaxel)为基础的化疗方案。在化疗同时加用泼尼松口服治疗。

(七)激素非依赖性前列腺癌治疗

前列腺癌采用内分泌治疗后在经过中位时间14～30个月会逐渐发展成为激素非依赖性前列腺癌。临床上将患者对二线激素治疗仍有效称之为雄激素非依赖性前列腺癌。而对二线激素治疗无效或二线激素治疗过程中病变继续发展的则称为激素难治性前列腺癌。

治疗原则持续抑制睾丸酮水平。

八、预　防

前列腺癌虽然生物学特性十分复杂,但目前仍可以做一些预防工作。

(一) 普查

目前临床主要采用的是直肠指检加血清 PSA 检查。通过对 50 岁以上男性定期随访式的普查,对可疑者进行更进一步检查如超声必要时进行多针活检,能有效的筛查出早期局限性前列腺癌。

(二) 避免危险因素

前列腺癌的危险因素是明确的,但是年龄、种族、遗传等是无法避免的。重点工作是对可能危险因素和潜在危险因素的预防,如少食高脂肪饮食等。

(三) 化学预防

由于前列腺癌的发生和进展是一个漫长复杂多变的过程。临床提出用药对肿瘤生长进行干扰。有证据显示非那雄胺(保列治)可以通过对作用于前列腺的活性物双氢睾酮的抑制达到抑制前列腺癌细胞的生长作用。目前这种方法是否对前列腺癌预防有用正进行临床观察。

九、预　后

前列腺癌根据临床分期、分级不同,其治疗效果和预后不一。一般来说临床上局限性前列腺癌($T_{1a} \sim T_{2b}$)无论采用根治性前列腺切除术或根治性放疗都可以取得很好的 10 年生存率。目前采用 PSA、Gleason 评分配合临床分期筛出前列腺癌低、中、高危患者采用相应治疗手段,甚至用观察等待治疗都可能是合适的治疗。目前研究认为根治术后从 PSA 复发到出现转移的时间大概在 8 年。区域性晚期前列腺癌($T_3 \sim T_4$、N_X、M_0)该期治疗效果较局限性前列腺癌差很多。但是通过积极合理治疗仍有治愈可能。但其 10 年生存率肯定远远低于局限性前列腺癌。转移性前列腺癌(T_X、N_X、M_1)主要采取内分泌治疗。在短时间可以有很好的疗效。患者症状减轻,肿瘤退化,但是肿瘤最终仍然发展。大量统计数据显示转移性前列腺癌平均生存期为 30 个月。

(罗　宏)

Summary

The most common symptom related to prostate disease in men over 50 years of age is bladder outlet obstruction: hesitancy, nocturia, incomplete bladder emptying, diminished urinary stream—signs and symptoms referred to as prostatism. Such signs are much more often related to BPH than to prostate cancer. Nonetheless, these symptoms should prompt an evaluation to include at least a careful DRE, a PSA, and, on occasion, a transrectal ultrasound, TRUS, computed tomography (CT) examination. The presence of obstructive voiding symptoms has been shown to be associated with poor prognosis in patients with prostate cancer. Other symptoms associated with prostate cancer include perineal pain, sudden development of impotence, and hematuria. Diagnosis of prostate cancer requires histologic proof, which is most often obtained either by TRUS-guided needle (18-gauge) biopsies with special spring-driven biopsy devices, or by the unexpected microscopic appearance of cancer cells in the TURP chips for the treatment of benign prostatic hyperplasia. In addition to surgery, androgen deprivation therapy radiotherapy , chemotherapy and immunotherapy are also used for prostate cancer treatment.

第四节 睾丸肿瘤

睾丸发生肿瘤几率不高,但绝大多数是恶性肿瘤。近年来其发病率有增加趋势。睾丸肿瘤往往好发于青壮年,在实体瘤中属治疗效果较好的肿瘤。在睾丸肿瘤中有些组织类型肿瘤可通过肿瘤标志物测定,使得临床医师在决定治疗方案以及对预后判断都有极大帮助。由此深受泌尿外科和肿瘤学者高度重视,成为研究肿瘤发病机制、判断治疗措施及预后良好模型。睾丸肿瘤根据组织类型分为生殖细胞肿瘤和非生殖细胞肿瘤,临床上主要以生殖细胞肿瘤常见。本节所述均为生殖细胞肿瘤。

一、流行病学

睾丸肿瘤发病率近年来在全球有明显增长趋势。但我国目前还无明确系统的流行病研究报告。有报道北京城区 1993 ~ 1997 年睾丸肿瘤发病率为 0.5/10 万。睾丸肿瘤发病率在世界各地有所不同。欧美地区较高尤以欧洲发病率最高,亚洲地区较低,以非洲最低。从人种分类看白色人种发病率最高,黑色人种发病率最低。从年龄分析以 20 ~ 40 岁之间即性功能最活跃时期发病率高。然而由于肿瘤组织类型不一使其发病年龄呈明显的区别。如最常见的精原细胞瘤多在 35 ~ 40 岁,绒毛膜上皮癌多见于 20 ~ 30 岁。长期以来隐睾一直被认为是睾丸肿瘤的主要危险因素。近年来研究表明除此之外,遗传、激素等也是致病的可能因素。虽然睾丸肿瘤绝大多数为恶性肿瘤,随着诊断学研究进展发现良性肿瘤并非罕见。

二、病因和发病机制

睾丸肿瘤确切病因虽不明确,但在临床长期观察中发现隐睾确和肿瘤的发生有密切关系。目前研究结果表明睾丸肿瘤病因可能有以下几点:

(一) 隐睾

隐睾是引起睾丸肿瘤的主要发病因素,统计表明隐睾发生睾丸肿瘤的机会比正常高 20 ~ 40 倍。隐睾恶变率如此之高,但机制不明。研究证明 10 岁以后行隐睾下降术不能防止肿瘤的发生,但在 3 岁以后做该手术可以避免肿瘤的发生。由此推测外界环境因素不可小视。

(二) 遗传

睾丸肿瘤患者的家庭成员如父亲、儿子同患此病的几率明显增高。研究发现人染色体 7、8、12、21、X 的改变和睾丸肿瘤发生有关。

（三）激素

雌激素增高曾被认为是引起睾丸肿瘤的可能原因,目前的研究认为雌激素与雄激素比值可能与肿瘤发生关联更大。

（四）其他

如睾丸挫伤、感染、生活方式中高脂饮食、缺乏体育锻炼致肥胖均为易感因素。

三、自　然　病　程

睾丸肿瘤罕见完全自发消退病例。在发生生长过程中有其特殊性。所有成人睾丸生殖细胞肿瘤均应视为恶性肿瘤。其自然病史较短,另外睾丸包膜为天然屏障,不易被肿瘤穿透,肿瘤结构扩散是通过睾丸纵隔,此处有血管、淋巴管通过。除绒毛膜癌（绒癌）易通过血行播散外其余类型肿瘤均易通过淋巴转移,虽转移途径左右各异。但均引至腹膜后淋巴结,亦可向下逆行转移至髂、腹股沟淋巴结。非精原细胞瘤淋巴转移发生率高,90% 该型肿瘤在行睾丸切除术后仍可发生淋巴转移,另外非精原细胞瘤发展迅速,倍增时间仅 10～30 天。治疗无效者85% 2 年内死亡,其余在 3 年以内。而精原细胞瘤可以在有效治疗后 2～10 年不发。

四、病　　　理

（一）组织分类

睾丸肿瘤病理组织学分类在诊断和治疗上尤为重要。

其组织分类也在不断地修订和增补之中。世界卫生组织（WHO）于 1971 年曾制订了详细分类,通过临床使用均显欠妥。JD Richie 于 1998 年提出一种分类方法,因其简单实用而在临床上使用广泛。中国泌尿外科疾病诊断治疗指南推荐使用改良的2004 年世界卫生组织指定的分类标准（表13-4-1）。

表 13-4-1　2004 年世界卫生组织指定的分类标准

1. 生殖细胞肿瘤
　　曲细精管内生殖细胞肿瘤
　　精原细胞瘤（包括伴有合体滋养细胞层细胞者）
　　精母细胞型精原细胞瘤（注意精母细胞型精原细胞瘤伴有肉瘤样成分）
　　胚胎癌
　　卵黄囊瘤（内胚窦瘤）
　　绒毛膜上皮癌
　　畸胎瘤（成熟畸胎瘤、不成熟畸胎瘤以及畸胎瘤伴有恶性成分）
　　一种以上组织类型肿瘤（混合型）——说明各种成分百分比
2. 性索/性腺间质肿瘤
　　间质细胞瘤
　　恶性间质细胞瘤
　　支持细胞瘤
　　　　—富含脂质型（lipid-rich variant）
　　　　—硬化型
　　　　—大细胞钙化型
　　恶性支持细胞肿瘤
　　颗粒细胞瘤
　　　　—成年型
　　　　—幼年型
　　泡膜细胞瘤/纤维细胞瘤
　　其他性索/性腺间质肿瘤
　　　　—未完全分化型
　　　　—混合型
　　包含生殖细胞和性索/性腺间质的肿瘤（性腺母细胞瘤）
3. 其他非特异性间质肿瘤
　　卵巢上皮类型肿瘤
　　集合管和睾丸网肿瘤
　　非特异间质肿瘤（良性和恶性）

（二）组织发生

睾丸生殖细胞瘤是源于全能生殖细胞,在致癌因素的影响下发生癌变。若该细胞仅只是原有形态变化则变成精原细胞瘤,若向多个方向分化发生,如向胚胎方向分化则形成胚胎癌,若向胚外组织或滋养层分化形成卵黄囊肿瘤或绒毛膜上皮癌,向胚内组织分化可形成畸胎瘤。值得注意的是在睾丸肿瘤内可同时存在两种以上的细胞类型(图 13-4-1)。

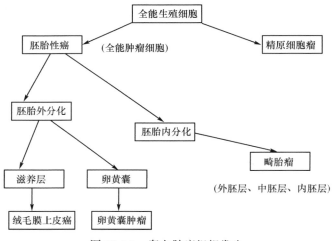

图 13-4-1　睾丸肿瘤组织发生

五、临 床 表 现

（一）阴囊肿块

缓慢无痛进行性增大的睾丸是大多数患者主要的临床表现。虽然睾丸在体外能自行扪及,因不注意或其他未引起重视,结节增大到一定程度才就医。也有少数表现为睾丸呈结节样增大或由于发生出血后坏死、血管栓塞而呈疼痛性肿块。

（二）疼痛

急性疼痛少见,肿瘤发生出血坏死时可似急性附睾及睾丸炎的局部红、肿、热、痛等表现。往往发生在生长迅速的卵黄囊肿瘤。

（三）鞘膜积液

睾丸肿瘤常合并有鞘膜积液,因此在检查鞘膜积液患者时要注意有无睾丸肿瘤。

（四）隐睾

原有隐睾患者发现腹股沟或腹部肿块,且渐增大应高度怀疑是肿瘤。

（五）乳房增大

能分泌绒毛膜促性腺激素(β-HCG)的肿瘤可使乳房增大。增大乳房可以是一侧也可以是双侧。

（六）其他晚期转移症状

如肺转移可以出现胸痛、咯血等。

六、诊断与鉴别诊断

（一）诊断

1. 病史和体格检查　详尽的病史和仔细的体格检查是诊断的关键。睾丸位于体外，触诊容易。触诊时注意阴囊有无肿大、结节，比较双侧睾丸大小弹性、附睾大小，有无触痛。发现异常情况进一步检查。

2. B超　简便而准确的检查。彩色多普勒超声不仅能准确测定睾丸大小、形态、有无肿块，还能探测肿瘤血供。判断睾丸肿大是炎症、扭转或是肿瘤，具有很高敏感性和特异性。在肿瘤的分类中对畸胎瘤、混合性肿瘤也有一定的诊断价值。

3. CT和MRI　对睾丸肿瘤的诊断价值同B超，但对腹膜后，腹腔、胸腔转移淋巴结有意义。[18]FDG-PET在鉴别化疗后残留肿块是坏死灶或是肿瘤残存具有很高的判断价值。

4. X线胸部检查　对肺转移有一定的价值。

5. 血清肿瘤标志物　肿瘤标志物在睾丸肿瘤诊断中具有重要价值，目前在临床运用最广的是甲胎蛋白、绒毛膜促性腺激素。这两种肿瘤标志物是伴随胚胎发育的癌性物质。AFP在全部卵黄囊瘤，50%~70%胚胎癌、畸胎瘤中升高；β-HCG在全部绒癌、40%~60%胚胎癌及少数精原细胞瘤升高。由此可见肿瘤标志物主要在非精原细胞瘤中呈高表达，由于这两种肿瘤标志物往往比临床症状早几个月。因此临床上将其作为对非精原细胞瘤疗效好坏的敏感指标，若手术、化疗、放疗后降低，说明疗效好；反之亦然，若继续升高说明病情加重。

乳酸脱氢酶、胎盘碱性磷酸酶亦有作为肿瘤标志物者，但特异性不及AFP和HCG。但近期报道在进展期的精原细胞瘤呈高表达。

6. 染色体、癌基因及其编码蛋白　目前对于基因检测主要限于实验室，临床运用不广。

（二）鉴别诊断

睾丸肿瘤诊断不难，误诊原因主要和就诊医师的认识有关，常与睾丸肿瘤混淆的疾病如下：

1. 附睾炎　无论急性还是慢性都可引起阴囊肿块、睾丸肿大。详细询问病史、查体加上B超检查，大部分可以鉴别。

2. 附睾结核　早期结核诊断较易，晚期病变因附睾尾部有干酪样变化形成一肿块，B超诊断较困难，需多种影像学检查，肿瘤标志物检查和详细病史有利鉴别。

3. 鞘膜积液　睾丸肿瘤往往合并鞘膜积液，但注意和单纯鞘膜积液鉴别，B超可确诊。

4. 睾丸外伤　外伤后的血肿可引起睾丸肿大，外伤史和B超可确诊。

5. 睾丸梅毒　一般睾丸较小，肿块光滑无明显的沉重感，冶游史和华康反应阳性。

七、分　　期

睾丸肿瘤有两种分期方法：一种是临床分期，另一种为病理分期。临床分期对了解病情、判定治疗方案判断预后等有重要意义,而病理分期主要用于科研与统计。

(一)临床分期

临床分期目前仍沿用 Boden/Gibb 在 1951 年提出的分期方法。简单归纳:Ⅰ期,肿瘤局限于睾丸。Ⅱ期,腹膜后淋巴结转移。Ⅲ期,膈上淋巴结或远处其他器官转移(表13-4-2)。

表13-4-2　睾丸癌的临床分期

Ⅰ期

　Ⅰ A　肿瘤局限于睾丸及附睾

　Ⅰ B　肿瘤侵及精索,或肿瘤发生于未下降的睾丸

　Ⅰ C　肿瘤侵及阴囊壁,腹股沟阴囊手术后发现

　Ⅰ X　原发肿瘤的侵犯范围不能确定

Ⅱ期　仅有膈以下的淋巴结转移

　Ⅱ A　转移的淋巴结均<2cm

　Ⅱ B　至少一个淋巴结在 2～5cm 之间

　Ⅱ C　腹膜后淋巴结>5cm

　Ⅱ D　腹部可扪及肿块或腹股沟淋巴结固定

Ⅲ期　纵隔和锁骨上淋巴结转移和远处转移

　Ⅲ A　有纵隔和(或)锁骨上淋巴结转移,但无远处转移

　Ⅲ B　远处转移仅限于肺

　　　　"少量肺转移",每侧肺转移的数目<5,病灶直径<2cm

　　　　"晚期肺转移",每侧肺转移的数目>5,或病灶直径<2cm,或胸腔积液

　Ⅲ C　任何肺以外的血行转移

　Ⅲ D　根治性手术后,无明确的残存病灶,但肿瘤标志物阳性

(二)病理分期

病理分期见表13-4-3。

表13-4-3　睾丸肿瘤 TNM 分期(国际抗癌联盟)

原发肿瘤(T)	区域淋巴结(N)	远处转移(M)
T_x　未做睾丸切除	N_x　未做 IVU	M_x　未做胸片或生化检查未确定
T_0　未见原发肿瘤	N_0　无区域性淋巴结受侵	M_0　无远处转移
T_1　肿瘤局限于睾丸体部	N_1　同侧单个淋巴结受侵	M_1　有远处转移
T_2　肿瘤扩展超过鞘膜	N_2　对侧双侧或多区域淋巴受侵	M_{1A}　潜在转移
T_3　肿瘤侵及睾丸网或附睾	N_3　腹部可触及肿块	M_{1b}　某一器官单个转移
T_4　肿瘤侵及精索	N_4　隔一站淋巴结受累	M_{1c}　某一器官多个转移
T_{4a}　侵及精索		M_{1d}　多个器官转移
T_{4b}　侵及阴囊壁		

中国泌尿外科疾病诊疗指南(2009 版)睾丸肿瘤分期推荐国际抗癌联盟(UICC)2002年发布的分期标准。对于原发灶分期使用在原发灶切除后确定侵犯范围的病理分期。结合术前术后肿瘤标志物水平和影像学结果加以综合判断,具体见表13-4-4。

表 13-4-4　TNM 分期(UICC,2002 年,第 6 版)

原发肿瘤(T)

$_pT_x$　　原发肿瘤无法评价(未行睾丸切除则用 T_x)

$_pT_0$　　无原发肿瘤的证据(如睾丸瘢痕)

$_pT_{is}$　　曲细精管内生殖细胞(原位癌)

$_pT_1$　　肿瘤局限于睾丸和附睾,不伴有血管/淋巴管浸润,可以浸润睾丸白膜但是无鞘膜侵犯

$_pT_2$　　肿瘤局限于睾丸和附睾,伴有血管/淋巴管浸润,或者肿瘤通过睾丸白膜侵犯鞘膜

$_pT_3$　　肿瘤侵犯精索,有或无血管/淋巴管浸润

$_pT_4$　　肿瘤侵犯阴囊,有或无血管/淋巴管浸润

临床区域淋巴结(N)

N_x　　区域淋巴结转移情况无法评估

N_0　　没有区域淋巴结转移

N_1　　转移淋巴结最大径线≤2cm

N_2　　转移淋巴结最大径线>2cm,但≤5cm

N_3　　转移淋巴结>5cm

病理区域淋巴结(PN)

$_pN_x$　　区域淋巴结转移情况无法评价

$_pN_0$　　没有区域淋巴结转移

$_pN_1$　　转移淋巴结数≤5 个,且最大径线≤2cm

$_pN_2$　　单个转移淋巴结,最大径线>2cm,但≤5cm;或者 5 个以上≤5cm 的阳性淋巴结;或者存在扩散到淋巴结外的证据

$_pN_3$　　转移淋巴结大于 5cm

远处转移(M)

M_x　　远处转移情况无法评价

M_0　　无远处转移

M_1　　远处转移

M_{1a}　　区域外淋巴结或者肺转移

M_{1b}　　其他部位转移

血清肿瘤标志物(S)

S_x　　无法评价标志物

S_0　　标志物水平不高

S_1　　AFP<1000ng/ml,且 HCG<5000IU/L,且 LDH<正常值上限的 1.5 倍

S_2　　AFP1000 ~ 10 000ng/ml,或 HCG 5000 ~ 50 000IU/L,或 LDH 正常值上限的 1.5 ~ 10 倍

S_3　　AFP>10 000ng/ml,或 HCG>50 000IU/L,或 LDH>正常值上限的 10 倍

八、治　疗

睾丸肿瘤通常采用手术、化疗和放疗在内的综合治疗。目前免疫治疗也取得一些进展。

（一）手术治疗

1. 根治性睾丸切除术 睾丸肿瘤手术均应实施根治性睾丸切除术，即应经腹股沟切口在内环处先结扎切断精索，做睾丸切除，防止癌细胞扩散。

2. 腹膜后淋巴结清除术 腹膜后淋巴结清除术（retroperitoneal lymphadenectomy，RPLND）可根据手术范围分三种术式：根治性、改良性和保留神经性。近年来随着腹腔镜技术发展，腹腔镜下的腹腔淋巴清扫术逐步取代开放手术，该术式优点是创伤小，术后恢复快。所有的非精原细胞瘤、临床Ⅱ期精原细胞瘤在化疗放疗后仍有恶化者都应行腹膜后淋巴结清除术。

在行腹膜后淋巴结清除术时除要注意其适应证，更要了解各种术式在治疗中的作用、技术难点及可能发生的后遗症。

3. 保留器官（睾丸组织）手术 目前对于双侧同时或先后发生的睾丸肿瘤、孤立睾丸肿瘤是否行保留睾丸手术仍处于探讨阶段。对于非精原细胞瘤，睾酮水平正常，肿瘤体积小于30%可以考虑该方式，在此强调切口仍取腹股沟区。沿肿瘤假包膜小心切除部分睾丸组织，完整切除肿瘤。手术前必须严格掌握适应证，且征得家属和患者同意。术后立即辅以放疗。

（二）化疗

化疗效果良好，可单药亦可联合用药。目前认为精原细胞瘤、胚胎癌、绒毛膜上皮癌疗效最佳，畸胎瘤效果差。一般来说联合用药疗效好于单药。化疗既可以作为辅助化疗，如在Ⅰ期精原细胞瘤术后卡铂单药化疗；也可以作为转移性睾丸肿瘤治疗。

1. 单药治疗

（1）顺铂（DDP）：主要用于精原细胞瘤，静脉注射或静脉滴注。

（2）卡铂（CBP）：是二代铂制剂，疗效同前毒性降低。

长春新碱（VCR）、鬼臼乙叉甙（VP-16）、异环磷酰胺（IFO）在睾丸肿瘤治疗中主要为联合用药。

2. 联合用药 中国泌尿外科疾病诊断治疗指南（2009版）推荐以下方案：

（1）PVB方案，每3周重复一次，一般3～4疗程。

（2）BEP方案，每3周重复一次，一般2～4疗程。

（3）EP方案，每3周重复一次，一般2～4疗程。

（4）VIP方案（挽救性治疗方案），每3周重复一次，一般3～4疗程。

以PVB为最经典方案；BEP为PVB的替代方案，目前有为第一优选方案趋势；EP为博来霉素不宜用者的替代方案；VIP方案为初次治疗失败后的挽救性治疗方案。

（三）放射治疗

1. 精原细胞瘤 作为辅助性放疗即在术后即刻进行的放疗，一直在临床上广泛应用，效果良好。照射范围采用ABC三野（图P268），^{60}Co或高能X线照射，总量Ⅰ期20～25Gy；Ⅱ期30～35Gy；Ⅱ$_B$期先行全腹G、H野照射，剂量为20Gy/3周，然后加照原发灶10～20Gy；Ⅱ期若要行DE区照射者注意脊髓保护。除常规辅助放疗外也可以对不能手术的病灶进行放疗。

2. 非精原细胞瘤 在化疗失败后，又无法行姑息性手术切除的肿瘤可行放射治疗。

3. 睾丸肿瘤脑转移 在化疗的基础上应行联合放疗。

九、预后及术后随访

睾丸肿瘤不做治疗者80%在2年内死亡,睾丸肿瘤经规范综合治疗后预后好。精原细胞瘤5年、10年生存率均超过95%。非精原细胞瘤5年、10年生存率65%左右。肿瘤在治疗后复发除绒癌以外,组织学分类不如分期重要。国际生殖细胞癌协作组(IGCCCG)根据肿瘤原发部位、转移情况、肿瘤标志物水平、组织类型将睾丸生殖细胞肿瘤预后分成良好、中等、预后不良(表13-4-5)。

表13-4-5 国际生殖细胞癌协作组预后因素分期系统

分组	非精原细胞瘤	精原细胞瘤
预后良好	睾丸或腹膜后原发	任何部位原发
	且无肺外器官转移	且无肺外器官转移
	且AFP<1000ng/ml,HCG<5000IU/L,LDH<正常值上限的1.5倍	且 AFP 正常
		HCG 和 LDH 可以为任意值
预后中等	睾丸或腹膜后原发	任何部位原发
	且无肺外器官转移	且肺外器官转移
	且有下列之一者:AFP 1000~10 000ng/ml,或 HCG 5000~	且 AFP 正常
	50 000IU/L,或 LDH 高于正常值上限的1.5~10倍	HCG 和 LDH 可以为任意值
预后不良	纵隔原发	无
	或肺外器官转移	
	或 AFP>10 000ng/ml	
	或 HCG>50 000IU/L	
	或 LDH>正常值上限的10倍	

注:该分期系统用于转移性睾丸肿瘤,包括非精原细胞瘤和部分精原细胞瘤。

睾丸肿瘤术后随访很重要,由于复发肿瘤后经过综合治疗仍能取得良好疗效,因此深受临床重视。我国目前尚无大规模统计数据。指南建议参考欧美的相关资料进行随访,包括随访重点对象,如胚胎癌患者。检查要点按睾丸肿瘤复发途径进行影像学检查,即腹膜后、肺、对侧睾丸等,注意血清肿瘤标志物的监测,随访时间在2年内。以3个月一次,2年后可延至半年到1年。

(罗　宏)

Summary

Cancer of the testis is a relatively uncommon disease, accounting for approximately 1% of all cancers in males. However, it is an important disease in the field of oncology, as it represents a highly curable neoplasm, and the incidence of which is focused on young patients at their peak of productivity. Most patients with testicular cancer seek medical attention because of the development of a painless, swollen testis. Accompanying symptoms include a sensation of heaviness or aching in the affected gonad. Severe pain is quite rare, unless there is associated epididymitis or bleeding in the tumor. On occasion, because testicular cancer is commonly associated with low sperm counts, patients may present during the course of an infertility work-up. Curative treatment for disseminated nonseminomatous germ cell tumors often combines surgery and chemotherapy. The goal of initial therapy is never palliation nor prolongation of survival, but cure.

第十四章　女性生殖系统肿瘤

第一节　卵　巢　肿　瘤

一、组织学分类

卵巢肿瘤(ovarian tumor)是女性生殖系统常见的肿瘤,主要分为三大类:良性肿瘤、交界性肿瘤和恶性肿瘤。卵巢肿瘤的组织学类型复杂多样,是全身脏器肿瘤类型最多的部位之一,常见组织学分类如下:

(一) 表层上皮-间质肿瘤

1. 浆液性肿瘤(serous tumor)　①良性:囊腺瘤、乳头状囊腺瘤、表层乳头状瘤、腺纤维瘤和囊性腺纤维瘤;②交界性:囊腺瘤、乳头状囊腺瘤、表层乳头状瘤、腺纤维瘤和囊性腺纤维瘤;③恶性:囊腺癌、乳头状囊腺癌、表层乳头状癌、腺癌纤维瘤(恶性腺纤维瘤)。

2. 黏液性肿瘤(mucinous tumor)　①良性:囊腺瘤、腺纤维瘤和囊性腺纤维瘤;②交界性:囊腺瘤、腺纤维瘤和囊性腺纤维瘤;③恶性:囊腺癌、腺癌纤维瘤(恶性腺纤维瘤)。

3. 子宫内膜样肿瘤(endometrioid tumor)　①良性:囊腺瘤、腺纤维瘤和囊性腺纤维瘤;②交界性:囊腺瘤、腺纤维瘤和囊性腺纤维瘤;③恶性:囊腺癌、腺癌纤维瘤(恶性腺纤维瘤)、恶性苗勒管混合瘤(癌肉瘤)、腺肉瘤、子宫内膜间质肉瘤(低级别)、未分化卵巢肉瘤。

4. 透明细胞肿瘤(clear cell tumor)　①良性:囊腺瘤、腺纤维瘤和囊性腺纤维瘤;②交界性:囊腺瘤、腺纤维瘤和囊性腺纤维瘤;③恶性:囊腺癌、腺癌纤维瘤(恶性腺纤维瘤)。

5. 移行细胞肿瘤(transitional cell tumor)　①良性:Brenner瘤;②交界性:Brenner瘤;③恶性:Brenner瘤、移行细胞癌(非Brenner型)。

6. 鳞状细胞肿瘤(squamous cell tumor)。

7. 混合型上皮性肿瘤(mixed epithelial tumor)。

8. 未分化癌(undifferentiated carcinoma)。

9. 未分类肿瘤(unclassified tumor)。

(二) 性索间质肿瘤

1. 颗粒细胞-间质细胞肿瘤(granular cell and interstitial cell tumor)　①颗粒细胞瘤(幼年型、成人型);②卵泡膜-纤维组织肿瘤:卵泡膜细胞瘤(典型和黄素化型)、纤维瘤、纤维肉瘤、硬化性间质瘤、印戒细胞间质瘤、未分类(纤维卵泡膜细胞瘤)。

2. 支持-间质细胞瘤(sertoli-Leydig cell tumor)　又称男性母细胞瘤,分为高分化型、中分化型、低分化型(肉瘤样型)、网状型、环状小管性索瘤、两性母细胞瘤、类固醇细胞肿瘤等。

(三) 生殖细胞肿瘤

生殖细胞肿瘤主要有:①无性细胞瘤;②卵黄囊瘤(内胚窦瘤);③胚胎癌;④多胚胎瘤;

⑤绒毛膜癌;⑥畸胎瘤。

畸胎瘤又可分为:①未成熟型畸胎瘤;②成熟型畸胎瘤,实性、囊性(皮样囊肿)、胎儿型;③单胚层畸胎瘤和高度特异性畸胎瘤,卵巢甲状腺肿、类癌、神经外胚层肿瘤、皮脂腺肿瘤。

(四)　其他

小细胞癌、大细胞神经内分泌癌、转移性肿瘤、瘤样病变等。

二、卵巢良性肿瘤

【主要临床表现】

卵巢良性肿瘤一般生长缓慢,肿瘤较小时多无症状,不易发现,往往因其他疾病或查体时行妇科检查或超声检查时才被发现。当肿瘤逐渐长大后,患者多有下腹不适感,或有腹胀,有时自觉腹围增大,体型偏瘦者可自己触及下腹肿物。如肿瘤生长过大,可引起压迫症状,出现尿频、呼吸困难、心悸等,如影响下肢静脉回流可导致腹壁或下肢水肿。

妇科检查时往往能在子宫的一侧或双侧触及肿物,囊性或实性,通常界限清楚,可推动。腹部检查能否触及肿物与腹壁厚度、肿瘤大小、性质及位置等有关。各种卵巢良性肿瘤有着共同的临床表现,也有各自的特征。术中应取乳头部分送冷冻病理检查,以除外交界性或恶性肿瘤的可能。常见以下几种:

1. 浆液性囊腺瘤　约占所有卵巢良性肿瘤的25%,多发生于30~40岁女性。肿瘤表面光滑,多为单侧,也有双侧发生。分为单纯型和乳头状两种类型,前者多为单房,后者常为多房。如果囊壁可见乳头生长则应考虑交界性或肿瘤恶变的可能。据报道,卵巢浆液性囊腺瘤发现乳头的患者中恶变的几率为30%~40%。

2. 黏液性囊腺瘤　占卵巢良性肿瘤的20%左右,较为常见。好发于育龄期女性。多数为单侧性,多房,囊内为胶胨样黏稠液体,5%~10%的病例发生恶变。临床上偶可见到肿瘤自行穿破,黏液性上皮种植在腹膜或腹腔脏器表面,形成腹膜黏液瘤。若手术时肿瘤破裂,可能导致肿瘤复发,甚至引起肠梗阻,再次手术难度大,不易完全切除。

3. 成熟畸胎瘤　也称为皮样囊肿,属于生殖细胞肿瘤,占所有生殖细胞肿瘤的80%~90%。可发生于任何年龄,其中30~40岁居多。多为单侧,少数患者在切除患侧畸胎瘤后若干年对侧再次发现畸胎瘤。畸胎瘤恶变率为1%~4%,多发生于绝经后女性,鳞癌变较常见。

4. 卵泡膜细胞瘤　少见的卵巢良性肿瘤,有些卵泡膜细胞瘤具有内分泌功能,可分泌雌激素,故一些患者伴有月经紊乱或不规则阴道出血。少数患者因此发生子宫内膜增生,甚至是子宫内膜癌,该肿瘤多见于围绝经期妇女,极少数患者为恶性卵泡膜细胞瘤。

5. 纤维瘤　属于卵巢性索间质肿瘤,较少具有内分泌功能。偶有合并卵泡膜细胞瘤时可有激素紊乱的表现。卵巢纤维瘤占所有卵巢肿瘤的2%~5%。多为单侧,好发于中年女性。肿瘤质地较其他卵巢良性肿瘤坚硬,查体时即可感受。该肿瘤的另一特征是可同时合并胸腔积液或腹水,但手术切除肿瘤后胸腹水可自行消失。这种临床表现被称为梅格斯综合征(Meigs syndrome)。

【常见的并发症】

1. 蒂扭转 多见于成熟型囊性畸胎瘤,进一步发展可出现动脉血流受阻,肿瘤坏死,甚至导致肿瘤破裂,继发感染。因此,卵巢囊肿蒂扭转是急诊手术指征。

2. 破裂 卵巢肿瘤的破裂可由于外伤等外部原因造成,也可是肿瘤自发破裂。肿瘤破裂后内容物外流,畸胎瘤破裂脂质流出,可发生化学性腹膜炎,刺激腹膜形成油脂肉芽肿;黏液性囊腺瘤破裂可导致腹膜黏液瘤。一旦发现或怀疑肿瘤破裂,应急诊手术。

3. 感染 多继发于卵巢肿瘤蒂扭转或破裂后,比较少见。临床表现为腹膜炎征象,发热、腹痛、腹肌紧张等。应积极抗感染治疗的同时,寻找确定手术时机。

4. 恶变 部分卵巢良性肿瘤如成熟型囊性畸胎瘤可发生恶变。恶变早期无明显症状,难以发现。短期内肿瘤明显增大,或者肿瘤标志物迅速上升应考虑肿瘤恶变的可能。

【辅助检查】

1. 肿瘤标志物 卵巢肿瘤常用的标志物有 CA125、CEA、CA19-9、β-HCG、AFP、HE4、雌二醇、雄激素等,多数卵巢良性肿瘤的肿瘤标志物水平在正常范围内,对于诊断的参考价值不大。部分颗粒细胞瘤、卵泡膜细胞瘤患者的血清雌激素水平可有上升。

2. 影像学检查 超声检查是发现卵巢肿瘤最常用的手段,CT 或 MRI 有助于进一步明确诊断。影像学检查可检测肿瘤的位置、大小、形态、囊实性等,对鉴别肿瘤的良恶性具有较好的价值。成熟型囊性畸胎瘤因内含脂肪成分,超声所见可为无回声或低回声,如脂肪与头发混合,则可呈高回声。畸胎瘤内含钙化或牙齿时,则在高回声之后有声影。畸胎瘤所见比较特异,较容易确诊。

【鉴别诊断】

1. 盆腔炎性包块 多有盆腔炎病史,伴有腹痛、白细胞升高等,严重者或急性期可出现发热,经抗感染治疗后好转,包块缩小。

2. 子宫肌瘤 带蒂的子宫浆膜下肌瘤可与卵巢实性肿瘤相混淆。肌瘤常为多发性,可伴随月经异常,查体时发现子宫增大,超声等影像学检查有助于鉴别。

3. 异位妊娠 多有停经史,或阴道不规则出血,β-HCG 升高,比较容易鉴别。

4. 卵巢恶性肿瘤 早期卵巢恶性肿瘤难以与良性肿瘤相鉴别,晚期容易确诊。

【治疗】

卵巢良性肿瘤确诊后应根据情况行手术治疗。根据肿瘤性质、患者年龄、生育要求等综合考虑手术范围。手术治疗包括患侧附件切除和肿瘤剥除术。对于围绝经期或绝经后女性可考虑全子宫加双附件切除,术中切下肿瘤后应予以剖视,必要时送冷冻病理检查,根据结果确定最终的手术范围。

年轻患者要求保留卵巢功能而行肿瘤剥除时,注意尽量避免破裂,尤其是诊断尚未明确的情况。因为交界性肿瘤或早期没有包膜侵犯的癌,肿瘤破裂可增加复发的风险。

三、卵巢恶性肿瘤

卵巢恶性肿瘤主要包括卵巢上皮癌、卵巢恶性生殖细胞肿瘤和恶性性索间质肿瘤等。

【流行病学】

卵巢癌(ovarian cancer)是女性生殖系统常见的恶性肿瘤之一,仅次于子宫内膜癌。

在世界范围内,卵巢癌的发病率差异具有一定的地区性,世界范围内发病率最高与最低之比可达 4∶1,发病率最高的是欧洲和北美,但近年的变化趋势显示,原来发病率较高的地区,如美国,卵巢癌发病率略呈下降趋势(1975 年为 16.3/10 万人,2002 年为 13.3/10 万人)。而原来发病率较低的地区,如一些发展中国家(包括我国)的发病率有所上升,这可能与诊断技术的提高、发展中国家医疗条件的改善和癌症登记制度的完善有关。

我国的肿瘤登记制度尚不完善,缺乏大规模的流行病学调查,因此至今没有全国范围内确切的发病数据。我国卵巢癌的发病率存在地区差异,主要表现为城市高、农村低,城市的发病率为 6.3/10 万 ~9.2/10 万人,而农村仅为 2.2/10 万人。

卵巢癌在不同年龄阶段的发病率具有显著差异。卵巢恶性生殖细胞肿瘤主要发生于青少年及年轻妇女,平均年龄为 18 ~ 21 岁。20 岁以下的卵巢肿瘤患者中,近 60% 为生殖细胞肿瘤。而卵巢上皮癌在 20 岁以下发病者罕见,发病的高峰年龄在 50 ~ 70 岁。文献报道,从 1972 ~ 1999 年,我国上海市区卵巢癌各年龄组的发病率均有上升趋势,年变化率都在 1.0% 以上,这可能和人们的生活方式及环境因素的改变有关。

【病因及危险因素】

由于卵巢癌的早期诊断率低,而晚期卵巢癌的死亡率高居不下,因此探索卵巢癌的病因及危险因素,研究如何预防和早期诊断卵巢癌具有重要意义。

目前,卵巢癌的发病原因尚不清楚,有多种假说推测其发病机制,如不间断排卵学说、体腔上皮化生学说等。

1. 输卵管上皮起源学说　近年来,有学者认为最先发生的是输卵管上皮癌变,癌细胞脱落至卵巢,导致肿瘤的发生。支持该学说的证据有预防性双附件切除的 *BRCA*1/2 突变携带者中,发现输卵管早期癌的存在;另外输卵管结扎的女性中发生卵巢癌的比例也低于未结扎的女性。

2. 卵巢上皮癌的"二元论"　高分化卵巢上皮癌中 *p*53 突变者不到 10% ,而 *k-Ras* 或 *Braf* 突变者约占 66% ,与卵巢交界性肿瘤中观察到的变化一致。同时,研究者也发现交界性肿瘤恶变者多为高分化癌。另一方面,中低分化卵巢癌中 *k-Ras* 突变罕见,而 *p*53 突变者近 60% 。高分化卵巢癌与中低分化卵巢癌的生物学行为也有较大差异,提示高分化卵巢癌与中低分化者之间可能存在各自不同的发病机制。

3. 内分泌及生殖因素　流行病学研究表明口服避孕药、足月妊娠和哺乳可以降低卵巢癌的发病风险,而无孕产史的妇女发生卵巢癌的风险有所增加。在黄体形成时,卵巢上皮内陷至卵巢间质,在激素的刺激下可能会发生转化,形成新生物。由此推测,排卵次数多则易发生卵巢癌。

避孕药对于卵巢的保护作用已基本得到了认可,其原理可能是抑制排卵和降低垂体促性腺激素对卵巢的刺激。流产或异位妊娠等非足月妊娠的保护作用尚不明确。激素替代治疗对卵巢癌的影响还需讨论,激素替代治疗和癌症相关的研究多集中在乳腺癌和子宫内膜癌,只有少数研究探讨了它和卵巢癌的相关性。激素替代治疗可轻微增加卵巢癌的发生风险,而单纯雌激素替代治疗较雌激素、孕激素联合应用对卵巢癌的影响更大。激素对卵巢癌发病风险的影响可大致认为雌激素、促性腺激素和雄激素有促进作用,而孕激素具有保护作用。

4. 遗传因素　遗传相关的卵巢癌大约占所有卵巢癌的 10% ,多数呈家族聚集性。癌症家族史是卵巢癌的一项重要危险因素,尤其是卵巢癌和乳腺癌的家族史。

遗传相关的卵巢癌可分为三种遗传性综合征:遗传性乳腺癌卵巢癌综合征(HBOC)、Lynch Ⅱ综合征和位点特异性卵巢癌综合征。其中 HBOC 最常见,占遗传性卵巢癌的 85%~90%。乳腺癌易感基因(*BRCA*1 和 *BRCA*2)和 HBOC 的发生明确相关,目前认为这两个基因的突变是卵巢癌的危险因素。研究显示,在 HBOC 患者中,*BRCA*1 和 *BRCA*2 总的突变率为 40%~50%。*BRCA*1 和 *BRCA*2 突变携带者在一生之中发生卵巢癌的风险分别达 54% 和 23%,是卵巢癌的高危个体。口服避孕药、预防性双附件切除等措施可在不同程度上降低卵巢癌的发病风险。

5. 其他 既往病史、生活方式和环境因素也会影响卵巢癌的发病风险,与卵巢癌的发生可能相关的疾病有盆腔炎、子宫内膜异位症、多囊卵巢综合征(PCOS)等。盆腔炎的隐蔽性和迁延性以及病原体的多样性,使得炎症对卵巢的损伤具有反复性和持续性,作用逐渐积累,最终可能导致癌症的发生。输卵管结扎和子宫切除能降低卵巢癌发病率的原因之一可能在于这两种手术可减少盆腔炎症的发生。卵巢巧克力囊肿与卵巢子宫内膜样癌和透明细胞癌的发生相关。

饮食、烟酒等可能对卵巢癌的发生没有直接作用,但不除外有间接影响。

环境因素已经成为多种癌症的危险因素,然而对卵巢癌来讲,还缺乏确切的证据。卵巢癌发病率高的国家多为工业化发达国家,工业污染可能是卵巢癌的危险因素。

【主要临床表现】

(1)由于卵巢的位置处于盆腔深处,多数卵巢癌患者缺乏典型的症状与体征。卵巢上皮癌早期多无自觉症状,即使出现症状也是非特异性的,如月经紊乱、轻度胃肠不适(如腹胀、食欲下降)等,有时可因压迫直肠或膀胱而出现尿频、便秘、大小便困难等。如果患者在刚刚出现这些症状的时候就能够就医检查,而医生在考虑消化道疾病的同时,行盆腔超声、阴道超声及血 CA125 检查,可能有助于早期发现卵巢癌。

(2)晚期卵巢癌的症状多由腹水、网膜或胃肠道转移引起,如腹胀、气短、上腹不适以及肠道不全梗阻,甚至完全梗阻的症状,可伴有消瘦等恶病质。部分肿瘤间质有黄素化或肿瘤侵及子宫可出现阴道不规则出血。约 75% 的患者就诊时即为晚期。

(3)肿瘤远处转移时可出现不同脏器受累症状,如肝转移的肝区闷胀、疼痛;胸腔积液、肺转移或心包转移的呼吸困难;颅内转移的头晕、头痛、喷射状呕吐等,体表淋巴结转移在相应区可扪到肿大、质硬的淋巴结。

(4)卵巢生殖细胞肿瘤的临床表现大多是非特异性的:①主要表现为腹痛伴有腹盆腔肿块;②肿瘤的破裂、出血或扭转引起的急腹症;③肿瘤晚期可出现腹水和腹胀。卵巢恶性生殖细胞肿瘤绝大多数来源于单侧卵巢,但无性细胞瘤有 8%~15% 的双侧性发生。卵巢颗粒细胞瘤等具有内分泌功能的肿瘤患者还可表现为月经紊乱等。若发生于青少年,如幼年型颗粒细胞瘤患者还可表现为性早熟。

(5)妇科检查时,可触及盆腔内、子宫旁包块,囊实性或实性,不规则,活动度差,三合诊时于后穹隆多可及结节不平或包块。合并大量腹水者,腹部查体移动性浊音阳性。

【转移途径】

1. 种植转移 种植转移是卵巢上皮癌最常见的转移方式,种植部位主要有子宫直肠陷凹等盆腹腔腹膜及盆腹腔脏器的浆膜面,横膈也是常见的种植转移部位。导致卵巢上皮癌容易发生种植转移的机制尚不清楚。卵巢上皮癌变的部位是卵巢表面的生发上皮,外侧没有类似肠管浆膜的解剖结构覆盖,肿瘤细胞容易脱落,游离的肿瘤细胞随腹腔内液体流动,种植到腹膜及腹腔内器官表面而形成转移灶。卵巢上皮癌种植灶的生长多数向腹腔内生长,呈粟粒样散布于腹膜表面,而有些种植灶则向器官深部浸润生长。部分转移瘤黏附在肠管表面,容易剥除。另外一些转移瘤则向肠腔发展,累及肠管的黏膜层。这样的病例若实现满意减瘤术需要切除或部分切除受累器官。造成这种差异的原因可能由于肿瘤本身的侵袭性不同,这类患者的预后更差。

2. 淋巴转移 是卵巢上皮癌常见的转移方式。即使是Ⅰ期患者也有4%~24%发生淋巴结转移,晚期患者的淋巴结转移率为55%~75%,而且淋巴受累情况与预后相关。因此,国际妇产科联盟(FIGO)在1986年将淋巴结转移情况纳入卵巢上皮癌的分期标准。

卵巢的淋巴引流途径既可向上伴随卵巢血管进入腹主动脉旁淋巴结(右侧)或左肾门区淋巴结(左侧),也可向下自卵巢门引出的淋巴管经阔韧带进入闭孔淋巴结群,并与髂外、髂内淋巴结之间有交叉吻合支,另外还有副支引流沿圆韧带至髂外末端和腹股沟淋巴结。各组淋巴结阳性率以腹主动脉旁淋巴结组阳性率最高,其他各组淋巴结髂总、髂外、髂内、闭孔的转移率相对较低。

影响淋巴结转移的因素包括肿瘤的分期、组织学分级、病理类型等。分期越晚、组织学分级越差,越容易发生淋巴结转移。就病理类型而言,黏液性癌的淋巴结转移率相对较低,10%~25%。

3. 血行转移 卵巢上皮癌初诊时即可发生血行播散,多表现为恶性胸腔积液和肝实质转移。随着手术和化疗的进步,卵巢上皮癌患者的生存时间得以延长,血行播散导致远处转移的发生率逐渐增高,成为导致患者死亡的主要原因之一。

【辅助检查】

1. 血清肿瘤标志物的检查 有助于卵巢肿瘤的鉴别诊断。最常用的有血CA125、CA19-9、CEA等,CA125上升多见于浆液性癌,CEA、CA19-9升高常见于黏液性癌,CA19-9升高还可见于其他类型的卵巢肿瘤。

CA125是一种大分子糖蛋白,分子量超过200kD,存在于人体内的多种组织中,如苗勒管上皮组织,包括输卵管、子宫内膜和宫颈内膜;间皮细胞组织,包括腹膜、胸膜及心包膜等。上述组织发生良恶性病变的患者血清中,CA125均有可能升高。如子宫内膜异位、盆腔脓肿等炎性包块、盆腔结核等也多有CA125升高,但升高幅度常低于卵巢癌。血清CA125水平有时会受到其他因素干扰,如腹部手术等对腹膜的刺激,大量引流腹水可使CA125下降,月经期或妊娠期可导致CA125轻度上升等。

CA125联合血清人附睾上皮蛋白(human epididymis protein 4,HE4)、OVA1等检测有助于鉴别盆腔包块的良恶性。CA125联合血清HE4或OVA1可提高区分良恶性附件包块的敏感性(92.5%~100%),但特异性无显著提高(43.0%~75.1%)。在绝经前女性,这两个指标与月经状态无关,在子宫内膜异位囊肿等良性包块中上升的比例较小,所以具有一定的参考价值。

各类型卵巢恶性生殖细胞肿瘤有其特异的血清肿瘤标志物。卵巢生殖细胞肿瘤有关的主要标志物如下:①甲胎蛋白(AFP),是由胚胎的卵黄囊及未成熟肝细胞产生的一种特异性蛋白。内胚窦瘤来源于卵黄囊,可产生大量AFP,多数患者血清AFP>1000ng/ml,阳性率可达95%~100%。血清浓度的变化直接反应肿瘤负荷情况。未成熟畸胎瘤的内胚层及胚胎癌向卵黄囊分化者也可产生AFP,但其血清浓度只是轻至中度升高。②绒毛膜促性腺激素(HCG),滋养层细胞具有产生 HCG 的功能,卵巢原发绒毛膜癌可产生大量 HCG。胚胎癌和无性细胞瘤患者 HCG 可呈低水平升高。③乳酸脱氢酶(LDH),是卵巢无性细胞瘤较好的肿瘤标志物。④癌抗原 19-9(CA19-9),在畸胎瘤类生殖细胞肿瘤(包括未成熟畸胎瘤及囊性畸胎瘤恶变)中有较高的表达率。

2. 影像学检查 对卵巢恶性肿瘤的诊断具有非常重要的意义。常用的有超声、CT 及 MRI 等。因为超声对腹盆腔实质脏器和组织有较好的分辨能力,对于肿物的大小、囊实性、位置等有较好的诊断价值,而且具有简便、安全、无创等优点。恶性肿瘤多为囊实性,回声不均匀,肿瘤血流丰富,常伴有腹水,可见腹膜、网膜的转移结节。

随着 CT 技术的普及应用,它在卵巢癌的诊断、治疗和随访中发挥着越来越重要的作用。通过几十年的应用,人们发现腹盆腔 CT 对肝、脾、网膜的转移灶、腹盆腔复发肿瘤以及腹膜后淋巴结转移具有较好的敏感性,但对于肠系膜及腹膜的小转移灶则容易漏诊。

PET 显像是一项相对较新的功能影像学检查技术,主要利用良恶性组织在代谢活性上的差异将其加以区别。^{18}F-2-脱氧葡萄糖(^{18}FDG)是目前常用的造影剂,在代谢活跃的组织发生浓聚。因肿瘤组织的代谢较正常组织活跃而将两者加以区分。但炎症、结核等良性病变亦会导致^{18}FDG 的浓聚,因而可能产生假阳性结果。单纯 PET 显像的缺点在于异常^{18}FDG 的摄取区域和具体解剖结构的关联性较差,因此临床上多将 PET 和 CT 同时应用,以准确显示^{18}FDG 异常摄取区域的确切解剖位置,同时确保对于病变的定性及定位诊断上的准确性。

3. 腹水细胞学检查 有助于明确诊断。液基薄片技术的应用,提高了腹水中肿瘤细胞的检出率。

【诊断与鉴别诊断】

卵巢恶性肿瘤的诊断依赖组织病理诊断。在明确诊断前需要注意与以下情况相鉴别:

1. 卵巢良性肿瘤 卵巢良恶性肿瘤的鉴别要点见本章第一节卵巢良性肿瘤。严重子宫内膜异位症患者的临床表现与卵巢癌类似。子宫内膜异位症患者多为育龄期女性,部分患者有痛经史,同时通过 B 超、MRI 或 CT 等影像学检查鉴别,有些患者需腹腔镜探查方能明确诊断。

2. 其他原因引起的腹水 包括肝炎、结核等引起的腹水,通常没有盆腔包块。肝硬化腹水多伴有肝功能异常以及肝病史;结核性腹膜炎可伴有午后低热等症状,结核菌素试验阳性,有助于鉴别诊断,必要时可行腹腔镜手术取活检确诊。原发性腹膜癌通常也没有明确的腹盆腔包块,但多数影像学检查提示大网膜增厚,甚至大网膜饼形成,应注意鉴别。

3. 卵巢转移瘤 胃肠道来源的恶性肿瘤有时可形成卵巢转移瘤,称为库肯勃瘤,多为双侧发生。应注意询问病史,患者有无消化道症状,检查便潜血等,必要时做消化道造影或胃镜、肠镜检查等明确诊断。

4. 非卵巢肿瘤 部分腹膜后肿瘤增大后可向前凸向盆腔,甚至占据盆腔一大部分,需与卵巢癌相鉴别,如腹膜后脂肪瘤、肉瘤、神经纤维瘤等。随着影像学检查的发展进步,多数肿瘤可通过 MRI 或 CT 检查辨别出肿瘤的来源。

【分期】

分期(表 14-1-1),特别说明:卵巢癌的分期仍然根据手术病理评估,采用美国癌症联合委员会(American Joint Committee on Cancer,AJCC)分期系统进行分期。强调非恶性腹水应分类,除腹水中找到恶性细胞外,否则腹水的存在不影响分期;对肝包膜转移,属于Ⅲ期,肝实质转移属于Ⅳ期,出现胸腔积液必须要有细胞学阳性证据才列为Ⅳ期。为了更准确地估计预后,对Ⅰc或Ⅱc期的病例应注明肿瘤囊肿壁系自发破裂或在手术操作时破裂,对阳性细胞学发现也应注明系来自腹腔冲洗液或来自腹水。

表 14-1-1　卵巢癌的分期(2000,AJCC)

分期	描述
Ⅰ期	肿瘤局限于卵巢
Ⅰ A	肿瘤局限于一侧卵巢,无腹水,包膜完整,表面无肿瘤,腹水或腹腔冲洗液中未见恶性细胞
Ⅰ B	肿瘤局限于双侧卵巢,无腹水,包膜完整,表面无肿瘤,腹水或腹腔冲洗液中未见恶性细胞
Ⅰ C	Ⅰ A或Ⅰ B病变已穿出卵巢表面;或包膜破裂;或在腹水或腹腔冲洗液中发现恶性细胞
Ⅱ期	肿瘤累及一侧或双侧卵巢,伴盆腔内扩散
Ⅱ A	肿瘤蔓延和(或)转移至子宫和(或)输卵管,腹水或腹腔冲洗液中未见恶性细胞
Ⅱ B	肿瘤蔓延至盆腔其他组织,腹水或腹腔冲洗液中未见恶性细胞
Ⅱ C	Ⅱ A或Ⅱ B病变,肿瘤已穿出卵巢表面;或包膜破裂;或在腹腔积液或腹腔冲洗液中发现恶性细胞
Ⅲ期	肿瘤侵及一侧或双侧卵巢,镜检证实有盆腔外腹腔转移和(或)区域淋巴结转移,肝脏表面转移为Ⅲ期
Ⅲ A	肿瘤局限在真骨盆未侵及淋巴结,无淋巴结转移,组织学证实有盆腔外腹膜面镜下转移
Ⅲ B	盆腔外腹腔转移灶直径≤2cm,无淋巴结转移
Ⅲ C	盆腔外腹腔转移灶最大径超过2cm和(或)伴腹膜后区域淋巴结转移
Ⅳ期	肿瘤侵及一侧或双侧卵巢并有远处转移,胸腔积液存在时需找到恶性细胞,肝转移需累及肝实质

【治疗】

手术联合化疗的综合治疗是卵巢癌患者的标准治疗。手术的目的在于明确分期,切除肿瘤或尽可能降低机体的肿瘤负荷,为后续化疗奠定基础。化疗的目的主要在于通过细胞毒药物的全身应用,杀灭残存及潜在的肿瘤细胞,降低复发转移的风险。两者联合应用显著延长卵巢癌患者的生存时间,改善生活质量。由于铂类联合化疗的进展,放疗基本不再用于卵巢癌术后辅助治疗。目前,放射治疗仅用于部分复发肿瘤的姑息治疗。

1. 外科手术

(1)早期癌的全面分期探查手术:早期(肿瘤局限在双侧附件)卵巢癌的手术是全面分期探查术,在切除肿瘤的同时明确分期。临床肉眼可见为Ⅰ A期患者,经分期手术后病理证实为镜下的为Ⅱ A甚至Ⅲ A期患者。分期的改变会影响术后辅助治疗方案的制订。

全面分期手术范围包括腹腔、盆腔腹水或冲洗液的细胞学检查,盆腹腔全面探查,行全子宫加双附件、大网膜切除,盆底腹膜、两侧结肠侧窝腹膜、双侧横膈表面等行多点切取活检以及腹膜后淋巴结清除术,如肿瘤侵及阑尾或肿瘤为黏液腺癌时切除阑尾。

(2)中晚期癌的肿瘤细胞减灭术:中晚期卵巢癌的手术被称为肿瘤细胞减灭术,尽可能切除一切肉眼可见的肿瘤,达到无肉眼残存肿瘤的目的。具体的手术范围包括全子宫加双附件加大网膜(黏液腺癌或阑尾受累时切除阑尾)切除+/-盆腔及腹主动脉旁淋巴结切除及腹盆腔肿瘤切除。

卵巢癌初次肿瘤减灭术的时机十分重要。部分晚期患者初诊时肿瘤在腹盆腔内广泛转移,肿瘤与周围脏器粘连严重,术中出血多、手术时间长、易对周围器官造成损伤,如肠瘘、膀胱损伤等,而且难以实现满意减瘤。2~4个疗程新辅助化疗后再手术被采用,又称为间隔减瘤术。同样临床分期,新辅助化疗加间隔减瘤术组与直接手术组相比,手术时间缩短、术中出血量减少,但两组患者的总生存期没有差异。

卵巢癌具有较高的淋巴结转移率,初次手术应予以切除。但由于多数晚期卵巢上皮癌患者存在广泛的腹盆腔种植转移,并导致局部解剖结构明显改变,使手术难度增大、时间延长,患者术后发生并发症的风险升高。确定淋巴结切除的适当方式,关键在于明确存留体内的阳性淋巴结对于预后有何影响。组织学分级、残存肿瘤的大小、肿瘤的化疗敏感性等都是明确影响预后的因素,淋巴结切除的适当方式需要个体化的确定。

(3)保留生育功能的手术:卵巢上皮癌预后差,保留生育功能应慎重。对于有生育要求的Ⅰ期患者在全面分期手术的基础上,可考虑保留对侧卵巢和子宫。卵巢性索间质肿瘤患者保留生育功能的要求与卵巢上皮癌相同。

卵巢生殖细胞肿瘤的患者发病年龄较轻,有生育要求的比例较上皮癌高。这类肿瘤预后相对较好,多数患者化疗后可获得长期生存。因此只要对侧卵巢和子宫没有受累,即便是晚期患者也可考虑保存生育功能,术后辅助化疗。

(4)复发癌的手术:卵巢癌复发后的治疗需考虑复发时间、复发肿瘤特点等因素,仍是化疗、手术等综合治疗,部分复发癌符合下列条件者可考虑再次肿瘤细胞减灭术:患者体能状态(PS评分)良好,能够耐受手术;一线化疗有效,肿瘤复发间隔时间6~12个月及以上;预计复发灶可切除。再次减瘤术可降低肿瘤负荷,对于化疗敏感者有助于提高疗效。与初次减瘤术相同,二次减瘤术后有无残存肿瘤也是影响患者预后的因素,但肿瘤无法完全切除者从二次减瘤术中获益很有限。

(5)腹腔镜手术:卵巢癌广泛种植转移容易导致腹腔、盆腔广泛粘连,解剖结构严重改变,限制了腔镜的应用。目前腹腔镜手术在卵巢癌中的应用主要用于部分Ⅰ期患者的全面分期探查术和疑为卵巢癌患者的腹腔镜探查诊断。

2. 化学治疗

(1)术后辅助化疗:卵巢癌的辅助化疗经过了逐渐的发展变化,首先在20世纪70年代,顺铂开始用于卵巢癌的治疗,改善了患者的预后。到了80年代末,研究表明,环磷酰胺/顺铂±多柔比星联合治疗优于单药治疗。90年代,发现紫杉醇对卵巢癌具有良好的抗肿瘤作用,替代环磷酰胺与顺铂联合。第二代铂类化合物卡铂,由于其胃肠道反应轻微,在对神经系统毒性方面与紫杉醇没有交叉,紫杉醇联合卡铂与紫杉醇联合顺铂作为中晚期卵巢癌一线辅助化疗的疗效相当,而前者的安全性更好,从而确定了紫杉醇联合卡铂给药作为卵巢癌术后一线辅助化疗的地位。

主要化疗方案如下:

1)紫杉醇175mg/m²,静脉滴注3小时,随后卡铂AUC 5.0~6.0,静脉滴注1小时,d1,每3周重复,共6~8个周期。

2)多西他赛60~75mg/m²,静脉滴注1小时,随后卡铂AUC 5.0~6.0,静脉滴注1小时,d1,每3周重复,共6~8个周期。

3)紫杉醇+卡铂的剂量密集型周疗方案:紫杉醇80mg/m²,静脉滴注,d1、8、15,卡铂AUC 6.0,d1静脉滴注1小时,每3周重复,共6个周期。

4)腹腔化疗:腹腔灌注给药的方式可提高腹盆腔内药物的浓度,可能有助于提高疗效,尤其是获得满意减瘤的患者。通常紫杉醇和顺铂静脉腹腔联合化疗较传统的静脉化疗的

PFS 和 OS 有所改善,该治疗方案的副反应较重,不容忽视。

(2) 卵巢恶性生殖细胞肿瘤化疗:手术联合化疗使绝大多数卵巢恶性生殖细胞瘤患者实现了保留生育功能的愿望。在化疗取得满意的疗效前,只能手术切除全子宫和双附件以提高疗效。

近 10 余年来,对于子宫和对侧附件未受累的卵巢恶性生殖细胞瘤的患者,即使肿瘤已有盆腹腔转移,也可在切除肿瘤的前提下保留子宫和对侧附件(保留生育功能的手术)。术后辅助化疗,方案与卵巢上皮癌不同,顺铂/依托泊苷/博来霉素联合化疗为主。大多数患者可在化疗后恢复正常月经,能成功妊娠、分娩,并长期存活。

化疗方案如下:

博来霉素 15mg/d,静脉滴注,d1 ~ 3,VP16 100mg/(m^2 · d),静脉滴注,d1 ~ 5,顺铂 20mg/(m^2 · d),静脉滴注,d1 ~ 5,每 28 天重复,共 3 ~ 4 周期。

卵巢性索-间质肿瘤术后化疗方案为含铂的联合化疗,可参考恶性生殖细胞肿瘤或卵巢上皮癌的方案。

(3) 维持治疗:维持治疗是指在减瘤术联合一线辅助化疗后获得完全缓解的患者继续应用化疗或生物治疗,以期延长无瘤生存期,改善预后。

(4) 新辅助化疗:新辅助化疗(NAC)是指部分患者因肿瘤无法切除,或者患者的一般状况较差,无法耐受手术而先行数个疗程的化疗。NAC 方案与术后辅助化疗方案一致。化疗有效者在 NAC 后一般状况获得改善,肿瘤缩小,有利于手术切除,缩短手术时间,减少术中术后并发症,部分患者可能实现脏器功能的保留。

(5) 复发癌的化疗:尽管大部分卵巢癌患者手术和一线化疗后获得临床缓解,但其中 70% ~ 80% 的患者最终肿瘤复发。目前认为复发卵巢癌基本无法获得治愈,化疗是主要的治疗方法,再次减瘤术后肿瘤完全切除也应继续辅助化疗,但终将出现化疗耐药,肿瘤进展。

复发癌的治疗目的主要在于改善生存质量、延长生存时间。

复发肿瘤开始治疗的时机有争议。血清肿瘤标志物的升高早于临床查体或影像学检查发现可见的肿瘤 2 ~ 4 个月,有主张一旦发现血清标志物检查连续 2 次升高即应该开始治疗,尽早遏制肿瘤的发展,也有主张直到查体或影像学检查发现可见的肿瘤后再开始治疗,延长了无治疗间隔,有助于改善患者的生活质量。

复发后化疗方案的制订主要依据末次化疗结束至本次复发的时间间隔(TTR)。TTR 越长,化疗的缓解率也越高。目前将无治疗间隔<6 个月复发者定义为铂耐药,>6 个月者为铂敏感。

治疗原则也因铂敏感性而异,铂类敏感的复发患者可考虑行再次减瘤术或二线化疗。二线化疗仍以含铂的联合方案为主。紫杉醇/铂类、脂质体多柔比星与卡铂、吉西他滨与卡铂等方案作为二线铂类化疗的有效率相当,但副反应有较大差异,可根据患者既往化疗的毒副反应情况选择再次化疗的方案。

铂耐药复发卵巢癌不适合再次手术,化疗的原则是选择与一线化疗无交叉耐药的单药或联合化疗作为挽救治疗。一些对顺铂耐药的患者有效的非铂类药物如脂质体多柔比星、足叶乙甙、多西紫杉醇、吉西他滨及拓扑替康等,其有效率介于 10% ~ 25% 。

(6) 靶向治疗:靶向治疗在卵巢癌中的应用起步较晚,目前尚处于研究阶段。现临床常用的靶向药物主要有:血管生成抑制剂,如贝伐单抗等;抗 EGFR 单克隆抗体,如曲妥珠单抗、西妥昔单抗等;抗 EGFR 的受体酪氨酸激酶抑制剂,如吉非替尼、甲磺酸伊马替尼等;以 Ras/Raf/MAP 激酶通路为靶点的索拉菲尼等;二磷酸腺苷核糖多聚酶(PARP)抑制剂,如 Olaparib、Iniparib 等。

贝伐单抗在复发卵巢癌中的临床研究显示其有助于延长低分化、铂类敏感复发卵巢癌的无进展生存期。目前贝伐单抗开始进入术后一线治疗中,其对于远期生存的影响有待进一步观察。

二磷酸腺苷核糖多聚酶(PARP)是细胞 DNA 单链断裂后碱基切除修复过程中发挥重要作用的酶。临床研究表明,PARP 抑制剂 Olaparib、MK4827、Iniparib 等单药或联合化疗在复发卵巢癌中,尤其是 *BRCA* 突变携带者中取得一定的疗效,有效率为 14% ~ 46% 。

其他多种靶向治疗药物如吉非替尼、西妥昔单抗、曲妥珠单抗、索拉菲尼、甲磺酸伊马替尼等在卵巢癌中也有研究,但多数病例数较少,其疗效有待进一步验证。

3. 放射治疗 卵巢癌属于放射敏感的肿瘤,放射治疗作为卵巢癌的辅助治疗已有 50 余年的历史。放疗是局部治疗手段,主要通过全腹和(或)盆腔体外照射、腹盆腔放射性核素灌注等,达到杀灭和控制肿瘤的目的。但其副反应较大,传统放疗的治疗中断率 15% ~ 30% ,治疗终止率 10% ~ 15% 。导致传统放疗方式难以完成的原因主要包括由于肝肾等重要器官的存在,上腹部不能完成足够剂量的照射;骨髓抑制严重;作为远期副反应,肠梗阻发生率可达 10% ~ 15% ,手术难以解除。因此,放射治疗目前多用于复发肿瘤的姑息治疗。

近年来,随着计算机技术、放射物理学、放射生物学及影像学的发展和相互结合,产生了三维适形调强放疗技术,使得放射治疗技术取得了革命性的进步。三维适形调强放疗是根据影像学所见在三维方向对肿瘤进行定位,明确治疗靶区,通过在不同方向设置一系列不同的照射野,采用多叶光栅进行遮挡,使得高剂量区的分布在三维方向上与靶区形状高度一致,同时尽可能降低肿瘤周围正常组织的受量。从三维适形调强放疗的这些特点来看,对于孤立的复发灶可以考虑三维适形调强放疗,而多发、弥漫性的转移灶则可能并不适合。

另外,卵巢无性细胞瘤(单纯型)是放射高度敏感的肿瘤,直到 20 世纪 80 年代中,常采用手术及术后放疗,生存率达 83% 。但由于放疗后无法保留卵巢或生育功能,且放疗后的消化道和泌尿系统的副反应可能是长期甚至终身的,另一方面 BEP 方案化疗疗效好,副反应可逆,所以现在术后均辅助化疗,不再给予放疗。

【随访】

经过初次手术和辅助化疗后获得完全缓解的患者应该接受定期的监测和随访。根据长期以来对于卵巢癌复发特点的总结,制订了具体的复查时间间隔和复查项目。NCCN 建议,经治疗获得完全缓解的患者,每 2 ~ 4 个月复查 1 次,随访 2 年。然后每 3 ~ 6 个月复查 1 次,再随访 3 年,之后每年复查 1 次。

每次复查时注意询问患者的近况和不适症状,并针对这些主诉行相应的检查。例如,对于腹胀、大便困难等主诉者注意是否有盆腹腔复发;对于咳嗽的患者注意复查胸片,除外肺转移。多数患者复发时缺乏典型的症状,而妇科双合诊和三合诊检查则有助于早期发现阴道残端及盆腔内的复发,尤其是初次手术时子宫直肠陷凹有种植转移且没有完全切除干净者。

血清肿瘤标志物是每次复查的项目之一,在初诊时发现有升高的标志物都应进行复查,最常用的是 CA125,此外还有 CA19-9、CEA、HE4 等。目前,将 35U/ml 作为血清 CA125

的临界值,超出者被视为异常。

影像学检查在卵巢恶性肿瘤的随访监测中不可缺少。常用的检查方法有:胸片、超声、CT、MRI、骨扫描、PET/CT 等。卵巢癌的复发以腹盆腔最为常见,所以腹盆腔超声检查是卵巢癌随访中最常用的影像学诊断方法。对于 CA125 明显升高、有腹部症状但超声未能找到复发灶者,可进一步做 CT、MRI 或 PET/CT 检查。

胸片是除外胸部转移的初步检查方法,卵巢癌胸膜和肺转移的发生率分别为 25%~33% 和 6%~12%。卵巢癌患者应每年复查 1 次胸片。如有咳嗽、胸痛等症状则应随时检查。对于胸片提示有转移或者有肺部症状,但胸片不能明确诊断者可考虑进一步行胸部 CT 扫描。

四、卵巢交界性肿瘤

卵巢交界性肿瘤(borderline ovarian tumors)属于上皮性肿瘤,约占所有卵巢肿瘤的 10%,生物学行为以及肿瘤的组织病理形态介于卵巢良性肿瘤和卵巢恶性肿瘤之间。卵巢良性肿瘤在治愈后基本不会复发,恶性肿瘤多数在 2 年内复发,交界性肿瘤具有远期复发的特点,总的 5 年生存率 85%~95%。卵巢交界性肿瘤的诊断主要依赖组织病理学检查,肉眼难以辨别。

【临床表现】

卵巢交界性肿瘤以生育期女性多见,绝经后的老年妇女较少发病。卵巢交界瘤缺乏特异性临床表现,与良性肿瘤及早期癌类似,主要以盆腔包块、下腹部不适、腹胀等多见。

【辅助检查】

超声、CT 及 MRI 等影像学检查对于交界性肿瘤难以做出准确的判断。当影像学检查显示盆腔囊性肿物,壁较光滑,但部分囊壁略有增厚,或者可见乳头状突起时,可考虑交界性肿瘤,但与良性囊腺瘤或者早期癌难以鉴别。

【诊断与分期】

卵巢交界性肿瘤的诊断依靠组织病理学检查,主要诊断依据是上皮细胞具有非典型性,但没有间质浸润。最常见的病理类型为浆液性肿瘤,其次是黏液性交界性肿瘤,子宫内膜样和透明细胞等类型罕见。浆液性肿瘤中 30%~50% 为双侧性,根据其肿瘤的镜下特点分为经典型和微乳头型,后者少见,占 5%~10%,但微乳头型患者中双侧卵巢受累的比例高于经典型,而且多数就诊时已为晚期,预后相对较差。黏液性交界性肿瘤根据内衬上皮的不同分为肠型和宫颈管型,根据种植灶的显微镜下所见分为浸润种植和非浸润种植,后者较前者更易复发,预后差。

卵巢交界性肿瘤的分期系统采用卵巢癌的分期系统,为手术病理分期。

【治疗】

卵巢交界性肿瘤的以手术为主,目前认为,即使是晚期患者,辅助化疗或放疗的意义不大。手术范围与卵巢癌基本一致,即早期患者需行全面分期手术,晚期患者行减瘤术。由于交界性肿瘤的预后较好,对于有保留生育功能要求的患者,都可以考虑保留部分或对侧卵巢及子宫。在完成生育后建议切除子宫和附件,完成生育后没有补充手术者复发风险增加,卵巢交界性肿瘤的手术包括盆腔淋巴结切除术,但切除与否不影响复发和总生存。

　　近年来,随着腹腔镜技术的发展,卵巢交界性肿瘤的手术方式也有所改变,除传统的开腹手术外,可选择性进行腹腔镜手术。需要注意的是,大多数交界性肿瘤在初次手术时没有肿瘤破裂,如术中出现肿瘤破裂则导致分期上升,增加复发的风险。所以手术过程中保持肿瘤的完整性非常重要。

　　术后的辅助治疗根据病理结果而定,没有浸润性种植灶的患者可观察,定期随访;有浸润性种植灶的患者既可观察,也可参照卵巢上皮癌进行化疗。

　　卵巢交界性肿瘤具有远期复发的特点,中位复发时间约19年。复发后的治疗首先考虑能否再次手术切除,术后病理如提示没有间质浸润,可观察;如病理提示有间质浸润,则需参照卵巢上皮癌的辅助治疗原则予以化疗。经过适当的治疗,多数复发患者仍可长期存活。

【预后】

　　卵巢交界性肿瘤的预后较好。年龄、分期、病理类型、残存肿瘤、微乳头的存在、有无浸润性种植、术中肿瘤是否破裂等是影响预后的重要因素。据报道,Ⅰ期患者的5年生存率可达98%,Ⅲ期、Ⅳ期患者的5年生存率86%～92%。浆液性肿瘤的预后较好,黏液性交界性肿瘤的预后相对较差。与卵巢癌相似,有残存肿瘤的患者更易复发。种植灶有无浸润也会显著影响预后。研究表明具有浸润性种植灶的患者其5年生存率约为66%,而非浸润性种植者的5年生存率可达95%。此外,基线CA125高于正常者的3年PFS为86.9%,而处于正常范围内者的3年PFS为96.7%,差异有统计学意义,但对于总生存的影响尚不清楚。

(李　宁　吴令英)

Summary

　　Cancer is one of the most treatable solid tumors, as the majority will respond temporarily to surgery and cytotoxic agents. The disease, however, frequently persists and recurs, having the highest fatality-to-case ratio of all the gynecologic cancers. Ovarian cancer represents one fourth of the malignancies of the female genital tract, but it is the most common cause of death among women who develop cancers of gynecologic origin. Ovarian cancer is a disease of postmenopausal women, with only 10% to 15% discovered in premenopausal patients. For the most common histologic type, the median age for diagnosis of epithelial ovarian cancer is between 60 and 65 years. Less than 1% of epithelial ovarian cancers are found in women less than 30 years of age, and most ovarian malignancies in these younger patients are germ cell tumors. As there are few specific symptoms for early stage disease and there is no generally accepted screening strategy, carcinoma has metastasized beyond the ovary in more than three fourths of patients when epithelial cancer is finally diagnosed. If ovarian cancer is still confined to the ovary, 90% of patients can be cured with conventional surgery and chemotherapy. Many cancers are detected as pelvic masses, although even small tumors confined to the pelvis may have metastasized by the time that they are palpated. About 20% to 30% of ovarian masses found in postmenopausal women are malignant, whereas only 7% of ovarian masses in premenopausal women are malignant. Intense investigation is underway to develop an effective strategy for early detection of ovarian cancer using pelvic ultrasonography and serum/plasma assays that include CA125 and other novel markers.

第二节　子宫内膜癌

子宫内膜癌(carcinoma of the endometrium)因发病位于子宫体部,又称为子宫体癌,是女性生殖系统常见的恶性肿瘤之一,发病率仅次于子宫颈癌,占女性生殖系统肿瘤的 20% ~ 30%,且发病率有逐年增高的趋势。

一、流 行 病 学

(一) 发病率

子宫内膜癌是女性生殖系统常见的三大恶性肿瘤之一,占女性癌症的 7% 左右,占女性生殖系统恶性肿瘤的 20% ~ 30%,在欧美一些国家其发病率居女性生殖道恶性肿瘤的第 1、2 位。子宫内膜癌在世界范围内的发病率是(0.4 ~ 22.2)/10 万,美国和欧洲北部发病率较高,亚洲和中南美洲较低,其中美国旧金山白色人种发病率为最高达到 22.2/10 万,上海为 2.9/10 万。近年来其发病率在世界各国均有增高趋势。

(二) 发病年龄

子宫内膜癌可发生于任何年龄段,好发于围绝经期与绝经后妇女。约 75% 的病例发病年龄大于 50 岁,40 ~ 50 岁之间占 20%,40 岁以下发病者为 5%,极少数病例发生于 20 岁左右的青年女性。近年来研究发现,发病年龄有年轻化趋势。

(三) 地域分布及种族特征

国外相关资料显示,子宫内膜癌的发病与种族差异有很大相关性。我国拥有 56 个民族,子宫内膜癌的发病情况在各个民族之间是否存在差异,目前尚无明确的研究结论。在地域分布方面国内尚未有系统统计资料,我国地大物博,不同区域之间的环境、气候、饮食及生活习性均有很大差异,子宫内膜癌的发病率是否存在差异有待进一步调研。

二、病因和发病机制

(一) 病因

确切病因尚不明确,但子宫内膜非典型增生是子宫内膜癌前病变已是公认,近年研究提示可能与下列因素有关:

1. 子宫内膜增生　子宫内膜增生是一系列子宫内膜增生性病变,常见于育龄期妇女,该病是由于长期无排卵而缺乏孕激素对雌激素的拮抗,雌激素持续刺激子宫内膜,导致一系列不同程度的子宫内膜增生过度的疾病。根据 1987 年国际妇科病理学会(international Society of Gynecologic Pathologists,ISGP)提出新病理诊断标准,它在组织学上可分为单纯型增生(simple hyperplasia)、复杂型增生(complex hyperplasia)及非典型增生(atypical hyperplasia)。子宫内膜非典型增生因子宫内膜细胞具有异型性,具备恶性潜能,被公认为是子宫内膜癌前病变。子宫内膜增生大多数病变是可逆的,可逐渐好转或长期停留于良性状态,仅有一小部分病变发展成为内膜癌。子宫内膜癌增生有三种发展方向:①病变消退或好转,在刮宫及药物治疗后一部分患者会出现上述变化。②病变持续或加重。③癌变,子宫内膜单纯型和复杂型增生患者中有 1.6% 进展为癌,而非典型增生患者中有 8%~29% 进展为癌。

2. 雌激素对子宫内膜的持续长期刺激　动物实验、临床流行病学研究及子宫内膜上皮细胞对雌激素的反应,提示子宫内膜癌的发病与持续性雌激素刺激有关。对绝经后妇女单纯长时间和大剂量应用无对抗性雌激素,患子宫内膜癌的风险明显高于未用激素替代疗法者,而联合应用孕激素时患该病的风险明显降低。

能够产生较高水平雌激素的卵巢肿瘤,如颗粒细胞瘤和卵泡膜细胞瘤并发子宫内膜癌的比率较高。因为在这些肿瘤产生的雌激素长期刺激子宫内膜,且缺乏孕酮拮抗,大大增加患该病的可能。

多囊卵巢综合征患者由于卵巢发育中的卵泡闭锁,优势卵泡不能形成,许多小卵泡不能成熟和排卵,过量的雌激素(雌酮,E_1)持续分泌,而雌二醇(E_2)却处于卵泡水平,子宫内膜持续受到非对抗性雌激素刺激,因此增大了患子宫内膜癌的风险。

3. 肥胖、高血压和糖尿病　肥胖、高血压和糖尿病称为"子宫内膜癌三联征",可能都是由于下丘脑-垂体-肾上腺功能失调或代谢异常所造成的结果,而垂体功能紊乱则是子宫内膜癌和代谢异常的共同原因。

肥胖明显增加发生子宫内膜癌的危险性早已成为临床共识。人体脂肪组织中的芳香化酶可将肾上腺分泌的雄烯二酮,转为雌酮,脂肪组织越多,转化能力越强,同时雌激素的储备越多,最终导致血浆中雌酮水平越高,这种具有活性的游离的雌酮增多,可能是子宫内膜癌的促癌或致癌因子。

虽然最新研究表明,子宫内膜癌和糖尿病没有直接关系,但部分内膜癌患者有糖耐量异常,其糖尿病发生率明显高于非癌妇女的糖尿病发生率,因此认为这可能是由于垂体功能及内分泌代谢紊乱引起的。

高血压也是子宫内膜癌的高危因素之一,同时亦是垂体功能紊乱的一种体现,垂体促性腺功能异常,造成卵巢功能失常无排卵,导致子宫内膜缺乏孕激素作用而长期处于增生状态中。占 25%~75% 子宫内膜癌患者伴有高血压,两者之间的关系尚不清楚。高血压患者子宫内膜癌的发病率是血压正常者的 1.5 倍。

4. 无排卵、未孕和不孕　这部分患者常有月经失调。长期无排卵或少排卵,使子宫内膜受到雌激素的持续性刺激,而缺乏孕激素的拮抗,导致子宫内膜增生或癌变。

5. 绝经延迟和晚绝经　这些患者绝经前相当长一段时间处于无排卵状态,延长了雌激素持续作用的时间,而缺乏孕激素的对抗使子宫内膜异常增生或癌变。有绝经延迟和晚绝经史者发生子宫内膜癌的危险性较正常者增加 4 倍。

6. 外源性雌激素　仅用雌激素替代治疗将增加子宫内膜癌发生的机会。雌激素、孕激素序贯疗法将使雌激素治疗的安全性明显增加。

（二）发病机制

1. 雌激素作用机制　使子宫内膜上皮细胞增生是雌激素的一个重要生理作用,长期单一无对抗性雌激素作用是子宫内膜癌典型的致病因素。

2. 胰岛素作用机制　糖尿病是子宫内膜癌的高危因素之一，2 型糖尿病产生高血糖，胰岛素代偿性增加致高胰岛素血症，胰岛素刺激卵巢产生雄激素，高雄激素通过肝脏或脂肪组织中的芳香化酶作用生成雌激素，经过外周转化使雌激素水平升高促进了子宫内膜增生，增加了子宫内膜癌的发病风险。

3. 其他分子机制　Ⅰ 型子宫内膜样癌多与 *K-Ras*、*PTEN*、*β-catenin* 等基因突变及错配修复基因缺陷有关，Ⅱ 型子宫内膜癌多与 *p53* 突变，*p16* 基因失活和 *Her-2/neu* 过表达有关。

三、病　　理

（一）巨检

子宫内膜癌根据肿瘤生长方式不同分为以下两种：

1. 弥漫型　病变呈弥漫性侵犯子宫内膜全部或大部分，并可向子宫角蔓延至输卵管，或向下侵及宫颈管。病变区域呈灰白或淡黄色，粗糙、增厚，并呈不规则息肉或菜花状突起，质脆，表面易出血、坏死或溃疡。该型病灶较少侵入肌层，晚期可向肌层侵犯，甚至扩散至盆腔、腹腔。

2. 局限型　较少见，病灶常位于宫底部或宫角部，外观与弥漫型类似，病灶局限呈息肉状、乳头状或菜花状，病灶虽小但却可有肌层浸润。

（二）组织学分类

子宫内膜癌起源至苗勒管，具有向其他各种上皮分化的潜能，因此常出现有多向分化的组织成分，导致子宫内膜癌组织类型多样化和分类复杂性。目前较公认的是 2003 年 WHO 女性生殖道肿瘤分类提出的子宫内膜癌分类方案（表 14-2-1）。

表 14-2-1　子宫内膜癌分类方案（WHO，2003）

类型	ICD-10 编码
子宫内膜样腺癌	8380/3
伴鳞状分化型	8570/3
绒毛腺型	8262/3
分泌型	8382/3
纤毛细胞型	8383/3
黏液性腺癌	8480/3
浆液性腺癌	8441/3
透明细胞腺癌	8310/3
混合性腺癌	8323/3
鳞状细胞癌	8070/3
移行细胞癌	8120/3
小细胞癌	8041/3
未分化癌	8020/3

若根据子宫内膜癌发病机制不同，可将其分为两类：Ⅰ 型是长期雌激素刺激引起的，属于雌激素依赖性肿瘤，常有子宫内膜增生、细胞不典型增生，代表性的组织学类型为子宫内膜样癌；Ⅱ 型与雌激素相关性较少，多见于绝经后妇女，由萎缩性子宫内膜发生分化较差的内膜癌，常伴抑癌基因 *p53* 的突变，肿瘤恶性程度较高，预后较差，典型的组织学类型为浆液性腺癌。2010 年 NCCN 指南中，将癌肉瘤列入子宫内膜癌特殊类型，病理学家认为癌肉瘤属化生癌，其恶性程度高，早期可出现淋巴、血行、腹腔播散，应按高级别的内膜癌治疗。

（三）转移途径

子宫内膜癌生长较缓慢，病灶主要局限于子宫内膜或宫腔内，晚期、部分特殊病理类型，如浆液性乳头状腺癌、透明细胞癌、低分化子宫内膜癌等，因生长快、侵袭性强、短期内便可出现转移。

1. 直接蔓延　为最常见途径。癌肿较早沿子宫内膜蔓延生长,向上经宫角至输卵管,向下至宫颈管蔓延到阴道。子宫内膜癌还可经肌层浸润,穿破子宫浆膜面而蔓延至膀胱、直肠、输卵管、卵巢等临近盆腔脏器,并可广泛种植在腹膜、子宫直肠陷凹及大网膜。

2. 淋巴转移　子宫内膜癌的淋巴转移与病变期别、肌层浸润深度、病理组织学类型、细胞分化程度、肿瘤大小等有关。当癌肿浸润至深肌层或扩散到宫颈管,或癌组织分化不良时,易发生淋巴转移。

3. 血行转移　最常见部位为肺,肝、脑、骨骼和其他部位少见。

四、临 床 表 现

(一) 症状

1. 阴道流血　约80%以上的子宫内膜癌患者首发症状为阴道流血。绝经后阴道流血,多为少量血性排液,持续性或间断性,偶有阴道大量流血者,绝经前患者多表现为月经不规则,尤其是出现经期延长,经量明显增多或不规则阴道流血。

2. 阴道排液　大约1/3患者阴道排液增多,是浆液性或血水样。如果合并感染、坏死,则有大量恶臭的脓血样液体排出宫腔。

3. 疼痛　晚期癌肿因出血或排液在宫腔淤积,可刺激子宫不规则收缩而引起阵发性疼痛,若肿瘤压迫神经或浸润周围组织可引起顽固性和进行性加重的下腹至腰骶部胀痛,并可向下肢放射。

4. 晚期患者　可表现为贫血、消瘦、发热、恶病质等全身衰竭或远处转移的相应症状。

(二) 体征

1. 全面查体　注意有无肥胖、糖尿病、高血压、心血管疾病。

2. 妇科检查　早期盆腔检查多正常,晚期可有子宫增大、附件肿物、贫血及远处转移的相应体征。

五、诊断与鉴别诊断

(一) 诊断

结合病史、体征(仔细的妇科检查尤为重要)、辅助检查及病理检查等综合评估。

1. 主要症状　为阴道流血或排液、宫腔积脓及下腹至腰骶部疼痛,重视出现下列情况时需进一步检查,以除外子宫内膜癌。

(1) 围绝经期不规则阴道流血及绝经后阴道流血。

(2) 浆液性或血水样阴道排液,难以用普通生殖道炎症解释。

(3) 绝经后宫腔积液或积脓。

(4) 注意患者病史中与子宫内膜癌发病相关的因素:长期持续使用雌激素、子宫内膜增生过度、合并多囊卵巢综合征、卵巢颗粒细胞瘤、卵泡膜细胞瘤及癌症家族史等。

2. 体征　虽然全身体格检查缺乏显示子宫内膜癌的直接证据,但应注意对常见转移部位,如外周淋巴结的检查等。妇科检查中注意尿道周围、阴道外口、阴道及宫颈的检查,三合诊了解子宫大小、活动度、宫旁组织及附近有无浸润及有无转移灶。

3. 辅助检查

(1)细胞学检查:宫颈刮片、后穹隆涂片及宫颈管吸片可作为子宫内膜癌的筛选检查手段,但诊断子宫内膜癌的阳性率较低。

(2)超声检查:无创、可重复、实时、价廉、方便。

1)腹部超声:可观察到子宫、输卵管、卵巢形态大小,了解子宫内膜厚度,回声均匀程度,肿瘤大小。

2)阴道超声:可以观察子宫大小、位置、肿块有无,子宫内膜厚度、回声均匀程度、有无肿块、病变与肌层关系,宫腔积液等。绝经后妇女内膜厚度<5mm 时,其阴性预测值可达 90%。

(3)病理组织学检查:子宫内膜的病理组织学检查是子宫内膜癌的确诊依据,亦是明确细胞分化程度、病理类型的唯一方法。常用的方法如下:

1)子宫内膜活检术。

2)诊断性刮宫术。

3)分段诊断性刮宫术:分段诊断性刮宫是最常用、最有效的方法。先刮宫颈管,而后用探针探查宫腔位置和大小,用小刮匙刮宫腔,刮宫完成再次探查宫腔大小,最后将刮出的组织分别送病理检查。分段诊刮可避免宫体和宫颈管组织混淆,同时明确病变有无宫颈管累及。

(4)宫腔镜检查:可直视宫腔情况,对可疑病变、较小的早期病变,进行直观和准确的定位取材;同时较精确评估病变范围、有无宫颈管累及等。

(5)影像学检查

1)MRI 检查:可以较准确提示病灶的信号、大小、形态、范围等,明确子宫内膜的厚度以及子宫结合带的完整性等。在 MRI 中子宫内膜癌的主要表现是绝经期前患者内膜厚度>10mm,绝经后内膜厚度>5mm,同时 T_2W_1 上可以看到多数病灶为高信号,并准确显示结合带有无破坏等。MRI 能准确判断肌层受侵程度,为子宫内膜癌的影像学准确分期提供了可能。

2)CT 检查:其影像学特征是:子宫内膜增厚,子宫体积增大,若病灶累及宫颈可表现为宫颈增粗、变形或坏死。同时对淋巴结转移(直径>10mm)、大网膜转移、局部复发均有提示。尤其对肥胖妇女的检查优于传统超声检查。

3)PET/CT:正电子发射断层显像(PET)是目前唯一可用解剖形态学方式体现人体功能、代谢及受体显像的技术。在子宫内膜癌中的价值主要体现为对治疗后的监测,明确复发灶的位置、发现无症状的微小病灶。

(6)其他检查:血清 CA125、CA19-9、CEA、子宫内膜雌孕激素受体检测等对治疗方案的制订、判断预后及随诊监测等均有帮助。CA125 水平异常升高见于晚期患者和淋巴结转移者。

(二)鉴别诊断

依据上述诊断方法,子宫内膜癌一般不难诊断,主要需和引起阴道流血的各种妇科疾病相鉴别。

1. 功能失调性子宫出血 特别是更年期月经紊乱、出血较频发者,两者症状相似,妇科检查均可无特殊发现,与子宫内膜癌鉴别诊断有一定困难,主要依靠子宫内膜病理组织学检查鉴别,因此必须先行诊刮,最好做分段诊刮,明确性质后再进行下一步治疗。

2. 子宫的其他恶性肿瘤 该类疾病同时伴有不规则阴道流血、排液或突发阴道大流血时容易混淆诊断,如子宫颈癌、子宫肉瘤、卵巢癌和输卵管癌等。全面、仔细的妇科检查是必需的,常规宫颈刮片必不可少,子宫内膜的病理组织学检查常能明确诊断。

3. 子宫的良性疾病

(1)子宫黏膜下肌瘤和子宫内膜息肉:症状均可有不规则阴道流血,影像学检查常常提示宫腔实质性占位病变。确诊主要通过诊刮、宫腔镜下活检等明确。

(2)老年性阴道炎和子宫内膜炎:症状可有少量阴道排液,但前者妇科检查时可见阴道呈特征性的老年性阴道炎变化,治疗后症状缓解明显;后者常伴下腹疼痛和其他炎症表现,抗感染治疗有效,子宫内膜的病理组织学检查有助于确诊。

六、临 床 分 期

FIGO 在 1971 年制订了子宫内膜癌的临床分期法,1988 年 FIGO 确定了子宫内膜癌的手术-病理分期。2009 年 FIGO 对 1988 年手术-病理分期进行了修改,由于手术是治疗子宫内膜癌的主要手段,因此大部分子宫内膜癌患者可采用手术-病理分期;少部分不能或不易手术者,需采用放疗或化疗作为初始治疗,则可采用 FIGO 制定的临床分期。

(一) 临床分期

FIGO 临床分期,见表 14-2-2:

表 14-2-2 子宫内膜癌临床分期(FIGO,1971)

期别	肿瘤范围
Ⅰ期	癌瘤局限于子宫体
ⅠA	子宫腔长度≤8cm
ⅠB	子宫腔长度>8cm
Ⅱ期	癌瘤累及子宫颈
Ⅲ期	癌瘤播散于子宫体以外,盆腔内(阴道、宫旁组织可能受累,但未累及膀胱、直肠)
Ⅳ期	癌瘤累及膀胱或直肠,或有盆腔以外的播散

注:应根据组织学病理腺癌分级:G_1(高分化腺癌),G_2(中分化腺癌,有部分实质区域的腺癌),G_3(大部分或全部为未分化癌)。

(二) 手术-病理分期

手术-病理分期,见表 14-2-3:

表 14-2-3　子宫内膜癌手术-病理分期（FIGO，2009）

期别	肿瘤范围
Ⅰ期	肿瘤局限于子宫体
ⅠA	无或<1/2 肌层受累
ⅠB	≥1/2 肌层受累
Ⅱ期	癌瘤累及子宫颈间质，但未扩散至宫外
Ⅲ期	局部和（或）区域扩散
ⅢA	癌瘤累及子宫体浆膜层和（或）附件
ⅢB	阴道和（或）宫旁受累
ⅢC	癌瘤转移至盆腔和（或）腹主动脉旁淋巴结
ⅢC1	癌瘤转移至盆腔淋巴结
ⅢC2	癌瘤转移至腹主动脉旁淋巴结有/无盆腔淋巴结转移
Ⅳ期	癌瘤累及膀胱和（或）肠黏膜；或远处转移
ⅣA	癌瘤累及膀胱和（或）肠道黏膜
ⅣB	远处转移，包括腹腔转移及（或）腹股沟淋巴转移

七、治　疗

子宫内膜癌的治疗以手术治疗为主，辅以放疗、化疗和激素等综合治疗。

（一）手术治疗

手术治疗目的有两方面：一是完成手术-病理分期，明确子宫内膜癌的真正期别，在手术-病理分期的基础上决定手术范围，确定与预后相关因素及是否需要补充术后辅助治疗。二是切除癌变的子宫和其他可能转移病灶，如双侧附件、宫旁组织、部分阴道壁及腹膜后淋巴结等。

1. 临床Ⅰ期　子宫内膜癌的传统术式为筋膜外全子宫切除及双侧附件切除术，盆腔及腹主动脉旁淋巴结切除。目前多行系统淋巴结切除，应重视腹主动脉旁淋巴结切除，因为该区域淋巴结若有转移属ⅢC2 期，预后差于盆腔淋巴结阳性者。

附件因其可能有微小病灶转移，此外，子宫内膜癌发病与卵巢分泌雌激素有关，因此不主张保留卵巢。若腹膜后淋巴结有明显增大无法切除，可取样送检，以明确有无淋巴结转移。

2. 临床Ⅱ期　已有宫颈间质侵犯的患者，可直接或经淋巴转移，播散途径与子宫颈癌相同，因此手术范围包括：改良的广泛性全子宫切除术（Ⅱ型）、双附件切除，同时做盆腔及腹主动脉旁淋巴结清扫术或取样。据术后结果进行辅助放疗，术后的辅助治疗应该个体化。若因高龄、内科并发症无法行手术治疗，应选用放疗。

3. 临床Ⅲ期　对临床Ⅲ期子宫内膜癌患者应采用手术、化疗、放疗等综合治疗。治疗应该个体化，多数情况下可施行全子宫切除及双附件切除术、大网膜切除和肿瘤细胞减灭术。

4. 临床Ⅳ期　Ⅳ期患者少见，多有盆腹腔外病灶，治疗效果较差。应首选全身化疗及激素治疗,也可行姑息性全子宫切除加双附件切除术,术后辅助放疗或激素治疗。脑、骨转移灶多选用局部放射治疗。

(二) 放射治疗

放射治疗是仅次于手术治疗子宫内膜癌的重要治疗手段,可以单独使用,也可以配合手术治疗。治疗方式分为腔内照射和体外照射两种。腔内照射多用后装技术,放射源为 ^{137}Cs 或 ^{192}Ir,体外照射多采用高能照射线 ^{60}Co 或直线加速器。

1. 单纯放射治疗 仅适用于晚期患者无法手术或高龄、患严重内科合并症不能手术者。腔内照射以 A 及 F 点作为评估的参考点,子宫肌层剂量应争取达到 DT50Gy 左右为好,10Gy/次,1 次/周,分 4~5 次进行,同时要适当补充阴道腔内照射,以减少阴道复发。体外照射根据肿瘤的范围而定,B 点剂量一般给 40~50Gy/(4~5)周。

2. 术前放疗 术前放疗影响病理诊断、临床分期及预后的判断,目前已较少使用,不列为常规治疗,总的原则能直接手术则尽量不做术前放疗。

3. 术后放疗 术后放疗是目前子宫内膜癌中最常用的放疗方法,目的是补充手术治疗范围的不足,减少局部复发,提高生存率。腔内照射用于手术标本病理检查发现阴道残端残留癌者;外照射则主要用于有盆腔、附件、淋巴结转移或术后病理检查癌灶累及宫颈、子宫深肌层浸润、细胞分化差者,行预防性外照射以防复发或转移。

(三) 化学治疗

化学治疗为晚期或复发子宫内膜癌的综合治疗措施之一,对于术后存在复发高危因素患者,化疗可以减少盆腔外的远处转移。常用的化疗药物有紫杉醇类、蒽环类(多柔比星、表柔比星)和铂类(顺铂、卡铂)、长春碱类(长春新碱)、烷化剂(主要为环磷酰胺)等,可单一药物或联合应用,目前趋向于使用紫杉醇联合铂类的化疗方案。

(四) 激素治疗

内分泌治疗是子宫内膜癌的重要辅助治疗,对晚期及复发癌患者仍有一定疗效。

1. 孕激素类药物 对于孕激素受体(PR)阳性者,有效率可达 80%,其机制可能是:直接作用于肿瘤细胞并与孕激素受体结合形成复合体入细胞核,延缓 DNA 及 RNA 的合成,使肿瘤细胞核分裂活动减少,进而抑制肿瘤生长;间接作用于垂体,抑制 FSH、LH。用药原则为高效、大剂量、长期应用。至少应用 8~12 周及以上行疗效评估。常用的孕激素类药物:口服醋酸甲孕酮 200~500mg/d;17α-己酸孕酮 500~1000mg,肌内注射,每周 2 次。长期应用时需注意水钠潴留、药物性肝功能损害及凝血功能异常等,停药后可自行恢复。

2. 抗雌激素药物治疗 他莫昔芬为非甾体类雌激素受体竞争剂,有抗雌激素作用,口服每日 20mg,数周后可增加剂量,或先用 2~3 周后再用孕激素,可提高孕激素治疗效果。在孕激素治疗无效患者中,约 20% 患者三苯氧胺治疗有效。

八、预 防

子宫内膜癌的预防措施应包括以下几个方面:

(1)积极开展子宫内膜癌的防治宣传活动,将子宫内膜癌的早期症状及相关发病因素等知识在妇女中普及,定期开展防癌普查工作。

（2）重视早期诊断、早期治疗的重要性。特别是对高危人群,如家族恶性肿瘤史、肥胖、高血压、糖尿病、长期无排卵功血,绝经延迟和晚绝经者,要特别引起重视,定期随访、筛查。若为病理确诊病例,应及时给予规范化治疗。

（3）有不规则阴道流血或排液者,尤其是绝经后阴道流血者,应及时到专科诊查,临床医师要重视诊断性刮宫的必要性,对可疑患者密切定期随访,以期达到早期诊治的目的。

（4）准确把握雌激素的使用指征和方法,长期持续性使用雌激素而无孕激素拮抗,可能是子宫内膜癌的重要诱因。不典型子宫内膜增生作为子宫内膜癌的癌前病变,应及时予以专科治疗。

（5）对于子宫内膜癌治疗后及有其他恶性肿瘤史的妇女,应该定期密切随访、复查。若发现异常情况需及时处理,确诊复发或转移必须及时予以规范化、个体化的治疗,提高生存率。

九、预　　后

子宫内膜癌多数起源于子宫内膜腺体,约 80% 为子宫内膜样腺癌,70% 的子宫内膜癌患者确诊时均为 I 期,预后较好,5 年生存率 70% 以上,但晚期和 II 型子宫内膜癌患者很容易发生广泛转移,5 年生存率仅为 30% ,复发率为 50% ~ 80% 。影响预后的因素如下:

1. 年龄　回顾性研究证实,年龄是独立的预后因素,60 岁以上患者预后不良。可能与老年患者组织分化较差、病期较晚、肌层浸润深等因素相关。

2. 病理组织学特征　组织学类型是子宫内膜癌生物学行为的重要预测因素之一。一般认为子宫内膜腺癌预后较好,而浆液性乳头状癌、透明细胞癌、鳞癌和未分化癌预后较差,黏液性腺癌倾向于低恶性、低侵袭性,往往预后很好。肿瘤细胞组织学分化程度与肌层浸润、宫颈受累、淋巴转移或远处转移密切相关,G_3 肿瘤复发的风险是 G_1、G_2 肿瘤的 5 倍,因此组织学分级被认为是影响预后的独立因素。淋巴转移、淋巴血管间隙受累都是复发和死亡的独立预后因素。肌层浸润越深,越容易侵犯淋巴系统,因而更容易发生子宫以外的扩散与复发。

3. 肿瘤体积　肿瘤负荷是重要的预后因素,子宫内膜癌随着肿瘤体积增大,发生淋巴结转移率也越高,生存率下降。

4. 激素受体含量　在子宫内膜癌中,激素受体含量与预后有一定相关性。其中 ER 或 PR 单一含量较低者及 ER、PR 含量均明显降低者,较该受体含量偏高者预后差。

5. 治疗方法　子宫内膜癌进行全子宫切除或者手术联合放疗都比单独放疗效果要好。这可能与放疗不能有效治疗子宫肌层内病灶有关。

近 20 年来,随着现代医学及其交叉学科的飞速发展,对于子宫内膜癌疾病的研究已经由器官组织的细胞、亚细胞结构,顺利的发展到分子水平的单基因表达、调控层面,进而向基因、蛋白质组学、后蛋白质组学的研究演进。

新兴热点领域就有子宫内膜癌与细胞微环境的研究,其相关可溶性介质主要有:胰岛素样因子-1 受体(IGF-1R)和基质细胞衍生因子及其受体(SDF-1/CXCR4),以及子宫内膜癌 PI3K/AKT 信号通路调控的研究等。总之,越来越多的基础医学研究策略为更全面、系统的揭示子宫内膜癌疾病的本质提供了更加深入和广阔的平台。

（周　琦　甘　霖）

Summary

The median age for patients with adenocarcinoma of the endometrium is 61 years, with the largest number of women developing their cancers during the sixth decade. Only 5% develop adenocarcinomas before the age of 40 years, and these are usually women with the abnormal syndromes previously discussed. Eighty percent of patients have experienced menopause, and only 20% are diagnosed before they stop menstruating. Irregular or postmenopausal bleeding is the presenting symptom in at least 75% of patients, and at the time of diagnosis, 75% of patients have disease confined to the uterus. Thus, it is obvious that irregular bleeding is a critical symptom, and by explaining it histologically, one has an opportunity to identify endometrial cancer when it is highly curable by relatively uncomplicated therapy. The traditional technique for diagnosis has been fractional dilation and curettage of the uterus, with careful sampling of both the endometrial cavity and the endocervical canal. Hysteroscopy, either by direct observation or with video-camera amplification, allows direct assessment of the topography of the endometrial cavity with the possibility for more selective sampling and the assurance of not missing any occult lesions. An understanding of the patterns of failure following surgery alone, as well as knowing the sites of occult extrauterine disease with clinical stage I and stage II endometrial cancer, have provided a better understanding of the settings in which adjuvant treatment, such as radiotherapy, hormone therapy, or chemotherapy, should be tested in future clinical trials.

第三节　子宫颈癌

子宫颈癌(carcinoma of uterine cervix)是最常见的妇科恶性肿瘤之一,发病率仅次于乳腺癌,居第2位,在女性生殖道恶性肿瘤中占首位。在过去的半个世纪中,随着子宫颈癌筛查的普及,子宫颈癌的发病率局部有下降,然而近几年在生育年龄妇女中发病率有上升趋势,世界卫生组织已经将晚期子宫颈癌发病率视为卫生公平性不够,因此子宫颈癌预防已经成为全球关注的公共卫生问题,受到各国政府关注。

一、流行病学

在世界范围内,子宫颈癌是妇女第二大常见妇科恶性肿瘤,每年约有20多万妇女死于子宫颈癌,在一些发展中国家,是妇女的头号死因。世界范围内每年约有46.6万子宫颈癌新发病例,亚洲23.5万占一半,中国每年新发病例为13.15万,约占世界新发病例总数的1/4;中国每年约有5万的妇女死于子宫颈癌,我国中西部农村,子宫颈癌是影响妇女健康的主要卫生问题;死亡率最高的地区是山西,最低的地区是西藏;总的趋势是农村高于城市,山区高于平原。

子宫颈癌病因清楚,易于早期发现,临床前期即能通过细胞学、阴道镜下宫颈活检等方法得以诊断,治疗效果良好。随着经济状况改善、防癌知识的普及和子宫颈癌疫苗的成功制备,子宫颈癌可能成为人类第一个可以完全根除的癌症。

二、病因学与发病机制

子宫颈癌的病因是多因素的,早婚、早育、多产、卫生条件差、经济状况低下及多个性伴侣等社会因素互为正相关因素。

20世纪70年代后期发现子宫颈癌与人乳头瘤病毒(human papillomavirus,HPV)引起的生殖道湿疣形态学极其相似,通过大量研究证实了高危型HPV感染在子宫颈癌的发生中起主要作用,几乎所有子宫颈癌患者的病理样本中均能找到HPV病毒,从而引证了HPV感染是子宫颈癌的主要病因,也使子宫颈癌成为目前人类所有癌症病变中唯一一个病因明确的癌症。

HPV感染是否发展为子宫颈癌,主要取决于以下三个方面:病毒因素(HPV的型别、HPV DNA含量水平、HPV首次感染的时间)、宿主因素(免疫功能、妊娠、激素和营养状况等)和环境协同因素。HPV属乳头瘤多空病毒科乳头瘤病毒属,人是其唯一宿主,皮肤、黏膜上皮为HPV的易感部位。根据HPV基因的序列变异可将其分为多种亚型,目前确定的HPV型别约有100余种,其中有约40种可以感染人的生殖器官。在我国由HPV感染引起的尖锐湿疣,居性传播性疾病的第2位,发病年龄以20~34岁为最多,宫颈尖锐湿疣在性活跃的妇女中高度流行。其中HPV16型感染率最高,大约占50%,其次是HPV18型。

目前认为HPV致癌的主要机制在于持续感染使HPV-DNA早期致癌基因E_6和E_7与宿主染色体整合,病毒转化蛋白与细胞抑癌基因产物使宿主P53蛋白或PRB蛋白失活,导致细胞无限制生长,细胞周期紊乱,引起癌变。但是,HPV具有自然自愈性,HPV感染持续的原因,与机体不能建立有效的免疫反应,尤其是局部细胞免疫有关。HPV逃避机体的宿主免疫监视,尤其是细胞免疫监视是重要原因之一。

研究还发现人类免疫缺陷病毒(human immunodeficiency virus,HIV)感染与子宫颈癌的发生有一定关系。吸烟是一个独立危险因素,维生素缺乏在子宫颈癌发生中也起一定作用。

三、病　理　学

(一) 概述

子宫颈为子宫的下端部分,以阴道穹隆转折区为界分为上下两个部分:下部被阴道上部包围,称子宫颈阴道部,又称外子宫颈;上部指阴道穹隆转折区以上部分,称子宫颈阴道上部。子宫颈阴道部表面被覆复层鳞状上皮,黏膜经阴道穹隆区与阴道黏膜相连,子宫颈管表面即子宫颈内膜则由单层柱状上皮覆盖,在两类被覆上皮之间,位于子宫颈外口处约宽数毫米的移行带,在柱状上皮之下,柱状上皮和基底膜之间,有一层矮柱状或立方细胞,称储备细胞,具有双向分化潜能,或分化为柱状上皮,或分化为鳞状上皮。

多数子宫颈癌来自子宫颈鳞状上皮和柱状上皮交界处移行带的表面上皮,腺体或腺上皮。子宫颈癌组织发生来源主要有以下三个方面:由子宫颈阴道部或移行带鳞状上皮形成分化程度不等的鳞状细胞癌;由子宫颈管内膜柱状上皮形成不同类型的腺癌;由储备细胞形成的肿瘤称储备细胞癌或储备细胞腺癌。

子宫颈癌的始发部位多在宫颈阴道部鳞状上皮和宫颈管柱状上皮的交界处。宫颈鳞状上皮底层细胞受致癌因素刺激,增生活跃、分化不良,形成宫颈上皮不典型增生,再从上皮内瘤变(不典型增生)逐渐发展成浸润癌,是一个连续病理过程。通常这一过程需要 8～10 年的时间。

(二)发生与演变过程

1. 子宫颈上皮内瘤变 子宫颈上皮内瘤变(cervical intraepithelial neoplasia,CIN)是一组病变的统称,组织学上根据其细胞异型性及其累及上皮层的范围分为 Ⅰ、Ⅱ、Ⅲ 三级,分别相当于轻度、中度、重度不典型增生。CIN Ⅰ级:细胞及核的不典型轻,病变范围不超过子宫颈上皮深度的下 1/3。CIN Ⅱ级:细胞异型性较明显,病变范围累及子宫颈上皮全层下 2/3 左右,细胞极向紊乱。CIN Ⅲ级:不典型细胞异型性明显,累及子宫颈超过下 2/3 或达全层上皮,可出现个别核较大的明显肿瘤细胞,极向紊乱更明显,特别基底层细胞极向紊乱是重要特点。三级病变中均可见核分裂象,甚至病理性核分裂。虽然上皮各层细胞异型性明显,但基底膜完好。

上皮不典型增生并不一定全发展为浸润癌,根据对大量病例长期追踪随访,在各级子宫颈上皮不典型增生病人中,约有 50% 发展为 CIN Ⅲ级,保持原状者约 28%,其余则大多由原状发展为更严重的不典型增生。有少数病例病变发生逆转而自行恢复,多属轻度不典型增生。

2. 宫颈微小浸润癌 宫颈微小浸润癌是介于 CIN Ⅲ级和浸润癌之间的一种亚临床癌。大多发生在 CIN 的部位,镜下细胞常出现多形性分化,核仁显著,核分裂象易见,癌细胞穿破基底膜,似泪滴状侵入基底膜附近的间质中,浸润的深度不超过 5mm,宽度不超过 7mm,无癌灶互相融合现象及无侵犯间质内脉管迹象。

3. 浸润癌 当癌细胞穿透上皮基底膜,侵犯间质深度超过 5mm,称为鳞状上皮浸润癌。在间质内可出现树枝状、条索状、弥漫状或团块状癌巢。

(1)大体形态:① 外生型,病变来自宫颈外口,并向外生长,呈菜花状肿物,特点是肿瘤体积大,但浸润宫颈组织浅;②内生型,来自颈管或外口,向颈管内生长,特点是浸润宫颈深部组织,其中颈管型因宫颈外观正常,容易被误诊;③溃疡型,上述两型肿瘤坏死后形成溃疡;④表面型,肿瘤无明显结节,外观似宫颈糜烂,又称糜烂型,多见于年轻妇女,在宫颈涂片或阴道镜检查时发现。35 岁以下妇女的鳞-柱状上皮的移行带位于子宫颈外口,随年龄增长移行带回缩至颈管内。因此,年轻患者的癌灶以外生型多见,肿瘤直径可达 8～9cm,而老年患者则多见于子宫颈管内。

(2)组织学分类:①鳞癌,占子宫颈癌的 75%～80%;②腺癌,占子宫颈癌的 5%～10%,来源于被覆宫颈管表面和颈管内腺体的柱状上皮。镜下见腺体结构,细胞内含黏液。腺上皮增生为多层,细胞低矮,异型性明显,可见核分裂象。如癌细胞充满腺腔,以致找不到原有腺体结构时,往往很难将腺癌与分化不良的鳞癌区别。其亚型有:黏液腺癌、乳头状腺癌、子宫内膜样腺癌、透明细胞癌和肠型细胞腺癌;③腺鳞癌,来源于宫颈黏膜柱状细胞,较少见,癌细胞幼稚,癌组织中有明确的腺癌和鳞癌成分,恶性程度高,转移早、预后差;④其他,如小细胞癌是一种神经内分泌癌,生长速度快,恶性程度高,预后差。少见类型还有子宫颈淋巴瘤、肉瘤、恶性黑色素瘤等。

(3)组织学分级:①Ⅰ级,高分化,癌巢中有相当数量的角化现象,可见明显的癌珠。②Ⅱ级,中等分化(达宫颈中层细胞的分化程度),癌巢中无明显角化现象。③Ⅲ级,未分化的小细胞(相当于宫颈底层的未分化细胞)。

（三）组织学分类

组织学分类,见表14-3-1。

表 14-3-1　WHO(2003)子宫颈癌组织学分类

上皮肿瘤	其他上皮肿瘤
鳞状肿瘤和前体	腺鳞癌
鳞状细胞癌,非特异型	毛玻璃状细胞癌型
角化	腺样囊性癌
非角化	腺样基底细胞癌
基底样	神经内分泌肿瘤
疣状	类癌
湿疣性	非典型类癌
淋巴上皮瘤样	小细胞癌
鳞状移行性	大细胞神经内分泌癌
早期浸润(微浸润)	未分化癌
鳞状细胞癌	
鳞状上皮内瘤变	间叶肿瘤和肿瘤样病变乳头样
宫颈上皮内瘤变(CIN)	平滑肌肉瘤
原位鳞状细胞癌	子宫内膜间质肉瘤,低度恶性
良性鳞状细胞病变	未分化宫颈内膜肉瘤
尖锐湿疣	葡萄状肉瘤
鳞状细胞乳头状瘤	软组织腺泡状肉瘤
纤维上皮息肉	血管肉瘤
腺性肿瘤和前体	恶性周围神经鞘瘤
腺癌	平滑肌瘤
黏液腺癌	生殖器横纹肌瘤
宫颈内型	术后梭状细胞结节
肠型	
印戒细胞型	上皮和间叶混合性肿瘤
微偏型	癌肉瘤(恶性苗勒混合瘤;化生癌)
绒毛腺性	腺肉瘤
子宫内膜样腺癌	Wilms 瘤
透明细胞腺癌	腺纤维瘤
浆液性腺癌	腺肌瘤
中肾性腺癌	黑色素细胞肿瘤
早期浸润腺癌	恶性黑素瘤
原位腺癌	蓝痣
腺性结构不良	
良性腺体病变	杂类肿瘤
苗勒乳头状瘤	干细胞型肿瘤
宫颈内膜息肉	卵黄囊瘤
皮样囊肿	恶性淋巴瘤(特定型)
成熟性囊性畸胎瘤	白血病(特定型)
淋巴和造血肿	继发肿瘤

四、临床表现

（一）发病年龄

子宫颈癌患者年龄跨度大，15～85 岁均见报道，发病高峰年龄为 50 岁左右。近年来，年轻生育期患者（＜40 岁）有增长趋势，因此早期发现子宫颈癌尤为重要。

（二）临床症状

早期浸润癌多数无任何临床症状，有时甚至见宫颈光滑，尤其老年妇女宫颈已萎缩者。也可以表现为白带增多，或接触性出血，多数在妇科普查中发现。浸润癌有三个主要症状，即阴道不规则出血、阴道排液和疼痛。

1. 接触性阴道出血或不规则阴道出血　年轻患者常表现为接触性出血，发生在性生活、妇科检查及便后出血。出血量可多可少，一般根据病灶大小、侵及间质内血管的情况而定。早期出血量少，晚期病灶较大表现为大量出血，一旦侵蚀较大血管可能引起致命性大出血。年轻患者也可表现为经期延长、周期缩短、经量增多等。老年患者常主诉绝经后不规则阴道流血。

2. 阴道排液　宫颈腺体受刺激后分泌功能亢进，产生大量黏液状白带。患者常诉阴道排液增多，白色或血性，稀薄如水样或米汤样，有腥臭味。晚期因癌组织破溃、组织坏死、继发感染等，有大量脓性或米汤样恶臭白带排出。

3. 疼痛　疼痛为晚期子宫颈癌常见的临床症状，表现为进行性疼痛。一般盆腔肿瘤蔓延越广，疼痛越明显。产生疼痛的原因是由于盆腔神经受癌瘤压迫或浸润，或肿瘤组织挤压宫旁组织中交感神经而引起。腰背部疼痛常见于输尿管受压引起输尿管积水或肾盂积水，肿瘤侵犯腹主动脉时则有上腹疼痛。肿瘤患者期别越晚，疼痛程度越重。

4. 其他症状　部分患者压迫膀胱，产生尿频、夜尿多，当病变侵犯膀胱时可出现血尿、脓尿或发生膀胱阴道瘘而漏尿。双侧输尿管完全受压，则可引起无尿，导致尿毒症死亡。如肿瘤侵犯直肠可出现便血，形成瘘口时则有粪便自阴道口排出。病灶累及盆腔结缔组织、骨盆壁、压迫直肠、坐骨神经时，常诉尿频、尿急、肛门坠胀、大便秘结、里急后重、下肢肿痛等。疾病终末期，患者可出现消瘦、贫血、发热及全身衰竭的恶病质综合症状。

（三）体征

早期子宫颈浸润癌妇科检查宫颈呈糜烂、结节或菜花状，有接触性出血，有时难以与宫颈糜烂、乳头状增生等慢性炎症鉴别。内生性肿瘤宫颈管常呈桶状增粗，质地硬。肿瘤浸润宫旁时出现双侧宫旁组织弹性减退或完全消失，甚至呈"冰冻骨盆"状。

（四）转移途径

1. 直接蔓延　最常见。癌灶向下蔓延至阴道，向上可累及宫体，向两侧蔓延至宫旁组织、主韧带、阴道旁组织甚至达盆腔壁，癌灶向前后蔓延侵犯膀胱或直肠。

2. 淋巴转移　是浸润癌的主要转移途径。癌瘤可经淋巴管转移到闭孔，髂内、髂外淋巴结，称一级组淋巴结转移；进而达髂总淋巴结，腹股沟深、浅淋巴结及腹主动脉旁淋巴结，称二级组淋巴结转移。

3. 血行转移　较少见。晚期可经血行转移至肺、肝、肾和脑。

五、影像学与相关检查

（一）宫颈脱落细胞学检查

1. 巴氏涂片　巴氏涂片（Pap smear）是筛查早期子宫颈癌的重要方法，采取阴道及宫颈脱落细胞制成涂片，经染色可观察细胞变异。临床常用巴氏分级分类法如下：

巴氏Ⅰ级：正常。

巴氏Ⅱ级：炎症，指个别细胞核异质明显，但不支持恶性。

巴氏Ⅲ级：可疑癌。

巴氏Ⅳ级：重度可疑癌。

巴氏Ⅴ级：癌。

2. TBS 分类法　由于巴氏五级分类法，主观因素较多，各级之间无严格的客观标准，目前正逐渐为伯赛斯达系统——TBS 分类法替代，采用描述性诊断，强调涂片质量。TBS 系统（2001 版）宫颈细胞学分类将异常宫颈上皮细胞分为非典型鳞状上皮细胞（atypical squamous cells，ASC）、未明确诊断意义的不典型鳞状细胞（atypical squamous cells of undetermined significance，ASCUS）、非典型鳞状上皮细胞，不除外高度鳞状上皮内病变（atypical squamous cells-cannot exclude HSIL，ASC-H）、低度鳞状上皮内瘤变（low-grade squamous intraepithelial lesion，LSIL）、高度鳞状上皮内瘤变（high-grade squamous intraepithelial lesion，HSIL）、鳞状细胞癌（squamous cell carcinoma，SCC）、非典型腺上皮细胞（atypical glandular cells，AGC）、宫颈腺癌（endocervical adenocarcinoma）、宫内膜腺癌（endometrial adenocarcinoma）、宫外腺癌（extrauterine adenocarcinoma）等多种，使宫颈细胞异常的描述更加准确，利于临床进一步处理，为目前临床广泛采用的细胞学分类方法。

3. TCT 检查　TCT 是液基薄层细胞检测的简称，TCT 检查是采用液基薄层细胞检测系统检测宫颈细胞并进行 TBS 细胞学分类诊断，与传统的宫颈刮片巴氏涂片检查相比明显提高了标本的满意度及宫颈异常细胞检出率。TCT 宫颈细胞学检查对子宫颈癌细胞的检出率近 100%，同时还能发现癌前病变，微生物感染如真菌、滴虫、衣原体等。

（二）阴道镜检查

阴道镜是一种临床检查方法，主要功能是将观察的病变部位放大 10～30 倍，用来观察病变部位的血管和上皮改变。但放大倍数有限，不能观察到细胞细微结构，因此只能提供可疑病变部位而不能确定病变性质。

常规阴道镜检查行碘及醋酸试验。正常宫颈或阴道鳞状上皮含有丰富的糖原，可被碘液染为棕色，而宫颈管柱状上皮、宫颈糜烂及异常鳞状上皮区（包括鳞状上皮化生、不典型增生、CIN Ⅲ及浸润癌区）均无糖原存在，故不着色。临床上用阴道窥器暴露宫颈后，擦去表面黏液将浓度为 2% 碘溶液直接涂在子宫颈和阴道黏膜上，不着色处为阴性，如发现不正常碘阴性区即可在此区处取活检送病理检查。

（三）HPV 检测

HPV 感染与子宫颈癌的发生有明确关系，对难以确定的不典型鳞状细胞（ASCUS）和宫颈脱落细胞轻度病变行进一步判断,以减少阴道镜下活检明确宫颈病变的数目。还可根据感染的 HPV 类型预测受检者的发病风险度,作为宫颈上皮内高度病变和浸润癌治疗后的监测手段。

（四）宫颈活体组织检查

取宫颈活体组织进行病理检查是诊断的可靠依据,能够鉴别肿瘤与瘤样病变,确定肿瘤组织类型与分化程度,并为选择治疗方法和估计预后提供重要依据。细胞学诊断异常,在阴道镜指示下对可疑病变区行活体组织多点活检。若阴道镜下不能见到鳞柱状上皮交界区,或未发现可疑病变者,同时行宫颈管搔刮术,如仍有可疑则行宫颈锥切术。

（五）子宫颈管搔刮术

反复细胞学检查阳性或临床表现有子宫颈管癌的可疑,而宫颈活检阴性,疑为宫颈管病变者、阴道镜下未见转化区或只见部分转化区者均需加行宫颈管搔刮术。

（六）宫颈锥形切除术

在活体组织检查不能肯定有无浸润癌时,可进行宫颈锥切术(包括环形电切和冷刀锥切术)。当宫颈细胞刮片检查多次为阳性,而多点活检及颈管搔刮术阴性,或已证明为 CIN Ⅲ级,不能排除浸润癌者,可进行宫颈锥切术并送病理。

（七）宫颈照相

用 10mm 显微镜附加 35mm 相机及 50mm 延伸圈组成摄影仪,将所获图像投射在宽 3.3m 屏幕上,1m 远处观察;鳞柱交界处全部显示,无异常为阴性,发现异常为可疑,未见鳞柱交界为不满意。据观察其诊断准确率为 93.1%,为一种准确性高、成本低、便于应用的新方法。

（八）荧光检查法

利用癌组织与正常组织吸收荧光素多少不同而显示不同颜色的机制诊断有无癌变。癌组织吸收荧光素多,产生的荧光比正常组织强而呈深黄色,正常组织为紫蓝色。

（九）肿瘤生化诊断

通过学者临床研究发现,在子宫颈癌病人体内,乳酸脱氢酶、己糖激酶、鳞癌细胞抗原等明显增高,尤其有浸润者更明显,有助于临床诊断。

（十）影像学检查

1. CT 和 MRI 是进展期子宫颈癌有价值的检查手段,能帮助准确分期,揭示淋巴结转移。MRI 优势是能明确宫旁侵犯情况,临床肿瘤直径超过 2cm,肿瘤位于颈管内或有明显浸润而临床不能准确评估,妊娠或伴有子宫病变,其他诊断方法困难的病变均适于行 MRI 检查,正逐步成为宫颈癌最佳影像学检查方法。

2. 膀胱镜 晚期子宫颈癌应常规做膀胱镜检查,若有膀胱壁受侵可见膀胱黏膜水肿、癌性结节或溃疡等,是晚期子宫颈癌至关重要的检查方法之一。

3. 纤维肠镜　了解晚期子宫颈癌直肠受累情况。

4. 静脉肾盂造影　疑有尿路梗阻或肾功能异常者需做静脉肾盂造影,可发现肾盂积水、肾功能丧失等情况,明确显示输尿管阻塞部位,为临床分期及制订治疗方案提供可靠依据。

5. 淋巴造影　诊断子宫颈癌腹膜后淋巴结转移具有参考价值,有报道认为淋巴造影阴性者可不必再行手术分期。

六、诊断与鉴别诊断

（一）诊断方法

子宫颈癌的诊断主要依据临床症状、体征和细胞或组织学检查,普遍采用细胞学加宫颈多点活检加颈管搔刮术的联合早期诊断方法。阴道细胞学检查阳性,而宫颈、宫颈管活检未能确定诊断,活检为 CIN Ⅲ级不能排除浸润癌时应做宫颈锥切加以病理连续切片确诊。

（二）鉴别诊断

1. 子宫颈慢性炎症　表面型的子宫颈癌常常表现为子宫颈糜烂、白带增多,甚至阴道出血等症状,易与子宫颈重度糜烂混淆。可行阴道脱落细胞学检查或活体组织检查以明确诊断。

2. 子宫颈乳头状瘤　肿瘤呈外生型,但其周围光整。

3. 子宫黏膜下肌瘤或内膜息肉　病变来自子宫内膜,突出子宫颈外口,可伴有肿瘤出血、坏死,特别是肌瘤较大,看不清子宫颈形态时,容易误诊为子宫颈癌。体格检查可以扪清子宫颈光整形态。B超检查可见肿瘤来自子宫腔,并有蒂与肌瘤相连。通过探宫腔、分段刮宫、子宫碘油造影或宫腔镜检查可鉴别诊断。

4. 宫颈湿疣　表现为宫颈赘生物,表面多凹凸不平,有时融合成菜花状,可进行活检以鉴别。

5. 子宫内膜癌　有阴道不规则出血,阴道分泌物增多。子宫内膜癌累及宫颈时,检查时颈管内可见到有癌组织堵塞,确诊须行分段刮宫送病理检查。

6. 阴道癌　阴道上段癌应与子宫颈癌阴道转移鉴别,阴道癌病灶以阴道为主,子宫颈常常光整,而子宫颈癌阴道转移者,子宫颈和阴道穹隆均有肿瘤病灶。

7. 原发性输卵管癌　阴道排液、阴道流血和下腹痛,阴道涂片可能找到癌细胞,宫旁可扪及肿物。如包块小而触诊不清者,可通过腹腔镜检查确诊。

8. 老年性子宫内膜炎合并宫腔积脓　常表现阴道排液增多,浆液性、脓性或脓血性。子宫正常大或增大变软,扩张宫颈管及诊刮即可明确诊断。扩张宫颈管后即见脓液流出,刮出物见炎性细胞,无癌细胞,病理检查即能证实。但也要注意两者并存的可能。

9. 功能失调性子宫出血　更年期常发生月经紊乱,尤其子宫出血较频发者,不论子宫大小是否正常,必须首先做诊刮,明确性质后再进行治疗。

10. 其他子宫颈恶性肿瘤　如宫颈恶性黑色素瘤,尤其是无色素者,肉瘤、淋巴瘤以及其他少见的转移癌,如乳腺癌、卵巢癌、肠癌等的子宫颈转移等。

七、临 床 分 期

（一）临床分期原则

自 1929 年国际肿瘤学会和国际妇产科协会制定的子宫颈癌分期标准以来,已经做了数次修订,目前应用的是 FIGO 2009 年修订的国际分期法。需遵循以下原则:

（1）需 2 名以上高年资医师共同查体,明确分期。

（2）分期有分歧时以分期较早的为准。

（3）分期一旦确定,不应更改。

（4）患者最好在麻醉状态下检查。

（5）子宫颈微小浸润癌的诊断必须是子宫颈锥切标本基础上。

（6）分期以临床分期为主,影像学检查可以辅助分期,淋巴结转移情况不进入分期,但对预后有重要影响。

（7）膀胱泡样水肿不能分为Ⅳ期。

（二）FIGO 2009 年分期

FIGO 2009 年分期见表 14-3-2。

表 14-3-2　子宫颈癌的临床分期（FIGO,2009）

Ⅰ 期	癌灶局限于宫颈
Ⅰa 期	镜下浸润癌,间质浸润深度不超过 5mm,水平播散范围不超过 7mm（浸润深度从上皮的基底开始测量,无论是表面上皮还是腺体上皮。脉管内浸润,无论是静脉还是淋巴管内有癌栓不改变分期）
Ⅰa$_1$ 期	间质浸润≤3mm,宽度≤7mm
Ⅰa$_2$ 期	间质浸润深度 3～5mm,宽度<7mm
Ⅰb 期	病变范围超过 Ⅰa$_2$ 期,临床可见或不可见病变
Ⅰb$_1$ 期	临床病灶体积≤4cm
Ⅰb$_2$ 期	临床病灶直径>4cm
Ⅱ 期	癌灶已超出宫颈,但未达盆壁,癌累及阴道,但未达阴道下 1/3
Ⅱa 期	无明显的宫旁浸润,癌累及阴道侵及宫旁组织
Ⅱa$_1$ 期	宫颈病灶最大径线≤4cm
Ⅱa$_2$ 期	宫颈病灶最大径线>4cm
Ⅱb 期	有明显的宫旁浸润
Ⅲ 期	癌浸润达盆壁;肛门指检肿瘤与盆壁间无间隙;肿瘤累及阴道下 1/3;有肾盂积水或肾无功能,除非明确是其他原因引起
Ⅲa 期	宫旁浸润未达盆壁,但累及阴道下 1/3
Ⅲb 期	宫旁浸润已达盆壁,或肾盂积水或肾无功能者
Ⅳ 期	癌播散超出真骨盆或临床侵犯膀胱或直肠黏膜
Ⅳa 期	肿瘤播散至邻近器官,侵犯膀胱、直肠黏膜
Ⅳb 期	肿瘤播散至远处器官

（三）手术-病理分期及 TNM 分期

子宫颈癌的 TNM 分期：近年来为使身体各部位的癌瘤取得统一的分期标准，便于统计疗效和估计预后，国际抗癌协会（UICC）提出 TNM 分类法，即在临床分期的基础上说明区域性淋巴结及远处器官有无转移（表 14-3-3）。此法为治疗前的分类，不包括手术所见。

由于通过临床检查反映 NM 的情况尚存在一定的困难，而子宫颈癌的患者中相当一部分采用放射治疗，未采用手术治疗，因此 TNM 分类的实际应用受到限制，所以目前国际上通用的是 FIGO 分期。

八、治　疗

（一）子宫颈 CIN 的治疗

遵循个体化原则，应根据 CIN 级别、病变范围、患者年龄、生育愿望、健康状况和随访条件等因素综合分析。

1. CIN Ⅰ、Ⅱ级　CIN Ⅰ级可定期随诊观察，不愿意观察者采用保守治疗。CIN Ⅱ级一般主张给予治疗，多采用 LEEP，LEEP 能够保留组织标本进行病理检查，减少漏诊的机会。

表 14-3-3　子宫颈癌的 TNM 分期

T——原发肿瘤	
T_X	原发灶不能确定
T_0	未发现原发灶
T_1	局限于宫颈
T_{1a}	镜下浸润癌
T_{1a1}	临床前浸润癌
T_{1a2}	肿瘤浸润≤5mm，宽度≤7mm
T_{1b}	肿瘤超过ⅠA 期范围（临床浸润癌）
T_2	肿瘤浸润宫旁，但未达盆壁，累及阴道未达下 1/3
T_{2a}	肿瘤侵犯阴道而未侵及宫旁
T_{2b}	肿瘤浸润宫旁，伴有或无阴道浸润
T_3	肿瘤浸润阴道达下 1/3，或侵及盆壁
T_4	癌侵犯至真骨盆以外，或侵犯膀胱或直肠黏膜
N——局部淋巴结	
N_X	对盆腔淋巴结情况不能确定
N_0	淋巴造影不见局部性淋巴结变形
N_1	淋巴造影局部性淋巴结变形
N_2	盆壁扪及固定肿块，其与肿瘤间有空隙
M——远处转移	
M_0	没有远处转移证据
M_1	远处转移存在，包括髂总动脉分叉以上的淋巴结

2. CIN Ⅲ级　CIN Ⅲ级进展至癌的机会明显增多，一般行手术治疗，因该级逆转的机会少，一般采用全子宫切除或扩大全子宫切除，阴道切除 1～2cm，术前必须先行宫颈诊断性锥切，排除浸润癌后才能进行子宫切除；年轻、有随诊条件者或要求保留子宫者可以施行子宫颈冷刀锥切或 LEEP 宫颈锥切。

（二）子宫颈浸润癌的治疗

1. 微小浸润癌　根据间质浸润深度、病灶范围、有无脉管受累、有无融合生长、病理类型及全身情况选择治疗方案。

（1）Ⅰa₁ 期无脉管浸润的鳞癌患者可以行单纯全子宫切除，同时切除阴道 1～2cm。对迫切要求保留生育功能的，当切缘阴性、切除范围足够时，可选择宫颈锥切，术后严密随访。此类患者淋巴结转移发生率低，复发、转移、死亡率低，扩大手术是不必要的。

（2）间质浸润深度为 3～5cm 或伴有脉管侵犯、病灶融合者Ⅰa₂，因该期淋巴结转移率接近 5%，原则上行广泛全子宫切除（切除阴道和主韧带各 3cm）+盆腔淋巴结清扫术。有生育要求的也可行根治性宫颈切除+盆腔淋巴结清扫术，术中先行盆腔淋巴结清扫，冷冻检查,如为阴性,行根治性宫颈切除,如为阳性,改行广泛全子宫切除。对有手术禁忌者行放射治疗,可单行腔内放疗 A 点 80Gy 左右。

2. Ⅰb 和Ⅱa 期子宫颈癌 以放射治疗和手术治疗或两者的综合治疗为主,化疗为辅。两者临床应用各有优缺点,根据临床分期、年龄、全身情况、组织学类型及分级,以及放射敏感性和是否经过治疗等因素综合考虑。

(1)新辅助治疗:目的是消除亚临床转移病灶,缩小肿瘤,提高局控率,降低复发率。治疗方式有放射治疗和化学治疗。术前腔内放射治疗,目前一般采用高剂量率后装腔内放射治疗。腔内放射应用遥控后装技术将施源器植入腔内肿瘤部位,以利于放射线直接照射杀灭肿瘤细胞。A 点剂量为 15Gy 左右。Ⅰb$_2$ 患者可以联合介入或全身化疗,疗程 1~2 次为宜。常用药物有 DDP、5-FU、ADM、BLM、GEM 等。但目前还没有资料显示新辅助化疗能够提高子宫颈癌的生存期。

(2)手术治疗:广泛子宫切除和盆腔淋巴清扫术,即切除阴道和主韧带、骶韧带各 3cm,生育年龄妇女可以保留卵巢,术中需将卵巢移位标记,以免术后放射治疗影响卵巢功能。对于Ⅰb$_1$ 期且宫颈病灶直径<2cm 者,如有保留生育功能的愿望,可行根治性宫颈切除+盆腔淋巴结清扫,术中先行盆腔淋巴结清扫,冷冻检查,如为阴性,行根治性宫颈切除,如为阳性,改行广泛全子宫切除。手术并发症有伤口裂开、感染、肠粘连、肠梗阻、尿瘘、输尿管狭窄、尿潴留、尿路感染、淋巴囊肿、直肠阴道瘘、直肠膀胱瘘、下肢水肿等。

(3)放射治疗:适合于各期子宫颈癌患者,某些合并内科疾病患者应首选放射治疗。放疗包括体外照射及腔内照射两部分,两者必须协同进行。腔内治疗可在给予正常组织较小剂量的同时给予肿瘤组织较大剂量,但有剂量分布不均匀的缺点;体外放射则用以治疗宫颈局部、盆腔淋巴结及宫颈旁组织等处的病灶,其剂量分布均匀,易于控制。虽然近年来体外照射的技术不断发展,出现了三维适形放疗、调强放疗等新技术,但临床实践表明目前还不能以体外照射替代腔内放疗。

(4)化疗:近年来随着新抗癌药物的不断问世,给药途径的改进,多种药物联合应用等,在子宫颈癌治疗中,化疗已成为有效的辅助疗法,既可用于晚期病例或与手术、放疗联合应用,也可以用于治疗复发癌。化学药物能直接作用于肿瘤,有些药物还能增强放射治疗的生物效应。

1)单药治疗:以前子宫颈癌的化疗多用单药治疗,常用药物如顺铂、氮芥、博来霉素、丝裂霉素、5-FU 等。其中最重要的药物是顺铂,使用顺铂时应注意水化,保护肾功能。

2)联合治疗:联合治疗一般是根据药物的作用机制和药物的毒性反应来选择 2 种以上药物进行治疗。子宫颈癌联合化疗的方案很多,其中以顺铂+5-FU 为主的化疗方案较常用。常用的联合化疗方案如下:

PF 方案

DDP	60~70mg/m^2, d1
5-FU	1g/m^2, d2~5(最好连续 96 小时滴入)

TP 方案

TAX	150~175mg/m^2, d1
DDP	50~60mg/m^2, d2

BIP 方案

DDP	20mg/m^2, d1~3

BLM $10mg/m^2$, d1~3

IFO $1g/m^2$, d1~3

3）动脉插管区域性化疗：一般子宫颈癌化疗的给药途径是全身静脉用药，动脉插管区域性化疗是近年来发展的一种化疗方法，经腹壁下动脉向髂内动脉插至髂总动脉水平，灌注化疗药物。常用的药物有 5-FU、氨芥、博来霉素、顺铂、多柔比星等。一般以顺铂为首选。

4）术后辅助治疗：对有下列高危因素的子宫颈癌患者术后应补充辅助治疗，如盆腔淋巴结转移、阴道或宫旁切缘阳性、子宫颈深肌层侵犯、附件转移、未分化癌或小细胞癌及脉管累及等。治疗方法有盆腔外放射治疗和同期静脉化疗。髂总淋巴结有转移者，照射野应延伸至腹主动脉旁淋巴引流区域。肿瘤直径超过 4cm 者，发生子宫颈深肌层侵犯和淋巴结转移的概率明显增加，国外资料显示，Ｉb$_1$ 期因上述情况需要辅助治疗为 54%，而Ｉb$_2$ 增加到 84%。

3. Ⅱb~Ⅳ期子宫颈癌 一般采用全量外放射治疗结合近距离放射治疗，同期辅助顺铂为基础的化学治疗。盆腔野放射肿瘤量 45~55Gy，高剂量率后装 A 点剂量为 40Gy 左右。放疗对肿瘤组织周围的正常组织器官会造成永久性损害，包括放射性直肠炎、直肠阴道瘘、肠粘连、肠梗阻、肠穿孔、肠功能紊乱、放射性膀胱炎等，甚至可能使受损器官发生第二种恶性肿瘤。需注意的是放射治疗的一些不利影响在治疗后若干年才会发生。对于全量放疗后，仅局部未控的病例，可以行单纯全子宫切除。少数中央型的Ⅳ期病例，若仅有膀胱或直肠侵犯，但宫旁未累及者，可以选用盆腔脏器清除术（pelvic exenteration）。

（三）子宫颈癌治疗中的几个特殊问题

1. 残端子宫颈癌的治疗 指次全子宫切除后，发生在残端子宫颈的癌，有作者指出准确的时间界限应该是在次全子宫切除 2 年后发生的癌症，占子宫颈癌的 2.2%~5.5%。残端癌的临床表现、诊断、治疗原则和预后与子宫颈癌相同。早期肿瘤可以采用根治性手术治疗，晚期肿瘤则选用放射治疗。残端癌治疗中应注意的几个问题：由于解剖结构的变化，无论是采用手术或放疗，治疗计划的实施会受到不同程度的影响，早期病例手术中应注意避免输尿管、膀胱、直肠等的损伤。腔内治疗受到一定的限制，但后装治疗优于盆腔外放射治疗。

2. 复发性子宫颈癌的治疗 子宫颈癌复发指首次手术或根治性放疗后，1 年以上局部再次出现肿瘤。局部控制时间在 5 年以上再次出现盆腔病灶者，称为远期复发。首次治疗后 2 年内复发的治疗非常棘手，预后极差。全量放疗后病例可以试用化疗或组织间放疗，不主张手术治疗，因术后并发症高，局部控制率低；根治性手术后复发病例可以应用盆腔外放疗结合化疗。远期复发者，再次放疗结合化疗可达到一定的疗效。少数中央性复发患者可采用盆腔脏器清除术，但病例需慎重选择，并需多学科协作。

3. 子宫颈癌合并妊娠 较为少见，国内报道占子宫颈癌总数 0.92%~70.5%，国外文献报道占 1.01%。患者可因先兆流产或产前出血而就诊，阴道涂片及活体组织检查可确定诊断。早孕妇女若出现阴道流血应常规窥器检查宫颈，以及行宫颈刮片细胞学检查。

妊娠时由于盆腔内血液供应及淋巴流速增加，可能促进癌瘤的转移；且在分娩时会发生癌瘤扩散，严重出血及产后感染。妊娠时由于受雌激素影响、宫颈移行带细胞增生活跃，可类似 CIN 病变，但还有定向分化，极性还保持，这些变化产后均能恢复。

治疗方法需根据肿瘤发展情况和妊娠月数而定。Ｉ期及Ⅱa 期合并早期妊娠者，可采取直接根治术;或先放射治疗,待胎儿死亡自然排除后,再行根治术,或继续放射治疗。早孕者可终止妊娠,同时行根治术。各期子宫颈癌合并晚期或已临产者,均应行剖宫产术,以后再作手术或放射治疗。

九、预 后

(一) CIN 的预后

CIN 存在自然转归,虽是连续发展的病变,但亦存在逆转的可能,HPV 感染类型是影响 CIN 预后的重要因素之一,低危型感染病变以 CIN Ⅰ 级为主,大多可能逆转;而高危型感染相关 CIN 往往发生病变进展。CIN 预后也与年龄密切相关,随着年龄增长,病变逆转率逐渐下降。

(二) 宫颈微小浸润癌的预后

宫颈微小浸润癌由于极少发生转移,治疗后复发率和病死率极低,预后良好,5 年生存率可达 95%~100%。治疗失败的主要原因有:①诊断分期错误;②阴道切除范围不足;③脉管浸润和融合生长。

其预后因素主要包括:间质浸润深度、病变水平扩展范围、脉管受累、生长方式、间质应答、病理分级、病理类型。

(三) 子宫颈浸润癌的预后

子宫颈浸润性癌患者 Ⅰb 期及 Ⅱa 期术后 5 年生存率较高,单纯放疗各期子宫颈癌 5 年生存率分别为:Ⅰ 期 91.5%,Ⅱa 期 83.5%,Ⅱb 期 66.5%,Ⅲa 期 45.0%,Ⅲb 期 36.0%,Ⅳ 期 14.0%。生存分析证实宫颈病灶大小、浸润深度、临床分期、病理分级、细胞类型和淋巴转移是预后的主要因素。年龄、种族及经济状况与子宫颈癌的预后呈直线相关。

临床分期,随着宫颈癌临床期别升高 5 年生存率递减。

组织学类型及间质反应,临床期别相同,治疗方法相同,不同组织类型的子宫颈癌预后不同。多认为宫颈腺癌的预后较鳞癌差。

年龄:低于 35 岁的子宫颈癌患者易发生淋巴转移,预后差;年龄大于 70 岁患者生存率也较差,主要原因是随年龄增加死于心脑血管疾病的危险性增加。

肿瘤体积及生长类型:局部宫颈肿瘤体积大、桶状肿瘤、双侧宫旁受累及结节溃疡坏死状宫颈放射敏感性差,预后差。

淋巴结转移:盆腔淋巴结转移患者生存率明显下降,腹主动脉旁淋巴结转移者预后更差。盆腔淋巴结转移率与宫颈局部肿瘤大小、血管和淋巴管浸润、局部肿瘤浸润深度、宫旁浸润程度及肿瘤组织学类型等密切相关。

肿瘤浸润深度:癌灶浸润间质时影响生存率。

血清蛋白 $\alpha_2/\beta<1$ 生存率高。

贫血、合并妊娠者放疗效果较差。

子宫颈癌细胞 DNA 含量及倍体形态:近年来认为 DNA 水平越高预后越差,应用流式细胞学进行子宫颈癌 DNA 倍体与预后关系的研究尚无肯定结论。

血清肿瘤标志物:宫颈鳞癌患者 SCCa 是子宫颈癌的独立预后因素,治疗前 SCCa 升高与淋巴结转移密切相关,一些治疗后下降又很快上升者,临床常治疗效果不良。部分复发者常先于临床复发 2~7 个月升高。

十、预　防

(一) 健康宣教

肿瘤防治工作宣传,普及基本医疗卫生常识:如提倡晚婚和少生、优生;推迟性生活的开始年龄;积极预防并治疗急慢性子宫颈炎;分娩时注意避免宫颈裂伤;注意性卫生和经期卫生等。

(二) 定期筛查

对子宫颈癌高危人群,包括性生活过早、过多,生育过早、过多、过密的妇女;有乱交、滥交、多个性伴侣和不洁性生活史的妇女;卫生条件落后,性保健知识缺乏地区的妇女;有宫颈糜烂、撕裂、慢性炎症及阴道感染等症的妇女;配偶有包皮过长或包茎的妇女应特别重视定期普查。定期筛查不仅可以发现许多癌前病变妇女,更重要的是减少子宫颈癌的发病率和死亡率。根据我国经济现有状况,提倡每年进行 1 次细胞学检查和盆腔检查,连续 3 年细胞学检查阴性和 HPV 检查阴性者,可改为每 3 年检查 1 次。

(三) 规范治疗

提倡对子宫颈癌患者进行个体化、规范性治疗,按年龄、临床分期、病史特点、影像学表现、内科疾患、经济社会状况等结合临床治疗规范,多学科联系协作,为患者制订周全的治疗计划,以达到更好的疗效。

(四) 疗后随诊

建议患者接受严格的治疗后随诊是非常重要的,大约有 35% 的患者治疗后复发或未控,尤其多于 3/4 的复发是在初次治疗后的前 2 年内,因而经常进行治疗后评价是必须的。

(周　琦　唐　郢)

Summary

The clinical symptoms of carcinoma of the cervix are vaginal bleeding, discharge, and pain. The growth pattern of the carcinoma plays a role in the development of symptoms. Exophytic carcinomas bleed earlier in a sexually active patient (because of contact) than do lesions that expand the cervix. Lesions that expand the endocervix in a barrelshaped configuration may leave the squamous epithelium of the exocervix intact until the lesions exceed 5 or 6 cm in transverse diameter; therefore, carcinomas with this growth pattern may be silent and grow large before the patient bleeds. Cytologic findings may be negative unless the endocervix is sampled with a brush device. Ulcerative lesions that destroy the exocervix bleed early, and necrosis and infection induced by the cancer's outgrowing its blood supply result in a foul-smelling vaginal discharge. Severe pelvic pain experienced during the pelvic examination may indicate salpingitis. Tubal infections require management before radiation therapy. Patients with an adnexal mass need surgical treatment before radiation therapy is started. In patients with recurrent cervical cancer, it is important first to determine if the patient is a candidate for definitive surgery or radiation therapy. Five-year survival rates range from 20% to 50% if one of these therapies can be administered. Systemic chemotherapy should be cautiously used for treatment of both recurrent and metastatic disease. Careful attention should be paid to toxicity.

第四节 外 阴 癌

外阴癌(carcinoma of vulva)是来源于外阴皮肤、黏膜及其附属器官的恶性肿瘤,约90%的原发性外阴癌为鳞状细胞癌,其他包括恶性黑色素瘤、腺癌、基底细胞癌、疣状癌、肉瘤以及其他罕见的外阴恶性肿瘤等。治疗一般以手术治疗为主,强调对早期外阴癌实施保留外阴形态和生理功能的个体化治疗,晚期外阴癌采取多种方法如放疗、化疗等综合治疗提高肿瘤的控制率。

一、流 行 病 学

外阴癌不常见,占女性生殖道恶性肿瘤4%左右,多见于老年人,平均发病年龄为65岁,近年来发病有年轻化趋势,<40岁的患者占40%。在美国,外阴癌占所有女性恶性肿瘤的0.3%,占女性生殖系统恶性肿瘤的3%~5%。在中国,外阴癌占女性恶性肿瘤的1%,占女性生殖系统恶性肿瘤的3.5%。

二、病 因 学

外阴癌的确切病因尚不清楚,浸润性病变同外阴萎缩、外阴上皮内瘤变(vulvar intraepithelial neoplasia, VIN)的关系仍有争议。外阴癌从病因学上可以分为以下两种:

1. 与 HPV 感染、吸烟相关 主要为年轻妇女,通常和基底样或疣状 VIN 相联系。

2. 与 HPV 感染、吸烟无关 以老年妇女为主,并发 VIN 少见,但是萎缩性病变(包括肿瘤附近部位硬化性苔藓)的发生率高,长期瘙痒和搔抓的恶性循环引起单纯慢性硬化合并鳞状细胞增生,最终导致癌症发生。

三、病 理 学

(一) 病理

1. 主要病理类型

(1) 鳞状细胞癌:占外阴癌80%~90%。

(2) 疣状癌:鳞癌的一种,肿瘤呈菜花样,体积较大,多数与 HPV 感染有关。

(3) 基底细胞癌:镜下特征为肿瘤细胞巢的边缘细胞呈栅栏状排列,与皮肤其他部位基底细胞癌形态相同。

(4) 腺癌:罕见,以外阴前庭大腺癌和汗腺癌相对多见。

（5）Paget's 病：原发于皮肤的特殊外阴表皮内癌。

（6）恶性黑色素瘤：发生于外阴任何部位的皮肤与黏膜。

2. 组织学分级　G_1，高分化；G_2，中分化；G_3，低分化。

3. 病理描述　肿瘤的病理类型、分级、浸润深度、有无脉管间隙受侵、手术切缘及肿瘤基底是否切净、淋巴结转移的部位和数目等。

（二）转移途径

1. 直接扩散　累及附近器官如阴道、尿道和肛门，晚期可累及直肠和膀胱。

2. 淋巴转移　淋巴转移可能发生于早期疾病，外阴淋巴管丰富，两侧交通形成淋巴网。侧位型癌灶多向同侧淋巴结转移，最初转移至腹股沟淋巴结，再至股深淋巴结，然后至盆腔淋巴结（闭孔、髂外、髂总淋巴结），尤其是髂外淋巴结。而中心型向两侧淋巴结转移概率相同。盆腔淋巴结转移较少见，文献报道的概率大致为 9%，腹股沟淋巴结阳性的患者中大约 20% 发生盆腔淋巴结转移。

3. 血行转移　外阴癌的血源性转移往往发生时间晚，并且在无淋巴结转移的患者中罕见，转移部位包括肺、肝和骨骼。

四、临 床 表 现

（一）症状

外阴癌多见于老年妇女，一些患者有外阴前驱病变的病史，如外阴硬化萎缩性苔藓、外阴增生性营养障碍等。长期外阴瘙痒及各种不同形态的肿物，如结节、菜花、溃疡状肿物合并感染或较晚期癌可出现疼痛、异味和出血。少数患者以腹股沟淋巴结转移的大肿块为首发症状。

（二）体征

肿瘤可发生在外阴任何部位，以大阴唇最多见，其次为小阴唇、阴蒂和会阴。根据原发肿瘤部位分为以下两型：

1. 侧位型　指肿瘤位于大小阴唇，距离中线应≥1cm。

2. 中心型　指肿瘤发生在阴蒂、尿道口、阴道口、会阴后联合及会阴体。

侧位型和中心型淋巴引流路径有差异，影响早期外阴癌的手术治疗方式。妇科检查时应注意外阴肿物的部位、大小、质地、活动度、与周围组织的关系；注意腹股沟区是否有肿大的淋巴结，为单侧还是双侧；仔细检查阴道、子宫颈、子宫及双侧附件区等部位，以排除其他生殖器官的转移瘤。

五、诊断与鉴别诊断

（一）诊断

外阴癌位于体表，根据患者病史、症状及体征诊断并不困难。明确诊断需行活检，活检部位包括病变中心部位和病变与正常组织交界处、真皮及皮下组织，以便准确判断肿瘤浸润范围及深度。体积较小的病灶可行切取活检,体积较大的病灶可行楔形活检。对无明显病灶如广泛糜烂,为避免取材不准确,可在阴道镜下观察后取活检。

辅助检查内容如下:

(1)宫颈细胞学检查除外宫颈病变。

(2)阴道镜检查排除宫颈上皮内瘤变(CIN)或阴道上皮内瘤变(VIN)。

(3)盆腔和腹腔 CT 或 MRI 检查有助于了解周围组织器官受累情况及淋巴结转移情况。

(4)晚期患者需行膀胱镜、直肠镜了解膀胱黏膜或直肠黏膜是否受累。

(5)对临床可疑转移淋巴结或其他可疑转移病灶必要时可行细针穿刺活检。

(6)宫颈及外阴病灶 HPV DNA 检测和梅毒抗体检测。

(二) 鉴别诊断

外阴癌除需与来自其他部位的外阴转移癌鉴别外,还需与外阴炎症、外阴尖锐湿疣、梅毒及外阴良性肿瘤鉴别,可借助阴道镜检查诊断,但仍需病理活检确诊。

六、分　期

外阴癌的分期目前采用 FIGO 于 2009 年制定的分期标准(表 14-4-1)。

表 14-4-1　外阴癌分期(FIGO,2009)

期别	肿瘤范围
I 期	肿瘤局限于外阴,淋巴结未转移
I A	肿瘤局限于外阴或会阴,最大径线 ≤2cm,间质浸润≤1mm*
I B	肿瘤最大径线>2cm 或局限于外阴或会阴,间质浸润>1mm*
II 期	肿瘤侵犯下列任何部位:下 1/3 尿道、下 1/3 阴道、肛门,淋巴结未转移
III 期	肿瘤有或(无)侵犯下列任何部位:下 1/3 尿道、下 1/3 阴道、肛门,有腹股沟、股淋巴结转移
III A	1 个淋巴结转移(≥5mm),或 1~2 个淋巴结转移(<5mm)
III B	(1)≥2 个淋巴结转移(≥5mm) ,或(2)≥3 个淋巴结转移(<5mm)
III C	阳性淋巴结伴囊外扩散
IV 期	肿瘤侵犯其他区域(上 2/3 尿道,上 2/3 阴道)或远处转移
IV A	肿瘤侵犯下列任何部位:上尿道和(或)阴道黏膜、膀胱黏膜、直肠黏膜、或固定在骨盆壁,或腹股沟、股淋巴结出现固定或溃疡形成
IV B	任何部位(包括盆腔淋巴结)的远处转移

*浸润深度指肿瘤从接近最表皮乳头上皮-间质连接处至最深浸润点的距离。

七、治　疗

(一) 治疗原则

以手术治疗为主,强调个体化原则,特别是早期病例,而晚期病例则强调多学科综合治疗。

（二）手术治疗

外阴癌的治疗以手术治疗为主,根据分期强调个体化、多学科综合治疗。手术为首选治疗手段,传统的手术方式是广泛外阴切除及腹股沟淋巴结清扫术和(或)盆腔淋巴结清扫术。这种传统的手术方式虽取得了较好的治疗效果,但给患者造成的创伤较大,大多数患者手术切口不能一期愈合,需长期换药或植皮,伤口愈合后其瘢痕使外阴严重变形,对性生活或心理影响较大,性心理功能障碍是外阴癌治疗后最常见的远期并发症。主要晚期并发症还有慢性下肢淋巴水肿,据报道发病率为69%。腿部复发性淋巴管炎或者蜂窝织炎发生率10%左右,严重影响患者的生活质量。因此,近年外阴癌治疗模式得到转变,最主要改进有:①所有浸润性外阴癌患者的个体化治疗、多学科联合治疗方法的引入;②不主张常规行盆腔淋巴结清除术;③独立病灶及正常外阴患者可行外阴保留;④Ⅰa期免行腹股沟股淋巴结清除术;⑤Ⅰ期侧位型病灶且同侧淋巴结阴性患者免行对侧腹股沟股淋巴结清扫术;⑥术前放疗减少病灶范围以避免晚期患者行盆腔廓清术;⑦在多处腹股沟股淋巴结淋巴结阳性患者,行术后放疗以减少腹股沟股淋巴结复发。

（三）放射治疗

因为外阴组织对放射线耐受性差,一般外阴皮肤超过30~40Gy/(3~4)周时,就会出现较严重急性放射反应,而且外阴形态特殊,放射治疗剂量不均匀,故放射治疗一般不作为外阴癌的首选治疗方法,但它是外阴癌综合治疗的重要组成部分,是手术治疗的重要补充。

1. 放疗适应证

（1）严重手术禁忌或年老体弱不宜做根治性手术者。

（2）外阴病灶范围大或侵及尿道、肛门者,术前放化疗可以减小肿瘤体积、降低肿瘤细胞活性、增加手术切除率及保留尿道和肛门括约肌功能。

（3）对原发病灶小,尤其是阴蒂或者阴蒂周围区域受累的青年、中年妇女,欲保留功能,患者拒绝手术者。

（4）手术切缘阳性或手术切缘(<5mm),淋巴管及脉管浸润。

（5）外阴癌术后复发病灶。

（6）晚期及复发性外阴癌的姑息性放疗,可缓解症状,改善生活质量。

2. 外阴癌放射治疗方法

（1）单纯放疗:适用于不能耐受或有手术禁忌证的患者,或者已有远处转移患者,对于该类患者进行单纯放射治疗,5年生存率约30%。外阴原发病灶放射治疗多采用6~15MV的X线外阴部位垂直照射治疗,总剂量DT50~60Gy/(6~8)周。区域淋巴结的放射治疗多采用腹股沟野照射,照射野以腹股沟韧带为中轴,上下界与该韧带平行,内界为耻骨结节,总剂量DT60Gy/6周,可先用高能X线,照射完成40Gy/4周后再采用电子线照射。对于需行盆腔淋巴引流区照射的患者,可在照射腹股沟区同时将野上界上调,完成腹股沟照射后,再利用盆腔2个矩形野追加照射剂量,盆腔剂量DT10~20Gy/(1~2)周。

（2）术前放射治疗:术前放疗一般采用体外照射,目的是缩小肿瘤病灶,增加手术切除率及保留尿道和肛门括约肌功能。放疗一般采用6~10MV的X线垂直照射,总剂量DT20~30Gy/(2~3)周,放疗结束(2~3)周后进行手术治疗。

（3）术后放射治疗:术后放射治疗总剂量为DT40Gy为宜,视局部情况增减。术后放疗开始时间与手术间隔不宜超过 6 周,多数学者认为术后放射治疗可降低复发率,改善生存期。

(四)化学治疗

外阴癌的治疗以手术治疗为主,化疗存在争议,主要用于手术前的新辅助治疗;与放疗联合应用治疗无法手术的患者;作为术后的辅助治疗;用于复发患者的治疗。化学治疗方案并无统一的治疗方案,外阴癌常用的化疗药物有顺铂、博来霉素、多柔比星、甲氨蝶呤、氟尿嘧啶等。

(五)不同期别外阴癌的治疗

1. 外阴微小浸润癌(ⅠA 期)的处理 外阴微小浸润癌定义为肿瘤直径 ≤2cm 及浸润深度 ≤1mm 无脉管浸润的外阴病灶。行局部广泛切除术(wide local excision),手术切缘距离肿瘤边缘 1cm,深度至少 1cm,达皮下组织。最适用于侧位型肿瘤或外阴后半部的肿瘤,同时可以保留阴蒂。通常不需要切除腹股沟淋巴结。

2. ⅠB 期外阴癌的处理 采用外阴根治性局部切除术(radical local excision)+单侧腹股沟和股淋巴结切除,根治性局部切除术手术范围应包括癌灶周围至少 1cm 宽的外观正常的组织,深度应达尿生殖膈下筋膜。股淋巴结(即腹股沟深淋巴结)位于卵圆窝处的股静脉内侧,切除股淋巴结时不必去除阔筋膜。如果癌灶在阴蒂部位或位于小阴唇前部,行双侧腹股沟、股淋巴结切除。建议行腹股沟淋巴结切除术时保留大隐静脉,有助于减少术后下肢水肿。同时行缝匠肌移位有助于保护股管,减少术后可能发生的损伤。对病灶靠近尿道或肛门的病例,有如下选择:①术前辅助放疗或放化疗缩小对尿道及肛门部位的切除范围,使保留尿道和肛门成为可能。②进行更广泛的手术。如在估计不会引起尿失禁的情况下可以切除尿道远端 1cm。

3. Ⅱ期外阴癌的处理 采用广泛外阴切除+单侧或双侧腹股沟、股淋巴结切除术。广泛外阴切除的范围:其上部包括阴阜、外侧为双大阴唇皱襞,下缘包括会阴部和(或)部分阴道、部分下尿道。Ⅱ期患者可根据个体情况行根治性放疗、术前放疗及术后放疗。

4. Ⅲ期、ⅣA 期外阴癌的处理 对晚期患者,多学科的综合治疗非常重要。

(1)腹股沟淋巴结的处理:①临床检查未触及腹股沟区可疑淋巴结,应行双侧腹股沟淋巴结切除术。术后病理检查显示淋巴结阳性,则需给予腹股沟区和盆腔区辅助放疗。②临床检查发现腹股沟淋巴结肿大、疑有转移者,应先行盆腔 CT 检查,切除所有增大的腹股沟淋巴结,并行术中冷冻切片检查。若术中冷冻淋巴结阴性者,行系统的腹股沟、股淋巴结清除术,术后石蜡病理确定淋巴结阳性,则需给以腹股沟区和盆腔区放疗。若术中冷冻淋巴结阳性者,仅切除增大的淋巴结,术后给予腹股沟区和盆腔区放疗。③术前临床检查腹股沟淋巴结肿大、固定或出现溃疡不可手术切除,应取活检进行确诊,然后行放射治疗,并可考虑加同期化疗。部分病例放疗后可再行淋巴结切除术。④对腹股沟淋巴结阳性的患者,术后的辅助放疗宜尽早施行。

(2)原发肿瘤的处理:原发肿瘤的处理应该在腹股沟、股淋巴结切除术后。①若估计可完整切除原发肿瘤保证切缘阴性,且不损伤括约肌造成大小便失禁,可考虑手术切除。②若手术需行肠造瘘或尿路改道,最好先放疗,待肿瘤缩小后再手术。③若无法手术可行根治性放疗加化疗。

5. ⅣB 外阴癌的处理　已出现远处转移的外阴癌患者无手术机会,多采用化疗和(或)放疗、营养支持及对症姑息治疗,主要是提高患者生活质量。

八、特殊类型的外阴肿瘤

(一) 外阴黑色素瘤

外阴黑色素瘤(vulvar melanoma)常来自于色素痣,占外阴恶性肿瘤的 2%~3%,居第 2 位,恶性程度高,易早期出现远处转移,易复发。多见于阴蒂、大小阴唇。多数患者无明显症状,部分患者可出现外阴色素痣的突然增大、瘙痒、溃疡等。诊断强调行具有足够深度包括皮下组织的活检,最好进行整块病灶的切除活检,防止活检术后的迅速全身转移。外阴黑色素瘤的治疗原则与其他外阴恶性肿瘤相同,手术更保守,行根治性局部切除手术,手术切缘应离开病变至少 1cm。淋巴结切除术的意义还有争议,免疫治疗在黑色素瘤的治疗中占有较为重要的地位。根治性手术后的辅助治疗应首选免疫治疗。放射治疗及化疗在外阴黑色素瘤虽然被认为不敏感,但可应用于辅助治疗及姑息治疗。

(二) 外阴腺癌

外阴原发腺癌(adenocarcinoma of the vulva)罕见,可来源于皮肤附件、乳腺癌组织、尿道旁腺、前庭大腺等。腺癌中以前庭大腺癌多见。多见于中老年妇女,在大阴唇深面扪及肿块,常常是在有较长病史的前庭大腺囊肿切除后才做出诊断。首选手术治疗,早期病灶可行一侧外阴的根治性切除术和同侧腹股沟淋巴切除。标准手术方式是根治性外阴切除术和双侧腹股沟淋巴切除,术后放疗可以减少局部复发。化疗可能有助于减少远处转移。

九、预防及预后

外阴癌的预防主要在于规范性行为,避免性传播疾病,及时治疗性传播疾病,医师应对治疗效果不佳的外阴瘙痒及时活检,积极治疗癌前病变,加强随访,另外 HPV 病毒疫苗可能对部分外阴癌有预防作用,尚待进一步研究。

经过恰当治疗,外阴癌通常预后较好,5 年生存率为 67%~85%,生存率和 FIGO 分期、肿瘤大小、淋巴结转移、阳性淋巴结数目、肿瘤细胞整倍体情况相关。GOG 报道 Ⅰ~Ⅳ期患者 5 年生存率依次为 98%、85%、74% 和 31%。26 届 FIGO 年度会议上报道,淋巴结阴性患者的 5 年生存率为 80.7%,然而 ≥4 个阳性淋巴结患者仅仅为 13.3%。盆腔淋巴结阳性的患者生存率为 11%。文献报道二倍体患者的 5 年生存率为 62%,非整倍体患者为 23%。

(王　冬)

Summary

Cancer of the vulva accounts for 4.7% of malignant neoplasms in the genital tract. It is the fourth most frequent gynecologic cancer. Most vulvar carcinomas occur in older women, with more than 50% of the patients being 60 to 79 years of age. Invasive vulvar carcinomas are being seen with increasing frequency in younger patients, however, with 15% of vulvar cancers arising in women under the age of 40 years. This increased frequency in younger patients may be attributed to an increase in the number of sexual partners or venereal viral infections within the population. The prognosis of a patient with vulvar carcinoma relates to the stage of disease as well as to the nodal status. Therapy for Stages I and II and early Stage III vulvar carcinoma is accomplished with radical vulvectomy and bilateral inguinal femoral node dissection. In a unilateral lesion less than 1 cm from the midline, radical wide local excision with possible postoperative radiation has been used. For midline lesions, standard management has varied from use of surgery as primary treatment to use of radiation with possible chemotherapy. The combination of chemotherapy and radiation therapy has been used to treat recurrent disease and some large, primary vulvar carcinomas.

第五节　阴　道　癌

阴道癌是罕见的妇科恶性肿瘤,分为原发性和继发性阴道癌,80% ~ 85% 为继发性,由子宫颈癌、子宫内膜癌、绒癌、膀胱癌、卵巢癌、直肠癌等直接浸润或经血源性及淋巴结转移而形成。

原发性阴道癌很少见,占女性生殖系统恶性肿瘤的 1% ~ 2% ,多发生于老年女性,50% 以上患者诊断时 70 ~ 90 岁,国内资料表明其发病主要集中于 40 ~ 59 岁阶段。

一、病　因　学

原发性阴道癌发病的确切原因不详,可能与下列因素有关:

1. 人乳头状瘤病毒感染　文献报道 80% 的阴道原位癌和 60% 的阴道鳞癌中可检测到 HPV DNA,而在年轻女性中 HPV 感染与阴道癌发生的关系更为密切。

2. 既往生殖道肿瘤病史及盆腔放疗病史　以子宫颈癌、肛门癌治疗后最多见。FIGO 指南中指出,近 30% 的阴道癌患者至少 5 年前有宫颈原位癌或浸润癌治疗的病史,16% 患者之前有盆腔放疗病史。

3. 慢性刺激　阴道异物对黏膜的长期刺激或损伤,如长期使用子宫托引起的慢性刺激,也可能导致阴道癌。

4. 雌激素阴道腺癌　特别是透明细胞癌可能与母体妊娠期间服用雌激素有关。

5. 其他因素　如免疫抑制治疗、吸烟、性混乱等可能与阴道癌的发生有一定关系。

二、病　理　学

(一) 大体所见

阴道癌最常见部位是阴道后壁及其上 1/3,早期病变为表面粗糙,黏膜潮红,接触性出血,后呈结节状或结节溃疡状,质硬,也可表现为菜花状、乳头状,个别病例表现为阴道狭窄,黏膜光滑,僵硬。其临床大体类型分为三种:

1. 外突型　阴道结节或菜花,质脆,易出血,临床常见。

2. 溃疡型　肿瘤中心组织坏死,呈深浅不一、不规则的火山口样病灶,肿瘤常向阴道黏膜下及阴道旁浸润生长,易出现转移。多见于晚期病变。

3. 浅表糜烂型　发生于肿瘤早期,临床少见,表现为糜烂状阴道黏膜充血。

（二）镜下所见

原发性阴道恶性肿瘤可发生于上皮组织、间叶及肌肉组织,以上皮组织多见。常见病理类型如下：

1. 鳞癌　为最常见的病理类型,占阴道恶性肿瘤的85%～95%,与子宫颈及外阴的鳞癌高度相似,角化珠少见。

2. 腺癌　阴道本身无腺体,腺癌可能来源于中肾管及副中肾管残留或异位的子宫内膜癌变,占阴道癌的5%～10%。阴道透明细胞腺癌是一种特殊类型的腺癌,占阴道癌的1%～5%,易早期出现淋巴转移,当诊断阴道腺癌时应当考虑是否继发于结肠、子宫内膜或者卵巢恶性肿瘤。

3. 恶性黑色素瘤　占所有阴道恶性肿瘤的3%～4%,病变可单发或多发,好发于阴道前壁下1/3。来源于阴道上皮的黑色素细胞,瘤细胞可有或无色素,浸润程度较深,恶性程度极高,预后差。

4. 阴道肉瘤　更为少见,包括平滑肌肉瘤、横纹肌肉瘤、纤维肉瘤等。

（三）转移途径

阴道癌以直接浸润和淋巴转移为主。

1. 直接扩散　至盆腔软组织、盆腔骨骼和邻近器官,但侵犯膀胱和直肠少见。

2. 淋巴转移　至盆腔淋巴结,然后至腹主动脉旁淋巴结。阴道上1/3肿瘤淋巴转移途径类似于子宫颈癌,下1/3病灶淋巴转移途径类似外阴癌,阴道中1/3病灶淋巴转移有双向转移的可能。

3. 血源性播散　至远处器官,包括肺、肝和骨骼。血源性转移一般发生于晚期患者。

三、临 床 表 现

（一）症状

阴道上皮内瘤变或早期浸润癌可无明显的症状,随着病情发展可出现以下症状：

1. 流血　早期为性交后,妇检后少量阴道出血,晚期阴道流血症状会逐渐加重,可出现绝经后阴道出血。

2. 阴道排液　早期仅表现为阴道分泌物增多,如肿瘤坏死伴感染可出现阴道排液、恶臭。

3. 其他症状　肿瘤向邻近器官和组织扩散出现的相应症状,阴道前壁肿瘤若侵犯膀胱或尿道,可出现膀胱区疼痛和尿频、尿急、排尿困难,比子宫颈癌患者泌尿道症状的出现相对要早。阴道后壁肿瘤若侵犯直肠可能产生里急后重,排便困难,大约5%患者因为病灶扩散至阴道外而出现盆腔疼痛。

（二）体征

早期阴道癌体征不明显或仅表现为黏膜充血、糜烂或息肉状,应仔细检查宫颈及外阴,以排除继发性阴道癌。晚期病灶多呈菜花或溃疡、浸润状,可累及全阴道、阴道旁、子宫主韧带和宫骶韧带,亦可出现膀胱阴道瘘、尿道阴道瘘或直肠阴道瘘,以及淋巴结肿大(如腹股沟、盆腔、锁骨上淋巴结的转移)和远处器官转移的相应表现。

四、诊断与鉴别诊断

(一) 诊断

1. 确诊　根据病史、症状及仔细的妇科检查,及对阴道壁肿物取材进行病理活检可确诊。对阴道壁无明显新生物,但有异常表现,如充血、糜烂、弹性不好甚至僵硬者,则应行阴道细胞学检查,并借助阴道镜定位活检,若肿瘤近宫颈或者宫颈病变可疑需分别行阴道及宫颈病变活检。

2. 辅助检查　肿瘤标志物检查如 SCC、CA125、CA19-9 等,膀胱镜、直肠镜检查了解膀胱、直肠侵犯程度,影像学检查包括胸片、B 超、MRI 和 CT 检查了解周围组织器官受累情况及腹膜后淋巴结及腹股沟淋巴结是否转移。

3. 诊断原则　因原发性阴道癌发病率低,而继发性阴道癌多见,故诊断原发性阴道癌时,应遵守原则:①肿瘤部位在阴道,除外来自女性生殖器官或生殖器官以外肿瘤转移至阴道的;②肿瘤侵犯到子宫颈阴道部并达子宫颈外口区域时,应诊断为子宫颈癌;③肿物仅局限于尿道者,应诊断为尿道癌。

(二) 鉴别诊断

原发性阴道癌除需与来自其他部位的阴道转移癌鉴别外,还需与阴道炎症、阴道尖锐湿疣、结核及阴道良性肿瘤鉴别,可借助阴道镜检查,确诊需组织病理活检证实。

五、分　　期

阴道癌的分期采用临床分期(1992 年 FIGO 分期,表 14-5-1)

表 14-5-1　阴道癌分期(FIGO,1992)

期别	肿瘤范围
0 期	原位癌,上皮内癌
Ⅰ 期	肿瘤局限于阴道壁
Ⅱ 期	肿瘤侵及阴道旁组织,但未达到盆壁
ⅡA	肿瘤阴道旁浸润,未达盆壁
ⅡB	肿瘤宫旁浸润,未达盆壁
Ⅲ 期	肿瘤浸润达盆壁
Ⅳ 期	肿瘤超出真骨盆或侵犯膀胱、直肠黏膜,但膀胱黏膜泡样水肿(不属于Ⅳ期)
ⅣA	肿瘤扩散至邻近器官或转移浸润至真骨盆以外
ⅣB	远处转移

六、治　　疗

由于原发性阴道癌的阴道膀胱间隙与阴道直肠间隔很窄,手术和放疗均有一定困难,目前治疗原发性阴道癌的方法主要是放射治疗及手术治疗,化疗作用有限。因为该疾病的罕见性,与原发性阴道癌治疗相关的研究也很少。患者应集中在有经验的肿瘤中心治疗,且治疗方案必须个体化。具体而言,应根据分期、病灶的部位、大小及其与尿道、膀胱直肠的关系和患者心理因素制订治疗方案,阴道上段癌治疗可参照子宫颈癌,阴道下段癌治疗可参照外阴癌。

（一）放射治疗

放射治疗是阴道癌主要治疗方法,适用于Ⅰ～Ⅳ期所有的病例。阴道癌的放射治疗包括体外照射、后装腔内放疗或(和)组织间插植放疗。

1. 体外照射　针对原发病灶、阴道旁及淋巴结转移区的治疗。

（1）肿瘤病变位于阴道上 1/3,盆腔照射参照子宫颈癌体外放射治疗;肿瘤病变位于中 1/3 时,体外照射野下移 1～2cm,盆腔中心剂量 DT40～50Gy/(4～5)周。

（2）肿瘤病变位于阴道下 1/3 时,应加设常规腹股沟照射野,先采用 6～10MV X 线照射 DT40Gy/4 周,再用电子束照射 DT20Gy/2 周。

（3）肿瘤侵犯全阴道时,体外照射野应包括双侧腹股沟区及盆腔淋巴引流区,前野在腹股沟区向外延伸至髂前上棘,下缘延至阴道口,野中心剂量 DT40～50Gy/(4～5)周(30Gy后中间挡铅),然后设双侧腹股沟野,增加腹股沟放射治疗剂量 DT15Gy,后野设置同常规盆腔外照射。

2. 腔内放射治疗　针对阴道原发病灶及邻近浸润区,采用高剂量率后装施源器常为 2～3cm 直径的有机玻璃圆柱体,中心置管状后装施源器(阴道塞子),布源长度一般超过肿瘤外边界 1cm,呈柱形剂量分布,对于无需照射的部位,可用半价层的铅皮防护。应特别保护直肠及膀胱黏膜。腔内总剂量 DT30～40Gy/(5～6)周,对于局限的巨块型病灶,单纯使用阴道塞难以达到理想的剂量分布,可先使用组织间插植 1～2 次,参考点可选择源旁 1cm,10～20Gy,待肿瘤缩小后再使用阴道塞子。

（二）手术治疗

由于阴道浸润癌与周围器官的间隙小,除早期病变外,Ⅱ～Ⅲ期很难达到根治性切除的目的,手术出血量多,术后容易感染。因此,手术在阴道癌治疗中的作用有限。

1. 广泛全子宫和阴道上段切除术及盆腔淋巴结清扫术　适用于肿瘤累及阴道上段 1/3 的Ⅰ期患者,要求阴道切缘距病灶至少 1cm。如果患者已行全子宫切除,可行根治性阴道上段切除术,同时行盆腔淋巴结切除术。

2. 部分阴道、外阴切除及腹股沟淋巴结清扫术　适用于肿瘤累及阴道下段 1/3 的Ⅰ期患者,要求切除足够的阴道长度及包括足够的阴道旁组织,并行阴道中段、下段成形术,同时行盆腔淋巴结切除术。

3. 全子宫、全阴道切除及腹股沟、盆腔淋巴结清扫术　适用于肿瘤累及全阴道、阴道中段或多中心发生者,但要考虑这类患者手术创伤大,对这种病例临床上多选择放射治疗。

4. 盆腔脏器清除术　适用于ⅣA 期患者,尤其是出现直肠阴道瘘或膀胱阴道瘘者,该手术创伤大、严重并发症多、死亡率高,需慎重选择患者。

（三）化疗

化疗作为阴道癌综合治疗的一个组成部分,可与手术、放疗联合使用,用于辅助放疗及有远处转移时的姑息治疗,辅助化疗的作用有待评价。对阴道非鳞癌患者,在根治性放疗同时或手术后可考虑给予 3~4 个疗程的联合化疗,可能有助于减少复发,特别是局部病灶较大时,有报道认为顺铂为基础的同步放化疗能提高阴道癌患者疗效。化疗方法也可采用动脉灌注化疗等。

七、预防及预后

阴道癌的预防主要在于规范性行为,避免性传播疾病,及时治疗性传播疾病并加强随访,避免妊娠期使用雌激素,避免不必要的放射治疗,另外 HPV 病毒疫苗是否对部分阴道癌有预防作用,尚待进一步研究。

文献报道阴道癌 5 年生存率约为 52%,比子宫颈癌或者外阴癌低。阴道癌的预后与其临床分期、患者年龄、病灶部位、阴道受累长度和肿瘤大小、病理类型、治疗手段等都有关系,其中临床分期及肿瘤大小是最重要的独立预后因素。另外,阴道病灶大小及受累长度也与患者预后密切相关,阴道病灶 ≤4cm、受累长度小于 1/3 的患者预后明显优于病灶 >4cm、受累长度大于 1/3 的患者。

(王 冬)

Summary

Primary vaginal cancers are rare, constituting less than 2% of all gynecologic malignancies. Carcinoma of the vagina is defined as a primary carcinoma arising in the vagina and not involving the external os of the cervix superiorly or the vulva inferiorly. Squamous cell carcinomas of the vagina may appear grossly as either ulcerated or fungating tumors, or they may be exophytic and protrude through the vaginal canal. They are the most common vaginal malignancy and account for 90% of primary vaginal cancers. The most common symptom of vaginal carcinoma is abnormal bleeding or discharge. With advanced tumors, pain or urinary frequency occasionally occurs, especially in cases of anterior wall tumors. Constipation or tenesmus has been seen with tumors involving the posterior vaginal wall. These tumors usually are diagnosed by direct biopsy of the tumor mass, and abnormal cytologic findings often will lead to diagnosis of a vaginal cancer. Optimal treatment has not been established. Treatment usually consists of radical surgery or wide excision of the vagina and dissection of the regional lymph nodes, depending on the location of the lesion. Because of the poor prognosis, adjunctive radiation and chemotherapy have been used as local recurrences and distant metastases with this disease are common.

第六节 妊娠滋养细胞肿瘤

妊娠滋养细胞肿瘤(gestational trophoblastic neoplasia,GTN)是指胚胎的滋养细胞发生恶变形成的一系列肿瘤,包括侵蚀性葡萄胎(invasive mole)、绒毛膜上皮癌(choriocarcinoma,简称绒癌)和胎盘部位滋养细胞肿瘤(placental site trophoblastic tumor,PSTT)。其中以前两种多见,好发于生育年龄的妇女。

一、流行病学

在过去的 30 年里,侵蚀性葡萄胎和绒癌的发病率均有所下降。侵蚀性葡萄胎的发病率直接依赖于良性葡萄胎的发病率和恶变率,而良性葡萄胎的发病率和恶变率与种族及地理分布有关。文献报道,在北非、澳大利亚、新西兰及欧洲等地区良性葡萄胎的发病率较低,为(0.57~1.1)/1000 次妊娠;而在东南亚和日本葡萄胎发病率较高,为 2/1000 次妊娠。我国良性葡萄胎发病率,根据全国 26 省、市、自治区 300 余万妇女葡萄胎发病率调查结果显示为 1/1238 次妊娠,侵蚀性葡萄胎的发生率占葡萄胎的 5%~20%。

目前有关绒癌发病率的数据十分有限,因为绒癌和侵蚀性葡萄胎均可继发于良性葡萄胎。继发于葡萄胎排空后 1 年以上者多数为绒癌,半年至 1 年者绒癌或侵蚀性葡萄胎均有可能。因此临床上有时很难区分继发于葡萄胎后的是绒癌还是侵蚀性葡萄胎。据统计,在欧洲和北美,绒癌的发病率大约为 1/40 000 次妊娠和 1/40 次妊娠;在东南亚和日本绒癌发病率较高,分别为 9.2/40 000 次妊娠和 3.3/40 000 次妊娠。国内调查资料显示,平均 2882 次妊娠中有 1 次绒癌机会。

二、疾病发展

1. 侵蚀性葡萄胎　基本上起源于良性葡萄胎。与良性葡萄胎不同之处为:良性葡萄胎的病变局限于子宫腔内,而侵蚀性葡萄胎的病变则是良性病变侵入子宫肌层或转移至邻近及远处器官。出现子宫外转移者占 60%~65%,转移部位以肺最常见(52.2%),其次为阴道(15.9%)、子宫旁转移(11.8%),也可以出现脑、脊髓、肝等部位的转移。如果子宫肌层内的葡萄组织继续发展,可以穿破子宫壁,引起腹腔大出血;可以穿出子宫前壁侵犯膀胱;可以侵入阔韧带内形成宫旁肿物;可以转移至阴道、肺部甚至脑部导致患者死亡。

2. 绒癌　具有高度恶性行为,其特点表现为滋养细胞的异常增生和间变,伴有出血和坏死,直接侵入子宫肌层血管引起远处播散。常见的转移部位有肺、脑、肝、盆腔、阴道、肾、肠和脾等。绒癌可继发于任何妊娠事件后,继发于葡萄胎、流产或足月产后的发生比例为 2∶1∶1,也就是说大约 25% 的病例发生在流产后或输卵管妊娠后,大约 25% 的病例与足月孕或早产有关,剩下 50% 的病例直接继发于葡萄胎或有葡萄胎史,但只有 2%~3% 的葡萄胎会进展为绒癌。

3. 胎盘部位滋养细胞肿瘤　起源于胎盘种植部位的中间型滋养细胞,具有恶变倾向。临床上非常少见,少数发生转移的病例,预后不良。80%~90% 胎盘部位滋养细胞肿瘤继发于足月产后,少数可继发于流产,引产后,仅 5%~8% 有完全性葡萄胎史,常见的转移部位为肺、盆腔和淋巴结,而肝、肾和中枢神经系统的转移相对较为少见。

三、诊断及分期

(一) 临床诊断

凡葡萄胎排空后、流产、异位妊娠、早产或足月产后出现阴道流血和(或)转移灶及其相应症状和体征,伴有 HCG 升高,应考虑滋养细胞肿瘤的可能。临床诊断主要依靠检测葡萄胎清除后或妊娠后血清 HCG 的水平;影像学检查是否存在子宫及其他部位的转移病灶;组织学检查根据有无绒毛结构鉴别侵蚀性葡萄胎或绒癌。病理组织学结果为诊断的客观证据。

1. 血 HCG 的测定

（1）葡萄胎后滋养细胞肿瘤的诊断标准：2002 年国际妇产科联盟（International Federation of Gynecology and Obstetrics，FIGO）确定了葡萄胎后滋养细胞肿瘤的诊断标准，凡符合下列标准中的任何一项即可诊断为滋养细胞肿瘤：①葡萄胎排空后连续 4 次测定血清 HCG 呈平台且至少维持 3 周；②葡萄胎排空后连续 3 次测定血清 HCG 上升且维持 2 周或 2 周以上；③葡萄胎排空后血清 HCG 水平持续异常达 6 个月或更长；④组织学诊断。由于绝大多数滋养细胞肿瘤患者无法获得组织学的病理诊断，所以妊娠后血清 HCG 水平持续升高和影像学检查伴或不伴有转移的病灶是最主要的诊断依据。

（2）非葡萄胎后滋养细胞肿瘤的诊断标准：目前国外尚无明确的非葡萄胎后滋养细胞肿瘤的诊断标准。国内北京协和医院提出了非葡萄胎后滋养细胞肿瘤的诊断标准包括：①主要为足月产、流产和异位妊娠后 4 周以上，血清 HCG 水平持续在高水平，或一度下降后又上升，已排除妊娠物残留或再次妊娠；②组织学诊断。

2. 影像学诊断 B 型超声及彩色多普勒对子宫病灶有诊断价值，胸片、CT、MRI 等对肺、肝、脑、肾等处转移灶具有重要的诊断价值。在影像学检查中 MRI 明显优于 CT，特别是在判断子宫肌层有无受侵方面，MRI 为首选。但在鉴别滋养细胞肿瘤性质上，影像学无特异性。

3. 组织病理检查 根据有无绒毛结构鉴别绒癌或侵蚀性葡萄胎。只要在任何部位组织中见有绒毛结构，均诊断为侵蚀性葡萄胎。由于滋养细胞肿瘤生物行为的特殊性，组织学证据对于妊娠滋养细胞肿瘤的诊断并不是必需的。

表 14-6-1　滋养细胞肿瘤 FIGO 分期

分期	描述
Ⅰ期	滋养细胞肿瘤局限在子宫体
Ⅱ期	病变至附件、阔韧带或阴道，但仍局限于生殖系统
Ⅲ期	病变转移至肺，伴或不伴生殖系统受累
Ⅳ期	病变转移至其他部位

（二）临床分期及预后评分

目前国内外普遍采用 FIGO 于 2002 年颁布的临床分期，该分期包括解剖学分期和预后评分系统两部分（表 14-6-1、表 14-6-2）。其中规定预后评分总分≤6 分为低危，≥7 分为高危。例如患者为妊娠滋养细胞肿瘤肺转移，预后评分为 6 分，此患者诊断应为妊娠滋养细胞肿瘤（Ⅲ：6）。FIGO 分期是妊娠滋养细胞肿瘤治疗方案制订和预后评估的重要依据。

表 14-6-2　改良 WHO 高危因素评分系统

危险因素	评分			
	0 分	1 分	2 分	4 分
年龄（岁）	≤39	>39	—	—
先行妊娠	葡萄胎	流产	足月孕	—
潜伏期（月，从妊娠开始）	<4	4~6	7~12	>12
治疗前 HCG 水平（mIU/ml）	$<1\times10^3$	$1\times10^3 \sim 1\times10^4$	$1\times10^4 \sim 1\times10^5$	$>1\times10^5$
最大病灶直接（包括子宫，cm）	<3	3~4	≥5	—
转移部位	—	脾、肾	胃肠道	脑、肝
转移灶数目	—	1~4	5~8	>8
以前化疗失败	—	—	单药	两药以上

注：≤6 分属低危，≥7 分属高危。

四、治　疗

（一）治疗原则及化疗方案

治疗原则是以化学药物治疗为主,辅以手术和放疗等其他治疗手段。治疗方案的选择应根据 FIGO 分期及评分标准,确定临床期别及预后评分,根据评分将患者评定为低危无转移型、低危转移型和高危转移型,并结合年龄、生育要求等综合考虑,实施分层或个体化治疗。

1. 低危滋养细胞肿瘤的治疗　治疗方案的选择主要取决于患者有无子宫外转移灶和保留生育功能的要求。低危无转移且不要求保留生育功能的患者,则首选单药化疗和全子宫切除术,保留双侧卵巢;低危无转移且要求保留生育功能和低危有转移的患者则首选单药化疗,生存率可接近 100%。用于妊娠滋养细胞肿瘤化疗的药物很多,目前常用的一线化疗药物有甲氨蝶呤(MTX)、放线菌素-D(Act-D)或国产更生霉素(KSM)、氟尿嘧啶(5-FU)、环磷酰胺(CTX)、长春新碱(VCR)、依托泊苷(VP-16)等。具体治疗方案见表 14-6-3。

表 14-6-3　低危型滋养细胞肿瘤的化疗方案

化疗方案	初治缓解率(%)
①MTX 0.4mg/(kg·d),肌内注射,qd×5d,每 14 天重复 1 次	87~93
②MTX 30~50mg/m²,肌内注射,1 次/周	49~74
③MTX 1mg/kg 第 1,3,5,7 天共 4 次肌内注射;甲酰四氢叶酸 0.1mg/kg 第 2,4,6,8 天肌内注射,每 15~18 天重复 1 次	74~90
④MTX 100mg/m²,静脉推注,然后 200mg/m² 加入 5% GS 500ml 滴注 12 小时;甲酰四氢叶酸 15mg,肌内注射或口服,每 12 小时一次,共 4 次(第 1 次从静脉注射 MTX 起 24 小时给)	69~90
⑤Act-D 10~13μg/kg,静脉滴注,qd×5d,每 14 天重复 1 次	77~94
⑥Act-D 1.25mg/kg,静脉滴注,每 2 周 1 次	69~90
⑦交替采用方案 1 和方案 5	100

2. 高危滋养细胞肿瘤的治疗　高危型滋养细胞肿瘤患者通常需采用多种药物联合化疗±辅助放疗或手术治疗等综合治疗,可获得 80%~90% 的治愈率。

（1）化疗:目前高危型滋养细胞肿瘤的联合化疗方案首推 EMA-CO 方案或以 5-FU 为主的联合方案。EMA-CO 方案初次治疗高危转移病例的完全缓解率为 71%~78%,远期生存率为 85%~94%,该方案耐受性好,副反应小,最常见的毒副反应为骨髓抑制,其次为肝肾毒性。当滋养细胞肿瘤伴有脑转移病灶时,EMA-CO 方案中 MTX 的剂量应增加到 1g/m²,甲酰四氢叶酸增加至 30mg,从静脉注射 MTX 起 32 小时后每 12 小时肌内注射一次连续 3 天;另外还可脑内注射大剂量 MTX。以 5-FU 为主的联合化疗方案治疗高危滋养细胞肿瘤的完全缓解率也达 80%。具体治疗方案见表 14-6-4。

表 14-6-4　高危型滋养细胞肿瘤的化疗方案

①5-FU+KSM

5-FU 26~28mg/(kg·d),静脉滴注 8 天,KSM 6μg/(kg·d),静脉滴注 8 天,间隔 3 周

②EMA-CO

第一部分 EMA

第 1 天　Act-D 500μg 静脉滴注,VP16 100mg/m² 静脉维持 30 分钟,MTX100mg/m² 1 小时内静脉快速滴注完后,MTX 200mg/m² 静脉滴注,维持 12 小时以上

第 2 天　Act-D 500μg 静脉滴注,VP16 100mg/m² 静脉维持 30 分钟,甲酰四氢叶酸 15mg,肌内注射或口服,每 12 小时一次,共 4 次(第一次从静脉注射 MTX 起 24 小时给)

第二部分　CO

第 8 天　VCR 1mg/m²　静脉推注,CTX 600mg/m² 静脉滴注,每 2 周重复(第 15,16,22 天)

（2）手术治疗：目前外科手术仅作为一种辅助治疗手段应用在滋养细胞肿瘤的治疗中，对控制原发灶或转移灶破溃引起的大出血、消除子宫或转移部位耐药病灶、减轻肿瘤负荷和缩短化疗疗程等方面起着一定作用。

1）手术指征：①子宫原发灶或转移瘤发生大出血（子宫穿孔，脾破裂等）；②化疗后子宫及肺内耐药病灶，久治不消；③为明确诊断和临床分期，必要时需手术探查；④各种脏器单个大的转移灶；⑤脑转移颅内高压危及生命者，需开颅减压或行病灶清除。

2）手术方式：对年轻未育者尽可能行子宫病灶剜除术，以保留生育功能；必需切除子宫时，仍应保留卵巢；对无生育要求者，可行全子宫切除或次广泛子宫切除及卵巢动静脉高位结扎术。肺部的单发病灶可行肺叶切除。

3）放射治疗　滋养细胞肿瘤对放射线较为敏感，放射治疗作为综合治疗的手段之一，在局部病灶处理方面仍有一定意义。主要用于肝、脑转移和肺部耐药病灶的治疗，根据不同转移部位选择剂量。

4）停药指征　临床症状、体征消失，原发病灶和转移灶病灶完全消失，血 HCG 每周测定 1 次，连续 3 次以上正常后再巩固化疗 2~3 个疗程，随访 5 年无复发者为治愈。

3. 耐药或复发滋养细胞肿瘤的化疗　虽然高危型滋养细胞肿瘤的治疗采用了多种一线化疗药物联合治疗，但因大部分患者有肺部、阴道等部位的转移，且在治疗过程中没有给予足够剂量，因此仍有 30% 的患者将产生耐药或再次复发。一般认为，经连续 2 个疗程化疗后，血清 HCG 未呈对数下降或呈平台状甚至上升，或影像学检查提示肿瘤病灶不缩小甚至增大或出现新的病灶要考虑耐药可能；治疗后血清 HCG 连续 3 次阴性，影像学检查提示病灶消失 3 个月后出现血 HCG 升高（除外妊娠）或影像学检查发现新病灶则提示复发。对这类患者的治疗是一大难题，故需特别强调治疗前准确评估临床分期的重要性，强调恰当的联合化疗方案以减少耐药和复发的可能。目前耐药或复发滋养细胞肿瘤病例的治疗策略为采用有效的二线化疗药物联合化疗，并根据不同个体，适时选用手术、放疗等联合治疗手段。化疗方案主要有 VIP（VP16+IFO+DDP）、EMA-EP（EMA-CO 中 CO 被 EP 取代），其中 EMA-EP 被认为是对 EMA-CO 产生耐药或复发病例最有效的治疗方法，即使有脑部、肝脏、胃肠道转移的患者仍可分别获得 75%、73%、50% 的生存率。

4. 胎盘部位滋养细胞肿瘤的治疗　胎盘部位滋养细胞肿瘤临床上非常罕见，治疗方法的选择只能根据仅有的文献报道积累。胎盘部位滋养细胞肿瘤对化学药物一般不敏感，故手术是其首选的治疗方法。经腹全子宫切除是绝大多数 I 期患者采取的初治手段。年轻妇女若病灶局限于子宫且卵巢外观正常，可保留双侧附件。由于 I 期患者预后良好，对有生育要求的年轻患者可采用保守性手术，行锐性刮宫术或子宫病灶剜除，也有报道宫腔镜下病灶切除。有子宫外转移的患者，细胞减灭术起着十分重要的作用，手术包括经腹子宫切除及尽量切除子宫外的转移灶，术后需给予辅助性化疗。化疗方案主要有 EMA-CO 和 EMA-EP，不少学者认为 EMA-EP 方案在治疗有转移的胎盘部位滋养细胞肿瘤时优于 EMA-CO 方案。

五、预　后

在没有有效化疗方法以前，侵蚀性葡萄胎和绒癌的预后极差。侵蚀性葡萄胎的死亡率在 25% 左右，而绒癌则除极早期无转移病例经手术能存活外，有转移的无一例可以幸免，且绝大多数在发病后半年内死亡。自找到有效化疗方法后,妊娠滋养细胞肿瘤的预后有了极大的改观,侵蚀性葡萄胎的存活率几乎为 100% ,绒癌的死亡率亦由过去的 90% 以上,逐步下降至 20% 左右。目前经过规范治疗后,妊娠滋养细胞肿瘤的治愈率可达到 90% 以上,无转移者的治愈率接近 100% ,仅个别病例死于远处转移。

（李　蓉）

Summary

Gestational trophoblastic disease (GTD) comprises a group of interrelated diseases that includes complete and partial molar pregnancy, invasive mole, placental site trophoblastic tumor (PSTT), and choriocarcinoma, which have varying propensities for invasion and spread. Gestational trophoblastic tumors (GTTs) are one of the rare human malignancies that are highly curable, even with widespread metastases. While GTTs most commonly follow a molar pregnancy, they may ensue after any gestation. Choriocarcinoma does not contain chorionic villi but is composed of sheets of both anaplastic cyto- and syncytial trophoblasts. While choriocarcinoma is most commonly preceded by a molar pregnancy, it may develop after any gestational event. Complete molar pregnancy is reliably diagnosed by ultrasonography. Complete moles have a characteristic vesicular sonographic pattern because of the diffuse hydropic swelling of the chorionic villi. Following molar pregnancy, the diagnosis of GTT is generally made by the presence of a plateau in the HCG level for at least 3 weeks or a rising HCG level. A persistently elevated HCG measurement without evidence of either intrauterine or ectopic pregnancy is also strongly suggestive of the diagnosis of GTT in any woman in the reproductive age group. If the patient with molar pregnancy desires surgical sterilization, a hysterectomy may be performed. However, suction curettage is the preferred method of evacuation, regardless of uterine size, in patients who desire to preserve fertility. Several investigators have reported that prophylactic chemotherapy at the time of molar evacuation reduces the frequency of postmolar tumor. All patients should be followed after molar evacuation with HCG measurements to assure remission. Patients are followed with weekly HCG values until undetectable for 3 weeks, and then monthly until undetectable for 6 months. The optimal management of GTT requires a thorough evaluation of the extent of the disease prior to treatment. Combination chemotherapy is administered as soon as toxicity permits until the patient attains three consecutive undetectable HCG levels. After undetectable HCG values are achieved, at least two additional courses of chemotherapy are administered to reduce the risk of relapse. Patients with GTT successfully treated with chemotherapy can also expect normal reproduction in the future. Importantly, the frequency of later major and minor congenital malformations is not increased.

第十五章　淋巴系统恶性肿瘤

淋巴系统恶性肿瘤主要是恶性淋巴瘤(malignant lymphoma),起源于淋巴结或淋巴结外淋巴组织,是属于免疫系统的恶性肿瘤,分为:霍奇金淋巴瘤(Hodgkin's lymphoma,HL)和非霍奇金淋巴瘤(non-Hodgkin's lymphoma,NHL)两大类。两者又分为若干亚型,现认为不同类型淋巴瘤是彼此独立的疾病,需采取不同的治疗策略。

第一节　霍奇金淋巴瘤

霍奇金淋巴瘤过去又称为霍奇金病(Hodgkin's disease,HD),原发于淋巴结或结外淋巴组织,但多数原发于淋巴结。其形态学特点为炎性细胞背景下,可见散在肿瘤细胞。自1832年Thomas Hodgkin描述至今已近180年,随着化疗和放疗的逐步完善和进展,包括近年的造血干细胞移植,HL的5年生存率已达90%以上,被认为是可以治愈的疾病。HL在欧美国家比较常见,美国年发病率为2.9/10万,占所有恶性肿瘤的1%,占恶性淋巴瘤的30%。HL在我国发病率较低,为0.6/10万,HL占ML的4.3%。欧美国家HL发病有两个年龄高峰,第一高峰在20岁左右,第二高峰为55岁以后。我国HL只有一个高峰,发病年龄高峰期在40岁左右。儿童HL多见于男性儿童,约占85%。

一、病　　因

HL病因未明,认为可能与感染、理化因素、遗传和染色体异常有关。

1. 感染因素　病毒是引起HL的重要原因之一。欧美国家40%的经典型HL及拉美国家90%儿童HL的HRS细胞中可检出EB病毒。传染性单核细胞增多症患者发生HL的危险性增大,支持EB病毒在HL发病机制中的作用;T细胞淋巴瘤/白血病病毒(HTLV-1)和日本北海道及加勒比海地区的成人T细胞淋巴瘤/白血病(ATL)的发病关系密切;幽门螺杆菌感染与胃黏膜相关淋巴瘤有关,抗幽门螺杆菌治疗对胃黏膜相关淋巴瘤有良好疗效。

2. 理化因素　某些物理、化学损伤可能是HL诱发因素。在广岛原子弹受害幸存者中,HL发病率增高。另外,某些化学物质或药物,如苯、除草剂、砷等可能导致HL。

3. 遗传因素　HL存在家族群集现象,HL兄弟或姐妹发病的可能性明显高于一般人群,单卵孪生兄弟可能成对发病,说明HL发病有遗传因素参与。

4. 染色体异常　研究显示,所有经典型HL均存在染色体异常。除了克隆性畸变外,染色体亚克隆性获得或缺失也很常见。而20%以上的经典型HL均可见14q32畸变。

二、病理及分类

HL的肿瘤细胞起源于生发中心B细胞或其衍生细胞。HL的形态学特征是在混合性细胞(主要为B和T淋巴细胞)浸润的组织中见到少量肿瘤细胞(Hodgkin/Reed-Sternberg,HRS)细胞。RS(Reed-Sternberg)细胞分别由Sternberg和Reed描述,为大核仁的单核、双核或多核的巨细胞,现将单核的巨细胞称为 Hodgkin(H)细胞,多叶核的巨细胞称为 RS 细胞,它们统称为 HRS 细胞。HRS 细胞有多种不同形态:①经典 RS 细胞。胞体巨大,胞质丰富,双核,核仁大而明显。因两个细胞核形态相似,大而对称,又称为"镜影细胞",是 HL 特征性的肿瘤细胞,具有重要诊断价值。②单核 RS 细胞。又称为 H 细胞,除为单核外,其形态特征与经典 RS 细胞相似。③多核 RS 细胞。除多核、胞体更大外,其余特征与经典 RS 细胞相似。④淋巴细胞和(或)组织细胞 RS 细胞变异型(lymphocytic and/or histocytic Reed-Sternberg cell variants,L&H)细胞。L&H 细胞比典型 RS 细胞体积略小,胞质少,单一大核,核常重叠或分叶,呈爆米花样,核仁多个、嗜碱性,比经典 RS 细胞核仁小,主要见于结节性淋巴细胞为主型 HL。⑤其他变异 HRS 细胞。如固缩型 RS 细胞,为处于凋亡状态的 RS 细胞。陷窝型 RS 细胞,系组织固定不好造成细胞收缩引起。奇异型 RS 细胞,细胞核不规则、异型性明显、核分裂多见。

1965 年 Rye 会议依据淋巴细胞和 RS 细胞数量将 HL 分为淋巴细胞为主型(LP)、结节硬化型(NS)、混合细胞型(MC)和淋巴细胞消减型(LD)四种。这种分类方法一直沿用了近 30 年。近年来 HL 的病理学分类有所变化。欧美淋巴瘤分类(revised European American lymphoma,REAL)(1994)以及 WHO(2000)分类根据组织病理学和细胞遗传学特点将 HL 分为两大类,即结节性淋巴细胞为主型 HL 和经典型 HL。

1. 结节性淋巴细胞为主型 HL(nodular lymphocyte predominance Hodgkin's lymphoma,NLPHL) 此型较少见,约占所有 HL 的 5%,发病高峰年龄为 30～40 岁,男性多见,诊断时大多病变较局限,处于疾病的早期。生存期相对较长,晚期复发较其他类型多,复发后仍有良好的治疗效果,预后良好。

与经典型 HL 不同是,此型光镜下可见在小淋巴细胞和组织细胞中散在肿瘤细胞,肿瘤细胞多为 L&H 细胞,缺乏典型的 RS 细胞,无嗜中性粒细胞和嗜酸粒细胞。L&H 细胞免疫表型 CD15⁻、CD30⁻、CD20⁺、LCA⁺。

2. 经典型 HL(classical Hodgkin's lymphoma,CHL) CHL 分为四个亚型。

(1)结节硬化型 HL(NSHL):NSHL 是最常见的 HL 类型,占 65%～80%。青年女性多见,发病高峰年龄为 15～40 岁,常有锁骨上和纵隔的病变,纵隔受累约占 80%,半数以上可形成巨大肿块。本型预后较好。病理表现以胶原纤维束将肿瘤分隔成结节为特征。结节内以淋巴细胞为主,伴少量 RS 细胞,或主要为肿瘤细胞伴少量反应性细胞。

(2)淋巴细胞丰富型 HL(LRHL):LRHL 约占所有 HL 的 5%。发病高峰年龄在 20～40 岁,男性多见。就诊时病变局限,大多数为Ⅰ～ⅢA 期,主要累及周围淋巴结,较晚复发,可转化为高度恶性的 B 细胞 NHL。病理表现为肿瘤呈弥漫性生长,大量小淋巴细胞中散在分布典型 RS 细胞。

(3)混合细胞型 HL(MCHL):MCHL 占 HL 的 20%～35%,好发于成年人,男女比例为 2:1。常累及周围淋巴结,也可累及腹膜后淋巴结,纵隔很少受累,常有 B 症状。预后一般。肿瘤细胞主要是典型的 RS 细胞和单核 RS 细胞,散布在淋巴细胞、组织细胞、嗜酸粒细胞、中性粒细胞和浆细胞中,无明显胶原纤维束。

(4)淋巴细胞削减型 HL(LDHL):LDHL 较少见,占 HL 的 5% 以下。发病的年龄较大,为 40～80 岁。常有发热盗汗。就诊时病期晚,大多数为Ⅲ、ⅣB 期,常有肝、脾和骨髓的侵犯,可经血液播散,浅表淋巴结的肿大不明显。预后差。病理表现多见 RS 细胞,为典型的 RS 细胞或多形性 RS 细胞。病变可有广泛纤维化和坏死,反应性炎症细胞明显减少。

三、临床表现

（一）淋巴结肿大

为无痛性、进行性淋巴结肿大，浅表淋巴结肿大占 90%，是 HL 患者就诊的主要原因。80% 以上的淋巴结肿大位于膈上，常见于颈部、锁骨上和腋下，也常累及纵隔，其中 60%~70% 发生在颈部。韦氏环、滑车上和腘窝淋巴结以及结外淋巴组织较少累及。10%~20% 患者有膈下病变。较少累及中枢神经系统和骨髓。肿大的淋巴结质地中等偏硬，无压痛，不融合。HL 的肿大淋巴结生长速度相对较慢，绝大多数 HL 遵循一定的规律播散，一个区域的淋巴结累及后沿淋巴道播散至相邻的淋巴结区，即病变呈连续性侵犯，少有间隔或跳跃。

当淋巴结肿大明显时，可出现相应的占位或压迫症状。60%~65% 的患者有纵隔淋巴结肿大，明显肿大的淋巴结压迫气管导致咳嗽，严重时有呼吸困难；压迫食管使进食梗阻感。胸腔积液导致胸闷气急。腹腔淋巴结肿大可压迫肠道引起肠梗阻。

（二）全身表现

HL 大约 40% 有全身症状，晚期患者常伴有全身症状。全身症状包括发热、盗汗、体重减轻（6 个月内体重减轻 10% 以上），即临床分期中的 B 症状。周期性发热（pel-ebstein fever）是 HL 的特异性症状。部分患者可出现局部或全身皮肤瘙痒，瘙痒可早于诊断前数月到数年出现。晚期患者可有贫血，并伴有明显的乏力和虚弱。饮酒后出现病变部位的淋巴结疼痛是 HL 患者特有的，但并非每一个 HL 患者都是如此。

（三）结外病变

HL 的转移有别于 NHL，一般是直接由病变的淋巴结向临近脏器侵犯，亦可由血行播散。NSHL 可"跳跃"到纵隔，LDHL 晚期可经血道播散。结外病变常见的脏器是肺、肝和骨髓。

1. 肺和胸膜　由纵隔或肺门的病变直接侵犯或血行播散引起肺和胸膜侵犯，表现为咳嗽、气急、胸腔积液。

2. 脾　大约有 1/3 的 HL 有脾受累。肿大的脾引起左上腹疼痛和不适。

3. 肝　原发肝的 HL 少见。HL 死亡患者尸检证实，约 60% 的患者有肝受累。当有不明原因的发热，肝进行性增大，伴肝功能异常时，应高度怀疑肝受累。

四、辅助检查

（一）实验室检查

1. 血常规　包括白细胞计数、分类，血红蛋白，血小板计数。HL 常有轻至中度贫血，晚期患者累及骨髓时，可有全血细胞减少。也可帮助了解治疗前后骨髓造血功能。

2. 肝肾功能　肝受累可有肝功能变化，肝功能有异常者应进一步做肝的影像学检查，必要时行活检。

3. 乳酸脱氢酶（LDH）　是重要的预后指标,LDH 明显升高者提示预后差。

4. 红细胞沉降率（ESR）　疾病活动期可见红细胞沉降率加快。动态随访 ESR 对判断疗效和疾病复发有重要帮助。

5. 骨髓检查　可了解骨髓有无浸润以及骨髓的造血功能。HL 有骨髓浸润时常伴有广泛的骨髓纤维化,容易"干抽"。涂片阳性率仅 3% ,骨髓侵犯时活检组织中可找到 HRS 细胞。对淋巴细胞削减型,混合细胞型,晚期病变,以及有"B"症状,贫血,白细胞减少者应及时做骨髓活检。

6. 其他　免疫功能检查、Coombs 试验、幽门螺杆菌检测等。

（二）影像学检查

1. 普通 X 线片　HL 初诊时 65% ~ 85% 胸部有病变,胸片能初步了解纵隔和肺门有无肿大的淋巴结,有无肺侵犯和胸腔积液。原发骨的 HL 很罕见,但病程中可有骨侵犯。恶性程度高的淋巴细胞削减型,混合细胞型表现为浸润性骨破坏。淋巴细胞为主型,结节硬化型以硬化型骨破坏为主要表现,骨 X 线片对了解上述骨破坏有重要帮助。

2. CT 和 MRI　CT 和 MRI 是目前 HL 最主要的检查手段。对颈部、纵隔和腹腔等各部位淋巴结都能较好地显示,对发现肿瘤和帮助准确分期、疗效评价和治疗后随访等都有重要价值。

3. B 超　对浅表淋巴结和腹腔脏器有一定优势。但因客观性和重复性相对较差,对分期的价值不如 CT 和 MRI。

4. 正电子发射计算机断层显像（PET）**和 PET/CT**　PET 基于恶性肿瘤摄取葡萄糖或氨基酸类物质高于周围正常组织或非肿瘤组织的原理,应用显相剂氟-18 脱氧葡糖糖（^{18}F-FDG）来显示肿瘤病灶。与传统影像手段如 CT、MRI 相比,PET 最大的优势是能够区分治疗后残留肿块是有活的肿瘤还是纤维化或坏死组织,这些信息具有重要的临床价值。而 PET/CT 是集核素扫描和 CT 扫描于一身的显影技术,现已广泛应用于淋巴瘤的诊断、分期和疗效评价中。

五、诊断和鉴别诊断

（一）诊断

HL 主要根据进行性、无痛性淋巴结肿大,或肿大淋巴结压迫临近脏器,或脏器侵犯引起的相应临床症状,结合活组织检病理检查做出诊断。应尽量采用细胞遗传学、分子生物学检查,按 WHO（2000）淋巴组织肿瘤分型标准做出诊断。明确淋巴瘤诊断和分类分型诊断后,还需根据肿瘤累及范围和全身症状,做出临床分期和分组。准确分期对于明确病变范围、制订治疗方案和预后判断都有重要意义。长期以来,临床应用 Ann Arbor 的分期法,但实践发现,此法对肿块大小、病变累及部位和数目没有考虑。因此,1989 年制订的 Cotswalds 分期对原分期进行了修改（表 15-1-1）。

（二）鉴别诊断

1. 急性淋巴结炎　常由附近器官炎症所致。肿大的淋巴结中等硬度,皮肤红,皮温升高,有疼痛和压痛,可伴有发热和外周血白细胞增多,可找到原发病灶:枕部、耳后淋巴结肿大常见于头皮感染。颌下淋巴结炎可能来自扁桃体、咽、牙齿的炎症。腹股沟淋巴结炎可见于下肢的感染。

表 15-1-1　Ann Arbor-Cotswalds 分期 (1989)

分期	临床表现
Ⅰ 期	累及一个淋巴结区或一个淋巴组织
Ⅱ 期	累及横膈同侧的两个或两个以上淋巴结区。标明受累的淋巴结区数,如Ⅱ3 表示三个淋巴结区受累
Ⅲ 期	累及横膈两侧的淋巴结区或淋巴组织
Ⅲ1	脾门,腹腔或门静脉区淋巴结受累
Ⅲ2	腹主动脉旁,髂血管或肠系膜淋巴结受累
Ⅳ 期	淋巴结外的脏器侵犯,包括肺、肝、骨髓,但除外原发结外的病变

X 巨大病变:①淋巴结肿块最大径>10cm;②纵隔肿块的直径≥$T_{5/6}$ 水平胸腔横径的 1/3;E 累及结外的脏器;CS 临床分期;PS 病理分期(经过剖腹探查或活检);根据有无全身症状,可分为 A 和 B;A 无全身症状;B 有以下一个或一个以上症状:①不明原因的发热,>38℃连续 3 天以上;②盗汗;③不明原因的体重减轻(6 个月内下降 10% 以上)。

2. 慢性淋巴结炎　由以往反复感染所致引流区域淋巴结肿大。淋巴结偏软,较扁,无明显压痛,活动度好,淋巴结大小长期无明显变化。

3. 淋巴结结核　颈淋巴结结核最常见。主要表现为颌下和淋巴结颈前三角沿胸锁乳突肌前缘成串淋巴结肿大,有时锁骨上淋巴结亦可累及。初期为无痛性淋巴结肿大,质地中等偏硬。病程中互相粘连、软化、坏死、破溃,形成瘘管不易愈合,此时易与 HL 鉴别。结核菌素试验常呈强阳性。应注意有时 HL 患者合并有结核。

4. 传染性单核细胞增多症　多见于儿童和青年,起病急,伴有寒战、高热、肝、脾肿大。主要是颈部淋巴结大,也可有全身淋巴结肿大,肿大淋巴结压痛。外周血异常淋巴细胞占白细胞总数 10% 以上。

5. 转移性癌　质地坚硬,活动度差,肿大淋巴结可融合成团。往往是引流区淋巴结肿大,可找到原发灶。有时因找不到原发灶而难以鉴别,需要病理活检才能鉴别。

6. 白血病　往往是全身淋巴结肿大,外周血白细胞增多,可见幼稚细胞,骨髓穿刺可明确诊断。

7. 胸腔疾病　HL 常有纵隔、肺门淋巴结肿大,应与下列疾病鉴别:①原发纵隔肿瘤,如胸腺瘤、畸胎瘤、神经源性肿瘤等;②恶性肿瘤纵隔和肺门淋巴结转移;③肺部良性疾病,如结节病、肺结核等。以上疾病可根据临床表现和影像学特点进行鉴别,如畸胎瘤可见钙化灶,纵隔转移性癌可以找到原发病灶等。但大多数情况下需要穿刺、纵隔镜活检或者手术后病理检查才能明确诊断。

8. 腹腔内病变　HL 腹腔内淋巴结肿大时,应该与肠系膜淋巴结结核鉴别。后者是腹腔结核常见类型,多见于青少年,有脐周疼痛,乏力,纳差,低热,盗汗,腹胀,腹泻。结核菌素试验强阳性,必要时腹腔镜取淋巴结做活检可以明确诊断。

六、治　疗

HL 对放疗和化疗高度敏感。当前治疗可使 90% 以上的早期患者(即Ⅰ)、Ⅱ期患者长期生存。即使是晚期的Ⅲ,Ⅳ期患者经化疗后也有 80%~95% 的完全缓解率,55%~65% 的患者可长期生存。目前,HL 的一线治疗可根据临床分期,以及是否具有危险因素如肿块大小、年龄、红细胞沉降率等将 HL 分为早期(Ⅰ、Ⅱ期)和进展期(Ⅲ～Ⅳ期)。Ⅰ、Ⅱ期又可以分为预后良好、预后不良伴大肿块和预后不良无大肿块三类。不同的预后分组分别应用不同的治疗方案。

1. 放射治疗　放射治疗曾是早期 HL 的标准治疗,对于Ⅰ、Ⅱ期的 HL,单纯放射治疗可获得 70% 以上的 5 年生存率。对于Ⅲ、Ⅳ期 HL,在化疗取得完全缓解或部分缓解后,放射治疗对于控制局部复发仍有重要价值。

1958 年开始采用扩大野照射的方法治疗 HL,根据照射范围可分为全淋巴结照射和次全淋巴结照射,其具体的照射方式包括斗篷野、倒 Y 形野、锄形野等。单纯放疗的 5 年生存率可以达到 70%～90%,但远期严重并发症的增加是一个不容回避的问题。推荐放疗剂量为受累区 30～36Gy,非受累区 25～30Gy。

近年的临床研究显示,化疗加受累野放射治疗与单纯放疗比较,不仅可获得更好的疗效,而且还减少了单纯放疗所致的远期毒副反应。因此,放疗加化疗的综合治疗已经逐步取代了单纯放疗。目前仅对 LPHL,仍可采用单纯放疗。综合治疗时推荐的放疗剂量如下:①ⅠA～ⅡA 期(非大肿块):20～30Gy;②ⅠB～ⅡB 期(非大肿块)、Ⅲ～Ⅳ期、大肿块区域:30～36Gy。

放射治疗的近期不良反应主要有有头晕、乏力、恶心、骨髓抑制、放射性肺炎、放射性心包炎和放射性脊髓炎等;其远期并发症主要包括放射性肺、心脏、血管损害以及第二肿瘤的发生,如肺癌、乳腺癌等。

2. 化疗　单纯化疗多用于治疗Ⅲ、Ⅳ期等晚期 HL 患者,更多情况下是化疗与放疗联合应用。

(1)单药:单药对 HL 有效率较高,可达到 20%～70%,20%～30% 可达到 CR,但持续时间短,易于复发。有效的单药主要有氮芥(NH_2)、环磷酰胺(CTX)、丙卡巴肼(P)、长春新碱(VCR)、长春碱(VLB)等。现一般采用多药联合化疗,很少使用单药化疗。

(2)联合化疗:长期以来,MOPP 方案(氮芥、长春新碱、丙卡巴肼、泼尼松)一直是 HL一线标准化疗方案。MOPP 方案治疗晚期 HL,CR 率超过 80%。目前,因 ABVD 方案的疗效优于 MOPP,且远期的毒副反应比 MOPP 低,已替代 MOPP 成为一线标准治疗方案。ABVD 的主要毒副反应是心脏毒性和肺毒性。BEACOPP 方案、Stanford V 也是目前较常用的一线方案。

常用的 HL 联合化疗方案见表 15-1-2。

表 15-1-2　常用 HL 联合化疗方案

方案	药物	剂量	给药途径	时间
ABVD	ADM	$25mg/m^2$	Ⅳ	d1,15
	BLM	$10mg/m^2$	Ⅳ	d1,15
	VLB	$6mg/m^2$	Ⅳ	d1,15
	DTIC	$375mg/m^2$	Ⅳ	d1,15
		每 4 周重复		

续表

方案	药物	剂量	给药途径	时间
MOPP	NH$_2$	6mg/m^2	IV	d1,8
	VCR	1.4mg/m^2	IV	d1,8
	PCB	100mg/m^2	IV	d1~14
	PDN	40mg/m^2	PO	d1~14
每4周重复				
BEACOPP	BLM	10mg/m^2	IV	d8
	VP-16	100mg/m^2	IV	d1~3
	ADM	25mg/m^2	IV	d1
	CTX	650mg/m^2	IV	d1
	VCR	1.4mg/m^2	IV	d8
	VP	100mg/m^2	PO	d1~7
	PDN	40mg/m^2	PO	d1~14
每4周重复				
Stanford V	ADM	25mg/m^2	IV	d1,15
	VLB	6mg/m^2	IV	d1,15
	HN$_2$	6mg/m^2	IV	d1
	VCR	1.4mg/m^2	IV	d8,22
	BLM	5mg/m^2	IV	d8,22
	VP-16	60mg/m^2	IV	d15,16
	PDN	40mg/m^2	PO	qod
每4周重复				

3. 综合治疗　根据 HL 分期及预后情况,先选择一线化疗方案进行化疗,再对受累野放疗(involved field radiation therapy,IFRT)。

(1)预后好的早期 HL(ⅠA 和ⅡA 期、无预后不良因素):先用化疗 2~4 个周期,根据情况给予 IFRT 20~36Gy。

(2)预后不好的Ⅰ和Ⅱ期(有一个以上预后不良因素,伴或不伴大肿块):先化疗 4~6 个周期,根据情况给予 IFRT30~36Gy。

(3)进展期 HL(Ⅲ、Ⅳ期):采用化疗为主的方案加受累野放疗或针对原大肿块部位的放疗。放疗剂量一般为 30~36Gy。

4. 复发性和难治性 HL 的治疗　HL 一线治疗后仍有部分患者在初始治疗时达不到 CR 甚至在治疗过程中进展,这部分病例被定义为难治性 HL。而复发性 HL 是指经初始治疗达到 CR 至少 1 个月后再次出现 HL 复发。复发性 HL 有两种情况:一是早期复发,缓解期<1 年;另一种是晚期复发,缓解期>1 年。晚期复发预后相对较好,约 40% 仍可治愈;早期复发预后较差,治愈比例只有不到晚期复发 HL 的一半。难治性 HL 预后最差,5 年生存率不到 10%。

单纯放疗后失败者,可给予常规剂量标准方案化疗,有 50%~80% 的患者可长期生存。初治化疗失败后改用二线化疗方案再达 CR 者比例低,少有长期生存。复发性 HL,复发间隔>1 年者可用原化疗方案,<1 年者改用二线化疗方案。

5. 大剂量化疗加造血干细胞移植　造血干细胞移植(HSCT)是治疗难治性和复发性

HL 的重要方法。初治未达到 CR 或早期复发者,常规挽救方案治疗的有效率为 10% ~ 20%,大剂量化疗加造血干细胞移植可使此类患者的 5 年生存率达到 50% 以上。对于晚期复发患者是否采用大剂量化疗加造血干细胞移植尚存争议,因为采用常规的综合治疗手段仍有 50% 以上的患者能达到治愈。

6. 疗效评估　HL 治疗过程中和治疗后应进行准确的疗效评估,以便及时调整治疗方案。一般化疗 2 ~ 4 个周期后要对 HL 进行疗效评估和再分期。尽管 CT 和 MRI 在 HL 的诊断和分期中非常重要,但不能提供肿瘤代谢方面的信息。因此,PET/CT 在 HL 疗效评估和再分期中的作用越来越重要,有条件应进行 PET/CT 的检查。

七、预　　后

HL 预后较好,被认为是可以治愈的恶性肿瘤。HL 的预后因素除了对疾病转归判断有重要帮助外,对治疗策略和方案的选择和制订也有重要意义,因此,对 HL 预后因子的研究也较深入。总体上 HL 的预后与病理分型、分期、年龄、肿块大小、有无全身症状(B 症状)、红细胞沉降率(ESR)和性别等因素有关。

在不同的病理类型中,NLPHL 预后最好,约 90% 经过治疗可以完全缓解并生存 10 年以上。晚期是其不利预后因素,有 3% ~ 5% 的病例可以转化为弥漫性大 B 细胞淋巴瘤(DL-BLC)。在 CHL 中,LRHL 预后最好,5 年生存率也能达到 90% 以上。LDHL 预后最差,5 年生存率不超过 30% 。临床特征中的预后不良因素有:①年龄为 45 ~ 50 岁甚至以上;②3 ~ 4 个甚至以上淋巴结区域被侵犯;③ESR ≥50 或 ≥30 伴 B 症状;④巨大肿块(直径>10cm)或纵隔大肿块(纵隔肿块最大横径大于第 6 胸椎水平下缘水平胸腔横径的 1/3);⑤男性;⑥B 症状;⑦LDHL 和 MCHL;⑧HIV[+]。

(李　兵)

Summary

Hodgkin's disease is characterized by the presence of Hodgkin's and Reed-Sternberg cells surrounded by predominantly CD4[+] T-lymphocytes. These cells express a variety of activation markers but are incapable of mounting an effective immune response against tumor cells. Thomas Hodgkin's recognized that these patients had suffered from a disease that started in the lymph nodes located along the major vessels in the neck, chest, or abdomen. Standard care currently provides a number of treatment options for patients with early stage favorable prognosis. These options include combination chemotherapy and radiation therapy, often with a modified number of cycles of chemotherapy and some modification of radiation field sizes and doses (preferred option).

第二节　非霍奇金淋巴瘤

一、非霍奇金淋巴瘤概述

非霍奇金淋巴瘤(NHL)是一组起源于淋巴结或淋巴组织的恶性增生性疾病。WHO 新分类将不同类型淋巴瘤看作是彼此独立的疾病,建议采取不同的治疗策略。NHL 在欧美等国家发病率较高,可达 10 ~ 15/10 万人口,我国 NHL 发病率较低,日本的 NHL 发病率亦高于我国。NHL 的发病率远高于 HL,占恶性淋巴瘤的 70% 以上,在我国甚至接近 90%。NHL 多见于男性,男女比例为 1.5∶1,白种人高于有色人种,城市明显高于农村,发达国家高于发展中国家。近年,全球 NHL 发病率呈上升趋势。美国 NHL 发病率从 1973 年至 1989 年升高了约 60%,其中以老年组增长显著。在我国也有同样的发展趋势。

【病因】

病毒与 NHL 发病有密切关系,目前发现主要与 EB 病毒、人类 T 淋巴瘤白血病病毒 I(HTLV-I)和 HIV 有关。EB 病毒(EBV)与非洲 Burkit 淋巴瘤发病有关。EBV 是一种嗜 B 淋巴细胞病毒,主要损伤未成熟 B 淋巴前体细胞,引起染色体易位及 *C-myc* 癌基因的异常表达,致淋巴细胞增殖失控。90% 的在非洲流行的儿童 Burkit 淋巴瘤中可找到 EBV 早期抗原(early antigen,EA)和 EBV 核抗原(nuclear antigen,NA),血清中 EBV-EA 抗体和 EBV-NA 抗体浓度升高与淋巴瘤的发病有一定的相关性。HTLV-I 是一种 C 型反转录病毒,也与 NHL 发病有关。NHL 易在免疫缺损状态包括先天性、获得性和医源性的疾病中发生,如 AIDS 患者 NHL 发病率有明显提高。WHO 资料,AIDS 患者 NHL 的发病频率为 3% ~ 4%。非洲地区 HIV 阳性成年人 NHL 发病率大约为 84/10 万,是一般人群的 10 倍。

环境因素也在 NHL 发病过程中起重要作用。特别是在某些职业,如从事金属作业的、美容师或理发师、油漆工、陶瓷工,NHL 发病率均较高。在不发达国家,工业区、卫生条件差或饮用水被硝酸盐污染的地区,NHL 的发病率均较高。其他因素如物理射线及化学杀虫剂、除锈剂等有机溶剂已被确认为有强致癌作用。

【病理及分类】

(一)病理特点

NHL 是一组异质性淋巴细胞异常增殖性疾病,起源于 B 淋巴细胞、T 淋巴细胞或自然杀伤(natural killer,NK)细胞。NHL 受侵犯淋巴结结构不同程度破坏,多数结构消失,皮质与髓质界限不清,淋巴窦与淋巴滤泡消失。可见淋巴结包膜受侵,淋巴结中可见不同分化程度肿瘤细胞。随着病情进展,NHL 组织学类型可以转换,如结节型可转变为弥漫型,或者两者同时存在。少数类型 NHL 淋巴结结构完整,如滤泡性 NHL 的淋巴结结构近似正常,淋巴滤泡极度增生,肿瘤性滤泡相互融合,淋巴窦闭锁。通过免疫组化方法可以确定 T 细胞或 B 细胞来源,T 细胞标志有 CD3、CD4、CD8、CD45RO 等,B 细胞标志有 CD19、CD20、CD22、CD45R 等。

(二)分类

NHL 的病理学分类复杂,分类方法较多。自 1956 年的 Rappaport 分类后,基于形态学表现和自然病程,国际工作分类(the International Working Formulation,IWF)将 NHL 分为低度、中度和高度恶性三大类。1994 年基于肿瘤细胞来源(B、T 或 NK 细胞)并结合形态学、免疫学表型、遗传学和临床特征提出了修订的欧美淋巴瘤分类(the Revised European-American Classification of Lymphoid Neoplasms,REAL)。2001 年,WHO 新分类在 REAL 分类基础上进行了完善。WHO(2001)新分类强调每一亚型是真正独立的疾病,除了根据形态学、免疫表型和遗传学特征外,还重视肿瘤原发部位、病因学和临床特点。2008 年,WHO 再次在 2001 年分类的基础上,对某些类型淋巴瘤的内容作了一些修正,并增加了几种新类型和亚型。WHO 分类是目前世界上较为科学和合理的分类,在我国也得到广泛接受和推广。

国际淋巴瘤分类计划(the International Lymphoma Classification Project,ILCP)确定了 13 类最常见的组织类型,占 NHL 病例的 90% 。

1. B 细胞淋巴瘤

(1) 惰性淋巴瘤

慢性淋巴细胞白血病(CLL)/小淋巴细胞淋巴瘤(SLL),6% 。

滤泡性淋巴瘤(FL),22% 。

边缘区淋巴瘤(MZL),5% 。

黏膜相关淋巴组织(MALT),5% 。

脾边缘区淋巴瘤。

淋巴结边缘区淋巴瘤。

(2) 侵袭性淋巴瘤

弥漫性大 B 细胞淋巴瘤(DLBCL),31% 。

套细胞淋巴瘤(MCL),6% 。

(3) 高度侵袭性淋巴瘤

伯基特淋巴瘤。

淋巴母细胞淋巴瘤。

AIDS 相关性 B 细胞淋巴瘤。

2. T 细胞淋巴瘤

外周 T 细胞淋巴瘤,6% 。

蕈样肉芽肿/Sezary 综合征。

注:以上未标明比例者所占比例均不超过 2% 。

【临床表现和分期】

(一) 全身表现

全身表现有发热、盗汗、体重减轻、皮肤瘙痒等。早期或惰性淋巴瘤可无症状,全身症状明显者多为疾病中晚期表现。少数患者在就诊时即有贫血,甚至可发生于淋巴结肿大前数月,晚期患者贫血更常见。部分患者可有皮肤、神经系统等非特异性病变。皮肤病变可见糙皮病样丘疹、带状疱疹、疱疹样皮炎、鱼鳞癣、剥脱性皮炎、结节性红斑、皮肌炎等。神经系统病变可表现为运动性周围神经病变、多发性肌病、进行性多灶性脑白质病、亚急性坏死性脊髓病变。

(二) 局部表现

NHL 常见浅表淋巴结肿大,好发于颈部、锁骨上淋巴结,也可发生于腋窝、腹股沟、纵隔、腹膜后、肠系膜等部位的淋巴结以及结外淋巴组织或器官。

1. 淋巴结肿大　NHL 肿大淋巴结一般无疼痛,表面光滑,活动度好,中等硬度。早期分散,晚期融合,可有皮肤粘连。低度恶性 NHL 生长缓慢,在确诊前常有数月至数年淋巴结肿大的病史。高度恶性 NHL 淋巴瘤生长迅速,往往在短时间内明显肿大。肿大淋巴结时常经抗炎或抗结核等治疗后有一定程度缩小,停止治疗后又复增大。NHL 的淋巴结播散呈跳跃式,无一定规律。

2. 肝、脾大　原发于肝罕见,多为继发肝、脾侵犯。尸解发现 50% 的 NHL 侵犯肝,部分病例以肝大为首发症状。

3. 咽淋巴环　咽淋巴环包括鼻咽、软腭、扁桃体和舌根。我国原发咽淋巴环的 NHL 占全部 NHL 的 30% ,以扁桃体 NHL 最多见,其次是鼻咽 NHL。鼻咽部淋巴瘤以耳鸣、听力减退为主要表现。

4. 鼻腔　大多来源 NK/T 细胞。典型症状有鼻塞、脓涕、鼻血、高热和异味等。随着疾病进展可累及鼻中隔、对侧鼻腔、硬腭、鼻窦、表面皮肤或向下侵犯喉、气管,肿瘤表面常见大量坏死组织。

5. 纵隔　纵隔淋巴结肿大多见于淋巴母细胞型淋巴瘤。最初发生于前中纵隔、气管旁及支气管淋巴结,可以出现单个淋巴结肿大,也可见多个肿大淋巴结融合成块。多数病例初期无明显临床症状,淋巴结肿大到一定程度可出现上腔静脉综合征、气管、食管、膈神经受压症状。

6. 肺　原发于肺的 NHL 少见,80% 属于边缘区 B 细胞淋巴瘤 MALT 型。患者常因干咳、胸痛、气短或因进行其他疾病检查时发现肺部阴影而发现。胸膜病变可表现为结节状、肿块或胸腔积液。胸腔积液为渗出液,外观呈淡黄色,时常也为血性。胸腔积液细胞学检查可发现幼稚或成熟淋巴细胞,不到 10% 病例可检出恶性细胞。

7. 胃肠道　胃肠道是 NHL 最常见的结外病变部位。胃原发病变较多,约占所有 NHL 的 5% 。其次是小肠,尤以十二指肠、回肠及回盲部多见。早期无临床症状,伴随疾病进展可出现消化不良、上腹部不适等非特异性症状,也可出现呕血、黑便、腹痛、腹泻、腹部包块、贫血、消瘦等;肠道 NHL 可出现肠梗阻,甚至出现肠穿孔。病变也常累及腹膜后、肠系膜及髂窝淋巴结。

8. 皮肤　皮肤 NHL 可为原发或继发于皮肤侵犯。原发皮肤的 T 细胞 NHL 主要是蕈样肉芽肿和赛塞利综合征两大类。自然病程长,局部或全身皮肤可逐渐出现红斑、脱屑、湿疹样病变、丘疹、结节等病变,发展到后期时约 80% 伴有淋巴结肿大,且可伴有内脏侵犯。Sezary 综合征在外周血中可找见扭曲核,不典型性单核细胞。

9. 甲状腺　多见于女性,发病年龄较大,80% 为 50～80 岁。临床表现为无痛性颈部肿块,随吞咽活动,有吞咽不适,吞咽困难和声音嘶哑。

10. 睾丸　占结外 NHL 的 2% ,睾丸肿瘤的 5% 。最常见的症状是睾丸无痛性肿大,下坠感。检查发现睾丸肿大。

11. 乳腺　占结外 NHL 的 2% ,高发年龄 40～60 岁。可为双侧乳腺受累。患者有乳房无痛性肿块,呈结节状或分叶状、皮肤红肿。双侧乳腺 NHL 发展快,常有中枢神经系统侵犯,预后很差。

12. 骨髓　骨髓常受侵犯,骨髓象与淋巴细胞白血病相似。骨髓受侵多为疾病晚期症状之一。

13. 其他部位　NHL 还可原发或继发于脑、硬脊膜外、卵巢、阴道、宫颈、肾上腺、眼眶球后组织、喉、骨骼、肌肉软组织等。

（三）分期

目前国内外公认的 NHL 分期标准是 1970 年 Ann Arbor 会议上建议的分期方法（表 15-2-1），但该分期与临床预后的相关性不如 HL，而且 NHL 是一系统性疾病，其发病部位常呈"跳跃式"，目前更倾向于采用国际预后指数（IPI）和滤泡淋巴瘤国际预后指数（FLIPI），两者的优点在于整合了患者整体状况，与临床预后的相关性更强。

表 15-2-1　NHL Ann Arbor 分期

分期	临床表现
Ⅰ期	病变仅累及单一的区域淋巴结
ⅠE 期	病变仅侵犯淋巴结以外的单一器官
Ⅱ期	病变累及横膈同侧 2 个以上的区域淋巴结
ⅡE 期	病变局限侵犯淋巴结以外器官及横膈同侧 1 个以上的区域淋巴结
Ⅲ期	横膈两侧淋巴结受侵犯
ⅢE 期	病变累及淋巴结以外某一器官，加以横膈两侧淋巴结受累
Ⅳ期	病变已侵犯多处淋巴结及淋巴结以外的部位，如肺、肝及骨髓
	另外根据有无症状分为 A、B 组：
	A 无症状
	B 有以下一个以上症状：①不能解释的发热，≥38℃，连续 3 天；②盗汗；③6 个月内体重减轻≥10%

【辅助检查】

1. 外周血象　NHL 就诊时白细胞数多正常，可有淋巴细胞增多，但形态正常。疾病进展期可见淋巴细胞减少。极个别患者化疗后也可发生髓细胞白血病。

2. 骨髓象　NHL 累及骨髓者很少经骨髓涂片检查而发现，骨髓活检可提高阳性率。当 NHL 并发血行播散时，骨髓象呈现典型的白血病征象。

3. 血清学检查　可有红细胞沉降率加快，血清乳酸脱氢酶活性增加。血清乳酸脱氢酶的高低与预后有关。当血清碱性磷酸酶及血钙增高时，提示有骨骼受累。由于血浆白蛋白合成减少而分解正常，故大部分患者有低蛋白血症。

4. 影像学检查　普通 X 线检查对于发现肺门、纵隔淋巴结肿大及肺内有无受累有一定参考价值；根据临床症状和体征，可做骨骼摄片、胃肠钡餐检查和静脉肾盂造影等检查。CT、MRI、B 超检查对发现纵隔、腹膜后及其他隐匿部位的病变有非常重要的价值。对怀疑 NHL 者及分期和疗效评估均应根据情况常规做颈部、胸、腹部及盆腔 CT 检查，对神经系统、骨及软组织应选择 MRI 检查。

5. PET/CT　PET 已被用于 NHL 患者的初始分期、再分期和随访。研究显示，PET 用于淋巴瘤患者的分期和再分期，具有高阳性率和高特异性的优点，但<1cm 的病灶在 PET 扫描上不能可靠地显影。PET 与 CT 扫描联合使用是一种新的成像技术，与单纯 CT 或 PET 相比，PET/CT 在分期和再分期上具有更高的敏感性和特异性。

【诊断与鉴别诊断】

（一）诊断

根据临床表现，特别是出现慢性、进行性、无痛性淋巴结肿大者要考虑 NHL，并进行淋巴结活检,以病理组织学检查为确诊依据。NHL 病理学特点为淋巴结正常结构消失,为肿瘤组织所代替;恶性增生的淋巴细胞形态呈异形性,无 RS 细胞;淋巴包膜被侵犯。活检时应取完整的淋巴结送检,单独细针穿刺(FNA)不宜作为淋巴瘤初始诊断的依据。活检时应首先考虑质韧、受炎症影响因素小的淋巴结,如滑车上、腋下、锁骨上等。

血细胞流式细胞术足以确诊 CLL/SLL,流式细胞术应做 κ/λ、CD19、CD20、CD5、CD23、CD10 等标志。而石蜡切片免疫组化应检测 CD3、CD5、CD10、CD20、CD23、cyclin D1 等。

90% NHL 患者有染色体异常,有条件者应做 FISH 检测染色体易位或缺失情况。NHL 最常见的染色体异常是 t(14;18/q32;q21)和 t(8;14/q24;q32);90% 的 Burkitt 淋巴瘤有 t(85;14/q24;g32)易位;85% 的滤泡型有 t(14;18/q32;q21)易位。

(二)鉴别诊断

NHL 需要与淋巴结肿大相关的疾病及相关部位的其他肿瘤等疾病鉴别,要依赖活组织检查予以鉴别。

1. 淋巴结炎 急性淋巴结炎有原发感染病灶,局部肿大的淋巴结有红、肿、热、痛等临床表现;慢性淋巴结炎无进行性淋巴结肿大,形状较扁,体积较小,质地柔软。

2. 淋巴结核 常合并有肺结核,结核菌素试验阳性,淋巴结为串珠状肿大,可有局限性波动感或破溃,抗结核治疗有效。

3. CLL 全身淋巴结普遍增大,白细胞正常及淋巴细胞百分比增高,骨髓检查示淋巴细胞>20%。

4. 结节病 皮肤试验 60%~90% 呈阳性,淋巴结活检呈上皮样细胞肉芽肿,无 RS 细胞。

5. 血管免疫母细胞性淋巴结病 淋巴结病理示正常结构破坏,有弥漫性免疫母细胞、浆细胞浸润,血管增生及间质中嗜酸性物质、PAS 阳性物质沉着三联征。

6. 其他肿瘤 如乳腺 NHL 要与乳腺癌鉴别,鼻咽 NHL 与鼻咽癌鉴别等,主要靠病理结果。

【治疗】

(一)化学治疗

NHL 为全身性疾病,采取以化疗为主的综合治疗。不同类型的 NHL,采用的方案及疗程有所不同。最常用的是 CHOP 为主的方案。对于化疗敏感的 NHL,除年龄大、全身情况差或合并其他疾病外,治疗目标应为根治,初始治疗应争取获得完全缓解(CR)。治疗剂量充足、足疗程的化疗方案是获得 CR 的关键。对于肿瘤负荷较大、化疗敏感者,应注意预防肿瘤溶解综合征的发生。

(二)放疗

1. 单纯放射治疗可治愈的 NHL Ⅰ~Ⅱ期Ⅰ~Ⅱ级滤泡淋巴瘤、Ⅰ~Ⅱ期小淋巴细胞淋巴瘤、Ⅰ~Ⅱ期结外黏膜相关淋巴组织淋巴瘤,单纯放疗是标准的治疗方案。

2. 放疗为主要治疗手段的 NHL 鼻腔 NK/T 细胞淋巴瘤尽管是侵袭性淋巴瘤,但对化疗抗拒。放疗是早期鼻腔 NK/T 细胞淋巴瘤的主要治疗手段。

3. 放化疗综合治疗的 NHL 多数侵袭性淋巴瘤,如弥漫性大 B 细胞淋巴瘤(DLBCL),

不仅要通过放疗有效地控制局部病变,而且要通过全身化疗有效地控制远处组织器官的亚临床转移,因此化放疗综合治疗是其标准治疗方案。但当肿瘤对化疗抗拒或患者不能耐受化疗时,需考虑选择根治性放疗。

（三）靶向治疗

抗 CD20 单抗(利妥昔单抗)在部分 NHL 如弥漫性大 B 细胞淋巴瘤(diffuse large B-cell lymphoma, DLBCL)的治疗中取得了很好效果,与 CHOP 化疗联合的 R-CHOP 方案已成为 DLBCL 的标准方案。

放射免疫治疗:特异的结合于肿瘤细胞表面抗原的单克隆抗体与放射性粒子结合或者耦合。当抗体与肿瘤细胞结合后,放射性物质可以破坏肿瘤细胞。如托西莫单抗 (tositumomab),可以与 CD20 特异结合,耦合在抗体上的放射性^{131}I 可以释放高剂量放射线杀死肿瘤细胞。托西莫单抗被批准用于美罗华治疗和化疗失败的滤泡性非霍奇金淋巴瘤。

被 FDA 批准上市的治疗淋巴瘤的放射免疫药物还有^{90}Y-ibritu-momab(Zevalin)等。

（四）造血干细胞移植

常规治疗失败或缓解后复发的患者,可考虑自体造血干细胞移植。目前,主张在一些高 IPI(≥2 分)的侵袭性 NHL 中,可一线巩固行自体造血干细胞移植,以期获得更好的无病生存和总生存时间。在小部分患者中,甚至可考虑行异基因造血干细胞移植。

二、特殊类型 NHL 的特征及治疗

（一）B 细胞淋巴瘤

1. 弥漫性大 B 细胞淋巴瘤(diffuse large B-cell lymphoma,DLBCL) 　WHO 分类将 DLBCL 定义为一组大 B 淋巴细胞恶性弥漫性增殖性疾病,是最常见的侵袭性淋巴瘤。

DLBCL 对化疗敏感,主要采用以联合化疗为主的综合治疗。CHOP 方案一直是 DLBCL 的标准化疗方案。DLBCL 经治疗后有一半以上患者可长期生存,其中 Ⅰ、Ⅱ 期患者,肿块较小,无不良预后因素者,CR>80% ,10 年生存率 70% ~ 80% 。达到 CR 者有 60% ~ 70% 可治愈。因此,治疗首要目标是争取达到 CR。对有两个以下不良因素的 Ⅰ、Ⅱ 期患者,可给予 CHOP 3 周期;Ⅲ、Ⅳ 期患者,有大肿块或肿块退缩慢的,可给予 6 周期 CHOP 方案。达到 CR 者予局部放疗。仅达 PR 或无效者可考虑造血干细胞移植。有两个以上不良因素者给予 6 ~ 8 周期 CHOP 方案化疗。化疗敏感者复发后可行自体干细胞移植或异基因造血干细胞移植。近年利妥昔单抗联合 CHOP 的方案已被推荐为 DLBCL 的标准治疗方案。

2. 滤泡性淋巴瘤(follicular lymphoma, FL) 　第二位常见的恶性淋巴瘤,占 NHL 的 20% 以上,占低度恶性 NHL 的 70% 。我国滤泡性淋巴瘤相对较少。发病高峰年龄为 50 ~ 60 岁,女性略多于男性。患者就诊时多数已是晚期,表现为全身淋巴结肿大、脾大,骨髓侵犯,外周血可见肿瘤细胞。FL 免疫表型:CD20$^+$、CD10$^+$、BCL2$^+$、CD23$^{+/-}$、CD43$^-$、CD5$^-$ 和 cyclin D1$^-$。根据中心母细胞数目,FL 可分为三个组织学等级:1 级,每个高倍镜视野(HPF) 0 ~ 5 个中心母细胞;2 级,每个 HPF 6 ~ 15 个中心母细胞;3 级,每个 HPF 超过 15 个中心母细胞。

滤泡性淋巴瘤 1 级和 2 级的治疗方法取决于疾病的受累范围,FL3 级通常按照 DLBCL

治疗。对于不伴巨块的局限期（Ⅰ、Ⅱ期）患者，局部区域性放射治疗是首选治疗方法。如果初治未缓解，处理与晚期病变相同。化疗对早期病变的作用不明显，在放疗基础上加用 CHOP 方案辅助化疗并未改善低度恶性淋巴瘤患者的无复发生存。因此，化疗仅用于复发或晚期患者。晚期患者可选择靶向治疗加化疗。利妥昔单抗加联合化疗可提高晚期 FL 总缓解率、缓解持续时间和无疾病进展生存时间。常用联合化疗方案包括 COP、CHOP、FMD（氟达拉宾、米托蒽醌、地塞米松）。利妥昔单抗加联合化疗有效率为 73%～95%，其中 31%～55% 可完全缓解。自体或异基因造血干细胞移植加大剂量化疗可用于复发 FL 的治疗，可显著延长无疾病进展生存时间。

3. 慢性淋巴细胞白血病（CLL）/小淋巴细胞淋巴瘤（SLL）　　CLL/SLL 为同一疾病的不同表现，治疗上也基本相同。以淋巴结病变为主，一般诊断为 SLL；主要为骨髓和血液受累时，则诊断为 CLL。CLL/SLL 典型的免疫表型是 $CD5^+$、$CD10^-$、$CD19^+$、CD20、表面免疫球蛋白弱表达、$CD23^+$、$CD43^{+/-}$ 和 cyclin $D1^-$。必须鉴别 CLL/SLL 与 MCL，因为两者都是 $CD5^+$ 的 B 细胞肿瘤，cyclin $D1^-$ 是鉴别两者的决定性因素。

CLL/SLL 中老年多见，中位发病年龄 65 岁。诊断时 70%～80% 为晚期，其中约 90% 有骨髓侵犯。临床表现为全身淋巴结肿大，肝脾大，结外病变。5 年生存率约 60%。3%～15% 在病程中转化成弥漫性大 B 细胞淋巴瘤。局限期 SLL 少见，可密切随访观察或局部放疗。放疗后进展的局限期 SLL 及晚期 CLL 或 SLL 者接受靶向治疗或化疗，进展缓慢者也可密切观察随访而不予治疗。化疗可采用苯丁酸氮芥或环磷酰胺±泼尼松，或以嘌呤类以及烷化剂为基础的化疗如 CHOP。氟达拉宾用于治疗 SLL，$25mg/m^2$，连续 5 天，每月重复，有效率和完全缓解率优于苯丁酸氮芥，但总生存无显著差异。

4. 边缘带淋巴瘤（marginal zone lymphomas，MZL）　　是一组异质性疾病，包括结外 MZL、淋巴结 MZL 和脾 MZL。结外 MZL 即黏膜相关淋巴样组织（mucosa-associated lymphoid tissue，MALT）淋巴瘤，又可分为胃和非胃 MALT 淋巴瘤。MZL 免疫表型：$CD5^-$、$CD10^-$、$CD20^+$、$CD23^{-/+}$、$CD43^{-/+}$、cyclin $D1^-$、$BCL2^-$ 滤泡。此外，脾 MZL 以 annexin-1^- 和 $CD103^-$ 为特征。t(11;18) 是胃 MALT 淋巴瘤最常见的遗传学异常。

（1）MALT 淋巴瘤：MALT 淋巴瘤为低度恶性淋巴瘤，多发生于中老年人。大多数病变局限，Ⅰ、Ⅱ期多见。胃 MALT 淋巴瘤是最常见的结外 MZL，非胃 MALT 淋巴瘤见于唾液腺、肺、甲状腺、乳腺、眼、皮肤、膀胱、肾、前列腺、胆囊和宫颈等。MALT 淋巴瘤发展缓慢，可较长时间内局限在局部，经过手术或放疗有可能治愈。MALT 淋巴瘤可向 DLBCL 转化。

胃 MALT 淋巴瘤中位发病年龄约 60 岁，男女比例接近。胃 MALT 淋巴瘤 90% 以上有幽门螺旋杆菌（HP）感染，经抗生素、抑酸药、胃黏膜保护剂三联抗 HP 治疗，2/3 以上局限于黏膜的胃 MALT 淋巴瘤可达完全缓解。对于 HP 阳性且局限病例，首选抗 HP 二联或三联治疗。HP 阴性或分期为ⅠE、ⅡE，尤其有 t(11;18)、t(1;10)、t(14;18) 染色体易位时，治疗首选放射治疗，也可选择利妥昔单抗治疗。Ⅲ或Ⅳ期胃 MALT 淋巴瘤，治疗与其他晚期惰性淋巴瘤相似。病变广泛的胃 MALT 淋巴瘤经抗 HP 治疗无效后可考虑全胃切除术。胃 MALT 淋巴瘤预后好，经抗 HP 治疗或单纯手术、化疗、放疗等治疗，5 年生存率可达 95%。

肺淋巴瘤近 80% 为 MALT 淋巴瘤。易发生于中老年人，中位发病年龄 55 岁。可表现为双侧弥漫性病变、孤立性肺结节、胸腔积液、肺门淋巴结肿大。肺 MALT 淋巴瘤预后好，5 年生存率大于 90%。局限病变可手术治疗或局部放疗。广泛或晚期病例可以化疗，可选择苯丁酸氮芥或环磷酰胺单药化疗或 COP、CHOP 等联合方案化疗。

（2）脾边缘区淋巴瘤（splenic marginal zone lymphoma，SMZL）：SMZL 较少见，多见于老年男性。显著特征是脾大，骨髓受累也较常见，如外周血中有绒毛状淋巴细胞，则可确立该诊断。约 40% 伴有肝大，常无浅表淋巴结肿大。SMZL 免疫表型特征为 CD5$^-$、CD20 强阳性、CD23$^{+/-}$。SMZL 病程长，发展缓慢。病变局限的巨脾首选手术切除。病变广泛者目前尚无标准治疗。苯丁酸氮芥或 CTX 以及氟达拉宾有一定疗效。造血干细胞移植加大剂量化疗适合于常规治疗失败后。对 CD20 高表达者可选择利妥昔单抗单药治疗或联合化疗。

（3）淋巴结边缘区淋巴瘤（nodal marginal zone lymphoma，NMZL）：NMZL 罕见，一般见于成人，女性多于男性，表现为局限性或全身性淋巴结肿大。部分可转化为大 B 细胞淋巴瘤，常与结外病变同时存在。NMZL 需与淋巴结 FL、MCL、淋巴浆细胞淋巴瘤和 CLL 相鉴别。淋巴结 MZL 按照 FL 处理。

5. 套细胞淋巴瘤（mantle cell lymphoma，MCL）　MCL 是近年来确定的一种特殊类型 B 细胞淋巴瘤，过去曾命名为中间淋巴细胞性淋巴瘤（rappaport）、中心细胞性淋巴瘤（kiel）和弥散小裂细胞淋巴瘤（WF）。WHO 分类将 MCL 列为一种具有独特的形态学、免疫表型、分子遗传学及临床特点的 B 细胞淋巴瘤。MCL 占 NHL 的 5%～10%。MCL 表型特征为 CD5$^+$，CD23$^-$，CD10$^-$。大多数存在染色体 t(11;14)易位和 bcl-1 重排，导致 Cyclin D1 蛋白过度表达。

MCL 好发于中老年人，中位年龄 60 岁，男女比约为 2∶1。MCL 好发于淋巴结，常见结外累及部位是胃肠道、口咽环、脾、骨髓（>60%）。10%～20% 在晚期有中枢神经系统侵犯。MCL 起病隐袭，进展迅速，多数患者就诊时已为Ⅲ～Ⅳ期，并伴有广泛的结外浸润，临床上常有高热伴乏力。MCL 兼具惰性和侵袭性淋巴瘤特点，治疗效果差，易复发，预后差。中位无病生存期约 1 年，5 年生存率 27%。化疗常用单药有苯丁酸氮芥、氟达拉宾等。多数情况下应联合化疗，方案可选用 COP 和 CHOP，有效率 60%～80%。利妥昔单抗加 CHOP（R-CHOP）有效率>90%，其中 50% 完全缓解。造血干细胞移植加大剂量化疗可提高疗效。

6. 伯基特淋巴瘤（Burkitt lymphoma，BL）　是一种 B 细胞 NHL。1956 年英国医生 Dennis Burkitt 在非洲工作期间首次描述。BL 有地域型、散发型和免疫缺陷相关型三种类型。地域型 BL 发生在中部非洲，高发年龄 4～7 岁，常有慢性疟疾，易感染 EB 病毒。地域型进展迅速，常累及上下颌骨、腹腔器官、睾丸、眼眶和神经系统。散发型发生于非洲以外地区，可见于儿童及成人。成人常有腹部肿块、B 症状以及肿瘤溶解综合征，骨髓受累常见。免疫缺陷相关型多与 HIV 感染有关，常有淋巴结肿大。BL 典型的免疫表型是 sIg$^+$、CD10$^+$、CD19$^+$、CD20$^+$、CD22$^+$、TdT$^-$、Ki-67$^+$（100%）、BCL2$^-$、BCL6$^+$。80% 的 BL 有 t(8;14)易位。

BL 生长迅速，体积 24 小时即可倍增，因此，该病应尽早确诊和治疗。BL 对化疗十分敏感，强烈化疗可使 90% 病变局限者和 50% 广泛者痊愈，故化疗是目前的主要治疗手段。化疗原则为短疗程、高强度、大剂量化疗和中枢预防，应预防肿瘤溶解综合征的出现。化疗方案可选择 CODOX-M（环磷酰胺、长春新碱、多柔比星、高剂量甲氨蝶呤）与 IVAC（异环磷酰胺、依托泊苷和高剂量阿糖胞苷）交替方案，此外，还有多种方案可供选择，如 Hyper-CVAD、Stanford、BFM 方案等。抗 CD20 的利妥昔单抗及造血干细胞（骨髓）移植也可取得很好的效果。也可选择利妥昔单抗与化疗的联合应用，如 R-hyper-CVAD 与 R-MA（利妥昔单抗、甲氨蝶呤、阿糖胞苷）方案交替应用。

7. 艾滋病相关淋巴瘤（AIDS related lymphoma，ARL）　ARL 是常见的艾滋病（acquired immunodeficiency syndrome，AIDS）相关恶性肿瘤之一，仅次于卡波西肉瘤。HIV 感染者发

生 NHL 的风险很高,是普通人群的 150～250 倍。高效抗反转录病毒治疗(highly active antiretroviral therapy, HAART)出现后,ARL 的发生率有所下降。ARL 是一组异质性肿瘤,但 B 细胞来源占 95% 以上,常见类型为 DLBCL 和 BL,约占 ARL 的 90%。ARL 采用 HAART 联合化疗。HAART 应用以前,由于 ARL 机体免疫功能抑制,一般采用低剂量化疗方案。HAART 广泛应用后,ARL 免疫功能改善,感染发生率下降,对化疗的耐受性提高,可进行标准剂量或大剂量化疗,HAART 与化疗同时进行安全、有效。

(二)T 细胞和 NK 细胞淋巴瘤

1. 外周 T 细胞淋巴瘤(peripheral T-cell lymphoma, PTCL) 是一组异质性恶性肿瘤,起源自成熟 T 细胞或胸腺后 T 细胞及 NK 细胞。PTCL 发病率人种及地区差异较大,欧美国家约占 NHL 的 7%～12%,中国及其他亚洲国家发病率占 NHL 的 20% 左右。PTCL 总体疗效较 B 细胞淋巴瘤差。WHO 分类中,PTCL 被分成 3 型:白血病为主型、结内为主型和结外为主型。结内为主型又分为 3 个亚型:①PTCL 非特指型(PTCL not otherwise specified, PTCL NOS);②血管免疫母细胞性 T 细胞淋巴瘤(angioimmunoblastic T-cell lymphoma, AITL);③间变大细胞淋巴瘤(anaplastic large cell lymphoma, ALCL)。

PTCL NOS 是一类排除性疾病,包括除特指的 PTCL 以外的目前暂不能分型的 PTCL。PTCL NOS 是外周 T 细胞淋巴瘤中最常见的亚型,我国及其他亚洲国家发病率较高,约占 T 细胞 NHL 的 50%。PTCL NOS 常发生于淋巴结,多累及结外,如肝、骨髓、胃肠道和皮肤。

AITL 是 PTCL 的特殊亚型,多为老年患者,确诊时大多为晚期。临床表现为广泛性淋巴结肿大,伴肝、脾大,高丙种球蛋白血症、嗜酸粒细胞增多、皮疹和发热。少数患者可表现为慢性病程。AITL 预后差,多数报道其 5 年总生存率约 30%,5 年无疾病生存率约 13%。

ALCL 由 CD30 强阳性的间变性大淋巴细胞组成,来源于 T 细胞或裸细胞。

PTCL 目前尚无标准的治疗方案,治疗原则可参照 DLBCL,但 CHOP 方案疗效欠佳,疾病完全缓解率 56%,5 年生存率仅 22%～27%。加用 VP-16 的方案如 EPOCH(VP16,EPI/ADM,VCR,CTX,PDN)及 VACPE(VCR,ADM,CTX,PDN,VP16)疗效稍好于 CHOP。PTCL 尤其是高危患者,可考虑大剂量化疗加自体干细胞移植,但研究结果显示总生存并无明显改善。

PTCL 病情进展快,有较高复发率,无病生存期短。是预后较差的 NHL 亚型之一。

2. 淋巴母细胞性淋巴瘤(lymphoblastic lymphoma, LBL) LBL 少见,起源于不成熟前体淋巴细胞,具有高度侵袭性,占 NHL 的 2%～8%。LBL 与急性淋巴细胞白血病(acute lymphoblastic leukemia, ALL)具有共同特征,包括形态学、免疫表型、基因型、细胞遗传学以及临床表现和预后,因此,WHO 分类将 LBL 和 ALL 均列入前体 B/T 细胞类中,命名为前体 B/T 淋巴母细胞白血病/淋巴瘤。骨髓中肿瘤性淋巴母细胞数超过 25% 为白血病,而少于 25% 为淋巴瘤。LBL 按细胞表型分为三类:T-LBL、B-LBL 和非 T 非 B-LBL。

临床上 85%～90% LBL 为 T 细胞,而绝大多数 ALL 为 B 细胞来源。T-LBL 好发于青少年,占少年儿童 NHL 的 30%～40%。男性多见,男女比(2.5～3):1。临床表现为横膈上淋巴结肿大,生长迅速。常有前纵隔占位,常累及胸腺,并压迫气管、食管、上腔静脉。疾病进展迅速,90% 以上就诊时已为晚期,易侵犯中枢神经系统、性腺和骨髓。如侵犯骨髓和外周血,约 50% 最终发展为白血病。血清乳酸脱氢酶(LDH)升高、巨大肿块及中枢神经系统侵犯是预后不良指标。

B-LBL 发生率低,不到 LBL 的 20%。青少年多见,老年人为第二个发病高峰。常累及淋巴结,头颈部皮肤和骨骼。骨骼病变为孤立性的肿块,一般无纵隔肿块,预后较 T-LBL 好,但婴儿和老年人预后差。

LBL 治疗主要采用联合化疗,方案类同 ALL。造血干细胞移植和异基因移植加大剂量化疗可提高患者生存率。

3. 结外 NK/T 细胞淋巴瘤(extranodal NK-cell/T-cell lymphoma, NK/TCL)　NK/TCL 曾被命名为血管中心性 T 细胞淋巴瘤、致死性中线肉芽肿、中线恶性网织细胞增多症等。NK/TCL 起源于成熟 NK 细胞,但也有一部分 CD56$^-$、EBV$^+$ 且有 TCR 基因重排的细胞毒 T 细胞表型,称之为 NK 样 T 细胞。病理难以将 2 种类型细胞区分,且临床特征相似,因而命名为 NK/TCL。典型结外 NK/TCL 免疫表型:如 CD2$^+$、CD56$^+$,膜 CD3$^-$。NK/TCL 主要发生于鼻腔、面部中轴及上呼吸道,也可累及皮肤、胃肠道、睾丸、中枢神经系统、肺等。NK/TCL 亚洲成年人多见,男女比例约 3:1,中位发病年龄 50 岁。早期可无明显症状,随着病情进展可出现鼻塞、鼻出血、面部肿胀、咽痛等。晚期可出现鼻咽部黏膜溃疡,脓痂,伴恶臭。皮肤可有结节、溃疡、红斑等。发生于胃肠道者,可引起腹痛、肠梗阻或穿孔。NK/TCL 常伴 EBV 持续感染,因此常见嗜血细胞综合征,临床表现为高热、肝脾大、外周血三系减少。

NK/TCL 对放射线敏感,20 世纪 80 年代前,放疗是其主要治疗方法。Ⅰ、Ⅱ期 NK/TCL 经放射治疗能迅速完全缓解,70% 以上病例能达 CR,但很容易复发。广泛期病变以化疗为主,含蒽环类的联合化疗方案如 CHOP 对 NK/TCL 治疗效果不佳,CR 率只有 35% 左右,中位生存期 3.5 个月。不含蒽环类联合方案主要有 COPP、DICE、CVP、COEP、IMVP-16、DHAP 和 ESHAP 等,其中 IMVP-16、DHAP、DICE、ESHAP 常作为复发和难治性病例的解救方案。近年来大剂量化疗后联合外周血干细胞移植(PBSCT)的方法,能显著提高生存率,可能为 NK/TCL 治疗有前途的方法。总之,NK/TCL 治疗的难点是容易复发,预后很差。

(三) 原发性结外淋巴瘤

原发性结外淋巴瘤(primary extranodal lymphoma, PENL)指原发于淋巴结外组织或器官的恶性淋巴瘤,可伴有或不伴区域淋巴结的浸润。PENL 最常见的发病部位为胃肠道、鼻咽部、韦氏环、脾、皮肤等。PENL 可涉及全身各器官,临床表现多样,有各自特点,极易误诊。PENL 主要是非霍奇金淋巴瘤,HL 罕见。组织学表现为弥漫性组织结构破坏及消失。不同部位组织学类型有所不同,预后也有较大差异,如鼻咽部及皮肤 NHL 虽多为 T 细胞淋巴瘤,前者多为高度恶性,而皮肤 NHL 主要为低度恶性;胃肠道、甲状腺、肺等部位的 NHL 多起源于 B 细胞,一般预后较好。

1. 原发性胃肠道淋巴瘤(primary gastric intestinal lymphoma, PGIL)　是最常见的 PENL,病理类型主要为 NHL,占整个 NHL 的 4%~20%,其中胃的发病率最高,约占半数以上,也见于小肠、结肠、直肠。主要病理类型为:①B 细胞 MALT,大部分为低恶度,亦可转化为高恶度;②DLBCL;③MCL,过去称为多发淋巴瘤样息肉病;④PTCL,小肠 T 细胞淋巴瘤为 PTCL 的一种特殊类型。

PGIL 好发年龄为 41~61 岁,常见症状为消瘦、贫血、乏力,原发于肠道的淋巴瘤常表现为腹痛、腹泻、大便习惯改变、梗阻等。胃淋巴瘤需要与胃癌、胃炎、十二指肠溃疡等疾病鉴别;肠道淋巴瘤则需要与结直肠癌、克隆恩病、肠结核等疾病鉴别。主要手段是影像学检查、内镜检查及活组织检查。影像学检查包括气钡双重灌肠造影及 CT 扫描,表现为肠壁增厚、结节或肿物,也可有表面溃疡。直肠病变常呈扁平隆起,很少外侵,轮廓光滑,少有毛刺,也较少直接侵犯邻近器官,常伴腹腔或盆腔淋巴结受累,有时融合成团。

PGIL 治疗目前尚无标准治疗方案,治疗方法包括手术、化疗、放疗以及抗生素治疗。过去手术一直是 PGIL 的主要治疗手段,手术可以明确肿瘤的侵犯范围及病理分类,能减轻放疗、化疗的负荷。20 世纪 80 年代后,单纯化疗取得了很好的长期生存效果。单纯化疗或联合放疗能否取代外科手术,仍有争论。

2. 原发性肝、脾淋巴瘤 原发性肝淋巴瘤(primary hepatic lymphoma,PHL)是指淋巴瘤局限在肝脏,而全身其他淋巴组织和器官无淋巴瘤累及证据。原发性脾淋巴瘤(primary splenic lymphoma,PSL)是指淋巴瘤局限于脾脏或脾门淋巴结,无其他淋巴组织和器官受累。淋巴瘤及白血病晚期常累及肝脾,但 PHL 和 PSL 却是罕见疾病,诊断 PHL 和 PSL 时应注意排除继发性肝脾受累的情况。PHL 和 PSL 大多数为 B 细胞来源,DLBCL 多见,其他组织学类型不到 5%,部分起源于细胞毒 T 细胞(γδTCR)淋巴瘤。

原发肝、脾淋巴瘤临床表现均无特异性,PHL 可有肝功能异常,PSL 可有脾功能亢进的表现,影像学可分为弥漫型、结节型和巨块型。确诊完全依赖病理。PHL 和 PSL 采用手术为主,化疗、放疗相结合的综合治疗方法。无论是 PHL 还是 PSL,能手术治疗者应尽量争取手术治疗。后者手术时应注意脾包膜的完整,避免挤压脾脏。化疗方案的选择应根据细胞来源和组织学类型,如 B 细胞来源者可选 CHOP 方案。PHL 和 PSL 的预后与病理类型和分期有关,总体来说预后较差,生存时间明显低于相同病理类型的非结外淋巴瘤。

3. 原发性中枢神经系统淋巴瘤(primary central nervous system lymphoma,PCNSL) PCNSL 指仅累及中枢神经系统而全身其他部位未发现病灶的结外 NHL,是一种较罕见的神经系统恶性肿瘤,发病率为 1/10 万,约占淋巴瘤的 1% 左右,脑肿瘤的 0.3% ~ 1.5%。PCNSL 多见于中老年人,中位发病年龄为 60 岁。男:女约(2~3):1。PCNSL 的病理类型中 B 细胞性淋巴瘤占 90% 以上,T 细胞不足 10%。病理学类型对 PCNSL 预后无影响,不同病理类型之间生存期并无明显的差异,临床表现和治疗方法也十分相似。

PCNSL 易发生于免疫抑制人群和免疫缺陷人群,呈侵袭性生长,病程短,从数日到数月不等,预后差。PCNSL 临床表现无特征性,术前诊断困难,极易误诊为胶质瘤、转移瘤等。约 15% 患者诊断时眼部受累,16% ~ 41% 脑脊膜受累。约 34% 为多发病灶。颅外受累罕见,仅不足 7% 的患者发展至全身性 NHL 或颅外复发,患者也很少死于颅外病变。

PCNSL 主要采用化疗加放疗的综合治疗,手术对于 PCNSL 仅有诊断价值。PCNSL 对皮质类固醇治疗敏感,皮质类固醇可诱导肿瘤细胞的凋亡,减轻瘤体周围水肿。由于激素治疗可使肿瘤迅速缩小,增加活检难度和影响活检之后的病理诊断,故怀疑 PCNSL 时,不应在活检前使用激素治疗。PCNSL 对放疗高度敏感,局部控制率达 90% 以上,但单纯放疗局部复发率达 70%,多数为照射野内复发。化疗在 PCNSL 治疗中起重要作用,CHOP 不适用于 PCNSL。MTX 是目前治疗 PCNSL 最有效的药物,阿糖胞苷(Ara-C)是仅次于 MTX 的有效药物。易透过血脑屏障的其他药物还有亚硝脲类、丙卡巴肼、VM26、拓扑替康和替莫唑胺等,可用于 PCNSL 的一线或二线治疗。HD-MTX 与其他药物组成联合化疗方案可提高疗效。目前,HD-MTX 为主的联合化疗结合全脑放疗是 PCNSL 的首选治疗方案。鞘内注射化疗的疗效有争议,除外 CSF 肿瘤细胞阳性者,大多数不需要鞘内注射化疗。

PCNSL 未经治疗者中位生存期约 1.5 个月,综合治疗后患者 5 年总生存率为 25% ~ 42%,预后较全身性 NHL 差。

(王东林 邵江河)

Summary

The malignant lymphomas are neoplastic transformations of cells that reside predominantly within lymphoid tissues. Although Hodgkin's and non-Hodgkin's lymphomas (NHLs) both infiltrate reticuloendothelial tissues, their biologic and clinical behaviors are distinct. They clearly differ with regard to the neoplastic cell of origin, site of disease, presence of systemic symptomatology, and response to treatment. Although both are among the most sensitive malignant neoplasms to radiation and cytotoxic therapy, their cure rates markedly differ. Hodgkin's disease can be cured in nearly 75% of all patients with the use of both conventional and salvage treatment strategies, whereas NHLs are cured in less than 35% of patients. More than two-thirds of patients with NHL present with persistent painless peripheral lymphadenopathy. There are striking differences in the agedependent incidence of NHL by histopathologic subtype. In children, Burkitt, lymphoblastic, and diffuse large B-cell lymphoma are the most common. Histopathologic subtypes commonly diagnosed in adults, specifically the indolent lymphomas (small lymphocytic and follicular lymphomas), are extremely rare in children. Diffuse large B-cell lymphomas are the most common histologic subtype in young adults. With increasing age, the incidence of follicular lymphomas and other aggressive lymphomas continues to rise. Small lymphocytic and follicular lymphomas are most commonly diagnosed in patients over age 60. Although NHLs are commonly observed in young adults, most cases still occur in patients over the age of 50.

第十六章 造血系统肿瘤

第一节 概 述

白血病(leukemia)是原发于造血系统的恶性肿瘤,是造血干细胞的恶性克隆性疾病。因遗传因素和生物、物理及化学等因素的作用,导致白血病细胞异常增殖、分化障碍、凋亡受阻,细胞发育停滞在不同阶段。其特点是白血病细胞在骨髓和其他造血组织中大量累积,正常造血功能受到抑制。白血病细胞可进入血循环,并且浸润到全身各组织脏器中,临床可见有不同程度的贫血、出血、感染发热以及肝、脾、淋巴结肿大和骨骼疼痛。

一、白血病分类

白血病是一组起源于造血干细胞的异质性疾病,分类较为复杂。总的来说,根据受累的细胞系可以将白血病分为髓细胞(系)白血病(myeloid leukemia)和淋巴细胞白血病(lymphoblastic leukemia)。而根据白血病细胞的分化程度和自然病程可分为急性白血病(acute leukemia, AL)和慢性白血病(chronic leukemia, CL)两大类。急性白血病的白血病细胞分化差,多数为原始细胞和早期幼稚细胞,临床上病情发展迅速,自然病程仅数月。慢性白血病的白血病细胞分化停滞在较晚阶段,细胞分化较好,多数为较成熟的幼稚细胞和成熟细胞,病情发展缓慢,病程长,自然病程可达数年。

白血病分型经历了由简及繁,由表浅到本质的不断完善的发展历程。1847 年 Virchow 首次定义白血病。1913 年,白血病分为急性粒/单核细胞白血病、急性淋巴细胞白血病、慢性淋巴细胞白血病、慢性髓系白血病和红白血病。1976 年由法国、美国、英国协作组提出的 FAB(French American British)分类法是白血病研究历史上的一个重要里程碑,此分类法根据细胞形态学和细胞化学染色技术对白血病进行分型,并提出了诊断标准。随着免疫学、细胞遗传学和分子生物学研究的进展,1986 年在 FAB 分类的基础上,又提出了形态学(morphology, M)、免疫学(immunology, I)和细胞遗传学(cytogenetic, C)分型(简称 MIC 分型)。WHO 于 1999 年正式公布造血和淋巴组织肿瘤分类,并提出 MICM 分型。此分类法根据形态学、免疫学、细胞遗传学和分子生物学(molecular biology, M)对白血病进行细致的分类。WHO 分类与疾病的临床行为、细胞生物行为、分子病理、患者预后和治疗效果紧密地联系在一起,既便于实验室做出明确诊断,又方便临床医生使用,而且随着学科进展可以进行补充,因而得到世界各国包括我国的广泛重视和推广。

二、流 行 病 学

白血病是常见恶性肿瘤之一,是 35 岁以下发病率、病死率最高的恶性肿瘤。白血病发病率在北美洲、大洋洲和欧洲西部最高(6.7/10 万~9.3/10 万),亚洲国家发病率相对较低(2.8/10 万~4.5/10 万)。我国急性白血病比慢性白血病多见,其中急性髓系白血病(acute myeloid leukemia, AML)最多,其次为急性淋巴细胞白血病(acute lymphoblastic leukemia,

ALL)、慢性髓系白血病(chronic myeloid leukemia，CML)和慢性淋巴细胞白血病(chronic lymphoblastic leukemia，CLL)少见。男性发病率高于女性。成人急性白血病中以 AML 最多见。儿童中以 ALL 较多见。慢性白血病随年龄增长而发病率逐渐升高。CLL 发病在 50 岁以后，明显增多。

我国白血病死亡率为 3.85/10 万，在恶性肿瘤死因分类构成中排第 6 位，男性死亡率(4.26/10 万)显著高于女性(3.41/10 万)，男女分别居于第 6 位和第 8 位。城市死亡率(4.17/10 万)显著高于农村(3.68/10 万)。白血病死亡年龄呈现出两个高峰，0~1 岁年龄组(4.84/10 万)和 80~84 岁年龄组(15.11/10 万)。5 岁以内白血病死亡率女性略高于男性，5 岁以上男性高于女性，到 80~84 岁年龄组性别比达到最大，为 2.16∶1。急性白血病若不经特殊治疗，平均生存期只有 3 个月左右。

三、致病因素

白血病的确切病因至今未明，但其发生与以下几方面有着密切关系：

(一) 遗传因素

白血病的发病有家族聚集性，家族性白血病约占白血病的千分之七，同一家族中的白血病往往类型相同；单卵孪生子中如果一人患白血病，另一人患白血病的几率约为 20%，远高于双卵孪生子；近亲婚配者子女白血病发病率比一般人群高 20~30 倍；很多白血病都伴有染色体异常，而染色体异常的疾病往往白血病的发生率也较高，如某些遗传性疾病(Down 综合征、Turner 综合征、Fanconi 贫血、Prader-Willi 综合征)等的患儿白血病发病率较高；一些自身免疫性疾病容易合并白血病特别是 ALL；以上均说明，遗传因素在白血病的发病中起着非常重要作用。

(二) 感染

主要是病毒感染。如 Burkitt 淋巴瘤与 EB 病毒感染有关，人类 T 淋巴细胞白血病病毒 Ⅰ 型(human T-cell leukemia virus-Ⅰ，HTLV-Ⅰ)与成人 T 细胞白血病(adult T-cell leukemia，ATL)有关。HTLV-Ⅰ 前病毒和其他反转录病毒有着相似的结构，包括 *tax* 基因等。*tax* 在病毒基因的转录、病毒复制和 HTLV-Ⅰ 感染细胞的增殖中起重要作用，同时，*tax* 通过与一些特定因子或蛋白结合，如有丝分裂缺陷蛋白 1(mitotic arrest deficiency protein 1，MAD1)，阻止其功能，使染色体不稳定，导致白血病发生。

(三) 电离辐射

电离辐射是比较肯定的致癌因子，可以导致各种类型白血病的发生。日本广岛和长崎原子弹爆炸后幸存者白血病的发病率明显增加。此外，美国放射科医生的白血病死亡率较一般医生高 10 倍以上。研究表明，全身或大面积照射，可使骨髓抑制和机体免疫缺陷，染色体发生断裂和重组，染色体双股 DNA 有可逆性断裂，从而导致白血病发生。

(四) 电磁场

居住在高压输电线附近的儿童更易患白血病，极低频电磁场(0~100kHz)与儿童白血病的关系密切。父亲由于职业原因暴露于电磁场,其子女患白血病的危险性增加。孕妇由于职业原因暴露于极低频电磁场,或儿童自身暴露于无线电和电视发射台产生的高频电磁场,也会使小儿白血病的发病风险升高。

(五) 化学致癌物

苯是白血病最主要的化学致癌物。职业暴露于苯环境中(如皮革、制鞋、橡胶和油漆等),白血病的发病率远远高于普通人群。长期暴露于苯环境下,苯浓度与白血病,尤其是与 AML 间呈剂量-反应关系。涂料中常含有苯、甲苯、二甲苯、甲醛和有机挥发物等,儿童或者出生前母亲孕期在新装修住宅中暴露于涂料和油漆,可能导致白血病发生。

其他可能与白血病发病有关的化学致癌物还包括化妆品、洗涤剂、黏合剂、涂料、颜料、农药(如家用杀虫剂、驱虫剂、除草剂)和气溶胶产品等。家用化学品中与白血病最为相关的是农药和涂料。

一些临床药物的使用,也可以使白血病发病风险增加。氯霉素可导致发生白血病风险增加;解热镇痛药与急性白血病的关系密切;母亲使用抗组胺药、父亲使用精神类药物与新生儿 ALL 显著相关。此外,烟草和酒精也可能与白血病发病有关。

第二节　髓系白血病

一、急性髓系白血病

急性白血病分为 AML 和 ALL 两大类。AML 过去又称为急性非淋巴细胞白血病(acute nonlymphoblastic leukemia, ANLL),包括所有非淋巴细胞来源的急性白血病,是多能造血干细胞或已轻度分化的前体细胞核型发生突变所形成的一类疾病。AML 是一个具有高度异质性的病群,由髓系细胞在分化过程中处于不同阶段的造血祖细胞恶性变转化而来,起源于不同阶段祖细胞的 AML 具有不同的生物学特征。AML 骨髓和外周血中原始和幼稚细胞大量增殖,抑制正常造血功能,并广泛浸润肝、脾、淋巴结等器官。多数 AML 起病急、病情重、进展迅速、预后差,临床主要表现为感染、出血、贫血和髓外组织器官浸润等。

【分类】

WHO 与 FAB 分类的显著不同点为:诊断 AML 时,FAB 要求骨髓原始细胞数 ≥ 0.30(30%),而 WHO 则为原始细胞数 ≥ 0.20(20%);伴有特殊染色体类型 AML,如 t(8;21)等诊断时除单独列出外,骨髓原始粒细胞可 ≤ 0.20(20%)。

FAB 分类的 AML 分型临床应用了较长时间,且目前仍有广泛应用。

M0(急性髓细胞白血病微小分化型):骨髓原始细胞 $\geq 90\%$(NEC),核仁明显,无嗜天青颗粒及 Auer 小体,髓过氧化物酶(MPO)及苏丹黑 B 阳性<3%,CD33 或 CD13 等髓系标志可呈(+);通常淋巴系抗原为(-),但有时 CD7+、TdT+;电镜 MPO 阳性。

M1(急性粒细胞白血病未分化型):未分化原粒细胞(Ⅰ型+Ⅱ型) $\geq 90\%$(NEC),细胞为过氧化物酶染色(+) $\geq 3\%$。

M2(急性粒细胞白血病部分分化型):原粒细胞(Ⅰ型+Ⅱ型)占 30%~89%(NEC),单核细胞<20%,其他粒细胞>10%。

M3(急性早幼粒细胞白血病):骨髓中以多颗粒的早幼粒细胞为主,此类细胞在非红系细胞中≥30%。

M4（急性粒-单核细胞白血病）：骨髓中原始细胞占非红系细胞的30%以上，各阶段粒细胞占30%或<80%，各阶段单核细胞>20%。

M4EO：除 M4 各特点外，嗜酸粒细胞在非红系细胞中≥5%。

M5（急性单核细胞白血病）：骨髓原单核、幼单核≥30%（NEC）。如果原单核细胞（Ⅰ型+Ⅱ型）≥80% 为 M5a，<80% 为 M5b。

M6（急性红白血病）：骨髓中幼红细胞≥50%，非红系细胞中原始细胞（Ⅰ型+Ⅱ型）≥30%。

M7（急性巨核细胞白血病）：骨髓中原始巨核细胞≥30%。CD41，CD61，CD42 阳性。

【临床表现】

（一）造血功能受抑制的临床表现

1. 贫血　为正常细胞性贫血，进行性发展，主要症状包括面色苍白、无力、心悸、气短等。老年患者贫血更为多见。少数病例可在确诊前数月至数年先出现难治性贫血（refractory anemia，RA），以后再逐渐发展成 AML。

2. 发热和感染　发热是初诊的常见症状，可低热，也可能达40℃以上，热型不定。其原因主要是感染。感染可发生在体表、体内任何部位，临床常见呼吸道和皮肤、黏膜交界处。最常见的致病菌为革兰阴性杆菌。中性粒细胞减少伴功能缺陷，化疗和肾上腺皮质激素的应用使机体免疫功能下降，皮肤、黏膜（口腔、胃肠道等）出血、溃疡导致屏障破坏是引起感染的主要因素。

3. 出血　约60%初诊 AML 有不同程度的出血，出血可发生在身体各个部位，皮肤黏膜出血最常见。青年女性可表现为月经增多。严重的胃肠、呼吸道和颅内出血虽不多见却常是致死原因。AML 出血机制比较复杂，血小板减少是最主要原因。AML-M3 亚型的出血比 ALL 和 AML 其他亚型更严重而多见，其出血往往与血小板减少的程度不相称。

（二）白血病细胞浸润的临床表现

AML 髓外浸润可发生在各亚型，但以 M5 和 M4 较常见。

1. 皮肤浸润　M5 和 M4 型多见，呈斑丘疹、结节状或肿块，色泽紫红，多发且遍及全身或少数几个散布于体表；其相关皮肤损害还包括多形性红斑、S 综合征、脓疮病、坏疽病等。偶尔皮肤浸润早于血象、骨髓象的白血病病变。

2. 眼部改变　AML 视网膜、脉络膜浸润比 ALL 少见，可合并出血或导致失明，眼底浸润往往提示 CNS 受累。髓性白血病形成的粒细胞肉瘤可侵及骨膜，以眼眶部常见，可引起眼球突出或复视。

3. 口腔牙龈改变　25%～50% 的 M5 和 M4 患者因白血病浸润出现牙龈增生、肿胀，严重者牙龈肿胀如海绵状，表面破溃出血。AML 其他亚型牙龈增生少见。口鼻黏膜、扁桃体或舌体浸润不多见。

4. 肝、脾、淋巴结肿大　约40%的病例可见，比 ALL 发生率低，肿大的程度也较轻。明显的肝、脾、淋巴结肿大发生率一般≤10%。有明显肝、脾肿大者应注意与 CML 急性变鉴别。

5. 骨关节痛　发生率约20%，比 ALL 少见。易发生在肋骨、脊椎，或长骨及肘、踝等大关节,偶见骨坏死。胸骨下端局部压痛是常见体征,有助于白血病诊断。

6. 中枢神经系统受累(CNSL)　CNSL 发生率儿童为 5% ~ 20% ,成人约 15% ,明显低于 ALL。

7. 髓系肉瘤　由原粒或原单核细胞组成的一种髓外肿瘤,又名粒细胞肉瘤、绿色瘤,常累及骨、软组织、淋巴结和皮肤,也好发于眼眶、副鼻窦、胸壁、乳房、唾液腺、纵隔、神经、胃肠道和泌尿生殖系等处。

【实验室检查】

1. 血象　约半数 AML 白细胞数增高,在(10 ~ 100)×10⁹/L 之间,20% 病例甚至 >100×10⁹/L。部分患者白细胞数可正常,少数(常为 M3 型或老年病例)白细胞数 <4.0×10⁹/L。80% 患者血红蛋白低于正常值,甚至出现严重贫血,网织红细胞常减少。多数血小板数减少,少数正常或轻度增高。

2. 骨髓象　多数呈高度增生,正常造血细胞被白血病细胞取代;少数骨髓增生低下,但原始细胞仍在 30% 以上。在 Wright 或 Giemsa 染色的血或骨髓片中,急性粒细胞白血病细胞的胞质中出现紫红色细杆状物质,称之 Auer 小体(Auer bodies),又称"棒状小体"。急性单核细胞白血病和急性粒-单核细胞白血病细胞质中也可出现,ALL 则不会出现。Auer 小体对于鉴别 AML 与 ALL 有重要价值。

3. 凝血异常　DIC 时血小板减少,凝血酶原和部分凝血活酶时间延长,血浆纤维蛋白原减少,纤维蛋白降解产物增多和凝血因子 V、Ⅶ、Ⅷ、X 等缺乏。

4. 代谢异常　高尿酸血症与肿瘤溶解有关,常见于白细胞数增高和诱导化疗患者,但 AML 的高尿酸血症发生率比 ALL 低;血清乳酸脱氢酶(LDH)可升高,尤其是 M4 和 M5 亚型,其增高程度也轻于 ALL;血清溶菌酶增高 M4 和 M5 多见。

【诊断与鉴别诊断】

(一)诊断

根据患者外周血或骨髓原始粒(或单核)细胞≥20% ,可诊断为 AML。有细胞遗传学异常 t(8;21)(q22;q22)、inv(16)(p13;q22)或 t(16;16)(p13;q22)以及 t(15;17)(q22;q12)时,既使原始细胞<20% ,也可诊断为 AML。

(二)鉴别诊断

AML 需与 ALL、类白血病反应、传染性单核细胞增多症、再生障碍性贫血等鉴别,主要根据临床表现和骨髓检查来鉴别。

1. ALL　临床上 AML 与 ALL 相似,仅有症状和体征程度的差异,如浸润表现 ALL 更为常见及明显。形态学检查可区分两者,困难者可通过细胞化学、免疫表型、细胞遗传学和分子生物学检测来鉴别。

2. 类白血病反应　类白血病反应表现为外周血白细胞升高,伴少数中、晚幼粒细胞,骨髓显示粒系左移,类似慢性粒细胞白血病。少数类白血病反应的血液学特点为全血细胞减少,血片中出现原始细胞,骨髓原始细胞也明显增多,甚至>30% ,称之为类急性白血病反应。类白血病反应主要见于严重感染,粒细胞缺乏症恢复期;外周血中性粒细胞碱性磷酸酶染色积分明显升高;原始细胞数量变化较大且无 Auer 小体;血液学改变随原发病好转而逐渐恢复正常。

3. 再生障碍性贫血(AA) 应与非白血病性白血病及低增生性 AML 鉴别。根据 AML 浸润的临床表现及骨髓检查来鉴别。

4. 传染性单核细胞增多症(IM) IM 有 AML 类似的临床表现,如发热、肝脾及淋巴结肿大,如果外周血中有较多异常淋巴细胞,容易与 ALL 和 AML 混淆。可通过血清 EB 病毒、嗜异性凝集试验及骨髓象来鉴别。此外,IM 为自限性病程,4 周左右可恢复正常。

5. 巨幼细胞贫血 AML 有时需与全血细胞减少的巨幼细胞贫血鉴别,尤其是 M6 型。二者骨髓中红细胞系均有巨型变。根据 AML 骨髓中>30% 的原始细胞,及叶酸、维生素 B_{12} 治疗 3~4 周无效,可明确区分。

【治疗】

随着治疗方案的改进和治疗强度的提高,以及自体和异基因造血干细胞移植的开展,AML 的治疗取得了较大的进展,尤其是诱导分化剂维甲酸、凋亡诱导剂砷剂以及蒽环类化疗药物的应用,使急性早幼粒细胞白血病(APL)的缓解率和长期生存率均有很大程度的提高。

(一) 一般治疗

AML 一般有不同程度的贫血、出血和感染,出血和感染常是 AML 死亡的重要原因。因此,除抗白血病的治疗外,其他治疗同样重要。

1. 感染 AML 感染与粒细胞减少或缺乏有关,常见咽峡炎、口腔炎、肛周炎、肺炎、扁桃体炎、齿龈炎、肛周脓肿等。感染严重者可发生败血症、脓毒血症等。感染的病原体以细菌多见,在发病初期,以革兰阳性球菌为主。病毒感染虽较少见但常较凶险,巨细胞病毒、麻疹或水痘病毒感染易并发肺炎。

轻度粒细胞减少无发热者不需要特别治疗,可采取适当的预防措施。粒细胞<0.5× 10^9/L 时,即使没有发热,也应该采取严格的隔离预防措施,如口腔护理、会阴部消毒、房间消毒等,有条件者可进入层流病房或者简易层流病床。对无发热的粒缺患者,可经验性地选用广谱抗生素预防感染。对于伴有发热的重度粒细胞减少患者,应立即经验性使用广谱、强效抗生素,并根据细菌培养和药敏试验的结果随时调整。怀疑有病毒或真菌感染者,可联合使用抗病毒或抗真菌药物。应尽早使用粒细胞-集落刺激因子(G-CSF),由于 G-CSF 的广泛应用及其良好的效果,目前中性粒细胞成分输血已经很少使用。

2. 贫血和出血 轻度贫血一般不需要特殊处理,中、重度贫血可输注红细胞悬液。出血是白血病常见的严重并发症,是患者死亡的重要原因,输注血小板是最有效的治疗手段。无论血小板减少的程度如何,一旦出现出血倾向如皮肤瘀点、瘀斑及黏膜出血,应及时补充血小板。如果并发 DIC,应针对 DIC 治疗。此外,血小板生成素(TPO)以及白细胞介素 11 用于化疗后血小板减少有一定的疗效,可以缩短化疗后血小板减少的持续时间、减少血小板的输注量。

3. 肿瘤溶解综合征(TLS) TLS 指肿瘤细胞短期内大量溶解,释放细胞内代谢产物,引起以高尿酸血症、高血钾、高血磷、低血钙和急性肾衰竭为主要表现的一组临床综合征。TLS 常发生于化疗、放疗早期,多在化疗后 1~7 天出现。TLS 关键在于预防,对于白细胞数明显增高且广泛器官浸润者,化疗前即采取充分水化、利尿及碱化尿液和服用别嘌醇等措施。TLS 的治疗措施:静脉水化,液体量>3000ml/d。必要时予以利尿剂,保持尿量 3000ml/d 以上;

碱化尿液,静脉滴注5%碳酸氢钠100~150ml/d,口服氢氧化铝片等,使尿pH值维持在7.0~7.5;纠正电解质紊乱,采取针对性措施降低高血磷、高血钾和纠正低血钙;控制尿酸,可使用别嘌呤醇和尿酸氧化酶;严重的肾功能不全、电解质紊乱应尽早进行血液或腹膜透析。

4. 白细胞淤滞综合征 白细胞淤滞综合征是白血病的一种特殊症候群,外周血白细胞数>100×10⁹/L时,白细胞在微循环中大量堆积,导致血流减慢,血液呈高黏滞状态,易发生脑、肺、肾、腹腔血管血栓栓塞、颅内出血、呼吸窘迫综合征(ARDS)、DIC等严重并发症。白细胞淤滞综合征属白血病的高危状态,病死率高,预后凶险。

白细胞淤滞综合征一般采用血细胞分离机进行白细胞分离术,白细胞分离术能迅速减少患者体内白血病细胞负荷。白细胞分离术1~3次后,立即用诱导缓解化疗。化疗前也可进行预处理,ALL用地塞米松10mg/m²静脉注射,AML用羟基脲1.5~2.5g/6h(总量6~10g/d)共36小时。

5. 营养支持 白血病是高消耗疾病,可给予肠道高价营养或通过静脉给予肠外营养,满足患者对热量、维生素和水电解质的需求。

(二)抗白血病治疗

联合化疗是AML主要治疗方法,阿糖胞苷和蒽环类药物是AML治疗的主要药物。AML治疗一般分为诱导治疗和缓解后治疗。

1. 诱导治疗 目的是通过诱导治疗使AML快速缓解,恢复正常的骨髓功能,达到完全缓解。完全缓解是指骨髓细胞增生恢复正常,原始细胞<5%,没有可检测到的细胞遗传学异常。此外,形态学缓解专指外周血细胞计数恢复正常,中性粒细胞>1.0×10⁹/L,血小板大于100×10⁹/L。

AML应结合患者身体状态评分、年龄、器官功能、细胞遗传学及分子改变、前驱血液病史及治疗反应等合理选择治疗方案。一般来说,年龄≤60岁患者因耐受能力更强,可采用标准剂量甚至大剂量的化疗方案,而>60岁如果身体状况较好者,仍可采用标准剂量化疗方案,否则宜采用小剂量Ara-C为基础的方案,或者单用羟基脲或单纯采用最佳支持治疗。对于>75岁患者,以支持治疗或口服羟基脲控制病情。

(1)DA方案:柔红霉素(DNR)与阿糖胞苷(Ara-C)联合方案是标准诱导缓解方案,即"3+7 DA"方案。诱导治疗一般需要2个周期,第一周期完全缓解率为40%~50%;第二周期可达60%~75%。

(2)IA和MA方案:在DA方案的基础上,将柔红霉素改为去甲氧柔红霉素(IDA)或米托蒽醌(MIT)。IA和MA均是AML常用的诱导缓解方案,与DA方案比较,IA和MA在总缓解率、5年生存率等指标方面更优。

(3)大剂量Ara-C的诱导方案。

2. 缓解后治疗 诱导缓解后治疗目的是巩固疗效防止复发。治疗选择包括巩固化疗、自体或异基因骨髓(干细胞)移植。诱导缓解方案可在巩固化疗中重复使用一次或多次,一般以非交叉耐药的药物作为巩固化疗。缓解后治疗一般根据细胞遗传学或分子遗传学预后分组选择治疗方案。缓解后治疗的总周期数应≥6个。

(三)中枢神经系统白血病(CNSL)治疗

AML患者CNSL的发生率低于ALL,发生率一般<3%。无症状者不建议腰穿检查。有

头痛和神经精神症状者先行影像学检查,排除神经系统出血或感染及白细胞淤滞。脑脊液中发现白血病细胞者,在全身化疗的同时,予鞘内注射阿糖胞苷和甲氨蝶呤。达到完全缓解后,尤其是治疗前 WBC≥100×10⁹/L 或 AML-M4 和 M5 患者,应行腰穿,同时鞘内注射化疗药物一次。

(四) 急性早幼粒细胞白血病(APL)的治疗

一般用全反式维甲酸(ATRA)或砷剂进行诱导治疗,两药联合可能提高缓解率和诱导缓解时间。完全缓解后需用蒽环类药物为主的方案进行强化和巩固治疗。维持治疗采用砷剂、全反式维甲酸、低剂量化疗(MTX,6-巯基嘌呤)。

【预后】

影响 AML 患者预后的因素包括:①年龄,>60 岁及<2 岁的者预后差。②继发性 AML,如由骨髓增生异常综合征转化而来,或因其他疾病经化、放疗后继发的 AML,预后差。③细胞遗传学,具有 t(15;17)、t(8;21) 和 inv(16) 的患者预后较好;继发性白血病常伴 5、7 号染色体异常,预后不良;伴复杂染色体异常的 AML 预后极差。④FAB 分型,M0、M5、M6、M7 型预后较差;原始细胞伴 Auev 小体、骨髓嗜酸粒细胞增多者预后较好。⑤治疗后骨髓反应,化疗一疗程即获 CR 者预后好。⑥免疫表型,CD34 和 p170 同时阳性者易耐药,预后不良。AML 伴淋巴系免疫表型,尤其仅伴某一系淋巴细胞表型者预后不良。⑦伴高白细胞血症及髓外病变者预后较差。

二、慢性髓系白血病

CML 是一组造血干细胞克隆性的恶性骨髓增殖性疾病,其特点是 t(9;22)染色体易位形成特征性的费城(Philadelphia, Ph)染色体和(或)BCR/ABL 融合基因染色体。过去认为 CML 与慢性粒细胞白血病(chronic granulocytic leukemia,CGL,简称慢粒)是同一疾病。现认为 CML 是慢性白血病的髓系与淋系两大系列之一,CML 是一个更广义的概念,包括典型 CGL、不典型慢粒(atypical chronic myeloid leukemia, aCML)和慢性粒-单核细胞白血病(chronic myelomoncytic leukemia, CMML)等。

【分类】

FAB 对 CML 进行了初步分类,主要将 CML 分为典型慢粒、不典型慢粒、慢性粒-单核细胞白血病三型。FAB 虽也将慢性中性粒细胞白血病(chronic neutrocytic leukemia, CNL)、幼年型 CML(juvenile chronic myeloid leukemia, JCML)列入 CML 之内,但未制定诊断标准。此外,慢性单核细胞白血病、慢性嗜酸粒细胞白血病、慢性嗜碱粒细胞白血病、慢性巨核细胞白血病、慢性红血病也属 CML 范畴,FAB 也未触及。国内也于 1997 年制定了慢性髓系白血病(CML)诊断分类(型)工作标准。

【临床表现】

CML 起病缓慢,早期多无明显症状,往往在体格检查或其他疾病就诊时偶然发现脾肿大或白细胞异常而获得诊断。CML 约占成人白血病的 15%,中位发病年龄为 67 岁。我国慢性白血病以 CML 常见,发病高峰年龄在 30~40 岁,20 岁以下少见。CML 分为慢性期(chronic phase, CP)、加速期(accelerated phase, AP)及急变期(blast phase or blast crisis,

BP/BC)。CML 出现急性白血病的临床表现,称之为 CML 急变,急变后预后极差。

(一)慢性期(CP)

1. 临床表现 早期可无症状。随病情进展,可出现低热、乏力、多汗或盗汗、体重减轻等症状。可有肝、脾肿大,肝脏一般轻到中度肿大,脾肿大是本病的显著特征。脾梗死时有脾区疼痛并有压痛或听到脾区摩擦音。部分患者有出血倾向,表现为皮肤出血点、瘀斑和月经过多。因眼底浸润和出血,可出现视力障碍。胸骨压痛是本病的另一重要特征,表现为胸骨柄下端压痛。此外,少数患者可出现关节疼痛、神经系统病变。

2. 血象 白细胞数显著增高,往往$>20×10^9/L$,有时高达 $100×10^9/L$ 以上。中性粒细胞显著增多,主要为中幼、晚幼和杆状核粒细胞,原始细胞(Ⅰ型+Ⅱ型)一般为 1%～3%,不超过 10%,嗜酸、嗜碱粒细胞增多。疾病晚期血小板渐减少,可出现贫血。

3. 骨髓象 增生活跃或极度活跃,以粒系为主,中、晚幼粒和杆状核粒细胞明显增多,原始细胞(Ⅰ型+Ⅱ型)<10%。粒、红比例可增至(10～50):1,红细胞相对减少。巨核细胞晚期减少。中性粒细胞碱性磷酸酶(ALP)活性减低或呈阴性反应,细菌感染时可以升高。

4. 染色体 95% 以上患者血细胞中出现 t(9;22)(q34;q11)染色体易位(Ph 染色体),形成 BCR-ABL 融合基因,编码蛋白为 P210。P210 具有增强酪氨酸激酶的活性,导致粒细胞转化和增殖,在慢性白血病发病中起着重要作用。

5. 细胞培养 骨髓或血中粒、单核细胞形成单位(CFU-GM)集落明显增加。

6. 生化测定 血及尿中尿酸浓度增高,主要是化疗后大量白细胞破坏所致。血清乳酸脱氢酶增高,维生素 B_{12} 浓度及维生素 B_{12} 结合力显著增加,与白血病细胞增多程度呈正比。

(二)加速期(AP)

如果出现不明原因的发热、出血、关节疼痛、体重下降,或脾脏持续肿大,常提示病情进展至加速期。部分患者首先表现髓外浸润症状,肝、脾、淋巴结、骨膜、皮肤和软组织出现结节或肿块;少数病例因嗜碱性细胞增多,分泌过多的组胺,出现皮肤潮红、皮肤划痕试验阳性等。加速期持续时间数周、数月至数年不等。

实验室检查常可见白细胞数上升,外周血和骨髓原始细胞>10%,外周血嗜碱粒细胞>20%,血小板数增加或减少,除 Ph 染色体外又出现新的染色体异常,如双 Ph 染色体、17 号染色体长臂和等臂的缺失(iso17q⁻)、8 号染色体三体(+8)等。细胞培养,CFU-GM 集簇增加,集落减少,比值倒置。骨髓活检示胶原纤维增加,骨髓继发性纤维化。

(三)急变期(BP)

为 CML 的终末期。此期临床症状、体征比加速期更恶化,临床表现与急性白血病相似,主要表现为:①不明原因持续发热(>38.5℃);②进行性贫血,明显出血倾向;③骨及关节明显疼痛;④进行性脾大;⑤对慢性期药物治疗无效。进入急变期后预后极差,往往数月内死亡。

【诊断和鉴别诊断】

(一)诊断依据

1. 慢性期

(1)临床表现:无症状或有低热、乏力、多汗、体重减轻、脾大等症状。

（2）血象:白细胞计数增多,主要为中晚幼粒和杆状核粒细胞,原始细胞<10%,嗜酸粒细胞和嗜碱粒细胞增多,可有少量有核红细胞。

（3）骨髓象:增生极度活跃,以粒系增生为主,中晚幼粒和杆状核粒细胞增多,原始细胞<10%。

（4）细胞或分子遗传学:有 Ph 染色体或 BCR-ABL 融合基因。

2. 加速期

（1）治疗过程中进行性白细胞升高（$>10\times10^9/L$）和（或）脾脏进行性肿大。

（2）非药物引起的血小板进行性降低（$<100\times10^9/L$）或增高（$>1000\times10^9/L$）。

（3）原始细胞在血和（或）骨髓中≥10%,但低于 20%。

（4）外周血嗜碱粒细胞>20%。

（5）出现 Ph 染色体以外的其他染色体异常。

3. 急变期

具有下列之一者:

（1）原始粒细胞或原淋巴细胞+幼淋巴细胞或原始单核细胞+幼单核细胞在外周血或骨髓中>20%。

（2）外周血中原始细胞+早幼粒细胞>20%。

（3）骨髓中原始粒细胞+早幼粒细胞>50%。

（4）有髓外原始细胞浸润。

（二）鉴别诊断

1. 原发性骨髓纤维化　贫血呈轻、中度并与脾肿大不一,白细胞减少或增多,但罕见有超过 $50\times10^9/L$ 者,骨髓干抽,活检示造血组织被纤维组织取代。无 Ph 染色体。

2. 原发性血小板增多症　以出血为主,白细胞 $<50\times10^9/L$,血小板显著增高,可见异型血小板,骨髓巨核系增生为主,Ph 染色体阴性。

3. 真性红细胞增多症　患者皮肤黏膜呈暗红色、口唇紫暗、红细胞增高显著,中性粒细胞碱性磷酸酶增强,Ph 染色体一般均阴性,粒系无核质发育不平衡现象。

4. 慢性淋巴细胞白血病　多见于老年人,脾肿大程度不如 CML,白细胞通常在 $100\times10^9/L$,血象及骨髓分类以成熟淋巴细胞为主,偶有原淋、幼淋细胞。

5. 类白血病反应　多有原发病灶,一般无贫血、出血及淋巴结肿大、肝脾肿大,血象中虽见少数幼稚细胞,但以成熟细胞为主,细胞胞质中有中毒性颗粒及空泡。骨髓增生明显活跃,伴有核左移现象,无明显的白血病变化,中性粒细胞碱性磷酸酶明显增高,Ph 染色体阴性。

【治疗】

（一）药物治疗

1. 慢性期的治疗

（1）单药:①马利兰:又名白消安,治疗 CML 的首选药物,白细胞下降后减量,降至（10~15）$\times10^9/L$ 时可停用,缓解后以一定量维持白细胞在 $10\times10^9/L$ 左右。②异靛甲;③靛玉红;④羟基脲;⑤二溴甘露醇;⑥二去水卫矛醇,白细胞降至 $10\times10^9/L$ 左右停用。⑦6-疏基嘌呤或 6-TG,白细胞下降后改为维持量。⑧嘧啶苯芥,适用于马利兰治疗后复发或无效病例,2~4 周期后改为维持量;⑨三尖杉酯碱,下降至 $10×10^9/L$ 以内即可停药。

（2）联合化疗:①HT 方案,休息 5~7 天重复;②COAP 方案,间歇 7~10 天后重复;③HA 方案,三尖杉酯碱,间歇 5~7 天重复,2~3 周期后改用三尖杉酯碱维持,1mg/d,20 天。

CML 经过治疗缓解后改用下列三个方案:①CA 方案;②HA 方案;③DA 方案。每隔半年交换,第一年 1 次/月,第 2 年 1 次/2 月,第 3 年 1 次/3 月。

（3）干扰素(IFN):多用 IFN-α-2b 肌内注射或皮下注射。

2. 加速期治疗 多选用羟基脲、6-TG 及联合化疗,参照慢性期用法。

3. 急变期治疗 按急性白血病的治疗原则进行联合化疗。

（二）非药物治疗

1. 放射治疗 对病情进展,白细胞数急剧增高,脾及淋巴结显著肿大的病例可进行脾区照射,5cGy 开始,随后增至 100~150cGy,每日或隔日一次,白细胞降至 $20×10^9/L$ 时停止,一般总剂量为 10~50Gy。

2. 脾切除 下列情况者可考虑脾切除:①巨脾;②继发性脾功能亢进;③药物控制不理想或发生顽固性血小板减少;④脾破裂、出血或栓塞者;⑤能耐受手术治疗者。

3. 白细胞清除术 适用于白细胞过高者,是防止栓塞的应急办法,在短时间内可使过高的白细胞总数下降。

4. 造血干细胞移植 异基因骨髓移植,是目前唯一可能根治 CML 的方法。慢性期患者预处理后再进行骨髓移植。自体外周血干细胞移植和自体骨髓移植,慢性期经治疗缓解后,分离患者自身造血干细胞,或收集足够量的自身骨髓,液氮保存,待 CML 急变时经大量化疗和放疗预处理后再回输。

【预后】

CML 生存期差异很大,一般为 21~45.5 个月,少数可存活 7~20 年以上。75%~85% 在 1~5 年内由稳定期转入急变期,一旦急变,则预后很差。半数以上病例在 3~6 个月内死亡。

Summary

The heterogeneous group of acute leukemic disorders of myeloid hematopoietic cells has been called a variety of names including acute myelogenous leukemia, acute myelocytic leukemia, acute myeloid leukemia, acute myeloblastic leukemia, acute granulocytic leukemia, and acute nonlymphocytic leukemia. The myeloid character of the malignant blasts can be determined by detection of characteristic morphologic and immunologic findings. A National Cancer Institute-sponsored workshop has suggested that the term acute myeloid leukemia (AML) is preferred. AML is the most common variant of acute leukemia occurring in adults, comprising approximately 80% to 85% of cases of acute leukemia diagnosed in individuals greater than 20 years of age. Currently, more than 80% of young adults and 60% of all patients can achieve complete remission (CR). Varying with patient age and other factors, from 15% to 50% of these complete responders can be expected to achieve long-term survival with the likelihood that most of these individuals are cured of their disease. The diagnosis of AML requires that myeloblasts constitute 30% (now 20% based on a recent World Health Organization classification system) or more of bone marrow cells or circulating white blood cells, generally evaluated on Wright or Wright-Giemsa stained smears. Patients with AML generally present initially with symptoms related to complications of pancytopenia including combinations of weakness, easy fatigability, infections of variable severity or hemorrhagic findings such as gingival bleeding, ecchymoses, epistaxis, or menorrhagia. The therapy of AML has traditionally been divided into stages: induction, postremission therapy of varying intensity and duration, and postrelapse therapy.

Chronic myeloid leukemia (CML) is a clonal myeloproliferative disorder of a pluripotent stem cell1 with a specific cytogenetic abnormality, the Philadelphia (Ph) chromosome, involving myeloid, erythroid, megakaryocytic, B, and sometimes T, lymphoid cells, but not marrow fibroblasts. The median age of onset of CML is 50 years; the peak incidence occurs during the sixth decade. There is no sex preference. The first phase of the disease, the chronic phase, terminates in a second, more acute or abrupt course, called the blast phase. Sometimes there is an intervening short lived phase between the chronic and blast phases called the accelerated phase, characterized by a more gradual increase in blast cells in the peripheral blood, progressive anemia, thrombocytopenia, and increasing splenomegaly. The median survival approximates 3 to 5 years. Symptoms and signs usually develop insidiously and include fatigue, anemia, progressive splenomegaly, and leukocytosis. The characteristic abnormality in CML is an increase in the myeloid component. The total granulocyte pool is from 10 to 150 times normal. It is generally agreed that marrow transplantation in accelerated and/or blast-phase disease is relatively unsatisfactory; nonetheless, 15% to 20% of patients may become long-term survivors. Certainly, this exceeds the results observed in patients treated with chemotherapy in blast-phase disease, as all patients eventually fail drug treatment, including those treated with imatinib mesylate.

第三节 淋巴系白血病

一、急性淋巴细胞白血病

ALL 是儿童最常见的白血病类型,占儿童恶性肿瘤发病率的 25%,占儿童 AL 的 80%。ALL 仅占成人 AL 的 20%。ALL 的发病率呈双峰型分布,2~4 岁儿童达到一个峰值,为 4~5/10 万。随后逐渐下降,在大于 50 岁的成人又出现第二个小高峰,发病率为 1/10 万。近年来 ALL 治疗取得较大进展,尤其是儿童,儿童 ALL 的完全缓解率(CR)大于 95%,5 年的无病生存率达到 63%~83%,儿童 ALL 已成为可以治愈的恶性肿瘤,但 ALL 复发后预后很差。

【分类】

1. FAB 分类(按细胞大小)

L1:原始和幼稚淋巴细胞以小细胞为主(直径≤12μm),胞体大小一致,胞质量极少,核形多规则,染色质呈较粗颗粒,核仁小而不清楚。ALL 中较少见,预后好。

L2:原始和幼稚淋巴细胞以大细胞为主(直径>12μm),胞体大小不均,胞质量较多,核形不规则,常见凹陷或切迹,染色质颗粒较 L1 型细致,易见核仁。ALL 中最多见,预后较差。

L3(Burkitt 型):原始淋巴细胞以大细胞为主,大小较一致,胞质量较多,富含空泡,核形多规则,染色质呈细颗粒状,核仁明显。很少见,预后最差。

2. WHO 分类(按细胞表型)　WHO 认为 FAB 分类的 L1、L2 不能预示免疫表型、细胞遗传学异常和临床预后的关系,L3 等同于 Burkitt 淋巴瘤的白血病期。因此,WHO 不再使用 L1、L2、L3 这些名词。WHO 认为前体淋巴细胞肿瘤不论表现为实体(淋巴瘤)还是侵犯骨髓和外周血(即 ALL),是同一疾病的不同临床表现。WHO 的 ALL 分类如下:

(1) 前体 B 细胞 ALL(B-ALL)(L1/L2)。

(2) 前体 T 细胞 ALL(T-ALL)(L1/L2)。

(3) Burkitt 细胞白血病(L3)。

【临床表现】

主要表现为贫血、出血、发热以及白血病细胞浸润脏器、组织引起的症状。除 T-ALL 起病较急外,一般起病相对较缓。早期多表现为倦怠、无力或烦躁、食欲缺乏、偶有呕吐。亦可最初表现为病毒性上呼吸道感染的症状,或出现皮疹,然后出现无力等症状。骨、关节疼痛也是较常见症状。

贫血出现较早,皮肤和口唇黏膜苍白,随着贫血加重可出现活动后气促、无力等症状;半数以上有发热,热型不定。发热原因主要是继发感染;出血倾向也很常见,表现为鼻出血、牙龈出血和皮肤紫癜或瘀点、瘀斑,偶见颅内出血。除血小板的质与量异常外,也与白血病细胞对血管壁的浸润性损害使通透性增加有关;T-ALL 偶可发生 DIC,由原始 T-ALL 细胞释放凝血酶、激酶等物质所致。

白血病细胞脏器浸润的表现较 AML 更明显。肝、脾肿大,特别是脾肿大较 AML 更明显;淋巴结肿大,累及颈、颌下、腋下、腹股沟淋巴结,甚至累及腹腔、肺门和纵隔等深部淋巴结;部分患者累及骨或关节,少数骨、关节痛为起病的首发症状,疼痛难忍,为白血病细胞浸润骨膜或骨膜下及出血所致;T-ALL 早期可出现中枢神经系统浸润,表现为颅内压增高伴有头痛、呕吐、视神经乳头水肿所致视力模糊,也可引起面瘫等脑神经损害症状,甚至发生癫痫样发作、意识障碍等。中枢神经系统浸润儿童较成人常见,可达 80% 以上,颅内压增高症状可出现在病程的任何时期;睾丸浸润在儿童也十分常见,可致睾丸无痛性肿大;而成人睾丸浸润少见。此外,尚可浸润腮腺、肾脏及胸腺和胸膜腔等。

【实验室检查】

1. 血象　白细胞数升高较 AML 更明显,可高于 $100\times10^9/L$,甚至达 $1000\times10^9/L$,外周血中可见到幼稚淋巴细胞。未成熟淋巴细胞超过 20% ,可高达 90% 以上。有些 ALL 白细胞数可降低,大约 30% 的 ALL 在 $5\times10^9/L$ 以下,外周血象类似再生障碍性贫血,红系、髓系和巨核系均降低,也无幼稚细胞。少数早期可无未成熟淋巴细胞,白细胞分类中以淋巴细胞为主。多数有贫血,一般为正细胞正色素性,贫血程度轻重不一,发病急者,贫血程度较轻。血小板大多减少,约 25% 在正常范围。

2. 骨髓　骨髓检查是确立诊断和评定疗效的重要依据。骨髓有核细胞中原始和幼稚淋巴细胞总和≥20% 。多超过 50% ,甚至达 90% 以上,有的骨髓几乎全部被白血病细胞所占据,此时正常红系、巨核细胞系、粒系常明显受抑甚至消失。可伴有不同程度的骨髓纤维组织增生,此时抽取骨髓液较困难,称之为"干抽"现象。组织化学染色,典型表现为糖原呈阳性或强阳性,过氧化物酶阴性,非特异性酯酶阴性。

3. 免疫学　T-ALL 常表达 T 淋巴细胞分化抗原标志,如 CD1、CD2、CD3、CD4、CD5、CD7、CD8 以及 TdT 等。B-ALL 占儿童 ALL 80%～90%,分为未成熟型和相对成熟型,胞质免疫球蛋白(CyIg)从无到有,细胞膜表面免疫球蛋白(SmIg)也反映了 B 细胞的成熟程度,SmIg 阳性常提示为相对成熟型。B 系淋巴细胞其他分化抗原标记有 TdT、HLA-DR、CD19、CD22、CD10、CD20 以及 CD24,其中 CD20、CD10 出现较晚,至前 B 淋巴细胞型才出现。成熟 B 淋巴细胞白血病与 B 细胞性非霍奇金淋巴瘤相似,常表达 SmIg。

4. 细胞遗传学　①染色体数量异常:染色体数<46 条时称为低二倍体,当染色体<40 条时预后较差。染色体>46 条时称为超二倍体,而>50 条的超二倍体者预后较好;②染色体结构异常:相对成熟 B-ALL 有 t(8;14)、t(2;8)、t(8;22);未成熟型 B-ALL 有 t(11;v)、t(9;22)、t(1;19)、t(4;11)、t(12;21)等;T-ALL 有 t(11;14)、t(8;14)、t(10;14)、t(1;14)t(4;11)等。

5. 脑脊液　ALL 应常规做脑脊液检查,包括脑脊液常规细胞计数及分类生化、离心涂片找肿瘤细胞。

6. 其他检查　凝血功能检查可见出血时间延长和凝血酶原时间延长,可能为血小板质与量异常、凝血酶原和纤维蛋白原减少所致;骨髓白血病细胞大量破坏,可致血清 LDH 增高;

7. 辅助检查　①胸部 X 线平片:可见纵隔增宽和肿物,为胸腺浸润或纵隔淋巴结肿大。②骨 X 线平片:约 50% 可见广泛骨质稀疏,骨干骺端近侧可见密度减低的横线或横带,即"白血病线"。有时可有虫蚀样病变,可见骨质缺损及骨膜增生等改变。③腹部 B 超或 CT 可见腹腔淋巴结肿大、部分病例有不同程度的肾脏、肝脏的浸润性病变。

【诊断及鉴别诊断】

(一) 诊断

根据典型临床表现、血象和骨髓中原始加幼稚淋巴细胞≥20%,诊断 ALL 不难。但如果临床表现不典型,外周血也不见原幼淋巴细胞,诊断会有一定难度。出现下列情况时,应警惕和考虑 ALL 的可能。

(1) 不明原因发热和不能以感染完全解释的发热伴有贫血、出血,以及多脏器浸润表现者。

(2) 体格检查中发现贫血、肝脾、淋巴结肿大者,尤其有腮腺、睾丸和软组织浸润肿大者,以及伴有骨、关节痛明显者。

(3) 外周血发现≥2 个系列异常或见有幼稚细胞者,骨髓检查时应多部位穿刺。

(二) 鉴别诊断

除要与 AML 鉴别外,不典型病例还应与下列疾病鉴别。

1. 类白血病反应　外周血白细胞增多(可>50×10⁹/L),可出现幼稚白细胞,通常有感染、中毒、肿瘤、失血、溶血、药物等原因。去除诱因后类白血病反应即可恢复正常,而且类白血病反应外周血红细胞及血小板通常不受影响,骨髓涂片可帮助鉴别诊断。

2. 再生障碍性贫血　出血、贫血、发热和全血减少与白细胞减少的 ALL 相似。但肝、脾和淋巴结不肿大,骨髓中无幼稚细胞增多。

3. 恶性肿瘤骨转移　如神经母细胞瘤,可出现全血减少,并可有突眼,外周血出现特殊细胞。但骨髓检查,瘤细胞多成堆或呈菊团状排列,尿 VMA 增高,且多可找到原发瘤。

4. 风湿与类风湿关节炎 发热、关节痛、贫血、白细胞增高等与 ALL 类似,但肝、脾、淋巴结多不肿大,行骨髓检查则不难区别。

5. 传染性单核细胞增多症 肝、脾、淋巴结肿大,白细胞增多并出现异型淋巴细胞,有时易与 ALL 混淆。但多无血小板减少,骨髓检查无原幼淋巴细胞增多,嗜异凝集反应阳性。

6. 传染性淋巴细胞增多症 虽有白细胞总数增多,淋巴细胞增高。但皆为成熟的小淋巴细胞,且无贫血和血小板减少,骨髓检查不难鉴别。

【治疗】

ALL 未治疗时体内白血病细胞的数量很大,估计有 $1\times10^{10} \sim 1\times10^{12}$/L。需要经过诱导治疗、巩固治疗和维持治疗三个阶段,逐步杀灭白血病细胞,实现防止复发,延长生存期的目的。近年来,儿童 ALL 治疗进展明显,完全缓解率可达 95% 以上,近 70% ~ 80% 的儿童 ALL 可能治愈。成人 ALL 的治疗效果相对较差。虽然 80% ~ 95% 以上的成人 ALL 在诱导治疗后获完全缓解,但大多数患者又会复发。

诱导治疗目的是短期内大量杀灭白血病细胞,使骨髓造血功能恢复,从而获得完全缓解。其定义包括:临床症状和体征消失、外周血象正常、骨髓中原、幼淋巴细胞<5%,无髓外白血病合并。如果初始诱导治疗不能获完全缓解,即使补救治疗后达到完全缓解,预后仍然很差。诱导化疗方案主要有:VDLP(长春新碱、泼尼松、门冬酰胺酶、柔红霉素)、VCLP 方案(长春新碱、泼尼松、门冬酰胺酶、环磷酰胺)、CODLP 方案(长春新碱、柔红霉素、环磷酰胺、泼尼松、门冬酰胺酶)、COAP 方案(长春新碱、环磷酰胺、阿糖胞苷、泼尼松),其中 VDLP 是诱导缓解治疗的标准方案。

达到完全缓解时,体内白血病细胞数量仍可能有 $1\times10^6 \sim 1\times10^8$,巩固治疗则是在病情完全缓解后立即进行 4 ~ 6 周期化疗,以使体内白血病细胞数量进一步下降达到 1×10^4 水平,然后进入维持治疗阶段。常用巩固治疗方案:CAT 方案、CAM 方案、大剂量 MTX 等,推荐用 CAT 方案。常用维持治疗方案:硫嘌呤(6-MP)+MTX 方案。

(三)中枢神经白血病(CNSL)及其他髓外 ALL 防治

血脑屏障和血睾屏障为白血病细胞的"庇护所",常用化疗药物如 VCR、DNR、Ara-C、CTX、L-ASP 等不易透过血脑屏障和血睾屏障,而导致中枢及其他髓外复发。因此,"庇护所"预防性治疗十分重要,应从化疗之初就开始并贯穿整个维持治疗。三联鞘内注射联合全身化疗是预防 CNS 白血病的主要方法,根据危险度分组可单用 MTX 或三联鞘内注射。腰穿及鞘内注射 16 ~ 24 次甚至以上。初诊时即诊断 CNSL 的患儿,年龄<1 岁不放疗,年龄≥1 岁者,需接受相应剂量头颅放疗。

(四)骨髓移植

通过植入多能干细胞,使骨髓功能得到恢复,并通过移植引起的移植物抗白血病作用(graft versus leukemia,GVL)消灭微量残留白血病细胞(minimal residual leukemic cell,MRLC)。由于化疗对 ALL 效果较好,故一般先不采用 BMT 治疗。但对于部分高危、复发和难治的病例 BMT 往往是最有效的治疗手段。

【预后】

ALL 自然病程较短,平均病程约 3 个月。联合化疗使 ALL 预后有了明显改善,缓解率可达95%以上,5年无病生存率已达到80%。目前儿童 ALL 被认为是一种可治愈的恶性肿瘤。

二、慢性淋巴细胞白血病

CLL 是一种 B 细胞恶性克隆增殖性疾病,表现为成熟的小淋巴细胞在外周血、骨髓以及其他淋巴组织中异常积聚,并伴有肝、脾、淋巴结肿大。CLL 是一种低度恶性血液肿瘤,进展缓慢,病程可长达数年甚至数十年。CLL 是欧美国家最常见的白血病类型,大约占白血病总数的 1/3,亚洲国家相对较少,我国约占 5% 以下。

CLL 发病年龄多在 50 岁以上,男性略多于女性。病因尚未清楚,可能与遗传等因素有关。根据 WHO 对造血组织和淋巴组织肿瘤的分类,CLL 归类于成熟 B 细胞肿瘤范畴,与小淋巴细胞性淋巴瘤(small lymphocytic lymphoma, SLL)划为一类,即慢性淋巴细胞性白血病/小淋巴细胞性淋巴瘤(CLL/SLL)。

【临床表现】

CLL 起病较慢,部分患者可无症状,通过查体或血常规检查才发现。早期常见症状有乏力、疲倦、不适、食欲下降。可有肝、脾、淋巴结肿大。晚期临床表现可有消瘦、低热、盗汗、贫血、感染等症状。

多数患者有淋巴结肿大,多为颈部、锁骨上、腋窝的淋巴结肿大,呈对称分布,质地中等,无压痛。B 超、CT 扫描可发现腹腔肿大淋巴结。大部分就诊时有脾脏肿大,一般为轻、中度肿大,部分进展期患者脾肿大较快,可进入盆腔,形成“巨脾”。肝脏肿大一般在脾肿大后发生。CLL 晚期可累及各个脏器,肺实质浸润和胸腔积液常见;消化道受累常出现黏膜改变,导致溃疡、出血或吸收异常;肾脏受累可以引起肾脏肿大;中枢神经系统症状多与感染有关,神经系统白血病并不常见。骨髓改变以硬化多见,骨质破坏较少。此外,还可累及皮肤、牙龈、生殖系统等。

【实验室检查】

外周血白细胞计数增加,可达 $(20 \sim 200) \times 10^9/L$。淋巴细胞显著增加,以成熟小淋巴细胞为主,占 50%~95% 甚至以上。典型 CLL 细胞为成熟小淋巴细胞,体积小,无核仁,胞质少,核质比高。外周血也可见幼稚淋巴细胞或不典型淋巴细胞,不典型淋巴细胞比例应<10%。如果幼稚淋巴细胞比例>55%,可诊断为幼稚淋巴细胞白血病(PLL),如其比例为 10%~55%,则为伴幼稚淋巴细胞增多的 CLL。部分可伴有贫血和血小板减少,Coombs 试验可为阳性。其他可有血清免疫球蛋白降低、LDH 增高、肝功能损害、尿酸增高等。

骨髓增生活跃,淋巴细胞比例可达到 30%~90%。骨髓活检可见 CLL 细胞浸润。

CLL 免疫表型为 B 细胞表面抗原 CD5、CD19 和 CD23 阳性,同时弱表达 CD52、CD20 和膜表面免疫球蛋白(sIg),单克隆限制性地表达 κ 或 λ 轻链。CD79β 和 FMC-7 阴性或弱表达,而 CD10、Cyclin D1 阴性。

【诊断和鉴别诊断】

(一) 诊断要点

CLL 临床表现常不典型,诊断主要依据外周血细胞计数、细胞形态学和免疫分型,以及

表 16-3-1　CLL 免疫表型积分系统

免疫表型	积分	
	1	0
CD5	阳性	阴性
CD23	阳性	阴性
FMC7	阴性	阳性
sIg	弱阳性	中等/强阳性
CD22/CD79b	弱阳性/阴性	中等/强阳性

骨髓穿刺和活检等。①外周血 B 淋巴细胞 $\geqslant 5 \times 10^9$/L,持续 3 个月以上;②虽外周血 B 淋巴细胞<5×10^9/L,但骨髓有典型的 CLL 细胞浸润;③免疫表型积分为 4~5 分,积分为 3 分时应结合 Cyclin D1 判断(表 16-3-1)。

(二) 分期

CLL 临床分期系统主要有 2 个:Rai 分期和 Binet 分期(表 16-3-2)。两个分期系统在白细胞、血红蛋白、血小板计数以及肝、脾或淋巴结肿大的基础上,将 CLL 分成低、中、高危,不同分期与 CLL 的预后密切相关。

表 16-3-2　CLL Rai 分期和 Binet 分期

分期	临床特点	中位生存时间(年)
Rai 分期		
0(低危)	仅有淋巴细胞增多,外周血淋巴细胞>15×10^9/L,骨髓淋巴细胞>40%	>12.5
Ⅰ(低危)	0 期+淋巴结肿大	8.5
Ⅱ(中危)	0~Ⅰ期+肝或脾肿大或肝脾肿大	6
Ⅲ(高危)	0~Ⅱ期+Hb<110 g/L	1.5
Ⅳ(高危)	0~Ⅲ期+BLP<100×10^9/L	1.5
Binet 分期		
A(低危)	淋巴细胞增多+<3 个区域的淋巴组织肿大	10
B(中危)	淋巴细胞增多+$\geqslant$3 个区域的淋巴组织肿大	7
C(高危)	Hb<110 g/L 和(或)BLP<100×10^9/L	2

注:5 个淋巴组织区域包括头颈部、腋下、腹股沟(单侧或双侧均计为 1 个区域)、肝和脾。

(三) 鉴别诊断

典型的 CLL 根据以上诊断要点诊断不难。但不典型的 CLL 需要与以下疾病鉴别。

1. 病毒感染　病毒感染引起的淋巴细胞增多是多克隆性和暂时性的,随感染控制可恢复正常。

2. 淋巴瘤　大部分淋巴瘤有淋巴结和脾肿大,与 CLL 相似。由滤泡或弥漫性小裂细胞型淋巴瘤转化而来者与 CLL 易混淆,但其有原发淋巴瘤病史,细胞呈多形性。淋巴结和骨髓活检有明显滤泡结构。免疫表型 CD5 阴性,SmIg、FMC7 和 CD10 强阳性;与套细胞淋巴瘤鉴别,免疫表型 CD23 阴性,CD5、CD19、FMC7 和 cyclinD1 阳性,有特征性的染色体易位 t(11;14)。

3. 幼稚淋巴细胞白血病(PLL)　起病较 CLL 急,脾明显肿大,较少有淋巴结肿大,白细胞计数明显高于 CLL,外周血和骨髓检查可见较多的幼稚淋巴细胞(>55%)。高表达 FMC7、CD22 和 SmIg,CD5 阴性。鼠玫瑰花结试验阴性。幼稚淋巴细胞>10% 时称为 CLL/PL。PLL 预后较 CLL 差。

4. 毛细胞白血病(HCL)　多见于老年人,有脾大,淋巴结较少肿大。全血细胞减少伴脾大者诊断不难,有部分 HCL 的白细胞升高达$(10 \sim 30) \times 10^9/L$,需与 CLL 鉴别。HCL 细胞形态有特征性的纤毛状突出物,边缘不规则,酸性磷酸酶染色阳性、CD5 阴性、高表达 CD25、CD11C 和 CD103。

【治疗】

CLL 预后相对较好,生存期较长,早期往往无明显症状,长期可无明显疾病进展。因此,掌握治疗适应证,决定何时开始治疗非常重要。早期开始治疗虽然可以延缓病情进展,但对 CLL 患者的 10 年总生存率无统计学差异。因此,早期 CLL 不主张马上化疗,对多数进展期患者,苯丁酸氮芥单药治疗仍是一线治疗方案。

(一) 治疗指征

CLL 的治疗指征:早期无症状者不需要治疗,可每 $2 \sim 3$ 个月随访 1 次。进展期患者需要治疗。治疗指征如下:

(1) 进行性骨髓衰竭,贫血、血小板减少进行性加重。

(2) 巨脾,左肋缘下>6cm,或进行性脾肿大伴有临床症状。

(3) 巨大淋巴结,最长直径>10cm,或进行性淋巴结肿大伴有临床症状。

(4) 进行性淋巴细胞增多,2 个月内增多>50% ,或淋巴细胞倍增时间(LDT)<6 个月。

(5) 自身免疫性贫血、血小板减少对皮质类固醇或其他治疗反应不佳。

(6) 有下列症状之一:①6 个月内无明显原因的体重下降≥10% ;②严重疲乏(ECOG 体能状态≥2;不能工作或不能进行常规活动);③非感染性发热>38.0℃超过 2 周;④盗汗>1 个月。

(二) 治疗

1. 药物治疗 CLL 主要以药物治疗为主,包括化疗和靶向治疗等。CLL 治疗有效的药物主要有苯丁酸氮芥、环磷酰胺、氟达拉滨、苯达莫司汀、长春新碱、米托蒽醌、多柔比星、糖皮质激素,以及利妥昔单抗、阿伦单抗等靶向治疗药物。

直到今天,苯丁酸氮芥(CLB)仍是 CLL 治疗的一线药物,尤其适用于无症状的老年患者。氟达拉滨(FAMP)和克拉曲滨(Cladribine,2-CdA)为嘌呤类似物,两者对 CLL 的治疗缓解率较高。氟达拉滨单用或者与环磷酰胺联合应用于 CLL 治疗,有效率超过 70% 。此外,喷司他丁、苯达莫司汀以及利妥昔单抗和阿伦单抗单独应用或联合应用显示了较好的疗效。

复发、难治性 CLL 的治疗:如果 CLL 对治疗无反应,或停止治疗后 6 个月以内再次进展,或干细胞移植后 1 年内进展或复发称为难治性 CLL。如初治过程中,联合化疗 4 个周期未达到 PR 以上,或化疗 2 个周期疾病进展,应按照难治性 CLL 应用二线方案。停止治疗 12 个月以上复发,可以选择原有效方案。停止治疗 12 个月内复发,则按照难治性 CLL 进行二线治疗。

未应用氟达拉滨者或未应用利妥昔单抗者,可采用 FCR(氟达拉滨、环磷酰胺、利妥昔单抗)方案治疗。应用过 FCR 者,可用阿伦单抗、大剂量甲泼尼龙治疗,也可以考虑异基因造血干细胞移植。化疗有效者,可选择自体造血干细胞移植。老年或有较严重并发症者,给予最佳支持治疗。

2. 放射治疗 由于化疗药物的进展,全身放疗已经较少使用。在一些特殊情况下,可考虑放射治疗如巨脾伴有血小板减少者可行脾区照射、巨大淋巴结经化疗仍有残留者可行局部照射。

3. 并发症治疗

（1）感染：CLL常并发感染，特别是老年患者，感染的发生率可达80%，因感染死亡占CLL死亡原因的半数以上。感染原因主要有中性粒细胞减少、丙种球蛋白减少及T/NK细胞功能障碍等。感染主要以细菌感染为主，因大剂量激素的使用及氟达拉滨和一些分子靶向治疗药物的使用，真菌和病毒感染也很常见。抗感染治疗可根据感染部位、病原学检查或经验性选择抗生素治疗。

（2）自身免疫性血细胞减少：包括自身免疫性溶血性贫血（AIHA），免疫性血小板减少症（ITP）和纯红细胞性再生障碍性贫血（PRCA）。并发AIHA或ITP时，首选糖皮质激素治疗，如泼尼松1mg/（kg·d）；其次可选择静脉丙种球蛋白（IVIG），0.4g/（kg·d）连续5天；其他如使用利妥昔单抗、环孢霉素和脾切除等。

（3）低丙种球蛋白血症：发生率20%~70%。可静脉滴注丙种球蛋白250mg/kg，每周3次，持续1年可有效防止严重感染的发生。

（4）Ritcher转化：指CLL转化为其他淋巴系统肿瘤，如DLBCL、PLL、HL和HCL等。最常见的是转化为DLBCL，称为Richter综合征。5%~10%的CLL患者会发生疾病的转化。转化易发生在疾病晚期，病理是确诊的主要手段，目前转化机制还不清楚。Richter综合征治疗效果差于原发的DLBCL，可以采用R-CHOP方案治疗或异基因造血干细胞移植。发生霍奇金病转化者，可采用ABVD方案化疗。

【预后】

CLL预后相对较好，5年生存率可达50%以上，但病程差异很大，生存期2~20年不等。临床分期、骨髓组织病理、外周血淋巴细胞计数、淋巴细胞倍增时间、淋巴细胞形态、细胞遗传学异常等均可影响其预后。

Summary

Adult acute lymphocytic leukemia（ALL）encompasses a heterogeneous group of lymphoid malignancies with distinct biologic and clinical characteristics. Prognosis in adult ALL depends on several host and disease associated features, including the patient's age, the leukemia cytogenetic-molecular profile, and its immunophenotype. Over the last four decades, advances in the treatment of ALL have translated into long-term survival rates in excess of 80% in children1 and of 35% to 45% 2 in adults. ALL is a hematopoietic malignancy that originates in a bone marrow precursor lymphoid cell. ALL is divided into two different entities: precursor B lymphoblastic leukemia/lymphoma（herein BALL）, and precursor T lymphoblastic leukemia/lymphoma（herein T-ALL）. The clinical manifestations of ALL are usually related to cytopenias or disease-specific complications. Tumor lysis manifestations are common in Burkitt leukemia and with hyperleukocytosis, and should be treated promptly with hydration, diuresis, alkalinization, oral phosphate binders, allopurinol, electrolyte corrections, and hemodialysis if indicated. Prognosis in pediatric ALL has improved significantly following the application of effective combination chemotherapy programs and CNS prophylaxis and treatment. Therapeutic strategies in adult ALL have traditionally been patterned after pediatric regimens and are divided into the following phases: ① induction，②consolidation intensification，③maintenance，④CNS prophylaxis，⑤risk-adapted approaches，and ⑥disease-specific modifications.

Chronic lymphocytic leukemia（CLL）is characterized by a progressive accumulation of monoclonal B lymphocytes. CLL is part of a spectrum of diseases grouped as low-grade lymphoproliferative disorders. Defects in the functions of B and T lymphocytes and natural killer cells are considered to be the key elements. CLL is suspected whenever absolute lymphocytosis occurs in the peripheral blood of an adult. The most consistent abnormal finding on physical examination is lymphadenopathy.

第四节　浆细胞肿瘤

浆细胞来源于 B 淋巴细胞。B 淋巴细胞经抗原刺激,活化形成记忆细胞和效应细胞(即能制造并分泌免疫球蛋白的浆细胞)。浆细胞存在于淋巴结、脾、胸腺、骨髓、肠黏膜等组织中,正常骨髓中占全部有核细胞的 3% 以下。每个浆细胞只能合成一种特异的免疫球蛋白(Ig),具有相同的免疫特异性,称为单克隆 Ig。

浆细胞肿瘤是指单克隆浆细胞过度增殖所引起的一组疾病,血清或尿中出现过量的单克隆 Ig(IgG、IgA、IgD、IgE、IgM)或其多肽链的亚单位(轻链 κ、λ,重链 γ、α、μ、δ、ε),而正常免疫球蛋白下降。浆细胞肿瘤主要包括:浆细胞骨髓瘤(多发性骨髓瘤)、孤立性骨骼浆细胞瘤、骨髓外浆细胞瘤、浆细胞白血病、浆母细胞细胞瘤、巨球蛋白血症、重链病和淀粉样变性。此外,还包括性质未明的单克隆免疫球蛋白血症。

多发性骨髓瘤(multiple myeloma,MM)在 WHO 分类中称为浆细胞骨髓瘤,是浆细胞恶性增殖性疾病,骨髓中克隆性浆细胞异常增生,并分泌单克隆免疫球蛋白或其片段(M 蛋白),并导致相关器官或组织损伤。

MM 是血液系统最常见的恶性肿瘤之一,其发病率约占血液系统恶性肿瘤的 10% ~ 15%,占全部恶性肿瘤的 1%。欧美等国家为高发人群,发病率约为 9/10 万,亚洲国家发病率略低,大致为 6/10 万。不同人种中,黑人发病率较高,其次为白人。好发于老年患者,中位发病年龄约为 60 岁。男女比例接近 1:1。

MM 发病原因目前不明,可能与遗传、病毒感染、慢性抗原刺激和辐射等因素有关。

一、临床表现

主要由骨髓瘤细胞对骨骼及其他脏器浸润破坏和异常分泌的免疫球蛋白所引起。常见临床表现有以下几方面。

(一) 骨髓瘤细胞浸润相关的临床表现

1. 骨痛　70%~90% 患者可有骨痛,常为 MM 的早期症状。

2. 局部肿块　15% 患者产生浆细胞肿物,多为骨破坏周围形成的软组织浸润。常见部位:头、胸骨、锁骨多见,胸壁、椎体旁也可见。形态特点:单发或多发,1~10cm 直径不等,可有压痛。胸、肋、锁骨连接处发生串珠样结节是特征性的临床表现。

3. 骨骼破坏　多为溶骨性骨破坏,最常见的骨破坏部位是颅骨、脊柱、肋骨、骨盆和长骨近端。可发生病理性骨折,合并截瘫。易发生骨折的部位依次是椎体、肋骨、股骨、胸骨、髂骨、肱骨和锁骨。

4. 高钙血症 欧美人的高钙血症发生率为 25%～50%,中国人相对少见。早期表现有多尿、夜尿、烦渴、厌食、疲劳和虚弱。严重症状有视物模糊、表情淡漠、易怒、注意力不集中、昏迷、乏力、呕吐、腹痛、便秘等。高钙血症是 MM 患者肾衰竭的主要原因之一,也是肿瘤急症,应及时发现,及早处理。

5. 髓外浸润 ①肝、脾、淋巴结及肾等受累脏器肿大。肝大者约占 40%,半数有脾大;②神经浸润;③孤立性病变仅见于软组织者,如口腔及呼吸道等,称之为髓外骨髓瘤;④部分 MM 患者晚期的血液中可出现大量浆细胞,发展为浆细胞白血病。

(二) 免疫球蛋白异常分泌引起的临床表现

1. 免疫力下降 因骨髓瘤细胞大量分泌异常的免疫球蛋白,正常免疫球蛋白减少,以及骨髓瘤细胞浸润骨髓,导致中性粒细胞减少,体液免疫和细胞免疫都存在缺陷,患者免疫力下降。患者可反复出现细菌性肺炎、尿路感染、败血症等。病毒感染以带状疱疹多见。感染亦是 MM 的死亡原因之一。

2. 骨髓抑制 贫血为 MM 的常见临床表现,诊断时约 60% 患者有贫血,15% 白细胞减少,15% 血小板下降。贫血的主要原因是骨髓中大量肿瘤细胞抑制了红细胞系的生长;肾功能异常,促红细胞生成素减少、出血,以及血液中的异常免疫球蛋白的稀释作用加重了贫血。患者有头昏眼花、乏力等全身症状,少数有出血倾向。

3. 肾功能损害 是 MM 的严重并发症,尿毒症是 MM 死亡的主要原因之一。最常见的原因是由于轻链堵塞肾小管引起间质性肾炎,即所谓的"骨髓瘤肾"。高钙血症也是肾功能损害的重要原因。

4. 高黏滞综合征 5% MM 有高黏滞血症,IgA 型发生率高,IgG 型较少见。主要原因为 M 蛋白增多以及 IgA 易聚合成多聚体,导致血黏滞度升高,血流缓慢,引起组织淤血、缺氧。常影响神经系统、肾和肺功能,可有头昏、眩晕、眼花、耳鸣,可发生意识障碍、手指麻木、冠状动脉供血不足、慢性心力衰竭等症状。

5. 淀粉样变和雷诺现象 发生率 10%～15%。由蛋白轻链和多糖复合物广泛沉积在各器官组织,常累及舌、腮腺、心脏、肾、神经系统和皮肤。引起心衰、肾病、巨舌等症状。此外,部分患者的 M 成分为冷球蛋白,引起微循环障碍,出现雷诺现象。

6. 出血倾向 晚期患者可有出血倾向,主要原因为血小板数量减少及其功能障碍、血管壁破坏和凝血功能障碍。

(三) 实验室检查

1. 血液学检查 贫血常见,表现为正常细胞正色素性贫血。血片中红细胞缗钱状排列。可有白细胞和血小板减少。常有红细胞沉降率增快。浆细胞白血病时浆细胞占血细胞总数 20% 以上,或浆细胞绝对数高于 $20 \times 10^9/L$。

2. 蛋白电泳和免疫电泳 血清蛋白电泳在 β 和 γ 之间出现 M 蛋白峰。免疫电泳可确定 M 蛋白的性质并对骨髓瘤进行分型。

3. 血清生化 因骨质广泛破坏,出现高钙血症;碱性磷酸酶一般正常或轻度增高。晚期肾功能减退,可出现不同程度的血清肌酐和尿素氮升高、血磷低白蛋白血症、血尿酸增高。血清免疫球蛋白定量测定可显示骨髓瘤患者单克隆免疫球蛋白增多的同时,正常免疫球蛋白减少。β_2 微球蛋白是由浆细胞分泌的,其数量与全身肿瘤数量呈正相关。血清 LDH 也可反映肿瘤负荷。两者作为 MM 预后指标,增高常提示预后差。

4. 尿液检查　部分患者尿本周蛋白(Bence Jones 蛋白,凝溶蛋白)阳性:尿液加热至 50～60℃时出现混浊的蛋白凝固,继续加热至 90℃,蛋白溶解,待尿冷却到 50～60℃时又会出现蛋白凝固。

6. 骨髓检查　骨髓内可见大量的浆细胞伴有形态异常,浆细胞超过 10% 以上,形成较大的局灶病变或结节或呈片状。当浆细胞>30% 时就可诊断骨髓瘤。浆细胞分布不均衡,呈局灶性,骨髓穿刺应多点进行,尽量选择有压痛或影像学检查阳性部位。浆细胞白血病的骨髓显示浆细胞弥漫替代正常造血细胞。

（四）影像学检查

1. X 线检查　早期可表现为弥漫性骨质疏松,随病情进展可出现典型的虫蚀样骨质破坏。骨质破坏以颅骨、骨盆、脊柱、肋骨和长骨多见。而后可见病理性骨折,病理骨折多见于长骨、肋骨和脊椎。

2. CT 和 MRI　两者均可用于 MM 的检查,较普通 X 线敏感,特别是 MRI,95% MM 在 MRI 检查中有异常。

3、PET 及 PET CT　可以判断病变范围及做出功能性的诊断。

4. 核素骨扫描　由于 MM 大多无成骨改变,核素骨扫描阴性率较高,诊断价值有限。

二、诊断和鉴别诊断

（一）诊断

MM 的诊断主要根据临床表现、骨髓检查、活检、实验室检查和影像学检查做出。

1. 主要标准　①组织活检证明有浆细胞瘤或骨髓涂片检查,浆细胞>30%,常伴有形态改变。②单克隆免疫球蛋白(M 蛋白),IgG>35g/L、IgA>20g/L、IgM>15g/L、IgD>2g/L、IgE>2g/L、尿中单克隆 K 或 λ 轻链>1g/24 小时,并排除淀粉样变。

2. 次要标准　①骨髓检查,浆细胞 10%～30%。②单克隆免疫球蛋白或其片段的存在,但低于上述标准。③X 线检查有溶骨性损害和(或)广泛骨质疏松。④正常免疫球蛋白量降低,IgM<0.5g/L、IgA<1.0g/L、IgG<6.0g/L。

凡满足下列任一条件者可诊断为 MM:主要标准①+②;或主要标准①+次要标准②、③、④中之一;或主要标准②+次要标准①、③、④中之一;或次要标准①、②+次要标准③、④中之一。

（二）分型

1. 根据临床表现分为以下三型

（1）孤立性浆细胞瘤:分为骨孤立性浆细胞瘤(solitary plasmacytoma of bone,SPB)和髓外孤立性浆细胞瘤(extramedullary plasmacytoma,EMP)。SPB 定义为浆细胞瘤起源于骨组织且没有侵犯其他部位的证据。来源于软组织的孤立性浆细胞瘤称为 EMP。SPB 和 EMP 均少见。SPB 好发于中轴骨,尤其是脊柱椎体。EMP 80%～90% 发生在头颈部,其次是胃肠道。EMP 占浆细胞肿瘤的 3%，占头颈部肿瘤不到 1%。SPB 和 EMP 均可进展为 MM。

（2）冒烟型 MM：指无症状的 MM。诊断：血清 M 蛋白≥30g/L 和（或）骨髓克隆性浆细胞≥10%，无重要器官或组织损害，包括骨病变。冒烟型多发性骨髓瘤呈惰性病程，病情可以稳定多年，不需要治疗。

（3）活动性（症状性）MM：满足以下一项或多项，①血钙升高（>11.5 mg/dl）；②肾功能不全（肌酐>2 mg/dl）；③贫血（血红蛋白<10g/dl 或低于正常 2g/d1）；④骨病（溶骨或是骨质减少）。

2. 依照增多的异常免疫球蛋白类型可分为以下八型 IgG 型、IgA 型、IgD 型、IgM 型、IgE 型、轻链型、双克隆型以及不分泌型。

3. 根据轻链类型分为 κ、λ 型

（三）分 期

目前临床常用的 MM 分期标准为 Durie-Salmon 分期系统，见表 16-4-1。

表 16-4-1 Durie-Salmon（D-S）分期系统

分期	Durie-Salmon 分期标准	
Ⅰ期	血红蛋白>100g/L	瘤细胞数<0.6×10^{12}/㎡ 体表面积
	血清钙水平≤3.0mmol/L（12mg/dl）	
	骨骼 X 线：骨骼结构正常或孤立性骨浆细胞瘤	
	血清骨髓瘤蛋白产生率低	
	IgG<50g/L	
	IgA<30g/L	
	本周蛋白<4g/24h	
Ⅱ期	不符合Ⅰ和Ⅲ期的所有患者	瘤细胞数 0.6～1.2×10^{12}/㎡ 体表面积
Ⅲ期	血红蛋白<85g/L	瘤细胞数>1.2×10^{12}/m² 体表面积
	血清钙>3.0mmol/L（12mg/dl）	
	血清或尿骨髓瘤蛋白产生率非常高	
	IgG>70g/L	
	IgA>50g/L	
	本周蛋白>12g/24h	
	骨骼检查中溶骨病损>3 处	
亚型	标准	
A	肾功能正常［血清肌酐水平<176.8mol/L（2mg/dl）］	
B	肾功能异常［血清肌酐水平≥176.8mol/L（2mg/dl）］	

（四）鉴别诊断

1. 转移性骨肿瘤 能找到原发灶者诊断不难，但部分转移性骨肿瘤找不到原发病灶，需要鉴别。转移性骨肿瘤常伴有碱性磷酸酶升高，影像学可见成骨性改变，穿刺或活检可找到癌细胞而无浆细胞增多及 M 蛋白。

2. 反应性浆细胞增多症 一些慢性炎症性疾病和感染可以导致反应性浆细胞增多，需要与 MM 鉴别。鉴别要点为反应性浆细胞增多症存在原发疾病，如慢性炎症；无骨质破坏；

浆细胞数量一般≤15%，且无形态异常；IgH基因重排阴性且无M蛋白，免疫表型CD38⁺，CD56⁻。

3. 性质未明的单克隆免疫球蛋白血症　血中M蛋白<30g/L；骨髓克隆性浆细胞<10%；无骨质破坏和其他脏器受损的特殊临床表现。

4. 原发性巨球蛋白血症　骨髓中淋巴样浆细胞大量克隆性增生所致，本病M蛋白为IgM，一般无骨损害。

三、治　疗

（一）治疗原则

MM的治疗应根据患者年龄、有无症状及分期选择合适的治疗。对于无症状骨髓瘤（冒烟型）或D-S分期Ⅰ期患者无需特殊治疗，可以选择观察，每3个月复查1次；而对于有症状者或D-S分期Ⅱ期以上者应选择以化疗为主的综合治疗；适合自体干细胞移植者，在诱导化疗后，采用自体干细胞移植支持的大剂量化疗。

（二）化疗

1. 常用化疗药物　烷化剂：美法兰（MEL）、环磷酰胺（CTX）、苯丁酸氮芥（CB1348）等，有效率30%左右；蒽环类：多柔比星（ADM）、表柔比星（EPI）；亚硝脲类：环己亚硝脲（CCNU），卡莫司汀（BCNU）；长春碱类：长春新碱（VCR），长春地辛（VDS）；铂类：顺铂（DDP）；肾上腺皮质激素等。沙利度胺和硼替佐米近年已广泛用于MM治疗，取得了较好的效果。

2. 联合化疗　对于有症状的MM及D-S分期Ⅱ期以上者采用联合化疗方案进行诱导化疗，一般3~4个周期后进行疗效评估。常用的化疗方案有MP（美法仑+泼尼松）、VAD（长春新碱、多柔比星和地塞米松）、M2等传统方案以及以硼替佐米、肽咪哌啶酮和来那度胺等为基础的新化疗方案如TD、BD、MPT和MPV等。

目前，MP仍是一线治疗MM的可选方案之一，有效率50%~60%。其他传统方案如M2、VAD等，有效率可达70%~90%，但与MP方案相比，患者总生存期改善不明显。肽咪哌啶酮（thalidomide，Th），又名沙利度胺，有抑制血管新生的作用。硼替佐米为蛋白酶体抑制剂，治疗复发、难治性MM的反应率为35%。目前，以沙利度胺为基础的联合化疗方案或以硼替佐米为基础的联合化疗方案已经在临床广泛应用，较传统化疗方案在缓解率和总生存方面有明显优势，已成为MM的主要治疗方案。

MM的初治为诱导化疗，化疗方案的选择主要根据患者年龄、是否适合进行造血干细胞移植及肾功能选择合适的化疗方案。维持治疗一般在取得最佳疗效，再巩固2疗程后进行，或在造血干细胞移植后进行。干扰素、类固醇激素、沙利度胺和来那度胺均可用于维持治疗。沙利度胺和来那度胺用于维持治疗可能效果更好。可选用沙利度胺50~200mg/d，或联合泼尼松50mg/d；干扰素3MU/2d。

（三）造血干细胞移植

造血干细胞移植（hematopoietic stem cells transplant，HSCT）包括自体造血干细胞移植（AHSCT）和异基因造血干细胞移植（Allo-HSCT）。初治的MM诱导治疗后，大剂量化疗加

HSCT 可使完全缓解率增加到 30% ~ 50% ,中位无病生存 3 年以上,总生存 5 ~ 6 年。HSCT 已成为无严重并发症 MM 的标准治疗。MM 是否需要选择 HSCT,取决于患者年龄、疾病状况和造血干细胞来源等。AHSCT 一般适应于年龄在 65 岁以下、身体状况评分 0 ~ 2 级、肾功能正常者,特别是一线化疗方案疗效显著者应首选 AHSCT,AHSCT 一般在有效诱导化疗 3 ~ 4 周期后进行。Allo-HSCT 多用于对一线化疗无效或复发患者。

(四) 并发症的治疗

1. 骨质破坏　MM 骨病的治疗,可给予双膦酸盐药物治疗,如氯膦酸二钠、帕米膦酸二钠、唑来膦酸、伊班膦酸等。应注意帕米膦酸二钠或唑来膦酸有引起颌骨坏死以及加重肾功能损害的可能。也可以根据情况给予外科手术治疗或者姑息性放疗。

2. 高钙血症　高钙血症者应进行补液,并予以呋塞米利尿、双膦酸盐、类固醇激素和降钙素治疗,有症状者应进行血浆置换。

3. 贫血　可给予促红细胞生成素治疗,尤其是合并肾衰竭的患者。有条件时应检测内源性促红细胞生成素水平。

4. 感染　反复出现的严重感染应考虑静脉用丙种球蛋白;大剂量激素使用者,应进行卡氏肺囊虫肺炎(PCP)、疱疹病毒和真菌感染的防治;应用硼替佐米者应预防带状疱疹感染。

5. 肾功能不全　补液、利尿,增加尿液量;肾衰者予血液透析;避免损害肾功能的药物如非甾体类药物的使用。

6. 高黏滞血症　可进行血浆置换。

(五) 挽救治疗

诱导化疗或干细胞移植缓解后复发,可采用挽救治疗方案。如果在缓解 6 个月以后复发,可采用原来有效的化疗方案,如果在缓解后 6 个月内复发,应采用新的化疗方案,如果未采用过干细胞移植的可以采用干细胞移植或进行第二次干细胞移植。硼替佐米联合地塞米松以及联合脂质体多柔比星用于复发后 MM 的治疗能取得较好的效果。可选择的方案主要有:硼替佐米+地塞米松;硼替佐米+脂质体多柔比星;大剂量环磷酰胺;环磷酰胺+硼替佐米+地塞米松;环磷酰胺+来那度胺+地塞米松;沙利度胺+地塞米松,以及环磷酰胺+VAD 等。

四、预　　后

MM 自然病程约 6 个月,经过治疗的中数生存期约 3 ~ 4 年,约 10% 的患者可存活 10 年以上。疾病分期及肾功能是影响 MM 预后的主要因素:I期的中位生存时间>60 个月,II期为 41 个月,III期为 23 个月。肾功能正常者中位生存时间是 37 个月,肾功能差的只有 8 个月。影响 MM 的其他预后因素有:年龄、浆细胞数量和分化程度、微球蛋白水平、C 反应蛋白水平、血清乳酸脱氢酶水平、血浆单克隆蛋白含量、骨髓浆细胞浸润程度。一些细胞遗传学改变是决定 MM 疗效反应和生存期的重要因素,如 t(4;14)、t(14;16)、del(17p)以及 13q 等。

（王东林　邵江河）

Summary

Mutiple myeloma (MM) is a malignant proliferation of plasma cells and plasmacytoid cells in the bone marrow (BM) characterized nearly always by the presence, in the serum and/or urine, of a monoclonal immunoglobulin (Ig) or Ig fragment. Both major and minor criteria for the diagnosis of MM have been defined. These include the presence of excess monotypic marrow plasma cells, monoclonal Ig in serum and/or urine, decreased normal serum Ig levels, and lytic bone disease. MM must be distinguished from other disorders characterized by monoclonal gammopathies, both malignant and otherwise. These include monoclonal gammopathy of unclear significance (MGUS), macroglobulinemia, non-Hodgkin lymphoma, primary amyloidosis, idiopathic cold agglutinin disease, essential cryoglobulinemia, and heavy chain disease. Symptoms of bone pain and anemia remain the most common presenting features. Laboratory evaluation identifies roentgenographic abnormalities in bone and monoclonal Ig in serum and/or urine in the majority of cases. In most series, 50% to 60% of patients with MM have both serum and urinary monoclonal protein; 20% to 30% of patients have serum without urinary protein; 15% to 20% of patients have monoclonal protein in urine only. Oral administration of melphalan and prednisone (MP) is a standard form of therapy that produces objective response in up to 50% to 60% of patients. Radiation therapy for MM is used for treatment of localized disease, including plasmacytoma or spinal cord compression syndrome, and is frequently used for palliation. Hemibody radiation therapy has been utilized, either as a consolidation following induction combination chemotherapy or as salvage therapy for chemotherapy-resistant MM. As is discussed below, total body irradiation (TBI) can be used as a component of ablative therapy prior to hematopoietic stem cell grafting.

第十七章 软组织肿瘤

第一节 概 述

一、概述与流行病学

软组织(soft tissue)是指除骨骼、淋巴造血组织、神经胶质以外的所有非上皮组织,包括纤维组织、平滑肌组织、横纹肌组织、脂肪组织和脉管组织。外周神经系肿瘤表现为软组织肿块,其鉴别诊断和治疗与软组织肿瘤存在相似之处,故将其列入软组织范畴。从胚胎学上讲,软组织主要从中胚层衍生而来,少部分来自神经外胚层。骨骼及淋巴造血组织虽来自中胚层,但其结构特殊,在本章中不作软组织论。

软组织肿瘤(soft tissue tumor)具有高度异质性,种类繁多,分类十分复杂,至今未统一。按惯例,凡起源于上述软组织的肿瘤均定义为软组织肿瘤,通常分成良性和恶性两大类,也有学者将介于良恶之间的软组织肿瘤分为中间性局部侵袭和中间性局部偶发转移两类。恶性软组织肿瘤称为"肉瘤"。单纯"肉瘤"一词不能提示转移的可能性和快慢,其分化程度和分级甚为重要。分化好和差是定性分析,指的是肿瘤细胞相对于正常成熟组织的成熟度,有一定主观性。分级是按组织学标准对分化程度进行定量分析。分化好的属低级别肿瘤,分化差的属高级别肿瘤。

肿瘤组织学分类从2000年起,在常规组织病理学分型基础上,引入了免疫组织化学、遗传学特征和临床特点。

软组织肿瘤发病率很难精确测定。尤其是良性肿瘤,如血管瘤、纤维瘤、脂肪瘤一般不需活检,故医院的数据无法代表该地区或国家一般人群的发病率,良性软组织肿瘤估计年发病率为300/10万人口。

软组织肉瘤发病率较低,年发病率平均为3/10万,占所有恶性肿瘤的比例不到1%。流行病学显示,2006年美国新增软组织肉瘤9500例。这可能与诊断水平提高和艾滋病相关的Kaposi肉瘤发病率上升有关。

软组织肿瘤可发生于任何年龄,身体的任何部位,多见于老年患者,中位发病年龄50岁。发病率全球分布较一致。所有软组织肉瘤中男性较多见,但不同组织类型的软组织肉瘤,存在与性别和年龄相关的发病率差异。如恶性纤维组织细胞瘤多见于老年患者,而胚胎型横纹肌肉瘤几乎只见于婴幼儿和青少年;腹膜后梭形细胞平滑肌肉瘤绝大部分发生于绝经期前后的中年妇女,早期软组织肉瘤5年生成率75%左右,晚期则不足20%。

位于躯干、四肢、腹膜后区软组织常见的恶性肿瘤有脂肪肉瘤、纤维肉瘤、平滑肌肉瘤、横纹肌肉瘤、滑膜肉瘤、血管肉瘤、恶性纤维组织细胞瘤/未分化肉瘤。良性的有脂肪瘤、血管瘤、纤维瘤等,本书着重介绍恶性肿瘤。

二、病因学与发病机制

病因与发病机制不太明确,可能与以下因素有关。

（一）先天性畸形

血管瘤多见于婴儿和儿童，已被认定为先天性，其发病机制不清楚。

（二）生物性因素

多数 Kaposi 肉瘤中检测出人类疱疹病毒8（HHV8），EBV 病毒相关性平滑肌肉瘤中检出 EB 病毒，提示 HHV8 和 EB 病毒在上述肉瘤之间，可能存在因果关系。

（三）物理因素

1. 创伤　创伤学说来源于肿瘤发生部位常有明确的手术外伤及烧伤史，有些病例在过去瘢痕旁发生软组织肉瘤。

2. 异物刺激　动物实验发现石棉能诱发间皮瘤。金属片、子弹头、炸弹片可诱发纤维肉瘤。

3. 射线与辐射　放射线可以治癌，也可致癌。外照射放疗后其肉瘤发病率增加 8～50 倍，如婴儿血管瘤放疗数年后，在放疗野内可产生肉瘤；子宫颈癌放疗数年后在腹壁放射野内可产生纤维肉瘤；少数乳腺瘤患者放疗若干年后胸壁和上肢可发生脉管肉瘤。

（四）化学因素

流行病学发现：长期接触聚氯乙烯、砷、胶质二氧化钍的人会产生肝血管肉瘤。苯氧乙酸类除草剂、氯酚类、二噁唤已证实是软组织肉瘤的高危因素。

（五）内分泌因素

有学者认为有部分软组织肿瘤发生受内分泌支配。

（六）免疫因素

机体免疫系统有识别和清除机体突变细胞的功能，当免疫监视功能缺陷或丧失，就可能导致肿瘤发生。如乳腺癌根治术后患慢性淋巴水肿，可在水肿的肢体上发生血管肉瘤或淋巴管肉瘤。免疫抑制和免疫缺陷与平滑肌肉瘤有关。

（七）遗传因素

特定的遗传基因变异为遗传易感性，能导致神经纤维瘤病 I 型、II 型，家族性息肉病患者发生硬纤维瘤的概率升高；$p53$ 肿瘤抑制基因突变会使肉瘤发病率增高。

（八）癌基因激活

癌基因激活可诱导细胞向恶性转化；如黏液样脂肪肉瘤测到 *TLS-CHOP* 基因融合，横纹肌肉瘤、滑膜肉瘤测到基因重排就是例证。

（九）肿瘤抑制基因失活

肿瘤抑制基因在抑制肿瘤细胞生长过程中起决定性作用，当其失活后，就可能导致肿瘤发生。如 *Rb* 基因突变或缺失，有可能导致软组织肉瘤发生。$p53$ 肿瘤抑制基因突变是人类实体瘤中最常见的突变,30% ~ 60% 的软组织肉瘤患者,可检测出突变的 $p53$ 肿瘤抑制基因。

目前认为:软组织肿瘤的发生是致癌因素作用于机体,使其基因突变,导致单个细胞异常增生的结果。

三、诊断与鉴别诊断

一般而论,小于 3 ~ 5cm 的肿瘤可行切除活检,较大的做切开活检,位置深的肿瘤可经 CT 引导经皮空芯针活检(CNB)。位于肢体或躯干的病灶,最有诊断价值的是 MRI 检查,CT 检查常作为诊断信息的补充。

软组织肉瘤常发生双肺的转移,故需做影像学检查了解其有无转移。放射性核素显像^{99m}Tc(V)-DMSA(二巯基丁二酸)对软组织肉瘤诊断灵敏度为 90% ~ 100%、特异性 71% ~ 78%、准确性 78% 左右。发生在四肢、躯干、腹膜后区软组织肿块高浓度摄取^{99m}Tc(V)-DMSA 一般考虑恶性。个别例外的是良性胶原纤维瘤及有恶性倾向的隆突性纤维瘤,也可出现高浓度摄取,应该注意区分。术后出现局部邻近或远端明显浓集者,应考虑肿瘤残留、复发或转移。同位素锗-99、氟-18 标记的脱氧 D-葡萄糖 PET 显像对软组织肉瘤也具有良好诊断价值。

四、临 床 分 期

软组织肿瘤临床分期,主要依据临床表现、影像学、内镜及相关检查等资料确定,诊断是决定治疗的重要依据。

软组织肿瘤分期有多种系统。如 AJCC 分期系统源于美国癌症联合会;SIN 分期系统源于瑞典和法国(该系统"S"代表肿瘤大小,"I"代表血管侵犯,"N"代表坏死);UICC 代表国际抗癌联盟。AJCC 与 UICC 分期有共同的 TNM 系统:T 代表原发肿瘤的大小及范围,N 代表区域淋巴结是否受累,M 代表远处是否有转移。

目前 AJCC/UICC 将反映肿瘤恶性程度的组织学分级(G_1 ~ G_4)作为重要的分期依据纳入临床 TNM 分期系统。原发肿瘤的解剖部位是决定肿瘤结局的重要因素,将局部肿瘤分为 a、b 两级:a 代表尚未侵犯筋膜的浅表肿瘤;b 表示位于筋膜下或已侵犯、穿破筋膜的深部肿瘤。纵隔、腹膜后、盆腔的软组织肉瘤列为深部肿瘤。经过修订后的软组织肉瘤的 AJCC/UICC 分期系统,对指导制订治疗计划、估计预后、判断疗效、学术经验交流均具有重要的意义(表 17-1-1)。

表 17-1-1   软组织肉瘤的 AJCC/UICC 分期对照

分期	T	N	M	G(病理分级)
Ⅰ A 期	T_{1a}	N_0	M_0	G_1,G_x
	T_{1b}	N_0	M_0	G_1,G_x
Ⅰ B 期	T_{2a}	N_0	M_0	G_1,G_x
	T_{2b}	N_0	M_0	G_1,G_x
Ⅱ A 期	T_{1a}	N_0	M_0	G_2,G_3
	T_{1b}	N_0	M_0	G_2,G_3

续表

分期	T	N	M	G(病理分级)
ⅡB期	T_{2a}	N_0	M_0	G_2
	T_{2b}	N_0	M_0	G_2
Ⅲ期	T_{2a},T_{2b}	N_0	M_0	G_3
	任何T	N_1	M_0	任何G
Ⅳ期	任何T	任何N	M_1	任何G

软组织肿瘤 AJCC 与 UICC TNM 分期定义如表 17-1-2。

表 17-1-2　软组织肿瘤 AICC/UICC 分期

T 原发肿瘤	N_0　无区域淋巴结转移
T_x　原发肿瘤不能确定	N_1　有区域淋巴结转移
T_0　无原发肿瘤的证据	M 远处转移
T_1　肿瘤最大径≤5cm	M_0　无远处转移
T_{1a}　浅部肿瘤	M_1　有远处转移
T_{1b}　深部肿瘤	G 组织学分级
T_2　肿瘤最大径>5cm	G_x　分级未能评价
T_{2a}　浅部肿瘤	G_1　良好分化
T_{2b}　深部肿瘤	G_2　中等分化
N 淋巴结转移	G_3　分化差或未分化
N_x　区域淋巴结不能确定	

五、治　疗

软组织肉瘤治疗前应确认肿瘤的性质和侵袭范围,查清肿瘤的发展趋势及患者的全身情况。治疗的关键在于早期发现、早期治疗;治疗的成败取决于首次治疗是否正确和彻底。

横纹肌肉瘤对放疗、化疗敏感,采用放化疗为主的综合治疗,必要时手术;其他类型肉瘤对放疗、化疗敏感性较差,建议ⅠA期单纯手术;ⅠB~Ⅲ期手术加放疗和(或)化疗;Ⅳ期及复发者以姑息治疗为主。

手术治疗和放射治疗都属局部治疗,主要用于原发部位的肿瘤;化学治疗属全身治疗,有可能消灭微小转移病灶。在综合应用各种治疗手段的时候,要坚持个体化原则:将患者对治疗的耐受性,期望的生活质量和愿望,预期寿命以及肿瘤的异质性综合分析,科学地制订治疗方案。

(一) 手术

约60%的软组织肿瘤患者需要手术。90%的肿瘤需经皮空心活检(core needle biopsy,CNB)或切除活检,以获取肿瘤分类、分级、分期的病理标本。

1. 手术治疗的原则　获得满意的手术切缘,力争完整切除,保留最大的功能,尽量降低致残率。选择单纯手术治疗的患者,必须保证做到有足够的手术切缘和切除。如果不能保证根治,则考虑联合放疗和(或)化疗。

2. 适应证与禁忌证 软组织肿瘤手术适应证较广泛,局限的原发性软组织肉瘤首选手术治疗。禁忌证包括:肿瘤晚期有恶病质、严重贫血、严重营养代谢障碍,在短期内无法纠正;合并严重的心、肝、肾、肺疾病及较重感染,不能耐受手术;肿瘤已广泛扩散或手术切除有困难者。若经综合治疗病情好转,可使原先手术切除困难者最后获得手术切除机会。

3. 手术分类

(1)根治性手术:根治性手术最理想的指征是Ⅰ期患者,Ⅱ期、Ⅲ期患者如经放疗、化疗后瘤体缩小,估计病变未超过手术治疗的有效界限,可结合全身情况综合考虑手术治疗。若肿瘤根治性三维广泛切除并获得阴性切缘者,局部复发率仅 10%～30%。

人们在总结过去的失败后,于 1960 年起,开创了手术与放疗、化疗相结合的综合治疗,大大降低了软组织肉瘤的复发和截肢手术比例。

(2)姑息性手术:用于失去了根治术时机的患者,此种手术不能给患者带来治愈希望。但能防止或减少因肿瘤产生的并发症,减轻症状,提高生活质量,偶可获得较长时间的稳定,延长生存期。

(3)预防性手术:肿瘤的形成要经历正常细胞→癌前病变→原位癌→浸润癌→转移癌的演变过程,预防性手术就是将癌前病变适时切除。

(4)诊断性手术

1)针吸活检:常用细针或空心针、利用负压将病灶细胞或组织吸出少许,供细胞学诊断或组织切片。病变部位表浅易确定位置者,可凭经验盲穿;反之,病变部位深,位置难以确定,或瘤体四周有重要血管、神经及脏器,风险较大者,则需影像学引导。

2)手术活检:因手术时肿瘤性质不明确,很难确定合适的手术切缘。切缘的宽、窄视病情判断,一旦病理诊断切缘阳性,应及时做补救切除。

(5)截肢术:适应于经影像学证实重要血管、神经、骨骼严重受损的晚期软组织肿瘤,保肢手术不能挽救其严重的功能丧失和组织失活。如有确切的远处转移灶,通常不适合截肢术。

(6)特殊部位的软组织肿瘤:如会阴肛周横纹肌肉瘤,主张化疗为主的综合治疗,因该部位手术切缘无法保证,常致病变迅速扩散,切忌仅依赖于外科局部治疗。

4. 手术注意点

(1)早期手术:早期病例,通过手术多能治愈,晚期已转移扩散,单纯手术无法根治,若机体免疫力急骤下降,肿瘤进展迅速或呈暴发性扩散,单纯手术则不妥,手术不能改善生存,提高生存质量。

(2)正确掌握手术切缘:切缘不够,可能遗留残存的肉瘤组织,存在近期局部复发隐患。相反,切缘过宽,如扩大或超限根治手术,有时部位不允许,不能保护好患者形体上的美观和功能上的完整,以达到提高患者生存质量的目的。

(3)手术中要重视和防止癌细胞扩散:手术动作轻柔,尽量锐性分离,探查要由远到近,瘤体必须完整切除。先结扎输出静脉,阻断回心血流,之后再处理动脉,以减少术中癌细胞进入血循环。手术创面可能滞留有脱落瘤细胞,应即时用生理盐水冲洗或抗癌液浸泡冲洗。进入瘤区的手套器械要即时更换。

(4)区域淋巴结的处理:从远端开始,仔细检查淋巴结有无肿大,对于血管肉瘤、胚胎性/腺泡状横纹肌肉瘤,局部淋巴结转移风险较高,应行前哨淋巴结活检,治疗性的淋巴结清扫术,患者生存率可提高到 34% 。

（5）术后瘢痕疙瘩形成:往往是手术的重要并发症,特殊部位亦影响肢体或器官功能。术前应充分评估并进行医患沟通。单纯手术复发率可达 50% ~ 80% ,术后早期配合放射治疗,可显著降低复发率。

5. 综合治疗模式　手术联合放射、化疗能较大幅度提高治愈率及生存质量。对于多数软组织肉瘤,放疗减少局部复发率,得到临床受益,已为公认。但是放疗后水肿、纤维化,继发恶性肿瘤等,也不得不引起人们重视。

（1）传统方式[术后放疗和(或)化疗]:用于病灶比较局限,范围较小的肿瘤,先手术,然后加放疗和(或)化疗。传统放疗对瘤体完整切除、镜下切缘阴性的肢体软组织肉瘤者,局部控制率约为 75% 。

（2）术前放化疗:适用局部晚期或已有区域性淋巴结转移者,5 年局部控制率为 61% 。

（3）术中放疗和放射性粒子植入治疗:术中病灶切除后对肿瘤床及区域淋巴结做一次大剂量放疗,或对晚期手术无法切除病灶做放射性粒子植入治疗,以减少局部复发、提高生存率。术中加术前放疗 5 年局部控制率为 83% 。

（二）放射治疗

放射治疗有根治性治疗,即用足够放射剂量治愈肿瘤,以达长期生存。而姑息性放疗则使用较低的放射量,一定程度上控制肿瘤,达到缓解症状,延长生命的目的。

过去认为软组织肉瘤对放射线不敏感,近年来的临床资料证实,大部分软组织肉瘤患者可获得不同程度的疗效,如胚胎性横纹肌肉瘤、纤维肉瘤、黏液性脂肪肉瘤等。值得注意的是,同一组织类型中,不同患者存在着不同的放射敏感性。故选择放疗应强调个体化,并综合考虑肿瘤部位、大小、性质、放射量、放射野以及并发症、风险等因素。

1. 放射性治疗原则

（1）照射肿瘤应准确定位:通过各种影像检查手段确定治疗范围,肿瘤区(GTV)指临床及影像学检查所确定的范围;临床靶区(CTV)指除肿瘤区外还包括亚临床病灶和肿瘤生物学特性可能侵犯的区域;计划靶区(PTV)包括临床靶区,照射中患者器官移动、设备系统误差引起的扩大照射的组织范围。必要时采用模拟定位机定位。

（2）放疗计划力求符合临床剂量学原则,要明确肿瘤对放射线是否敏感,同时还要考虑正常组织对放射线的耐受。有条件者进入 TPS 治疗计划系统,利用电子计算机进行放射治疗计划设计,从照射剂量分布等方面优化治疗方案、提高治疗计划质量。

（3）放疗与其他治疗的综合:将手术、化疗、热疗等治疗手段与放射治疗联合使用,可提高疗效。

（4）为保证放射治疗顺利进行,控制感染、纠正贫血、改善患者全身状况是非常必要的。

2. 方式与适应证

（1）术前放疗:术前放疗可使瘤体缩小,有利于手术进行,同时能减少手术野内瘤细胞,降低瘤细胞活性,减少瘤周亚临床病灶,降低瘤体局部复发率,提高保存肢体手术率。周围脉管放疗之后,因萎缩、纤维化导致脉管狭窄闭塞,削弱或失去循环能力,可减少手术操作造成的向外扩散。适用于生长快、高分级的软组织肉瘤,瘤体较大、估计切除不彻底,分化差的局部复发或种植的软组织肿瘤。

（2）术中放疗和放射性粒子植入治疗：术中采用器械推开脏器，对肿瘤直接照射。适合于手术切除困难，估计有肿瘤残存或术中切缘冰冻切片阳性者。根治性的原发软组织肉瘤手术中，为防止手术损伤有可能造成瘤细胞扩散，也可对瘤床及淋巴引流区进行预防照射。对于手术无法切除的病灶可在术中植入放射性粒子治疗。术中放疗与外照射相结合会使单独外照射无法达到局部控制量的病例得到更佳的剂量分布。已明确有转移或广泛扩散以及全身情况太差不能耐受者应列为禁忌证。

（3）术后放疗：术后放疗的目的是消灭术后残留的癌细胞。主要用于肿瘤未完全切除；手术切除范围小，切缘距正常组织不及1cm；多次手术后复发，有明显的复发倾向；术前诊断良性肿瘤，术后病理诊断为恶性肿瘤的患者。一般在伤口愈合后1~2周后进行。术后放疗伤口愈合比术前放疗快，更重要的是有了一个明确的病理分类、分级、分期诊断，有利于制订个体化治疗方案，能更好地降低肿瘤复发率。不利的是，手术造成了局部血运破坏，组织缺氧加重，从而降低了肿瘤对放疗的敏感性。

（4）单纯放疗：用于对放疗高度敏感的软组织肉瘤亚型且处于局部进展期不可切除的肉瘤。

（三）化学治疗

化学治疗广泛用于局部晚期、伴远处转移、无放疗或手术指征和拒绝手术放疗的软组织肉瘤患者，是软组织肉瘤十分重要的全身性治疗手段，控制和消灭肿瘤，特别是预防和治疗全身转移。

在细胞生物学和细胞动力学理论指导下，软组织肿瘤的化疗方案正朝着提高疗效、降低毒性这两个方向不断发展。化疗已从初始的姑息治疗进入根治性化疗阶段，目前约有半数以上软组织肉瘤在整个病程中需要接受化疗，化疗治愈率达5%。目前可通过以化疗为主的综合治疗治愈的10余种恶性肿瘤中，胚胎性横纹肌肉瘤属于其中之一。但对平滑肌肉瘤、脂肪肉瘤、多形性未分化肉瘤化疗获益较少。

1. 手术后巩固化疗　主要是消灭进入血液循环的瘤细胞和手术野外的亚临床病灶以减少转移，防止术后局部复发，提高手术治疗效果。

2. 新辅助化疗　是在手术前给予的化疗。术前较术后化疗公认的优点：提供化疗药敏证据；缩小手术根治范围；及时对隐性转移灶进行治疗。

3. 姑息性化疗　用于失去手术、放疗机会或者对放疗不敏感的晚期肿瘤。姑息性化疗可望减轻症状、延长生存期。

4. 同期放化疗　对瘤细胞有相加杀灭和放射治疗有增敏效应。

5. 化疗药物和方案

（1）单一用药方案：多柔比星、表柔比星等蒽环类药物，是经典的软组织恶性肿瘤的化疗药物。

化疗有效的药物多柔比星类，单剂有效率为25%；氮烯咪胺（DTIC），单剂有效率为17%；异环磷酰胺（IFO）对ADM治疗无效的患者有效率为24%~38%；其他有效的化疗药物有长春新碱（VCR）、环磷酰胺（CTX）等。临床研究证实，多药联合化疗可取得较单药化疗更好的疗效。

（2）联合化疗方案：

①MAID方案；②AI方案；③EIM方案；④AP方案；⑤ADIm方案；⑥AD方案；⑦IE方

案;⑧GT 方案;⑨CVAD 方案。

（3）介入化疗:用 seldinger 导管经动脉向瘤体注入化疗药物,瘤内药浓度为全身化疗的 100～400 倍。DAP 方案:每次 DTIC 300mg/m² +EPI 50～60mg 或 ADM 40mg/m² +DDP 60～80mg/m²,给予水化利尿。症状改善约为 60%,疗效明显提高,毒性反应较轻。

6. 新型化疗药物

（1）脂质体多柔比星（PLD）:对血管肉瘤敏感性较强,治疗卡波西肉瘤有效率为 63%。

（2）吉西他滨（GEM）:本药联合多西他赛治疗平滑肌肉瘤疗效较肯定,有效率为 53%;2 年总生存率为 47%。

（3）紫杉醇（PTX）:目前将 PTX 推荐用于血管肉瘤,有效率为 89%。

（4）曲贝替定（ET-743）:为海鞘生物碱中提取的抗肿瘤药物,对平滑肌肉瘤和脂肪肉瘤疗效突出。

（5）Eribulin（E7389）:为一种新型微管动力抑制剂,能抑制微管蛋白聚合。对既往化疗失败的软组织肉瘤有一定疗效。

（6）Threshold Pharma（TH-302）:Ⅰ/Ⅱ期临床研究报道,采用 TH-302 240mg/m² d1、d8（30～60min）联合 ADM75mg/m² d1,治疗晚期或转移性软组织肉瘤 22 例,有 20 例可评价疗效,PR5 例（25%）、SD12 例（60%）、PD3 例（15%）。

7. 化学治疗禁忌证

（1）估计生存时间<3 个月或全身情况差或恶病质者。

（2）严重的造血功能不良（贫血、白细胞、血小板明显减少）。

（3）严重心、肝、肾功能障碍、血浆蛋白低下、营养不良。

（4）有广泛的骨髓转移或既往对骨髓广泛照射的患者,骨髓储备功能差者。

（5）有感染、发热或其他并发症的患者。

（6）化疗中,心、肝、肾及神经系统出现严重毒性反应;骨髓抑制,白细胞低于（2～3）×10⁹/L,血小板低于（50～80）×10⁹/L;无法控制的呕吐,腹泻或继发感染,体温超过 38℃,均要向患者详细交代清楚,考虑停药。

（四）其他治疗

1. 局部复发的治疗　局部复发多在术后 1 年左右出现,目的与原发肿瘤相同,在保证功能和形体前提和总结复发原因基础上选择挽救手术,再次化疗、放疗或不同组合的个体化综合治疗。

2. 晚期软组织肉瘤的治疗　原则上采用姑息化疗、必要时放疗或减症手术。

3. 分子靶向治疗　靶向治疗不仅能杀灭肿瘤细胞,而且还能诱导肿瘤细胞,向正常细胞分化,或者通过抑制癌基因延缓肿瘤发展。目前贝伐单抗、新型口服血管生成抑制剂帕唑帕尼等用于治疗复治或难治性软组织肉瘤取得了一定疗效。

六、预　　后

影响软组织肉瘤预后的因素有:肿瘤大小、位置深浅、组织学分级。肿瘤越大,位置越深,组织学级别越高,预后越差;反之,预后则较好。手术切缘关系着手术野内肿瘤组织是否彻底清除,切缘阳性表示还残留肿瘤组织,复发率增高。另外,诊断治疗的早晚、手术方法的选择(局部切除或是根治性手术)、是单纯手术或是联合模式都明显影响预后。

七、预　防

（1）消除或避免长时间接触有害物质,如石棉、氯乙烯、二乙基乙烯雌酚等;做好放射防护。

（2）保持心情愉快,养成良好生活习惯,戒除烟、酒。

（3）坚持体育锻炼,调整机体内环境,提高机体的抗病能力。

（4）定期进行防癌体检,尤其是对于有家族史者,应做到早发现、早治疗。

第二节　发生于躯干及四肢的软组织肿瘤

一、脂肪肉瘤

（一）临床表现

位于躯干及四肢的脂肪肉瘤,男性稍多。多数类型脂肪肉瘤,发病年龄集中在 40~60 岁。但黏液脂肪肉瘤常见于年轻人,婴儿偶有发病,极为罕见。

多数脂肪肉瘤生长缓慢,临床诊断时其体积较大,重量可达 10kg 以上。病变部位多集中在肢体近端深部软组织中,其次在小腿、肩部、腹膜后。手足部位很少发病。多数肿块位于深部软组织中,边界不清,很难早期发现。起自皮下者,易于暴露,常能早期发现,这类病例为数甚少。

多形性脂肪肉瘤,生长相对较快,具有肉瘤典型的生物学侵袭行为,常在臀部、大腿近侧、上臂部出现硬而固定的肿块,当肿瘤长到一定大小时,可出现疼痛、压痛、功能障碍。有时可压迫神经出现剧痛,压迫静脉和淋巴管而出现相应肢体水肿。

（二）影像学与相关检查

脂肪肉瘤密度与肌肉密度近似,瘤体组织细胞分化程度与影像学表现存在着一定关系。分化程度越高,其影像密度较高;分化程度差,影像密度较低。如瘤体组织同时存在不同分化程度的病变,该瘤体会同时出现不同的影像学表现。

X 线平片:病变区为低密度块影,边界清楚。软组织中可见透光区,瘤体内有高密度阴影和低密度阴影混合存在。瘤体四周可见肌肉挤压现象,少数可见斑点状钙化。

CT 检查:脂肪肉瘤实体区 CT 值约为 50~80Hu,能显示肿瘤的确切部位和体积,区分脂肪性、实质性或液态性病灶。增强造影后显示瘤体强化不均匀。

MRI 检查:脂肪肉瘤 MRI 信号的差异,取决于瘤体组织成分和细胞的分化程度。T_1WI、T_2WI 呈中高信号,提示瘤体含脂肪成分较多;若出现 T_1WI 中低信号、T_2WI 等信号为主的不均匀混杂信号,则说明瘤体肉瘤成分较多,且伴有坏死、出血和囊性变。STIR 可出现高信号。注射 Gd-DTPA 瘤体呈不均匀强化。

血管造影检查:脂肪肉瘤血运丰富,注射造影剂后着色明显,中央坏死区可出现血运减少。黏液型、多形性和圆形细胞性脂肪肉瘤,能特别吸收造影剂,其影像可得到充分显示。

对于瘤体内分化良好的变异型病灶,可出现典型的脂肪瘤样稀疏影像。

（三）预后

评估脂肪肉瘤预后,视肿瘤分期、定级、切除范围及是否联合治疗等情况而定。

黏液性/圆细胞脂肪肉瘤:取决于组织病理学分级。圆形细胞所占比例与转移相关,占 0～5%,转移率为 23%;5%～10%,转移率为 35%;>25%,转移率为 58%。总致死率 为 31%。

多形性脂肪肉瘤:局部复发率和转移率为 30%～40%,5 年生存率为 55%～65%。瘤体 较大、部位居中、核分裂象及坏死易见为预后不良因素。

二、纤维肉瘤

（一）临床表现

纤维肉瘤(fibrosarcoma)约占软组织肉瘤的 10%,临床上常无特异性症状,早期难以发 现。发病年龄多为 30～70 岁,中位发病年龄为 45 岁,女性稍多于男性。发病部位可遍及全 身,以大腿和膝部最为常见,其次是躯干与四肢近端。儿童好发部位为手足。

病程长短不一,短者数周,长者可达 20 年以上。主要表现为单发、分叶状肿块,生长较 快,可伴有疼痛,当肿瘤压迫神经时疼痛加重。如肿瘤位于浅表部位,生长到较大体积时, 其表面皮肤可继发溃烂、坏死,形成巨大的"蘑菇状"肿块。

纤维肉瘤的种类较多。多发生于下肢及下肢带的有黏液纤维肉瘤和硬化性上皮样纤 维肉瘤;主要位于躯干大腿的有低度恶性纤维黏液样肉瘤;主要发生于四肢躯干的有成年型 纤维瘤。

（二）影像学与相关检查

超声影像学:病灶形态多不规则,边界清楚程度不定,病灶以低回声为主,也可有强回 声或更低回声区,多无肿瘤增强效应。

X 线平片:肿瘤区域可出现软组织块影,边缘模糊,向四周呈浸润性生长。肿瘤内肌间 隙消失,可伴有钙化与骨化病灶。当瘤体增大压迫皮下脂肪并使其移位时,其内可见到索 条状、斑片状肌密度影。邻近骨骼可见骨膜与皮质肥厚、骨质受到侵蚀破坏等表现。

CT:多采用软组织窗显示,CT 平描软组织多为肌密度,少数也可为低密度影,边缘模糊 程度不定,瘤体内可见出血、坏死、钙化及囊变。肿瘤增大可使周围器官受压、移位、变形或 侵蚀。瘤体 CT 增强扫描后常显示出不均匀强化。

MRI:平扫显示,T_1WI 呈现均匀度不等的等肌肉信号强度,或者出现均匀度不等的低信号 强度;T_2WI 出现均匀度不等的中等信号强度或者显示均匀度不等的高信号强度。肿瘤质子像 为均匀或不均匀的稍高信号强度。瘤体在 MRI 增强扫描后,呈现不均匀强化。肿瘤侵袭邻近 组织,可使骨质缺损、骨髓腔出现斑片状等信号或低信号影,局部表现出不规则肿块。

血管造影:瘤体供血丰富,供血动脉在瘤体四周形成抱球状之后,发出动脉分支进入瘤 体内。注射血管造影剂后,肿瘤内血管染色明显,形成血管湖。

（三）预后

纤维肉瘤的预后因类型不同而有差异。例如,成年型纤维肉瘤,分化好者局部复发率为 12% ,分化差、中至高度恶性者局部复发率达 48% ~ 57% 。核分裂象显现有坏死区提示预后不良。黏液纤维肉瘤大多为低度恶性。但上皮样黏液纤维肉瘤恶性程度高,预后差。其局部复发率可达 70% ,转移率可达 50% ,致死率高达 35.7% 。硬化性上皮样纤维肉瘤恶性转移率高达 43% ~ 86% 。瘤体大、位置深者预后更差,致死率可达 25% ~ 57% 。

三、平滑肌肉瘤

(一)临床表现

平滑肌肉瘤的临床表现因所在部位不同而有差异。分布于皮肤及皮下的平滑肌肉瘤多发生于 50 ~ 70 岁男性;分布于四肢伸侧,以大腿与膝部多见。

肿瘤体积较少,多不超过 2cm。一般为单发结节,病灶较硬,最常见的症状为疼痛。位于表皮者其表面皮肤可凹陷,呈红色、褐色或灰黑色,形成溃疡;位于皮下者体积较大,生长较快,皮肤隆起,周界相对比较清晰。

有些平滑肌肉瘤分布比较特殊;如黏液性平滑肌瘤多见于子宫;起自血管平滑肌肉瘤多见于下腔静脉;EBV 相关性平滑肌肉瘤多位于腹腔及胸腔。

(二)影像学与相关检查

B 超:B 超检查示肿块形态、边界变化不定,无特异性。一般而言,出现实性低回声肿块无增强效应者,多为深部软组织平滑肌肉瘤;而血管内实质性回声占位,无增强效应者,常提示血管源性平滑肌肉瘤。

X 线平片:软组织肿块在 X 线平片上表现无特异性,肿块边界不清,偶见钙化。位于腹膜后区的平滑肌肉瘤可借助胃肠道及泌尿系造影,了解软组织肿块影与邻近脏器间的关系,可出现脏器移位、侵蚀、肾盂输尿管积水等征象。

CT:CT 平扫示肿瘤形状不规则,边界模糊不清。肿瘤多呈密度不均匀的低密度或肌密度影。肿瘤增大时可使周围器官出现受压、移位或发生不同形态的低密度转移病灶。

MRI:深部软组织平滑肌肉瘤在 MRI 平扫时可出现不均匀的低信号强度;若动静血管受阻,流空的血管内出现高信号强度或等肌肉信号强度占位时,常提示为血管源性平滑肌肉瘤;若瘤体内发生均匀的高信号强度,多为肿瘤内出血。各型肿瘤 T_2WI 显示的信号是一致的,呈均匀或不均匀的高信号强度。肿瘤在 MRI 增强扫描后可轻度强化,表现为边缘环状或不规则的中心性强化。

(三)预后

1/2 ~ 3/4 软组织平滑肌肉瘤起源于腹膜后,四肢躯干少见。位于肢体的平滑肌肉瘤预后较好,5 年生存率 64% ;皮肤型平滑肌肉瘤若局限于真皮者几乎无转移,如累及皮下,则转移率升至 30% ~ 40% 。

四、横纹肌肉瘤

(一)临床表现

横纹肌肉瘤约占软组织肉瘤中的 20% ,多局限在相关肌肉组织中,呈侵袭性生长且生长较快,对周围组织破坏性大。位置浅表者,肿块直径多为 5~10cm,质地较硬,少数质地较软呈束性,可伴疼痛、压痛,局部皮肤温度可升高和破溃出血,肿块压迫神经可造成剧痛及感觉异常;肿块位置较深者,边界不清,肿块增大到一定程度,可产生相应的压迫症状。肿瘤的发生部位、年龄及病理类型互有关联,发生于四肢的软组织肉瘤主要有腺泡型与胚胎型横纹肌肉瘤,胚胎性横纹肌肉瘤主要发生于 10 岁以下儿童,而 10~25 岁是腺泡型横纹肌肉瘤高发年龄。多形性横纹肌肉瘤主要发生在大腿,且主要集中在中老年人。

(二) 影像学与相关检查

B 超:B 超检查示,腺泡型横纹肌肉瘤、梭形细胞横纹肌肉瘤、多形横纹肌肉瘤均表现形态不规则,边界模糊,多为实质低回声区。多形横纹肌肉瘤内还可见强回声条斑。

X 线平片:一般无典型影像学特征。通常可在受累部位见到软组织肿胀或肿块,密度较周围组织高,多无钙化,可侵蚀或破坏邻近骨质而出现相应的影像学改变。

CT:CT 检查示肿块为等密度或稍高密度影,形态不规则,结构及边缘不清。若肿块内合并出血或坏死,则可出现较高密度或低密度影。肿块增大可压迫周围软组织使其移位,邻近骨也可受到侵犯造成缺损。CT 增强扫描肿块常呈现不均匀强化。

MRI:横纹肌肉瘤 T_1WI 为等、低信号,T_2WI 为高信号。如出现混染信号,提示瘤体内有出血或坏死。水肿可使 T_2WI 信号强度增高。腺泡状横纹肌肉瘤,MRI 增强扫描呈不均匀强化;梭形细胞性横纹肌肉瘤,MRI 增强扫描呈轻度均匀强化。

血管造影检查:腺泡状横纹肌肉瘤供血丰富,动脉血管沿瘤体边缘环绕,发出分支进入肿瘤体内,染色较深,病变内可见到网状、絮状、棉絮状染色血管;多形性横纹肌肉瘤血供丰富,肿瘤血管明显着色成网状。瘤栓可致静脉管腔密度不均。

(三) 预后

预后较好的类型有葡萄簇状横纹肌肉瘤,梭型细胞横纹肌肉瘤;预后居中类型有胚胎性横纹肌肉瘤;预后较差的类型有腺泡状横纹肌肉瘤、未分化肉瘤;预后不明确的类型为伴有横纹肌样特征的横纹肌肉瘤。横纹肌肉瘤的分化程度与生存期呈正比。

五、滑 膜 肉 瘤

(一) 临床表现

滑膜肉瘤发病率相对较高,占所有软组织肿瘤的 5%~10%,居软组织肉瘤第 2 位。多发于青壮年,高发年龄 20~40 岁。男性多于女性,男女比约 3:2。

发病部位集中在四肢大关节附近,占 90% 左右,其中有 65% 集中在下肢膝关节、踝关节附近。其次为躯干、头颈等部位。无滑膜组织的部位,如肌肉、咽喉,腹膜后等也可发生。

起病潜隐,大多生长较快。早期可出现疼痛、压痛、肿块等。肿块边界清晰,质地较韧,可活动。疼痛随着肿块增大而加重,当增大到一定程度时,肿块边界变为不清,活动度下降。

本病病程数月至数年,平均 2 年。病程与恶性程度呈反比,病程越短,恶性程度越高。若病变侵犯骨质,可造成溶骨性破坏而产生相应的症状。

（二）影像学与相关检查

B 超：肿块形态不规则，边缘不整齐。B 超示肿块呈实质性低回声区，伴有混杂性回声。

X 线平片：X 线平片示软组织肿块，呈分叶状、结节状轮廓，其边缘视恶性程度而定。密度较高，约半数可见不透放射线矩形影，有时表现为云雾状或模糊阴影。瘤内可有钙化或骨化。滑膜肉瘤对骨组织的侵犯有两种：压迫性骨破坏，骨骼出现孤形局限性压迹、边缘清楚，可伴骨膜反应，进展慢，恶性程度较低；侵蚀性破坏，表现为溶骨性大片破坏，边缘模糊不清，进展快，恶性程度高。

CT：表现为明显的密度均匀一致的软组织肿块，少数病例有斑点样钙化。若出现等、低密度影，则提示肿块内有出血、坏死及囊性病变。肿块邻近组织可出现压迫、移位、侵蚀、破坏等表现。增强 CT 可见病变区域有均匀或不均匀强化。

MRI：在 T_1WI 瘤体为低等信号强度，而 T_2WI 则为高信号强度或为混杂信号，并可出现低信号强度分隔影。瘤体出现坏死，T_1WI 为片状低信号，T_2WI 为高信号；若 T_1WI、T_2WI 均为高信号，则提示瘤内有急性或亚急性出血。

（三）预后

预后好的临床因素：年龄<15 岁，瘤体直径<5cm，位于肢体远端，低肿瘤分期。转移风险高的因素：年龄>40 岁，瘤体直径>5cm，有低分化区域。5 年生存率为 36% ~76% ，如瘤体广泛钙化，5 年生存率可提高至 82% 。

六、血 管 肉 瘤

（一）临床表现

血管肉瘤发病罕见，占所有肉瘤中的比例不足 1% 。好发部位为大腿深部肌肉、头面皮肤、乳房，次为躯干、腹膜后及四肢皮肤。主要在成年发病，头颈部浅表层血管肉瘤以老年居多，发生于皮肤皮下者以男性居多。其他部位无年龄、性别差异。

浅表血管肉瘤，常以多个结节出现，生长迅速，形成凹凸不平的肿块，有时以极薄的假膜与正常组织分割，质地多较软，有时可破裂溃烂呈菜花状，四肢深层软组织肉瘤还可以侵及骨等附近组织。

（二）影像学与相关检查

X 线平片：显示病变部位等密度肿块伴肿胀影，个别肿块内有钙化灶。

B 超：B 超检查表现为实质性回声，边缘不清，形态不规则，周围有软组织肿胀回声区。

CT：肿块呈不均匀性低密度影，边界模糊不清。瘤体增大时，邻近组织可有受压、移位、破坏等相应影像学改变。增强扫描肿块呈不均匀强化。

MRI：MRI 平扫肿块信号强度不均，表现为低或等信号，T_2MI 为等高信号。在强化扫描中肿瘤呈现不均匀强化。

（三）预后

皮肤血管肉瘤预后差，总体生存率为 10% ~34% ，多在 2 ~3 年死于肺、肝等转移。伴有淋巴水肿的血管肉瘤,中位生存期为31个月。过去有90%乳腺血管肉瘤患者在诊断后2年内死亡,随着肿瘤学的进展,现在其总体3年生存约达50%。

第三节　腹膜后区软组织肿瘤

一、脂肪肉瘤

(一)临床表现

腹膜后脂肪肉瘤多为去分化型和混合型,占腹膜后软组织肉瘤的18%,在软组织肉瘤中居第2位。发病高峰年龄与发病部位有一定关联,位于腹膜后区比位于四肢者平均增加5~10岁,这可能与难于早期发现有关。

位于腹膜后的脂肪肉瘤,无明显性别差异。肿瘤呈潜在性缓慢生长,早期可无症状,当肿瘤长到较大时,可出现腹部膨胀、疼痛、肿块。包块导致腹压增加,还会直接压迫相关脏器,产生腹股沟疝、股疝、大小便障碍,肾盂积水。在脂肪肉瘤亚型中,去分化脂肪肉瘤好发于后腹膜区。

(二)影像学及相关检查

1. X线　胃肠造影显示胃肠受压、移位,泌尿系造影肾及输尿管受压,致使肾轴旋转,肾盂输尿管积水。腹膜后空气造影可表现部分肿块轮廓。

2. CT　去分化脂肪肉瘤分叶状CT值与其他软组织肉瘤相似,病变内密度不均匀,可有坏死、囊变、出血及周围脏器受压、侵蚀。增强CT扫描呈不均匀强化;混合型脂肪肉瘤形体较大不规则,多呈密度不均之肌肉密度肿块,一般以纤维组织为主的实性成分中混杂散在的脂肪灶,常有坏死灶。CT值为-40~-20Hu。病变致周围器官受压、移位、变形、侵犯。增强CT扫描为不均匀强化。

3. MRI　去分化脂肪肉瘤T_1WI呈低信号强度,T_2WI为不均匀高信号强度,肿瘤血管信号显示流空效应。增强MRI示肿块不均匀强化;混合型脂肪肉瘤T_1WI为低至高的不均匀信号强度,T_2WI呈不均匀高信号强度,增强MRI示不均匀强化。MRI压脂技术对鉴定有否脂肪成分及其含量很有帮助,有利于判断肿瘤性质。鸟嘴征(肿瘤起源器官变形如鸟嘴样),幻影器官征(肿瘤长大后无法辨认起源的器官),包埋器官征(起源的器官嵌入肿瘤内部)提示肿瘤起源于特定的器官,而非腹膜后区。

4. B超　去分化脂肪肉瘤形态不规则,病变回声为实质性低回声肿块;混合型脂肪肉瘤形态不规则,病变为实质性低回声,也可为混合性回声,无增强效应。

5. 放射性核素显像　$^{99m}Tc(V)$-DMSA(二巯基丁二酸),同位素铬-99、PET氟-18标记脱氧D-葡萄糖检查有诊断和鉴别诊断价值。

(三)预后

去分化肉瘤局部复发率41%~52%,病死率28%;混合型脂肪肉瘤较少见,约占脂肪肉瘤5%左右,其预后视分化程度而定。

二、纤维肉瘤

（一）临床表现

腹膜后软组织肉瘤中，纤维肉瘤占 11%，大多为黏液纤维肉瘤和成年型纤维肉瘤，好发年龄为 30 ~ 70 岁，中位年龄 45 岁，很少在 10 岁前发病，但偶有先天性发病者。女性稍多于男性。全身各个部位均可发生，发生于腹膜后区较少。可扪及到直径约 2 ~ 15cm 软组织肿块呈结节状、分叶状或不规则形，较坚韧，有触痛、不活动。瘤体长到较大时，可压迫邻近脏器产生相应症状。可伴发热，消瘦、贫血等症状。

（二）影像学及相关检查

1. X 线　胃肠造影、泌尿系造影，可见相邻器官受压、移位、变形、功能障碍。腹膜后空气造影显示部分肿块轮廓。

2. CT、MRI　所显示的特征与其他类型的大部分肉瘤相似。鸟嘴征、幻影器官征、包埋器官征有一定诊断价值。

3. 放射性核素显像　$^{99m}Tc(V)$-DMSA（二巯基丁二酸），同位素锝-99m、氟-18 标记脱氧 D-葡萄糖 PET 显像有诊断和鉴别诊断价值。

（三）预后

成年型纤维肉瘤分化良好的局部复发率 12%，分化程度中至高度的为 48% ~ 57%，核分裂象>20/10HPF 提示预后不佳；黏液型纤维肉瘤大多为低度恶性，局部复发率为 38% ~ 60%，位置深、恶性程度高者预后差。如果是上皮样黏液纤维肉瘤，局部复发率可达 70%，致死率高达 35.7%。

三、平滑肌肉瘤

（一）临床表现

约占软组织肉瘤的 5% ~ 10%，任何年龄均可发生，但以 40 ~ 60 岁发病最多，婴儿、儿童也可见到，无性别差异。深部软组织平滑肌肉瘤绝大部分发生于腹膜后区，临床表现为腹部肿块、疼痛、压痛、消瘦和消化道等症状。

（二）影像学及相关检查

1. X 线　位于腹膜后区平滑肌肉瘤可借助胃肠道及泌尿系造影，了解软组织肿块影及其与邻近脏器的关系，可出现脏器移位、侵蚀、肾盂输尿管积水等征象。胃肠造影、泌尿系造影可见相邻器官受压、移位、变形、功能障碍，腹膜后空气造影显示部分肿块轮廓。

2. CT　典型的腹膜后平滑肌肉瘤表现为边界清楚的肌肉密度肿块、伴低密度坏死区范围较其他腹膜后恶性肿瘤大。可侵入下腔静脉甚至进入心脏。

3. MRI　平扫出现不均匀的低信号强度影为深部软组织平滑肌肉瘤。信号非常不均匀，通常 T_1WI 呈低信号，T_2WI 呈高信号，反映大量囊变坏死区和中等程度血供是腹膜后平滑肌肉瘤的典型特征。鸟嘴征、幻影器官征、包埋器官征有一定诊断价值。

4. 放射性核素显像 ^{99m}Tc(V)-DMSA(二巯基丁二酸),PET 氟-18 标记脱氧 D-葡萄糖检查有诊断和鉴别诊断价值。

5. B 超 深部软组织平滑肌肉瘤多表现为实性低回声肿块,无增强效应。

（三）预后

位于腹膜后平滑肌肉瘤大多>10cm,难完整切除,预后较差。不仅发生局部复发,还可转移至肝和肺。5 年生存率仅29%。近年来,随着完全切除率的提高,腹膜后平滑肌肉瘤生存率已增至50%。

（项 颖）

Summary

Approximately one-third to one-half of all sarcomas of nonosseous tissues occur in the lower extremities, where the most common histopathologic subtypes have traditionally been noted to include liposarcomas as well as the vaguely defined entity "malignant fibrous histiocytoma". With improved pathologic tools to categorize sarcomas(eg, immunohistochemistry and molecular analyses), it is increasingly recognized that sarcomas previously referred to as malignant fibrous histiocytoma are often more accurately categorized as poorly differentiated liposarcomas or leiomyosarcomas, as well as other histologic subtypes RPSs comprise about 15% to 20% of all soft-tissue sarcomas, with liposarcoma and leiomyosarcoma being the predominant histologic subtypes. The visceral sarcomas make up an additional 24%, and the head and neck sarcomas approximately 4% of sarcomas. The majority of patients with nonosseous sarcomas present with a painless mass, although pain is noted at presentation in up to a third of cases. Delay in diagnosis of sarcomas is common, with the most common incorrect diagnosis for extremity and trunk lesions being hematoma or "lipoma". Late diagnosis of RPSs is extremely common, because tumors in this area can grow to massive size before causing any symptoms(such as abdominal distention or psoas irritation with back or groin discomfort). Physical examination should include an assessment of the size and mobility of the mass. Its relationship to the fascia(superficial vs deep) and nearby neurovascular and bony structures should be noted. A site-specific neurovascular examination and assessment of regional lymph nodes should also be performed. Sarcomas of nonosseous tissues can be further grouped into those that arise from the viscera(eg, gastrointestinal or gynecologic organs) and those that originate in nonvisceral soft tissues such as muscle, tendon, adipose tissue, pleura, synovium, and other connective tissues. Surgical resection remains the cornerstone of therapy for localized primary soft-tissue sarcoma. The discussion that follows focuses on soft-tissue sarcomas in the limbs, the most common site of origin, but the principles are equally applicable to sarcomas at other anatomic sites. Visceral sarcomas are not ordinarily managed with radiotherapy(RT), in part because of the mobile nature of these structures within the pelvic, abdominal, or thoracic compartments. Fixed tumors in the pelvis or tumors attached to internal truncal walls may occasionally be suited to preoperative or postoperative RT. With the advances made with combinedmodality treatment of other solid tumors, there has been interest in combined-modality preoperative treatment(concurrent or sequential chemotherapy and RT) for patients with localized soft-tissue sarcomas.

第十八章　骨　肿　瘤

第一节　概　　述

一、骨肿瘤的流行病学和病因学

骨肿瘤在全身各系统肿瘤中发病率最低,大约占全部肿瘤的 2%。据美国统计,每年每百万人口中,仅有 10 例骨原发性恶性肿瘤。美国国家癌症研究所 SEER(the Surveillance Epidemiology and End Results Program)的研究统计数据显示,发生于骨的肉瘤仅占全部肿瘤的 0.2%。

骨肿瘤有原发和继发两类,其中又分为瘤样病变、良性和恶性肿瘤。组织学分析的癌症登记数据表明,在瘤样病变中以纤维异常增殖症、骨囊肿等多见;在良性骨肿瘤中,以骨软骨瘤、骨巨细胞瘤和软骨瘤等最为多见;在恶性骨肿瘤中,以骨肉瘤、软骨肉瘤、尤文肉瘤与纤维肉瘤等最多见。其中,骨肉瘤是最常见的骨原发性恶性肿瘤,约占骨原发性恶性肿瘤的 35%。继发性骨肿瘤是身体其他组织或器官的肿瘤转移到骨骼,其发生率可以达到骨原发性恶性肿瘤的 30~40 倍。

骨原发肿瘤的病因、发病过程尚未明确。但临床随访观察与实验室研究发现一些因素与骨肿瘤有关,包括既往局部接受过放射治疗;暴露在化学物质中,如砷剂、氯化烯等;局部慢性炎症或严重创伤,如植入异体组织、淋巴水肿、烧伤等;免疫缺陷性疾病;遗传因素,如遗传性视网膜母细胞瘤、Gardner 综合征等;也可见于良性肿瘤恶性变,以及继发于其他疾病,如多发性神经纤维瘤病、Paget 病等。

二、骨肿瘤的发生生物学

经过多年研究,我们认识到恶性肿瘤的形成是一个极其复杂的过程,它涉及许多基本的细胞生物学机制,包括遗传突变、凋亡、信号转导、细胞周期的调控、基因转录的调控以及血管形成等。任何肿瘤均同时存在多种生物学机制的改变,单个分子或基因不可能导致肿瘤。

目前骨原发恶性肿瘤发生的确切分子病理学机制尚不清楚。只是在既往的研究中发现,部分骨肿瘤存在恒定的基因变异,如 $p53$ 基因、视网膜母细胞瘤基因(retinoblastoma,Rb)、$EXT1$ 基因、$NF1$ 基因等。

$EXT1$ 属于 EXT 家族,这个家族的基因被认为是肿瘤抑制基因。研究发现散发性骨软骨瘤及遗传性多发性外生性骨疣均存在 EXT1 蛋白水平的下降。

$p53$ 是一个转录因子,能影响多个基因的表达,它属于肿瘤抑制基因。DNA 损伤、低氧、促分裂的癌基因等可诱导 $p53$ 表达,后者在 $p21$ 的介导下,使细胞周期停滞于 G_1 期。另一方面,在一定条件下 853 突变能够使其诱导细胞凋亡的功能丧失。$p53$ 变异在恶性肿瘤中非常常见,估计有超过 50% 的恶性肿瘤患者 $p53$ 变异。研究发现,$p53$ 对于成骨肉瘤、软组织肉瘤和高度恶性的软骨肉瘤具有重要意义。据统计,约有 45% 的骨肉瘤存在 $p53$ 基因突变。

Rb 基因是一个重要的细胞周期调控基因,编码 105kDa 的核磷酸蛋白。不完全磷酸化的 Rb 蛋白与转录因子 E2F 结合,阻止细胞通过 G_1 期,从而导致细胞周期阻滞;在生长因子等增殖信号的刺激下,Rb 蛋白磷酸化,而后与其结合在一起的转录因子 E2F 被释放,后者会激活 DNA 合成所需的一系列基因表达过程。*Rb* 基因变异是视网膜母细胞瘤的病因。临床资料显示,视网膜母细胞瘤的患者常继发恶性肿瘤,其中最常见的是成骨肉瘤。在原发性骨肉瘤患者中有 60% ~ 70% 存在 *Rb* 基因变异。

这些基因的异常可能是骨肿瘤的形成机制之一,但其在骨肿瘤发展中的具体作用尚未确定。

三、骨肿瘤的诊断

对于骨肿瘤的诊断,人们很早就认识到不能仅仅局限于病理检查。临床实际工作中病理检查常常针对的是小块组织标本,甚至是穿刺活检所得到的小粒标本,这使病理学家缺乏对病变部位、病灶周围骨质改变以及与周围软组织的关系等的认识。如果单凭组织的镜下改变而忽略了与临床表现和影像学检查的联系,常常会导致诊断错误,如骨化性肌炎误诊为骨旁骨肉瘤。另一方面,患者的年龄、性别、患病部位以及临床症状常为病理诊断提供线索,如对于小圆形细胞性肿瘤,可能诊断为尤文肉瘤、转移性神经母细胞瘤、恶性淋巴瘤或骨髓瘤,这就需要依靠患者的临床表现、影像学检查以及一些分子病理学检查来鉴别。因此,骨肿瘤的诊断须遵循临床表现、影像学资料与活组织检查三者相结合的原则。

(一) 临床特点

1. 一般情况　年龄对于骨肿瘤的诊断有一定的帮助,多数骨肿瘤都有其明显的好发年龄段。如儿童几乎不发生软骨肉瘤;骨巨细胞瘤很少发生在骨骺闭合之前;骨肉瘤的多发年龄是 11 ~ 20 岁;骨巨细胞瘤以 20 ~ 40 岁多见;而脊索瘤、骨髓瘤却以 40 ~ 60 岁为发病高峰;转移性骨肿瘤多发生在 41 ~ 70 岁。

性别和一些骨肿瘤的发生有一定的关系。大多数骨肿瘤是以男性多见,只有少数是以女性较多,如骨巨细胞瘤、皮质旁骨肉瘤等。就全部骨肿瘤而言,男女发病之比为 1.6∶1,这种性别的偏向对诊断的帮助有限。

病变部位对于骨肿瘤的诊断很重要,不同骨肿瘤各有其好发部位。如骨肉瘤、骨巨细胞瘤、骨软骨瘤等是以四肢长骨为多发部位,其中,50% 以上的骨肉瘤是发生在膝关节周围。软骨瘤是以手骨为多发部位,而脊索瘤是以颅底、骶骨、脊椎为特发部位。在四肢长骨,骨巨细胞瘤主要位于骨端(骨骺板已闭合);骨肉瘤、骨软骨瘤等位于干骺端部位;尤文肉瘤则以干骺端、骨干部位最多发生。

2. 症状与体征　疼痛是恶性骨肿瘤的重要症状,也可见于良性肿瘤压迫重要脏器或神经。疼痛程度、性质与肿瘤的性质、侵犯范围,是否伴有病理性骨折密切相关。病变早期时,疼痛多为间歇性,程度多为轻微,不影响患者工作生活;病情进展后,疼痛进行性加重,且多转为持续性,显著影响患者工作生活。疼痛的性质主要以钝痛、胀痛为主,伴有病理性骨折时,可以出现突发性剧痛或锐痛。发生夜间痛、静息痛、不规则痛是恶性骨肿瘤的重要特征。

局部肿胀与肿块是骨肿瘤的另一重要临床表现,大多数骨肿瘤会在病程的不同阶段出现局部肿胀或肿块。浅表部位骨肿瘤早期即可出现局部肿胀;骨盆内的骨肿瘤则因位置深在,在出现压迫症状时才被发现局部大肿块;而转移性骨肿瘤则可没有肿胀。恶性骨肿瘤穿破骨皮质到骨外,形成大小不一的软组织肿块。其质地与原发肿瘤性质相关,或柔软,或坚硬,而且常伴有局部皮肤紧张发红、皮温升高、皮下静脉曲张等症状或体征。

良性肿瘤的肿块生长缓慢,对其周围的组织和关节活动影响不大。恶性骨肿瘤则由于局部疼痛,或病变位于脊椎、关节附近,或出现病理性骨折等原因,可影响患者局部功能活动,或致局部畸形。

病理性骨折是骨肿瘤常见的临床表现之一,多见于骨转移性癌和原发性骨肿瘤。在良性骨肿瘤中,病理性骨折常成为患者就诊的首发症状。病理性骨折的临床表现与外伤性骨折相同,具有疼痛、畸形、异常活动等症状和体征。

良性肿瘤和早期恶性肿瘤常没有全身症状,骨恶性肿瘤病情进展后可出现贫血、乏力、体重下降等恶病质表现。

(二) 影像学检查

影像学检查对于骨肿瘤的诊断极为重要,是临床表现必不可少的重要检查方法。骨肿瘤的影像学检查方法有很多,包括 X 线平片、CT、MRI、超声、放射性核素显像以及数字血管造影(DSA)等。不同的检查方法有着各自不同的优点和不足,临床上需充分考虑各种方法的适用范围和局限性。

1. 放射性核素骨显像 是诊断肿瘤骨转移最常用并最有效的一种检查手段,它可以较 X 线检查提前 3~6 个月发现转移病灶,且可以发现 CT 及 MRI 等检查范围以外的病灶,目前已成为早期诊断恶性肿瘤骨转移的首选方法。恶性肿瘤患者全身骨显像(whole body bone imaging)出现多发的、散在的异常放射性浓聚,为骨转移的常见表现。

2. X 线平片 由于骨骼系统本身天然良好的密度对比,以及 X 线平片应用简便、经济、快捷的特点,X 线平片至今仍是骨关节疾病影像学检查的首选方法。骨肿瘤的 X 线表现是以所在骨对肿瘤生长的反应为基础的,具体表现为骨的破坏与反应性新生骨的形成。通过 X 线片,可确定是否骨内病变;是单发还是多发病变;病变位于什么部位的骨和骨的什么部位;通过 X 线片,还可观察肿瘤的侵犯范围,观察并分析骨质破坏的性质。同时,X 线平片因自身成像的原理特点在某些方面也存在不足。首先,X 线平片是平面二维成像,存在结构重叠,对颅面骨、脊柱和骨盆等部位显示不佳。其次,X 线平片是密度成像,对于骨质破坏轻微的早期病变常不能显示,对血管、神经、肌肉等软组织间因缺乏密度对比而不能区分。

3. CT CT 是利用 X 线成像原理发展起来的计算机断层成像技术,目前临床常用 CT 作为 X 线平片的补充检查手段。相对于 X 线平片来说,CT 的优势在于密度分辨率的提高和横向容积数据扫描。通过窗宽、窗位的调节,CT 值的测定,以及三维重建技术和增强扫描的应用,CT 可确定骨肿瘤在髓腔内和骨皮质的病变范围;清楚地显示肿瘤及其周围结构的关系及肿瘤的血供。因 CT 仍属于 X 线范畴,其软组织的分辨率仍差于 MRI。

4. 磁共振(MRI) MRI 是利用人体组织内丰富的氢原子核成像。不同的组织结构,其 MRI 信号不同。脂肪和黄骨髓为短 T_1、长 T_2 高信号;肌肉为中等 T_1、短 T_2 信号;肌腱或韧带为长 T_1、短 T_2 低信号;骨皮质为长 T_1、短 T_2 极低信号。骨肿瘤组织成分多样且瘤体内常伴有坏死、囊性变或出血,因此其 MRI 信号复杂多变,诊断时需遵循一般分析原则,全面观察、分析病变的特点。骨皮质破坏时,MRI 图像上可见在正常骨皮质的极低信号区连续性中断,内出现高于皮质的异常信号。骨膜反应的 MRI 信号因其所处的病理性阶段不同而有所差异。早期骨膜水肿和增生变厚时,MRI T_2WI 呈线状或条状高信号;骨膜增生钙化后,MRI 各序列图像表现为线状或层状极低信号。肿瘤累及周围软组织时,MRI 表现为肿瘤与周围的界面模糊,可见 T_1WI 上高信号的脂肪组织内出现肿瘤的低信号,在 T_2WI 上低信号的肌肉组织中出现肿瘤组织的高信号。

MRI 现已成为临床诊断骨肿瘤不可缺少的辅助检查手段。MRI 的优点在于较 X 线平片能早期发现骨肿瘤病灶;而且 MRI 还能观察肿瘤对关节、骨骺的侵犯;放化疗后肿瘤出现的治疗反应变化。MRI 不足之处在于扫描时间较长、运动伪影较多和空间分辨率较低等。

（三）活组织检查

对于肿瘤而言,病理诊断是临床治疗的基石。没有准确的病理诊断,正确、恰当的治疗都无从谈起。活组织检查是在治疗前利用外科手段获取组织标本,进行病理学和细胞遗传学检查,从而明确病变的性质,指导制订合理的治疗方案。

1. 活检方式 依据组织标本的采集方法分为穿刺活检与切开活检。每种方法都有其相对的优缺点,需要根据病变可能的诊断、解剖位置综合考虑。

（1）穿刺活检:穿刺活检是通过特制的组织穿刺针抽取小条状或小粒状组织进行病理检查。具有创伤小,操作简便,感染、出血、病理性骨折等并发症发生率低等优点。适用于一些难以达到部位肿瘤的活检,如骨盆、脊柱;穿刺活检也可应用于靠近血管神经的巨大浅表软组织肿块。其缺点是获取标本量少,难以满足组织学、免疫组化和分子遗传学等方面的检查。这对于区分良恶性而言较容易,但在肿瘤具体分类时则常需要切开活检的标本;而且穿刺活检可能存在取样误差,从而导致误诊或漏诊。因此,穿刺活检要求,首先是穿刺部位必须准确,尽可能是经验丰富的医生在影像学技术的引导下进行;其次要求病理医生和技术员要有深厚的骨病理学诊断经验和娴熟的制作切片技术。

（2）切开活检:切开活检是用一般手术的方法切取肿瘤组织送病理检查,包括切取活检和切除活检。切取活检是指直接进入肿瘤病灶,切取标本,而不切除整个肿瘤的方法。切除活检是指活检同时切除整个病灶的方法。切开活检与穿刺活检比较,优点是直视下取材准确,且可以获得较多的肿瘤组织。其缺点在于发生病理性骨折、局部血肿、感染的风险增加;且切开活检不可避免要破坏肿瘤周围包膜、假包膜或其他天然屏障,可导致肿瘤的播散。

2. 常规病理学检查 骨骼系统属于间充质来源,具有向多种组织分化的能力和现象,诊断时应辨别构成肿瘤成分的主次,做出适当的诊断。从组织学上讲,骨肿瘤分为低度恶性、中度恶性和高度恶性。分级的主要依据就是肿瘤细胞的形态(包括多形性、异型性、细胞有丝分裂和坏死的程度),骨肿瘤细胞与间质的相对含量之比,以及肿瘤细胞核的特点。

骨肿瘤的病理诊断,必须熟悉骨的胚胎发生,即膜内骨化与软骨内骨化的过程。在成骨性骨肿瘤诊断时,根据成骨细胞的分化与所形成的基质,做出骨样骨瘤、骨瘤以及骨肉瘤的鉴别;如果见到软骨内骨化,须根据肿瘤细胞的形状与功能的不同分化,做出软骨瘤、成软骨细胞瘤和软骨肉瘤的诊断。在各种骨肿瘤与瘤样病变中,时常见到多核巨细胞,须严格掌握骨巨细胞瘤的诊断标准,排除其他含有多核巨细胞的病变。

3. 免疫组化、分子遗传学检查 目前,免疫组化技术已广泛应用于骨肿瘤的诊断,尤其是骨肿瘤的病理学分类。如上皮组织的细胞角蛋白(cytokeratin,CK);间叶组织的波形蛋白

（vimentin）；神经组织的神经元丝（neurofilament，NF）；神经元特异性烯醇化酶（neuron-specific enolase，NSE）；造血组织的白细胞共同抗原（leucocyte common antigen，LCA）等。这些免疫组化指标在鉴别不同组织来源肿瘤方面有着重要的作用。除此外，免疫组化还能了解肿瘤细胞的增殖活性，对肿瘤恶性程度的判定有一定的参考价值。

随着细胞遗传学和分子生物学技术的迅速发展，肿瘤发生发展过程中有关的原癌基因、抑癌基因的结构和功能不断被阐明，学者们发现越来越多的肿瘤存在着分子遗传学异常。应用细胞遗传学和分子生物学技术对肿瘤细胞染色体进行分析，不仅可借此探讨肿瘤的发生机制，而且对于肿瘤的诊断有重要的参考价值。如骨肉瘤中骨形态形成蛋白（bone morphogenic protein，BMP）的异常表达、*p53* 基因异常、*Rb* 基因突变和 *Rb* 等位基因缺失、Rb 蛋白表达的缺失；尤文肉瘤中 CD99 和 Vimentin 阳性，具有 11 号和 22 号染色体的相互易位或 21 号和 22 号染色体的相互易位，这些易位导致了 *EWS* 基因与 *FLI*1 基因或 *ERG* 基因的重排。

4. 特殊染色的应用 作为骨肿瘤的辅助检查手段，特殊染色是利用肿瘤组织内和细胞中含有的各种物质，如网状纤维、胶原纤维、糖原等，用染料将这些物质显示出来。常用的特殊染色包括：网状纤维染色、弹力纤维染色、PAS（periodic acid Schiff's method）染色、黏液染色等。网状纤维染色主要用于：①鉴别癌与肉瘤。癌巢周围可见网状纤维包绕，癌细胞之间没有网状纤维；而肉瘤细胞之间可见网状纤维；②鉴别血管内皮肿瘤和血管外皮肿瘤。前者瘤细胞之间无网状纤维，后者网状纤维围绕瘤细胞，且呈放射状分布。弹力纤维染色则主要用于证实弹力纤维性肿瘤。而尤文肉瘤、软骨肉瘤、横纹肌肉瘤、脊索瘤 PAS 染色呈阳性。

（四）实验室检查

实验室检查是骨肿瘤的辅助诊断方法，主要包括血象、生化、血清酶学以及肿瘤标志物的检查。

1. 血常规与红细胞沉降率 良性肿瘤和恶性肿瘤早期，血常规和红细胞沉降率一般均在正常范围。恶性肿瘤晚期时则可出现不同程度的贫血。红细胞沉降率因可在恶性肿瘤生长加速、复发和转移时明显增高，临床常用作肿瘤进展的监测指标，虽然其不具特异性。

2. 血生化检查 血钙升高常见于原发性骨恶性肿瘤和骨转移性癌中，提示骨质迅速破坏并持续进行。溶骨性骨转移性癌常首先出现尿钙显著增高，继续进展则可出现血钙增高。

骨肉瘤患者可出现血清铜含量增高、血清锌含量下降，因此临床常用血清铜、锌以及铜、锌比来对骨肉瘤患者做预后估计和疗效观察。

血清蛋白的降低常见于恶性肿瘤晚期患者。

3. 血清酶学检查

（1）碱性磷酸酶：碱性磷酸酶是一种细胞表面的糖蛋白，其病理性增高主要见于成骨性肿瘤、成骨性骨转移、骨软化症、甲状旁腺功能亢进等疾病。良性骨肿瘤和恶性骨肿瘤早期时，碱性磷酸酶含量多在正常范围。当患者患成骨性肿瘤或出现成骨性骨转移时，碱性磷酸酶升高。手术完全切除肿瘤后，碱性磷酸酶多在 2 周内降至正常水平；如果不能降至正常，则需考虑肿瘤残存或发生转移；如果降至正常后再次升高，则应当考虑肿瘤复发或转移。但须注意的是，术后碱性磷酸酶不增高，并不能完全排除转移的可能。

（2）乳酸脱氢酶:乳酸脱氢酶是一种主要的细胞代谢酶,可从正常细胞分泌,也可从破碎的细胞中释放。乳酸脱氢酶升高可见于恶性肿瘤中。既往研究证实,治疗前乳酸脱氢酶增高的尤文肉瘤患者较正常患者复发和转移风险高、总体生存率明显缩短。因此,认为治疗前乳酸脱氢酶的水平是尤文肉瘤的独立预后因子。

（3）肿瘤标志物:肿瘤标志物是由肿瘤组织代谢和分泌的具有肿瘤特异性的分子产物。它可作为诊断和鉴别诊断的指标,也可用作监测肿瘤对治疗的反应和预测复发转移。肿瘤标志物常被分为肿瘤基因表型标志物和肿瘤基因标志物。骨肿瘤的基因表型标志物不多见;肿瘤基因标记物是目前骨肿瘤研究的热点。大量研究证实,Rb、$p53$、$nm23$、erb-2 等基因对预测骨肉瘤转移和判断预后有重要意义。

四、骨肿瘤的分类与分期

（一）骨肿瘤的分类

骨肿瘤分类较为复杂,至今国内外仍有多个分类方法应用于临床,它是随着组织病理学、影像学和遗传学的发展而发展的。最早的骨肿瘤分类是 1865 年 Virchow 提出的,分类依据是光镜下的细胞形态;1939 年 Ewing 按照肿瘤的起源进行分类;1972 年世界卫生组织颁布了第一版关于原发性骨肿瘤和瘤样病变的组织学分型。随着对骨肿瘤认识的进一步深化,1993 年和 2002 年 WHO 对 1972 第一版分别进行改进,推出第二、第三版,这些分类各有优缺点。

（二）骨肿瘤的分期

骨肿瘤诊断明确后,其准确的临床分期则成为进一步治疗的关键。对肿瘤分期的描述包括肿瘤局部侵犯的解剖范围、肿瘤恶性程度和远处转移的具体情况等,这些信息可以帮助临床医师为患者制订适宜的、个体化的治疗方案,同时也对患者预后的判断提供依据。尽管骨肿瘤的分期主要是基于原发肿瘤的局部特征进行的,但它可用来预测肿瘤发生转移的风险。

Enneking 肌肉骨骼肿瘤的分期系统是 1980 年 Enneking 教授提出的,是目前最常用的分期方法。其基本内容是基于 3 个方面:①外科分级 G;②肿瘤的解剖学部位 T;③有无转移 M。

其中,外科分级对肿瘤转移的风险可提供最好的评估,它将肿瘤组织学、影像学和临床分级综合在一起考虑。良性肿瘤是 G_0,几乎不会发生转移;低度恶性肿瘤 G_1 级,其发生转移的概率<15%。高度恶性肿瘤为 G_2,其发生转移的概率>15%。每一类有各自的组织学、影像学和临床特征。

肿瘤解剖学部位就是肿瘤局部侵袭的解剖部位。肿瘤是否突破了原始的间室对于手术切除有重要意义,因为间室是防止肿瘤扩散的天然屏障。大多数骨的肿瘤原发于骨骼,随着肿瘤的进展,能够穿透骨皮质,此时发生转移的可能性大大增加。当肿瘤局限于骨膜内,此时被认为是肿瘤在间室内（T_1 期）。当肿瘤扩展到骨膜外,此时被认为是在间室外（T_2 期）。

随着 Enneking 分期的增加,肿瘤发生转移的风险也增加了。发生远处转移的患者不管肿瘤的外科分级以及间室受累情况如何,其临床分期即是Ⅲ期。

所有有潜在恶性的骨肿瘤患者都应该依据其全身骨扫描和胸部 CT 检查的结果做一个全身性的系统性的分期。骨原发性恶性肿瘤大多数转移发生在肺部,较少转移到淋巴结和内脏器官。尤文肉瘤和骨原发淋巴瘤患者需要进行骨髓穿刺活检以完成其分期。发生跳跃性及全身性转移的骨肉瘤患者预后都不好。跳跃式转移灶可以和原发肿瘤一样发生于同一骨骼内或者跨过关节发生在邻近的骨骼内。因此,进行原发性骨肉瘤的分期评估时范围应该包括受累骨的全部和邻近骨以及关节部分以发现跳跃性转移病灶。

五、骨肿瘤的治疗原则

骨肿瘤的治疗原则是,根据肿瘤的生物学行为、侵袭性和发展趋势,以及患者具体的身体状况,有计划地、合理地应用现有的多学科治疗手段,达到控制肿瘤、有效延长患者生存期的目的,同时最大限度地保障患者的生活质量。多学科治疗手段包括手术、放射治疗、化学治疗、介入治疗、生物治疗和基因治疗等。这些手段根据各自的特点分为局部和全身性质,而骨肿瘤的治疗必须遵循局部与全身并重的原则以及个体化治疗的原则。

(一) 手术治疗

对于骨肿瘤的治疗而言,手术是最常用的方法。它包括病灶刮除术、病骨截除灭活再植术、病灶广泛切除术、根治性切除术、截肢术、关节离断术、保肢手术等方式。既往资料显示,对于骨良性肿瘤,单纯的手术治疗即可达到良好的疗效。对于骨原发性恶性肿瘤,单纯手术后患者局部复发率高,远期生存率低,须结合化疗、放疗等其他治疗手段。

截肢手术是指在远离肿瘤部位的肢体近侧切除患肢,适用于不能保肢的 Enneking II_B、III_A、III_B 期骨原发性恶性肿瘤患者。截肢后可消除肿瘤所引起的临床症状,预防肿瘤破溃、出血和感染。截肢手术虽彻底地清除了原发病灶,但它并不能延长患者的远期生存时间。

化疗药物的发展以及新辅助化疗的介入,使保肢手术逐渐成为骨原发性恶性肿瘤局部治疗的主流。文献报道,保肢手术的局部复发率为 5%~10%,其生存率与截肢者相同。而患者肢体功能的保全,则极大地提高了患者的生活质量。

保肢手术的适应证有:①Enneking II_A 期,对化疗反应好的 II_B 期,并且主要神经血管未受累者;②全身及局部情况允许,可以达到广泛切除者;③无转移病灶或转移病灶已控制者;④患者有强烈保肢愿望。⑤患者能承受必要的化疗。

对于骨恶性肿瘤的单一转移灶,尤其是肺部转移灶,能够手术者,应在全身化疗的基础上给予手术切除。文献报道,手术切除骨肉瘤肺转移可以有效提高患者的远期生存率。

(二) 化学治疗

骨原发性恶性肿瘤的化疗,研究的最早、最多的是骨肉瘤。20 世纪 70 年代以前,骨肉瘤单纯截肢手术的 5 年生存率仅为 10%~20%。1974 年开始,多柔比星、大剂量甲氨蝶呤以及以大剂量甲氨蝶呤为主的联合化疗方案的介入使骨肉瘤患者的 5 年生存率上升到 60%~70%。这些临床研究证实,骨肉瘤术后单药或联合辅助化疗能显著改善患者的预后。

1979 年 Rosen 回顾性研究发现,骨肉瘤患者行术前化疗者的生存率较术后化疗者明显高,于是正式提出新辅助化疗的概念。新辅助化疗的优点在于:①通过化疗缩小原发肿瘤体积,使保留患肢成为可能;②早期全身治疗,可杀灭微小转移灶;③减少处于增殖期的肿瘤细胞数目,降低术中播散几率;④根据肿瘤对化疗的反应情况及时调整方案,且能指导术后或复发转移后的化疗方案的应用;⑤在一定程度上有利于判断预后。临床实践证实,新辅助化疗不仅在远期疗效上不差于术后化疗,而且还显著提高了保肢率,减少了复发率,有效地提高了患者的生存质量。因此,目前新辅助化疗+手术+术后化疗已成为骨肉瘤的标准治疗模式。

骨肉瘤化疗的常用药物包括多柔比星、大剂量甲氨蝶呤、顺铂、异环磷酰胺等。多柔比星的主要毒副反应:骨髓抑制、脱发、胃肠道反应、心脏毒性。大剂量甲氨蝶呤常见的毒副反应:黏膜损害、骨髓抑制、肝肾功能损害等。顺铂除了骨髓抑制、胃肠道反应外,还可引起肾毒性及耳毒性。异环磷酰胺的毒副反应包括骨髓抑制、脱发、胃肠道反应、出血性膀胱炎等。

因为肿瘤的异质性和耐药性,目前骨原发性恶性肿瘤的化疗常采用多个药物联合的方案,不再提倡单药化疗。

给药方式方面,有人认为局部动脉灌注化疗优于全身静脉化疗,因为前者可使肿瘤所在区域的药物浓度更高,能增加肿瘤坏死反应,提高保肢几率。但目前的临床资料显示,局部动脉灌注化疗并不比全身静脉化疗更能改善患者预后。所以,临床仍倾向较为方便的静脉给药方式。临床还有人采用高温隔离灌注化疗这种方式,但其应用价值尚未获得普遍认可。

(三) 放射治疗

放射治疗是肌肉骨骼系统肿瘤治疗的常用方法。放疗对于骨骼肿瘤的作用没有软组织肿瘤有效。骨源性肿瘤一般对放疗相对不敏感,因而放疗不作为基本的治疗方法。化学治疗和手术是最重要的治疗手段。个别情况下,对骨肉瘤患者应用 60 Gy 以上的大剂量放疗可能有一定的效果。适形调强放疗技术将更准确地照射靶区组织,提高肿瘤靶区剂量的同时又可避免周围正常组织损伤。当手术未能完整切除肿瘤或肿瘤边缘有微小病灶或大块病灶时应辅以放射治疗。放疗也可以缓解转移灶症状,已有全身转移预期生存期不长的患者,为提高患者生活质量可选择单纯放射治疗。

1. 骨肿瘤放射的敏感性 尤文肉瘤、骨原发性恶性淋巴瘤和骨髓瘤对放射线敏感,可首选为局部治疗的手段。其他骨肿瘤对放射线均不敏感,但可作为综合治疗的一部分,一般在手术后进行放疗;对于未能手术切除或术后复发者,放射治疗可作为姑息治疗以达到减轻症状的目的。对于不宜采取手术治疗的良性病变,如脊椎血管瘤、骶骨骨囊肿、嗜酸性肉芽肿等均可采用放射治疗。

2. 放射线对骨及肌肉的作用 射线可以杀死肿瘤细胞,也可以对正常的骨组织和肌肉造成损害。损害的程度与剂量、放射野的大小有关,同时和患者的年龄有关。一般来说,剂量越高、射野越大、年龄越小造成的损害越大。损伤的临床表现有:生长发育期的骨、软骨和肌肉发育受限、生长畸形、发育停止甚至萎缩,可出现脊柱侧弯、骨盆倾斜等;成年期的骨及软骨出现组织萎缩、自发性骨折、坏死、纤维化;骨髓失去造血功能而被纤维组织代替。这些损害多数是长期和终生的,一般在放射治疗若干年后才出现。正常骨与软组织的耐受量见表18-1-1。

表 18-1-1　正常骨与软组织的放射耐受量（cGy）

名称	损伤	TD5/5	TD50/5	射野长度
生长期软骨	生长抑制	1000	3000	全器官
成人软骨	坏死	6000	10 000	全器官
成人关节软骨	坏死	7500		连接面
儿童骨	矮小畸形	1000	5000	10cm
成人骨	硬化骨折	6000	10 000	10cm
儿童肌肉	萎缩	2000 ~ 3000	4000 ~ 5000	全肌肉
成人肌肉	纤维化	6000	8000	全肌肉

3. 治疗技术及方式　放射治疗的射线一般采用高能射线,临床常用的有钴-60、高能 X 线和电子线。放射治疗的方法有外照射和后装内照射。治疗方式分单纯放射治疗、术前放射治疗和术后放射治疗,这是根据患者肿瘤病理分型、临床分期,以及患者的一般情况而决定的。单纯放射治疗主要用于姑息性放疗,不能手术的部位,部分对放疗非常敏感的肿瘤,以及部分的良性肿瘤。如多发性骨髓瘤、尤文肉瘤、骨血管瘤、骨巨细胞瘤和动脉瘤样骨囊肿等。术前放疗主要目的是缩小肿瘤,以利于手术切除,但同时也会增加术后切口的愈合难度。术后放疗在临床中应用的是这三种方式中最多的一种,主要针对手术切除不能彻底或切除困难的某些部位,如头颈、脊柱、骨盆等。

临床常用的近距离放射治疗的方式主要包括:腔内后装放射治疗（intracavitary afterloading irradiation）、管道内后装放射治疗（interluminal afterloading irradiantion）、组织间后装放射治疗（interstitial afterloading irradiation）、术中置管术后放射治疗（combined operative and radiotherapeutic treatment）和敷贴后装放射治疗（surface afterloading irradiation）。应用在骨和软组织肉瘤的近距离放射治疗技术主要是术中置管术后放射治疗。手术中对肿瘤组织进行切除要求有一定的安全边缘,但靠近重要器官、血管神经附近的肿瘤组织很难有足够的范围给予切除。临床应用这种放疗方式可将施源器放置在难以彻底切除干净的部位,预留手术后进行放疗。这种技术可以提高手术的切除率、提高保肢率、保留器官更多功能、提高局部控制率,并且对皮肤以及肢体的血液供应、淋巴回流没有太大的影响。在骨的恶性肿瘤保肢治疗中,术中置管术后放疗有很重要的地位,它可以单独应用,也可以联合外照射共同治疗。

（四）生物治疗

分子生物学技术的进步,以及对骨原发性恶性肿瘤发生、发展分子机制研究的不断深入,为骨肿瘤的生物治疗提供了方向。骨肿瘤的生物治疗包括以免疫为基础的治疗、基因治疗、分子靶向治疗。

分子靶向治疗包括酪氨酸激酶抑制剂、胰岛素样生长因子抑制剂、血管生成抑制剂等。这些分子靶向药物已在肺癌、乳腺癌、慢性粒细胞性白血病、胃癌等恶性肿瘤治疗中取得了令人瞩目的效果。在骨原发性恶性肿瘤的综合治疗中,分子靶向治疗目前处于大规模的临床试验阶段,其结果值得期待。

近 40 年临床治疗骨原发性恶性肿瘤研究的进展,使骨恶性肿瘤的治疗模式由单纯手术治疗转变为以手术为主的综合治疗。传统的综合治疗模式包括:手术+术后化疗;手术+术后放疗;手术+术后放化疗等。1982年新辅助化疗概念提出后,临床产生治疗骨肿瘤的新模式:术前化疗+手术+术后化疗。目前,这是骨原发性恶性肿瘤的标准治疗模式。

第二节 尤 文 肉 瘤

一、概 述

尤文肉瘤(Ewing sarcoma,ES)因由 Ewing 于1921年首先报道而得名。尤文肉瘤是骨最常见的未分化肿瘤,也可发生在软组织,称为骨外尤文肉瘤。传统观念中,尤文肉瘤起源于骨髓间充质结缔组织,现在认为它是起源于神经外胚层的骨或软组织小圆细胞肿瘤。近年来逐渐将起源于原始神经组织的包括骨尤文肉瘤、骨外尤文肉瘤、周围原始神经外胚层肿瘤(peripheral primitive neuroectodermal tumor,PNET)以及 Askin 瘤统称为尤文肉瘤家族(tumour of the Ewing sarcoma family of tumors,ESFT)。这些肿瘤均属于低分化的小圆细胞肿瘤,与大多数其他恶性骨肿瘤的区别在于此类肿瘤为纯细胞的生长而不产生肿瘤基质。

尤文肉瘤临床较为常见,WHO 统计,其发生率占原发骨肿瘤的5.0%,占恶性骨肿瘤的9.17%。尤文肉瘤多发于男性,男女之比为(1.5~2):1。儿童和青少年多见,约90%的患者在5~25岁发病;以10~20岁发病率最高,约占所有患者的60%。尤文肉瘤的发病年龄较其他骨肿瘤患者更为年轻。白种人多见,西方国家发病率略高于东方。

二、分子生物学

95%的尤文家族肿瘤具有 t(11;22)或 t(21;22)的易位。基因的重组包含了22号染色体上 EWS 基因的 N 末端区和11号染色体或21号染色体上两个密切相关的基因(FLI1 和 ERG)中的一个基因的 C 末端区。FLI1 和 ERG 都是转录活化因子 Ets 的家族成员。大部分这些易位都涉及 EWS、FLI1 和 t(11;22),进而影响到细胞的生长和转化。目前,EWS-FLI1 引起肿瘤发生的机制还不清楚,但已认为 EWS-FLI1 融合基因是尤文肉瘤家族诊断、治疗及预后的标志物。在关于 EWS-FLI1 的研究中证实,在重排基因中存在多种基因断裂点。融合转录的差异被认为导致了尤文肉瘤临床表现的不同。最常见的是Ⅰ型重排,是 EWS 的前7个外显子和 FLI1 的第6~9个外显子的融合,这种融合基因约占所有病例的2/3。另外,Ⅱ型重排是 EWS 与 FLI1 的外显子5融合,Ⅱ型重排所产生的融合产物似乎与预后差相关。

三、病 理

(一) 大体病理学检查

肿瘤源自管状骨的髓腔,并向周围浸润。肉眼观初期为髓腔灰色的肿瘤结节病灶,以后结节灶逐渐融合成片。肿瘤组织富于细胞而极少间质,因此质地极柔软,呈典型的脑髓样,灰白色。以后随着髓腔扩大,侵蚀骨皮质并穿破之,进一步侵及软组织,从而形成肿块。肿瘤内常可见出血、坏死,在其出血区域组织呈灰紫色。肿瘤周围可有不完整的假膜。

（二）组织病理学特征

尤文肉瘤的组织病理学以具有相当多的细胞、非常少的基质为特征。光镜下典型的尤文肉瘤细胞为小圆细胞，呈卵圆形，致密而弥漫；大小约为淋巴细胞的 2 ~ 3 倍，排列成假菊花团状。瘤细胞包膜界限不清，细胞质少、淡染；细胞核圆形或卵圆形，核染色质成簇，核仁不明显，常见有丝分裂。瘤细胞富含糖原，PAS 染色阳性。在光镜下尤文肉瘤细胞需要与神经母细胞瘤、横纹肌肉瘤和非霍奇金淋巴瘤等鉴别。应用荧光原位杂交法可以迅速发现冷冻切片组织的 *EWS* 基因重排，从而鉴别尤文肉瘤与其他小圆细胞肿瘤。免疫组化方面，尤文肉瘤细胞突触素、神经元特异性烯醇化酶、S-100 蛋白等神经标志多为阴性，但细胞膜上高表达 CD99（*MIC*2 基因产物）。

四、临床特点

（一）好发部位

一般来说任何部位骨骼均可发病，管状骨较为常见，管状骨中好发于股骨、胫骨、肱骨、腓骨，其中股骨是尤文肉瘤最常见的原发部位，占所有病例的 20% ~ 25%。在管状骨，肿瘤最好发的部位在骨的干骺端或骨干，很少累及骨骺部。盆腔是尤文肉瘤第二常见的原发部位，占新发病例的 20%。盆腔尤文肉瘤可以发生在髂骨、坐骨、耻骨或骶骨。另外，尤文肉瘤还可发生于椎骨、肩胛骨、肋骨、锁骨、下颌骨和颅骨等。文献报道，有约 67% 的尤文肉瘤发生在下肢或骨盆。

（二）症状与体征

疼痛和肿胀是主要的临床症状，其中局限性骨痛是最常见的首发症状，可见于 90% 的患者。开始时疼痛常呈间歇性，活动时加剧，病程中症状逐渐加重变为持续性疼痛。约有 60% 患者的局部可发现肿胀，肿胀部位有一定张力和弹性，病变处有压痛及皮温升高，局部血管怒张，肢体活动受限。严重时全身情况较差，常伴有发热、贫血、白细胞计数增高、红细胞沉降率加快、体重下降等，这些症状的出现提示患者预后不佳。

根据肿瘤所在部位的不同，患者还可以出现相关的临床表现。发生在脊柱者常伴有剧烈的神经根性疼痛，可以出现脊髓压迫症状甚至截瘫；发生在骨盆者有腹股沟、腰骶部疼痛和神经源性膀胱症状。

（三）转移方式

尤文肉瘤的转移大多为血行转移，早期即可发生全身广泛转移，诊断时即有 20% ~ 25% 的患者出现远处转移。最常见的转移部位是双肺和骨，软组织、内脏和中枢神经系统转移少见。淋巴结转移不常见。

五、辅助检查

（一）实验室检查

实验室检查包括全血细胞计数、红细胞沉降率、肝肾功能和骨髓检查等。白细胞增多提示肿瘤负荷大或者病变广泛。另外,白细胞增多时肿瘤复发的危险性可能增加。治疗前基线水平的血清乳酸脱氢酶(LDH)是判断预后的指标之一,LDH 的升高程度与肿瘤负荷有关。在影像学检查没有发现骨转移的尤文肉瘤患者中仍有可能出现骨髓的侵犯,因此需进行骨髓检查。

（二）影像学检查

1. X 线平片 尤文肉瘤在 X 线片上表现差异很大,最常见的 X 线表现为受累骨的溶骨性改变,边界欠清。发生在长骨者可在骨干、干骺端,或两者同时受累。发生在长骨干骺端者,早期受侵的干骺端松质骨中有小斑点状密度减低区,骨小梁不清晰,骨皮质的髓腔面模糊,呈虫蚀样或筛孔样破坏。继之骨皮质出现同样改变,边缘模糊不清,骨皮质不同程度变薄。骨质破坏的同时,骨膜新生骨越加明显广泛,可见葱皮样或放射状骨膜新生骨或增生骨膜被突破后形成的 Codman 三角,并可在肿瘤突破骨皮质处出现梭形软组织肿胀或软组织肿块。发生在扁骨的尤文肉瘤的 X 线表现以溶骨性破坏、不规则骨硬化或骨破坏和硬化混合存在为特点,有时也可出现放射状骨针。发生在椎体的尤文肉瘤,其特征性的变化是发生病理性骨折所致的楔形变形。椎体的破坏常不对称,进展迅速,可侵及附件和邻近椎体,但椎间隙正常,可出现椎旁软组织影(图 18-2-1)。

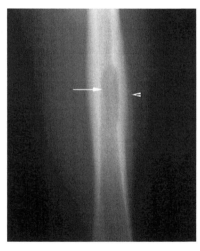

图 18-2-1 尤文肉瘤 X 线平片影像

2. CT 与 MRI CT、MRI 检查可以清晰地显示原发肿瘤的特征、周围软组织肿物的范围以及肿瘤与周围血管、神经和器官的关系。因此,CT 或 MRI 检查对于大多数患者是必须的。CT 扫描可显示骨髓腔或骨松质内灶性的骨破坏伴有软组织肿瘤形成,髓腔内脂肪密度被肿瘤取代,软组织肿瘤的密度和肌肉差不多,造影呈中等密度,无钙化。病变部位的骨髓呈均一性,比脂肪密度高。CT 也可以清晰地显示早期的骨皮质断裂或侵蚀。MRI 可明确显示肿瘤对骨内和骨外侵犯的范围,其显示髓内浸润的范围明显优于 X 线平片。在 X 线平片出现皮质破坏、骨膜反应之前 MRI 即可出现异常。另外,MRI 有助于显示尤文肉瘤中的跳跃性转移,在骨髓内跳跃性转移的信号强度与原发病灶相同。

3. 放射性核素检查 放射性核素^{99m}Tc-MDP 扫描显示:反应性成骨和病理性骨折一般显示出中等、轻度不规则浓聚;病变骨骼周围软组织肿瘤常无核素浓聚;骨膜反应区可显示核素浓聚。另外,还可显示骨内多发病灶或骨转移。

六、诊断与鉴别诊断

（一）诊断

尤文肉瘤早期诊断比较困难,需要在临床症状、体征以及影像学表现的基础上,结合活组织检查、免疫组织化学、分子病理、电镜等方法,才能明确诊断。有时因活组织检查取材不准确或不足,可能导致误诊或漏诊。免疫组织化学检查可见多数瘤细胞 PAS 染色呈阳性。在基因诊断方面,应用反转录聚合酶链反应、荧光原位杂交等方法可检测出 90% 的尤文肉瘤有 *EWS-FLI*1 融合基因,这对诊断有重要意义。

(二) 鉴别诊断

尤文肉瘤须与多种良性病变、恶性肿瘤进行鉴别。若从临床和影像学方面考虑,其诊断需排除骨关节结核、骨髓炎、嗜酸性肉芽肿、骨肉瘤等疾病;若仅根据组织病理学结果进行诊断,则需与神经母细胞瘤、小细胞骨肉瘤、间充质软骨肉瘤,转移性成神经细胞瘤以及转移性胚胎性横纹肌肉瘤等进行鉴别。

七、治　疗

尤文肉瘤是一种全身性疾病,恶性程度高,病程短,转移快。其治疗目标是提高生存率和局部控制率,尽可能保全功能和减少治疗相关并发症。既往单纯手术、放疗和化疗疗效均很不理想,5 年生存率低于 10% 。近年来,化疗药物、方案的改进以及综合治疗原则在临床的广泛应用,使局限期的尤文肉瘤的 5 年无瘤生存率超过了 75% 。临床实践证实,全身化疗与局部手术或放疗相结合的综合治疗是目前最佳的治疗选择。

(一) 放射治疗

尤文肉瘤对放射线极为敏感,因此既往放射治疗曾一度作为治疗本病的唯一手段。小剂量照射就能使肿瘤迅速缩小,局部疼痛症状明显减轻或消失,但单独应用放疗的远期疗效很差。尤文肉瘤的单纯放疗局部控制率为 50% ~ 73% ,远期生存率仅有 9% ,治疗失败的主要原因是肺和骨转移。目前放射治疗的适应证是:手术不能切除的肿瘤;手术切除不彻底、切缘阳性或近切缘的肿瘤。

既往临床实践提示,靶区范围要包括受累骨的全部骨髓腔以及肿瘤邻近的软组织,且在此基础上再对原发肿瘤局部进行缩野加量。为了降低放疗引起的并发症,小儿肿瘤组前瞻性地比较了全骨照射和受累野照射的疗效,结果两种射野放疗后的无疾病生存率没有差异。因此,不再考虑全骨照射。根据现有的文献,放疗靶区的确定原则是:手术或化疗前 MRI 中所见的肿瘤病灶与软组织肿块作为大体肿瘤靶区,外放 1.5 ~ 2.0cm 包括亚临床病灶形成临床靶区,再根据摆位误差和患者的移动度进一步确定计划靶区。术后外放放射范围包括瘤床并足够的边界。肿瘤切除不彻底者射野包括整个手术切口是必要的。

早期的放射治疗采用缩野的方式进行,全骨照射 45Gy 后缩野到肿瘤(包括软组织肿块)外放 5cm 和 1cm 各加量 5Gy,总量给予 55Gy。目前,根据现在的研究结果,推荐的处方剂量:肉眼可见肿瘤 55Gy,显微镜下残留病灶 50Gy,常规分割 1.8 ~ 2.0Gy/d。即使对于体积较小的肿瘤病灶也不推荐降低放疗剂量。

放疗技术的应用原则是,根据原发肿瘤所在部位和大小选择不同的治疗技术,要求最大限度地控制肿瘤的同时尽量减少与治疗相关的并发症。对于肿瘤位于四肢者,常采用前后对穿照射,必要时也可以采用斜野对穿或应用楔形板补偿技术。射野设计时注意保护肢体的皮肤,避免全周性照射,以便淋巴回流,否则会出现严重的肢体水肿和功能障碍。如果肿瘤位于长骨骨端或接近骨端时,另一端的干骺板应受到保护而在照射野外,目的是减少放疗对骨生长的抑制。对于原发于表浅部位的肿瘤,如手足部肿瘤,可采用高能 X 线和电子线混合照射。对于原发于盆腔的肿瘤,可采用适形调强放疗技术,以保护直肠、膀胱等正常组织。对于原发于椎体的肿瘤,则需着重保护脊髓。此外,还需要应用适形或调强技术使整个椎体的照射剂量尽可能均匀,以减少畸形的发生。

应用术中置管术后放疗的方法进行治疗,步骤和骨肉瘤一样,但是治疗的剂量需要减少一些,单纯应用近距离放疗的总量 $30 \sim 35Gy$。联合外放疗时,近距离放疗的剂量需要相应地降低。

(二)手术治疗

尤文肉瘤的局部控制通过放疗或手术切除来达到。既往的多数临床研究结果显示手术的局部控制率优于放疗,但均为回顾性分析,至今没有前瞻性的随机对照临床试验来比较两者的优劣性。过去的观点认为手术治疗尤文肉瘤的指征是手术不会导致严重的功能障碍以及术后不需特别的重建者。在功能保护方面手术与放疗相似时,对于较小的、发生在四肢便于手术的、腓骨、肋骨等非重要部位的,以及患者年龄较小的,局部治疗手段推荐手术。目前认为肿瘤能够切除的均应实施手术。其原因首先是手术技术的进步以及化学治疗的介入,尤其是化疗的进展,使保留肢体和器官的功能成为可能;其次,放射治疗后的局部失败率为 $9\% \sim 25\%$,而且放疗还可引起生长时期肢体短缩、关节僵硬畸形、第二原发恶性肿瘤等不良反应。

(三)化学治疗

多数尤文肉瘤患者最终的死亡原因是远处转移,这提示在尤文肉瘤的治疗中应包括全身化疗。临床实践也证实,由于全身化疗的介入,尤文肉瘤的疗效有了显著地提高。单药化疗最早出现在 20 世纪 60 年代,单药有效率较高的药物包括:环磷酰胺、异环磷酰胺、依托泊苷、大剂量的美法仑等。文献报道,大剂量美法仑单药有效率可达 80%。肿瘤的异质性和耐药性的存在,使单药化疗疗效低于联合化疗。因此,目前临床常用联合化疗方案。早期常用联合化疗方案为 VAC 方案(长春新碱、放线菌素 D、环磷酰胺);而后在此方案基础上加上多柔比星构成 VACA 方案。IESS-1 临床试验证实 VACA 方案将 VAC 方案 24% 的 5 年无瘤生存率提升到 60%,其总生存率达到 75%。因此,VACA 方案成为目前最常用的方案。近年,有研究证实在 VACA 基础上加入异环磷酰胺可进一步提高疗效。

(四)综合治疗模式

1. 术前新辅助化疗 新辅助化疗可通过使原发肿瘤体积缩小;杀灭亚临床转移灶;减少处于增殖期的肿瘤细胞数目,降低术中播散几率,从而减少局部放疗的面积和剂量,或使手术保留患肢成为可能。主要应用依托泊苷(VP-16)和异环磷酰胺。

2. 手术加术后辅助放化疗 手术切除原发肿瘤后,给予原发肿瘤所在骨的放疗,再辅以化疗。但出于尤文肉瘤早期就可能出现转移这一临床特性的考虑,以及保留患肢功能的要求,目前有学者主张术前给予新辅助化疗,待肿瘤明显缩小后给予保留患肢功能的手术,而后再行放化疗。

3. 放疗加化疗 主要用于晚期患者或并发症多且重,不能耐受手术的患者。根据患者的一般情况,以及肿瘤负荷大小,放化疗可同步或序贯进行。对于已播散的患者,可在支持治疗的同时,对原发灶和转移灶进行放化疗。肺部单发转移灶多采用手术方式,放射治疗也有一定的疗效。

八、预后因素

尤文肉瘤预后与多种因素有关。目前认为,患者年龄>14 岁、肿瘤体积较大(直径>8cm或体积>100ml)、原发肿瘤位于盆腔、原发肿瘤周围软组织受累以及确诊时即有远处转移和血清乳酸脱氢酶增高的均是预后不良因素;发热、失血性贫血等全身情况越差者,预后也越差。有研究证实,肿瘤对术前新辅助化疗的反应能够预测患者预后。肿瘤完全缓解或接近完全缓解者的预后明显好于部分缓解者,其 5 年无瘤生存率可达84%～95%。

第三节　骨　肉　瘤

一、概　述

骨肉瘤(osteosarcoma)又称成骨肉瘤(osteogenic sarcoma),来源于间叶组织,瘤细胞具有形成骨质或肿瘤样类骨质能力的恶性肿瘤。2002 年 WHO 在骨与软组织肿瘤分类中,经典骨肉瘤被定义为高度恶性的梭形细胞肉瘤并可产生骨样基质。骨肉瘤组织中常可见肿瘤细胞向纤维或软骨方向分化,或两者兼有。但只要见到肉瘤基质细胞直接产生类骨样组织,无论数量多少,就决定了肿瘤的性质为骨肉瘤。

由于骨肉瘤发生部位的不同,瘤细胞分化的多样性及其形成骨或骨样组织在形态和数量上的差异,骨肉瘤的临床表现、影像学表现和生物学行为呈明显的异质性。因此,骨肉瘤的分型也是较为复杂的。既往临床上有多种分型标准,如基于细胞和组织的分化程度不同,或基于细胞和组织的分化方向不同,或基于病灶的多少等。这些分型方法均未能完整反映各个亚型间肿瘤性质、生物学行为的差异。目前,绝大多数学者均认为世界卫生组织1993 年对于骨肉瘤的分型是比较合理的。这个分类系统首先是根据起源部位的不同将骨肉瘤分为中心性和表面两种。前者起源于骨髓腔,瘤体位于骨内;后者起源于皮质旁成骨性结缔组织或骨膜,瘤体位于骨旁。而后按照临床病理特征将中心性骨肉瘤分为普通型骨肉瘤、低度恶性中央型骨肉瘤、小圆细胞骨肉瘤和毛细血管扩张性骨肉瘤;将表面骨肉瘤分为骨旁骨肉瘤、骨膜骨肉瘤和高度恶性表面型骨肉瘤。这种分类方法,既能够反映临床病理的特点,将各种亚型从低度到高度不同的恶性性质区分开来;又与临床治疗和预后有着密切的关系。

骨肉瘤多为原发性,是指没有先前的病变直接发生者;少部分为继发性,是指继发于其他已经存在的病变或放射治疗后。骨母细胞瘤、骨软骨瘤、软骨瘤、动脉瘤样骨囊肿以及慢性骨髓炎、骨 Paget 病等均可继发骨肉瘤;多种骨肿瘤放射治疗后也可继发骨肉瘤。

骨肉瘤的发病率约为3/100 万人,是最常见的非造血系统的原发性骨肿瘤。据入院病例统计,欧美国家骨肉瘤的发病率约占骨肿瘤总数的 12.2%～15.5%。我国的这一比例为15.7%～18%。在西方国家,骨肉瘤在发病年龄相关频率和发病率方面表现为双峰。第一个明显的高峰在 10～20 岁,第二个高峰在 60 岁以上。10～20 岁人群发生骨肉瘤的危险性和 60 岁以上人群的危险性接近。在我国和日本,60 岁以上的骨肉瘤患者很少见。我国骨肉瘤的好发年龄为 11～20 岁,30 岁以后发病率逐渐下降,与此期骨骼生长发育旺盛有关。

从性别上看,男性与女性发病率之比为 1.6∶1。

本节主要介绍普通型骨肉瘤。普通型骨肉瘤占所有骨肉瘤的 75% ~85% ,是骨肉瘤中最常见的类型。

二、病 理

(一) 大体病理学检查

一般骨肉瘤体积常较大,其外观表现不一,取决于肿瘤发生的部位、大小和成分。一般致密的肿瘤组织呈灰白色,实质性,质地软;在新生骨样组织和骨骼存在区域,则质地坚硬,由于骨化增加、血液供应减少而呈灰白色,此硬化区以象牙质样硬固为特征。肉眼直视下常见起源于肿瘤骨的骨小梁结构呈现带状、束状或厚密的网状;肿瘤组织穿透骨皮质;有时可见肿瘤被骨膜所包容,或可见骨膜受累。肿瘤组织中常可见出血区、黄色干燥坏死区及囊腔。部分病理标本可由于其含有软骨肉瘤成分而见到白色透明区或黏液区。

(二) 镜下特征

骨肉瘤由产生骨质和类骨质的肉瘤组织细胞组成。在病理切片中首先要查究肉瘤组织的特性,而后确定其肿瘤性成骨现象。肿瘤细胞外形不规则,大小不一;胞质丰富;细胞核大小与形状各异,染色深,常可见多形性核、巨核、多核与核分裂,部分细胞可见粗大核仁。在肿瘤细胞间可见呈片状或条索状、灰红色而均匀的骨样组织或编织骨,基质钙化不均。部分病例可见新生骨肿瘤组织长入残存的正常骨小梁之间。肿瘤组织中常可见出血、坏死。

(三) 特殊检查

骨肉瘤的碱性磷酸酶呈强阳性反应,尤以肿瘤外围生长区活性最高。免疫组化染色中,Vimentin 强阳性,在软骨分化区内 S-100 蛋白阳性。骨形态形成蛋白(BMP)、骨桥蛋白、骨黏蛋白等可呈阳性。在染色体水平上,骨肉瘤多存在明显的多发染色体结构异常和多倍体数目异常。骨肉瘤中常见的染色体畸变是 13P14 和 17P13 的杂和性缺失,它们分别是抑癌基因 *Rb* 和 *P53* 的相近位点。

分子生物学检查中,骨肉瘤中既存在多个原癌基因的不同程度的过表达,又可见抑癌基因的缺失。现有的文献资料证实,骨肉瘤中抑癌基因 *Rb* 的缺失率为 43% ~67% ,P53 蛋白的阳性率为 58% ~72% 。

三、临 床 特 点

(一) 好发部位

骨肉瘤虽无固定的发病部位,但也有很高的好发部位。其好发部位依次为:股骨远端、胫骨近端、肱骨近端,其次为股骨近端、股骨干和骨盆。脊柱、肩胛骨、锁骨、肋骨、胸骨等也可发生骨肉瘤,但发生率很低。资料统计,小于 20 岁患者,原发病灶有约 80% 位于四肢长骨。随着年龄的增长,肢带骨发病率呈下降倾向,60 岁以上患者只有 50% 发生于四肢,而骨盆和头面部各占 20% 。长骨的干骺端是骨肉瘤的主要起源部位,其次是骨干。

(二)症状与体征

最常见的临床症状是疼痛和局部软组织肿块。病程早期多无典型的症状,仅有间歇性和不规则性的疼痛,中等程度,活动后加重,病情进展后转为持续性剧痛,疼痛常难以忍受,尤以夜间和休息时为甚,一般止痛剂无效。因原发肿瘤所在部位的深浅以及肿瘤侵及软组织范围不同,局部软组织肿块体积差别很大,患肢活动明显受限。肿瘤局部常有明显的压痛,其硬度根据肿瘤组织内所含的骨组织多少而不同,一般呈中等度硬,质韧。局部皮温升高,皮肤发红,瘤体较大时可出现皮肤表面静脉充盈或怒张;后期皮肤张紧发亮,体表红肿,色泽变为紫铜色。部分病例可出现病理性骨折。

就诊时多数患者全身情况良好,但病情进展迅速,病程短,病期进展到后期常常有低热、全身不适、精神委靡、贫血以及进行性消瘦等全身症状,如出现肺转移,可出现咯血、气促等症状。

四、辅 助 检 查

(一)影像学检查

1. X 线平片　普通型骨肉瘤 X 线平片的表现为:① 溶骨性骨质破坏,早期骨松质和骨皮质内出现斑片状或虫蚀样骨质破坏,边界不清,随病变进展可融合成大片的骨质破坏区。②肿瘤骨形成,肿瘤细胞形成的类骨组织,多呈云絮状、斑片状或针状,边界模糊,见于骨质破坏区或软组织肿块内,是 X 线诊断骨肉瘤的主要依据。临床上 X 平片检查常可见高密度的成骨区与低密度的溶骨区混合存在。③病理性骨膜反应,骨肉瘤可见多种骨膜反应,如"Codman 三角"、"葱皮样改变"、"日光射线征"等。肿瘤向骨皮质外生长,骨外膜被掀起,并因受刺激而形成新骨,新生骨质在肿瘤的上、下端堆积,形成三角形突起即"Codman 三角",这是骨肉瘤的特征性 X 线表现。"日光射线征"是指随着骨外膜被掀起,原来由骨外膜供应骨皮质的血管受到牵拉而延伸,其与骨表面垂直,X 线片上呈放射状的横纹影,这也是骨肉瘤的特征性 X 线表现。而"葱皮样改变"还可在其他骨疾病中见到。它是和骨纵轴平行的分层状骨膜反应。④软组织肿块,边界清楚或模糊,范围较大,肿块可见不同程度的瘤骨和钙化。此外,还可能出现骨内跳跃性病灶和病理性骨折等征象。

根据 X 线平片上骨质破坏的程度和肿瘤骨形成的数量比例不同,可分为成骨型、溶骨型和混合型三种。成骨型以肿瘤新生骨为主,骨质破坏很少;溶骨型以骨质破坏为主,瘤骨较少;混合型则介于两型之间,成骨型与溶骨型的 X 线征象并存(图 18-3-1)。

2. CT 和 MRI　CT 图像常显示骨肉瘤瘤内密度不均,可见各种形态的瘤骨、钙化及坏死囊变区。CT 在骨肉瘤早期诊断方面较 X 线平片更敏感,因它可以发现微小的骨质破坏和瘤骨;三维重建技术的应用可清楚地显示肿瘤侵犯范围,有时可见与骨干表面平行的骨膜反应;而增强扫描还可显示瘤体和重要血管神经束的关系,虽然这方面它不如 MRI。

MRI 也可早期发现微小的骨质破坏和瘤骨,明确肿瘤的边界和血供,以及显示骨髓腔内跳跃性病灶、邻近关节的受累情况、肿瘤与重要血管神经的关系。大多数骨肉瘤组织在

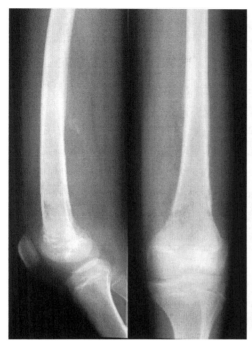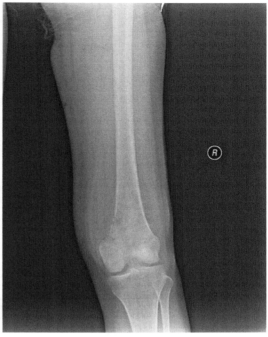

图18-3-1　骨肉瘤 X 线平片影像

T_1WI 上呈以低信号为主的混杂信号，T_2WI 上呈以高信号为主的混杂信号，常伴有肿瘤内灶状长 T_1、长 T_2 坏死信号和（或）囊变信号。在 T_2WI 上，骨肉瘤瘤骨、病理性骨膜反应和瘤软骨钙化呈低信号，与肿瘤实质有明显差异。

（二）实验室检查

患者治疗前应作全面的实验室检查以作为诊断和治疗的参考。这包括血常规、碱性磷酸酶、乳酸脱氢酶、红细胞沉降率、C 反应蛋白、肝肾功能和心电图检查等，尤其是碱性磷酸酶和乳酸脱氢酶的检测。前者主要有体内成骨细胞产生，骨肉瘤患者肿瘤样类骨形成时，血清碱性磷酸酶增高。大剂量化疗或手术后，大部分患者的碱性磷酸酶可能出现降低，如果肿瘤复发或转移，则碱性磷酸酶会再度升高。因此临床常将碱性磷酸酶作为化疗和手术前后的动态观察指标。乳酸脱氢酶是机体内糖酵解的限速酶，肿瘤组织的活力增强导致血液内乳酸脱氢酶的异常升高。在近年的文献研究中乳酸脱氢酶被认为与骨肉瘤患者预后相关，且作为预后指标的特异性要高于碱性磷酸酶。骨肉瘤患者的红细胞沉降率和 C 反应蛋白会出现不同程度的升高，但都是非特异性的。

五、诊断与鉴别诊断

（一）诊断

骨肉瘤的诊断要遵循临床表现与体征、影像学和病理学资料三者相结合的原则。既要重视病理检查，又不能忽视临床和影像学所见，这样才能有效减少误诊与漏诊。对于部分分化程度差、恶性程度高而又无肿瘤性骨样组织的骨肉瘤，单纯组织活检也难以明确诊断，此时就需结合患者的临床特点和影像学资料来综合考虑。另外,要着重保证取材的准确和充分。

(二) 鉴别诊断

骨肉瘤主要须与慢性化脓性骨髓炎、骨关节结核、尤文肉瘤等相鉴别。慢性化脓性骨髓炎 X 线平片表现与骨肉瘤相似,但骨髓炎的 X 线表现有一定的时间规律:早期骨质破坏模糊,新生骨密度低,骨膜反应轻微;晚期骨质破坏清楚,新生骨密度高,骨膜反应广泛。而且骨髓炎无软组织肿块形成,即使在炎症早期局部可能出现肿胀,骨质破坏后其肿胀反而消退。骨关节结核疼痛不剧烈,局部肿胀显著,多数患者有邻近关节的破坏;而骨肉瘤相反。尤文肉瘤的瘤细胞没有直接生成骨质或类骨质的能力,这是与骨肉瘤最重要的差别。免疫组化 Vimentin 和 CD99 阳性也是尤文肉瘤的特点。

六、治 疗

(一) 手术及手术与化疗

1970 年以前,骨肉瘤的主要治疗手段是单纯手术,手术方式为截肢术,但其治疗效果却很差。文献报道,较为彻底的截肢术后 5 年生存率仅为 19.7%,几乎所有患者在接受手术后 2 年内出现远处转移,其中,80% ~ 90% 的患者出现肺转移。1970 年以后,为改善骨肉瘤的远期生存,出现多个关于截肢术后给予辅助化疗的临床研究。研究结果令人欣喜,患者 5年生存率提高至 48% ~ 52%,甚至有报道 12 年生存率达到 42%。1979 年 Rosen 等鉴于术前化疗的良好效果,以及保留患者肢体的考虑,正式提出了"新辅助化疗"的概念,即手术之前采用有效的化疗可以达到降低临床分期的目的,使原本不能保肢的手术得以进行;而且还可能杀死微小的转移灶,降低远处转移的风险。随着新辅助化疗的广泛应用,现已成为骨肉瘤的标准治疗方案。

最常用的化疗药物是甲氨蝶呤、多柔比星、顺铂、异环磷酰胺及长春新碱。其中,大剂量甲氨蝶呤被认为是单药有效率最高的抗骨肉瘤药物。它属于细胞周期特异性药物,主要作用于 S 期。多柔比星属于细胞周期非特异性药物,主要作用于 S 早期和 M 期。

目前临床已不提倡单药化疗。常用的联合化疗方案包括 GPO-COSS 86、GPO-COSS 96等。GPO-COSS 86 的具体方案为:大剂量 MTX($12g/m^2$)+ADM($90mg/m^2$)+IFO($6g/m^2$)+CDDP($120mg/m^2$)。文献报道,GPO-COSS 86 的 6 年无转移生存率可达 66%。GPO-COSS 96 则是在 GPO-COSS 86 方案的基本药物加用卡铂和依托泊苷。此方案根据患者复发转移的风险度不同,而选用不同的药物组合。

(二) 放射治疗

骨肉瘤一般对放射治疗不敏感,单纯放射治疗的疗效很差,必须和其他治疗手段结合进行才会有较好的疗效。骨肉瘤根治手术中可能遇到肿瘤组织与重要血管和神经,或重要结构、脏器关系密切,这可导致肿瘤残留,或手术切缘阳性。此类患者术后复发、转移的风险极高,必须给予瘤床区域局部放疗。对于不能手术或拒绝手术的患者,放疗可作为姑息治疗手段,以达到止痛、缩小肿瘤、延长生存期的目的。

术中放置施源器,术后进行近距离放射治疗是较为常用的方法。它可将手术瘤床残留的肿瘤细胞杀死,从而达到保肢又保存生命的目的。手术中放置施源器有一定要求:①不能离皮肤太近,一般置于皮下1.5cm以上;②离开血管和神经也要有一定的距离,一般要有1cm的间隔;③遵循剂量学原则,管与管之间的放置要尽量平行,而且间距不要超过1.5cm。术后3~5天开始进行近距离放疗,每天1~2次,每次5~10Gy。如果联合外放疗,近距离放疗总量给予30Gy,近距离放疗后给予外照射50Gy。如果单独近距离放疗,则给予45~50Gy。

肺部转移是骨肉瘤最常见的转移部位。明确诊断时有80%以上患者已经存在肺部微小转移。对于肺部转移单发病灶可考虑手术治疗或放射治疗。有报道采用大剂量甲氨蝶呤(MTX)和放射治疗对肺部转移灶进行治疗,肺部病灶一般给予15Gy即可使病灶消失。

七、预　　后

普通型骨肉瘤的病程短,病情进展快,其自然病程很少超过10个月,肿瘤甚至可在数日内明显增大膨出。单纯截肢手术的5年生存率仅为10%~20%;以手术为主的综合治疗已能达到60%~70%。文献资料显示,发病年龄小、血清碱性磷酸酶高、肿瘤体积大、组织学类型差、对化疗反应差、术前存在远处转移、术后肿瘤残留或切缘阳性均是骨肉瘤预后不佳的因素。多数研究者认为最重要的预后因素在于肿瘤对化疗的反应如何。

第四节　软骨肉瘤

一、概　　述

软骨肉瘤(chondrosarcoma)是一类细胞有向软骨分化趋向的恶性肿瘤,来源于软骨组织,特征是瘤细胞产生软骨而不产生骨。可以分为原发性软骨肉瘤和继发性软骨肉瘤两大类。原发性软骨肉瘤常发生在正常骨内;继发性软骨肉瘤是从原有的良性软骨肿瘤衍变而来。按照病灶所在部位分为中心型、周围型和骨膜型。中心型是指起源于骨内的软骨肉瘤,包括由内生软骨肉瘤恶变的肉瘤;周围型是指发生于骨外的软骨肉瘤,常继发于骨软骨瘤。骨膜型则是指发生于骨旁或皮质旁的软骨肉瘤,这一类型临床极少见。按照细胞组织学特点可分为普通型、间叶型、透明细胞型、去分化型及黏液型。软骨肉瘤各亚型之间有恶性度增加的倾向,它们可由一个组织学分级向高度恶性肉瘤转化,可转化为纤维肉瘤、骨肉瘤、恶性纤维组织细胞瘤等。

二、病　　理

(一) 大体病理学检查

低度恶性的普通型软骨肉瘤的骨皮质可表现正常或轻度膨胀而无肿瘤浸润,即使处于晚期也可能不见骨质破坏;钙化多见,钙化部位呈黄白色外观,质地坚硬,砂粒样。中、高度恶性普通型软骨肉瘤的骨皮质则几乎都被浸润或破坏,剖开病骨可见病灶呈灰白色、不透明、有坏死、囊性变或出血性液化;中度恶性肿瘤还可清楚地看见钙化区,高度恶性者则很少钙化;当肿瘤侵入软组织时可有假包膜包绕。

透明细胞型软骨肉瘤的大体标本可见肿瘤位于骨髓腔内,大小不一,界限清楚,不典型的软骨样,有时呈颗粒状。黏液样软骨肉瘤则肉眼可见黏液性胶样。周围型软骨肉瘤的标本剖面常发现瘤体较大,病灶周围无神经血管反应,有纤维性薄的假包膜。晚期时肿瘤呈菜花或蘑菇状,病变可包绕骨赘基底和宿主骨。肿瘤软骨有较多的钙化及骨化倾向,在肿瘤的深部明显,表面较轻。

(二) 镜下特征

在Ⅰ级普通型软骨肉瘤标本中,有分化良好的软骨,有黏液区。与软骨瘤比较,有较多的肿瘤细胞数,少数双核细胞;肿瘤细胞核大小不等,多呈圆形。在Ⅱ级普通型软骨肉瘤中,双核细胞十分普遍;肿瘤细胞有明显的异型性;核大、染色深、异形核;细胞质透明,有丰富的黏液伴轻度的嗜碱性基质。在Ⅲ级普通型软骨肉瘤中,几乎总是有分化好的软骨,但软骨小叶的边缘由致密的成软骨细胞及未分化的间质成分所组成。肿瘤细胞以明显的异型性及核深染为特点。细胞有 3 个或更多的核且核型怪异;细胞核多为巨型核,为正常的5～10 倍。

透明细胞软骨肉瘤组织学上呈分叶状组织。肿瘤细胞胞质丰富并含空泡,细胞核具有多形性,核分裂象罕见,PAS 染色强阳性。黏液样软骨肉瘤的肿瘤组织也呈分叶状,中央为细胞稀少的黏液样区,周围细胞丰富,细胞核小,核分裂象罕见,PAS 染色阳性。去分化软骨肉瘤的镜下,除可见有分化较好的软骨肉瘤的成分外,还可表现有骨肉瘤、纤维肉瘤、血管肉瘤等组织学成分。

三、临 床 特 点

普通型软骨肉瘤发病率在骨骼系统原发性恶性肿瘤中位于第 4 位,排在骨肉瘤、尤文肉瘤和浆细胞瘤之后。男性好发,好发年龄 30～70 岁,青春期前罕见。而透明细胞型、间叶型和去分化型软骨肉瘤临床少见。间叶型好发于女性,而透明细胞型男女发病率相同。周围型软骨肉瘤常继发于骨软骨瘤,其发病率低于普通型软骨肉瘤。男性好发,男女比约为2：1。多发生于成人,青春期前少见。

普通型软骨肉瘤好发部位依次为股骨、骨盆、肱骨近端、肩胛骨、胫骨近端。在管状骨中,肿瘤常发生于骨干一端或干骺端,很少发生于骨干中部;肿瘤原发于骨盆时,好发于围绕髋臼的部位。间叶型软骨肉瘤好发于扁骨、椎骨;透明细胞型软骨肉瘤好发于股骨、肱骨近端或扁骨;黏液型软骨肉瘤则好发于骨外软组织深部,下肢多见;去分化型多由Ⅰ或Ⅱ级普通型软骨肉瘤衍变而来,因此其好发部位与普通型相似。周围型软骨肉瘤好发部位依次是骨盆、股骨近端、脊柱及骶骨、肱骨近端、肋骨。与普通型相比,周围型更好发于骨盆和脊柱。

软骨肉瘤的临床特点是发展缓慢,病程较长。其主要临床症状是间歇性疼痛,肿胀,功能障碍。软骨肉瘤早期症状轻,临床多不能发现明确肿块;晚期多形成大的、伴有临床症状的软组织肿块。当肿瘤压迫神经时可致放射性疼痛。若局部疼痛症状突然加重,肿块迅速增大则须考虑软骨肉瘤去分化,恶性程度增加,此类患者预后极差。

四、影像学检查

中心型软骨肉瘤的影像学表现为一种骨内溶骨性肿瘤,部分病例可见钙盐沉积。病灶原发在长骨时，多位于干骺端，可向骨干和关节面延伸。文献报道，在近一半的病例中可见肿瘤累及全骨的 1/3～1/2。

恶性程度高的中心型软骨肉瘤 X 线平片可见溶骨且界限不清，呈不规则透亮区，可伴有广泛的骨质破坏，但其中无钙化或骨化现象。晚期时，由于肿瘤侵犯可见新生软组织肿物影。骨膜受到侵犯可形成骨膜反应，X 线平片上可见厚而不清的不透光带，垂直于皮质。组织学分级高的软骨肉瘤的钙化或骨化倾向非常明显，X 线平片上钙化或骨化表现为不透光性。钙化为无结构，其特征性的表现为不规则散布的颗粒状、结节状或球状。因此，临床常将肿瘤的钙化或骨化作为判断肿瘤恶性程度的一个线索。

周围型软骨肉瘤的 X 线表现较为典型，有时单凭 X 线表现就能做出诊断。其 X 线表现为起源于骨皮质缘的明显不透光的团块，边界不清，呈凹凸不平的菜花样外观。部分病例可形成明确的高密度外缘，部分则为云雾状外缘。病灶内钙化可呈结节样、环状或点状分布。临床也常用周围型软骨肉瘤的 X 线平片表现来推断其恶性程度。若瘤体致密而广泛，不透光区与软组织分界清楚，无宿主骨受累，通常为 I 级周围型软骨肉瘤；若瘤体大且大部分透光，边界不清，宿主骨受累，则多为 II 级、III 级周围型软骨肉瘤。

骨膜软骨肉瘤 X 线平片表现为骨皮质外圆形肿块，向骨外生长，可见点状钙化，有时可见与骨干垂直的骨针。在病变与正常骨交界处可见 Codman 三角（图 18-4-1）。

CT、MRI、骨扫描常用于明确软骨肉瘤在骨内和软组织中的侵犯范围。在病变处于早期或与骨软骨瘤等良性疾病鉴别时，也常用到 CT、MRI 检查（图 18-4-2）。

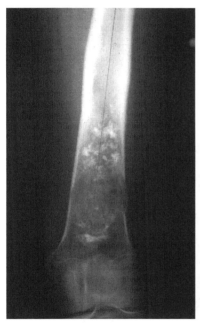

图 18-4-1　软骨肉瘤 X 线平片影像

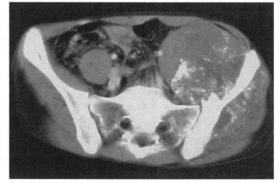

图 18-4-2　软骨肉瘤 CT 影像

五、诊断与鉴别诊断

软骨肉瘤的诊断强调临床表现、影像学资料、病理学分析相结合；否则难以做出正确的诊断。如发生于手的软骨性肿瘤几乎都是良性的，而位于躯干部位的常为恶性。

中心型软骨肉瘤首先要与软骨瘤相鉴别。软骨瘤好发于儿童,成年后病变静止。并且软骨瘤无疼痛症状,不破坏骨皮质,不引起软组织肿胀。其次,需与软骨瘤病鉴别。软骨瘤病可持续生长到成年,肿瘤体积可以很大,组织学上以增生活跃为特点,常恶性变为中心型软骨肉瘤。当临床高度怀疑恶性变时,可通过活检加以证实。对于关节滑膜软骨瘤病而言,病变主要位于关节内,镜下可见呈束状排列的软骨细胞,而中心型软骨肉瘤很少侵入关节。再次,需与成软骨细胞性骨肉瘤相鉴别。骨肉瘤发病年龄较小,影像学表现也明显不同于中心型软骨肉瘤,活组织检查以鉴别,这要求活组织取材广泛而准确。

周围型软骨肉瘤主要需与骨软骨瘤相鉴别。骨软骨瘤的 X 线表现为有不透光区,与软组织有完整清楚的界限,且骨扫描为弱阳性;周围型软骨肉瘤的不透光区在某些区域向软组织过渡而变得模糊,骨扫描为强阳性。另外,周围型软骨肉瘤还要与骨膜软骨瘤和骨旁骨肉瘤相鉴别。前者的影像学界限更清楚,髓腔侧有明显的硬化;后者的好发部位常在股骨下端的后方,有致密的骨性不透光区。最终的鉴别仍需依靠病理学证据。

六、治　疗

软骨肉瘤对于放射治疗不敏感,适于那些无法通过外科手术达到广泛或根治性切除的病例,只能达到姑息治疗的目的;软骨肉瘤对于化学药物治疗反应不肯定,仅在去分化软骨肉瘤中应用,也只有姑息作用。因此,外科手术成为软骨肉瘤最主要的治疗手段。外科彻底地手术切除可使患者获得治愈的机会,因此手术的设计和切除范围应根据肿瘤的组织学分级、确切的肿瘤侵犯范围仔细斟酌。

中心型软骨肉瘤转移发生较晚,因此如果局部能够得到彻底的治疗,则可获得良好的效果。Ⅰ级中心型软骨肉瘤不常发生转移,其最适合的治疗方式是广泛或根治性手术切除;也可选择行广泛的病灶内切除加上残腔注入乙醇、液氮等化学药物处理。Ⅱ级中心型软骨肉瘤则必须行根治性手术切除。Ⅲ级中心型软骨肉瘤,尤其是软组织有明显受累者,常需要手术截肢才能达到病情控制。

周围型及骨膜型软骨肉瘤的治疗均强调手术的彻底性,广泛的切除非常重要。

七、预　后

软骨肉瘤的预后主要取决于肿瘤的组织学分级和手术是否完整切除。文献报道,Ⅰ级中心型软骨肉瘤不常发生转移,若切除不彻底可出现局部复发;Ⅱ级可早期出现转移,很容易局部复发。若诊断及时、手术彻底,治愈率可达 60% ;Ⅲ级治愈率不到 40% 。

周围型及骨膜型软骨肉瘤组织学恶性程度分级低于中心型软骨肉瘤,即使组织学分级一致,其预后明显好于中心型软骨肉瘤。Ⅰ级周围型软骨肉瘤几乎不发生转移;Ⅱ级可发生转移,但很少发生在症状出现后 5 年内;Ⅲ级转移发生率较高,但很少早期出现。

肿瘤组织学各亚型中透明细胞型、黏液样软骨肉瘤以及Ⅰ级普通型软骨肉瘤预后良好,若手术彻底,复发不多见,转移少见。间叶型软骨肉瘤、Ⅱ级、Ⅲ级普通型软骨肉瘤以及去分化软骨肉瘤预后差,尤以去分化软骨肉瘤为最差。即使手术彻底,转移仍常见且较早发生。

第五节 骨巨细胞瘤

一、概 述

骨巨细胞瘤(giant cell tumor,GCT)传统上是骨的良性肿瘤,但具有明显的局部侵袭性。由于此疾病病理切片常见肿瘤细胞含有多核巨细胞及瘤样改变,因而被称为骨巨细胞瘤或破骨细胞瘤。1940 年,Jaffe 等使用光学显微镜将这些富含巨细胞的肿瘤或者瘤样病变明确分类,其中包括真正良性的骨巨细胞瘤、成骨细胞瘤、成软骨细胞瘤和动脉瘤样骨囊肿。1961 年,Schajowicz 应用组织化学染色法来区分所有的巨细胞病变,包括肿瘤和非瘤性病变。经过 100 多年的研究,目前对骨巨细胞瘤的病理学特点已有了相当的了解,其临床表现与病理组织学形态之间与一般肿瘤有不一样的关系。多数学者认为本疾病有潜在恶性,手术切除后局部复发率高,并有远处转移的恶性行为。

二、病 理

(一) 大体病理学检查

骨巨细胞瘤常在骨干骺端的中心见到,并可侵袭穿透周围的骨皮质;它常常会掀起周围的骨膜。它总是与相邻关节的软骨下骨联系密切,常导致关节内骨折。因常伴有出血性囊性变,骨巨细胞瘤大体标本常常呈质地松软的灰红色或红褐色外观;在一些侵袭能力较弱的肿瘤中,常有纤维结构组织和胆固醇沉积,这时肿瘤大体观为黄色的斑块状。

(二) 镜下特征

显微镜下显示肿瘤由一群稠密的、大小不一的单核基质细胞组成,大量的多核巨细胞散布其中。单核基质细胞呈圆形、卵圆形或梭形,大小不一。细胞核呈圆形、卵圆形,核染色质少,可见 1~2 个核仁。多核巨细胞含有丰富的胞质,边缘不规则,内含空泡。大量的细胞核聚集在细胞中央,常常有 50~100 个细胞核。在肿瘤组织中,可以看见小的骨样组织形成,特别是在发生病理性骨折和进行穿刺活检后,当肿瘤累及软组织或者转移到肺时,其组织学特征与原发病灶类似,肿瘤周围常常存在反应骨。在大约 1/3 的患者标本中,可以看到肿瘤累及血管,特别是在肿瘤周围的血管。肿瘤中存在坏死病变组织很常见,特别是在大的病灶中。

三、临 床 特 点

骨巨细胞瘤是临床常见骨肿瘤,发病率较高。据入院病例统计,欧美国家骨巨细胞瘤占骨肿瘤总数的 5%~8%,而在我国这一比例为 14%~15%;日本的骨巨细胞发病率则在我国和欧美国家之间。大多数患者的发病年龄为 20~45 岁,10%~15% 的病例发生在 10~20 岁,10 岁以下的儿童罕见,约有 10% 的患者超过 65 岁以上。国内统计资料显示男性患者略多于女性患者,国外资料则是女性多于男性。

骨巨细胞瘤以四肢长骨为最常见的发生部位,依次是股骨远端、胫骨近端、股骨近端,桡骨远端。此外,腓骨近端、骨盆也常发生。脊柱骨巨细胞瘤临床少见,一般见于椎体。多中心骨巨细胞瘤常出现在手部和足部。

在骨巨细胞瘤的早期,疼痛是常见症状。病程数月后则可观察到受累关节的肿胀、活动受限。浅表部位患者局部触诊可有捏乒乓球感。如果没有早期诊断,邻近关节的病理性骨折常不可避免。

四、影像学和分期

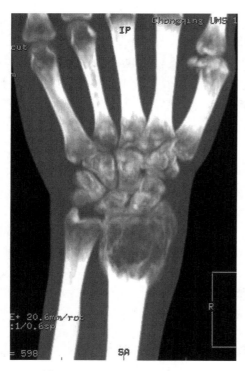

图 18-5-1　骨巨细胞瘤 CT 影像

X 线平片对于骨巨细胞瘤的诊断非常有用,X 线常表现为在长骨骨骺端的一个偏心性溶骨性病变。病灶常是纯粹的溶骨性改变。在松质骨中表现为"肥皂泡样"改变,或呈多房状改变;没有钙化、骨化的表现,没有不规则的骨膜反应;肿瘤穿透周围骨皮质后可形成软组织肿块。

Campanacci 根据 X 线表现,将骨巨细胞瘤分为三型。Ⅰ 型(静止型):表现为一个静息的病灶,常发生在松质骨中,边界清楚,边界有一薄层硬化带,保持皮质完整。这一型很少见,可以无任何临床症状,预后好。Ⅱ 型(活动型):表现为一个活跃的病灶,其相邻皮质骨变薄、膨胀,边界清楚,边界硬化带缺乏,以骨膜为界。临床最常见。Ⅲ 型(侵袭型):相邻骨皮质消失,肿瘤侵及软组织,边界不清楚,常伴有骨皮质破坏和软组织肿块。

骨巨细胞瘤 CT 扫描可提供比 X 线平片更加精确的骨皮质变薄和侵袭情况(图 18-5-1)。MRI 扫描对确定肿瘤的骨外扩张、软组织和关节受累范围非常有用。

五、诊断与鉴别诊断

临床表现与影像学检查对骨巨细胞瘤的诊断具有重要意义,尤其是患者的发病年龄和肿瘤所在部位。虽然如此,明确诊断仍需结合组织病理学检查。

如果对骨巨细胞瘤仅进行影像学诊断时,需与多种溶骨性病变相鉴别。如成软骨细胞瘤、软骨肉瘤、溶骨性骨肉瘤、慢性骨脓肿、纤维肉瘤等。鉴别方法多依靠组织病理学检查和临床特点的差异。组织病理学诊断时需注意与甲状旁腺功能亢进症所致的棕色瘤相鉴别,后者的 X 线平片常见在肿瘤周围的骨骼表现为典型的腔隙性骨质疏松。

六、治　疗

骨巨细胞瘤治疗应以彻底手术为主或病灶广泛刮除与术后放疗。肿瘤在髓腔内可蔓延 1~5cm,清除应达到这个范围。另外,被侵犯的软组织也应彻底清除。1989 年之前,骨巨细胞瘤的手术治疗主要采取病灶刮除和植骨。随着骨水泥和苯酚、过氧化氢等辅助治疗因素的使用,其局部复发率大大降低。目前,广泛性病灶刮除和骨水泥的应用已成为骨巨细胞瘤治疗的标准治疗手段。也有一些研究者在病灶刮除后局部应用液氮进行冷冻治疗,取得了一定的临床效果。病灶刮除加局部化疗药物的具体方式则还有待进一步完善,其疗效还有待长期随访。

单纯的瘤段切除主要应用于那些手术影响功能轻微部位的肿瘤,如髂骨翼、腓骨等。整块截除术主要应用于局部破坏广泛,侵及关节、韧带、关节腔等结构者或有局部软组织复发者。它可显著降低局部复发率,但必须施行复杂的重建术,以修复严重的功能缺陷。若肿瘤累及主要神经、血管时,应考虑截肢术的可能。

放射治疗对骨巨细胞瘤可产生抑制作用,具有中度敏感性。既往侵袭性骨巨细胞瘤主要依靠放射治疗,但有 15% 的患者出现局部继发性肿瘤或恶性变。因此,现在放疗主要应用于因解剖位置复杂,肿瘤切除不彻底或不能手术者,以及手术后复发患者。照射范围应包括肿瘤外 2cm 与邻近肿胀的软组织、皮肤以及经皮闭合的穿刺点。照射总量 45~55Gy,疗效评价以症状缓解及肿瘤消退为主。目前,临床不提倡常规应用外照射作为骨巨细胞瘤的辅助治疗方法。

化疗对于骨巨细胞瘤的疗效不理想。

七、预　　后

骨巨细胞瘤具有显著的局部侵袭性,并且偶尔会发生远处转移。在对病灶进行刮除术后,复发率可达 40%。在手术的基础上辅以骨水泥、骨移植、局部冷冻等疗法,局部复发率在 25% 左右。复发多在术后 3 年内,很少在 3 年以上。文献报道约 2% 患者中可见肺转移,一般在原发灶诊断明确后 3~4 年出现。转移灶可以是单发的,也可以是多发的,转移瘤的组织学表现和原发肿瘤相似。转移瘤一般进展很慢,部分还会自发地消退,很少一部分会侵袭性发展并最终致患者死亡。

第六节　骨原发性恶性淋巴瘤

一、概　　述

骨恶性淋巴瘤可分为原发性和继发性两种。骨原发性恶性淋巴瘤源自骨髓淋巴细胞,属于结外淋巴瘤。绝大多数骨原发性恶性淋巴瘤为非霍奇金淋巴瘤,霍奇金淋巴瘤极为罕见。

骨原发性恶性淋巴瘤临床少见,约占恶性骨肿瘤的 3%~6%。骨原发性恶性淋巴瘤好发于男性,男女比例约为 3:1。各年龄段均可发病,大多数病例在 25~30 岁以后发病,20岁前少见。

二、病　　理

(一) 大体病理学检查

骨原发性恶性淋巴瘤的组织学形态因肿瘤的大小和破坏骨皮质的程度不同有明显的

差异。肿瘤组织多呈脑髓样组织,常局限于骨髓腔内,伴有骨皮质破坏。肿瘤进展穿破骨皮质,可致骨旁软组织受累,形成较大的肿块,同时可发生病理性骨折。肿瘤切面呈灰红色,质软,常伴有点状出血、坏死灶和液化。

(二) 镜下特征

大多数骨原发恶性淋巴瘤细胞弥漫性生长,侵犯局部骨髓腔,破坏骨小梁和骨皮质。肿瘤组织内没有淋巴滤泡样结构,常散布众多的成淋巴细胞和淋巴细胞。肿瘤细胞有丰富的胞质,细胞核呈多形性,大小不一,多呈囊皮包状,常有一个或多个核仁,核仁和染色质非常明显。嗜银染色时瘤细胞间可见微细的网状纤维。骨原发性霍奇金淋巴瘤镜下可见典型的 RS 细胞,背景则是各种炎症细胞,且可见肿瘤有明显的坏死。

(三) 免疫组化染色

免疫组化对骨原发性恶性淋巴瘤的诊断有很重要的意义。骨原发性恶性淋巴瘤与原发于淋巴结的恶性淋巴瘤的表型相同,CD45 均为阳性,MAC387 均为阴性。B 细胞来源者 CD20 阳性,T 细胞来源者 UCHL-1 阳性。

三、临 床 特 点

(一) 好发部位

骨原发性恶性淋巴瘤的好发部位主要在躯干和颅骨、颜面骨(约占病例总数的 1/2),其次是长骨,长骨中主要是股骨、胫骨和肱骨。在长骨发病时骨干和骨干骺端发病的机会大致相等。恶性淋巴瘤累及两个或更多邻近或远处骨骼的情况并不少见。

(二) 症状与体征

骨原发性恶性淋巴瘤的主要症状为长期存在的轻微和间断的局部疼痛,另一些可能的症状为局部肿胀、病理性骨折。一般情况下,无发热、贫血、体重下降、红细胞沉降率增快等全身症状,局部骨质破坏明显而全身症状轻是骨恶性淋巴瘤的重要临床特征,其出现区域淋巴结肿大的情况并不少见。继发性骨恶性淋巴瘤则表现为多骨发病,伴有全身多处淋巴结肿大,且全身症状明显。尽管有相当大的变异,但淋巴瘤通常生长缓慢,一般从出现首发症状到确诊时间大约 6 个月至 1 年以上,甚至可达数年之久。病程总是经常变化不定而难以预知。

(三) 转移方式

多数病例局限于骨,部分病例可能出现局部淋巴结转移,但经治疗可能痊愈;还有很少部分病例可侵犯全身淋巴结、肝、脾和其他内脏器官,但肺转移少见。

四、影像学检查

(一) X 线平片

骨原发性恶性淋巴瘤各期的 X 线表现如下:

1. 骨髓浸润期 处于早期阶段,肿瘤组织爬行在骨小梁间隙内,吸收侵蚀骨小梁使之变细、模糊。X线平片无异常表现。

2. 骨质破坏期 处于进展期阶段,X线平片上表现为虫蚀样骨质破坏,继而出现骨质缺损区。原发于四肢长骨的肿瘤可通过哈氏管沿骨纵轴蔓延,也可通过佛氏管横穿出骨皮质,在皮质内形成筛孔状骨质破坏。原发于脊柱的恶性淋巴瘤主要表现为单一椎体呈"融冰状"改变,边界不清。椎体楔形改变,椎弓根可受累,相邻椎间隙正常。

3. 软组织肿块形成期 处于晚期阶段,X线平片上可见软组织肿块影,也可能见到骨膜新生骨,甚至可见病理性骨折(图18-6-1)。

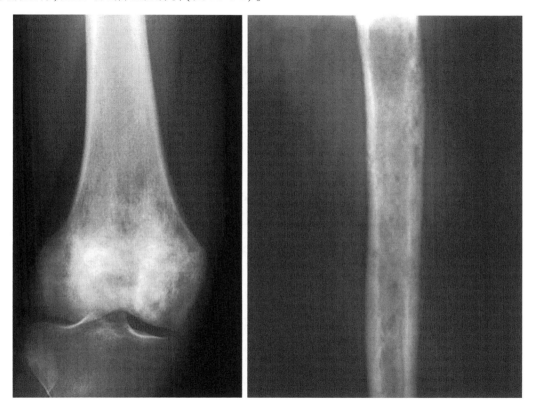

图 18-6-1 骨淋巴瘤 X 线平片影像

（二）MRI

MRI 对骨髓浸润十分敏感。在 T_1WI 上肿瘤浸润表现为对称性的、均匀的、弥漫性低信号;在 T_2WI 上表现为高信号,与脂肪的信号相似;在脂肪抑制 T_2WI 和 STIR 序列时,病变呈广泛的高信号。

五、诊断与鉴别诊断

（一）诊断标准

Cooley 等于 1950 年提出骨原发性恶性淋巴瘤的诊断标准。标准规定应同时符合以下条件:首发部位或症状必须在骨骼;病理学确诊为恶性淋巴瘤;无淋巴结、内脏转移或转移仅限于区域淋巴结,或发现骨质破坏后至少 6 个月后才出现其他部位恶性淋巴瘤的症状和体征。

(二) 分型与分期

1986 年 Ostrowski 将骨原发性恶性淋巴瘤进行分型。单一骨受累的淋巴瘤为 Ⅰ 型;多骨受累且无淋巴结侵犯为 Ⅱ 型;多骨受累伴有淋巴结受累为 Ⅲ 型;出现内脏侵犯则为 Ⅳ 型。目前,根据病程进展可将骨原发性恶性淋巴瘤大致分为三期:骨髓浸润期,骨质破坏期和软组织肿块形成期。

(三) 鉴别诊断

骨原发性恶性淋巴瘤首先需与骨外淋巴瘤累及骨髓相鉴别。骨原发性恶性淋巴瘤极少转移到淋巴结,因此当骨出现单个病灶,伴有内脏或多部位多个淋巴结受累,或多部位骨受累时,临床多认为骨外淋巴瘤扩散至骨。其次,骨原发性恶性淋巴瘤还需与骨尤文肉瘤、骨嗜酸性肉芽肿、骨纤维肉瘤等相鉴别,这主要依靠各自的特征性组织学表现和免疫组化染色的差异。如尤文肉瘤糖原染色可见瘤细胞内有糖原颗粒,骨原发性恶性淋巴瘤则无;免疫组化染色 LCA、CD20 或 CD45RO 骨原发性恶性淋巴瘤呈阳性,而尤文肉瘤为阴性。

六、治　疗

目前推荐的治疗骨原发恶性淋巴瘤的方法是采用广泛性根治手术与放疗或化疗相结合的综合治疗。手术适应证:发生病理性骨折者;放化疗不敏感者;局部复发且病灶易于切除者。一线化疗的标准方案根据原发恶性淋巴瘤的病理类型不同分别为非霍奇金淋巴瘤的 CHOP(环磷酰胺、多柔比星、泼尼松、长春新碱),以及霍奇金淋巴瘤的 ABVD(多柔比星、博来霉素、长春新碱、氮烯咪胺)。

骨原发性恶性淋巴瘤对放射线敏感。对于临床 Ⅰ、Ⅱ 患者,放射治疗是优先选择的治疗方法。照射方法:选用高能 X 线,照射范围包括受累骨在内的整块骨与邻近软组织。肿瘤总量 55 ~ 60Gy,采用 2 次缩野法,全骨照射 45Gy 后缩野至肿瘤(包括软组织肿块)外放 5cm 和外放 1cm 各加量 5Gy,区域淋巴结常规行预防性照射 45Gy。

七、预　后

骨原发性恶性淋巴瘤具有多变、进展缓慢和病程隐蔽的特点,因此对其预后难以肯定。文献报道,本病单纯放射治疗后 5 年生存率可达 45% ~ 50%,但 10 年生存率仅为 30%。联合化疗后 10 年生存率可达 60% ~ 80%。导致预后不佳的因素有:骨骼的淋巴瘤广泛播散,骨盆及躯干骨发病,以及放射治疗后的治疗区域复发。

第七节　脊　索　瘤

一、概　述

脊索瘤(chordoma)是一种较为少见的肿瘤,属于低度恶性,生长缓慢。它起源于错位或残余的胚胎性脊索组织。脊索是人体脊柱的原基,在胚胎 3 个月时脊索开始退化,仅椎间盘的髓核为残余的脊索组织,因此沿脑脊髓神经轴的任何部位残留有脊索组织,均可发展成为脊索瘤。

尽管脊索瘤不是骨组织,而且仅局限在骨的表面,但因其常侵袭和累计骨骼,因此,将其归属于骨肿瘤的范畴。

脊髓瘤发病占原发性骨肿瘤的 1%~4% ,可发生于任何年龄,以 40~60 岁多见。原发于颅底部的脊索瘤较骶尾部者起病早。脊索瘤好发于男性,男女之比为(2~3)∶1。

二、病　　理

(一) 大体病理学检查

脊索瘤瘤体灰色或蓝白色,呈典型半透明的胶冻状,有不完整的假包膜,包膜很薄,紧贴于肿瘤表面。肿瘤切面质软,易碎,常伴有出血、坏死和囊性变。出血后表现为暗红色的坏死区。

(二) 镜下特征

脊索瘤组织学图像因脊索细胞分化阶段的不同和细胞恶性程度的不等而差异明显。光镜下肿瘤组织结构为小叶和分隔小叶的纤维束。小叶由星形细胞与黏液细胞组成,排列成束状或片状,细胞间为黏液基质。星形细胞位于小叶的边缘,细胞中无明显的胞液,细胞质呈嗜酸性。黏液细胞位于小叶的中央,细胞中有大量的胞液,有时将细胞核挤至细胞的边缘。肿瘤分化较差时,瘤细胞有明显的异形性及核分裂现象。

三、临床特点

(一) 好发部位

好发于骶、尾骨和颅底蝶、枕软骨结合处。原发病灶在颅底者占所有病例的 35% ,骶尾部者占 55% ,原发脊椎者少见,约为 10% 。其临床特点以溶骨性破坏为主。

(二) 症状与体征

根据肿瘤所在位置不同,症状表现各异。早期症状均不明显。疼痛常是最早出现的症状,是由局部骨质破坏所致。

肿瘤原发于骶尾部者多在肿瘤相当大时才出现症状,临床症状主要为腰痛或骶尾部疼痛。如肿瘤向前、后方生长可压迫膀胱或直肠引起相应器官刺激症状,如便秘、痔疮、排尿困难等。当肿瘤累及腰骶神经干时,可出现髋、膝、踝部疼痛,或是感觉迟钝、括约肌麻痹等症状。

肿瘤原发于颅底的患者,早期即可出现头痛、脑神经受压症状,尤其以视神经和动眼神经受累所致症状最多见,如视力下降或间歇性复视;肿瘤向颅内生长可压迫垂体产生垂体功能障碍,如嗜睡、多饮、多尿等;向侧下方生长可阻塞鼻腔。

原发于脊椎的肿瘤可引起局部疼痛,以及相应节段的脊髓、神经压迫症状。如颈椎脊索瘤出现进行性吞咽困难、言语不清等。

（三）转移

脊髓瘤生长较慢，较少发生远处转移，且较迟。原发于颅底的脊索瘤几乎不转移；原发于骶尾部脊索瘤的转移率为 10% ，可转移至肝、肺、淋巴结，但很少通过血循环发生全身性的弥漫性转移。

四、影像学检查

（一）X 线表现

大多数脊索瘤在出现临床症状的同时，在 X 线平片中即可见病变处的溶骨性改变。颅底脊索瘤多见于斜坡，X 线表现为边缘不清的溶骨性骨质破坏，伴有轻中度膨胀和分叶状软组织肿块。骨破坏区或软组织肿块内可见不规则形的斑点状或斑片状钙化和残留小骨片。

骶尾部脊索瘤 X 线平片表现为溶骨性或膨胀性骨质破坏，边缘不规则，正常的骨纹理结构消失，呈磨玻璃样阴影，其中可见大小不等的透亮区。肿瘤多向前突破骨皮质形成分叶状软组织肿块。瘤体内可见斑点状或斑片状钙化和残留小骨片。骨破坏区内可见长约 1～2cm，厚 1～2mm 的横行板状致密影，称为"横板征"，此征具有诊断特征性，是肿瘤破坏骶骨后残留在软组织内的椎间盘钙化影。

脊椎脊索瘤的 X 线平片表现：早期骨内结构改变，呈磨玻璃样阴影；晚期主要是多个椎体前方的分叶状软组织肿块，肿块内可见不规则钙化斑点或残留的小骨片，邻近椎体多存在局限性侵蚀性骨质破坏。

（二）CT 与 MRI

CT 与 MRI 均可清晰地显示骨破坏的范围以及周围软组织影，而 MRI 多断面成像可清晰显示肿瘤及其与周围组织结构关系的特点使其在脊索瘤诊断及鉴别诊断的价值高于 CT 和 X 平片。CT 影像可见脊索瘤略呈高密度，肿瘤周边区域可见钙化斑；而脊索瘤在 MRI 的 T_1WI 呈均匀低信号或混杂信号，在 T_2WI 上呈明显高信号，死骨和钙化部分无信号（图 18-7-1）。

五、诊断与鉴别诊断

脊索瘤不能通过 X 线平片、CT 和 MRI 等影像学表现而确诊，需结合临床症状、组织病理学才能明确。原发于颅底部的脊索瘤需与颅内或咽喉部的其他肿瘤鉴别；而原发于骶尾部的脊索瘤则常与骨巨细胞瘤和神经源性肿瘤相混淆。骨巨细胞瘤多见于青壮年，好发于上位骶骨，肿瘤呈明显的偏心性生长，X 线平片骨呈皂泡样改变。神经源性肿瘤的 X 线平片可见肿瘤的破坏区围绕神经孔，神经孔可变大或消失。原发于脊柱的脊索瘤，则需与结核性脊柱炎、嗜酸性肉芽肿、骨转移癌等病鉴别。

六、治　疗

脊索瘤肿瘤发展缓慢，较少出现转移，治疗失败模式主要以局部复发为主，因此手术是

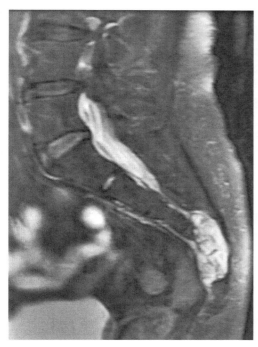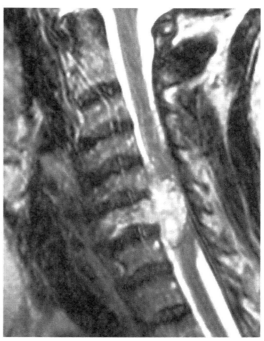

图 18-7-1 脊索瘤 MRI 影像

脊索瘤的首选治疗手段。手术治疗的原则为:彻底切除肿瘤、恢复和重建脊柱的稳定性。手术的方式为扩大切除或完整切除。但脊索瘤原发部位较特殊,以蝶枕骨、骶尾部、脊柱等部位为多,手术难度大,难以彻底切除,能完整切除的肿瘤不超过总数的一半,因此术后放疗很有必要。

尽管脊索瘤对放射线不敏感,但放射治疗显示对肿瘤有一定的抑制作用,临床表现放射治疗对减少患者神经系统症状和控制肿瘤疼痛有一定的效果。文献报道证实,与单纯手术相比,术后辅以放射治疗可以提高局部治疗疗效,延长术后局部复发时间。

放射治疗适应证:①手术后残留病灶;②复发病灶;③手术不能切除的巨大肿瘤。照射范围包括肿瘤所在的整块骨。应用传统放疗方式时尽量采用多野等中心照射;适形调强放疗能在高剂量准确投照同时避开周围正常的器官或结构,在脊索瘤的放疗中应有很大的应用前景。肿瘤总量在常规分割情况下为 60~70Gy。有学者建议应用质子束进行治疗;近距离放疗或组织间插植也有助于病灶缩小或稳定。

至于放射治疗介入的时机,是首次手术后即开始放疗还是保留到局部复发时,目前仍有争论。现有文献报道表明,当手术切缘阳性时,放疗早期介入有较好的预后和较长的无瘤时间。

一般认为化疗疗效不佳。目前国际、国内关于脊索瘤化疗的报道不多见。

七、预　后

骶尾部脊索瘤经手术切除加辅助放疗预后最佳。美国流行病学调查显示:5 年生存率达 67.7%,20 年生存率则降至 13.1%。发生在活动节段脊椎的脊索瘤易发生转移,有

3％~60％ 的发生率,转移部位有淋巴结、皮肤、肺、肝。但转移不影响患者预后,患者常死于局部治疗失败后的并发症。

（张　涛）

Summary

Bone tumors can be benign or malignant. The behavior of benign bone tumors can vary considerably from being self-limited and healing spontaneously (eg, unicameral bone cyst, nonossifying fibroma, osteoid osteoma), to inactive but persistent (eg, enchondroma, osteochondroma) to minimally locally aggressive (eg, aneurysmal bone cyst, chondroblastoma, chondromyxofibroma) to very locally aggressive (eg, giant cell tumor of bone, osteoblastoma). The treatment of benign bone tumors depends on their growth behavior. Most primary malignant bone tumors should be surgically resected. Myeloma and lymphoma of bone are exceptions. Patients with a primary malignant bone tumor that have a high prevalence of micrometastatic disease at presentation (eg, classic osteosarcoma, Ewing sarcoma) should be treated with adjuvant chemotherapy. Irradiation for bone tumors is routine for myeloma and lymphoma but otherwise is a secondary treatment option used when an adequate surgical resection would produce unacceptable morbidity or is not technically possible. The classification of these tumors is defined by the assumed cell of origin based on the histologic examination. Often it is the matrix of the tumor that indicates the cell type. Therefore, tumors that have a matrix of bone have "osteo" in their name and are believed to have arisen from cells in the osteoblast cell line (eg, osteoid osteoma, osteoblastoma, osteosarcoma). Those with a cartilage matrix have "chondro" in their name and are believed to have arisen from cells in the chondroblast cell line (eg, enchondroma, osteochondroma, chondroblastoma, chondrosarcoma). In addition to these two obvious tumor groupings, there are tumors with a fibrous matrix (eg, nonossifying fibroma fibrosarcoma malignant fibrous histiocytoma) a vascular origin (eg, hemangioma, hemangioendothelioma, hemangiopericytoma), and those without a particular matrix (eg, unicameral bone cyst, aneurysmal bone cyst, giant cell tumor of bone, Ewing sarcoma). Those bone tumors that arise from the marrow elements (eg, Langerhans cell histiocytosis, myeloma, lymphoma) are usually not considered classic primary bone tumors and their behavior is sufficiently different that their consideration with primary bone tumors is not necessary. They are included in the differential diagnosis with the more classic primary bone tumors, however, and must be considered in any discussion of bone tumors.

第十九章 中枢神经系统肿瘤

第一节 星形胶质细胞瘤

一、概　述

星形胶质细胞(astrocyte)、少突胶质细胞(oligodendrocyte)和室管膜细胞(ependyma)以及起源于中胚层的小胶质细胞(microglia)共同构成了中枢神经系统的胶质。胶质细胞在中枢神经系统中起支持、营养、传导、代谢等作用,同时也是血-脑屏障(blood brain barrier)的重要组成部分。星形胶质细胞占胶质细胞的大多数,是神经元和神经元周围组织的营养维护细胞。

星形胶质细胞瘤(astrocytoma)是由星形胶质细胞过度增殖而成。因此,具有沿着中枢神经系统的支持组织侵袭和发展的特性。它可以从额叶沿白质长束侵袭到顶叶,也可以从一侧大脑半球沿交叉纤维跨过胼胝体扩散或侵袭到对侧大脑半球。

星形胶质细胞瘤是颅内最常见的肿瘤,约占脑肿瘤的一半。它最重要的特点是瘤细胞无限增殖、高度侵袭性、无明确界限。少部分分化良好的星形胶质细胞瘤又称低级别星形细胞瘤(WHO 分类Ⅰ~Ⅱ级),占颅内原发性肿瘤的 20%,经手术加同步放、化疗后预后良好。但大多数星形胶质细胞瘤都是间变性星形细胞瘤(anaplastic astrocytoma)和多形性胶质母细胞瘤(multiforme glioblastoma,GBM)(WHO 分类Ⅲ~Ⅳ级),占颅内所有胶质细胞瘤的 50% 以上,呈侵袭性生长,特别是生长在功能区和脑深部,手术不能完全切除,治疗效果差,5 年生存率不足 5%,预后不良。

目前,已认识到星形胶质细胞瘤是由基因突变、缺失等过程的恶性转化步骤积累所致,即癌基因被激活、抑癌基因失活的过程。因此,随着分子遗传学研究的不断深入及科学技术的发展,在今后的治疗上也有可能会得到一定突破。

二、流行病学

11~20 岁和 31~40 岁是两个相对高峰的发病年龄阶段,男性多于女性,星形胶质细胞瘤多见于壮年,多形性胶质母细胞瘤则多见于中年。从发生的部位来看,星形胶质细胞瘤可发生在中枢神经系统的任何部位,成人多见于大脑半球,儿童则多见于幕下。

三、病因学与发病机制

与遗传因素没有确切的关系,目前认为可能与化学、物理、环境等多重因素相互作用有关,但尚难确定,没有确切的证据能证明是什么原因导致星形胶细胞瘤的发生。

早在 1878 年 Cohnheim 提出中枢神经系统肿瘤发生的理论,指出肿瘤发生的原因是胚胎原基的发育异常,原始细胞的胚胎残余灶可生长为肿瘤。但是,胚胎细胞灶在出生 4 个月后就很少见了,因此不像是成人肿瘤的来源。1904 年 Ribbert 提出这种细胞因炎症刺激,而以胚胎细胞生长的形式进行增殖。1927年Fisher Wasel认为正是这种慢性增殖导致肿瘤形成。1967年Willis提出了区域假说,即当整个区域受到致癌刺激的作用,其中心的一些细胞首先形成肿瘤,肿瘤的增大不仅是由于细胞的增殖,而且此区域周边受致癌作用小的细胞亦逐渐转变为肿瘤。然而有些星形胶质细胞瘤呈弥漫性生长,无法用起源于一个地点来解释。而有的星形胶质细胞瘤则在一侧或两侧大脑半球且距离较远,分别独立地生长,把这种情况的肿瘤叫做多中心神经胶质细胞瘤。

1974年Pierce等对一些星形细胞瘤早期分化较好、相对良性,以后转变成为高度恶性的现象进行了解释:认为肿瘤发生后,肿瘤的刺激作用于邻近的细胞,开始是环境控制了肿瘤的表现,肿瘤细胞的增殖保持了正常组织大多数的特征和代谢需要,而生长为分化好的肿瘤。当恶性细胞生长至临界大小的肿块时,反过来控制环境,使其肿瘤细胞增殖速度加快,变为高度恶性。

四、病 理 学

星形胶质细胞瘤是神经上皮性肿瘤中最常见的类型,多位于脑白质内,浸润性生长,可向白质和深部结构发展,甚至可经神经束侵犯远处脑叶。肉眼观察灰红或灰白色,质地软硬不一,部分可囊变,囊液呈透明淡黄色,可有"囊在瘤内"和"瘤在囊内"现象,但均呈浸润性生长,与正常脑组织无明显边界,肿瘤常常超出影像学显影及显微手术中的所谓边界,如手术范围过小,容易复发,预后较差。

星形胶质细胞瘤的组织学分类有:纤维型、原浆型和肥胖细胞型三种亚型。临床常按Kernohan和Bailey Cashing分类法把星形胶质细胞瘤分为Ⅰ～Ⅳ级。Ⅲ～Ⅳ级的星形胶质细胞瘤相当于多形性胶质母细胞瘤。Ⅰ～Ⅱ级星形胶质细胞瘤,多由较成熟的星形细胞构成,与正常脑组织缺少明显边界,生长较缓慢,呈灰白或灰红色,质地较中,多数可见瘤内囊变现象,镜下肿瘤细胞质周边常有胶质丝,也称此类为纤维型星形胶质细胞瘤。Ⅲ～Ⅳ级星形胶质细胞瘤,细胞异形性较大,细胞成分多样,可有:①梭形细胞;②多角形细胞;③星形母细胞;④多核巨细胞;⑤星形细胞及坏死的组织成分;与正常脑组织常有一定假边界存在,生长快,浸润侵犯广泛,呈灰红或黄红色,质地较软,形状不规则,常有坏死区,可有多囊出现;部分Ⅲ～Ⅳ级星形胶质细胞瘤可以由Ⅰ～Ⅱ级星形胶质细胞瘤恶变而来。

五、临 床 表 现

星形胶质细胞瘤临床表现常与肿瘤病理分级、部位、生物学特性与临床发病快慢、进展、预后、生存期及临床分级密切相关。

(一)一般临床表现

颅内压增高症状,主要包括头痛、呕吐、视乳头水肿、视力视野损害、癫痫、复视以及血压、脉搏、呼吸等生命体征的改变,在儿童还可有头颅扩大的表现。

(二)局部定位症状、体征

①癫痫:约有60%以上的大脑半球星形胶质细胞瘤患者有癫痫发生,且常为首发症状。②精神症状:肿瘤广泛侵犯额叶、颞叶、胼胝体等处易出现。③视力、视野损害:肿瘤侵犯颞

枕叶等时易见。④对侧运动、感觉障碍：肿瘤侵犯中央前后回附近易见。⑤失语、失算、失用等：肿瘤侵犯优势半球颞顶叶等处易发生。⑥小脑症状(小脑共济失调、小脑步态、平衡失调、小脑性语言等)：见于肿瘤侵犯小脑半球。⑦典型的丘脑综合征(对侧肢体轻瘫、半身感觉障碍、自发性疼痛，同侧肢体共济运动失调等)：见于肿瘤侵犯丘脑及附近组织。⑧视神经、脑室附近、脑干等特殊部位肿瘤的神经损害表现：多种多样，须仔细分辨。⑨"无"局部症状：约20%患者由于肿瘤位于所谓大脑半球"哑区"，可以无局部症状。

六、影像学与相关检查

(一) 影像学检查

颅内肿瘤诊断的三个关键问题，即颅内有无肿瘤；肿瘤的部位及大小；肿瘤的定性诊断。影像学检查包括头颅平片、脑血管造影、脑室和脑池造影、CT 以及 MRI、核医学功能 CT 等影像学手段，虽然检查手段各异，但都具有直观的特点。因此，影像学诊断方法在星形胶质细胞瘤诊断中占有重要的位置，是临床不可缺少的资料。

1. X 线检查　颅内压增高征象以及肿瘤的定位和定性征象。头颅 X 线平片部分可见点状或圆弧状钙化。脑血管造影表现为血管受压移位等。脑室、脑池造影可见脑室充盈缺损、变形移位。

2. CT 检查　星形胶质细胞瘤常呈低密度影，多有占位效应，可有囊变，造影剂增强后稍有增强或高密度不规则强化结节影，囊变者可以只有部分囊壁呈环形或弧线状增强等。CT 在小脑和脑干星形胶质细胞瘤显示中有一定局限，不如 MRI 理想。

3. MRI 检查　Ⅰ～Ⅱ级星形胶质细胞瘤表现为 T_1 加权像呈低信号，T_2 加权像呈高信号，瘤周水肿轻，增强效应不明显。Ⅲ～Ⅳ级星形胶质细胞瘤在 T_1 加权像呈混杂高低信号，以低信号为主，体现瘤内坏死或出血现象，T_2 加权像呈高信号，瘤周水肿明显，增强效应显著，可有不规则强化结节影。目前，质子磁共振波谱(H-MRS)作为无创性评价肿瘤治疗效果的临床价值正被逐步开发。

4. 正电子发射断层显像(PET)　PET 显像在星形胶质细胞瘤的鉴别诊断、预后及生物学进展检测等方面的临床作用正被逐步认识。[18]F-FDG PET 显像主要通过肿瘤组织葡萄糖摄取程度的变化评价肿瘤良恶性和治疗反应性。由于良恶性病变 FDG 浓聚程度不同，PET 有助于分辨出生理性浓聚和炎症，鉴别良恶性。

治疗后肿瘤体积的缩小常滞后于其代谢特征的变化，反映病灶代谢水平的[18]F-FDG PET/CT 显像显示出较大的潜力。

(二) 其他检查

1. 腰穿检查　明显高颅压者应禁忌做腰穿脑脊液检查。在一些接近脑室或蛛网膜下隙的星形胶质细胞瘤，脑脊液蛋白含量常增高而白细胞多正常，但蛋白正常不能排除星形胶质细胞瘤的存在。

2. 神经电生理学检查　脑电图或脑磁图对一些以癫痫为首发症状的患者有一定帮助；诱发电位检查有助于脑干、视神经、颞枕叶等部位肿瘤的诊断。

七、诊断与鉴别诊断

（一）诊断

根据患者临床表现、影像学检查及组织病理诊断。

（1）患者年龄、性别及发病过程，有无进行性颅压增高，可能伴随的局部神经定位症状、体征，都是诊断的重要线索。

（2）CT 和 MRI 对星形胶质细胞瘤的临床诊断有非常重要的价值。

（3）病理是诊断星形胶质细胞瘤的"金标准"。

（二）鉴别诊断

星形胶质细胞瘤的诊断主要根据患者的临床表现和影像学检查，一般诊断并不困难，但星型胶质细胞瘤通常要与以下几种疾病进行鉴别。

1. 假性颅内压增高　如视乳头炎，是以视乳头充血为主，早期可有视力障碍表现；假性脑瘤，特点是仅有颅内高压的症状、体征，但没有影像学等其他相关检查支持；癔症。

2. 原发性癫痫　仅有发病较早的癫痫发作，没有相关颅内占位检查支持。

3. 脑脓肿　常有原发感染灶，病史初期可有急性炎症表现，如发热、畏寒、头痛、脑膜刺激征和外周血及脑脊液白细胞增多等，CT 或 MRI 上表现为薄而光滑的环形强化囊壁，中心密度低，周围水肿显著。

4. 脑转移癌　中老年人多见，常有颅外原发恶性肿瘤病史，影像学检查提示病变多位于大脑皮质，单发或多发，周边水肿明显。

5. 原发性中枢神经系统淋巴瘤　可发生于颅内任何部位，幕上中线附近多见，影像上表现为实体肿瘤，增强后明显均匀一致强化，部分可伴出血。

6. 高血压脑出血　主要与"星形胶质细胞瘤卒中"相鉴别，急诊增强 CT 发现血肿周围有增强的肿瘤阴影时，应高度重视。

7. 脑寄生虫病　这类患者有生吃肉类、虾蟹或流行病学接触史，有脑脊液或血液寄生虫补体结合试验或酶联免疫测定阳性实验支持及影像学特征性改变。

8. 慢性硬膜下血肿　既往有外伤史，发病进展缓慢并有 CT 或血管造影的特殊影像鉴别。

八、临　床　分　期

采用脑瘤 UICC,1992 标准对星型细胞肿瘤进行临床分期，原发肿瘤的大小为主要的分期指标。Ribom 等通过对 189 例 II 级脑胶质瘤的研究表明：肿瘤直径<4cm 和>4cm 组 5 年生存率有明显差异，提示肿瘤临床分期是一个重要的预后因素，同时发现病理类型也是一个独立的预后影响因素。

（一）术前临床分期根据 CT、MRI、CT/MRI（标准：UICC,1992）

1. PV-位置、大小描述分幕上和幕下

U-幕上肿瘤:（颅前窝、颅中窝、大脑半球、鞍区、侧脑室及第三脑室等）。

（1）肿瘤最大径<5cm,局限在一侧。

（2）肿瘤最大径>5cm,局限在一侧。

（3）肿瘤侵犯或侵占脑室系统。

（4）肿瘤越过脑中线,侵犯对侧脑半球或侵犯幕下。

D-幕下肿瘤:(小脑半球、小脑蚓部、第四脑室内、桥小脑角、桥延脑等处)。

（1）肿瘤最大径<3cm,局限在一侧。

（2）肿瘤最大径>3cm,局限在一侧。

（3）肿瘤侵犯或侵占脑室系统。

（4）肿瘤越过脑中线,侵犯对侧脑半球或侵犯幕上。

2. CONST-构成分囊性、囊实性和实性

3. NECRO-瘤内坏死程度分显著、轻度和无

4. HEMOR-肿瘤出血分有和无

5. CALCI-钙化分有和无

6. EDEMA-灶周水肿程度分显著、轻度和无

7. ENHAN-强化程度分显著、轻度和无

8. CROSS-跨越中线分有和无

9. METAS-脑内播散分有和无

（二）临床分期

临床分期见表 19-1-1 和表 19-1-2。

表 19-1-1　临床分期

G-组织病理分级
G_x-分化程度不能确定
G_1-高分化
G_2-中分化
G_3-低分化
G_4-未分化
T-原发肿瘤
T_x-原发肿瘤不能确定
T_0-未发现原发肿瘤
T_1-肿瘤在幕上最大径<5cm 或在幕下最大径<3cm,局限在一侧
T_2-肿瘤在幕上最大径>5cm 或在幕下最大径>3cm,局限在一侧
T_3-肿瘤在幕上或在幕下侵犯或侵占脑室系统
T_4-肿瘤在幕上或在幕下越过脑中线、侵犯对侧脑半球或侵犯幕下或幕上
M-脑内远处转移
M_x-远处转移不能确定
M_0-无远处转移
M_1-有远处转移

表 19-1-2　临床分期

分期	G	T	M
Ⅰa 期	G_1	T_1	M_0
Ⅰb 期	G_1	T_2、T_3	M_0
Ⅱa 期	G_2	T_1	M_0
Ⅱb 期	G_2	T_2、T_3	M_0
Ⅲa 期	G_3	T_1	M_0
Ⅲb 期	G_3	T_2、T_3	M_0
Ⅳ期	G_1、G_2、G_3	T_4	M_0
	G_4	T_x	M_0
	G_x	T_x	M_1

九、治　疗

目前随着影像学的发展,对于星形胶质细胞瘤已能精确定位,加之先进的手术设备和完美的操作技术,对一些非功能区和凸面的低级别星形胶质细胞瘤彻底手术切除已成为可能。但高级别星形胶质细胞瘤呈侵袭性生长,没有明确的界限,特别对于生长在脑深部和功能区的星形胶质细胞瘤,即使是低级别的,要想完全切除也很困难,但可以通过手术切除大部分肿瘤以达到减瘤和降低颅内压的目的,同时还可以明确组织病理性质,为患者的后期治疗赢得空间和时间。手术切除肿瘤加术后放疗和化疗等技术的综合应用,仍可明显的改善患者的生存期和生存质量,但是目前还缺乏根治性的治疗手段。因此,手术治疗的最终目标是最大程度切除肿瘤的同时,尽可能地保护和改善神经功能。所以,星形胶质细胞瘤应争取早期诊断、及时治疗,晚期不但手术困难、危险大,疗效也不好。总的治疗原则是以手术切除为主及术后辅以放疗和化疗等技术的综合性治疗。

(一) 手术治疗

原则上是在保证神经功能的情况下尽可能全切肿瘤,特别在额极、颞极、枕极的肿瘤可以连同脑组织一起切除,而在凸面非功能区早期小的肿瘤应距肿瘤一定距离争取完全切除,均可获得良好的效果。在额叶切除范围后缘应距中央前回 2cm;在颞叶切除范围应在下吻合静脉前;若在优势半球,前者需保留额下回的后份,后者需保留颞上回的后份,以免伤及语言功能。

合并脑积水的患者,可以行脑室外引流术和(或)肿瘤切除术。病情危急者:在幕上的肿瘤宜先给予脱水药物治疗,迅速检查,立即手术;颅后窝的肿瘤可以先行脑室外引流术以解除阻塞性脑积水,降低颅内压,防止发生脑疝,2～3 天待病情稳定后再行肿瘤切除手术。

(二) 放射治疗

放射治疗是利用放射线的穿透性和使生物细胞电离的特性,给予肿瘤组织一定强度、均匀准确的照射,而周围正常组织剂量很小的治疗方法。是星形胶质细胞瘤治疗不可或缺的手段之一,其治疗作用早已得到肯定。常用的放射治疗有 X 线和 γ 线,如医用电子加速器,^{60}Co 治疗机、γ 刀等。而重离子射线、质子射线和快中子放疗是今后星形胶质细胞瘤放疗的一个发展方向。

放射治疗的方式主要包括分次体外放射治疗、组织间的近距离照射(间质内放疗)和立体定向精确放射治疗(X 刀和 γ 刀等)。而分次体外放疗是目前主要的放疗方法,通常在星形胶质细胞瘤术后 2～4 周,伤口痊愈后开始放疗;若在重要的功能区,手术的损伤比肿瘤对脑组织的损害还重时,可直接进行间质内放疗,以提高靶区剂量、减少放射损伤、降低并发症;在常规普通放疗后,对局部残余肿瘤组织可以进行立体定向精确补量放射治疗。

在低级别星形胶质细胞瘤照射野应包括 MRI T$_2$ 像上水肿带外 2～3cm,而高级别星形胶质细胞瘤应外放 3～4cm,这样才能将绝大部分的亚临床病灶照射。当照射量增至 45～50Gy 后再缩野补量,不然极易导致肿瘤复发。

放射线不但可以杀死肿瘤细胞,同时也可造成正常组织的损害。放射性损伤分三个阶段:①急性期,发生在放疗即刻至 1 月内,主要表现为头痛、恶心、呕吐。②早迟发期,发生在放疗后 1～6 个月,病理改变以脱髓鞘为主,临床上以厌食、少动、嗜睡等为主要表现,若在脊髓可表现为 Lhermitte 综合征。③晚迟发期,出现在放疗 6 个月以后,呈进行性不可逆发展,病理改变以脱髓鞘、血管闭塞、血栓形成为主,最后形成放射性脑坏死,可以是局限性的,也可以是弥漫性的,但多见于脑白质,是最严重的并发症。前两个阶段可用适量的激素治疗,临床症状很快会得到缓解,而后一个阶段即使使用大剂量激素等对症治疗也很难治愈。

(三) 化学治疗

由于星形胶质细胞瘤呈侵袭性生长的特性,只有极少数患者可以通过手术切除治愈,而多数是需要手术、放疗和化疗等技术的综合治疗。化疗的原则:①化疗对术后和放疗后的微小病灶具有一定的杀灭作用,同时还可以延长星形胶质细胞瘤的复发期。②对不能手术或不适宜手术的患者,通过化疗后部分可以手术。③对广泛播散或复发的星形胶质细胞瘤应首选化疗,或化疗加小剂量放疗以补充治疗,因 2Gy 的放疗就可以使血脑屏障开放,这样更能提高化疗的效果。

目前化疗方式有:①口服化疗,主要为替莫唑胺,常规剂量 150～200mg/(m^2·d),连续服用 5 天,28 天为一个治疗周期,一般 4～6 个周期。②静脉化疗,一般为 2～3 种药物联合化疗,常应用周期非特异性药物和周期特异性药物,如 BCNU(卡莫司汀)+DDP(顺铂),常用剂量均为 40mg/(m^2·d),连用 3 天,28 天为一个周期,最少 4～6 个周期。③动脉灌注化疗,单一用药,ACNU(尼莫司汀)常用剂量为每次 2～3mg/kg,一次给药后停药 4～6 周,根据血象再重复使用。化疗的不良反应主要为白细胞、血小板减少、贫血等造血系统障碍,其次为呕吐、食欲减退等消化道症状。通过对症处理或停药后,症状多能得到缓解或消失。

化学治疗正在从姑息性治疗向根治性治疗过渡,但也有很大的缺点:①对肿瘤细胞的选择性不强;②化疗药物对全身的毒副作用较大;③对患者的免疫功能也有一定影响。

另外,还可以结合光动力学治疗、免疫治疗、基因治疗、中医治疗等综合性治疗。

十、预　防

有研究表明,某些遗传综合征,如结节性脑硬化,神经纤维瘤病 I 型、II 型,痣样基底细胞癌综合征患者,具有脑肿瘤的遗传易感性。但是,遗传易感性所致脑肿瘤仅占所有原发脑肿瘤的一小部分(5%~10%)。而多数脑肿瘤为散发性,为基因-环境相互作用所致,也就是说,在不同的个体,基因序列上极小的遗传差异即单核苷酸多态性(single nucleotide polymorphisms,SNPs)可影响其对致癌因素的代谢能力以及对环境因素损伤 DNA 后的修复能力,从而决定了肿瘤的易感性,这也解释了为什么同样暴露于特定致癌物质,有些个体患肿瘤,而另外一些个体则不发病。虽然目前星形胶质细胞瘤尚无明确遗传学证据,但对有胶质瘤病史的家族成员,进行定期的检查、包括神经系统体检是有必要的。

电离辐射与非电离辐射是重要的物理致癌因素。医学治疗中产生的高剂量电离辐射能增加脑肿瘤的患病风险,有报道因其他病因接受放射治疗的患者 4 年后照射区域发生胶质瘤。另有 Meta 分析表明,电磁辐射暴露较多环境中的儿童患脑肿瘤的危险度较暴露较少环境中的儿童高 50%,但无显著性差异。电器工人患脑肿瘤的危险度较正常人群高 10%~20%。到目前为止,尚缺乏确切依据证明星形胶质细胞瘤的发生与辐射的关系,但仍应注意减少接触和暴露在电离辐射与非电离辐射环境中。

迄今为止仍未发现哪些因素可直接导致胶质瘤发生,但瑞士学者的一项研究认为胶质瘤可能与职业有关,从事有机溶剂、农药及塑料生产的人易患胶质瘤,国内学者报道食用腌菜、咸鱼等也可能是胶质瘤的致病因素。尽量避免接触和使用有毒、有害物质,养成良好的饮食卫生习惯,可降低胶质瘤发生的风险。

十一、预　后

星形胶质细胞瘤是中枢神经系统最常见的原发恶性肿瘤,治疗方法繁多。虽然随着科技的发展,每一种治疗方式也都取得了明显进步,并且多方法联合的综合治疗可延长患者的生存期,但胶质瘤仍难以治愈。星形胶质细胞瘤的病理分级、手术治疗、放射治疗、化学治疗等综合治疗手段都能对患者的预后产生影响。近年来,免疫治疗、抗血管形成及基因治疗等新疗法也已从实验室走向临床,以期能进一步提高胶质瘤患者的治疗效果。

按 WHO 组织学分级 Ⅰ~Ⅱ级为低级别胶质瘤,Ⅲ~Ⅳ级为高级别胶质瘤。总的说来,在得到相同的"最佳治疗"情况下,Ⅰ级胶质瘤患者平均存活时间为 8~10 年,Ⅱ级胶质瘤患者平均存活时间为 7~8 年,Ⅲ级胶质瘤患者平均存活时间约 2 年,Ⅳ级胶质瘤患者平均存活时间<1 年。可以看出,胶质瘤的病理分级程度直接影响患者的预后,低级别胶质瘤的预后明显好于高级别胶质瘤。

手术是胶质瘤治疗的基本手段。对Ⅰ~Ⅱ级低级别胶质瘤,现在基本公认手术切除程度与患者预后密切相关,切除越彻底,预后越好。但对Ⅲ~Ⅳ级高级别胶质瘤,手术切除肿瘤的范围与患者预后之间的关系却始终存在着争议。有学者认为恶性胶质瘤切除程度与预后无明显关系,也有学者研究表明手术是根除恶性胶质瘤的关键。因为最大范围切除肿瘤能最大程度减少肿瘤组织残留,从而在源头上降低胶质瘤复发几率,而手术切除后残留的空腔,也能在一定程度上起到内减压的作用,为肿瘤复发后出现症状及不良后果赢得时间,可使患者在一定时间内的生存质量得到提高,同时,手术也为患者选择后续综合治疗赢得了时间。从总体来说,手术是胶质瘤治疗的基本和重要的手段,对低级别胶质瘤,手术切除程度直接关系到患者的预后,而对高级别胶质瘤,在保证患者生命安全和保护重要神经功能的前提下,最大程度地切除肿瘤,虽然有可能不能延长胶质瘤复发时间,但却有可能在一定时间内使患者颅内压得到更有效的缓解,使患者的生存质量得到提高。

虽然手术是胶质瘤治疗的基本和重要的手段,但单纯手术治疗效果不佳,即便在显微镜下完全切除肿瘤,仍可能有 1g 左右的肿瘤组织残留,其中包含约 1×10^9 个肿瘤细胞。术后放射治疗虽可进一步杀灭残留肿瘤细胞,降低复发,延长生存期,但是多年来单纯术后放疗的疗效仍维持在较低水平,胶质母细胞瘤患者中位生存期仅有 9 ~ 12 个月,而采用手术+放疗+化疗的综合性治疗手段可进一步改善胶质瘤患者的预后。大量多中心前瞻性随机临床试验结果显示,最大程度切除高级别胶质瘤,再辅以放化疗,能延长患者生存时间或肿瘤缓解时间。

综上所述,星形胶质细胞瘤是由星形胶质细胞过度增殖而成,是颅内最常见的肿瘤。目前发病原因尚不清楚,可发生在任何年龄阶段和中枢神经系统的任何部位,约占脑肿瘤的一半。它最重要的特点是瘤细胞无限增殖、高度侵袭性、无明确界限。少部分分化良好的星形胶质细胞瘤又称低级别星形细胞瘤,WHO 分类 Ⅰ ~ Ⅱ级,但大多数星形胶质细胞瘤都是间变性星形细胞瘤和多形性胶质母细胞瘤,WHO 分类 Ⅲ ~ Ⅳ级的星形胶质细胞瘤。总的治疗原则是:以手术切除为主及术后辅以放疗和化疗等技术的综合性治疗,低级别星形胶质细胞瘤经手术加同步放、化疗等综合治疗后,预后良好,但高级别的星形胶质细胞瘤由于呈高度的侵袭性生长,手术不能完全切除,治疗效果差,虽然进行综合性治疗,但 5 年生存率不足 5% ,预后不良。

(戴勤弼)

第二节　垂　体　瘤

一、解　　剖

正常垂体位于蝶鞍上的垂体窝,重 0.5 ~ 0.6g,由腺垂体(相当于前叶)和神经垂体(相当于后叶)组成。蝶鞍的两侧以海绵窦为界,海绵窦内有颈内动脉海绵窦段及第 Ⅱ 、Ⅲ 、Ⅳ 、Ⅵ脑神经通过,垂体的前上方是视交叉,当垂体瘤向上发展时可压迫视交叉而导致双颞侧偏盲,如挤压到丘脑下部可导致视野缺损,个别病例甚至可侵袭颞叶、第三脑室和颅后窝。

垂体前叶的腺细胞根据光镜下 HE 染色时细胞着色不同分为嗜酸粒细胞、嗜碱粒细胞和嫌色细胞三种。嗜酸粒细胞(α 细胞)占 35% ,又可分为生长激素细胞和泌乳素细胞,分别分泌生长激素(GH)和泌乳素(PRL),前者分泌过多可导致巨人症(生长发育停止前)或肢端肥大症(生长发育停止后)。嗜碱粒细胞(β 细胞)占 15% ,由四种细胞组成,分别分泌促肾上腺皮质激素(ACTH)、促甲状腺激素(TSH)、卵泡刺激素(FSH)和促黄体素(LH)。嫌色细胞约占 50% ,可分化为嗜酸粒细胞和嗜碱粒细胞。

垂体后叶主要由神经纤维和神经胶质细胞组成,后者也称垂体细胞,无激素分泌功能。

垂体前叶由起源于颈内动脉的垂体上动脉供应,垂体后叶由颈内动脉的垂体下动脉供应,垂体上动脉和下动脉之间有分支吻合,垂体静脉回流至海绵窦。

二、流 行 病 学

垂体瘤占中枢神经系统肿瘤的 10% ~ 15% 。包括垂体腺瘤(前叶腺细胞)、垂体细胞瘤

（后叶神经胶质细胞）、垂体腺癌和垂体转移癌。其中垂体腺瘤最常见,其发病率仅次于胶质瘤和脑膜瘤,居颅内肿瘤第 3 位,国内统计占颅内肿瘤 9.6% 左右,国外资料为 11.1% 左右,在随机尸体解剖中,无症状的垂体腺瘤高达 20% ~ 30% 。但垂体细胞瘤、垂体腺癌和垂体转移癌等很少见。垂体瘤的发病率约 1/10 万,但也有报道达 7/10 万。20 ~ 50 岁约占 85% ,儿童及青春期患者占 10% 。男女发病率大致相当。

三、病理与分类

垂体腺瘤传统上根据光镜下 HE 染色时腺瘤细胞着色分为:①嗜酸粒细胞腺瘤:临床表现为巨人症和肢端肥大症。②嗜碱粒细胞腺瘤:表现 Cushing 综合征。③嫌色细胞腺瘤。④混合性细胞腺瘤。

由于诊断性电镜技术、免疫组化技术和内分泌激素测定技术的进展,结合激素功能、临床表现及超微结构特点,将垂体腺瘤分为分泌功能性腺瘤和无分泌功能性腺瘤两类。

（一）分泌功能性腺瘤

约占 75% ,根据腺瘤细胞分泌的激素类型分为:
（1）生长激素细胞腺瘤:约占 16% ,常导致巨人症和肢端肥大症。
（2）催乳素细胞腺瘤:约占 29% ,是最常见的分泌功能性腺瘤,女性较多。
（3）促皮质激素细胞腺瘤:约占 14% ,临床表现 Cushing 综合征或 Nelson 综合征。
（4）促甲状腺素细胞腺瘤:约占 0.5% ,患者可伴原发性甲状腺功能低下。
（5）促性腺激素细胞腺瘤:约占 3% ,瘤细胞可产生 FSH 和(或)LH。
（6）多激素分泌腺瘤:约占 12.5% ,含多种腺瘤细胞并分泌多种激素。

（二）无分泌功能性腺瘤

约占 25% ,临床早期可无或只有轻度内分泌失调,如性欲减退或女性轻微月经紊乱等,常不引起重视。光镜下常为嫌色细胞腺瘤,由于症状不明显,可发展至肿瘤很大时才诊断。可分为非瘤样细胞型腺瘤和瘤样细胞型腺瘤,前者约占 3/4,后者约占 1/4 。

四、临 床 表 现

垂体腺瘤可出现神经功能障碍与内分泌功能异常的症状,神经功能障碍症状与肿瘤大小及生长方向有关,常是无分泌功能性腺瘤,内分泌功能异常的症状常具有特征性,通常是内分泌功能亢进,提示为分泌功能性腺瘤。

（一）神经功能障碍

1. 头痛　见于约 2/3 的无分泌功能性腺瘤患者,疼痛常见于双颞部、前额、鼻根等部位。约 60% 的患者头痛是肿瘤生长影响到颈内动脉海绵窦段引起。

2. 视神经症状　①视野缺损,可表现为双侧视野改变,某象限偏盲,颞侧偏盲等。②视力减退,视神经萎缩造成。③视乳头改变,为视神经受压及血液循环障碍所致。

3. 邻近结构症状　①向两侧侵犯海绵窦产生第Ⅲ、Ⅳ和Ⅴ脑神经症状,三叉神经第 1、2 支障碍症状。②向前发展压迫额叶产生精神症状、癫痫、嗅觉障碍。③向后发展影响动眼神经,引起动眼神经麻痹。④向上生长影响第三脑室下丘脑产生多饮、多尿、嗜睡等症状。⑤向下破坏鞍底长入蝶窦、鼻咽部,可有鼻出血、脑脊液鼻漏等症状。

（二）内分泌功能异常症状

常由分泌功能性腺瘤分泌过多激素引起。无分泌功能性腺瘤压迫和破坏垂体前叶细胞,可造成促激素减少,临床可出现内分泌功能减退症状。根据腺瘤细胞分泌激素的不同而临床表现不同。

1. 泌乳素细胞腺瘤　青年女性多见,典型表现为"闭经、溢乳、不孕"三联征。青春期患者可发育延迟,原发性闭经。血清 PRL 增高,>200μg/L 可确诊。

2. 生长激素细胞腺瘤　在儿童骨骺闭合前表现为巨人症,骨骺闭合后表现为肢端肥大症。约35%的病例合并糖尿病,约35%的病例伴有高泌乳血症。

3. 促皮质类固醇细胞腺瘤　多见于青壮年,女性多见,典型表现为向心性肥胖,满月脸,水牛背,四肢瘦小的 Cushing 综合征。也可有高血压、多毛等表现。

4. 促性腺激素细胞腺瘤　多见于男性,表现为性欲下降、无生育能力等。

5. 促甲状腺激素细胞腺瘤　罕见,可表现为甲状腺肿大及功能亢进,血清 T_3、T_4 及 TSH 均增高。

6. 无分泌功能嫌色细胞腺瘤　可表现垂体功能减退症状,出现与相应促激素减少一致的多种临床表现。

五、诊断与鉴别诊断

（一）诊断

根据患者神经功能障碍、内分泌紊乱症状,结合内分泌学检查,CT、MRI 及 DSA 影像学结果确诊。

泌乳素（PRL）正常值女性为 20～30μg/L（或 750mIU/L）,男性为 20μg/L,≥200μg/L 可诊断 PRL 腺瘤。生长激素（GH）基础值≤5μg/L,≥10μg/L 可诊断 GH 腺瘤。促肾上腺皮质激素（ACTH）血浆正常值 10～80ng/L（上午 8～10 时平均值 22pg/ml,晚上 10～11 时 9.6pg/ml）,血浆皮质醇正常值为 20～30μg/L,尿游离皮质醇为 20～80μg/24h。促甲状腺激素（TSH）血浆正常值 5～10μU/ml。促性腺激素中 FSH 正常值为 120μg/L,LH 为 40μg/L。促黑色素激素（MSH）血浆正常值为 20～110pg/ml。

CT 检查宜高分辨力薄层扫描,注入对比剂显示更清晰,正常垂体高度<8mm,≥8mm 为异常,应高度警惕垂体腺瘤。MRI 在诊断垂体瘤时有更大优势,应分析 T_1WI,T_2WI,质子密度信号,间接征象与直接征象,以及是否肿瘤内有出血、囊变、坏死以及增强后信号改变情况。DSA 可了解肿瘤血供情况、与周围血管关系及与动脉瘤鉴别。

（二）鉴别诊断

垂体瘤自鞍内生长,可向各个方向发展,与相应部位原发病变易混淆,需鉴别的主要疾病有:

1. 颅咽管瘤　又称鞍上囊肿,为先天性颅内肿瘤,60% 在 15 岁以下发病,成人多为实质性。临床特点是尿崩症(1/3 病例)、发育停滞、矮小等,影像学特点是鞍上蛋壳样钙化及囊性变,CT 或 MRI 增强可见囊性肿瘤为环形囊壁强化。

2. 鞍上生殖细胞瘤或异位松果体瘤 是高度恶性肿瘤,可同时见于鞍上与松果体区,出现尿崩症、视力视野障碍和垂体前叶功能障碍时与垂体腺瘤难以鉴别,但 CT 可见蝶鞍及垂体正常,MRI 可见松果体区有与鞍上信号相同的肿瘤,血清 AFP 和 HCG 也有参考诊断的价值。

3. 脊索瘤 当生长于颅底斜坡部位时易与向后发展的垂体瘤混淆,表现多发性脑神经损害,但无内分泌症状。

4. 眼动脉瘤 位于视交叉下并自颈动脉内侧壁向内深入蝶鞍时,可引起视力视野改变,伴垂体功能障碍,易混淆,MRI 及 DSA 连续造影可确诊。

5. 垂体脓肿 多来自临近感染病灶,MRI 表现边界不清 T_1WI 低信号、T_2WI 高信号,脓肿壁异常对比增强。

6. 表皮样囊肿 是鞍内或鞍旁胆脂瘤,CT 显示囊肿低密度,不强化,有骨质破坏。

六、治 疗

垂体瘤治疗包括手术治疗、放射治疗和药物治疗。治疗的目的是在不导致垂体功能不足和不损伤周围正常结构的前提下,去除和破坏肿瘤,控制内分泌紊乱,恢复失去的功能。

(一) 手术治疗

1. 经颅切除术 是传统的手术方式,适合晚期较大病灶患者,病灶向鞍旁、鞍上、脑叶和Ⅲ脑室发展的情况,通常有较严重的症状,如视力视野障碍、垂体危象、脑积水、颅内压增高等。可根据影像学表现,按照肿瘤生长方向的不同选择经额下、额蝶窦、颞叶及翼点等手术入路。

2. 经蝶窦显微外科手术 国内外已普遍开展,最适合于早期微腺瘤,也用于各种分泌功能性或无分泌功能性腺瘤鞍内型、向蝶窦内生长、肿瘤伴脑脊液鼻漏等情况。手术入路包括经口鼻蝶窦、经鼻蝶窦、经筛蝶窦、经上颌窦蝶窦等各种方式。

(二) 放射治疗

垂体瘤的放射治疗按放疗技术可分为常规分割放射治疗、三维适形或调强放射治疗、立体定向放射治疗及质子治疗。按放射治疗目的可分为术后辅助性放射治疗和单纯放射治疗。

1. 常规分割放射治疗 常规分割方法为每周 5 次,每次 1. 8Gy 或 2. 0Gy,总剂量约为 50Gy,采用钴-60γ 射线或直线加速器 X 射线,一般采用前野加两个侧野三野照射技术,根据术前术后 CT 或 MRI 定位,固定患者体位可采用俯卧位或仰卧位可调角度托架,面罩固定。

2. 三维适形或调强放射治疗 托架及面罩固定患者后,进行定位 CT 扫描,在治疗计划设计时除考虑病灶剂量外,应特别注意晶体、视神经、视交叉等的耐受量。分割方式常用每周五次,每次 1. 8Gy 或 2. 0Gy,总剂量约为 50Gy。

3. 立体定向放射治疗 垂体瘤是立体定向放射治疗技术(γ 刀或 X 刀)的主要适应证之一,治疗的程序、分割方式及总剂量与三维适形或调强放射治疗相似,根据肿瘤体积选择相应直径的准直器。立体定向放射治疗已广泛地应用于垂体腺瘤的治疗,其适应证包括中、小(直径<4cm)垂体腺瘤,垂体腺瘤距视神经距离>2~5mm,术后残留或复发,年老体衰患者不适合手术治疗者。

4. 质子治疗 由于质子在物理学上具有 Bragg 峰的特点,射线能量分布可主要局限在肿瘤组织内,对保护正常器官有明显优势,已尝试应用于垂体腺瘤的放疗并取得了一定疗效。

放射治疗特别适合于术后复发不能再次手术者,术后仍有肿瘤残留于海绵窦或蝶窦内者,未全切的大腺瘤术后,侵袭性腺瘤术后等情况。放射治疗的疗效应从影像学、血清内分泌检查及症状改善情况三方面判断,一般认为放射治疗对分泌功能性腺瘤的疗效不如无分泌功能性腺瘤。同时,应注意放射治疗的并发症,包括放射性脑损伤、肿瘤坏死囊变、肿瘤内出血、视神经及视交叉损害、脑脊液鼻漏等。文献报道各种方式放射治疗的肿瘤控制率在 50%~85%。

(三) 药物治疗

约1/3的垂体腺瘤患者会因为各种原因不宜立即手术,可使用药物使肿瘤缩小,改善视力后手术,药物也可用于未完全切除病灶的患者,复发的患者或与放射治疗结合应用以改善内分泌症状,妊娠期诊断的垂体瘤也可应用药物暂时控制肿瘤生长,待分娩后手术或放射治疗。

常用的药物有溴隐亭和赛庚啶。溴隐亭主要治疗 PRL 腺瘤,可用于术前准备或术后辅助治疗,也可改善 GH 腺瘤部分症状,剂量为 7.5~20mg/d,症状严重者可增至 70mg/d,最大疗效见于 8~12 周,停药后仍可复发。赛庚啶对 ACTH 腺瘤及 Nelson 综合征有一定疗效,用于重症患者术前准备或术后辅助治疗,剂量为 24mg/d。

无分泌功能性腺瘤导致的严重垂体功能减退可对症用药,如皮质类固醇、甲状腺素片、甲睾酮等。

七、预　　后

垂体瘤患者手术或放射治疗后应长期随访,包括影像学检查,监测激素水平,检测视力视野及观察临床症状体征,同时应注意治疗引起的并发症。文献报道手术或手术加术后放疗的 10 年无瘤生存率在 80% 以上,单纯放射治疗在 70% 以上,术后复发率 10%~36%。治疗后也有相当比例的患者会有垂体功能不足或治疗引起的并发症。

(陈晓品)

第三节　生殖细胞瘤

颅内生殖细胞瘤是发生在颅内的由类似个体发育胚胎期细胞组成的一组恶性肿瘤,生殖细胞瘤发生在卵巢和睾丸之外时称为异位生殖细胞瘤,颅内、骶尾、咽后、纵隔等人体中线部位常见。通常分为生殖细胞瘤(germinoma)和非生殖细胞瘤的生殖细胞瘤(non-germinomatous germ cell tumor)。根据 2000 年 WHO 中枢神经系统肿瘤分类,颅内生殖细胞瘤中生殖细胞瘤约占2/3,非生殖细胞瘤的生殖细胞瘤包括畸胎瘤(teratoma)、绒癌(chriocarcinoma)、卵黄囊/内胚窦肿瘤（yolk sac or endodermal sinus tumor）和胚胎癌（embryonal caicinoma）四种，约占1/3。也有上述各种肿瘤细胞混合而成但以其中一、二种细胞成分为主的混合性生殖细胞瘤（mixed germ cell carcinoma）。

一、流 行 病 学

颅内生殖细胞瘤的发病率在世界各国不同，西方发达国家报道占颅内肿瘤的0.5%左右，占儿童颅内肿瘤的3.4%，日本报道占颅内肿瘤的2%～5%，占儿童颅内肿瘤的5%～15%。我国报道发病率占颅内肿瘤的1.93%左右。生殖细胞瘤男性多于女性，约为3∶1。好发年龄为10～30岁。最常见的部位是松果体区，占50%～60%；鞍区，占30%～40%；基底节和下丘脑区，占3%～5%。可以单发也可能多发。松果体区的生殖细胞瘤男性占绝大多数，鞍区则女性略多，基底节和丘脑多为儿童患者，且基本上只发生在男性。

二、病 理 学

颅内生殖细胞瘤中，生殖细胞瘤约占65%，畸胎瘤18%，恶性畸胎瘤5%，卵黄囊肿瘤7%，绒癌5%。约1/3的肿瘤含两种或两种以上细胞成分。

（一）生殖细胞瘤

肿瘤边界较清楚，一般无包膜，切面大多呈灰红色，质软易碎，可有出血囊变钙化。镜下主要由上皮样细胞和淋巴样细胞组成。免疫组化 PLAP 阳性，AFP、CEA 阴性。

（二）畸胎瘤和恶性畸胎瘤

畸胎瘤可同时包含三个胚层的细胞，肿瘤界限清楚，切面可见骨、软骨、毛发、牙齿、出血和坏死。镜下可见分化成熟的三个胚层细胞结构，如表皮皮肤结构，肠黏膜样组织，脂肪肌肉组织及骨和软骨结构。上述成分分化差、具有恶性特征时称为恶性畸胎瘤。

（三）绒毛膜上皮癌

镜下瘤体内可见大片多核合体滋养细胞和朗罕细胞，可有出血坏死。免疫组化 HCG 阳性。

（四）卵黄囊瘤

镜下瘤组织由单层或多层、网状或乳头状排列的立方样上皮细胞构成，常混有生殖细胞瘤、绒毛膜上皮癌成分。免疫组化 AFP 阳性，Keratin 阳性。

三、临 床 表 现

颅内生殖细胞瘤的临床表现与肿瘤生长的部位、大小及是否影响内分泌功能等有关。其表现可分为内分泌紊乱的症状体征和神经功能障碍的症状体征。

鞍区的生殖细胞瘤影响到垂体前叶腺细胞分泌功能时，可产生垂体功能不全（低下）的表现，不同促激素减少出现相应的症状。神经功能障碍主要表现头痛、恶心呕吐、嗜睡、复视、共济失调、肢体感觉和运动功能障碍。也可有梗阻性脑水肿、视交叉受压等引起的相应症状和体征。

松果体区生殖细胞瘤（约占51%）由于可压迫中脑顶盖，会出现眼球不能上视、瞳孔对光反射消失等Parinaud综合征表现。鞍上区生殖细胞瘤（约占30%）可有视力视野改变、尿崩症等表现。

四、诊断和鉴别诊断

颅内生殖细胞瘤的诊断应结合临床表现、影像学检查、实验室检查以及病理学结果综合判断。

（一）患者的临床表现提示有颅内病变可能

（二）影像学检查

1. CT　生殖细胞瘤在CT平扫时表现为高密度或中等密度，增强时呈均匀强化。成熟畸胎瘤在CT上表现为混杂密度，经常有囊性变和钙化，不成熟畸胎瘤和恶性畸胎瘤囊性变和钙化比成熟畸胎瘤少。卵黄囊瘤的边界不规则，平扫为等密度或低密度的肿块，有时可伴有水肿，增强扫描为不均匀强化。松果体区生殖细胞瘤钙化表现为肿物包绕着钙化的松果体，松果体实质细胞瘤的钙化表现为散在肿瘤组织中的小钙化灶。

2. MRI　生殖细胞瘤MRI扫描时，T_1WI表现为等信号或稍低信号，T_2WI表现为等信号或高信号。在混合型生殖细胞瘤时，MRI对判断其中的畸胎瘤成分比较有价值，尤其是脂肪成分。全中枢MRI检查有助于发现脑膜播散和脊膜种植病灶，对治疗方案制订和放疗设野有帮助。

（三）实验室检查

1. 血液及脑脊液肿瘤标志物　包括AFP、HCG、CEA、NSE等检测。

2. 内分泌功能检查　包括选择相应的泌乳素、生长激素、卵泡刺激素、促黄体生成素等测定。

3. 脑脊液生化及细胞学检查

（四）病理学

由于颅内生殖细胞瘤位置深在，部分患者不易手术切除或取得病理诊断，有时候仅能做到临床诊断。神经导航技术、微创神经外科技术增加了这类疾病手术切除和病理诊断的机会。

在颅内生殖细胞瘤好发部位也有其他类型肿瘤发生，须进行鉴别。松果体区生殖细胞瘤须与该部位的胶质瘤、松果体细胞瘤相鉴别。鞍上区病灶应考虑与颅咽管瘤、视神经胶质瘤、鞍结节脑膜瘤、垂体瘤鉴别。发生于基底节下丘脑时须与胶质瘤、淋巴瘤等鉴别。

五、治　　疗

颅内生殖细胞瘤的治疗是一个包括外科手术、放射治疗以及化学治疗的综合治疗过程。治疗前须全面检查，进行多学科参与的会诊，制订最佳方案。

（一）手术治疗

由于好发部位是松果体区、鞍上、下丘脑基底节等颅中央深在之处,一般难以手术完全切除,神经导航技术、微创神经外科技术对该肿瘤的外科治疗有较大帮助。手术的目的包括获得病理诊断、脑脊液分流术减轻脑水肿、部分或全部切除肿瘤。单纯生殖细胞瘤对放射治疗和化学治疗敏感,外科手术不必强调完全切除,获得病理诊断即可,但对畸胎瘤、卵黄囊瘤等对放疗和化疗不敏感的肿瘤,应尽量做到最大限度切除。

（二）放射治疗

颅内生殖细胞瘤对放射线的敏感性依次为生殖细胞瘤、绒癌、卵黄囊瘤,而畸胎瘤和恶性畸胎瘤对射线不敏感。

1. 放射治疗的目的　对根据临床症状体征、影像学检查、实验室检查结果做出临床诊断的生殖细胞瘤但又不能进行手术的患者,可进行诊断性治疗,照射包括病灶、周围水肿带及安全边界范围20Gy(每周5次,每次2Gy)后复查,病灶明显缩小者即可做出诊断,按规范完成剩余的放疗(足够的照射范围和剂量)和化疗。

对手术后的患者,应根据病理结果对射线敏感性的患者进行术后辅助放疗,减少局部复发和种植转移。

2. 放射治疗方式　颅内生殖细胞瘤的放疗方式为全脑全脊髓预防照射加局部肿瘤区域推量。多发病灶、靠近脑室、影像学发现脊髓脑膜种植者及脑脊液细胞学检查阳性者尤其需要全脑全脊髓照射。从模拟 CT 获得影像资料,原发灶病变为 GTV,外放 1.5～2.0cm 为 CTV_1,CTV_1 外放 0.5cm 为 PTV_1;全脑和全脊髓范围包括蛛网膜下隙为 CTV_2,CTV_2 外放为 0.5cm 为 PTV_2。全脑预防照射剂量为 30～36Gy,常规分割,全脊髓预防照射剂量为 24～30Gy,常规分割。推量照射范围为 CTV_1 所包含的区域,常规分割,总量可至 50～54Gy,如怀疑含有非单纯生殖细胞瘤成分,可适当提高剂量至 60Gy。

在放疗计划设计时应注意晶体、脑干、脊髓的耐受量,放疗过程应注意处理脑水肿等急性反应,放疗后应定期全面随访(影像学检查及实验室检查)。

（三）化学治疗

单个药物对生殖细胞瘤有效的主要有:铂类(顺铂或卡铂,DDP 或 CBP)、足叶乙甙(VP-16)、长春新碱(VCR)、长春碱(VLB)、甲氨蝶呤(MTX)、博来霉素(BLM)、平阳霉素(PYM)等。常用两药或两药以上的联合方案,推荐两个联合用药方案如下:①EP 方案,VP-16,120mg/m^2,静滴,第1、3、5天。DDP,20mg/m^2,静滴,第1～5天。每3周重复一次,共4周期。②VPMB 方案,VCR 1 mg/m^2,静推,第1天。MTX 1000 mg/m^2,静滴,第1天。BLM,10 mg/m^2,静推,第2天。DDP,60 mg/m^2,静滴,第3天。每4周重复一次,共4周期。此方案应注意 MTX 为大剂量应用(HDMTX),应按要求进行叶酸解救及 MTX 血药浓度监测。

六、预　　后

颅内生殖细胞瘤的预后与其病理类型及治疗方式关系密切,预后良好的有单纯生殖细胞瘤和成熟畸胎瘤,前者对放射线和化疗药物敏感,综合治疗效果好,5 年生存率可达90%

以上,后者手术易于完全切除,5 年生存率 90% 左右。预后中等者包括未成熟畸胎瘤、畸胎瘤伴恶性转化、生殖细胞瘤含绒癌成分或畸胎瘤成分,5 年生存率为 30% ~ 50% 。预后不良者包括绒癌、胚胎癌、卵黄囊瘤及含有此三种成分的混合型肿瘤,5 年生存率低于 30% 。

　　生殖细胞瘤多发、种植转移、复发、含有对射线及化疗药物不敏感成分者对预后有影响,对有适应证者配合放疗化疗可提高治愈率。

(陈晓品)

第四节　髓母细胞瘤

一、概　　述

　　髓母细胞瘤(medulloblastoma,MB)占全部颅内肿瘤的 6% ~ 8% ,占胶质瘤的 8.2% ,男女之比为 2∶1。多见于儿童,好发于 15 岁以下的儿童,尤其以 0 ~ 9 岁为高发年龄,是儿童中最常见的实体瘤,占儿童颅内肿瘤的 15% ~ 20% 。髓母细胞瘤多发于颅后窝中线部位,75% 以上的患者起源于小脑蚓部。髓母细胞瘤是神经系统恶性程度最高的肿瘤之一,其恶性程度高表现在:生长极其迅速;肿瘤呈浸润性生长,60% 的肿瘤与脑干有粘连,手术不易全切;易随脑脊液和沿软脑膜广泛播散。近年来随着诊疗水平的提高,治疗疗效有所改观。目前髓母细胞瘤患者的 5 年生存率为 50% ~ 80% 。

二、病因学及发病机制

　　髓母细胞瘤起源于后髓帆外颗粒层的残余胚细胞。目前病因尚不明确,文献报道可能与遗传和病毒感染等因素有关。有学者用免疫组化和测序等方法发现在髓母细胞瘤标本中能检测到高频率的 SV40 大 T 抗原或 JC 病毒 DNA 序列,表明病毒感染与髓母细胞瘤的发生学有一定的关系,但到目前为止,缺乏对病毒感染的直接证据和理论依据。近年有关髓母细胞瘤的分子遗传学研究明显增多。在 30% ~ 70% 的髓母细胞瘤患者中可用比较基因组杂交(comparative genomic hybridization,CGH)和荧光原位杂交(fluorescence in situ hybridization,FISH),研究发现最常见的遗传学异常是 17 号染色体拷贝数异常(copy number abnormalities,CNA),包括 17p 缺失(loss of 17p)、17q 增益(gain of 17q)以及 17 号等臂染色体(isochromosome 17)等,还有部分患者存在 1p 和 8q 等染色体区带异常。有研究表明 myc 转录因子家族的重要成员 MYCC 基因的扩增和(或)过表达与髓母细胞瘤的病理类型和预后有密切关系。许多临床研究提示 50% 以上髓母细胞瘤的病例可检测到 SHH、WNT 和NOTCH 信号通路的异常,推测上述信号通路与髓母细胞瘤的发病机制有密切关系,目前有关遗传和病毒感染等已成为近年来髓母细胞瘤病因学研究的热点。

三、病　理　学

　　髓母细胞瘤属于原始神经外胚层肿瘤(primitive neuroendocrine tumor,PNET),手术切除后大体标本见其柔软易碎,切面多呈灰红色,较大的肿瘤中央常有坏死,边界略可辩认。肿瘤邻近的软脑膜常被浸润,在脑表面形成一层乳白色胶样组织。2007 年《世界卫生组织中枢神经系统肿瘤分类标准》将髓母细胞瘤分为以下类型:经典型(classic variant)、广泛结节型(medulloblastoma with extensive nodularity)、促纤维增生/结节型(desmopastic/nodularvariant)、大细胞型(large cell variant)、间变型(anaplastic variant)以及其他类型(包括肌源性分化和黑色素样分化),目前已成为世界各国的重要诊断依据。经典型是髓母细胞瘤的最常见类型,占 60% ~ 80%,促纤维增生/结节型占 7% ~ 15%,大细胞/间变型占 10% ~ 22%,广泛结节型约为 3%,其他类型少于 3%。组织病理学上,经典型髓母细胞瘤多见于小脑蚓部,镜下可见肿瘤细胞密集,细胞小、胞质少、核深染、核分裂多见,多数瘤组织可见 Homer-Wright 假菊形团结构,部分瘤细胞向神经元或胶质细胞分化,血管和间质成分少见。广泛结节型多位于小脑蚓部,以往被称为小脑神经母细胞瘤,镜下可见明显的分叶状结构,有较多的类似中央性神经细胞瘤的小圆形细胞。促纤维增生/结节型多位于一侧小脑半球,由于促纤维增生反应,软脑膜可明显受累,镜下可见多数网状纤维,瘤细胞小,分布于纤维束间,部分瘤组织出现结节状或旋涡状。大细胞型镜下表现为具有大而圆形细胞核的细胞结构,内含有大小不等的嗜酸性细胞质成分,有丝分裂和凋亡现象常见。间变型这一亚型特征为明显的核多形性、较明显的有丝分裂,常呈非典型性形式。尽管所有的髓母细胞瘤都有程度不一的非典型性表现,但这种表现在间变性髓母细胞瘤更明显而广泛。细胞缺乏典型结构,凋亡常见,间变成分多,与大细胞型有许多重叠现象,因此统称为大细胞/间变型。肌源性分化者被称之为髓肌母细胞瘤(medullomyoblastoma),细胞体较大,胞质嗜酸性,带状或梭形肌母细胞丰富,有的含有横纹肌成分或平滑肌成分。黑色素样分化型非常少见,肿瘤包含胞体较大的黑色素细胞和未分化的小细胞型髓母细胞瘤结构。

四、临床表现

髓母细胞瘤由于肿瘤多位于颅后窝,可阻塞第四脑室、中脑导水管或肿瘤压迫小脑出现典型临床症状,主要表现为梗阻性脑积水和小脑功能障碍两方面,如恶心、呕吐,视物模糊,头痛及行走不稳、共济失调、复视和视力减退等症状。体检可发现视乳头水肿、眼球震颤、轮替运动障碍、闭目难立、斜颈和外展神经麻痹等。

五、影像学表现

影像学诊断主要依据头颅 CT 和 MRI 检查。髓母细胞瘤多发于小脑上蚓部近中线部位,并向下突入第四脑室生长,故多数情况下可见肿瘤周围环绕脑脊液信号或密度,亦可以发生于小脑半球,多为靠近中线部位,极少数可位于桥小脑角区。CT 平扫可见颅后窝中线部位等密度或混杂密度肿块影,约 20% 有钙化,边界较清,病变周围水肿,明显占位效应,第四脑室受压并向对侧移位。增强扫描肿瘤实质部分多呈均匀中度或明显强化,部分可呈中心区域的斑片状云雾样强化,显著强化较少见。如果髓母细胞瘤沿脑脊液播散至幕上脑膜及脑实质,可表现为脑膜强化或实质内结节状强化。髓母细胞瘤 MRI 多表现为 T_1WI 低信号,T_2WI 略高信号或等信号,信号多不均匀,内部多可见多发点状或类圆形囊变区,肿瘤形态多呈类圆形,少部分呈深分叶状,可见明显血管流空影。增强后病灶区呈均匀高信号,肿瘤边界清楚、其周可见水肿,部分肿瘤伴有坏死或增强不明显,多数有脑桥、延髓受压的现象,伴幕上脑室系统梗阻性脑积水。

六、诊断与鉴别诊断

(一) 诊断标准

根据疾病的好发年龄和临床表现[颅内高压和(或)小脑功能障碍等],结合头颅 CT 和 MRI 检查的结果,临床诊断可考虑为髓母细胞瘤。术后病理结果是诊断的"金标准"。完善脊髓增强 MRI 和脑脊液细胞学检查等,了解肿瘤侵犯范围,以利于做出正确的分期。

(二) 鉴别诊断

1. 室管膜瘤 两种肿瘤常难以鉴别。室管膜瘤主要发生于第四脑室中下部,肿瘤的密度不及髓母细胞瘤高,囊性变多见,周围脑脊液信号主要位于肿瘤后方,前方部分层面可见与四脑室底壁关系密切,MRI 矢状位成像可加以鉴别,另外,室管膜瘤较具特征性的影像学表现为室管膜瘤向四脑室下方生长突入小脑延髓池呈"蜡滴状",不过此特征在极少数髓母细胞瘤生长较大时也可见到,CT 检查对室管膜瘤的钙化较敏感,亦可以为两者的鉴别做参考。

2. 星形细胞瘤 儿童最常见的脑肿瘤是星形细胞瘤,而且好发于小脑,但多为囊性。当表现为实性肿块时,与髓母细胞瘤相似。其主要区别点是:髓母细胞瘤在平扫和增强扫描的密度均较星形细胞瘤高;其次是部位不同,髓母细胞瘤 80% 以上居中线,星形细胞瘤可位于中线或在小脑半球,但继发性幕上脑室扩大相对少见。

髓母细胞瘤的 MRI 与 CT 现具有一定的特征性,位于四脑室内的髓母细胞瘤诊断并不困难,主要需与室管膜瘤相鉴别,位于小脑半球及桥小脑角区肿瘤需与星形细胞瘤及血管网状细胞瘤、脑膜瘤等相鉴别,结合 CT 与 MRI 多平面成像可以在术前做出准确的诊断。

七、临床分期

(一) Chang-Harisiadis 分期(表 19-4-1)

表 19-4-1 Chang-Harisiadis 分期

T	原发灶
T_1	肿瘤直径小于 3cm,局限于小脑蚓部和第四脑室顶部,很少累及小脑半球
T_2	肿瘤大于或等于 3cm,累及一个相邻结构,或部分占据第四脑室
T_{3a}	肿瘤累及两个相邻的结构,或完全占据第四脑室且扩展至中脑导水管、第四脑室正中孔、第四脑室外侧孔,存在脑水肿
T_{3b}	肿瘤起源于第四脑室底部并完全占据第四脑室
T_4	肿瘤经中脑导水管侵入第三脑室、中脑或向下侵及上颈髓
M	远处转移
M_0	无蛛网膜下隙和血源性转移
M_1	脑脊液中检测到肿瘤细胞
M_2	大脑组织内、小脑蛛网膜下隙、第三或第四脑室内有结节性种植
M_3	脊髓蛛网膜下隙有结节性种植
M_4	中枢神经系统外的转移

（二）加利福尼亚大学旧金山系统

根据加利福尼亚大学旧金山系统（The University of California, San Francisco System, UCSF），髓母细胞瘤又分为低危组（standard risk）和高危组（high risk）。

低危组：年龄大于 3 岁；无扩散的原发病灶；肉眼全切。

高危组：年龄小于 3 岁；超出原发部位的扩散；无法肉眼全切。

八、治　疗

髓母细胞瘤的治疗应根据患者肿瘤部位、临床分期、危险程度等情况，首选手术，术后辅以放疗及化疗等综合治疗，以提高肿瘤控制率和改善生存质量，减少肿瘤对患者生长发育和智力的影响。

（一）手术治疗

虽然单纯手术不能根治髓母细胞瘤，但仍是首选治疗方式。手术能明确肿瘤病理性质，同时能解除肿瘤占位，降低颅压，缓解患者症状。切除程度是非常重要的预后相关因素，完全切除的 5 年生存率和无进展生存率均明显优于肿瘤残留的患者，但临床中多数情况下不能完全切除肿瘤。髓母细胞瘤恶性程度高，呈浸润性生长。有些肿瘤向脑干浸润，贴附第四脑室底或有蛛网膜下隙种植，亦或向幕上生长等，既往报道手术死亡率高达 20% ，随着手术技术和设备的不断改进，国外报道的手术死亡率已降至 5% 。手术操作一般如下：患儿常采用俯卧位，头架尽量低，肩抬高，以利于手术中第四脑室的显露，同时可减少术中脑脊液的丢失。取枕下颅后窝正中入路，一般需要打开枕骨大孔后缘，切开小脑蚓部以充分暴露肿瘤，保护第四脑室底，显微镜下显露肿瘤与周围毗邻关系。肿瘤质地多不均一，质地较软处可用吸引器吸除，质地较硬处在显微镜直视下分块切除。肿瘤与脑干有粘连时分离要特别细致，如有少量残余肿瘤与脑干粘连紧密，可将电凝功率下调，小心电凝而不必强行剥离，第四脑室上端导水管开口处的肿瘤要尽可能的切除以打通脑脊液循环通路。术中应妥善保护好双侧小脑后下动脉，防止切除肿瘤时肿瘤细胞随脑脊液扩散和种植。肿瘤生长引起的梗阻性脑积水最佳处理方式为脑室外引流术，多数患者可在切除肿瘤的同时行外引流术。尽管大多数儿童手术可达到全切或次全切肿瘤，但仍有部分患者由于脑脊液吸收障碍需要行永久性脑室-腹腔分流术。但有研究报道脑脊液分流术易使髓母细胞瘤患者出现脊髓或全身转移。

术后常见并发症：①肿瘤未能完全切除，肿瘤创面易渗血。②术中损伤脑干，可能发生中枢性呼吸循环障碍，应及时采取气管切开或人工辅助呼吸。③术后切口脑脊液漏，采用颅后窝骨瓣成形术的手术方法后少见。④肿瘤播散，可能与术中肿瘤细胞脱落，瘤细胞随脑脊液循环沿软脑膜播散有关。术中可用棉片覆盖在枕大池下方，手术结束前反复冲洗手术野，可防止瘤细胞播散。⑤切除浸润脑干的肿瘤后，可引起的复视和展神经麻痹症状；小脑上脚受累的患者术后可出现肢体共济失调；术后 1~3 天常出现伴随缄默症的假延髓麻痹（假球麻痹）病症候群，可能与小脑齿状核受累有关。上述症状术后可逐渐部分或完全缓解。

（二）放射治疗

对于小儿髓母细胞瘤患者术后治疗方案的选择上,现常规做法是根据患儿的年龄、手术切除的程度及有无转移等因素将患儿分成高危和低危两组,针对不同的分组采取相应的术后治疗措施。放射治疗是髓母细胞瘤治疗中不可缺少的手段之一。由于术前约30%患者有证据表明中枢神经系统转移,加上手术中有肿瘤播散可能,术后主张全脑全脊髓放射治疗。放疗剂量是影响生存率和局部控制率的主要因素之一。既往放疗采用全脑、全脊髓36Gy,颅后窝加量可达54～60Gy。由于放疗可对患儿产生内分泌、智力和生长等方面损伤,近年来研究是否能降低脊髓轴放疗剂量,但是近期许多资料表明减量放疗将使对髓母细胞瘤的远期疗效下降,增加复发与转移,而采用全量全脑脊髓轴放疗联合化疗却显著减少了术后肿瘤的复发和转移,提高了生存率。对于低危组(年龄>3岁,肿瘤全切除,无转移者),术后放射治疗方案为:全脑、全脊髓36Gy,每次剂量1.8Gy,常规分割,颅后窝推量达54～60Gy;或者全脑、全脊髓23.4Gy,每次剂量:1.8Gy,常规分割,放疗后加用化疗(顺铂、长春新碱、洛莫司汀等)。对于高危组(年龄<3岁,肿瘤残留,有转移者):术后放射治疗方案为,全脑、全脊髓36Gy,每次剂量1.8Gy,常规分割,颅后窝推量达54Gy,放疗后加用化疗(顺铂、长春新碱、洛莫司汀等)。

放疗不良反应:①骨髓抑制;②胃肠道反应;③诱发白血病和继发性脑肿瘤;④发育和认知功能障碍。局部聚焦的放射治疗方法已经在肿瘤局限性生长的病例中使用。对于颅内播散的患儿行低剂量放疗或分次高剂量全脑全脊髓放疗均未显示较常规放疗有明显优越性。

全脑全脊髓放疗技术:

1. 摆位固定　全脑全脊髓放射野较大,设野技术较复杂,需保证治疗体位的摆位重复性。患者可采用"俯卧位颈肩膜固定法",在确保呼吸通畅的前提下,下颌内收,使颈段和胸段脊髓尽量处于同一平面,制作头颈肩体膜固定,以保证治疗体位的重复一致性。近年来有医学中心探索采用仰卧位照射技术。Wilkinson等在使用多叶光栏的基础上提出了一种简单的、较少子野的step-and-shoot正向调强技术来实现全脑全脊髓仰卧位照射的方法,Parker等利用准直器的旋转、半野挡铅来构成全脑放疗野,使用固定的射野参数及非对称铅门的调整,提出了一种仰卧位全脑全脊髓治疗方法。但由于仰卧位条件下射野形状及射野交接处的不可见性会较大影响治疗师的摆位心理,增加放疗质量控制难度,因此目前大多数治疗中心仍采用俯卧位的治疗方式。

2. 照射野　全脑放射时采用等中心适形挡铅,半野技术照射,将眶尖、乳突气房、C2以上脊髓及全脑等组织器官包含在放射野内,颈段及上胸段脊髓放射野采用源皮距、单野、半野放射技术,以保证该野与全脑放射野在C2相邻处无剂量重叠和(或)遗漏区,下胸段、腰骶段脊髓放射采用源皮距单野技术,其与上胸段放射野相邻处按公式计算并预留一定的距离间隙,并在治疗过程中每周将此两野相邻处顺序上或下移动1～2次,每次1～2cm,以避免相邻野脊髓上出现剂量"冷"或"热"点。所有脊髓照射野应将全部椎体(包括横突)包含在放射野内,以确保疗效及椎体生长发育的对称性。

3. 放疗技术进展　传统的全脑全脊髓照射通常使用X光模拟机,近年来越来越多的治疗中心开始采用CT模拟、CT-MRI图像的融合以及三维剂量计算来制订照射计划。全脑全脊髓照射技术涉及的主要问题是射野形状和射野衔接,使用CT模拟和MRI图像融合可以使靶区的确定变得既相对简单又比较准确,三维治疗计划系统也可使射野的形状与靶区适形高,同时使重要正常组织(如晶体等)得到保护。为进一步减轻放疗不良反应,一些放射治疗学家采用超分割以提高脑组织和脊髓的耐受量,但目前尚无定论。另一方面应看到即便使用上述放射治疗方式,仍存在中枢神经系统剂量分布及射野接野处出现高剂量或低剂量,目前国内外一些放射治疗中心采用螺旋断层放射治疗较好地解决了这个问题。螺旋断层放射治疗(tomotherapy)将直线加速器和螺旋 CT 整合起来,使治疗计划、患者摆位和治疗过程融为一体。其优势在于:①Tomotherapy 可以一次性完成全中枢放疗,剂量分布连续。②Tomotherapy 在每次实施治疗前均对病变部位进行 CT 扫描,得到的图像可与治疗计划图像融合对比,从而修正体位,保证治疗的精确性。③Tomotherapy 能为全中枢放疗提供较好的适形度,使剂量分布更均匀。④Tomotherapy 相对常规加速器放疗、适形或常规调强放疗技术而言,更简单方便,使治疗中发生差错的可能性显著降低,并且明显缩短治疗时间。由于 Tomo 治疗系统在国内外的使用尚不普遍,有关放射生物学等方面的问题还有待深入研究。

(三)化学治疗

由于髓母细胞瘤大多发生在正处于生长发育阶段的儿童,放射治疗是不可缺少的手段,而放射治疗对智力和生长的影响与剂量大小和受照射体积有关,为减轻放射治疗的后遗症,有学者采用减量放疗结合化疗治疗髓母细胞瘤,结果证实方法可行、有效,并且可以降低肿瘤复发率。化疗药物可采用环磷酰胺、长春新碱、甲氨蝶呤、卡铂、依托泊苷、司莫司汀、尼莫司汀、顺铂及替莫唑胺等。有研究者对髓母细胞瘤患儿术后不予放疗而进行 3 个周期的静脉内化疗(环磷酰胺、长春新碱、甲氨蝶呤、卡铂、依托泊苷和脑室内注射甲氨蝶呤),评估患儿的脑病和认知功能障碍情况。结果显示,治疗后患儿的平均 IQ 较同龄健康对照者明显下降,但较接受过放疗的患儿高。其结论是髓母细胞瘤患儿术后单纯化疗对无转移的髓母细胞瘤有效。对于复发或进展的患者,多数研究认为高剂量化疗联合干细胞移植与常规化疗相比,可以延缓肿瘤再次复发和提高生存率,但有研究指出先前接受过放疗的复发患者预后较差。对高危患者,如肿瘤生长范围广泛即高 T-stage 分级、低年龄手术未能全切的患者则尽可能在基本治疗的基础上进行化疗。有关髓母细胞瘤术后放疗、化疗等治疗方式的安排尚有一定的争议。支持先化疗再放疗者认为手术对血脑屏障的破坏使得药物更容易渗透到残存的肿瘤组织中,并且由于没有放疗对骨髓的抑制,使得化疗可以顺利完成,同时可以检验化疗方案的有效性。支持先放疗再化疗者认为放疗的延迟会增加肿瘤进展的危险并有可能影响放疗的顺利完成,临床上可根据患儿年龄、肿瘤病理类型、疾病分期、有无高危因素等选择合适的治疗方案。

九、预　后

预后影响因子主要有:年龄、肿瘤分期、手术完全切除程度、是否有远处转移等。如果有下述情况,提示预后不良:①脑干受侵。②脑脊膜广泛转移,小脑种植转移。③肿瘤切除范围小于 75%。④术后 2 周脑脊液肿瘤细胞学阳性。⑤年龄<4 岁,未行全脑、全脊髓放疗。⑥行放疗但未足量而导致病灶局控率差。

综上所述,随着手术方式的改进,精确放疗技术的运用和探索新的分割放射治疗以减少放疗不良反应,以及化疗方案及化疗疗程和时机的优化,髓母细胞瘤的治疗效果有望进一步提高。

（任庆兰）

第五节　其他中枢神经系统肿瘤

一、颅咽管瘤

（一）概述

颅咽管瘤(craniopharyngioma)占据颅内肿瘤的 1.2%～4%,在鞍区类肿瘤中仅次于垂体瘤,也是儿童青少年最常见的先天性颅内肿瘤,占儿童脑瘤的 5%。颅咽管瘤通常认为是良性肿瘤,但其生物学特性复杂,可呈侵袭性生长、反复复发。

（二）病因学及发病机制

有关颅咽管瘤的起源:①胚胎起源理论,颅咽管瘤起源于最初连接 Rathke's 囊与口腔颅咽管的胚胎釉质原基。②组织化生理论,颅咽管瘤是垂体结节部腺垂体、垂体柄细胞鳞状化生结果。有人认为颅咽管瘤可能是残余上皮细胞巢化生改变的结果,此细胞巢来源于口腔囊的外胚层沿原垂体-咽囊形成垂体饼的垂体前叶和腺垂体部分。颅咽管瘤的确切起源有待于进一步研究。目前病因不明,可能涉及原癌基因的激活、抑癌基因的缺失,DN 的甲基化和修复状态等,而颅咽管瘤具体发生过程仍不清楚。

（三）病理学

颅咽管瘤最明显、最常见的组织学特征是钙化和囊性变,肿瘤细胞无明显恶性特征。WHO 将颅咽管瘤分为釉质上皮型(adamantinomatous craniopharyngioma,ACP)和鳞形乳头型(squamous papillary craniopharyngioma,SPCP)。ACP 镜下可见囊实性变、坏死组织、纤维组织和钙化,最常发生在儿童,部分肿瘤可见骨或牙齿形成。囊内容物颜色根据所含血液代谢产物、蛋白和胆固醇的含量不同而不同,常表现为机油样或淡黄色液体。SPCP 主要好发于成人,细胞组成类似于口咽部的黏膜,以实体性和囊实性为主,钙化极少见,其囊液颜色与釉质上皮型不同,表现为黄色黏性液体。

（四）临床表现

根据肿瘤所在部位、生长快慢、发展方向及患者年龄的不同,其临床表现也不同。

1. 颅内压增高　多为肿瘤体积较大,阻塞脑脊液的循环通路所致。在临床上表现为头痛、恶心呕吐、视神经乳头水肿、复视和颈痛等。

2. 视力、视野改变　鞍内或鞍上肿瘤向上发展,直接压迫视觉纤维所造成。特别是视交叉部位的受压更为多见,可导致视力减退甚至完全失明。由于肿瘤对视觉通路压迫部位的不同,临床上表现为不同的视野缺损。

3. 意识变化　部分患者出现意识障碍,表现为淡漠或嗜睡,少数可出现昏迷。这可能是由丘脑下部受损及脑疝的发生致使中脑受压所造成。

4. 内分泌紊乱 在颅咽管瘤患者中 2/3 出现内分泌紊乱症状。表现为性功能减退、水及脂肪代谢障碍和生长发育迟缓。

5. 视神经乳头的改变 由于颅内压增高,患者出现视神经乳头水肿,日久则产生视神经萎缩,视力下降以至失明。肿瘤直接压迫视神经则产生原发性视神经萎缩。个别患者视乳头可正常。

（五）影像学表现

1. CT 表现 平扫见囊性颅咽管瘤多表现为边缘清楚的类圆形或圆形低密度影,实性颅咽管瘤一般为等密度或略高密度。颅咽管瘤钙化率高,其内可有点、片状或弧形钙化,典型者呈蛋壳状样钙化。增强扫描:大多数均有增强,实质部分为均匀强化,囊性部分呈环状强化。

2. MRI 表现 平扫:囊性部分 T_1WI 呈稍高于脑脊液的信号,但若其内含胆固醇和（或）蛋白成分,则 T_1WI 呈高信号,T_2WI 均呈高信号;实性部分在 T_1WI 呈等信号,T_2WI 呈等信号或高信号。肿瘤的钙化率较高,钙化形态多样,可为边缘壳状,瘤内点状、斑片状钙化,在 MRI 上信号可很不均匀。增强扫描:肿瘤囊壁和实性部分呈不均质中度或显著强化,囊液无强化。

（六）诊断与鉴别诊断

根据发病年龄、临床表现、特征性影像学表现可临床诊断,术后病理结果是诊断的"金标准"。

鉴别诊断:①星形细胞瘤:第三脑室下方的星形细胞瘤常表现为鞍内实性肿块,可延伸鞍内,钙化少见。②垂体瘤:可突向鞍上,常引起蝶鞍扩大,鞍底下陷,多囊变,钙化率较低。③脑膜瘤:脑膜瘤有 10% 发生在鞍上,平扫呈均匀稍高密度,可有砂砾样钙化,囊变少见,肿瘤常位于鞍上偏前的位置,鞍结节骨质有增生。④表皮样囊肿:形态多不规则,其密度多低于颅咽管瘤,常沿蛛网膜下隙匍行生长,钙化少见,不强化。⑤鞍区动脉瘤:肿瘤呈球形,典型者呈流空现象,边缘锐利,如伴血栓,则其信号稍高于流空的血液信号,增强后扫描动脉瘤强化程度与血管一致。

（七）治疗

1. 手术治疗 首选。术前行内分泌功能检查,如果为肾上腺、甲状腺功能减退,术前需予以激素替代治疗,待其症状好转和内分泌指标正常后再考虑手术。必要时行 DSA 和 MRA 了解肿瘤的血供情况,对于术中保护颈内动脉和大脑前动脉及其穿支具有重要意义。由于多数情况下肿瘤与颈内动脉、视神经等周围组织紧密相连或瘤体对周围组织的浸润,肿瘤不易完全切除,复发率高。

手术常见并发症:①意识障碍;②尿崩症;③高热;④电解质紊乱;⑤癫痫;⑥应激性溃疡。

2. 放射治疗 由于肿瘤全切难度较大,肿瘤残留、有手术禁忌或拒绝手术者,可行放疗。采用三维适形放疗,每次 1.8Gy,总剂量 54Gy。如肿瘤直径<3cm 且距离脑神经、脑干等重要结构有一定距离,可使用立体定向放射治疗。

3. 间质内放疗　所用放射源可为磷-32、钯-90、碘-125,在 CT 或 MRI 引导下,用立体定向技术直接向颅咽管瘤内注入放射性核素。囊性或囊实性可采用直接注入肿瘤囊腔内或者置管外引流待囊腔塌陷后再注入的方法。对实性肿瘤可制成针状载体植入瘤组织内。

4. 间质内化疗　有报道在囊性颅咽管瘤内注射化疗药物,如博来霉素,取得了显著的治疗效果。给药途径及剂量仍在探索中。

（八）预后

颅咽管瘤属于良性肿瘤,但由于肿瘤自身的特殊性和其比邻结构的复杂性,临床预后常不佳。颅咽管瘤全切除后仍有一定的复发率,对于未能全切的颅咽管瘤,术后复发率明显提高。

综上所述,目前基础和临床研究主要针对颅咽管瘤病理、分子发生学等,随着认识的加深,明确肿瘤发生、复发、与肿瘤病理特点之间的相关性,将有助于进一步推动颅咽管瘤临床治疗策略。

二、脊　索　瘤

（一）概述

脊索瘤(chordoma)是一种少见的先天性肿瘤。好发于脊柱中轴的两端,骶尾部占40%~50%,颅底部占35%~40%。其中颅底脊索瘤占所有脑肿瘤发病率的 0.1%~0.7%,可发生于任何年龄,但以 30~50 岁最常见,男性患者多于女性。

（二）病因学及发病机制

脊索一般出现在人胚胎发育早期,在成人颅底蝶枕部及脊柱骶尾部的部分脊索组织仍不完全消退而残留下来。脊索瘤来源于脊索胚胎残余组织产生的原发性骨性肿瘤,是一种少见的慢性进展的低度恶性肿瘤。因而脊索瘤好发于中线部位,尤其是骶尾及斜坡。

（三）病理学

脊索瘤从组织形态学将其分为普通型脊索瘤、软骨样脊索瘤和低分化型脊索瘤。肿瘤大体呈不规则分叶形或椭圆形,肿瘤内部多有分隔,向邻近结构浸润性生长。肿瘤半透明胶冻状,质地较软,灰白色或略带红色等。镜下见呈条索状排列的空泡细胞,细胞内、外黏液形成;免疫组化染色 CK(+),VIM(+)。软骨样脊索瘤同软骨肉瘤很难鉴别,近年来发现的 Brachyury 蛋白阳性可以作为脊索瘤区别于软骨肉瘤的特异性指标。

（四）临床表现

颅底脊索瘤常呈广泛侵袭性生长,病程长,缓慢进展,亦有因肿瘤出血而出现症状突然加重。临床表现可因肿瘤部位和发展方向而有所不同。

1. 鞍部脊索瘤　垂体功能低下主要表现在阳痿、闭经等。视神经受压产生原发性视神经萎缩,视力减退以及双颞侧偏盲等。

2. 鞍旁脊索瘤　主要表现在Ⅲ、Ⅳ、Ⅵ脑神经麻痹,其中,以外展受累较为多见。

3. 斜坡部脊索瘤　主要表现为脑干受压症状,即步行障碍,锥体束征,第Ⅵ、Ⅶ脑神经障碍。其中,双侧展神经损害为其特征。

（五）影像学表现

1. X线表现　主要表现为溶骨性破坏,也可有骨质膨胀性改变、软组织肿块、肿瘤破坏区钙化病灶、骨破坏区边缘部分硬化等。

2. CT表现　主要表现为软组织占位的影像,密度与脑实质近似,低密度及等密度多见,高密度少见,病灶内常能看到点状钙化区,增强后有>50%以上的患者无强化。对于骨质破坏的范围和钙化显示优于MRI。

3. MRI表现　主要表现为软组织占位的影像,T_1WI主要是与周围的肌肉呈等信号或低信号,T_2WI呈不同程度的高信号,信号不均匀,强化亦不均匀。MRI更易于显示肿瘤的侵及范围以及与周围组织的关系。

（六）诊断与鉴别诊断

根据临床表现、特征性影像学表现可做出临床诊断,术后病理结果是诊断的"金标准"。应与以下疾病鉴别:

1. 脑膜瘤　同部位脑膜瘤可引起局部骨质受压变薄或骨质增生,溶骨性变化少见。DSA常见脑膜供血动脉增粗,有明显的肿瘤染色。

2. 听神经瘤　如脊索瘤向颅后窝生长应与桥小脑角的听神经瘤鉴别。听神经瘤在颅骨平片和CT上主要表现为内听道的扩大和岩骨崤的吸收。MRI常有助于鉴别诊断。

3. 垂体腺瘤和颅咽管瘤　鞍区部位的脊索瘤需与垂体腺瘤和颅咽管瘤相鉴别。后两者多不引起广泛的颅底骨质的破坏,影像学上区别见垂体腺瘤和颅咽管瘤相关章节。垂体腺瘤和颅咽管瘤脑神经损害多局限于视神经,而脊索瘤多表现为以展神经障碍为主的多脑神经损害。

4. 软骨肉瘤　脊索瘤与软骨肉瘤鉴别比较困难,多借助免疫组化染色。脊索瘤对多种组织标志物均显示阳性, 如 Cyto-K6/7、EMA7/7、CEA6/7、GFAP0/7、Des0/7、α-AT7/7、Lyso4/7,而软骨肉瘤则均显示为阴性。Brachyury蛋白阳性可以作为脊索瘤区别于软骨肉瘤的特异性指标。

（七）治疗

1. 手术治疗　以手术治疗为首选。目前没有一种手术径路适合所有类型颅底脊索瘤,采用何种手术径路尚需根据肿瘤影像学特点、术者的经验和习惯。有关手术径路的研究,近年来主要集中于内镜经鼻蝶或内镜扩大经鼻蝶径路以及导航引导下内镜经蝶径路。由于肿瘤起源于颅底骨质,呈浸润性生长,无明显包膜,容易侵犯颅脑重要神经血管和脊髓,因此肿瘤全切非常困难,真正意义上的肿瘤学全切除几乎是不可能的,一般只能做部分切除或次全切除以解除对脑干、血管等重要结构的压迫,缓解症状,为术后创造放疗机会,而且对患者保持较高的生活质量至关重要。

手术常见并发症:①脑脊液漏;②血肿;③脑积水;④脑干水肿。

2. 放射治疗　由于肿瘤残留、有手术禁忌或拒绝手术者,可行放疗。采用三维适形或调强放射治疗,每次 1.8～2.0Gy,总剂量 66～78Gy。如肿瘤残留体积较小,可使用立体定向放射治疗。临床上由于肿瘤周围重要的正常组织(如视神经、视交叉、脑干等)耐受量限制,难以提高肿瘤受量。质子束放射治疗由于具有布拉格峰效应的特性,放射效应集中于靶区,而穿过靶区后迅速衰减,对靶区周围组织影响很小,可以在肿瘤提高放射剂量,被认为是治疗颅底脊索瘤最有前途的选择。外科切除术后质子放射治疗或将成为治疗脊索瘤的新希望。

(八) 预后

颅内脊索瘤由于手术受限,放疗剂量推量困难,治疗后常复发。极少数患者可出现颅外转移,主要是肺和骨。尽管其组织学特点呈良性,但预后较差。

综上所述,随着对脊索瘤的生物学特性及临床特点研究的深入,治疗方式也从单纯手术转变为手术联合放疗;手术目的也从追求手术全切肿瘤转变为以保证患者生活质量的前提下尽量切除肿瘤;而有效化疗药物也正在研究中,希望为脊索瘤的治疗增加更多的选择。

三、室 管 膜 瘤

(一) 概述

室管膜瘤(ependymoma)是中枢神经系统少见的肿瘤,多发生于脑室系统,也可出现在脊髓、马尾和脑实质内。70%以上的颅内室管膜瘤位于幕下,而大约一半的幕上室管膜瘤位于侧脑室内,剩下的多位于脑室旁的脑实质内,第三脑室室管膜瘤较少见。脑实质内的室管膜瘤可发生于大脑半球的任何部位,但颞顶枕交界处、侧脑室的三角区是好发部位。占儿童脑瘤的 6%~12% ,占椎管内肿瘤的 30%~50% ,患者年龄越小预后越差。

(二) 病因病理

室管膜瘤是一种起源于脑室表面室管膜上皮细胞的神经上皮性肿瘤,多数为膨胀性生长,界限较清楚,少数呈浸润性,侵袭周围脑组织。瘤体外观多呈紫红色结节状、分叶状或绒毛状,切面呈淡红色或灰白色。发红的质地较软,触之易碎,色淡的质地偏硬,血管及纤维组织多。少数肿瘤伴有囊变或钙化。WHO 将室管膜肿瘤分为:①室管膜瘤,包括 4 个亚型:细胞型、乳头型、透明细胞型和脑室膜细胞型。②间变或恶性室管膜瘤,肿瘤细胞致密成片,细胞及核形态各异,并可见核分裂象及灶性坏死。③黏液乳头型室管膜瘤,肿瘤细胞乳头状排列,围绕乳头状结构中心的结缔组织常有黏液样变。④室管膜下瘤,构成肿瘤的主要细胞是室管膜下胶质细胞,可见假菊形团样排列。有时可见少量室管膜细胞以及室管膜母细胞分布于胶质纤维间。

(三) 临床表现

肿瘤的临床表现和其年龄、生长部位、大小以及是否有软脑膜转移密切相关。幕上室管膜瘤可引起颅内高压症状,包括头痛、恶心呕吐和视神经乳头水肿,也可以造成局灶性神经功能障碍如失语、肢体运动障碍、癫痫等。侧脑室肿瘤临床表现为伴随脑积水产生的认知功能障碍。如肿瘤位于 CSF 循环通路的关键部位,则可能导致急性阻塞性脑积水和猝死。幕下室管膜瘤患者除表现为颅内压增高外,还可表现为后组脑神经损伤和共济失调等。

（四）影像学表现

1. CT 表现 室管膜瘤实质部分 CT 平扫表现为等密度或略高密度，边缘不甚清楚的类圆形、不规则形或呈分叶状团块，其内可见单发或多发区域低密度囊变区，并可见小斑点状钙化灶分布。增强扫描多数肿瘤呈明显均一强化，边缘尚清楚，其余强化不均、不明显，伴囊变的肿瘤其囊变区不增强。

2. MRI 表现 为室管膜瘤患者首选检查。表现为脑室内或以脑室为中心的占位性病变，病变边缘光滑，T_1 加权为略低信号，T_2 加权为稍高信号。常见大片样囊变、出血和钙化。增强扫描大多数病变强化明显，少数轻微强化。

（五）诊断与鉴别诊断

根据临床表现、特征性影像学表现可做出初步诊断，术后病理结果是诊断的"金标准"。术前及术后应行全脑、全脊髓增强 MRI 扫描，脊髓细胞学检查等明确病变范围。

鉴别诊断：不同部位室管膜瘤需与好发与相同部位的颅内肿瘤鉴别。第四脑室内应与髓母细胞瘤鉴别；侧脑室内需与侧脑室内脑膜瘤鉴别；第三脑室内者常需与胶样囊肿鉴别；脑室系统室管膜瘤需与脉络丛乳头状瘤鉴别。鉴别依据：年龄、影像学特征等。

（六）治疗

1. 手术治疗 首选手术治疗。手术可以提供病理诊断所需的组织标本、解除肿瘤的占位效应、打通脑脊液循环通路。肿瘤是否全切与预后密切相关。显微神经外科开展后肿瘤全切的根治性手术使治愈本病成为可能，并有效减少手术并发症的发生率。为获得更高的全切率，术前须详细制订治疗计划，应通过多个检查明确手术需要包括的范围。手术入路取决于肿瘤部位，由于室管膜瘤在增强 MRI 上呈不均一强化，手术应包括未强化的肿瘤部分。由于幕下肿瘤可累及脑干及多组脑神经，手术困难，所以一般幕上室管膜瘤的全切率要高于幕下室管膜瘤。

手术常见并发症：①颅内出血、血肿；②脑水肿；③神经功能丧失。

2. 放射治疗

室管膜瘤对放疗敏感，研究表明手术加放疗可以减少肿瘤复发，明显延长生存期。术后肿瘤残留或间变性室管膜瘤术后应予放疗，局部放疗剂量 50～60Gy。NCCN 2006 年神经系统肿瘤治疗指南建议对于手术全切的低级别室管膜瘤患者，如果检查未发现脑脊液播散，可以不进行放疗；推荐仅对全脊髓 MRI 检查或脑脊液细胞学检查有阳性发现的患者进行全脑脊髓照射治疗。全中枢照射剂量一般为 30～36Gy，脊髓病灶局部推量 4～9Gy。对于原发肿瘤局部可推量至 50～60Gy。立体放射外科也可用于局部肿瘤加量。采用适形、调强放疗可进一步增加肿瘤的照射剂量并改善对周围正常组织的保护。

（七）预后

影响室管膜瘤预后的因素包括肿瘤部位、组织学类型、肿瘤能否全切、复发的速度和年龄等。间变性室管膜瘤复发率高，易沿脑脊液播散预后较差。室管膜下室管膜瘤术后患者一般预后良好，少见复发或脑脊液播散。

综上所述，进一步从基础及临床加深对室管膜瘤的认识，改进手术方法和放疗技术改善肿瘤治愈率和提高患者的生活质量。

四、脑　膜　瘤

（一）概述

脑膜瘤（meningioma）起源于蛛网膜内皮细胞，是常见的颅内肿瘤。脑膜瘤的人群发生率为2/10万，仅次于胶质瘤位居颅内肿瘤的第2位。脑膜瘤在儿童期极少见，仅占儿童期颅内肿瘤的0.4%~4.6%。大多数为良性肿瘤，恶性或恶性变占1%~2%。

（二）病因

脑膜瘤的病因迄今不清楚。发生并非单一因素造成，可能与一定的内环境改变和基因变异有关，研究发现可能与脑外伤、放射性照射、神经纤维瘤病Ⅱ型（BANF）、病毒感染以及合并双侧听神经瘤等因素有关。

（三）病理

脑膜瘤来自蛛网膜内皮细胞，绝大多数始于蛛网膜颗粒。好发部位为：幕上约90%，幕下约10%；大脑凸面、矢状窦及镰旁多见，其次为颅底，脑室内较少。

1. 肉眼观　肿瘤可大小不等，形状依其所在部位而异，可呈球状、扁平状、哑铃状等，其中球形最常见，多见于脑表面或脑室内。脑膜瘤多有一层由结缔组织形成的包膜，其厚薄不一。脑膜瘤与脑组织之间的界面多呈光滑或分叶状。瘤体剖面呈致密的灰色或暗红色的组织，有时瘤内含砂粒体。恶性脑膜瘤可见瘤内坏死灶。

2. WHO分级　2007年WHO根据脑膜上皮起源肿瘤的生物学行为及复发和侵袭性生长危险性的高低对脑膜瘤进行了分组和分级。Ⅰ级脑膜瘤包括脑膜上皮型、纤维型、过渡型、砂粒型、血管瘤型、微囊型、分泌型、淋巴细胞-浆细胞丰富型、化生型9种亚型；Ⅱ级脑膜瘤包括非典型性、透明细胞型和脊索瘤样型3种亚型；Ⅲ级脑膜瘤包括横纹肌样型、乳头型及间变性（恶性）3种亚型。WHO对脑膜瘤进行分级的病理标准为：核分裂象、核不典型性、血管内皮增生和瘤组织有无坏死等。

（四）临床表现

依肿瘤部位不同，可以出现头痛、性格改变、视力、视野、嗅觉或听觉障碍及肢体运动障碍等。脑膜瘤运动障碍表现为从足部开始，渐至下肢，继而上肢肌力障碍，最后波及头面部；如肿瘤向两侧生长，可出现双侧肢体肌力弱并伴有排尿障碍、癫痫、颅内压增高症状等。老年患者以癫痫为首发症状者多见。

（五）影像学表现

1. CT　平扫呈现等密度或高密度占位病变，基底宽。其密度均匀一致，边缘清晰，瘤内可见钙化。增强扫描中肿瘤明显强化，可见脑室系统受压。约15%脑膜瘤伴有不典型的坏死、囊变或瘤内出血。

2. 头部MRI　大多数脑膜瘤T_1加权为低信号和T_2加权为高或等信号，增强扫描（注射Gd-DTPA）后信号均匀提高；肿瘤与脑组织间可见低信号带，伴瘤周水肿，清晰显示肿瘤与血管、静脉窦的关系。

3. 血管造影 可见正常血管移位,还出现肿瘤"染色"影像,不仅能定位,而且能定性。

多数恶性脑膜瘤具有以下影像学特征:①肿瘤周围明显水肿,且多偏重于肿瘤一侧;②CT 平扫多为等密度或高密度块状影,多见囊变或坏死区域;③肿瘤组织呈非均一强化;④肿瘤边缘不规则或边界不清,部分病例可向脑组织浸润,呈"伪足征"和"蘑菇征",易侵犯硬脑膜或颅骨,呈"鼠尾征";⑤复发肿瘤可穿透大脑镰、小脑幕、硬脑膜或颅骨呈浸润性生长,瘤内低密度灶及肿瘤呈分叶状。

（六）诊断与鉴别诊断

根据临床表现、影像学表现可做出初步诊断,对同一患者,最好同时进行 CT 和 MRI 的对比分析,才能得到较正确的定性诊断。术后病理结果是诊断的"金标准"。

鉴别诊断:需同脑膜瘤鉴别的肿瘤因部位而异,幕上脑膜瘤应与胶质瘤、转移瘤鉴别,鞍区脑膜瘤应与垂体瘤鉴别,桥小脑角脑膜瘤应与听神经瘤鉴别。

（七）治疗

1. 手术治疗 手术切除脑膜瘤是最有效的治疗手段。原则上应争取完全切除,并切除受肿瘤侵犯的脑膜与骨质,但由于肿瘤组织与脑组织的粘连或手术切除的需要而造成一些脑神经组织的受损,从而产生一些相应的临床症状。不能全部切除的肿瘤,其残余肿瘤体的存在将继续产生对局部脑组织的压迫而表现出各种不适症状。手术最主要的并发症是脑神经损伤,其次为脑脊液漏、脑积水和假性脑膜膨出等。

2. 放射治疗 手术受限或患者拒绝手术时可行单纯放疗。脑膜瘤术后辅助放疗适用于:①良性脑膜瘤次全切除术后;②不典型增生型脑膜瘤完全切除术后复发率较高,推荐实行术后放射;③无论手术切除边界是否彻底,恶性脑膜瘤均应给予术后放疗。传统放疗可导致如视力丧失、垂体功能紊乱、延迟性脑放射性损伤等不良反应。目前多采用三维适形和调强技术进行放疗,能提高肿瘤剂量,降低周围正常组织受量。勾画靶区应注意保护颅内重要结构。良性脑膜瘤术后放疗范围为残存病灶外扩 1cm,建议应用 CT 或 MRI 扫描来确定残存病灶范围。恶性脑膜瘤要外放更大些,且要求把术前病灶范围也包括在照射野内。良性脑膜瘤放疗采用每次 1.8Gy,每周 5 次,总剂量 54Gy。不典型增生型和恶性脑膜瘤总剂量可达 60Gy。立体定向放射外科适用于术后残留、复发肿瘤及次全切除后肿瘤进展且肿瘤直径<3cm 或不宜或不愿手术者。

3. 其他治疗 有研究表明脑膜瘤细胞表达雌激素受体和黄体酮等受体,雌孕激素类拮抗剂能减慢肿瘤的生长。化疗在治疗脑膜瘤中的作用还不太肯定,但有研究者用羟基脲治疗,可缩小肿瘤。干扰素 2α 治疗不能手术、术后残留及复发的脑膜瘤患者有效。此外,国内外学者对脑膜瘤开始基因治疗。以上方法仍在进一步探索中。

（八）预后

脑膜瘤预后主要取决于病变位置、可切除性及类型。脑膜瘤术后平均生存期为 9 年,另有报道脑膜瘤术后 10 年生存率为 43% ~ 78%。恶性脑膜瘤预后差。

综上所述,如何最大程度切除肿瘤,更好地保护患者的神经功能和控制术后复发,以及对非典型性、间变性脑膜瘤的新的治疗方法仍是肿瘤学者重要研究方向。虽然目前非手术治疗如化学治疗、免疫治疗、基因治疗的临床应用尚不成熟,但随着对脑膜瘤基础研究的深入,它们亦将成为脑膜瘤综合治疗中不可或缺的手段。

（任庆兰）

Summary

Tumors of the central nervous system (CNS) represent a unique, heterogeneous population of both benign and malignant neoplasms. The familial brain tumor syndromes are a heterogeneous group of genetic disorders characterized by a combination of systemic manifestations (often dermatologic) and CNS neoplasms. Some of these syndromes include neurofibromatosis types 1 and 2, tuberous sclerosis, von Hippel-Lindau disease, and Li-Fraumeni syndrome. Patients with tumors of glial origin often present with general, nonfocal signs and symptoms or with focal manifestations related to the specific area of the brain occupied by the tumor. General signs include headache, nausea, vomiting, generalized seizures, and/or changes in level of consciousness. Seizures are the initial manifestation of a brain tumor in 15% of brain tumor patients, and as many as 30% of patients with brain tumors eventually develop seizures. Patients with signs and symptoms suggestive of an intracranial mass should undergo neuroimaging studies and receive a histologic diagnosis. The neuroimaging modality of choice for CNS tumors is the MRI. Tissue analysis is necessary to establish a precise tumor diagnosis and to effectively plan therapy. At present, virtually the only reason not to operate on a brain tumor patient is in the setting of a diffuse intrinsic brainstem tumor. After surgery, patients with GBM or AA are treated with radiation therapy, and in some cases, with chemotherapy.

第二十章　皮肤癌及恶性黑色素瘤

皮肤组织结构复杂,包括表皮、黑素细胞、皮肤附属器、血管、淋巴组织等组织结构。皮肤肿瘤总数多达 150 种以上,分为良性、恶性及介于两者之间的癌前期皮肤病,本章主要介绍皮肤恶性肿瘤。皮肤恶性肿瘤大致可以分为非黑素瘤性皮肤癌和恶性黑(色)素瘤两大类。非黑素瘤性皮肤癌(nonmelanoma skin cancers,NMSC)包括 Bowen 病、Paget 病、基底细胞癌、鳞状细胞癌、蕈样肉芽肿及其他少见恶性肿瘤如汗腺癌等。它们位于皮肤,易于早期被患者和医生发现。皮肤恶性肿瘤(尤其是 NMSC)因其恶性程度低,以局部治疗为主,通过手术、放射治疗和其他手段根除肿瘤,治愈率很高。单纯药物治疗以姑息治疗为目的,作用有限,一般仅用于病变广泛、不能手术切除或发生远处转移的患者。

第一节　皮　肤　癌

非黑素瘤性皮肤癌发病率低,但我国人口基数大,发病的绝对数大,应引起重视。目前我国缺乏准确的流行病学资料,以美国有关资料为例,NMSC 是美国最常见的癌症,但每年的死亡病例只有 2000～2500 例,大约只占肿瘤医疗保险消费金额的 5% 。避免日晒可以减少 NMSC 的危险性。

一、基底细胞癌

基底细胞癌(basal cell carcinoma,BCC)又称基底细胞上皮瘤(basal cell epithelioma),为分化较好的附属器肿瘤,主要由间质依赖性多潜能基底样细胞组成,属于低度恶性肿瘤。在白种人和浅肤色人种中是最常见的皮肤癌。

（一）病因

病因尚不明确,可能和以下因素有关:①长期日光曝晒。②X 线暴露史,可以发生于因病接受放射治疗的患者,尤其是慢性放射性皮炎基础上更容易发生本病。③发生于其他皮肤基础疾病上,如烧伤瘢痕或其他瘢痕、皮脂腺痣或疣状表皮痣等。④砷剂,长期饮用含砷较高的水、食物、药物(中药配方等)或接触无机砷。⑤家族史、免疫抑制状态等也可能与本病的发生、发展有关。

（二）临床表现

本病多见于 50 岁以上的老年人,男女发病数基本相等。好发于头面部等曝光部位,皮损常单发,但也可以散发或多发,有局部破坏性。主要发生于眼睛周围、鼻部、鼻唇沟、面颊部等,很少发生于非曝光部位。BCC 多为浅表性皮损,早期表现为边缘具有珍珠样隆起的圆形斑片,表面光亮,表皮较薄、可见少许扩张的毛细血管;也可表现为淡红色珍珠样苔藓、丘疹或斑块。皮损逐渐出现表面糜烂、结痂或浅表溃疡。基底细胞癌发展缓慢,除极少数病例外,一般不发生转移,甚至可以在十余年内处于稳定状态。基底细胞癌有多种表现形态,临床上常分为五型

（图20-1-1,见彩图）。

1. 结节溃疡型（经典型基底细胞癌）

最常见,占所有基底细胞癌的50%~80%。好发于颜面部,85%~90%位于头、颈部,特别是颊部、鼻旁沟、前额等处,但身体的任何部位均可累及。损害一般为单个,初起为灰白色、浅褐色半透明或蜡样小结节,质较硬,表面常有少数扩张的毛细血管,轻微外伤后易出血。结节缓慢增大,中央凹陷,凹陷处出现糜烂、溃疡、结痂,溃疡基底部呈颗粒状或肉芽状,容易出血,并覆以浆液性分泌物或棕色痂皮。典型皮损为

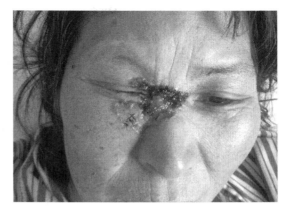

图20-1-1 基底细胞癌

缓慢扩大的溃疡边缘绕以特征性的珍珠状向内卷曲的隆起边缘,称侵蚀性溃疡(rodent ulcer)。溃疡时愈时破,边缘可继续扩大,并向周围或深部侵袭性生长,破坏局部软组织和骨骼,造成毁形;颜面部皮损侵及眼、鼻,甚至穿通颅骨,侵及硬脑膜,造成患者死亡。

2. 浅表型 又称浅表型多中心性基底细胞癌,约占基底细胞癌的15%。多发生于青年男性,以非暴露部位为主,好发于躯干(45%),尤其是背部、胸部、四肢远端(14%);只有40%发生于头颈部。皮损常为一个或数个干燥、轻度浸润性类似银屑病的红斑鳞屑性斑片,生长非常缓慢,向周围缓慢扩大,直径可达10~15cm,边界清楚,边缘常绕以细小珍珠状隆起或线条状、匐行性蜡样堤状边缘。皮损表面常可见小片表浅糜烂、溃疡和结痂,愈后留有光滑萎缩性瘢痕。这种类型较常见于感染HIV的患者。

3. 色素型 占基底细胞癌的6%。与结节溃疡型基底细胞癌相似,但皮损呈褐色或深黑色,颜色不均匀,边缘颜色较深,中央呈点状或网状皮损,易误诊为恶性黑素瘤。

4. 硬皮病样型或硬化型 罕见,占基底细胞癌的2%~6%。95%发生于头面部,尤其是颊部、前额、鼻部等,常单发。常发生在外观正常皮肤或不恰当治疗的基础上。类似局限性硬皮病,边缘常不清楚。为扁平或轻度凹陷的黄白色蜡样到硬化型斑块,通常不出现溃疡、珍珠状卷边和结痂。病程进展缓慢,很晚才发生溃疡。容易被漏诊或误诊。

5. 纤维上皮瘤型 发病率更低。好发于背部、腰骶部,为一个或数个高起的浅表性皮肤色结节,直径可达数厘米,略带蒂,触之中等硬度,皮损表面光滑,轻度发红,临床上类似纤维瘤或乳头瘤。

（三）病理

系起源于表皮或皮肤附属器的基底样细胞,可向不同的方向分化。一般认为基底细胞癌的组织学亚型和其生物学特征有关。其危险性的高低取决于亚临床扩散、手术不完全切除、局部侵袭性生长及复发等因素。

（四）诊断及鉴别诊断

根据临床与病理表现不难诊断。仔细检查结节周边隆起的边缘是鉴别诊断的重要线索,活检是鉴别诊断的唯一途径。其临床特征是损害大多数发生于面颈部、边缘呈珍珠状或堤状隆起,一般没有炎症反应,生长缓慢。早期基底细胞癌应与日光角化病、脂溢性角化

病、角化棘皮瘤、鳞状细胞癌、寻常疣、无黑素性黑素瘤等鉴别。硬化型基底细胞癌与局限性硬皮病鉴别。浅表型基底细胞癌与 Bowen 病、Paget 病、湿疹、扁平苔藓等鉴别。色素型基底细胞癌与恶性黑素瘤鉴别。

（五）治疗

因为大部分基底细胞癌位于面部,因此治疗目的是根据最佳美容效果进行永久治愈,主要根据患者年龄、性别、皮损大小、发病部位和损害类型加以综合考虑。没有单纯的一种方法可以成为所有皮损或所有患者的理想疗法。不充分的治疗可以造成复发,且多发生于治疗后的 4~12 个月期间。至少应随访 5 年。可以采用外科手术切除、放射治疗、光动力及药物治疗、采用全身化疗等治疗方法。局部治疗是表浅型基底细胞癌最有效的治疗方法,治愈率可以达到80%。结节型基底细胞癌单纯局部治疗的治愈率仅65%。

1. 外科手术切除　应注意切除范围与深度,理想疗法是全层切除后植皮。建议应用 Mohs 显微外科技术。20 世纪 30 年代 Frederic Mohs 首创了 Mohs 显微外科技术,其后经过改良逐渐形成今天的 Mohs 显微外科技术。Mohs 显微外科采用冷冻切片技术控制 100% 的手术边缘,是一种节省组织的技术,它最大限度保留邻近的正常组织以增加美容效果并降低对敏感部位的功能损害,适用于任何以连续方式生长的肿瘤。Mohs 显微外科技术对原发 BCC 的治愈率为99%,复发 BCC 的治愈率为95%。

2. 放射治疗　基底细胞癌对放射线较敏感。对于颜面部等不能手术切除者,或年老体弱、或不愿意手术的患者采用放疗。一般采用 X 线治疗,主张小剂量分割,增加照射次数,持续数周。这样可以明显减少瘢痕及放射性皮炎的发生率。硬皮病样型或硬化型基底细胞癌对放射线不敏感,故不主张放疗。

3. 其他治疗　不能手术的患者还可以采用电烧灼、激光、冷冻等治疗。也可应用光动力疗法,即使用光敏剂后照射相当波长的激光以破坏肿瘤组织和细胞。还可以局部外用维 A 酸霜、咪喹莫特、5-氟尿嘧啶软膏等,亦有一定疗效。

（六）预后

早期彻底手术切除或根治性放疗等治疗后,预后较好。

二、鳞状细胞癌

鳞状细胞癌(squamous cell carcinoma,SCC)又称棘细胞癌(prickle cell carcinoma)、表皮样癌,简称鳞癌,是起源于表皮或附属器角质形成细胞的一种恶性肿瘤。癌细胞倾向于不同程度的角化,可以发生于皮肤和黏膜,是第 2 种常见的皮肤癌。大部分由紫外线辐射引起,因此建议人们避免正午日光照射,采取穿保护性衣服、涂抹防晒霜等有效的防晒手段。

（一）病因

与下列因素明显相关:①长期紫外线照射,鳞癌多发生于曝光部位。②放射线或热辐射损伤,有色人种鳞癌的发病率比白种人高。③化学因素。一些职业经常接触化学致癌物如砷、沥青、木馏油、多环芳香族碳氢化合物、石蜡、煤焦油等。④瘢痕、外伤。瘢痕和外伤处易发生鳞癌,尤其是烧伤瘢痕更容易发生鳞癌。⑤某些癌前期皮肤病,如日光角化病、黏膜白斑等。⑥其他慢性皮肤病。慢性皮肤病如慢性溃疡、慢性窦道、红斑狼疮、萎缩硬化性苔藓等均可诱发或继发鳞癌。⑦免疫抑制。在肾移植且用免疫抑制剂时,皮肤鳞癌的发病率比普通人高。⑧病毒感染特别是人类乳头瘤病毒 16 型、18 型、30 型等感染。⑨遗传因素。鳞癌在遗传性皮肤病如色素性干皮病、白化病等人群中的发病率高。

(二)临床表现

多发生于老年人,以曝光部位为主。

50～60 岁为发病高峰,男性多于女性。好发于暴露部位如头皮、颜面、耳部、颈部、下唇和手背等。面部的基底细胞癌发病率远高于鳞癌,但手背部鳞癌的发生率却是基底细胞癌的 3 倍。少数为非曝光部位,多继发于前诉慢性皮肤病等基础疾病上,很少发生于正常皮肤。最早表现是浸润斑块,边界不清,以后可以是斑块、结节或疣状损害,皮损迅速增大。分化较好的肿瘤呈乳头瘤状。皮损表面呈菜花状增生、可有鳞屑,边缘较宽,或中央破溃形成溃疡,溃疡表面呈颗粒状,易出血、坏死,伴脓性恶臭渗液。皮损性质坚硬、边界不清、基底部有浸润。肿瘤边缘呈污秽暗黄红色,周围组织往往充血。肿瘤进行性扩大,侵犯其下方筋膜、肌肉、骨骼等。鳞癌自觉症状常轻微,但侵及深部组织尤其是骨膜、骨质时则有剧痛。口唇或生殖器部位反复不易治愈的小溃疡应警惕鳞癌。继发于瘢痕、溃疡、窦道放射性皮炎者,其转移性远高于日光损伤者;发生于口唇、阴茎、女性外阴和肛门处的皮损也容易发生转移。鳞癌相对基底细胞癌而言易于转移,尤其是沿淋巴道转移,故局部淋巴结常肿大。鳞癌晚期常伴有全身症状如发热、消瘦、恶病质等(图 20-1-2,见彩图)。

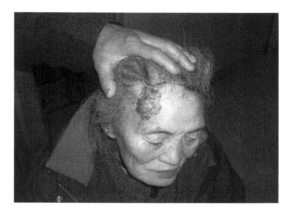

图 20-1-2　鳞状细胞癌

(三)组织病理

皮肤鳞癌是侵袭性癌。已分化的鳞状细胞胞体较大,胞质丰富,部分胞质透明呈空泡化,呈多边形或不规则形,有细胞间桥,胞核大小及染色深浅不相同,并见巨核、多核和有丝分裂象。非典型鳞状细胞即癌细胞,分化不好。癌细胞常见角株及较多角化不良细胞。未分化或低分化的鳞状细胞胞体较小,胞质很少,呈梭形,核深染,有较多不典型有丝分裂象,无细胞间桥,几乎没有角化不良细胞。癌巢呈不规则团块或束条状,向下生长突破基底膜带并侵入真皮。肿瘤细胞团由不同比例的正常鳞状细胞和(间变)组成。正常鳞状细胞分化好,有的形成角质形成细胞。

根据肿瘤细胞异常、细胞分化程度的不同和表皮细胞巢浸润真皮深度的不同,采用 Broders 提出的未分化癌细胞所占的百分比,将其分为 4 级,细胞的分化程度越高,预后越好。

Ⅰ级鳞癌:大部分细胞分化良好,其中所含的非典型鳞状细胞低于 25%。癌细胞大小不等,排列不规则,有角化珠,中心部位完全角化或部分角化,与周围间质无明显分界。癌细胞团块边缘基底细胞多少不等,可见其排列完整或紊乱,甚至没有基底细胞。癌组织周围的真皮内有明显的炎症反应,有溃疡时炎症反应更明显。癌组织向真皮侵犯,但不超过汗腺水平。Ⅰ级鳞癌一般不发生转移。

Ⅱ级鳞癌:非典型鳞状细胞比Ⅰ级鳞癌多,约25%~50%,角化情况轻,仅有少数角化珠,角化珠中心多见角化不全。癌细胞团块与周围间质的界限不清。癌组织向下侵犯达到真皮深层。癌组织周围的炎症反应比Ⅰ级鳞癌轻。

Ⅲ级鳞癌:有大量的非典型鳞状细胞,约50%~70%。细胞核不典型,有丝分裂象明显,角化情况不明显或根本见不到角化。不见角化珠,可见个别角化不良细胞。癌组织周围炎症不明显。

Ⅳ级鳞癌:癌细胞呈梭形时,常排列成旋涡状。几乎整个癌组织的细胞均为非典型鳞状细胞,且没有细胞间桥。大部分细胞呈未分化或间变状态,有丝分裂象多,几乎完全看不到角化情况。此时鳞癌难以与肉瘤、黑素瘤、淋巴瘤等鉴别。应用抗细胞角蛋白(cytokeratin)单克隆抗体和抗前角蛋白(prekeratin)进行免疫过氧化酶染色,或在电镜下观察到张力细丝可以协助诊断。

(四)诊断及鉴别诊断

根据临床及病理表现不难诊断。由于鳞癌有很多临床表现,任何可疑的皮损都要做活检。如果在外表正常皮肤上,或在原先皮损处,如瘢痕、慢性溃疡等基础上发生质地较硬的结节或斑块,边缘隆起,增长迅速,甚至表面溃疡形成,应考虑鳞癌。需要结合组织病理做出诊断。活检最好包括病变的边缘及中央,以及病变周围的结缔组织。

应与角化棘皮瘤,其他恶性皮肤肿瘤如基底细胞癌,肉芽肿,假上皮瘤样增生等鉴别。角化棘皮瘤生长迅速,可以自愈。

NMSC 的分期的描述:见表20-1-1,表20-1-2。

表 20-1-1 NMSC 分期描述

T	原发肿瘤
T_x	不能确定原发肿瘤
T_0	未发现原发肿瘤
T_{is}	原位癌
T_1	肿瘤最大直径≤2cm
T_2	肿瘤最大直径>2cm,但不超过5cm
T_3	肿瘤最大直径>5cm
T_4	肿瘤侵犯皮肤以外其他组织结构,如软骨、肌肉或骨骼。同时发生多个肿瘤的患者,分类以最高 T 分级的肿瘤为准,但需在括号中标出肿瘤数
N	区域淋巴结
N_x	不能确定区域淋巴结转移
N_0	无区域淋巴结转移
N_1	有区域淋巴结转移
M	远处转移
M_0	无远处转移
M_1	有远处转移

表 20-1-2　皮肤鳞状细胞癌临床分期（适用于所有 NMSC）

分期	T	N	M
0 期	T_{is}	N_0	M_0
I 期	T_1	N_0	M_0
II 期	T_2	N_0	M_0
	T_3	N_0	M_0
III 期	T_4	N_0	M_0
	任何 T	N_1	M_0
IV 期	任何 T	任何 N	M_1

（五）治疗

根据患者年龄和身体状况、肿瘤大小、组织分化程度等选择治疗方法。如果早期使用合理的治疗方法，治疗彻底，鳞状细胞癌的 5 年治愈率可以达到 90% 左右。

1. 手术切除　为首选治疗方法。对较小肿瘤分化良好者首选手术切除。切除深度要足够，切除范围至少在皮损边缘 0.5~2.0cm。切除标本做病理检查以明确诊断以及明确肿瘤边缘是否切除干净。皮肤鳞癌未发现淋巴结转移时一般不作预防性淋巴结清除。目前首推 Mohs 外科切除技术。国外有关研究资料表明，皮肤和唇部的 SCC 经 Mohs 外科切除技术后 5 年复发率为 3.1%（其他方法为 10.9%）。局部复发 SCC 经 Mohs 外科切除技术后也会降低其复发率，复发率为 10%（其他方法为 23.3%）。

2. 放射治疗　仅对部分患者有效。适合于头面部结缔组织不多部位的肿瘤；或年老体弱、有手术禁忌证的患者；或分化较差，但尚未侵犯骨骼、软骨及未发生转移者；或肿瘤已经侵犯骨骼、软骨或转移到淋巴结者。

3. 药物治疗

（1）全身化疗，如顺铂（DDP）、多柔比星（ADM）、博来霉素（BLM）、5-氟尿嘧啶（5-FU）等。①方案 1：ADM $50mg/m^2$，静脉快滴，第 1 天。DDP $75mg/m^2$，静脉滴注，第 1 天（1 小时）。每 3 周重复一次。②方案 2：DDP $100mg/m^2$，静脉滴注，第 1 天。5-FU $650mg/m^2$，静脉滴注，第 1~5 天。BLM $15mg/m^2$，静脉滴注，第 1~5 天。每 3~4 周重复一次。也可以选择其他化疗方案，但需注意各化疗方案的毒副作用。

（2）干扰素（IFN）α-2b 1.5MU 瘤内注射，每周 3 次，连续 3 周。需要长期反复注射。

（3）对频发肿瘤的免疫抑制患者，可以试用口服全反式维 A 酸 $1.5mg/(kg \cdot d)$，连用 3 个月以上。

（4）其他治疗方法。可以采用光动力学疗法、电烧灼等，外用氟尿嘧啶软膏等，但其疗效欠佳。

（5）应用中西医结合治疗。

（六）预后

皮肤鳞癌的转移率为 0.5%~5.2%，尤其注意其前哨淋巴结。在可疑皮损确诊后的初步评估阶段，以及后续治疗后的随访阶段，这些淋巴结都需要活检。局部复发和转移的危险因素包括局部治疗不彻底，如手术切缘不尽，刮除、冷冻和放疗治疗不彻底；组织学分化程度；紫外线以外的致病因素；患者免疫状态等。鳞癌转移发生率大致为：瘢痕所致者37.9%、唇部13.7%、耳缘8.8%。唇部皮损深度>8mm者，皮损直径>2cm或深度>4mm者转移危险性增加。鳞癌患者发生呼吸道癌、口腔癌、非霍奇金淋巴瘤、咽喉癌、白血病等风险较正常人群增加。

三、蕈样肉芽肿

蕈样肉芽肿（granuloma fungoides），又名蕈样霉菌病（mycosis fungoides，MF）是指T淋巴细胞特别是记忆T辅助细胞亚群起源的一种皮肤原发淋巴瘤。代表了绝大多数原发性皮肤T细胞淋巴瘤（cutaneous T cell lymphoma，CTCL），但并不完全等同于皮肤T细胞淋巴瘤。病情呈慢性进行性经过，可累及淋巴结和内脏，其自然病程可达30年以上。

（一）病因

病因尚不明确。可能与遗传、感染和环境因素尤其化学因素有关：①长期从事某些职业，如石油化学工业、纺织工业、金属制造业和机器制造业等的工人发病率较高。②药物，噻嗪类、止痛药、安定药等。③化学制剂，消毒剂、杀虫剂、去污剂等。④病毒感染，近年有学者从某些CTCL患者的皮肤活检或淋巴结中分离出一种RNA反转录病毒，即人类T细胞白血病/淋巴瘤病毒（human T cell leukemia/lymphoma virus，HTLV），并在患者血清中发现天然抗体，提示本病可能与病毒感染有关。⑤有人认为蕈样肉芽肿开始时是免疫性疾病，以后逐渐发展成淋巴瘤；但另外有人认为此病一开始即为从恶性细胞珠起源的肿瘤性疾病。

（二）临床表现

本病病程呈慢性进行性，病情时轻时重，缓解与加重交替进行，个体差异大，可长达数年至数十年。皮疹可以自行消退，但总体来讲逐渐增多、浸润逐渐加重。典型的蕈样肉芽肿临床分为3期，即红斑期、斑块期和肿瘤期，三期皮损可以重叠，临床亦可以同时见到三期皮损。除皮肤外，其他组织器官亦可受累，淋巴结最常受累，其他依次为脾、肺、肝、骨髓、肾脏、舌等。多数患者死于化疗、恶病质或并发的严重感染。内脏受累往往在尸检时才能发现。部分患者皮损泛发全身，呈红皮病样外观。临床还可以有毛发稀疏、脱发，甲营养不良，晚期患者可以有贫血（图20-1-3，见彩图）。

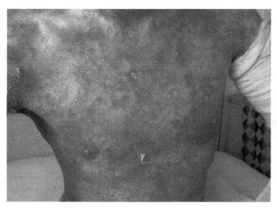

图20-1-3　蕈样肉芽肿

1. 红斑期　又名蕈样前期或湿疹样期。皮损无特异性，多数病例伴有剧烈顽固性瘙痒，临床上类似神经性皮炎、湿疹、慢性接触性皮炎等。皮损可以是非萎缩性斑片和萎缩性斑片两种表现形式，此两型不能彻底分开，可以见于同一患者。这种瘙痒难以忍受，各种治疗难以缓解，可以持续存在数年。可以有发热、关节疼痛等前驱症状。此期病程一般比较长，通常持续2～5年，个别病例可长达数十年。临床上对应用常规治疗方法难以见疗效者应追踪观察,建议每 3 月做一次活检以明确诊断。

2. 斑块期　又名浸润期。多由红斑期进展而来,少数不经过红斑期,在正常皮肤上直接发生。呈不规则型、界限清楚、略高起的浸润性斑块,表面紧张、光亮、高低不平、结痂。斑块边缘呈环形、弓形或匍行性,可以自行消退,也可融合形成更大的斑块。皮损颜色暗红至紫色、棕色甚至褐色。通常此期瘙痒更明显。

3. 肿瘤期　多发生于原有浸润性斑块基础上,也可发生于正常皮肤上。好发于躯干,其次为面部、四肢近端,黏膜很少受累。皮损大小不等,形状不一,呈褐红色隆起性蕈样结节,表面易破溃形成溃疡。溃疡边缘卷曲,基底被覆坏死性灰白色物质。皮损因继发感染可伴疼痛及恶臭。一旦肿瘤发生,患者通常在数年内死亡。临床亦可见到一开始即表现为肿瘤期而无红斑期或斑块期的患者,称暴发型蕈样肉芽肿,预后差。

（三）诊断及鉴别诊断

早期诊断离不开活检。但红斑期的皮损和组织病理均无特异性,难以做出诊断。斑块期及肿瘤期根据临床表现,密切结合组织病理及免疫组化方可做出诊断。临床上对一些拟诊其他慢性瘙痒性皮肤病予常规治疗无效的患者,如全身多处泛发皮损、其形态和色泽较特殊、瘙痒严重、慢性病程、且进行性加重者,均应考虑本病。需及时做活检,必要时多次、多部位取材,并作连续切片寻找 Pautrier 微脓肿。

原发性皮肤 T 细胞淋巴瘤真皮浸润中约 80% ~90% 为 T 辅助细胞,多为 CD4$^+$、CD8$^-$T 淋巴细胞,只有 10% ~20% 为 T 抑制细胞。因此应用抗 T 细胞单克隆抗体进行免疫过氧化酶染色有助于诊断;此外 T 细胞受体的重排也为诊断提供了较为特异的手段。

应与各种慢性、瘙痒性皮肤病如慢性湿疹、慢性接触性皮炎、特应性皮炎等鉴别。

（四）治疗

因本病绝大多数为原发性皮肤 T 细胞淋巴瘤,并不完全等同于皮肤 T 细胞淋巴瘤,可视为一个全身性疾病,故一般情况下手术治疗效果较差。

1. 早期损害以局部治疗及增强患者免疫力为主　局部一般采用对症治疗或局部电子束照射治疗等。

（1）可选用皮质类固醇霜剂或油膏局部治疗。

（2）氮芥。49% ~80% 的红斑期及斑块期患者可以缓解。生理盐水稀释后外用,浓度一般为 10mg/50ml,每日 1 次。皮损消退后仍需维持治疗,复发者再用也有效。

（3）局部光化学疗法(psoralen plus UVA,PUVA)对深在性皮损无效,可以使早期皮损消退,但容易复发。且少数患者反而加重病情,故临床应用需谨慎。

（4）放射治疗,用浅层 X 线或电子束照射,可以缓解数年。

（5）IFNα-2b 1.5MU 皮损内注射,每周 3 次,连续 3 周。需反复注射。

2. 晚期考虑全身治疗　广泛性皮肤受累、淋巴结受累、尤其是内脏受累者采用全身化疗或化疗联合免疫治疗有一定疗效。

（1）化疗可与局部氮芥治疗、电子束照射或 PUVA 联合应用:疗效更好。常用化疗方案 MOPP:氮芥(HN$_2$)6mg/m^2,静推,第 1、8 天。长春新碱(VCR)1.4mg/m^2,静推,第 1、8 天。泼尼松(PDN)40mg/m^2,口服,第 1 ~14 天。甲基苄肼(PCB)100mg/m^2,口服,第 1 ~14 天。每 4 周重复,PDN 仅 1、4 疗程用。其他有 COPP 方案:环磷酰胺、长春新碱、泼尼松、甲基苄肼;另可以选用博来霉素、放线菌素 D,苯丁酸氮芥,单独或与皮质类固醇合用等。

（2）免疫治疗:提高机体免疫功能,增加对肿瘤细胞的杀伤能力。干扰素、胸腺素、白介素-2、卡介苗、LAK 细胞等改善患者的免疫状况。也可予卡介菌多糖核酸（BCG-PSN）或转移因子肌内注射等。

（3）维 A 酸类药物:维胺酯 25mg,每日 3 次,对早期皮损有一定疗效。芳香维 A 酸效果更佳。

3. 中医中药 可以结合中医辨证施治,早期清热解毒,后期固本扶正、活血化瘀等治疗,亦有一定疗效。

四、Bowen 病

Bowen 病（Bowen's disease）也称原位鳞状细胞癌（squamous cell carcinoma in situ）,其本质为发生于皮肤或黏膜的表皮内鳞癌。

（一）病 因

病因不明确,有以下可能:①与慢性日光损伤或长期接触砷剂有关。②遗传和外伤也可能与本病的发生有一定的关系。③可能与病毒感染有关,如可以继发于 HPV-5 引起的疣状表皮发育不良。

（二）临床表现

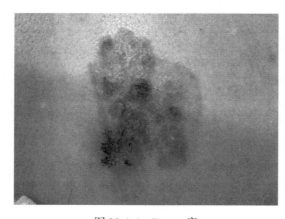

图 20-1-4　Bowen 病

可以发生于任何年龄,但以 30～60 岁的中老年人多见,约 3%～5% 的患者演变为鳞癌。好发于颜面、躯干及四肢远端,可累及口腔、鼻、咽、等部位的黏膜,即可以发生于身体任何部位的皮肤及黏膜。皮损通常为单个圆形或不规则形,淡红或暗红色,边界清楚的丘疹、斑片或斑块,直径数毫米至数厘米,表面常有渗出、结痂和鳞屑,除去痂皮可见暗红色颗粒状或肉芽状湿润面,缓慢增大,很少出血或不出血。少数也可呈多发性,散在、密集或互相融合。本病无明显自觉症状,偶有轻微瘙痒或疼痛感。

皮损也可呈不规则隆起或结节,如溃疡形成多提示侵袭性生长（图 20-1-4,见彩图）。

（三）诊断及鉴别诊断

临床表现结合组织病理可做出诊断。需与 Paget 病、银屑病、体癣、钱币状湿疹等鉴别。

（四）治疗

最有效的治疗为手术切除,建议应用 Mohs 外科切除技术。其他治疗方法复发率高,包括较小皮损的电烧灼、冷冻或激光治疗,局部外用咪喹莫特霜或 1%～5% 的氟尿嘧啶软膏,光动力疗法等也有一定疗效。

五、Paget 病

Paget 病（Paget's disease）又名湿疹样癌（eczematous carcinoma），是以湿疹样皮损为特点的一种特殊类型的皮肤癌。临床分为两型：①乳房 Paget 病（mammary Paget's disease），发生于乳头、乳晕部；②乳房外 Paget 病（extramammary Paget's disease），常见于顶泌汗腺分布区，如女性外阴、男性生殖器、肛周、腋窝等部位。

（一）病因

病因未明。目前多认为 Paget 病起源于乳腺导管及顶泌汗腺导管开口部的导管上皮，并向表皮蔓延。皮损向下沿乳腺导管及腺上皮扩展，最终可以侵入结缔组织；向上则扩展到表皮内形成 Paget 病皮损。但最近亦有人发现多灶性乳房外 Paget 病来自表皮而非导管上皮。

（二）临床表现

早期为原位癌。

1. 乳房 Paget 病　多见于妇女，好发于单侧乳房和乳晕部，发病年龄为 40～60 岁。极少数见于男性乳房，多发生于应用雌激素治疗前列腺癌之后。常发生于单侧乳头、乳晕及其周围，呈湿疹样外观。初发皮损表现为边界清楚的鳞屑性红斑或斑块，常伴有湿疹化，表现为表浅糜烂、渗出或结痂，浸润明显，偶见皮损呈疣状、结节状或乳头瘤状。皮损缓慢向周围扩大，可以形成溃疡及导致乳头回缩，也可以见到乳头血性渗液。皮损不伴明显瘙痒感。约半数患者可扪及乳房肿块，伴发乳腺癌，晚期常有淋巴结转移。

2. 乳房外 Paget 病　见于男女两性，以男性多见。平均发病年龄大于乳房 Paget 病。大多见于阴部顶泌汗腺区如男性阴囊、会阴、肛周，其次为女性大小阴唇、阴道。也可见于阴部以外顶泌汗腺区，如腋窝等部位。皮损和乳房 Paget 病相似，边缘狭窄稍隆起，较乳房 Paget 病的皮损大，有不同程度的瘙痒感，少数有疼痛感。乳房外 Paget 病可以伴发真皮内侵袭性癌，但预后一般较乳房 Paget 病好。由分泌黏液的宫颈癌扩展到外阴部者，或由直肠扩展到肛周皮肤者，称为继发性乳房外 Paget 病，预后差（图 20-1-5，见彩图）。

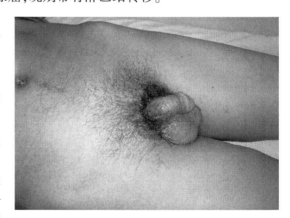

图 20-1-5　Paget 病（乳房外）

（三）诊断及鉴别诊断

本病属于癌性疾病，早期诊断十分重要。对于中老年人单侧乳房或顶泌汗腺分布区如外阴部，病程慢性，边界清楚的基底有浸润的湿疹样斑片，按湿疹治疗无效或好转后有复发者,均应考虑本病,病理活检(找到 Paget 细胞)可以确诊。

应与 Bowen 病、乳房湿疹、浅表性恶性黑素瘤、乳头侵蚀性腺瘤病等鉴别。

(四) 治疗

(1) 乳房 Paget 病建议到乳腺科进行乳房单纯切除术,如果伴发乳腺癌应行乳房根治术。

(2) 乳房外 Paget 病应进行广泛深切除,以免复发。新近出于美容目的,但又要兼顾彻底切除癌性病灶,建议应用 Mohs 外科技术。对于复发病例,再次手术切除亦有效。

Summary

The skin is a heterogeneous organ, consisting of elements of ectodermal, endodermal, and mesodermal origin. Such a diverse group of tissues gives rise to a wide variety of benign and malignant tumors. Squamous cell carcinoma is a malignant tumor arising from epidermal or appendageal keratinocytes or from the squamous mucosal epithelium. There is often a history of damage by exogenous agents acting as carcinogens, such as sunlight, ionizing radiation, local irritants, or arsenic ingestion. Squamous cell carcinoma usually evolves faster than basal cell carcinoma, but not as rapidly as keratoacanthoma. The earliest lesion, the so-called intraepidermal squamous cell carcinoma or carcinoma in situ, typically appears as a scaly, erythematous plaque on sun-exposed areas. The lesion often has a sharply demarcated but irregular outline. Bowen disease is clinically identical to squamous cell carcinoma in situ. Surgical excision with primary closure or repair with skin graft or flap is the treatment of choice for relatively small lesions with distinct borders. There should be an adequate margin of clearance of 3 to 5 mm to minimize the risk of recurrence. Other surgical treatments include Mohs Surgery (Surgery with microscopic control of the excision margins), Cryosurgery (freezing with liquid nitrogen), Electrosurgery (treatment by curettage and electrodesiccation).

第二节　恶性黑色素瘤

黑素细胞起源于胚胎的神经嵴,移行至表皮、真皮、软脑膜、视网膜、黏膜上皮等,是一种位于表皮、真皮交界处的树突状细胞,它们供给皮肤黑素。恶性黑(色)素瘤(malignant melanoma,MM)简称恶黑或黑素瘤,是来源于黑素细胞的恶性肿瘤,多发生于皮肤,也可见于眼脉络膜、软脑膜等处。恶性黑素瘤占皮肤恶性肿瘤的第 3 位(占 6.8%~20%),国外统计约占所有恶性肿瘤的 1%~2%。皮肤恶黑相当一部分发生于痣的基础上,其余发生于外观正常的皮肤,通常有一个长期的、不对称性扩大的、非侵袭性的水平生长期。以后逐渐出现肿瘤结节,即垂直生长,侵袭深度是发生转移的最危险因素。临床采用以下 ABCD 标准早期发现黑素瘤:A,形态不对称;B,边界不规则;C,颜色不均匀;D,直径>6mm。本病如果能在早期(原位病变阶段)及时手术治疗可以挽救生命,晚期病变常常不容易控制病情,5 年生存率低。

（一）病因

目前尚不完全清楚,但是多方面的,可能与以下因素有关:①外伤、刺激。不少报告(尤其我国学者报告),创伤与刺激可使良性色素性皮肤病恶变,如我国患者肢端色素痣外伤后或色素痣的反复 CO_2 激光治疗、反复化学药物腐蚀后恶变;有人统计 10% ~ 60% 的恶性黑素瘤患者恶变前有外伤或局部刺激史。②日光照射。是一个重要因素。白种人黑素瘤的发生、发展与日光照射密切相关。③种族与遗传。白种人发病率比有色人种高;约 3% ~ 5% 的恶黑患者有家族史。④约 25% 患者起源于原有的、多年的,某些良性色素性皮肤病的基础上,如良性黑素细胞肿瘤、后天发育不良性痣细胞痣、先天性痣细胞痣等。⑤病毒感染。有人在人恶黑中发现病毒颗粒,但其在黑素瘤病因方面目前尚无定论。⑥此外,可能与机体免疫功能低下有关。黑素瘤可以出现自然消退现象,黑素瘤患者的预后与患者的免疫状况关系密切,目前其确切原因尚不清楚。在恶黑患者中,胞质抗原及胞膜抗原的抗体可能在预防或推迟血源性转移方面起重要作用,肿瘤局限时该抗体水平最高,发生转移前抗体水平明显下降或消失。

（二）临床表现

黑素瘤好发于 30 岁以上的成年人和老年人,少见于 30 岁以下的青少年和儿童。起源于痣细胞的恶黑,生长迅速,恶性程度高,发生转移较早,多见于较年轻的患者。起源于黑素细胞的恶黑,生长缓慢,恶性程度低,多发生于老年人。黑素瘤的早期表现是在正常皮肤上出现黑色损害,或原有的色素性疾病如痣细胞痣等,在或不在外伤、刺激下于近期内扩大、色素加深。随着病情进展,皮损逐渐增大,隆起呈斑块、结节、菜花状,或出现色素脱失晕。也可以形成皮下结节或肿块,向周围组织扩散时出现卫星状病灶。部分患者在原有色素性损害多年的部位出现黑素瘤。绝大多数患者原发损害为单一皮损;约 1% 的病例为多发皮损,但此种病例也不排除转移病灶的可能。临床上偶可遇到只见转移灶不见原发灶的病例。我国皮肤恶性黑素瘤的原发灶多见于下肢,尤其是足跖,甲下恶黑占 3% ~ 4% ,手指多于足趾（图 20-2-1,见彩图）。

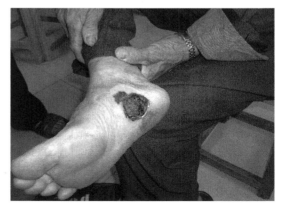

图 20-2-1　恶性黑素瘤

根据起源、发病方式、病程和预后的不同将黑素瘤分为原位恶性黑素瘤和侵袭性恶性黑素瘤。原位黑素瘤病变仅局限于表皮内,又名表皮内恶黑,分为恶性雀斑样痣黑素瘤、浅表扩散性原位恶黑和肢端雀斑痣样黑素瘤等。侵袭性恶黑包括恶性雀斑样黑素瘤(由恶性雀斑样痣黑素瘤发展而来)、浅表扩散性恶黑(浅表扩散性原位恶黑发展而来)、肢端黑素瘤和结节性黑素瘤等。本节主要介绍以下几型:浅表扩散性恶黑、结节性黑素瘤、肢端雀斑痣样黑素瘤、恶性雀斑样痣黑素瘤、无黑素性黑素瘤等。

1. 浅表扩散性恶性黑素瘤　浅表扩散性恶性黑素瘤(superficial spreading melanoma,SSM)占所有皮肤恶性黑素瘤的 70% 。见于各年龄阶段的成人,多见于中年人。由原位表浅黑素瘤(又称 Paget 样原位黑素瘤)发展而来,好发于躯干和四肢。与恶性雀斑样痣黑素瘤不同,在有日光损伤的皮肤其发病率并不增加。通常比恶性雀斑样痣小,直径很少超过2.5cm,呈不规则斑片,部分呈弓形;颜色呈棕黄色、褐色、黑色,也可以呈淡红色、蓝色和灰色等多种色调,早期常被误诊为痣细胞痣。可以单独发生或起源于先前的痣。痣内颜色改变,尤其是皮损周边黑色区域出现改变,要考虑其是否恶变。通常原位表浅黑素瘤或痣细胞痣等发展成浅表扩散性黑素瘤的临床指征是:皮损出现丘疹、结节,或弥漫性硬化,溃疡一般出现较晚,边界比恶性雀斑样痣黑素瘤更清楚,如发生侵袭性生长时,其速度比恶性雀斑样痣黑素瘤迅速得多,往往在 1～2 年内出现浸润、结节、溃疡或出血。Ⅰ期(无临床转移)5 年存活率约 70%。

2. 结节性黑素瘤 结节性黑素瘤(nodular melanoma,NM)占所有皮肤黑素瘤的 15%。男女发病比例约为 2∶1,主要发生于头、颈及躯干的暴露部位,另也可见于足底、外阴、下肢等处。开始为黑色、蓝黑色或暗褐色隆起的斑块、结节,表面可光滑,呈水平和垂直扩展,迅速增大,可呈圆顶状、乳头瘤状、蕈样改变,易脆或形成溃疡,出血通常是晚期表现。较早发生转移,Ⅰ期(在转移前接受治疗者)5 年存活率为 50%～60%。

3. 肢端雀斑痣样黑素瘤 肢端雀斑痣样黑素瘤(acral lentiginous melanoma,ALM)多见于黑种人及黄种人,为我国恶性黑素瘤的常见类型,占所有皮肤黑素瘤的 8%。主要发生于掌跖、甲及甲周区,拇指(趾)比其他指(趾)更易受累。多数由原位肢端雀斑样痣发展而来。初起表现为不规则的斑片,呈均匀或不均匀的浅棕色的色素改变性,皮损逐渐变黑,形成结节,可有溃疡形成。皮损若位于甲母质、甲板及甲床,可呈纵行带状色素条纹,易被误诊为化脓性肉芽肿、甲下血管球瘤和甲下血肿、甲真菌病、寻常疣、慢性甲沟炎等。此型在原位生长的时间短,进展快,很快发生侵袭性生长,常在短期内发生转移,预后差,5 年存活率低,仅 11%～15%。

4. 恶性雀斑样痣黑素瘤 恶性雀斑样痣黑素瘤(lentigo maligna melanoma,LMM)又叫日晒伤雀斑样黑素瘤。占所有皮肤黑素瘤的 5%。主要见于老年人,几乎全部见于曝光部位,极少数见于非曝光部位,以颜面部最常见。由原有的恶性雀斑样痣发展而来。开始通常为淡褐色或褐色不均匀的色素性斑片,伴有暗褐色或黑色小斑点,边缘不规则,逐渐向周围扩展,不均匀地变黑,时间长达数年。可以出现一边扩大、一边自行消退的现象,在自行消退的区域内可见色素减退。发展成恶性雀斑痣样黑素瘤的临床指征为皮损变硬,出现一个或数个淡蓝色皮内结节。此型扩展或变黑通常较缓慢,转移晚,约 1/3 发展为侵袭性黑素瘤,最初仅局限于局部淋巴结,5 年存活率为 90%～94%。此型一般生长缓慢,又发生于老年患者,患者常常在发生侵袭性生长前即因为其他原因死亡。

5. 无黑素性黑素瘤 无黑素性黑素瘤(amelanotic melanoma)区别于其他类型黑素瘤仅在于其色素缺乏。皮损呈粉红色、红色或肉色,易误诊为基底细胞癌、化脓性肉芽肿等。

6. 其他类型 恶性黑素瘤约占所有皮肤黑素瘤的 2%,包括黏膜黑素瘤、结缔组织增生性黑素瘤、软组织黑素瘤等。

(三) 诊断及鉴别诊断

根据临床表现、组织病理可以做出诊断。对怀疑为黑素瘤的患者,不能行针刺细胞学检查,而应进行病理活检。恶性黑素瘤临床可以与不少皮损相似,其中与交界痣和混合痣最为相似,因此区别它们是否恶变非常重要。恶性黑素瘤还应与蓝痣、幼年性黑素瘤、色素性基底细胞癌、深色素性脂溢性角化病、化脓性肉芽肿和 Kaposi 肉瘤、甲下创伤性血肿、樱桃状血管瘤、色素性 Bowen 病及色素性 Paget 病等鉴别。

痣细胞痣　①临床表现：痣细胞痣显著而迅速的扩大，颜色加深发亮，周围发红，表面结痂，患处经常出血，发生破溃，附近淋巴结肿大，周围有卫星病灶。对可疑的痣细胞痣应手术切除并做病理检查。②组织学：痣细胞痣恶变的特征主要为核深染、增大，形态不规则，出现非典型核分裂象。提示痣细胞痣可疑恶变的指征为：真皮、表皮交界处的痣细胞呈不典型增生，不规则分布于基底细胞层；表皮上部出现单个或成群痣细胞；通常痣细胞在真皮内由浅层到深层逐渐变小、变长，成为小梭形细胞，恶变时真皮深层细胞不变小（缺乏成熟）；痣细胞下方有带状炎症浸润，此种炎症不能用外伤或感染来解释。

表 20-2-1 是美国癌症联合会关于黑素瘤分期的摘要。

表 20-2-1　美国癌症联合会黑素瘤分期

T 原发肿瘤		N$_0$ 无颈部淋巴结转移	
T$_0$	无原发肿瘤的证据	N$_1$	1 处淋巴结转移
T$_{is}$	原位黑素瘤	N$_{1a}$	临床表现不明显
T$_1$	厚度达 1mm	N$_{1b}$	临床表现明显
T$_{1a}$	Ⅱ级或Ⅲ级	N$_2$	2～3 处淋巴结转移或病灶附近转移
T$_{1b}$	Ⅳ级或Ⅴ级或伴有溃疡	N$_{2a}$	临床表现不明显
T$_2$	厚度 1.01～2.00mm	N$_{2b}$	临床表现明显
T$_{2a}$	无溃疡	N$_{2c}$	卫星灶或病灶附近转移
T$_{2b}$	有溃疡	N$_3$	4 处或多处淋巴结转移，簇状淋巴结
T$_3$	厚度 2.01～4.00mm	M 远处转移	
T$_{3a}$	无溃疡	M$_0$	无远处转移
T$_{3b}$	有溃疡	M$_1$	远处转移
T$_4$	厚度>4.00mm	M$_{1a}$	皮肤或淋巴结
T$_{4a}$	无溃疡	M$_{1b}$	肺
T$_4$	有溃疡	M$_{1c}$	所有其他内脏或远处转移，伴乳酸脱氢酶（LDH）
N 区域淋巴结			升高

（四）治疗

黑素瘤的恶性程度较高，容易发生转移，预后差。早期根治性手术切除是争取治愈的最好方法，黑素瘤对放疗不敏感，化疗仅适合于晚期患者，免疫治疗有一定疗效。动物实验及临床经验表明，宁可局部完全切除做活检，也不要在皮损内部分取材做活检。对于怀疑黑素瘤的较小损害，完全切除包括皮损边缘 0.5cm 范围是最好的活检方法。如果损害太大而不能单纯手术切除者，应采用小切口或钻孔术活检，尽量深取皮损。取材太少常导致误诊或漏诊，如果损害不均匀，需多点取材。全部切除的确有困难者可做部分切除，诊断一经证实，则尽快在活检过的区域内做广泛切除。仅根据临床症状做出诊断约有 1/3 误诊，很多外科医师一开始即做广泛切除，这对约 1/3 的患者造成不必要的扩大切除。

1. 手术治疗　早期诊断和手术切除是治疗原发性黑素瘤的关键。原位黑素瘤建议切除范围包括边缘 0.5cm;结节性黑素瘤手术切除需深达筋膜。肿瘤厚度>2.0mm 的黑素瘤切除时应包括边缘 2.0cm,厚度 ≤2.0mm 的黑素瘤切除时应包括边缘 1.0~2.0cm,厚度 ≤1.0mm 的黑素瘤切除时应包括边缘 1.0cm。甲黑素瘤可能需要做截指术或皮肤移植。在恶性雀斑样痣或肢端雀斑样痣黑素瘤中,原位损害的亚临床范围>0.5cm,不对称生长,在这些损害中可能导致肿瘤阳性边缘的留存,或由于过度切除未受累的皮肤引起缝合困难。目前虽然有人认为 Mohs 显微外科技术 5 年的局部复发率、转移率以及生存率与标准切除术相似;但组织缺损较大致缝合困难的黑素瘤可以考虑 Mohs 显微外科技术。

2. 局部淋巴结切除 厚度 ≥1mm 的黑素瘤患者要考虑是否行前哨淋巴结活检(SNB)。对垂直生长,或伴有溃疡、Clark 分级为Ⅳ级或Ⅴ级、复发皮损,或初次活检时深部组织边缘阳性者,也要考虑 SNB。躯干多处淋巴结引流增加了淋巴结转移的风险,故每个部位均应取样检查。

3. 化学疗法 适合于已经转移的患者,可采用单独化疗或联合化疗,联合化疗有效率高于单药化疗,但化疗远期疗效均不太理想。全身化疗的原则是多种化疗药物长期间歇疗法。肢端黑素瘤可以采用局部灌注化疗。常用化疗方案:①单药氮烯咪胺(DTIC)250mg/m²,静滴,第 1~5 天。每 3 周重复。②CVD,氮烯咪胺(DTIC)800mg/m²,静滴,第 1 天。长春碱(VLB)1.6mg/m²,静滴,第 1~4 天。顺铂(DDP)20mg/m²,静滴,第 1~4 天。每 3 周重复。

近年来对黑色素瘤的基础研究和临床治疗发展很快,采用替莫唑胺、沙利度胺等口服药物治疗取得了较好疗效。有报道用替莫唑胺或替莫唑胺+干扰素-α 或替莫唑胺+沙利度胺治疗黑色素瘤,观测到替莫唑胺在治疗转移性黑色素瘤方面的疗效与当前的标准化治疗药物氮烯唑胺具有可比性,但替莫唑胺作为口服制剂使用更方便,且穿透血脑屏障的效果也更好。一项比较单用替莫唑胺与替莫唑胺+干扰素-α 疗效的Ⅲ期研究显示,联合治疗组的应答率更高,但总生存率方面仍没有差异。

4. 免疫疗法 黑素瘤患者淋巴结阳性,或淋巴结阴性但皮损厚度达到 4mm,或伴溃疡,或 Clark 分级为Ⅳ级或Ⅴ级时,可以考虑免疫辅助治疗。

(1)最常用的 IFN-α 3MU,皮下注射,每周 3 次。应用时间 18 个月至 3 年不等,每用药 6 个月休息 1 个月。研究表明 IFN-α 可以增加黑素瘤复发患者的存活率,但对总生存率没有明确影响。

(2)大剂量白细胞介素-2(IL-2)冲击治疗,疗效及治疗方案有待进一步证实。有人以 IL-2 720 000IU/kg,静滴(每 8 小时 1 次),第 1~5 天。

(3)其他如系统使用或皮损内注射卡介苗多糖核酸(BCG-PSN)治疗等也有一定疗效。

5. 放射疗法 对缓解内脏转移灶的压迫症状有一定疗效。联合系统应用糖皮质激素对中枢神经系统转移灶的压迫症状效果较好,还可缓解骨转移所致的疼痛。

6. 其他 对于病灶附近的转移灶,可应用外科切除、干扰素、CO_2 激光。Ⅲ期、Ⅳ期患者如果有全身皮肤或内脏转移者除上述治疗外,还可以在结节内注射 BCG。黑素瘤远处转移病灶切除后长期存活率高于未切除者,提示细胞减灭术也有一定疗效。不适于外科手术的患者,可外用咪喹莫特。另外,临床黑素瘤疫苗实验也在进行中,并显示出一定的疗效。

总之,目前黑素瘤的治疗效果不理想。Ⅰ期、Ⅱ期患者采取彻底手术切除,术后不做区域淋巴结清扫及化疗,建议全身使用免疫疗法:如 IFNα-2b、IL-2、淋巴因子激活的杀伤细胞(LAK)等争取达到治愈目的。Ⅲ期、Ⅳ期转移患者以手术切除为主,辅以化疗、免疫治疗(生物治疗)、放疗等综合疗法以达到缓解症状、延长生存时间及减轻患者痛苦的目的。Ⅲ

期除手术切除原发灶外还需淋巴结清扫和化疗,Ⅳ期则采取以生物治疗为主的综合治疗。

（五）预后

黑素瘤的转移扩散极为常见,大多数发生在诊断 5 年之内,出现转移则预后不良。肿瘤厚度、溃疡、淋巴结受累是最主要的预测预后的指标。局部淋巴结是否受累是评价预后最主要的因素之一。肿瘤厚度和溃疡是预测前哨淋巴结转移的主要指标。肿瘤厚度为 1.5 ~ 4.0mm 的黑素瘤约 20% 有前哨淋巴结转移。直径>2mm 的前哨淋巴结转移灶患者存活率大大下降。早期通过淋巴管转移,后通过局部淋巴结转移,血循环扩散出现较晚。一旦发生血循环扩散,则容易出现广泛转移,主要的转移部位是皮肤、肝、肺,但全身所有器官都有转移的危险。卫星灶转移表现为切除部位周围出现色素沉着性结节,后期通过血流转移,可以变成播散性转移。病灶边缘阳性所致的局部复发不同于经真皮淋巴管转移的局部复发,后者预后差。黑素瘤中枢神经系统转移是最常见的死亡原因。晚期少数患者出现广泛转移后,由于嗜黑素细胞、内皮细胞、组织细胞内大量黑素,整个身体皮肤变成深黑色或呈灰蓝色,甚至出现黑血症、黑尿症和恶病质。临床上极少数转移性黑素瘤的原发灶不明,这种患者的 5 年生存率约为 40%。各期黑素瘤治愈率大致如下:Ⅰ期(T_1 或 T_{2a},N_0,M_0)>80%。Ⅱ期($T_{2b~4}$,N_0,M_0)60% ~ 80%。Ⅲ期($N_{1~3}$,M_0)10% ~ 60%。Ⅳ期(M_1)<10%。

综上所述,检查手段方面:皮肤镜是一种无创的色素性皮损检查工具,能看见皮肤表面以下的结构,有助于皮肤恶性肿瘤的初步筛查与诊断。治疗方面:新近发展的光动力、免疫治疗(生物治疗)、靶向治疗等显示出一定的疗效和希望。

近年来陆续有文献报道 5-氨基酮戊酸(ALA)光动力疗法(PDT)(ALA-PDT)治疗非黑素瘤性皮肤肿瘤,如浅表型 BCC、Bowen 病及癌前病变日光性角化病等有效。它是一种非侵袭性的治疗手段,可以高选择性杀死增殖活跃的肿瘤细胞。ALA 是一种可供皮肤黏膜局部给药的光敏剂,被肿瘤细胞高度选择性吸收,在细胞内转化为具有光敏活性的原卟啉Ⅸ,用一定波长光激发后产生单态氧.通过诱导细胞凋亡和直接杀伤两种途径使细胞死亡。有研究认为 ALA-PDT 的靶目标主要是线粒体,ALA 所生成的原卟啉主要集中在肿瘤细胞的线粒体上,通过破坏线粒体而使细胞死亡,达到治疗目的。皮肤癌,尤其 NMSC,恶性程度低,病变表浅,适用于这种非侵袭性治疗。光动力疗法作为一种新疗法,治疗皮肤癌及癌前病变具有疗效好、无损伤、无明显不良反应的优点,患者易于接受;对于皮损位于特殊部位、手术治疗有难度者、惧怕手术者及避免手术瘢痕形成是较好的治疗方法。

对高度怀疑恶性黑素瘤的损害能不能做病理活检的问题,以往曾有不同意见,有人反对活检,认为活检可以引起淋巴或血源性转移。但有人对比部分切除做活检和全部切除做活检的病例,发现其预后没有明显不同。故目前一般主张小病灶全部切除做活检,大病灶部分切除做活检,诊断一经证实则尽快在活检过的区域内做广泛切除。关于黑素瘤截肢的问题,大量回顾性研究证实截肢降低生存质量且不能减少转移,故目前不主张采用截肢术。另外,大量文献证实皮肤扩大切除不能减少复发、转移及改善预后,故目前黑素瘤的外科治疗趋于保守,手术切除原则以局部不复发为准,切除深度深达筋膜,但不主张切除筋膜,有人认为保留筋膜可以减少转移。对于晚期已有远处转移的患者,也不应放弃手术治疗。对转移性恶黑的原发灶及转移灶进行减瘤手术切除,有利于提高患者生存时间及生活质量。

研究发现黑素瘤与免疫关系密切,免疫制剂能够促进一些难治性黑素瘤的消退,免疫治疗已经成为继手术、化疗、放疗后的又一重要治疗手段。化疗联合免疫治疗有效率高于常规化疗。非特异性免疫治疗如 IFN α-2b、IL-2 等;特异性免疫治疗(生物治疗)如细胞因子活化杀伤细胞(CIK)、树突状细胞(DC)等。"CIK+DC"是新近发展的特异性免疫治疗,它是利用恶性黑素瘤细胞或其抗原物质来诱导机体产生特异性细胞免疫和体液免疫应答,增强机体的抗癌能力,阻止肿瘤的生长、扩散和复发,从而达到治疗肿瘤的目的。研究发现黑素瘤疫苗如黑素细胞分泌抗原(gp100)、酪氨酸酶等也有一定的治疗效果。

(王恩文　郑晓东)

Summary

Once an uncommon cancer, cutaneous melanoma is rapidly increasing in incidence throughout the world. The reasons for this rapidly increasing incidence are not entirely understood but appear related to changes in sun exposure patterns and perhaps to the reduction in the ozone layer. The prognosis for patients with melanoma is directly related to the depth of invasion of the primary lesion and, in part, to initial treatment. When diagnosed early in the biologic course of the disease, melanoma is readily cured by simple wide surgical excision. However, once melanoma metastasizes, no treatment currently available reliably affects the course of disease. For this reason, physicians must be cognizant of the classic clinical signs associated with melanoma(change in color, recent enlargement, nodularity, pruritus, ulceration, or bleeding) and recognize the more subtle clinical characteristics, such as irregular or angular borders or variations in color. These characteristics often signal minimally invasive, early, and curable melanomas.

第二十一章 儿 童 肿 瘤

第一节 概 述

儿童肿瘤的发病率正在逐年上升,有资料显示大约为 100/100 万。儿童肿瘤已成为儿童期死亡的第 2 大原因。儿童恶性肿瘤分为血液肿瘤白血病及实体瘤,最常见的儿童恶性肿瘤依次是白血病、脑肿瘤、淋巴瘤、肾母细胞瘤、神经母细胞瘤、软组织肿瘤、恶性畸胎瘤、肝母细胞瘤等。儿童恶性实体肿瘤有如下共性特点。

(一) 病 因

以胚胎发育障碍因素为主,极少数病种亚型源于遗传因素,放射线等环境因素及饮食因素为诱发辅因。

(二) 病理特点

来自胚胎残留组织的肿瘤如恶性畸胎瘤、肾母细胞瘤、神经母细胞瘤、肝母细胞瘤等几乎是小儿独有的。因此,一些肿瘤病理上可以呈现良恶性组织成分混合存在的现象,如恶性畸胎瘤等。

(三) 转归特点

除肿瘤进行性增大和肿瘤相对稳定外,特殊的生物学行为肿瘤可以自然消退:如神经母细胞瘤。

(四) 临床特点

(1) 无痛性肿块,常是小儿肿瘤的主要症状。
(2) 多数恶性肿瘤一般并不表现明显的全身症状而被延误发现和诊治。

(五) 诊断特点

(1) 有意识的定期体检,配合影像学及瘤标 AFP、VMA 等的检查实现早期筛查诊断。
(2) 送检病理时注意尽量切取完整淋巴结、实体瘤多点微创穿刺组织取材或开放手术取材组织块足够大对于诊断准确很重要,因为儿童胚源性实体瘤可以多种组织并存甚至良恶性组织混合生长。病理确诊常需纳入免疫组化分子病理学指标。
(3) 一些生物学指标,如神经母细胞瘤的 *MYCN* 基因检测等,对诊断及判定预后有重要意义。

(六) 治疗特点

目标为保存生命、提高生活质量、减少不良反应及并发症。
依据病种分型、分期、分组,仍然以化疗(经静脉全身化疗、经动脉局部化疗、个体化疗等)、手术(开放手术、微创手术包括介入和腹腔镜等、无创手术 HIFU),必要时放疗(外放疗、MIBG 放疗、粒子放疗等)、骨髓移植、靶向治疗(GD2)、诱导治疗、免疫治疗、生物治疗等综合治疗为原则。

特别注意新辅助化疗后,延期手术切除的瘤体组织依据恶性肿瘤细胞被化疗杀灭的程度,病理组织上可以呈现坏死组织和(或)仅存良性组织成分,找不到存活的恶性肿瘤细胞,为儿童实体胚源性恶性肿瘤特有的化疗后病理改变。

依据分期分组及治疗的反应,科学、客观、个体化选择治疗手段和治疗强度,减少治疗的不良反应和并发症,但仍然需要客观认识生长发育期儿童治疗后可能出现的特有的并发症,包括器官功能障碍及肢体畸形,尽可能给予一些后期的康复治疗。

儿童恶性实体肿瘤总体预后较好,平均 5 年生存率可达近 70%,但晚期病儿预后极差,5 年生存率 20%~30%。因此,早期体检筛查、早发现、早诊断、规范治疗对提高儿童恶性实体肿瘤的生存率相当重要。另外,对病儿定期复查、心理的关注、社会的关爱和接纳对儿童恶性肿瘤病儿健康成长非常重要。

第二节　肾母细胞瘤

肾母细胞瘤(nephroblastoma)又称威尔姆斯瘤(Wilms' tumor, WT),是儿童最常见的肾脏原发性恶性肿瘤。发病高峰为 3 岁,发病率约万分之一,是一种混合性胚胎瘤,来源于胚胎性肾组织,瘤体内含有多种成分,主要是未分化的上皮和间皮组织如腺体、肌肉、上皮细胞等 20 余种成分。多数报告中男性略多于女性。它是应用现代综合治疗方案(化疗、手术、放疗等)最早且疗效最好的恶性实体瘤之一。美国国家肾母细胞瘤协作组(NWTS)认为,肾母细胞瘤是可治愈的肿瘤。

一、病因学及发病机制

肾母细胞瘤的发病机制尚未完全阐明。

Knudson 通过对单侧和双侧肾母细胞瘤病例的始发年龄进行统计学分析,认为在视网膜母细胞瘤研究中提出的"二次突变"学说也适用于肾母细胞瘤。该假说认为肿瘤是由细胞发生两次突变所致。第一次突变可以发生在生殖细胞和体细胞,如果发生在生殖细胞,那么只需任一细胞发生第二次突变即可发生肿瘤,从而使肿瘤发生率高且发生多个肿瘤的风险较大,肿瘤具有潜在的遗传倾向;如果第一次突变发生在胚胎的体细胞,则两次突变均发生在同一体细胞的概率极少,这就是散发型肾母细胞瘤多为单侧且发病年龄较迟的原因。

Beckwith 等通过研究提出了"肾源性剩余"(nephrogenic rest, NR)的概念,认为肾源性剩余是肾母细胞瘤的前期病变。Charles 等通过研究发现如果肾源性剩余中存在杂合性丢失(LOH),则其伴发的肾母细胞瘤中也同时存在 LOH,也提示肾源性剩余是肾母细胞瘤的前期病变。

二、病　理　学

(一) 大体形态

肾母细胞瘤外观呈类球形实质性肿块,大小不一,切面似脑组织,灰白或淡红色,除少数以间质成分为主的肿瘤质地较坚实外,大多数肾母细胞瘤质软而脆,这一特点使得该肿瘤易于术前或术中破裂而导致局部播散。常有灶性出血坏死和囊性变,偶见广泛的囊性变。瘤周常挤压肾组织而形成一层较明显的薄而脆的假被膜,与正常肾组织边界较清楚。这一特点有助于鉴别中胚叶肾瘤、透明细胞肉瘤、横纹肌样瘤以及肾淋巴瘤。

（二）播散方式

肾母细胞瘤的播散方式主要为局部播散和远处转移。局部播散最早和最常见的部位为穿过假被膜播散到肾窦或肾内血管和淋巴管;局部播散的另一常见方式是穿透肾被膜浸润到肾外组织、血管或邻近器官;少数情况下肿瘤侵入肾盂,并向输尿管发展,可引起血尿和梗阻。

肾母细胞瘤远处转移主要通过淋巴和血行转移途径,淋巴转移最常见的部位是肾门和主动脉旁淋巴结;血行转移至肺最常见,其次为肝、骨,也可转移至脑。

（三）组织学形态与分型

肾母细胞瘤主要含有胚基、间质和上皮三种主要成分。每种成分在肿瘤中占的比例不同,就可能形成某一种临床病理类型,在病理标本上某种成分占65%,就可确诊为这种优势成分的亚型。如果3种成分均未达到65%,则称为混合型。据此将肾母细胞瘤分为胚胎型、间质型、上皮型和混合型四种类型。最常见的依次是混合型、胚胎型,上皮型较少,间质型只占1%。

NWTS经过一系列研究将肾母细胞瘤分为两种组织学类型,即良好组织学类型(favorable histology,FH)和不良组织学类型(unfavorable histology,UH)。前者占绝大多数,预后较好;后者虽然只占肾母细胞瘤的10%,却占该病死亡病例数的60%以上,预后差。这种分型方法实际上涵盖了多种小儿肾肿瘤而不仅限于肾母细胞瘤。

1. 不良组织学类型　不良组织学类型包括间变型肾母细胞瘤、肾透明细胞肉瘤(clear cell sarcoma of kidney,CCSK)和恶性肾横纹肌样瘤(rhabdoid tumor of kidney)。

间变型肾母细胞瘤根据范围可分为局灶性间变和弥漫性间变。弥漫性间变多发生于年龄较大的儿童,预后尤差。恶性肾横纹肌样瘤发病年龄多在1岁以内,浸润性很强,早期易发生转移,脑转移常见,预后很差,常伴有神经系统肿瘤和高钙血症。肾透明细胞肉瘤早期常广泛转移至骨、脑、软组织,复发率及病死率高。

2. 良好组织学类型　除无间变的肾母细胞瘤外,此型还包括多种小儿肾肿瘤;小儿期任何具有高级分化的肾脏肿瘤,都倾向于较好的预后而归类于良好组织学类型。

（1）肾多房性囊肿和囊性部分分化性肾母细胞瘤,肾多房性囊肿本身呈良性病程,但其分隔中常有胚基细胞,具有最终发展为肾母细胞瘤的潜能。囊性部分分化性肾母细胞瘤特点为囊肿分隔中含有肾母细胞瘤的典型组织成分,因此当进行部分肾切除时,应该先进行冷冻切片检查。

（2）肾横纹肌肉瘤是一种罕见的变异型肾母细胞瘤,特征是存在胚胎性横纹肌成分,预后倾向于FH。

（3）先天性中胚叶肾瘤(congenital mesoblastic nephroma),肿瘤组织和正常肾组织之间没有明显界限,一般呈良性过程,完全切除后罕见复发或转移。但是"非典型性"先天性中胚叶肾瘤较特殊,其肿瘤细胞中可见有丝分裂象,出生3个月以上患儿中较为常见,且有复发和转移的报道,因而应作为潜在恶性肿瘤对待。

三、临 床 表 现

肾母细胞瘤患者最常见的临床表现为无症状性腹部包块,大多数患者以无意或体检时发现腹部包块而就诊。包块一般位于上腹季肋部一侧,表面光滑呈实质性,多无明显压痛,偶可见肿瘤巨大超过中线,引起下肢水肿、腹壁静脉曲张等一系列压迫症状。

肿瘤迅速增大时,可有腹部不适、烦躁不安、气促等表现,还可出现季肋部隐痛或胀痛、发热、血尿、高血压、贫血等症状。急性腹痛伴有发热、腹部肿块、贫血和高血压提示肾母细胞瘤突发被膜下出血,偶有因肿瘤破溃引起急腹症。发热多为肿瘤释放致热源所致,多为低热,提示肿瘤进展较快。肿瘤浸润肾盂、肾盏时发生血尿,10%~15% 患儿有肉眼血尿,25% 患儿有镜下血尿。约 60% 患儿因肿瘤压迫造成肾组织缺血后肾素分泌增加或肿瘤自分泌肾素,而出现不同程度高血压。贫血多为肿瘤内出血、肿瘤消耗所致。可出现红细胞增多症,多为肿瘤自身分泌促红细胞生成素所致。有 15% 病例伴有其他先天畸形,如无肛症、虹膜缺如、偏身肥胖、脐疝-巨舌-巨体综合征等,最多见是泌尿生殖系畸形,如蹄铁形肾等。

肾母细胞瘤患儿全身一般情况多较好,晚期病例可有消瘦和出现恶病质。

四、影像学与相关检查

(一)影像学检查

1. B 超 常作为肾母细胞瘤首选的检查方法。为评价术前化疗疗效、长期随访及监测复发的检查手段。

2. 泌尿系平片和静脉肾盂造影 X 线平片上钙化少见,若有钙化,通常表现为颇具特征性的肿瘤周边"蛋壳状"钙化影。

静脉肾盂造影可见肾影增大,肾盂、肾盏受压而变形、拉长、移位,可了解双侧肾脏的形态和功能状况,约 10% 的病例因肿瘤侵犯肾组织及肾静脉而不显影。

3. CT 增强 CT 可明确肿瘤起源于肾内,并能明确肿瘤的大小、范围、内部结构及与周围组织器官的关系,是否为双侧病变以及有无转移瘤等,同时还能查明肾静脉和下腔静脉内有无瘤栓以及腹膜后有无肿大的淋巴结,对肿瘤临床分期具有重要的参考价值。胸部 CT 增强扫描可发现转移的小肿瘤。受肿瘤压迫的肾实质强化明显,与肿瘤对比形成"新月形"典型征象,有助于鉴别肾外肿瘤侵蚀肾脏。

4. 磁共振 MRI 有水平面、冠状面和矢状面多种层面的影像,可以清晰而精确地显示肿瘤与肾脏、肾上腺以及下腔静脉的关系,容易确定肿瘤的来源,对评估肿瘤临床分期和手术切除的可能性及手术方案具有重要参考价值,同时特别适用于肿瘤脑转移的判断。

5. 逆行肾盂造影和肾动脉造影 这两种检查手段目前均已很少采用,仅用于通过其他手段不能帮助诊断时。

6. 放射性核素扫描 有利于肾母细胞瘤骨转移的判断。

7. 胸部 X 线平片 主要用于肾母细胞瘤肺转移的初步筛查判断。

（二）实验室检查

肾母细胞瘤极少浸润骨髓，一般不必行骨髓穿刺检查。血常规、尿常规、肝肾功能等常规实验室检查，可帮助了解患者重要器官功能状态。

五、诊断与鉴别诊断

（一）诊断

肾母细胞瘤越早发现和诊断，治疗及预后的意义越大。肾母细胞瘤根据临床表现和腹部 B 超、X 线片、腹部增强 CT、静脉肾盂造影、胸部 CT、头颅 MRI 和放射性核素骨扫描等影像学检查可初步诊断。

当患儿有持续性骨痛或怀疑为肾透明细胞肉瘤、恶性肾横纹肌样瘤时，应行骨和骨髓穿刺检查。

组织病理学检查对确定诊断和组织分型并指导治疗及评估预后非常重要。

（二）鉴别诊断

肾母细胞瘤需要与腹部恶性肿块进行鉴别诊断，主要包括肾细胞癌、神经母细胞瘤、肝母细胞瘤和非霍奇金淋巴瘤等；需鉴别的腹部良性病变包括畸胎瘤、肾积水、肾脓肿、肠系膜囊肿、胆总管囊肿和脾肿大等。据统计，神经母细胞瘤和肾囊性疾病在术前误诊中最常见。

六、临　床　分　期

肾母细胞瘤的临床病理分期对其诊治和预后至关重要，合理的分期方案能更好地指导临床治疗。

在 NWTS-3 的基础上，NWTS-5 对临床病理分期做了更为详细的补充界定，其分期见表 21-2-1。

表 21-2-1　肾母细胞瘤 NWTS-5 分期

分期	定义
Ⅰ 期	肿瘤局限于肾内，被完全切除；肾包膜未受侵犯；肿瘤被切除前无破溃或未做活检（细针穿刺除外）；肾窦的血管未受侵犯；切除边缘未见肿瘤残留
Ⅱ 期	肿瘤已扩散到肾外但被完全切除。肿瘤有局部扩散如浸润穿透肾包膜达周围软组织或肾窦受广泛侵犯；肾外（包括肾窦）的血管内有肿瘤；曾做过活检（细针穿刺除外），或术前、术中有肿瘤逸出但仅限于胁腹部而未污染腹腔；切除边缘未见肿瘤残留
Ⅲ 期	腹部有非血源性肿瘤残留。可有以下任何情况之一：①活检发现肾门、主动脉旁或盆腔淋巴结有肿瘤累及；②腹腔内有弥散性肿瘤污染，如术前或术中肿瘤逸出到胁腹部以外；③腹膜表面有肿瘤种植；④肉眼或镜检可见切除边缘有肿瘤残留；⑤肿瘤浸润局部重要结构，未能完全切除；⑥肿瘤浸润穿透腹膜
Ⅳ 期	血源性肿瘤转移如肺、肝、骨、脑转移等；腹部和盆腔以外的淋巴结有转移
Ⅴ 期	诊断为双肾肾母细胞瘤时，应按上述标准对每一侧进行分期

七、治　疗

采用手术切除配合化疗和放疗的综合疗法,已是公认的治疗原则。但如何组合各种方法和药物以及应用剂量和疗程,以达到损害最小而疗效最高的目的,仍然值得深入研究。目前最广泛和最常采用的是 NWTS 和 SIOP 的为肾母细胞瘤的治疗研究制订的标准。NWTS 的目标为:组织类型的分级,尽可能的不用放疗,联合化疗和确定危险度。SIOP 的目标为:降低肿瘤的分级和根据术中结果选择最佳治疗手段。

目前推荐的肾母细胞瘤的治疗顺序依次为:对于能手术切除的病例,手术→化疗→伴或不伴放疗。对于不能手术切除的病例,术前化疗→手术→放疗和化疗。对于Ⅳ期和Ⅴ期的病例,应该给予个体化治疗。

(一) 化疗

腹腔内广泛病变而不能手术切除的病例应先给予诱导化疗。放疗与化疗主要依据肾母细胞瘤的分期和组织学。FH 型肿瘤对放、化疗均较敏感,有较好的反应,UH 型对任何一种治疗反应都不好,一般治疗用多种方式的加强综合治疗方法。

(二) 手术

手术对肾母细胞瘤的作用首先是活检帮助确诊,其次,是尽可能避免肿瘤破碎的情况下,切除全部肿瘤。手术治疗包括常规手术和保存肾实质手术。

1. 常规手术　目前普遍采用的手术方式为根治性肾切除和改良的根治性肾切除。对Ⅰ期、Ⅱ期肿瘤应完全切除;Ⅲ期、Ⅳ期肿瘤应首先评估是否能完全切除,若不能,则先行新辅助化疗,待肿瘤缩小后再手术完全切除,晚期肿瘤切除不完全者,术后化疗和放疗可清除残余瘤组织。以下情况是公认的术前治疗和延期手术指征:①肿瘤巨大,累及周围重要脏器;②患者全身情况较差,难以耐受手术;③腔静脉内瘤栓达肝静脉水平或以上。应给予化疗后再进行延期手术。肿瘤累及肝脏、横膈、腰部肌肉时,在不增加手术并发症的情况下尽可能采用整块肿瘤切除,有血栓者需进行静脉取栓治疗。

值得注意的是,如果术前仅凭影像学检查,对不能Ⅰ期手术切除的肾母细胞瘤,不进行组织病理活检,直接术前化疗,就具有以下潜在的缺点:①肾母细胞瘤有大约 5% 的术前误诊率,术前治疗可能造成错误治疗;②术前治疗影响肿瘤真正的临床病理分期,还可能改变肿瘤的组织结构,影响病理诊断和组织学分型,其结果是影响术后化疗方案及整体治疗方案的确定。

2. 保存肾实质的手术　可减少术后肾功能不全的发生,但可增加术后复发的危险,以及引起漏尿和血管阻断造成的局部缺血损伤等并发症,常规适用于孤立肾、双侧肾母细胞瘤患儿。单侧肾母细胞瘤应用保存肾实质手术方法有严格的指征:①肿瘤小于肾实质的 1/3;②肿瘤、肾脏及肾脏周围组织之间有明确的界限;③没有肾血管和集合系统侵犯。必须保证切除的边缘为正常组织,避免术后局部复发。

(三) 放射治疗

由于放疗对患儿生长发育,特别是对放射野内脊柱、软组织和性腺器官发育有严重的远期影响,使远期生活质量下降,所以它的应用有严格指征,年龄在6个月以内的肾母细胞瘤患儿各种情况下均不适于放疗。

目前采用最多的有术前及术后照射两种方式。

1. 适应证

(1) 单侧肾母细胞瘤放疗的指征为:①Ⅱ、Ⅲ、Ⅳ期UH型;②Ⅲ、Ⅳ期FH型;③转移病灶;④任何一期肾透明细胞肉瘤(CCSK)。

(2) 双侧肾母细胞瘤放疗的指征为:①手术病检发现有一个或两个原发肿瘤;②Ⅲ期FH型;③Ⅱ期或Ⅲ期间变型;④Ⅰ~Ⅲ期肾透明细胞肉瘤或恶性肾横纹肌样瘤。

当术前化疗和一到两次手术没有达到完全切除肿瘤,术前增加12~16Gy低剂量照射可能使肿瘤体积缩小从而达到肿瘤的完全切除。

对于Ⅳ期有肺转移,做了肾切除术的病例,NWTS实施的方案为:术后化疗、必要时的腹部照射和整个肺部照射。横膈以下的照射由腹部疾病的分期决定。胸片检查有肺转移的患者,增加肺部照射是标准方案。胸片未见而胸部CT发现的肺部小病灶不要求做整个肺部的放射治疗。

2. 放射野　肿瘤放射野取决于CT所示肿瘤大小及病变范围,手术切除情况,病检结果和临床诊断,包括:

(1) 局部区域放射野:如瘤床。

(2) 全腹腔放射野:适应证为术前有腹腔内肿瘤破裂,术中肿瘤破裂并有广泛的肿瘤播散,广泛的腹腔肿瘤种植或巨大的腹腔内病变、肉眼肿瘤弥漫性残存。靶区要包括所有腹膜。

(3) 全肺放射野。

3. 剂量　根据NWTS Ⅰ~Ⅴ的研究方案,目前治疗WT的方案中,有关放疗剂量推荐列于表21-2-2。

表21-2-2　肾母细胞瘤推荐放疗剂量

分期	放疗剂量
Ⅰ期	
良好组织学类型	不放疗
间变肾母细胞瘤	不放疗
肾透明细胞肉瘤	1080cGy/6次,180cGy/次
Ⅱ期	
良好组织学类型	不放疗
间变肾母细胞瘤	1080cGy/6次,180cGy/次
肾透明细胞肉瘤	1080cGy/6次,180cGy/次
Ⅲ期(所有类型)	1080cGy/6次,180cGy/次
Ⅳ期	
原发病灶	放疗剂量和放射野对应以上Ⅰ期、Ⅱ期、Ⅲ期
转移病灶	
肝脏	良好组织学类型:全肝19.8Gy/11次在两周半时间内给予,病灶处由放射医师决定可加量5.4~10.8Gy。间变肾母细胞瘤和透明细胞肉瘤:全肝180cGy/天总量达19.8Gy在3周半时间内给予,病灶及外扩2cm区域可由放射肿瘤专家酌情决定加量至总剂量达3060cGy

续表

分期	放疗剂量
肺	12Gy/8 次。之后持续存在的肺部局部病灶可以给予切除术或者补充给予 750cGy 的剂量（150cGy/天,5 天）。小于 18 个月患儿只用化疗,如无效再放疗 9Gy/6 次
淋巴结	19.8Gy/11 次
脑	3060cGy/(180cGy/天,17 天)
骨	30.6Gy/17 次,病灶并向外扩 3cm。不需要放疗全骨

4. 放射技术 外照射放疗实施的首要条件是制动和短期麻醉(氯胺酮或异丙酚),5 岁以上配合的儿童可以不用麻醉。

NWTS 的多次研究均表明,术后放疗时机的选择至关重要。接受放疗的患者,若术后放疗被延迟 10 天或更长时间,则腹部复发的机会明显增加,尤其是 UH Wilms 瘤。

局限于手术部位的肿瘤,即便有肿瘤的遗漏,也只需行半侧腹部放疗,采用平行对穿照射野,4~6MV 光子为佳。

5. 放疗的副作用 除了早期皮肤和黏膜等的反应外,放疗的晚期毒副作用对于能获得长期生存的 WT 患者更受关注。

放疗的主要晚期副作用如下:

全腹放疗几乎包括了所有的腹腔内脏器,患儿可出现肝毒性的表现、蛋白尿和高血压、肾萎缩和肌酐清除率的改变,甚至慢性肾衰竭。

另外,放疗晚期副作用还包括脊柱侧弯、肋骨发育不全、肢体长度不等、坐高和站高不同程度的降低,以及二次恶性肿瘤(SMNs)的发生。

八、预　　后

肾母细胞瘤的预后与年龄、肿瘤分期、肿瘤组织结构类型、肿瘤大小及肿瘤转移情况、累及区域淋巴结情况等因素有关。

随着综合治疗水平的不断提高和完善,肾母细胞瘤患者的长期生存者越来越多。目前 NWTS-4 资料显示 10 年总生存率(OS):组织良好型 Ⅰ 期 96%,Ⅱ 期 93%,Ⅲ 期 89%,Ⅳ 期 81%,Ⅴ 期 78%;间变型 Ⅱ~Ⅲ 期 49%,Ⅳ 期 18%。10 年无事件生存率(RFS):组织良好型 Ⅰ 期 91%,Ⅱ 期 85%,Ⅲ 期 84%,Ⅳ 期 75%,Ⅴ 期 65%;间变型 Ⅱ~Ⅲ 期 43%,Ⅳ 期 18%。

综上述,肾母细胞瘤是儿童最常见的肾脏原发性恶性肿瘤,是应用现代综合治疗技术最早且疗效最好的恶性实体瘤之一。近年来发展的肾动脉化疗栓塞术对于不易切除的巨大肿瘤或者晚期患儿亦是一种良好的术前辅助化疗和姑息治疗方法。放疗的慎重及最小放疗治疗剂量的探讨,使肾母细胞瘤总体生存率提高,放化疗副作用减小,生存质量同步提高。

Summary

Wilms tumor is the most common primary malignant renal tumor of childhood and the paradigm for multimodal treatment of a pediatric malignant solid tumor. Most children with Wilms tumor come to medical attention because of abdominal swelling or an abdominal mass is felt, often first by a family member. Abdominal pain, gross or microscopic hematuria, hypertension, and fever are other frequent findings at diagnosis. During the physical examination, it is important to note the location and size of the abdominal mass and its movement with respiration, to help differentiate Wilms tumor from splenomegaly or from neuroblastoma. Developments in surgical techniques and postoperative care, recognition of the sensitivity of Wilms tumor to irradiation, and the availability of several active chemotherapeutic agents have led to dramatic improvements in prognosis.

第三节 视网膜母细胞瘤

视网膜母细胞瘤(retinoblastoma,RB)是原发于视网膜有核细胞的、婴幼儿最常见的眼内恶性肿瘤,发病率为 1/18000 ~ 1/15000,其发生发展与 *Rb* 基因失活密切相关。Rb 以其特有的遗传规律、多方向分化潜力和较高的退变率,受到医学界广泛关注。Rb 患儿可以单眼或双眼发病(平均诊断年龄,单眼患儿为 24 个月,双眼患儿为 10 个月),对眼内组织的侵袭破坏力极强,容易发生眼球外侵袭和转移,严重威胁患儿的视力和生命,最终可导致患儿死亡。长期以来,保护患儿的生命是治疗 Rb 的最主要目标。

遗传型 Rb 通常为双侧、或单眼多发性,10% 的 Rb 患者有家族史。非遗传型则以单侧、散发型多见。

一、病因学及发病机制

视网膜母细胞瘤的发病机制与其他恶性肿瘤明显不同,它不是由于基因的突变或扩增造成的基因产物过度所致,而是由于基因的缺失或突变造成的基因产物失活诱导发生。检测 *Rb* 基因突变将对视网膜母细胞瘤家族成员的筛选、产前诊断及婴幼儿早期诊断都具有重要意义。

视网膜母细胞瘤基因(*Rb* 基因)的突变是 Rb 发生的关键原因,20 世纪 80 年代中期已将 *Rb* 基因定位于 13 号染色体长臂 1 区 4 带,并成功地从分子水平分离和克隆出 *Rb* 基因。另外,Knudson 根据统计分析,提出二次突变假说来解释遗传型和非遗传型视网膜母细胞瘤。在遗传型中,一次突变发生于生殖细胞,从亲代遗传一份有缺陷的 *Rb* 拷贝本身并不足以激发肿瘤的发生,而发生在体细胞的第二次突变,导致剩下的那份正常的 *Rb* 等位基因变化,引发视网膜母细胞瘤;而在非遗传型中,两次突变均发生在同一体细胞内,使两份正常的 *Rb* 等位基因均突变而失活产生视网膜母细胞瘤,这种几率很小,所以发病较迟且单发。

二、病 理 学

视网膜母细胞瘤大体呈灰白色似脑组织,布以黄白色或棕色斑点。光镜下通常将其分为两型:分化型和未分化型。

分化型瘤细胞为长形或低柱状,细胞核偏心,相对较小,胞质较多,核分裂象较少。围绕一个中央腔隙形成 Wintersteiner-Flexner 菊花形(具有这一特征的细胞有向感光细胞分化的能力),或围绕纤维为中心形成 Homer-Wright 菊花团。

未分化型由小圆形或梭形母细胞组成,瘤细胞排列不规则,细胞形态差异很大,大小不均,胞质少,核大深染,核分裂象较多,恶性程度高,但对化疗敏感。由于肿瘤细胞有脱离血管生长的特点,且肿瘤生长迅速,故瘤体内常见坏死、钙化。

观察病理切片时应注意巩膜导水管、房角、筛板、视神经断端有无瘤细胞,有无虹膜新生血管等,并注意肿瘤是否已突破 Bruch 包膜。

电子显微镜可以观察视网膜母细胞瘤有无光感受器分化成分。免疫组织化学可显示肿瘤是否具有神经元分化的特点。

三、临 床 表 现

首诊症状最常见的是白瞳症,即瞳孔区有黄色或白色反光,统称"猫眼"样反光,在夜晚或暗处更明显,任何大小的视网膜母细胞瘤均可产生白瞳,肿瘤体积较大者更常呈现白瞳,这种反光是源于晶状体后部白色肿块的光反射或全脱离的视网膜的外观影像。

也有患儿出现斜视或眼球震颤而就诊,由融合反射引起。瘤体侵犯或遮盖黄斑时,患儿可丧失中心视力前来就诊。少数患儿首诊症状为发热、眼痛等眼眶炎症表现,多意味着脉络膜已有广泛浸润。白瞳、斜视和眼底肿物往往在患儿 6～24 个月时被发现,是视网膜母细胞瘤常见的症状和体征。

肿瘤易坏死脱落,引起玻璃体浑浊;也可种植于虹膜,形成虹膜结节;或散落于前房,表现为假性前房积脓。严重的病例可因巨大瘤体推挤虹膜根部或虹膜红变而产生青光眼,造成眼球扩大,葡萄肿形成。少数病例可由于肿瘤坏死引起眼内炎或全眼球炎,引起误诊。

由于双眼患病患儿占就诊的 20%～30%,故每一例疑为视网膜母细胞瘤的患儿,均应彻底检查双眼眼底。

四、影像学与相关检查

(一) 影像学检查

1. 超声检查　适用于早期诊断,超声可显示肿瘤的位置和大小,有无钙化斑,特别是对屈光间质浑浊或合并视网膜脱离的病例更具有诊断价值。早期病变呈玻璃体腔内形态不规则的实质性肿块,内回声强弱不均,较晚期病变由于肿瘤组织坏死空腔形成,呈囊性型肿块回声。

2. X 线检查　X 线检查常可显示球内钙化灶,以及眼眶骨壁破坏;晚期患儿可显示视神经孔扩大。

3. CT 扫描　可见球内密度增高的块影,部分病例有眼环扩大,约 80% 的病例可见钙化。还能显示晚期增粗的视神经、显著的球外侵犯以及三侧型视网膜母细胞瘤松果体占位。

4. MRI　对评估视神经、眼眶和脑内是否有浸润转移极具价值。

(二) 其他检查

研究显示视网膜母细胞瘤患者房水乳酸脱氢酶滴度升高仅具有参考价值,且前房穿刺有癌细胞散落球外的危险,应慎重使用。除非有症状和体征提示有眼球外扩散,否则不建议常规进行脑脊液和骨髓检查。荧光素眼底血管造影肿瘤早期可显示血管形态而晚期因渗漏而呈强荧光。

五、诊断与鉴别诊断

临床上发现患儿有"猫眼"时应警惕视网膜母细胞瘤,给予超声、X 线、CT、MRI 等影像学检查,了解肿块的部位、大小、性质及视神经等情况,眼底检查并注意与白瞳症的其他眼病(Coats 病、早产儿视网膜病变、永存原始玻璃体增生症、特发性眼内炎、钩蛔虫病等)相鉴别以确定诊断。不能明确时,需病理活检。

六、临床分级分期

临床为预测保留眼球的可能性已建立了一些 Rb 的分级方法,其中最常用的是传统的 Reese-Ellsworth 分级法,见表 21-3-1,以判定患眼是否适合保守治疗,但其仅用于预测保留患眼眼球的概率而非全身预后。

表 21-3-1　Reese-Ellsworth 分级

Ⅰ级(非常适合)	
a	单个肿瘤,最大直径<4DD,位于赤道或赤道后
b	多个肿瘤,直径均<4DD,均位于赤道或赤道后
Ⅱ级(适合)	
a	单个肿瘤,直径 4～10DD,位于赤道或赤道后
b	多个肿瘤,直径均 4～10DD,位于赤道后
Ⅲ级(可能不适合)	
a	肿瘤的任意病损累及赤道部以前
b	单个肿瘤,直径>10DD,位于赤道后
Ⅳ级(不适合)	
a	多个肿瘤,有些直径>10DD
b	肿瘤的任意病损累及锯齿缘以前
Ⅴ级(绝对不适合)	
a	巨大肿瘤累及视网膜>1/2
b	肿瘤细胞种植于玻璃体

注:DD 为视盘直径。

针对局部和全身整体情况,St. jude 儿童研究中心对视网膜母细胞瘤的分期标准是:Ⅰ期肿瘤局限于视网膜;Ⅱ期肿瘤局限于眼球内,但已超越视网膜;Ⅲ期肿瘤有局限性的球外蔓延;Ⅳ期远处转移。

七、治　　疗

(一) 治疗原则

治疗目的为既要治愈肿瘤,又要尽可能保存视力,首要目标是保存患者生命。治疗方法的选择应全面综合地考虑每个病例的个体情况,包括肿瘤的大小和位置、肿瘤累及单眼或双眼、患者全身状况、发生转移的危险,同时评估视力及预后。

目前已经在临床上应用的治疗方法包括眼球摘除术、眼眶内容剜除术、化学疗法、局部治疗(包括冷冻疗法、光凝固疗法、激光热疗、巩膜敷贴放疗等)、外照射放疗。

对单眼患者,处于 Reese-Ellsworth V 级的患眼多行眼球摘除术,而处于 I ~ Ⅳ 级的患眼常首先采用化学减容法治疗后再联合局部治疗;若为双眼患者,尽量保存病情较轻的一侧眼球,以期保存一定的视功能;对于已有球外侵犯的病例,应考虑眼球摘除联合放疗和化疗。

(二) 手术

外科手术是最早用于视网膜母细胞瘤的治疗方式。目前,治疗方案趋于保守,但在不可能保存有用的视功能或技术设备缺乏的情况下,眼球摘除依然是最主要的治疗手段。眼球摘除对患儿的额面部发育影响重大,故应慎重对待。

手术的主要方式为摘除术和剜除术。

眼球摘除术以下情况应考虑:①肿瘤局限于球内,但已无挽救视功能的可能,如 Reese-Ellsworth Ⅳ ~ V 级;②新生血管性青光眼;③保守治疗无法控制肿瘤生长;④保守治疗后无法定期随访检查。眼球摘除时,操作尽可能减少对眼球的挤压,必要时可行外眦切开。视神经从靠近眼窝发出的地方被切断,视神经的剪除应尽量长一些,不少于 10mm,并送病检。

眶内容物剜除术包括切除眼球、眼外肌、眼睑、神经和眼窝部的脂肪。在西方国家很少需要剜除眼窝。指征为局部肿瘤广泛破坏眼球和摘除术后眼眶内肿瘤复发,术后应联合放疗和化疗。

(三) 化学疗法

全身化学疗法可用于两种情况 ①与光凝、冷冻或放射治疗合并应用,以治疗早期小体积肿瘤;②应用于已做眼球摘除术或眶内容物剜除术的晚期病例或已有转移的病例。常用的化疗药物有环磷酰胺、顺铂、卡铂、依托泊苷、长春新碱、多柔比星、阿糖胞苷等。

(四) 肿瘤局部治疗

常应用于体积较小的肿瘤,或放疗后复发的病例。局部治疗常常需要在化疗的各个疗程前或后反复运用。

1. 激光光凝疗法 为最常用的局部治疗方法,主要通过激光的热凝固作用,直接杀死肿瘤细胞并使血管凝固闭塞,一般需治疗 3 个疗程,各疗程间相隔 1 个月。较大的肿瘤可进行多次光凝,治疗数周后肿瘤可消退成扁平瘢痕。

2. 经瞳孔温热疗法(TTT) 是用红外激光系统加热肿瘤达 45 ~ 60℃而对瘤体造成损伤。温热疗法与化学减容法治疗具有协同效应,常被作为化学减容法后的主要的局部治疗方法。

3. 冷冻疗法 使局部冻结及融化相交,利用这种物理变化达到破坏肿瘤组织的目的。冷冻疗法一般用于治疗周边的小体积的肿瘤。

(五) 放射治疗

目前视网膜母细胞瘤常用的放射治疗方法为外照射放疗(external beam radiotherapy,

EBRT)及巩膜敷贴放疗,后者为局部治疗。

1. 外照射放疗 眼窝是圆锥形的,每例病儿的精确测量可以通过眼窝超声和 CT 确定,这些测量在放疗计划中非常重要。

(1)外照射放疗的适应证:①多灶性病变;②病变范围接近肌肉或视神经,且需要保留视力的患者;③大的肿瘤有玻璃体的播种但有视功能;④对于不能手术的患者作为使肿瘤缩小的一种方式,随后为手术做评估;⑤单纯作为进展期肿瘤的姑息疗法防止肿瘤破裂和出血;⑥骨、脑、脊柱和肺转移病灶。

(2)外照射放疗的原则

1)在周围正常组织耐受范围内,给予视网膜的病变均匀的破坏肿瘤的剂量。

2)由于以下原因,需要给予增加的治疗量:①视网膜母细胞瘤的所有视网膜细胞有遗传性发生肿瘤的潜力,需要整个视网膜的治疗;②视网膜母细胞瘤可能会发生玻璃体的播种;③多灶性卫星肿瘤可以起源于原发视网膜母细胞瘤;④肿瘤可以通过视网膜下腔播散;⑤视网膜分化的过程是从后到前,从上级到下级,亚临床疾病可能存在于未成熟的视网膜且必须包括在治疗的范围内。

3)在适当的短时间全身麻醉(氯胺酮和异丙酚)下进行制动后实施放疗剂量的给予。氯胺酮麻醉可以引起摆动性眼颤,如果所选方案需要依赖眼球的固定保持放射野,那么氯胺酮就不能作为麻醉的药物。

4)当熟石膏或热塑形塑料头部固定器和麻醉气体面罩准备好之后,必须使眼睛保持自由视野,这样放射野才能被正确的设置。

5)避免未病变的对侧眼的照射。

(3)放疗的剂量:建议外照射放疗用从 2～3.8Gy/次达到 30～60Gy 的总量。在 Rath 等的报道中<4 岁的儿童在氯胺酮麻醉或短效镇静剂下,放疗分为 3 次/周,35～45Gy 的剂量在 3～5 周内被给予。

对有明显前扩展病变的患者,增加前面的照射野且侧野倾斜 5～15 度,以避免照到对侧眼。对于双侧的疾病采用平行相对颞部入路放疗,在晶状体后同时用规定的等剂量水平的照射。

对于有摘除眼球的患者,为了使对侧眼不被照射,在侧野照射的基础上增加前野照射。

大的眼外受累或直接延伸到眼底的病变采用姑息放疗。当病变扩展到上颌窦和颅内时,前野和侧野通常被计划采用。明显颅内扩散的患者,一般情况良好,除了原发肿瘤的治疗外,接受 20～25Gy 的全颅照射。转移部位(骨、肺和淋巴结)选择给予 5Gy 一次或 15Gy 分为 5 次的剂量照射。

(4)转归模式:对于外照射放疗,患者应该间隔固定的时间,随访检查眼底镜和超声。许多视网膜母细胞瘤放疗后会有残余包块。5 种转归模式被通过眼底镜方式观察。

1)0 型转归:没有肿瘤或肿瘤直径<5mm。

2)Ⅰ型转归:肿瘤呈现为白干酪样的外观(发光的白色),很少活化。

3)Ⅱ型转归:鲜鱼样外观(均质的灰色,半透明),很难与活化的肿瘤鉴别。

4)Ⅲ型转归:Ⅰ型转归和Ⅱ型转归的混合,经常活化。

5)Ⅳ型转归:通常见于近距离贴片放射治疗后有完全的肿瘤破坏、扁平化和瘢痕。

(5)放射治疗的并发症

视网膜母细胞瘤放射治疗并发症包括:放射性血管炎、白内障、角膜炎和角膜结膜炎、视神经炎、眼窝的发育不良和面部发良延迟、泪腺损伤出现泪液减少而易患角膜病变,最常见的二次恶性肿瘤是骨肉瘤、软组织肉瘤等。

2. 巩膜敷贴放疗 是一种重要的局部治疗方法,常用的敷贴材料为^{60}Co。将^{60}Co贴敷板缝在与肿瘤相应的巩膜面,放置7天后,一旦肿瘤顶部已接受40Gy的放射线,即应移去表面敷贴器(由于巩膜板的放射性分布不均,此时肿瘤基底部已接受的放射量远大于40Gy)。适用于直径15mm以下、厚度10mm以内、远离黄斑和视神经3mm以上的孤立病灶。

八、预　　后

(一) 生命预后

视网膜母细胞瘤患儿的生命预后与肿瘤大小、部位、治疗措施是否得当有关。近年来,视网膜母细胞瘤的治愈率不断提高,在发达国家5年生存率已超过90%。三侧性视网膜母细胞瘤及有远处转移者生命预后极差。存活5年以上遗传型视网膜母细胞瘤患者易患第二种恶性肿瘤,其死亡率随时间推移而增加,可达30%~50%。

(二) 视力预后

视力预后有赖于肿瘤部位,若已侵及黄斑或视神经乳头,中心视力较差。

Stanford和Utrecht两大医学中心对Reese-Ellsworth分类Ⅰ~Ⅳ级患者行高能外部放射疗法,补充光凝或冷冻,分别达到58%和81%的眼球保存率。Ⅰ~Ⅲ级眼球保存率达85%以上,Ⅴ级的肿瘤部分病例治愈并保留视力。但是,也有一些病例因放疗后肿瘤残存或继发青光眼而摘除眼球。

综上所述,视网膜母细胞瘤为婴幼儿最常见的眼内恶性肿瘤,其发生发展与*Rb*基因失活密切相关。其发病机制目前尚不明确,目前"二次突变"学说及基因突变被广泛认可。临床上患儿出现"白瞳症"应警惕该病。视网膜母细胞瘤的治疗为包括手术、化疗、放疗及局部治疗在内的综合治疗,在发达国家5年生存率已超过90%。随着分子遗传学等学科的发展,包括基因治疗在内的新的治疗方法正在探索,希望能从根本上治疗视网膜母细胞瘤。

Summary

Retinoblastoma is the most frequent neoplasm of the eye in childhood, representing 3% of all pediatric cancers. Retinoblastoma presents in two distinct clinical forms: in 40% of cases, it is bilateral or multifocal, hereditary, and characterized by the presence of germ line mutations of the retinoblastoma gene, *RB1*. Multifocal retinoblastoma may be inherited from an affected survivor (25%) or be the result of a new germ line mutation(75%). In 60% of cases, retinoblastoma is unilateral or unifocal and usually nonhereditary. The successful management of retinoblastoma depends on detecting the disease while it is still intraocular. Patients with bilateral retinoblastoma tend to present at a younger age(14 to 16 months) than do patients with unilateral disease(29 to 30 months). In more than half of the cases, the presenting sign is leukokoria, which is occasionally first noticed after flash photography. Strabismus is the second common presenting sign and usually correlates with macular involvement. Very advanced intraocular tumors may become painful as a result of secondary glaucoma. Differential diagnosis must be made to exclude other childhood diseases that can present with leukokoria, such as persistent hyperplastic primary vitreous, retrolental fibrodysplasia, Coats disease, congenital cataracts, toxocariasis, and toxoplasmosis. Retinoblastoma is a very radiosensitive tumor. However, with the increasing success of chemoreduction in conjunction with intensive focal therapies, external-beam megavoltage radiation therapy is usually reserved for tumors that have failed to respond to more conservative approaches(usually because of progression of the tumor by vitreous and subretinal seeding) and for tumors adjacent to the optic nerve.

第四节 儿童尤文肉瘤和外周原始神经外胚层肿瘤

尤文肉瘤(Ewing sarcoma, ES)在 1921 年被 James Ewing 首次描述,特点是由表现为不同神经分化程度的小的、蓝色、圆形恶性细胞构成的肿瘤。尤文肉瘤,外周原始神经外胚层肿瘤(peripheral primitive neuroectodermal tumors, PNET), Askin 肿瘤和非经典的尤文肉瘤被统称为"尤文家族肿瘤(Ewing sarcoma family of tumors, ESFT)"。发生在胸肺区的 PNET 称为 Askin 瘤。尤文家族常发生于 10～20 岁,占儿童和青少年肿瘤的 4%,男性发病率略高于女性,比率为 1.1∶1,每年的发病率估计为 0.6/100 万。中枢原始神经外胚层肿瘤不在此节叙述。

一、病因学及发病机制

传统观念认为尤文肉瘤的组织来源为内皮细胞、间充质及造血干细胞。近年较倾向于认为 ESFT 来源于节后副交感神经原始细胞。这些细胞贯通于副交感自主神经系统分布于全身各处,可以解释该肿瘤广泛分布于骨与软组织。

ESFT 的发病机制目前尚不清楚,可能与染色体异常有关。85% 的 ESFT 发现具有 t(11;22)(q24;q12)易位,易位可导致 22 号染色体的 EWS 基因和 11 号染色体的 FLI-1 基因的融合,导致基因重组可产生致癌转录因子,如 EWS-FLI1 因子,通过其特异的靶基因发挥作用,使基因表达失控,引起细胞的异常增殖而发生肿瘤。

二、病 理 学

(一) 大体形态

骨及软组织的 ESFT 具有相似的表现。ESFT 肿瘤大小不一,瘤体呈多结节、分叶状,组织切面呈灰白及灰红色,质软、细腻如鱼肉样。在发生出血和坏死时,可呈暗红色或黄色,内有液化的物质。肿瘤可发生在骨,破坏骨皮质波及软组织,可形成巨大肿块,并有假包膜形成;也可发生于软组织,侵及邻近的骨质。中轴区肿瘤常累及骨组织,并且不能确定来源于骨组织或软组织。

(二) 镜下观

1. 典型的未分化的尤文肉瘤 典型的未分化的尤文肉瘤由大片多面体细胞组成。由于含有丰富的糖原胞质呈双染性,核质比例大,细胞间没有细胞间质。细胞核呈均一的嗜碱性染色,核仁不明显,分裂指数<2 个核分裂象/HP。肿瘤侵犯邻近软组织,给肿瘤边界造成一种"推压"的印象。

2. 非典型的分化差的尤文肉瘤 非典型的分化差的尤文肉瘤在镜下,细胞呈卵圆形,细胞核结构不规则,核染色质弥散,核仁相对明显,分裂指数>2 个核分裂象/HP,细胞及核的体积增大。PAS 糖原染色少或完全缺乏。

3. 外周原始神经外胚层肿瘤(PNET) PNET 在组织形态上与尤文肉瘤很相似,需依靠神经免疫组化或超微结构与后者鉴别。在 PNET 中可见到 Flexner 型或 Homer-Wright 型假菊团状结构,真菊团状结构很少见到,由此可在病理上区分尤文肉瘤和 PNET。肿瘤缺乏成熟的神经成分如神经节细胞、神经囊泡或神经束等。

区别 PNET 和 EWS 对预后的意义,并不清楚。有人认为 PNET 预后较 EWS 差。

三、临床表现

(一)性别和年龄

小儿 ESFT 常见于 10～20 岁,患者的年龄在诊断上很重要,当患者年龄小于 5 岁时,需要排除神经母细胞瘤转移或急性白血病的可能。

(二)发病部位

ESFT 可发生于全身各骨骼和软组织中,以长管状骨和扁平骨多见。尤文肉瘤好发于躯干和长骨,与骨肉瘤相反,长骨尤文肉瘤倾向于发生在骨干而不是骨骺端。

骨的尤文肉瘤约占所有尤文肉瘤的 60%,最常见的原发部位依次为远端肢体、近端肢体、骨盆、胸部和脊柱及头骨。骨外的尤文肉瘤,最常见的部位依次是躯干、四肢、头部、颈部和腹膜后。PNET 通常发生于胸部、腹部/骨盆、四肢、头颈部。

(三)症状与体征

常因局部疼痛和可触及的肿块前来就诊。96% 的患儿表现为疼痛,61% 可扪及肿块,16% 有病理性骨折,21% 有发热,无法解释的发热可能为疾病发病的最初症状。可发生出血和坏死并会导致局部的肿胀和皮温升高,类似感染而延误诊断。尤文肉瘤进展很快,发生于骨的肿瘤在几周内可进展,在软组织中形成大肿瘤。最早期的症状为疼痛,间歇的、缓和的疼痛很快进展到剧烈不能忍受。当肿瘤原发于脊椎和骨盆时,疼痛可能伴随感觉异常。在一些病例中,由于疼痛可在确诊的几周、几月甚至几年以前就出现,因此对于骨痛的患者,若没有明确的外伤,应尽快给予影像学检查。

其他常见症状包括贫血、食欲缺乏、体重下降,沉降率的增加、重度白细胞增多、血清 LDH 增加。与神经母细胞瘤不同,血和尿儿茶酚胺水平正常。

(四)播散方式

ESFT 常通过血运转移,最常见的转移部位有肺、骨,骨转移最常见的部位是脊柱,也可发生在头颅骨、肋骨或其他浅表骨质。淋巴结和肝转移并不常见。

四、影像学与相关检查

（一）影像学检查

1. X 线平片 进行性溶骨性破坏、骨皮质的侵蚀、骨膜反应和软组织肿块是尤文肉瘤的基本 X 线平片特点，随病程的早晚以及病变部位的不同，X 线片表现也有所不同。

当肿瘤穿经哈佛管后可将骨膜掀起并穿破骨膜，产生反应性的骨膜下成骨，肿瘤周期性生长引起骨膜交替的移位，可呈现典型的葱皮样或光芒样骨膜反应，骨膜反应的范围可包括受侵骨的骨干全长。

2. CT 及 MRI 为了准确地评估肿瘤在髓腔内的范围，骨膜反应的程度和肿瘤与邻近血管神经、内脏的关系，有必要对原发部位进行增强 CT 和（或）MRI 检查。

3. 血管造影 血管造影能显示与肿瘤相关的路径和主要的大血管，这对于骨盆、膝、肩关节的大范围或边缘切除的判断很重要，但不作为常规操作。目前 64 排增强 CT 和三维重建（CTA）对此项检查能起到类似作用。

4. 放射性核素⁹⁹ᵐTc 骨扫描 放射性核素骨扫描对于确定骨肿瘤和转移灶的范围很有价值。

（二）其他检查

对可疑 ESFT 患者应做全面的检查以确定局部病变的程度和转移病灶的存在。就诊时应给予血常规、电解质、肝肾功能、凝血方面和心肺功能检测，骨髓穿刺和活检。乳酸脱氢酶指标升高提示预后不良。有报道在某些 PNET 患者中神经元特异性烯醇化酶（NSE）水平升高，当治疗有效时可降至正常水平。骨盆尤文肉瘤必须在远离原发部位行骨髓穿刺，以确诊有否远处扩散。

五、诊断与鉴别诊断

（一）诊断

大多数尤文肉瘤/PNET 患者可表现有疼痛和肿块，尤文肉瘤/PNET 骨痛的重要特征表现为顽固性的夜间痛，尤文肉瘤/PNET 更易发生在躯干和长骨的骨干。根据这些临床特征，对可疑尤文肉瘤/PNET 诊断的病儿应先进行 MRI 等相关影像学检查，然后给予肿瘤活检进行病理确诊。分子诊断可采用 FISH 或 RT-PCR 方法，典型的 t(11;22)染色体易位导致 *EWS-FLI*1 基因融合对诊断很重要。

病理是区分尤文肉瘤/PNET 的唯一方法，1995 年，Enzinger 等认为具有下述两个条件的可诊断为 PNET：①光镜下见（H-W）菊形团；②免疫组化染色有一种或两种以上神经标记物阳性，结合电镜检查见肿瘤细胞胞质内有神经内分泌颗粒。

（二）鉴别诊断

表现为骨肿瘤的尤文肉瘤或 PNET，要与许多良、恶性骨肿瘤鉴别：易被误诊为骨髓炎、嗜酸性肉芽肿、骨巨细胞瘤等一些可表现为溶解性骨质破坏的骨的良性肿瘤；骨的恶性肿瘤包括骨肉瘤、骨的原发性淋巴瘤、骨的梭形细胞肉瘤和非骨肿瘤的转移病灶,特别是神经母细胞瘤。

尤文肉瘤和 PNET 发生在软组织时,要与良性或恶性的软组织肿瘤鉴别,尤其是 PNET 与神经母细胞瘤,EWS 与横纹肌肉瘤的鉴别。

六、临 床 分 期

目前尚无广泛认可的统一的尤文肉瘤/PNET 分期方案,欧洲尤文肉瘤 99 方案依据肿瘤部位、体积大小、有无转移决定分期的状态,从而给予相应的治疗方案。具体疾病状态划分如下:①Ⅰ局限性病变,肿瘤体积<200ml;②Ⅱ局限性病变,肿瘤体积≥200ml;③Ⅲ肺/胸膜转移,任何肿瘤体积;④Ⅳ肺/胸膜外转移病变,任何肿瘤体积。

七、治　　疗

(一) 治疗原则

ESFT 治疗的基本原则是保存功能,减少长期并发症,提高生存率。目前,临床治疗主要为外科手术辅以放、化疗的综合治疗手段。

早期和广泛地切除肿瘤,能减少局部复发和术中肿瘤细胞扩散,最大限度地减少瘤细胞的数量,减少术后放疗和化疗的剂量和时间。中晚期肿瘤术前辅助化疗有助于提高手术切除率,减少转移。

(二) 手术治疗

如果肿瘤可切除,手术通常是首选的治疗方法;肢体和部分 ESFT 能采用手术治疗达到根治性或广泛切除的标准,术后可避免长时期的放疗。手术切除原发肿瘤的另一个潜在优势是能获得被切除肿瘤的坏死量的有关信息,在被切除的标本中有肉眼可见的肿瘤的患者比那些标本完全坏死的患者预后差。大的病灶对化疗无反应亦可考虑手术加术后放疗,任何病灶若化疗加放疗不能控制均可考虑手术或截肢手术。

ESFT 手术治疗的原则是在尽可能地切除肿瘤,以最大限度地达到有效的局部控制的基础上,千方百计地保留肢体和保存肢体的功能,提高患者的生活质量。目前,临床上常用的手术方式有瘤内切除手术、临界肿瘤完全切除术(即无正常组织包裹,切缘镜下有肿瘤细胞,但瘤床无肿瘤细胞)、扩大肿瘤切除手术(切除缘为正常组织),具体有截肢术、肿瘤局部整块切除术和保肢术等。手术方式的选择应根据患者的年龄、肿瘤的部位、肿瘤的大小和肿瘤侵犯毗邻的重要解剖结构来决定。通常,足部和手部的手术采用跖-趾骨或掌-指骨截肢,腓骨、肋骨、锁骨、耻骨和肩胛骨部位肿瘤可行局部整块切除术。膝、髋关节等处的肿瘤在切除后往往需行关节置换术。

总之,手术的采取与否或采用何种手术方式必须依据患者而定,权衡完全切除和保存功能的关系。手术切除对 ESFT 的疗效作用正在重新评估,遗憾的是多数有关手术后生存期或局部疗效改善的报道均为无对照组的回顾性研究和受到病例选择的影响。

（三）化学治疗

ESFT 化疗目的有 3 个:①通过抗癌药物的应用,消灭血中亚临床微小转移灶,防止肿瘤的转移;②化疗后原发部位肿瘤缩小,使化疗前难以用手术完全切除的体积较大肿瘤有可能采用手术切除;③对选择采用手术治疗来控制原发肿瘤者,术前化疗能为术后选择敏感有效的抗肿瘤药物提供临床上和病理上的可靠依据。

IESS 化疗方案目前应用:VAC(长春新碱,放线菌素 D,环磷酰胺),VACA(VAC 加上多柔比星)。IESS-Ⅰ方案研究结果显示 VACA 方案优于 VAC 方案,同时证明每隔 3 周给药较每隔 6 周给药为优,可使局部复发率显著降低。IESS Ⅱ方案(异环磷酰胺+依托泊苷方案与VACA 交替使用),VAIA 和 EVAIA(在 VACA 中用异环磷酰胺代替环磷酰胺,加或不加依托泊苷)。资料显示在 IESS-Ⅱ方案中,用同样方案采用高剂量间断的给药较中剂量连续的给药方式为佳。

化疗的疗效评定:①完全缓解(CR),化疗后 MRI 可见软组织肿瘤消失 4 周以上,骨病损改善,2 个位置的骨髓光镜检查无肿瘤细胞存在。②部分缓解(PR),化疗后软组织肿瘤缩小 50% 以上;光镜下骨髓内无病变,肺部 CT 检查示病变缩小 50% 以上。③无反应(NR),软组织肿瘤缩小 50% 以下或增大 25% 以内持续 4 周以上;或骨髓阳性,无新病灶。④进展(PD),病灶总体积增大 25% 以上或出现新病灶。

（四）放射治疗

1. 放射治疗的计划制订 ESFT 对放疗颇为敏感。放疗开始前首先进行详尽和全面的原发部位的 CT 和 MRI 检查,以了解肿瘤的大小、范围、与邻近正常组织的关系,这在设计放射野时是必需的。制动和定位装置对于准确再现治疗部位非常有益。在制订不同部位的放疗计划时需注意,必须尽量保护未被肿瘤侵及的骺板和关节间隙、肠、膀胱、睾丸、卵巢和甲床及跟腱等,使其置于放射线之外。预防性的全肺照射仅用于胸腔脱落细胞学检查阳性的胸壁肿瘤,不作为常规使用。

2. 放疗的适应证 放疗常作为不能手术切除肿瘤的单独决定性治疗方式或在术前或术后与化疗一起作为联合治疗方式;或需要保留功能没有选择手术的患者。

（1）术前放疗的适应证包括:①肿瘤进展性增大;②预期肿瘤的切除缘有肿瘤细胞或瘤内切除;③中轴部位肿瘤的患者,在 VIDE 诱导加早期放疗的治疗过程中,为避免协同的毒副作用,不可以接受白消安-美法仑大剂量治疗。

（2）术后放疗用于切除缘有肿瘤细胞或瘤内切除手术;用于对术前治疗组织反应差的病例,无论其手术切缘如何。

（3）单独决定性放疗常用于不能手术切除的病灶。

3. 放射治疗野 次全骨照射在病灶<8～9cm 的肿瘤中效果可与全骨照射的效果相当,因此,与传统的照射范围包括被肿瘤侵犯的骨和软组织在内的上下 3～5cm 正常组织相比,推荐初始的照射范围包括被肿瘤侵犯的骨和软组织在内的上下 2cm 正常组织的裁剪照射。如果邻近骨的骨骺或关节在此范围内,可缩小照射范围以避免对骨骺和关节的损伤。如果软组织肿块伸入至体腔如骨盆或肺中,可在化疗后进行瘤周缘 2cm 的照射以对正常组织损伤程度最小。

如果术后有大块肿瘤残留,术后的初始放疗应包括骨、软组织及周边 2cm 正常组织,然后对残留肿瘤以及周缘 2cm 的范围内行进一步放射治疗,再缩野瘤床照射。对于微小残留灶的处理与大块残留肿瘤的处理一致。

4. 放疗并发症 放疗的急性期副作用可以发生在照射野内的快速增殖的组织如皮肤和黏膜,给予对症治疗,通常在放疗终止后 1~2 周内消失。四肢照射时,应预防性理疗以避免挛缩的发生。骨盆照射时可出现放射性肠炎的症状,如痉挛和腹泻,症状轻时可通过饮食等对症治疗控制,症状重时可能需要终止放疗。

放疗可导致相当晚期的并发症,包括:肢体长度差异,连接畸形,胃肠和膀胱毒性及第二次恶性肿瘤等。放疗技术的改进可减少副作用的发生。

八、预　后

预后因素包括肿瘤体积、肿瘤部位(骨盆/非骨盆、中轴/肢端、骨/软组织)、对化疗的组织反应和是否发生转移,及选择的治疗方案。

在没有全身治疗的情况下,超过 90% 的患者死于继发转移,从 1970 年至今,积极的细胞毒性综合治疗方案使局部病变患者的生存率提高到 55%~65%。转移性疾病患者的预后差,总体生存率为 20%。仅有肺/胸膜转移的患者,生存率大约 30%。仅有骨/骨髓转移的患者 20%~25% 的生存率。同时有肺和骨/骨髓转移的患者生存率<15%。更强的治疗,很多不协调的大剂量的化疗伴或不伴放疗及联合干细胞支持治疗没有显示骨和(或)骨髓转移患者的无事件生存率提高。在大剂量方案中第二次肿瘤白血病的发生是一个主要的危险因素。复发患者或进展期的尤文肉瘤的预后均差。

综上述,尤文肉瘤和外周原始神经外胚层肿瘤均属于尤文肉瘤家族肿瘤(ESFT),ESFT 的发病机制目前尚不清楚,可能与染色体异常有关,大多数的 ESFT 发现具有 t(11;22)(q24;q12)易位。多发生于 10~20 岁的儿童,常以疼痛为主要症状就诊,早期易误诊为感染,应注意与各种良恶性软组织及骨肿瘤的鉴别诊断。常发生肺和骨的转移,发生转移的患者预后差。ESFT 的治疗采用手术、放疗、化疗多学科治疗的综合疗法。预后与肿瘤部位、体积及是否发生转移、对化疗的组织反应及选择的治疗方案有关。

第五节　神经母细胞瘤

神经母细胞瘤(neuroblastoma,NB)是儿童时期最常见的颅外实体胚源性肿瘤之一,占小儿恶性肿瘤的 7%~10%;在美国 15 岁以下小儿中,年发病率为 1/10 万;其起源于原始神经嵴,可发生于交感神经系统的任何部位,好发于肾上腺髓质、腹膜后的交感神经节和链,其次为纵隔,病因及病程不清,具有自行消退的特征,早期易转移及耐药,治疗方法繁多,预后较差。发病年龄多见于 1~5 岁,男性略多于女性。

一、病因学及发病机制

神经母细胞瘤的发病机制目前尚不清楚,Knudson 的"二次突变"学说被较为广泛认同。若第一次突变发生在生殖细胞,此个体很容易于胎儿期或出生后发生第二次突变而发生遗传倾向性神经母细胞瘤,可呈常染色体显性遗传,占神经母细胞瘤患儿的 1%~22%;若第一次突变发生在体细胞,则两次突变均发生于同一体细胞的概率极少,这就是非遗传倾向性神经母细胞瘤。近年来有学者认为神经母细胞瘤的发生除了二次突变,还可能存在三次或三次以上的突变。也有学者认为在神经母细胞瘤的发生中遗传事件极少发生。

二、病 理 学

(一) 神经母细胞瘤病理分类

依据肿瘤分化的不同程度,神经母细胞瘤分为 3 种类型:

神经节细胞瘤由成熟的神经节细胞、施万细胞和神经纤维束组成,质地硬、有包膜,常有钙化,可视为成熟的神经母细胞瘤。

神经节母细胞瘤是介于神经节细胞瘤和神经母细胞瘤之间的中间类型,成熟的神经节细胞和未分化的神经母细胞均可见到。

神经母细胞瘤是在超微结构水平上最容易诊断的小圆细胞肿瘤,细胞核轮廓清晰,核内染色质细腻,核仁小,胞质较少,仅有少量细胞器,突出的特点是形成胞质的突起。典型的改变是肿瘤细胞呈放射状排列,突起在中央区相互缠绕,形成菊花团状结构。坏死、出血和钙化在镜下常见。

电镜下细胞质内可见较多小圆形的神经分泌颗粒。

免疫组化染色特点为:Syn 阳性,CD57、CD56、NSE、CgA、S-100 常为阳性,NeuN、CD3、CD2、CD45、LCA、Vim、Des、MyoD、MyoG、CK 等常作为鉴别诊断指标。

(二) 组织学分型

美国病理学家 Shimada 根据基质施万细胞多少、神经母细胞瘤细胞分化程度、有丝分裂/核破裂指数(MKI)和年龄,将神经母细胞瘤分为组织良好型和组织不良型,也称为 Shimada 分型(表 21-5-1)。

表 21-5-1 Shimada 组织学分型

	组织良好型(FH)	组织不良型(UFH)
神经母细胞瘤(基质少)	<1.5 岁 低分化或分化 和低或中 MKI*	<1.5 岁 未分化 高 MKI
	1.5~5 岁 分化 和低 MKI	1.5~5 岁 未分化或低分化 中或高 MKI
	≥5 岁	所有情况
神经节神经母细胞(混合型)(基质丰富)	所有情况	
神经节细胞瘤(分化成熟和成熟)(基质占优势)	所有情况	
神经节神经母细胞瘤(结节型)(基质丰富/基质占优势和少基质,混合)	良好亚型**	不良亚型**

*有丝分裂-核破裂指数(MKI):神经母细胞瘤的 MKI 分 3 类:①低 MKI,<2%(<100/5000)有丝分裂和核破裂细胞数;②中等 MKI,2%~4%(100/5000~200/5000)有丝分裂和核破裂细胞数;③高 MKI,>4%(>200/5000)有丝分裂和核破裂细胞数。

**依赖于年龄相关的结节成分的组织病理学评估。

三、临 床 表 现

（一）一般症状与体征

神经母细胞瘤恶性程度高、进展快,早期易发生肝、骨髓、皮肤等部位转移。在初发时常表现为不明原因的发热,伴有面色苍白、贫血、食欲缺乏,部分患儿有长骨（以下肢为主）、髋部、臀部疼痛。也有不少患儿全身情况较好,无疼痛,因偶然发现的腹部包块而就诊,肿块坚硬伴有结节状,边界尚清,不活动。年龄及疾病分期和肿瘤所在的部位不同而有不同的表现。

1. 不同部位神经母细胞瘤的临床表现

（1）腹膜后神经母细胞瘤多来源于肾上腺和交感神经链,早期不易扪及,晚期因腹痛、腹胀或发热、骨痛检查时发现。

（2）纵隔神经母细胞瘤多位于后纵隔脊柱旁,上纵隔多于下纵隔。常于上感、呼吸障碍做胸片检查时发现。

（3）颈部神经母细胞瘤可引起颈交感神经麻痹综合征（Horner 综合征）。

（4）盆腔神经母细胞瘤发生于直肠后骶骨前,因压迫膀胱、直肠引起机械性梗阻,导致排尿、排便困难而发现。

（5）哑铃状神经母细胞瘤指体腔椎旁的神经母细胞瘤经椎间隙延伸进入脊椎椎管硬膜外。纵隔、腹腔、骶前均可发生,并出现相应压迫脊神经及脊髓症状,能引起截瘫或大小便障碍。

2. 婴儿筛查
可发现在肾上腺或脊椎旁交感神经节区的小包块,或少数患儿同时伴发多发性肝脏转移灶,肝脏的转移灶通常引起肝脏显著增大而就诊。

肾上腺区神经母细胞瘤在儿童比婴儿多见。1 岁以上的神经母细胞瘤常转移至淋巴结、骨、骨髓。神经母细胞瘤骨转移好发于颅骨、眼眶、颌骨和长骨。眼眶的转移发生单侧或双侧的眶周瘀斑和眼球突出,肺和脑转移罕见。

（二）副瘤综合征

高血压、腹泻和斜视眼肌阵挛综合征是重要的神经母细胞瘤副瘤综合征。肾上腺原发的神经母细胞瘤可以出现肾血管性高血压,若血清肾素水平正常时,要考虑中型动脉畸形综合征。神经母细胞瘤可产生血管活性肠缩氨酸（vasoactive intestinal peptide,VIP）引起难治性腹泻。有趣的是,产生 VIP 的肿瘤是成熟的神经节神经母细胞瘤或神经节瘤。斜视眼肌阵挛综合征发生机制不清,可以用大剂量皮质类固醇缓解。

四、影像学与相关检查

（一）儿茶酚胺代谢物测定及其诊断意义

1975 年 Mason 首先报道纵隔神经母细胞瘤患儿尿中儿茶酚胺增高,大量研究已证实神经母细胞瘤虽由胚胎细胞组成,但具有合成、分泌、排泄儿茶酚胺的功能。进入血液循环的儿茶酚胺大多已代谢失活,很少有儿茶酚胺分泌过多导致的临床表现,但尿中 VMA、HVA

及前体物质 MHPG 常有异常升高,是神经母细胞瘤的诊断、分期、疾病进程、治疗效果、复发和预后评估的重要临床指标。

（二）影像学检查

神经母细胞瘤的影像学检查对确定原发肿瘤的大小、部位、与邻近组织器官的关系及肿瘤转移情况有很大的临床价值。

1. 超声检查 B 超作为无创的、简便的诊断方法常首选或用于初筛。

2. X 线平片 约 50% 肿瘤部位可见散在、细砂样钙化。骨转移者可见溶骨变化,有时可有骨膜增生、病理性骨折。椎管哑铃状肿瘤常有椎体侧面骨质蚀损,椎弓根间隙及椎间孔增宽。

3. CT 和磁共振检查 所有病例包块部位均应常规增强 CT 检查,有条件者最好三维成像 CTA 检查,可在多个层面上了解肿块的部位、大小、浸润情况,与周围脏器的关系,重要血管、周围淋巴结累及情况也可清晰显示。胸部 CT 检查肺部转移情况较 X 线平片更精细。

磁共振对神经系统受累,尤其是椎管哑铃状神经母细胞瘤有特殊的指导价值。

4. 静脉肾盂造影和血管造影 静脉肾盂造影可清楚显示腹膜后和盆腔神经母细胞瘤与泌尿系统的关系。血管造影可明确肿瘤的血供情况。

5. 放射性核素骨扫描 放射性核素骨扫描被认为对早期骨转移较 X 线平片、CT 更为敏感。

6. PET/CT PET/CT,是将 PET(正电子发射计算机断层扫描)和 CT(电子计算机断层扫描)两种先进的影像技术融为一体的新型影像设备。其能在显示病灶的精确解剖定位的基础上,从分子水平上反映肿瘤的代谢、血流、增殖能力等生物学特性,肿瘤部位核素浓聚,一目了然的了解肿瘤局部病灶和全身转移情况。

五、组织学检查

组织学诊断为神经母细胞瘤最可靠的病理诊断手段,神经母细胞瘤的骨髓穿刺和(或)骨髓活检作为常规检查。肿瘤组织可采用穿刺、内镜等微创活组织检查。开放手术活检优势为可获取大块的组织。

六、实验室检查

包括 *MYCN* 基因、DNA 倍体及特异性神经烯醇化酶(NSE),血清的铁蛋白、乳酸脱氢酶(LDH)、C 反应蛋白等。

七、诊断与鉴别诊断

（一）诊断

根据临床表现、查体和超声、X 线平片(胸片若异常加胸部 CT)、病灶增强 CT 或 MRI 和骨扫描等影像学检查方法,骨髓 2 次穿刺和活检及尿 VMA、HVA 检测,临床诊断并不困难。组织病理诊断为最可靠的方式。

神经母细胞瘤的诊断标准如下：

大多数小儿肿瘤协作组都倾向于符合以下 2 个标准之一者即可确诊为神经母细胞瘤。

（1）肿瘤组织活检有明确的神经母细胞瘤病理诊断，无论有或无免疫组化、无论有或无血清及尿儿茶酚胺及其代谢产物增高。

（2）骨髓穿刺或骨髓活检找到明确的肿瘤细胞（如菊花团状细胞、细胞免疫组化染色阳性），同时必须伴有尿或血清的儿茶酚胺及其代谢产物增高。

MYCN 基因、DNA 倍体检测是危险度分组的必备生物学指标；1p LOH 、血清 Trk-A、神经亲和受体或神经肽检测等均有临床评估价值，但尚未纳入必备的临床诊断指标。另外 NSE、血清铁蛋白、乳酸脱氢酶、C 反应蛋白等实验室检查不作为诊断指标，但对神经母细胞瘤的预后评估、进展情况有一定提示意义。

（二）鉴别诊断

神经母细胞瘤由于肿瘤部位隐匿，临床上常由于全身症状或转移症状而被误诊为内科疾病，需要与白血病、恶性组织细胞增生症、骨髓炎及骨肿瘤鉴别；腹膜后神经母细胞瘤要注意区别于肾母细胞瘤、畸胎瘤、肾积水；右腹膜后神经母细胞瘤还包括与原发性肝肿瘤相鉴别；贫血、腹泻和高血压的患儿诊断时应提高对神经母细胞瘤的警觉；颈部神经母细胞瘤易被误诊为淋巴结炎或恶性淋巴瘤，应做鉴别诊断。

八、临 床 分 期

神经母细胞瘤的临床分期对其预后和诊治有重要意义，最常用的依次为国际神经母细胞瘤分期系统（INSS）见表 21-5-2。

表 21-5-2　INSS 神经母细胞瘤的临床分期

分期	定义
Ⅰ 期	肿瘤局限于原发组织和器官，肉眼完整切除肿瘤，同侧的淋巴结，镜检阴性（与原发肿瘤整块切除的淋巴结可以是阳性的）
ⅡA 期	局部的肿瘤肉眼观察切除不完全；同侧非黏附性淋巴结镜检阴性
ⅡB 期	局部的肿瘤肉眼观察完全或不完全切除，同侧非黏附性淋巴结阳性；增大的对侧淋巴结镜检阴性
Ⅲ 期	单侧超越中线的不能切除的肿瘤，伴或不伴局部淋巴结浸润；或局限于单侧的肿瘤伴对侧区域淋巴结浸润；或中线部位肿瘤伴双侧浸润延伸不能切除或伴淋巴结浸润
Ⅳ 期	任何原发肿瘤伴远处淋巴结、骨、骨髓、肝、皮肤和(或)其他脏器转移
Ⅳ～S 期	局部原发肿瘤 Ⅰ 、Ⅱ 期，仅有肝、皮肤和(或)骨髓转移（<1 岁）

九、治　疗

（一）治疗原则

神经母细胞瘤目前采用的治疗方案为化疗、手术、放疗、介入、生物靶向治疗、自体外周血造血干细胞移植、维 A 酸的诱导分化、免疫治疗、基因治疗等方法联合应用的综合治疗原则。

(二) 化学治疗

1. 包括术前化疗、术后化疗及姑息化疗 术前化疗(新辅助化疗)可使原发肿瘤毛细血管闭塞,缺血坏死吸收而瘤体缩小,包膜增厚,有利于完整切除肿瘤,同时可减少肿瘤细胞的术中播散,在神经母细胞瘤的应用已得到充分肯定。关于术后化疗,由于单纯的手术切除不能达到根治目的,多数神经母细胞瘤患儿均有骨髓、血液、远处淋巴结的转移,手术后早期应常规全身化疗。中高危组常规术前化疗 3～5 个疗程(少数 8 个疗程),术后据情继续化疗 4、8 或 12 个疗程(少数 18 个疗程),或临床完全缓解后再化疗 4 个疗程停药。

2. 常用化疗方案 国内外常见报道的化疗方案如下:①OPEC 方案,VCR+CPM+CDDP+VM-26 或 VP-16。②OPAC 方案,VCR+CPM+CDDP+DOX。③CE 方案,CDDP+VP-16。④IE 方案,IF0+VP-16。⑤五药方案用于晚期肿瘤,VCR+CPM+DOX+5-Fu+Ara-C 等。

3. 强化疗辅以骨髓或干细胞移植 近年开展的强化诱导化疗辅以自体或异体骨髓移植、干细胞移植对晚期神经母细胞瘤的肿瘤细胞杀灭、预防骨髓抑制、继发感染等致命性化疗并发症具有积极意义。一般均在化疗前制备自体或异体骨髓或干细胞,应用大剂量顺铂、VM-26、VP-16、美法仑辅以 CPM、DOX、DTIC 进行强化化疗,然后进行骨髓或干细胞移植,可获得理想疗效。其适应证为Ⅲ及Ⅳ期患者。

4. NB 疗效判断

(1) CR 完全缓解:原发部位 CT 或 MRI 无肿瘤;骨穿无肿瘤细胞;骨 X 线片和骨扫描无损害;肝脏影像学无肿瘤;胸片无肿瘤;查体无肿瘤;尿 HVA 和 VMA 正常。

(2) VGPR 非常好的部分缓解:原发病灶三径体积缩小>90%;骨穿无肿瘤细胞;骨 X 线片和骨扫描损害改善;无新病灶;肝脏影像学无肿瘤;胸片无肿瘤;查体无肿瘤;尿 HVA 和 VMA 正常或两者均降低>90%。

(3) PR 部分缓解:原发病灶三径体积缩小 50%～90%;骨穿无肿瘤细胞或仅 1 份标本有肿瘤细胞;骨 X 片和骨扫描所有损害改善;无新病灶;肝脏影像学肿瘤缩小 50%～90%;胸片肿瘤缩小 50%～90%;查体肿瘤缩小 50%～90%;尿 HVA 和 VMA 两者下降 50%～90%。

(4) MR 微缓解:原发或转移病灶缩小 50%～90%;无新病灶;任一病灶损害增加<25%,骨髓不纳入评价。

(5) SD 疾病稳定:无新病灶;任一病灶损害增加<25%;骨髓不纳入评价。

(6) PD 疾病进展:任何新发病灶;任一病损增加>25%;骨髓从阴性转阳性。

外科手术前后原发病灶疗效必须被评估,CR、VGPR 和 PR 有外科手术指征。注意若原发病灶是 CR,转移病灶是 PR,肿瘤标志物是 VGPR,这例病儿总的疗效是 PR。

(三) 手术治疗

临床判断原发肿瘤可切除而全身情况允许者均应争取一期完整切除肿瘤;临床判断原发肿瘤与重要血管及脏器粘连明显和(或)有转移,估计不能完全切除者,应先明确诊断后新辅助化疗再延期手术;而临床表现不典型、诊断不确定者,均应手术探查,病理活检明确诊断。

肿瘤与重要血管及脏器粘连明显者,不必强调为追求肿瘤完整切除而强行剥离,更不主张广泛切除周围累及脏器,即使残留部分肿瘤,可在术后化疗后再行二次手术。

椎旁及椎管内哑铃状神经母细胞瘤出现肌张力改变、括约肌失禁等神经症状时,应急诊行椎板切除术,并仔细清除椎管内肿瘤,而椎管外肿瘤,多数在椎管内肿瘤切除后即行化疗,待神经症状缓解、椎管外肿瘤缩小后再行二期手术;瘤栓应在明视下血管阻断后切开取栓,较长血栓或暴露困难者均应在体外循环下切开取栓,以防术中血栓脱落。

(四) 其他治疗

1. 诱导分化治疗　目前,维 A 酸对神经母细胞瘤的诱导分化作用较为肯定。主要将诱导分化剂应用于神经母细胞瘤缓解后的维持治疗,除维 A 酸外,常用的还有神经生长因子、环单磷酸腺苷等,但其疗效也因人而异,作为单独用于治疗神经母细胞瘤的疗效还有待评价。

2. 免疫治疗　神经母细胞瘤常用免疫治疗药物为干扰素、白细胞介素、集落刺激因子等细胞因子和淋巴因子激活的杀伤细胞(LAK 细胞)。目前临床以前三者应用较为广泛。

(五) 放射治疗

1. 放疗适应证　预后不良的Ⅱ期神经母细胞瘤、Ⅲ期和Ⅳ期神经母细胞瘤、骨、肝转移等患儿,纵隔巨大肿瘤、脊椎旁哑铃状肿瘤、肿瘤未完全切除的病例或有淋巴结浸润应做放疗。1 岁以下的婴儿尽量避免放疗。

(1) 低危组病例:仅有极少数病例,手术或化疗均可能影响其功能时,如肝肿大影响呼吸功能或脊髓压迫时可考虑放疗。

(2) 中危组病例:仅限于以下情况,化疗和(或)手术后,病情进展;8 次化疗疗程后,活性病灶稳固且生物学指标不良;第二次手术后肿瘤仍有残存;病灶局部复发>3 个月。

(3) 高危组病例:高危的神经母细胞瘤患者接受清髓性化疗、全身放疗(TBI)及净化的自体骨髓移植可显著改善预后。

(4) 转移病灶姑息治疗:对继发骨或软组织的转移灶,放射治疗有姑息治疗的效果,可减轻症状,提高生存质量。

(5) INSS-Ⅳ-S 期,当疾病进展危及重要器官功能时可考虑放疗。肝肿大伴症状的病儿可以直接给放疗,但一些学者认为当化疗不缓解时才给放疗。

2. 放射治疗方式　围绕手术有以下三种方式:

(1) 术前放疗:顾忌到射线对神经母细胞瘤患儿的长期影响,术前放疗应慎重使用。

(2) 术中放疗(IORT):比传统外放疗更先进在于所需剂量全部一次性辐照到瘤床。然而,术中放疗对放疗手术室及高剂量率设备具有一定的具体要求,其应用领域通常比传统外放疗小。IORT 主要考虑应用于>1 岁的Ⅲ、Ⅳ期伴有巨大的原发病灶的患儿。IORT 放射野覆盖整个肿瘤床和初诊时转移的淋巴结,如果术中放疗不能覆盖所有病灶,则必须术后继续给予体外放疗。

(3) 术后放疗:能够减少因残留肿瘤细胞再增殖而发生肉眼可见的肿瘤复发,术后放疗对残留的亚临床病灶效果远比临床可检出的复发肿瘤为佳。

3. 放射治疗设计　全身放疗可用在自体骨髓移植前。

术前放疗用于减瘤,放射野可以取斜行、横行、侧腹以保护肾脏。当病儿有大块的残余肿瘤组织或病儿有浸润的腹膜腔内病灶,采用前后对穿野的全腹照射。纵隔和骨盆位置采用平行对穿野。脊柱治疗直接采用后野或带楔形板的两个斜野。骨转移直接照射病灶。

术后放疗围绕着瘤床及外扩 2cm 边界采用侧腹或半腹方式给予。照射野边界应该包进脊椎,肾脏和生殖腺应该被保护。通常采用前后对穿野照射,并计算分割总剂量。

Mallinckrodt 研究所对放疗的剂量处方按年龄规定如表 21-5-3。

骨和软组织转移的放疗每天 1 次,每次 2～8.5Gy,总剂量 4～32Gy。

Ⅳ-S 期肝脏姑息放疗,一般用全肝放疗 3～6Gy,分 2～4 次,就可能有效,肝大可能消退,但消退较慢。如果没有明显缓解,可在 2～3 周后再予 3～6Gy,总量达 12 Gy,注意保护肾脏。另有报道单用≤6Gy 的放疗

表 21-5-3　放疗处方剂量

就诊时年龄/月	肿瘤残余病灶/Gy	镜下或亚临床病灶/Gy
0～12	9～12	-
13～30	24	18
31～48	30	24
>48	36	30

能引起迅速的反应,肝也可以用 45Gy 的中等剂量放疗,45Gy 连续 3 天并联合化疗。

骨髓移植时用全身照射,总剂量 7.5～12Gy,一般在 1～5 天内分 1～6 次给予。但全身照射之后,病灶局部还可适当补充剂量达总剂量 20～30Gy。

哑铃型肿瘤造成的纵隔淋巴结肿大和脊髓压迫采用 15～20Gy 分割为 5～10 次辐照能迅速缓解压迫症状。

4. 放射治疗并发症　放疗的不良反应与放疗的部位和放、化疗的总剂量及病儿年龄有密切关系。

放疗的早期不良反应:一般低剂量放疗不会有急性反应。但给予较大剂量,特别是如果同时用化疗和超分割放疗时,皮肤和黏膜的反应可能较大。

放疗的晚期不良反应:放疗时的年龄可能影响骨骼畸形的严重程度,包括脊柱后突、脊柱侧突或肢体变短,相关因素主要包括:非常低龄的患儿,不对称的脊柱放疗,椎板切除术等。除肌肉骨骼系统的并发症以外,如果超过耐受剂量,放疗还会引起肺、肝、肾、小肠、卵巢和睾丸等器官功能的损伤。儿童肾脏较成人耐受剂量更低,肾区照射应尽量避免全肾辐照。大于或等于 3300rad 的大剂量放疗副作用包括多发肋软骨瘤,胸廓和骨盆发育不良,放射性肾炎伴肝脏纤维化可以致死。

十、预　　后

神经母细胞瘤的预后与诊断时年龄、分期、组织病理分类、DNA 倍体、MYCN 拷贝数、NSE 水平、血清铁蛋白水平等有关。

制订合理的综合治疗方案,生存率大大提高,<1 岁的Ⅰ、Ⅱ、Ⅲ、Ⅳ-S 期患儿 4 年生存率为 98.5%,<1 岁的Ⅳ期患儿 4 年生存率为 73.1%。但另一方面大年龄、晚期患儿预后仍十分恶劣,5 年无病生存率不足 30%,相信将来随着生物疗法基因治疗等新的治疗方法的成熟,该病的存活率会进一步提高。

综上所述,神经母细胞瘤是儿童时期最常见的颅外实体胚源性肿瘤之一,其起源于原始神经嵴,可发生于交感神经系统的任何部位,具有自行消退的特征,进展快,早期易转移及耐药,治疗方法繁多,预后较差。年龄及疾病分期和肿瘤所在的部位不同而有不同的临床表现。包括骨扫描在内的完整的影像学检查、骨穿刺、骨活检、尿 VMA、HVA 检测和(或)肿瘤组织免疫组化病理检查及 *MYCN* 基因、DNA 倍体检测等是分型分期分组完善诊断的必备指标,1pLOH、血清 Trk-A、神经肽检测等均有临床评估价值。目前采用的治疗方案为化疗、手术、放疗(包括 MIBG)、介入、骨髓移植、诱导治疗、生物靶向治疗等方法联合应用的综

合治疗,取得了一定效果。新的副作用小、特异性高的治疗方法正在探索,如新药及靶向新药的不断临床试验、高强度聚焦超声 HIFU 无创手术消融肿瘤、近距离粒子置入放疗、基因治疗等,希望能有效的提高神经母细胞瘤的临床治疗效果。

(王　珊)

Summary

　　Neuroblastoma is the most common solid malignancy of childhood and remains responsible for significant childhood cancer-related morbidity and mortality. It is an embryonal malignancy of the postganglionic sympathetic nervous system and has remarkably diverse clinical and biologic characteristics and behavior. Some tumors undergo spontaneous regression or differentiation to a benign neoplasm, while others exhibit an extremely malignant phenotype with regional or disseminated disease that is resistant to intensive therapy. Because neuroblastoma can arise from any site along the sympathetic nervous system chain, the locations of primary tumors at the time of diagnosis are varied and change with age. Most primary tumors occur within the abdomen(65%). The frequency of adrenal tumors is slightly higher in children(40%) than in infants(25%), while infants have more thoracic and cervical primary tumors. Infrequently, a primary tumor cannot be found. The treatment modalities traditionally employed in the management of neuroblastoma are surgery, hemotherapy, and radiotherapy. The role of each is determined by the anticipated clinical behavior of the tumor in individual cases considering age, stage, and biologic features.

第二十二章　转移癌的治疗

第一节　脑转移瘤

一、概　述

脑转移瘤是成人颅内最常见恶性肿瘤,占颅内恶性肿瘤的 10% 左右。流行病学显示 20% ~ 40% 的颅外恶性肿瘤在病程中会发生脑转移,常见的原发肿瘤为肺癌、乳腺癌、恶性黑色素瘤、消化道肿瘤及肾癌,其中肺癌是最常见的脑转移源,约占脑转移瘤原发肿瘤的一半,脑转移部位以脑实质多见。近些年,脑转移瘤的发病率呈明显增高的趋势,一方面是由于影像技术的进步,使得脑转移瘤的检出率提高,另一方面也与目前肿瘤治疗延长生存期,间接增加了恶性肿瘤发生颅内转移的几率。

二、临床表现及诊断

脑转移瘤根据转移部位的不同,临床表现有略微的区别。常见的症状有头痛、恶心、呕吐、癫痫和神经功能障碍等症状,这些症状与肿瘤压迫和侵犯脑组织引起占位效应和颅内压增高有关。这些症状中最常见的为头痛,典型的头痛为早晨加重,日间改善,这与仰卧位和直立位时脑脊液回流和颅内压的差异有关。其次为定位功能障碍和精神异常。

对于既往有原发肿瘤史的患者,如出现头痛、恶心、呕吐和局限性定位体征,应首先考虑脑转移瘤。如无恶性肿瘤病史,但年龄在 50 ~ 70 岁的患者,出现以上症状,且在短期内病情进行性加重,也应考虑脑转移瘤的发生。

三、辅助检查

增强 MRI 和 CT 检查是目前诊断脑转移瘤的主要手段,MRI 相较于 CT 的敏感性更高。当怀疑脑转移瘤时,应行增强 MRI 或 CT 检查,以明确诊断及了解转移瘤的部位、数量、范围和周围脑组织水肿及移位情况。

MRI 检查:一般情况下,转移癌的 T_1 加权图像多为低信号,也可出现等信号和混杂信号,T_2 加权图像多为高信号。增强 MRI 检查不但能明确病灶的存在,明确瘤体与周围的水肿,还能提高检查敏感性。

CT 检查:CT 检查中病变常呈圆形或类圆形,多为高密度或混杂密度,中心时有坏死,囊变;增强后,多数呈团块状或环状强化,周围水肿明显,相邻结构受压移位。但由于骨伪影和部分容积效应,颅后窝近颅底处的病变容易漏诊。

四、鉴别诊断

胶质瘤:胶质瘤特别是胶质母细胞瘤在病史和影像上均与转移癌有相似之处,但胶质瘤以单发为主,瘤周水肿多呈片状,且无原发肿瘤病史。

脑膜瘤:幕下脑膜瘤与单发结节型脑转移瘤在影像上需鉴别,脑膜瘤一般无脑外原发瘤病史,且病灶强化明显,与小脑幕关系密切。

脑脓肿:脑脓肿和囊性转移瘤在影像上难以区分,对于脑脓肿患者,一般多有感染病史,心脏病病史,中耳炎病史等。

脑出血:当转移瘤卒中出血时,需与脑出血相鉴别,一般强化 CT 和 MRI 检查在转移瘤的患者可见肿瘤结节。另外,还可根据出血的部位、形态、有无高血压病史来判断。

五、治疗原则

脑转移瘤预后较差,如不进行治疗,中位生存时间仅为 4 周左右。通过积极有效的治疗,可以减轻患者症状及延长生存时间。目前临床推荐有效的治疗手段包括手术治疗、放射治疗、对症支持治疗及化疗。

(一) 对症支持治疗

脑转移瘤患者最常出现的症状为颅内高压,在治疗期间给予肾上腺皮质激素、甘露醇及利尿剂等药物,可以减轻颅内高压症状并减少并发症。肾上腺糖皮质激素通过稳定细胞膜并降低毛细血管通透性,减轻转移瘤引起的脑水肿。一般临床常使用地塞米松,起始剂量一般为 10mg,以后给予每日 10 ~ 16mg 分 2 ~ 4 次给药,对于没有明显占位效应的患者也可每日使用 8mg,如果初始计量未能改善临床症状,应增加剂量直到症状缓解。

(二) 手术治疗

目前临床推荐,对于单发的脑转移瘤,如果原发病灶及颅外转移病灶控制良好、身体一般条件较好且位置易于切除的患者,可以行手术切除。而在多发脑转移患者中,一般不宜手术治疗,仅限于获得病理标本或者改善肿瘤压迫效应。

(三) 放射治疗

放射治疗是目前脑转移瘤的主要治疗手段。主要包括全脑放疗(whole brain radiotherapy,WBRT),立体定向放射外科(stereotaxic radiosurgery,SRS)和立体定向放射治疗(stereotaxic radiotherapy,SRT)。

1. 全脑放疗 WBRT 即靶区为全部脑组织的放疗,曾经是脑转移瘤的主要治疗方式,单纯行 WBRT 有效率为 60% ~ 80%,中位生存期为 4 ~ 6 个月,1 年生存率为 14% ~ 20%。随着治疗模式的改变,目前全脑放疗仅作为手术或 SRS/SRT 无法实施时的主要治疗手段,或是降低复发率的辅助治疗手段。全脑放疗总剂量一般在 20 ~ 50Gy,分次在 5 ~ 25 次。多中心的研究显示不同分割剂量模式对患者生存时间和肿瘤完全消除率方面无明显差异。对于 PS 评分较差的患者,也可以考虑采用每次 4Gy,共 5 次,总剂量为 20Gy 的剂量模式。

2. 立体定向放射治疗 立体定向放射治疗主要包括 SRS 和 SRT。一般来说,SRS 为单次大剂量治疗,而 SRT 可行分次放疗。立体定向放射治疗具有剂量分布集中,靶区周边剂量梯度变化较大,靶区周围正常组织剂量小等特点。适合于体积适中的单发或者多发脑转移病灶治疗。研究显示 SRS/SRT 可以显著提高肿瘤局控率,尤其是放疗敏感细胞和孤立脑转移病灶,从而改善预后和延长生存。治疗靶区勾画建议以增强 MRI 或 CT 为基础,一般采用 GTV 边界外放 1~2mm 作为 CTV。γ 刀的处方线通常为 50% 等剂量线,X 刀处方线多为 80%~90% 等剂量线包括 CTV。

（四）化学治疗

系统化疗很少作为脑转移瘤的主要治疗方式。尽管有一些报道提示替莫唑胺联合 WBRT 组可以延长无进展生存和放疗有效率。但近期随机研究数据显示,卡培他滨或者替莫唑胺联合全脑放疗,较单独放疗组相比并没有提高生存率。化疗在脑转移瘤治疗上的作用非常有限,这一方面与血脑屏障的选择性通透导致脑组织中化疗药物无法达到所需浓度有关,另一方面也可能与既往全身化疗后引起脑转移瘤细胞本身耐药有关。所以目前化疗一般仅作为肿瘤复发后,在其他治疗手段(包括手术、SRS/SRT、WBRT)无效时的最后可选治疗方案。在目前的化疗药物中,仅有替莫唑胺可能使一些未治疗的黑色素瘤脑转移患者获益。

六、预　　后

目前研究显示,除了治疗方式以外,影响患者预后的主要因素有:Karnofsky 功能状态评分(KPS)、年龄、原发肿瘤控制情况、有无颅外转移。Gaspar 等在根据 RTOG9508 的研究中各种因素对预后的影响,采用分级回归方法(RPA)将患者分为 3 级,RPA 1 级:KPS 评分大于 70;年龄小于 65 岁,原发肿瘤消失或控制,转移灶仅局限于颅内;RPA 2 级:KPS 评分大于 70;年龄大于 65 岁,原发肿瘤未控,颅外存在转移;RPA 3 级:KPS 评分小于 70。研究显示 RPA 分级为影响治疗生存期的独立预后因子,对于 RPA 1 级的患者中位生存期为 7.4 个月。

总的来说,脑转移瘤预后较差,故在临床过程中,应综合评估患者的身体条件,全身肿瘤进展情况及病理类型等多种因素,采取综合治疗的手段,以达到缓解症状,改善机体功能和尽可能延长生存的目标。相信随着诊断技术及综合治疗模式的进步,脑转移瘤治疗将取得更好的效果。

（王　轩　夏廷毅　王颖杰）

Summary

Metastasis is the most common tumor affecting the brain. Autopsy studies find intracranial metastases in approximately 25% of patients who die of cancer. Between two-thirds and three-quarters of such patients had symptoms from the intracranial metastasis during life. Most brain metastases present late during the course of what is usually a widely metastatic cancer. In a smaller percentage of patients(perhaps about 10% of patients with lung cancer), a brain metastasis may be the first evidence that the patient suffers from cancer. The therapeutic approach to patients with brain metastases depends on the number and location of metastases, on the biology of the primary tumor, and on the extent of systemic disease. Treatment is divided into supportive and definitive measures. Radiosurgery is increasingly employed instead of surgery for the treatment of single or even multiple brain metastases. Chemotherapy is increasingly being recognized as efficacious for brain metastases from chemosensitive systemic cancers.

第二节　肺 转 移 癌

肺是多种恶性肿瘤(特别是结直肠癌、乳腺癌、头颈部肿瘤)最常见的转移部位之一,尸体检查的研究发现因恶性肿瘤死亡的患者中约 30 % 有肺转移,针对肺转移瘤的治疗手段较多,近年进展比较快的是立体定向放射治疗。手术治疗较传统的肺叶、肺段切除也有部分改进,出现了楔形切除、胸腔镜手术等。其他手段还有化疗、射频消融、^{125}I 粒子植入、血管内皮抑制素等。

一、立体定向放射治疗

（一）病例选择

（1）肺转移瘤的原发诊断明确。

（2）肺转移瘤患者的原发肿瘤已控制或有其他部位转移已控制或稳定。

（3）单发或多发病灶均可,但不宜过多。

除上述明确适应证外,还应该权衡患者的肺功能状态和全身状态以及肺转移灶治疗与不治疗对肺功能及全身状态的影响等诸多因素,如果是肺内多发转移灶、肺功能较差、肺转移灶发展较慢,可考虑观察或只选择较大病灶的治疗,对肺内所有病灶过于积极实施治疗后,可能会因肺功能严重受损而提前结束患者生命,其结果违背了治疗目的。因此,在面对肺转移灶的治疗时,必须个别情况个别对待。

（二）治疗步骤

1. 定位方法　用真空成形袋或体板将患者仰卧或俯卧位固定,一般情况让患者平静呼吸定位即可。

2. CT 扫描　肺转移灶的治疗主要采用 CT 扫描,扫描范围包括全肺,层厚 5mm,层间距 5mm。

3. 靶区范围及勾画　肺转移瘤的靶区范围就是转移瘤本身,不考虑肺门和纵隔淋巴结的预防照射,但要适当考虑 CTV 和 PTV。一般 CTV 在 GTV 外扩 3 ~ 5mm,PTV 要根据患者的呼吸动度大小和肿瘤的位置而定,上肺 8mm 左右,下肺 10mm 左右。如果治疗多发转移灶时,要特别注意各个病灶间的剂量关系,PTV 可适当缩小,以减少正常肺组织的剂量叠加。

4. 治疗计划和处方剂量　空军总医院采用体部 γ 刀技术根据病灶大小分别可采用单靶点或多靶点照射。一般以 50% ~ 60% 剂量线覆盖 PTV,40 ~ 50Gy/（4 ~ 5）次,1 周完成。当病灶体积较大时,应当适当降低分次剂量,增加总剂量。

（三）治疗结果

1. 副作用　体部γ刀治疗肺转移瘤反应轻微,放射性范围局限。空军总医院 2000 年 6 月至 2004 年 12 月采用体部γ刀治疗 52 例肺转移瘤患者,早期反应Ⅰ级 46.1% ,Ⅱ级

11.5%,肺的晚反应损伤主要表现为照射区域的局限性肺纤维化,不影响呼吸功能。

2. 疗效　空军总医院2004年1月~2006年12月采用体部γ刀治疗了24例肝细胞癌肝移植术后肺转移的患者,共计217个病灶,治疗后1~3个月肿瘤消失119灶(54.8%),缩小83灶(38.3%),稳定15灶(6.9%),总有效率93.1%(CR+PR);1、2年生存率分别为65.8%、17.1%。

空军总医院2000年6月至2004年12月采用体部γ刀治疗了52例转移性肺癌患者,结果:52例全部完成治疗,放射反应轻微。治疗病灶的完全缓解(CR)27%(14/52),部分缓解(PR)10%(5/52),总有效率(CR+PR)37%。1、3、5年的局控率分别为85.46%、80.72%、80.72%,1、3、5年的生存率62.49%、29.43%、19.62%。

从以上资料得出,立体定向放疗技术对于肺转移瘤的治疗是安全、有效的,但必须充分考虑以下3个方面:①选择合适的患者;②选择合适的剂量分割模式;③选择合适的质量保证系统。

二、外 科 治 疗

(一)病例选择

肺转移瘤外科治疗的指征目前尚无一个特定的统一标准,但有几个基本点:①可切除性;②原发肿瘤已被彻底切除或完全控制局部无复发;③无其他组织器官的转移等。而无瘤间期的长短、转移瘤数目的多少等因素已不再是主要的限制因素。

(二)手术术式

肺转移瘤外科治疗的基本原则:最大限度地切除肿瘤组织,最大限度地保留正常的肺组织。肺转移瘤的基本手术术式是肺的部分切除,即"经济切除",而不是肺叶切除。为今后可能再次发生肺转移瘤时,留有再次或多次开胸手术的余地。肺转移瘤的切除术也分为完全切除和不完全切除两类。

1. 肺部分切除　这是肺转移瘤最常采用的手术术式。它包括不规则的肺部分切除和楔形切除。主要是根据转移瘤的部位、大小和多少来决定。对于单个的位于肺叶周边的转移瘤,行楔形切除或开放性的局部切除即可,既保障切除转移瘤时有留出适当的安全范围又尽可能多的保留正常肺组织。

2. 肺段切除　如转移瘤位于一个容易分离的肺段内(如下叶背段、左上叶舌段等)也可行肺段切除。

3. 肺叶切除　如转移瘤较大且位于肺叶根部,或多个转移瘤位于同一肺叶内,或转移瘤所在的肺叶已经做过肺部分切除等因素,在估计患者能够承受并能较彻底地切除转移瘤的前提下,可行肺叶切除。

4. 全肺切除　对于肺转移瘤实施一侧全肺切除要十分慎重,只有极少数患者,在权衡各种利弊后尚可选择。

5. 肿瘤剜除术　对于一侧或双侧多发性的转移瘤,估计难于彻底切除,可以考虑进行转移瘤剜除,将术中能够扪及的转移瘤逐一剜除。可同期或择期行另一侧转移瘤的剜除。这种术式适应于一些软组织肉瘤发生的多发性肺转移瘤,其他治疗效果不佳,而患者当时的一般情况较好,可考虑实施这种减瘤术,旨在降低瘤负荷,为其他治疗创造条件。

6. 胸腔镜在肺转移瘤外科治疗中的应用　胸腔镜下肺转移瘤切除术已经在许多大医院开展,它的最大优点是创伤小,尤其是肺周边的转移瘤较实用,对双侧发生的肺转移瘤可同时进行手术切除。但应注意它的适用范围,尤其强调操作者的技术水平和熟练程度,如操作不当,不但不能减少手术创伤,反而增大了手术风险。另一方面胸腔镜手术费用较高,在一定程度上限制了它的临床应用。

(三) 治疗结果及预后

长期生存的肺转移瘤切除术后患者通常肺结节数量少,肿瘤倍增时间长及有较长的无瘤生存期。不同恶性肿瘤的肺转移瘤表现各异,患者生存时间也不相同。最重要的预后指标,往往是反映开胸术后能否长期生存的唯一指标,即肺转移瘤完全切除。年龄和性别不是影响预后的因素。

三、其 他 治 疗

肺转移瘤的治疗方法还包括化疗、射频消融治疗、^{125}I 放射性粒子植入、血管内皮抑制素等多种手段,针对合适的患者也取得了一定疗效。

(李宏奇　夏廷毅　王颖杰)

Summary

Pulmonary metastases are the most frequent neoplasms of the lung, appearing at autopsy in approximately 20% to 30% of all patients presenting with malignant neoplastic disease. In 15% to 25% of these cases, depending on the histologic type of primary neoplasm, no other metastatic foci are found. Certain cancers metastasize preferentially to the lungs. In up to 50% of patients with osteogenic and soft-tissue sarcomas, metastatic tumors appear in the lungs before any other visceral organs. The oncologist has four possible treatment modalities for pulmonary metastases: chemotherapy, immunotherapy, radiation therapy, and surgery.

第三节　肝 转 移 瘤

肝转移瘤(liver metastases),又称继发性肝癌(secondary liver carcinoma)或肝转移癌(metastatic liver carcinoma),系由肝脏之外全身其他部位恶性肿瘤转移至肝脏,并在肝脏形成单个或多个的癌灶,属于恶性肿瘤的晚期表现。未经治疗的肝转移瘤预后很差,中位生存时间少于 2 年,少有超过 5 年者。因此,肝转移瘤已成为肿瘤治疗的重要课题之一。近年研究结果表明,肝转移瘤若能早期诊断并采取积极有效的治疗措施,仍可获得良好的疗效,改善生存质量,延长生存期。

一、概　　述

肝脏血流异常丰富,是恶性肿瘤最常见的转移器官之一,几乎全身各部位的恶性肿瘤都可以转移到肝脏。据尸检及临床病理资料分析,恶性肿瘤死亡的患者41%~75%有肝转移,转移至肝脏最多见的原发肿瘤来源于结直肠、胃、食管等消化道肿瘤,约60%的胃肠道恶性肿瘤可发生肝脏转移,其次是肺癌、乳腺癌等。在西方国家,转移性肝癌的发病率是原发性肝癌的20~64.5倍,而在我国,两者发生率相近。

二、转 移 途 径

肿瘤转移至肝脏的途径主要经门静脉、肝动脉和淋巴道。

(一)血行转移

1. 经门静脉 食管下端、胃、小肠、结直肠、胰腺、胆囊、脾等的血流汇入门静脉系统,所有来自上述器官的恶性肿瘤细胞均可经门静脉转移至肝脏,这是肝转移癌的主要途径。来自子宫、卵巢、前列腺、膀胱和腹膜后的恶性肿瘤,亦可以通过门静脉与体循环之间的吻合支经门静脉转移至肝脏。

2. 经肝动脉 所有血行播散的恶性肿瘤细胞均可循肝动脉转移至肝脏,如肺、乳腺、甲状腺、肾、肾上腺的恶性肿瘤及恶性黑色素瘤等。

(二)淋巴转移

消化系统肿瘤可经肝门淋巴结循淋巴管逆行转移至肝脏;盆腔或腹膜后的恶性肿瘤可经淋巴管至主动脉旁和腹膜后淋巴结,然后进入肝脏;乳腺癌和肺癌则可经纵隔淋巴管转移至肝脏;胆囊癌可沿胆囊窝的淋巴管转移至肝脏。

三、病理学特点

肝转移瘤的病理组织学特点与其原发肿瘤相似,大多易于识别,如来自结肠癌的肝转移,组织学方面可显示腺体结构,来自恶性黑色素瘤的肝转移瘤组织中含有黑色素。但当肿瘤细胞未分化或去分化时,如无原发肿瘤病史,诊断较难。

肝转移瘤的数目、大小、部位,差异很大,可呈孤立的单发结节,也可弥漫多发、大小不一。转移瘤可位于肝包膜下,也有深藏于肝实质内。其外观多呈灰白色,质硬,与四周肝组织常有明显分界,包膜完整。当肿瘤呈弥漫性分布,或肿瘤体积进行性增大时,可引起肝脏增大。肝脏边缘因肿瘤隆起而呈结节状或分叶状。

四、临 床 表 现

肝转移瘤的症状和体征与原发性肝癌很相似,但在病程的进展方面往往比原发性肝癌缓慢,症状相对也较轻。

临床表现主要为:①多数原发性肿瘤先于肝转移瘤出现特征性临床表现,如结直肠癌出现血便,肺癌出现咳嗽、咯血等。部分原发性肿瘤的临床表现不突出或晚于肝转移瘤。②由于肝转移瘤患者多无乙肝、丙肝及肝硬化病史,早期多无明显症状和体征,多数在影像检查中发现。一旦有临床表现出现,转移瘤常已体积较大或数目较多。主要临床表现有:肝区疼痛、乏力、消瘦、腹胀、纳差、腹部包块、肝区触痛等。晚期患者可出现黄疸、腹水、恶病质等表现,除肿瘤压迫肝胆管引起梗阻性黄疸外,也可合并肝细胞性黄疸。

五、辅 助 检 查

(一)实验室检查

1. 肝功能 肝转移瘤在初期肝功能往往正常,碱性磷酸酶(ALP)和乳酸脱氢酶(LDH)常有升高。随着肿瘤的发展,肝功能受到不同程度损害,表现为胆红素、γ-谷氨酰转肽酶(GGT)等升高。

2. 肿瘤标志物

(1)甲胎蛋白(AFP):90% 以上的肝转移瘤患者血中 AFP 不高,少数来自胃、食管、胰腺及卵巢的肝转移瘤 AFP 可升高,但绝大多数<100ng/ml。

(2)癌胚抗原(CEA):来源于消化道肿瘤及肺腺癌、胰腺癌等部位的肝转移瘤患者中常有 CEA 和(或)CA19-9 升高,虽然其组织特异性不强,但对于疗效和预后的判断有很大价值。

(二)影像学检查

1. 超声检查 超声检查是最为常用的检查方法,费用低廉、操作简单,但其特异性与灵敏性受操作者经验及仪器性能等因素影响较大,逊于增强 CT 或 MRI。

2. CT CT 是发现肝转移瘤有效的检查方法之一,检出率高达 80% ~ 100% 。目前 CT 可以发现直径<1cm 的癌灶。

3. MRI MRI 在肝转移瘤的定性方面,尤其是对血管瘤的鉴别优于 CT。

4. PET/CT 检查 PET 诊断肝多发转移的敏感性优于 CT,其敏感性为 89% ,而 CT 为 71% ;两者特异性相似,分别为 98% 和 92% ;PET/CT 结合了 PET 及 CT 优势,敏感性可达 96. 3% 。PET/CT 对肝外转移灶检查是其优点之一,相对于 CT、MRI,PET/CT 检查更能清楚、直观地了解肿瘤部位、淋巴结甚至远处转移的范围。PET/CT 显像不仅可通过 CT 解剖影像学变化评价肿瘤治疗疗效,而且可通过肿瘤细胞代谢的变化来区分肿瘤的残存、复发与瘢痕、纤维化。

(三)肝脏穿刺和活组织检查

在原发病灶不明确,影像学检查提示肝内占位性病变,诊断不明确的情况下,可行肝脏占位穿刺活组织检查明确病理诊断。经超声、CT 引导或腹腔镜直视下活检,可大大提高确诊率。

六、诊断和鉴别诊断

(一)肝转移瘤的诊断关键在于确定原发灶

临床上常需与原发性肝癌相鉴别。原发性肝癌常合并有肝硬化,病情较重,发展快;而肝转移瘤很少合并肝硬化,肝功能良好,临床症状较轻,发展相对缓慢,多数有原发肿瘤病史,以结直肠癌、胃癌、胰腺癌等最常见。肝转移瘤影像学检查常显示肝内多发大小相仿的占位性病变。肿瘤标志物的检测有助于鉴别诊断。

（二）其他需与肝转移瘤鉴别的疾病

1. 肝血管瘤 病程长，发展慢，临床表现轻，实验室酶学检查阴性，肿瘤标志物阴性，超声检查为高回声均质病灶，CT增强扫描呈"慢进慢出"表现。

2. 肝囊肿 病史长，发展慢，患者一般无症状，超声示肝内无回声液性暗区，CT增强扫描呈无强化表现。

3. 肝脓肿 常有肝外感染病史，突发性寒战、高热、肝区疼痛，外周血白细胞及嗜中性粒细胞升高，超声可见液平，穿刺有脓液，细菌培养阳性。

七、治　疗

肝转移瘤的治疗必须根据肝脏病变范围、患者的全身情况、原发肿瘤的控制情况及肿瘤的生物学特性全面考虑，采用合理的综合治疗方案，才可能获得良好效果。

（一）手术切除

目前，手术切除被认为是首选治疗方法。恶性肿瘤如肺癌、乳腺癌等，若发现肝转移，也意味着发生了全身广泛转移，在其他部位或血循环中亦可能存在转移灶或微小转移灶，因此，往往被视为已失去手术根治的机会。但是，对来源于结直肠癌的肝转移瘤，应持积极的手术治疗观点，原因如下：①结肠静脉回流的解剖特征，利于原发灶癌细胞循门静脉转移至肝脏，而不需要经过体循环；②肝转移瘤极少合并肝硬化，因此可采用肝叶切除方法根治肝转移瘤；③现代影像诊断技术有可能对肝转移瘤做出早期诊断，有助于早期治疗。外科手术是治疗可切除结直肠癌肝转移的重要治疗手段，孤立的结直肠癌肝转移手术切除的5年生存率达30%~60%，但只有10%~20%的初诊患者适合手术。

肝转移瘤的手术适应证：多主张对单发孤立转移灶，或虽为多发（<4个）但范围局限于一叶或一侧半肝；原发灶已得到根治且局部无复发；无肝外转移灶或肝外转移灶能够得到有效治疗；估计切缘能>1cm；全身状况良好，心、肺、肝、肾功能基本正常。

通过分析影响结直肠癌肝转移患者行肝切除术后的预后因素，发现手术切缘是否阴性及有无肝外转移与复发最为相关，手术切缘1cm以上者较手术切缘1cm以下者的预后要好。因此，对根治性肝转移灶的切除，重点强调在保留足够残余肝脏的前提下，尽可能达到手术切缘阴性。

（二）化疗

肝转移瘤全身化疗的疗效与原发癌的种类、分化程度有关。一般来说，分化程度低、生长增殖快的肿瘤对化疗敏感，如源于小细胞肺癌、肾母细胞瘤等发生的肝转移瘤化疗的有效率较高。影响化疗疗效的主要因素有：①肿瘤侵犯肝脏的范围，如癌浸润小于全肝50%者，生存率可达37%；②淋巴结的转移程度；③肝功能损害程度。

（三）放疗

国内关于肝癌放疗的研究始于20世纪五六十年代，先后经历了全肝照射、局部照射、全肝移动条照射、超分割照射等,但常规放射治疗因照射技术条件所限,正常肝脏受到了较大体积的照射,如全肝放射剂量超过 23Gy,则放射性肝炎的发生率就会增加,所以达不到杀灭肿瘤所需的根治性放射剂量,使疗效受到限制。

近年来,立体定向体部放射治疗(SBRT)、调强适形放射治疗(IMRT)以及螺旋断层放射治疗(Tomotherapy)在体部肿瘤的治疗上疗效显著。目前尤以 SBRT 在单发/多发肝转移瘤的治疗上应用较为普遍,其治疗原理及优势在于:可使高剂量区的剂量分布在三维方向上与肿瘤靶区的形状一致,在肿瘤内放射剂量较高,而肿瘤外剂量梯度变化非常迅速,离开肿瘤区域,放射剂量陡降,所以立体定向放射治疗可极大地降低正常组织受量,尽可能地在保护肿瘤周围正常组织的情况下提高肿瘤的照射剂量,达到肿瘤的精确定位、精确计算、精确治疗的要求,从而提高了肿瘤的治疗疗效。从近期疗效看,SBRT 治疗 3～5cm 孤立肝转移瘤的有效率为 80% 以上;治疗 1～3cm 多发肝转移瘤仍是安全有效的,近期有效率为 80% 以上。

螺旋断层放射治疗系统是一种全新的调强放射治疗设备,是以螺旋的非共面射野实现 IMRT 和图像引导放射治疗技术,即 IG-IMRT,借助于图像引导提高肿瘤放射治疗的精确性。Tomotherapy 的剂量学相比于立体定向放射治疗技术相似或者有所改善。应用图像配准和安全照射的新技术,Tomotherapy 的极大优势在于:确保靶区剂量的均匀性,射线路径有效地避让危及器官,可同时治疗多个靶区,而且再治疗时可以准确避让已经治疗过的区域及危及器官。

质子和重离子射线由于射线能量能局限在肿瘤内,对正常肝脏影响小,是一种有发展潜力的治疗方法。

(四) 射频消融治疗

射频消融是近年来治疗肝癌及肝转移癌的一种新技术,其有效率达 90% 以上,对于病灶数≤5、肿瘤最大直径≤5cm 的结直肠癌肝转移患者取得了 24%～44% 的 5 年生存率,对于肿瘤直径≤4cm 的单发结直肠癌肝转移患者 5 年生存率达到 40%。

射频消融治疗的基本原理是:在超声或 CT 引导下经皮穿刺将射频电极插入病灶,发射出频率为 460～500kHz 的射频电流使其周围组织中的带电粒子高速震荡摩擦产热,温度达 50～110℃,致电极周围细胞凝固性坏死,通过杀伤癌细胞,抑制癌细胞生长,诱导癌细胞凋亡,干扰癌细胞 DNA、RNA 及蛋白质合成。

RFA 治疗肝转移瘤具有以下优点:操作简单易行;创伤小;既可治疗原发灶又可治疗转移灶;耗时短并发症少;安全可靠,患者易耐受;可重复性;尤其适用于不能耐受手术者;对 3cm 以下的肿瘤可达根治目的。

目前尚没有关于 RFA 和手术两种方法治疗结直肠癌肝转移的 5 年生存率的随机对照研究。现有资料表明,单独使用射频治疗肝转移的生存率仅略微高于其他非手术治疗者,目前仅作为化疗无效后的治疗选择或肝转移灶术后复发的治疗。肝转移灶的解剖位置是制约射频消融应用的另一方面,肿瘤邻近大血管使瘤内温度下降过快,从而使肝转移灶不能完全消融,同时也应注意肝外热损伤。

(五) 经肝动脉化疗栓塞术

经肝动脉化疗栓塞术(transcatheter arterial chemoembolization,TACE)是治疗肝转移瘤的

一种有效方法,对少血供型患者采用稀碘油化疗药乳剂适量栓塞,可以明显提高疗效。由于大多数肝转移瘤的血供主要来源于肝动脉,经肝动脉灌注化疗可提高肿瘤局部的化疗药物浓度,对肿瘤细胞的杀伤选择性较全身化疗强,全身毒性反应小,患者耐受性好,灌注化疗加用栓塞剂后可减少肿瘤的血供,控制其生长甚至使肿瘤发生缺血坏死而提高疗效。

TACE 的局限性在于:肝动脉被栓塞后,侧支循环的建立和少量的门静脉血供,可使癌细胞重新获得血供而复发;沉积于肿瘤内的碘油可能随着肝脏双重血流而离散,使栓塞效应降低;TACE 反复多次应用后可能使癌细胞对化疗药物的敏感性降低。近年来应用广泛的局部治疗方法包括放疗、微波、射频消融等,其与 TACE 结合应用可提高治疗疗效。

(六) 其他治疗方法

包括无水乙醇瘤内注射、冷冻治疗和中医中药治疗等,但其疗效并不优于上述各项治疗,仅作为综合治疗的一部分,单独使用可能会失去其治疗意义。

(李 平 夏廷毅 王颖杰)

Summary

The liver is a frequent site for metastases from cancers arising at other sites. Although it is recognized that liver metastases play a major role in the morbidity and mortality associated with many cancers, until recently, the approach to the patient with hepatic metastasis has been nihilistic. In the last two decades, therapies have been developed for hepatic metastases that offer not only effective palliation but, in many cases, cure. Improved imaging modalities such as ultrasonography, computed tomography (CT), magnetic resonance imaging (MRI), and positron emission tomography (PET) have allowed detection of metastases at a sufficiently early stage for effective therapy. Improvements in surgical and anesthetic techniques now allow for hepatic resection with perioperative mortality of less than 4%, making these potentially curative resections acceptable from the standpoint of risk. In addition, developments of other palliative techniques, such as regional chemotherapy and cryoablation, offer effective palliative options in cases in which curative resections are not possible.

第四节 骨转移瘤

晚期癌症患者常常伴有远处部位的转移,骨骼则是恶性肿瘤远处转移的第 3 好发器官,仅次于肺和肝。骨转移瘤的发生率较原发性骨肿瘤高,通常为多发,单发转移者约占 9%。发病年龄多在 40~70 岁。转移瘤可累及全身骨骼,中轴骨(脊柱、骨盆等)及长骨近端是骨转移的好发部位。引起骨转移的常见肿瘤有乳腺癌、前列腺癌、甲状腺癌、膀胱癌、肺癌、肾癌及恶性黑色素瘤等。肿瘤骨转移按其对骨的影响及形态表现可以分为三类,即溶骨型转移、成骨型转移和混合型转移。一般说来,乳腺癌和肺癌多引起溶骨型转移;前列腺癌、结肠癌、鼻咽癌和膀胱癌等多引起成骨型转移;混合型骨转移同时有骨质破坏和骨质增生,常见于乳腺癌和前列腺癌。骨转移是恶性肿瘤疾病进展的晚期阶段,但骨转移瘤并不直接威胁患者生命,患者的生存期长短不一,与原发肿瘤的类型、骨转移瘤的部位、是否合并其他器官转移等因素有关。超过 70% 的骨转移癌患者出现剧烈而持续性的骨痛,晚期可有病理性骨折、脊髓及神经压迫及高钙血症,严重影响患者的生活质量。因此,肿瘤骨转移是需要解决的一个重要临床问题。

一、发病机制

肿瘤骨转移是一个复杂的多步骤过程。起始的步骤与其他血行及淋巴转移相同,包括原发部位肿瘤细胞突破基底膜向间质侵袭,侵入血管/淋巴管系统。进入动脉系统的肿瘤细胞可随血流到达骨髓,定着于骨组织。溶骨型转移中骨组织的破坏吸收是由破骨细胞作用,而不是肿瘤细胞直接作用的结果。肿瘤细胞产生的因子直接或间接地作用于破骨细胞,肿瘤细胞-破骨细胞间的相互作用形成恶性循环,导致溶骨过程不断推进。而成骨型转移中,新生骨呈编织样,不具备正常骨的功能,破坏了骨的正常结构,影响骨的正常功能,病理性成骨的形成是肿瘤细胞与成骨细胞相互作用的结果,当成骨细胞活性增高,成骨过程大于破骨过程时,就出现了肿瘤性成骨。

二、临床表现

骨转移瘤的主要症状为逐渐加重的局部疼痛,表现为骨转移病灶局部或相关联部位的疼痛、麻木和酸胀感,晚期可有病理性骨折、脊髓和神经压迫,甚至出现高钙血症。疼痛呈现多部位性,多以胸部、腰背部及骨盆为主。疼痛发生时间距离确诊骨转移数天至数月不等。疼痛的性质也表现多样,有酸痛、钝痛、胀痛、刺痛、撕裂样疼痛等,但持续性钝痛多见。对有肿瘤病史者出现肢体疼痛、易骨折,尤其是疼痛进行性加重、对症治疗无效或伴肿物迅速增大时,首先应考虑转移性骨肿瘤。

病理性骨折、功能障碍、肿物、截瘫等也是骨转移瘤常见症状,严重影响肿瘤患者的生活质量。病理性骨折表现为轻微外力即引起局部剧痛和肿胀,位于四肢部位可产生畸形和异常活动,严重的脊柱转移瘤可产生后突畸形和脊髓压迫症状,呈现不全性或完全性截瘫。

三、诊　断

（一）常规诊断

骨转移瘤的诊断,包括原发肿瘤的诊断和转移部位的诊断。恶性肿瘤诊断一经确定,应行全面的分期学检查,其中包括有无骨转移瘤的检查,对容易发生骨转移的恶性肿瘤,应密切随访。约 10% 的骨转移瘤甚至找不到原发灶。即使对原发病灶不明的患者,通过详细询问病史,全面细致的查体,将发病前后的症状、体征进行反复比较,也可在一定程度上提高骨转移瘤诊断的准确率。

（二）影像学诊断

影像学检查对骨转移瘤的早期发现具有决定性的意义。影像学检查包括骨 X 线、SPECT/CT、CT、MRI、PET/CT 等。

1. X 线平片　对于早期和小病灶发现困难,溶骨性转移病灶较容易发现。当骨质破坏到 30% ~ 50% 且病灶>1cm 时才可达到致 X 线片异常程度,故 X 线片并不作为常规检查手段,常用于有明显骨痛或病理性骨折等部位的检查。

2. 放射性核素骨扫描(SPECT/CT)　骨扫描较 X 线早 3 ~ 6 个月、甚至更早发现病灶,其对骨转移瘤的检出率达 94%。骨扫描可一次全身成像,只要骨代谢发生异常,便能显示病灶,敏感性高、无创、经济,是目前临床上诊断骨转移瘤的首选方法。可同时发现不同部位的多个病灶,更准确地反映骨转移灶的真实数目。ECT 主要用于骨转移的筛查,不作为确诊依据。

3. CT 和 MRI 扫描　CT 扫描可显示骨破坏和软组织肿块病灶,敏感性较 X 线片高,CT 密度分辨率较 X 线高,较清楚地显示骨质破坏的范围、破坏区有无软组织样肿瘤组织的形成和肿瘤对周围组织的侵犯程度,特别是对脊柱、骨盆和颅底的病变。MRI 扫描则具有三维成像、显示纵轴上的侵犯范围、髓腔内原发灶和转移灶、显示跳跃性转移灶等优点,还是诊断骨转移导致的脊髓压迫症的最佳手段,对脊柱椎体骨转移和椎管内的改变,MRI 敏感性高,是最好的选择。

4. PET 和 PET/CT 检查　部分学者认为,PET 在骨转移瘤诊断方面的作用类似 X 线检查,即用于对 ECT 检查的阳性病灶的进一步确认,而不适于作为首选的检查方法。PET 检查阳性的病灶仍需行 CT 或 MRI 进一步评估。

（三）生化检查

实验室检查在肿瘤骨转移的诊断中对监测病情变化、预测治疗效果和预后等更具价值。碱性磷酸酶(ALP)在成骨型骨转移中升高更为明显,如前列腺癌骨转移,溶骨性骨吸收过程中伴随有钙、磷的释放,血清钙水平可增高。ALP 及血钙的检测对诊断肿瘤骨转移有一定参考价值。

（四）鉴别诊断

1. 骨转移癌与原发性骨肿瘤　二者都可以出现局部肿块、疼痛、压痛和肢体活动障碍,前者在出现局部疼痛、肿块之前可已有原发肿瘤的临床表现,后者无其他系统肿瘤病史,病理活检有助于二者的鉴别。

2. 病理性骨折与正常骨折　少数骨转移癌以病理性骨折为首发症状,常无明显诱因发生,而后者往往有明显的局部外伤(如撞击、跌倒)史。X 线片检查及全身检查找到原发肿瘤有助于二者的鉴别。

3. 骨转移瘤与骨髓瘤　骨髓瘤是一种原发的全身性骨髓肿瘤,发病年龄多为 40 ~ 70 岁,好发部位是脊柱(椎体)、扁平骨(骨盆、颅骨及肋骨)。通常就诊时已多个部位受侵。X 线最初的表现为弥漫的骨质疏松,后出现溶骨性破坏区,无骨膜反应。这些和骨转移瘤相同。其主要鉴别点是骨转移瘤很少在肘、膝关节以下部位发病,免疫球蛋白电泳检查多无异常。最终确诊仍需病理组织学检查。

四、治　疗

恶性肿瘤患者发生骨转移提示肿瘤进展至晚期,骨转移瘤的治疗原则是缓解和控制骨痛、预防和治疗病理性骨折、挽救器官功能、提高患者的生活质量、延长生存时间。骨转移癌的治疗方法以姑息治疗为主,目的是消除或缓解症状,同时结合原发肿瘤的综合治疗。可选用手术治疗、放射治疗、内科治疗、中医中药治疗和其他辅助治疗等,以及多种方法有机的联合治疗。

(一) 全身治疗

1. 止痛治疗 恶性肿瘤骨转移导致的疼痛占癌性疼痛的 70%,特点是局限在转移部位,活动时加重,脊柱转移可以造成根性疼痛,严重影响患者的生活质量。按 WHO 疼痛分级标准分级,0 级:无疼痛;Ⅰ 级:轻度疼痛,即虽有疼痛感仍能正常工作,睡眠不受干扰;Ⅱ级:中度疼痛,疼痛明显,且不能忍受,要求服用止痛药,睡眠受干扰;Ⅲ级:重度疼痛,疼痛剧烈,可伴有自主神经功能紊乱,睡眠受到严重干扰,必须服止痛药物。虽然止痛治疗不是治疗癌痛的根本手段,但能够有效提高患者生活质量,对 Ⅱ ~ Ⅲ 级疼痛患者,在其他治疗尚未缓解疼痛时,按照 WHO 提出的癌症疼痛三阶梯止痛疗法治疗,减轻疼痛,改善患者生活质量。

2. 骨吸收抑制剂的应用 双磷酸盐类药物主要用于治疗和预防恶性肿瘤骨转移及骨代谢性疾病,可缓解高钙血症及骨疼痛。双磷酸盐药物治疗癌症骨转移的机制主要是抑制羟磷灰石的溶解,抑制破骨细胞的活性、阻止骨质吸收、缓解骨痛、延缓骨并发症的发生。常用药物有帕米磷酸二钠(博宁)、唑来磷酸(择泰)等。双磷酸盐治疗的主要不良反应包括发热、寒战、恶心、呕吐、腹泻、全身不适、低血钙等。一般都比较轻,对症处理即可。降钙素为矿物质及骨代谢的主要调节因子,有抑制破骨细胞、抗骨溶解、抑制骨吸收的作用,能抑制骨转移瘤引起的高钙血症,阻止疼痛诱导因子的释放,抑制新转移灶的形成。这两种药物不具备直接的抗癌作用,不能改善骨转移的预后,只能作为晚期骨转移的一种止痛措施。因此必须和其他抗癌措施一起使用,才能控制疾病的进展。

3. 化疗、内分泌治疗及分子靶向治疗 根据原发肿瘤的生物学特征,针对原发病采用化学治疗、内分泌治疗和分子靶向药物治疗。对原发病灶治疗敏感的化疗方案进行化疗,如小细胞肺癌、恶性淋巴瘤、生殖细胞肿瘤等多种肿瘤所致的骨转移有效。对激素类药物治疗有效的肿瘤应用内分泌治疗,如乳腺癌、前列腺癌、甲状腺癌等肿瘤所致的骨转移有效。在原发病控制的情况下,对骨转移灶也有一定疗效。而分子靶向药物治疗是作用于恶性肿瘤细胞癌变过程的基因、受体或转导过程中关键的酶,控制恶性肿瘤细胞,其特异性较强,疗效明显,对正常细胞损害相对较小。为控制晚期恶性肿瘤的疾病进展、延长患者的生存期提供了更多机会,尤其是对年龄较大、一般状况差、难以承受化疗的患者。

4. 放射性核素治疗 放射性核素治疗骨转移瘤是利用亲骨性放射性物质进行体内辐射治疗,又称为内照射治疗。静脉注入亲骨性放射性药物后,在骨转移病灶内出现较高的放射性浓集,放射性药物发射的 β 射线可对肿瘤进行局部照射。β 射线射程短,对病灶周围正常组织损伤小,对多发性骨转移癌可进行全身肿瘤靶向治疗。目前临床常用 Sr-89 治疗。

(二) 局部治疗

1. 放射治疗 放射治疗是骨转移癌主要的局部治疗手段,目的是消除或缓解症状,改善生存质量和延长生存期,或对少数单发或化疗敏感的肿瘤达到治愈的目的。放射治疗对局部骨转移的镇痛作用是非常有效的,可达到 80% 以上的疼痛缓解率。另外,还可预防病理性骨折和脊髓压迫症的发生。放射治疗对骨转移癌疼痛的控制率在 78%～85%，约 50% 为疼痛完全消失，50% 以上的疼痛在治疗开始后的 1～2 周内出现缓解，90% 的患者疼痛将在 3 个月内缓解。55%～70% 患者将不会在原治疗区出现复发。放射治疗对减少病理性骨折的发生及减轻肿瘤对脊髓的压迫等亦有明显效果，即使对于原发肿瘤为放射抗拒性、单独放疗不能达到局部控制者，对其痛性骨转移或骨质侵犯使用放射治疗仍可有效，能显著改善骨转移癌患者的生存质量，但对延长生存期作用不大。

骨转移放疗的最佳技术和剂量与分割尽管不明确，患者一般状况好者，宜给予 DT30Gy/10 次或 40Gy/20 次，不仅副作用较小，而且疼痛缓解维持稍好。

2. 手术治疗　手术治疗在骨转移瘤的综合治疗中占有特殊的地位，目的是减少体内肿瘤细胞负荷，减轻症状，使骨骼系统得以强化固定。对于骨转移瘤引起的病理性骨折、脊柱不稳、脊髓压迫和疼痛，非手术治疗往往难以达到确切的疗效。对于脊髓压迫症（SCC）的治疗中，如果压迫症状明显，病情发展快，在有手术条件者，应先行肿瘤切除减压和固定后再行放射治疗，可获得比单纯放射治疗更好的疗效和更好的生存质量。

综上述，在治疗骨转移瘤时，必须依据患者的一般情况、病理类型、原发病变控制情况、原发病变范围、转移病变的范围以及既往治疗情况，科学合理的综合运用多学科手段，制订个体化的治疗方案，才能在临床工作中为骨转移瘤患者提供安全、有效、经济的治疗方案，才能最大限度地减轻患者的痛苦，缓解疼痛、预防骨折、预防脊髓压迫症的发生，提高生存质量，延长生存期。

（常冬姝　夏廷毅　王颖杰）

Summary

Virtually every cancer has the potential to metastasize. Following metastases to nodes, lung, and liver, the skeleton is the fourth most common site for metastases. Skeletal metastases represent the major orthopedic complication of failed cancer treatment and are commonly associated with disabling pain and pathologic fracture. Over the past several decades, an increase in the survival of patients with bone metastases has been achieved through earlier detection using improved diagnostic modalities and radiographic imaging techniques and through treatment advances in chemotherapy regimens and radiation therapy combined with better surgical approaches.

第五节　恶性胸腔积液

一、概　述

胸腔积液临床常见，多种疾病可累及胸膜产生胸腔积液。肿瘤性胸腔积液亦称恶性胸腔积液。恶性胸腔积液，又称癌性胸膜炎、癌性胸腔积液，是恶性肿瘤的胸膜转移或胸膜原发恶性肿瘤所致的胸腔积液，是晚期恶性肿瘤的常见并发症。胸腔积液可以是疾病的首发症状或体征，也可在其终末期才发生，临床上一旦确诊为恶性胸腔积液，表明疾病进展和预后险恶，患者平均生存期约为 3～12 个月。临床上所见的大量胸腔积液大约 40% 是由恶性肿瘤引起的，引起恶性胸腔积液最常见的肿瘤是肺癌、乳腺癌和淋巴瘤，分别占 24%～42%、

25% 和 10% ,其他常见恶性肿瘤包括卵巢癌、消化系统肿瘤、泌尿生殖系统肿瘤、甲状腺肿瘤、黑色素瘤、间皮瘤、肉瘤及白血病等,7% ~15% 的恶性胸腔积液原发病因不明。

二、形成机制及特点

胸膜腔为两层间皮细胞(胸膜脏层与胸膜壁层)之间的一个潜在性腔隙,内部产生的液体积聚在胸膜腔间隙里形成胸腔积液,正常胸膜腔内仅含少量(5 ~15ml)液体起润滑作用,任何原因导致胸膜层毛细血管内压、胶体渗透压、胸腔内压及毛细血管通透性的改变,均可产生胸腔积液。恶性胸腔积液产生的机制复杂多样,是单一也可是多种病因共同作用的结果。常见机制有:①肿瘤直接侵犯胸膜,胸膜广泛转移或胸腔种植以及伴有炎症,使胸膜毛细血管通透性增加;②肿瘤压迫、阻塞血管和淋巴管,使胸腔积液的回流、吸收受阻;③胸腔积液蛋白浓度增加,低蛋白血症,导致胸腔积液生成过多,脏层胸膜再吸收减少;④肿瘤阻塞支气管引起肺炎、肺不张、胸腔内压降低、毛细血管通透性增加;⑤心包受侵或心力衰竭,使静脉水压或毛细血管压力升高;⑥肺栓塞等原因也可引起胸腔积液。

典型的恶性胸腔积液为血性和渗出性积液,临床上仅 30% ~60% 的血性胸腔积液是恶性的,而 85% 的恶性胸腔积液是渗出性积液。符合下列三项标准中的任何一项即为渗出液:①胸腔积液蛋白/血清蛋白 >0.5;②胸腔积液 LDH/血清 LDH >0.6;③胸腔积液 LDH>200U/L。

三、临 床 表 现

恶性胸腔积液的临床表现随起病缓急、积液量的多少而异。大多数恶性胸腔积液的患者有临床症状,约 25% 患者无任何症状。原发或转移性胸膜恶性疾患 90% 以上以恶性胸腔积液为首发症状。恶性胸腔积液常见的症状有呼吸困难、胸痛、胸闷、咳嗽等,干咳主要由肺不张引起。而胸痛则主要由壁层胸膜炎症造成,若膈胸膜受累还会出现肩部不适。其他较常见症状还有恶病质、体重下降、食欲缺乏、乏力等,症状严重程度与胸腔积液的增长速度有关。若积液量大,肺受压明显,临床上呼吸困难重,甚至出现端坐呼吸、发绀等;积液量虽然不大,但在短期内迅速形成,也可在临床上表现为较重的呼吸困难,尤其在肺功能代偿能力较差的情况下更是如此。恶性胸腔积液体格检查可有患侧呼吸运动减弱,肋间隙饱满,积液区叩诊浊音,听诊呼吸音减弱或消失,单侧大量胸腔积液可导致纵隔移位,气管向健侧偏移。

四、诊　　断

(一) 常规检查

恶性胸腔积液一般为血性和渗出性积液。外观可见血性胸腔积液呈洗肉水样或静脉血样。渗出性胸腔积液的特点是蛋白含量超过 3g/100ml 或比重超过 1.016。但在一些长期胸膜腔漏出液患者,胸腔积液中蛋白浓度也会增加,易与渗出液混淆,所以需要检查胸腔积液和血清中蛋白质和乳酸脱氢酶(LDH)水平,才能区分渗出液和漏出液。

（二）细胞病理学诊断

胸腔积液或胸膜中发现癌细胞是确诊恶性胸腔积液的直接证据。细胞学检查是恶性胸腔积液诊断的主要确诊方法。多次穿刺和液体沉淀后涂片阳性率较高，连续性分别取样，据文献报道阳性率可达90%。

当常规胸腔积液细胞学检查无法确诊时，可采取胸膜活检以获取组织学诊断，胸膜活检包括胸膜穿刺活检，胸腔镜检查或开胸胸膜活检。

（三）影像学诊断

1. 胸部 X 线检查 是最基本的检查，可显示胸腔积液量的多少。少量胸腔积液胸部 X 线片仅见肋膈角变钝；积液量增多时显示向外、向上的弧形上缘积液影；大量积液时患侧胸部有致密影，气管和纵隔推向健侧；液气胸时有气液平面。积液量较少时，可发现肺部肿瘤或其他病变。

2. CT 此项检查不但能识别普通 X 线平片所无法显示的极少量或局限性胸腔积液，还可以根据不同密度的胸腔积液 CT 值，判断胸腔积液的性质。而其可以显示肺内病变、胸膜间皮瘤、胸内转移性肿瘤、纵隔和气管旁淋巴结等病变，有助于病因诊断。

3. 超声检查 胸腔积液在 B 超检查上呈液性暗区，能显示液平的宽度、范围、距体表的深度及胸腔积液的内部结构、液体回声的特征、病变的范围以及与邻近组织的关系。超声探测胸腔积液的灵敏度高，定位准确。在超声引导下可以准确地进行胸腔穿刺，进行胸腔或胸膜下肿瘤穿刺活检。

（四）胸腔积液中肿瘤标志物测定

胸腔积液肿瘤标志物可以作为诊断恶性胸腔积液的辅助手段，其中癌胚抗原（CEA）、神经元特异性烯醇化酶（NSE）、鳞癌相关抗原（SCC）在肺癌引起的恶性胸腔积液诊断中应用较多。

五、治 疗

（一）治疗原则

根据患者有无症状，胸腔积液增加速度，原发肿瘤病理类型、全身化疗的疗效，患者的预后，胸穿后胸腔积液增加的时间长短以及患者的一般情况而决定治疗方式。在治疗胸腔积液的同时，应考虑到及时治疗原发肿瘤。临床上一旦确诊为恶性胸腔积液，即应决定采用全身或局部治疗。

（二）全身治疗

小细胞肺癌、恶性淋巴瘤对全身化疗敏感，应首选全身化疗，同时应用生物治疗，中医中药及对症支持治疗，以获得最好的治疗效果。

（三）胸腔内治疗

1. 单纯胸腔穿刺和置管引流 胸腔穿刺排液、胸腔置管引流或胸腔闭式引流，操作简便、症状缓解快,仍为临床常用治疗手段,现多在超声定位下穿刺,对包裹性胸腔积液能提高准确性和疗效。单纯胸腔排液或引流只能暂时缓解症状,绝大多数情况下要配合胸腔内注入化疗药物、硬化剂、生物制剂或中药等,才有可能使胸腔积液得到长期控制。胸腔穿刺引流的总量应根据患者的症状决定,单次引流量一般不宜超过 1000～1500ml。

2. 胸腔内化疗 局部化疗可提高胸腔内化疗药物浓度,减轻全身化疗毒副作用,并能刺激胸膜造成化学性胸膜炎使胸膜粘连,以及在胸腔内直接杀灭肿瘤细胞。常用的胸腔内化疗药物有顺铂、卡铂、氟尿嘧啶、多柔比星、博来霉素、丝裂霉素等,化疗药物与其他治疗手段特别是生物免疫治疗及热疗联合目前是一种趋势,可达到高效低毒的效果。

3. 胸腔内生物免疫治疗 其基本原理是提高机体的免疫功能,直接或间接杀伤肿瘤细胞,又能使胸膜产生化学性炎症,使其粘连、固定、闭塞胸膜腔,减少肿瘤血管通透性。常用的生物制剂有:白介素-2、高聚金葡素、短小棒状杆菌、胞必佳、力尔凡等,生物免疫治疗是当前肿瘤治疗中发展最为迅速,研究最为活跃的领域之一。

4. 胸腔内硬化剂治疗 在胸腔积液引流彻底后,向胸腔内注入硬化剂,使胸膜产生无菌性炎症,促进脏层和壁层胸膜粘连闭锁,从而闭锁胸膜腔,防止胸液发生。目前常用的硬化剂有:滑石粉、四环素、红霉素、博来霉素等。滑石粉是用于胸膜固定术最有效的硬化剂。

（四）放射治疗

放射治疗包括纵隔放疗和胸膜放疗,可采用胸膜外照射和胸腔内照射。放射性核素 ^{192}Au 和 ^{32}P 等可用于胸腔内放射治疗,但由于同位素的衰减、剂量不易掌握和放疗防护等问题,未能在临床普遍开展。

目前放射治疗在恶性胸腔积液治疗中并不占重要地位,但随着影像技术的进步,放疗设备的发展,可以更精确地确定纵隔及胸膜肿瘤转移或侵犯部位及范围,有可能采用高剂量、短疗程、高度聚焦的放疗技术摧毁肿瘤,使恶性胸腔积液得到控制,这也是今后研究方向之一。

（五）热疗

热疗是综合治疗恶性胸腔积液的常用方法之一。热疗可以直接杀伤肿瘤细胞,促进胸膜化学性炎症形成,而且还可以促进某些化疗药物的敏感性。肿瘤具有热敏感性,与正常组织细胞有不同的温度耐受性,正常组织细胞能耐受 45℃高温,而肿瘤组织细胞在 43℃持续 1 小时即可出现不可逆的损伤,胸腔内热化疗能使胸腔内温度达到 42～43℃,可使肿瘤细胞受到不可逆的损伤。目前热化疗胸腔灌注已经成为治疗恶性胸腔积液新的综合治疗模式之一,临床研究表明铂类化疗药物与热疗联合应用治疗恶性胸腔积液效果显著。

（六）手术治疗

对一般情况良好、生存期相对较长的患者,传统外科手术以及胸腔镜手术可以行胸膜切除术、胸膜固定术以及胸腹腔分流术,是控制恶性胸腔积液有效的治疗方法之一。

综上所述,恶性胸腔积液的治疗已发展成为多学科、多模式的综合治疗,有效率不断提高,毒副作用不断减轻。然而恶性胸腔积液的治疗目前尽管取得了一些新进展,但总的治疗效果仍然不佳。目前国内外尚无统一的治疗规范,缺少大规模多中心前瞻性的临床实验研究及更多的循证医学证据。但相信随着对胸腔积液形成机制的进一步认识和更多的新的治疗方法应用于临床,将改善患者生存质量,延长患者生存时间。

(王济东 夏廷毅 王颖杰)

Summary

One of the most common and troubling problems for the cancer patient is the development of a malignant effusion in the thorax. Pleural and pericardial effusions contribute in a large degree to the symptoms and discomfort of general oncology patients, a fact that has led to more aggressive diagnosis and treatment than in the past. All cancer patients with pleural and pericardial effusions, especially when associated with symptoms, deserve a thorough evaluation and an opportunity for prompt therapy. A malignant pleural effusion is the initial manifestation of cancer in 10% to 50% of patients. The clinical presentation of a malignant pleural effusion is almost always related to collapse of lung from the increased pleural fluid and the resulting initial symptom of exertional dyspnea. Later, resting dyspnea and orthopnea develop as the effusion increases in volume. A dry, nonproductive cough, a sense of heaviness in the chest, and occasionally pleuritic chest pain are also experienced. Nevertheless, an occasional patient(< 25%)will appear completely asymptomatic in the face of a large effusion. When the effusion is small and asymptomatic and the tumor is likely to be sensitive to systemic therapy, as with lymphoma, leukemia, breast cancer, ovarian cancer, small-cell lung cancer, or germ cell tumors, the first line of therapy should be systemic chemotherapy or hormonal therapy, preceded by thoracentesis if the patient is symptomatic. When the tumor is relatively hemoresistant or has been shown to be so in the past, as with non-small-cell lung cancer or pancreatic cancer, the choice is for prompt tube thoracostomy followed by intrapleural therapy.

第六节 恶性腹腔积液

恶性腹腔积液是恶性肿瘤晚期常见的一种临床症状,占所有腹水患者的10%~30%,中位生存期为5.7个月。在引起腹腔积液的原因中,妇科肿瘤如卵巢癌占大多数,约30%~54%,其他依次为胃肠道肿瘤、胰腺肿瘤、肝癌、恶性间皮瘤等。其治疗的方法很多,主要目的是缓解腹水引起的症状。临床上常用治疗方法为利尿、腹腔穿刺放液、系统性化疗等,但疗效有限。

一、发病机制

早期研究认为恶性腹腔积液形成原因:①肿瘤侵袭腹膜和肠壁,使血管内皮细胞受损,增加血管通透性,血液中大分子物质渗出;②膈下淋巴管被肿瘤细胞阻塞,增加淋巴液流体静压,使淋巴回流受阻,从而导致水和蛋白吸收减少,潴留于腹腔;③低蛋白血症的血浆胶体渗透压降低,可以加重腹水产生,大量腹水引起循环血量减少,刺激肾素-血管紧张素-醛固酮系统,致水钠潴留。

还有其他因素参与:①腹腔内注入干扰素(IFN)、肿瘤坏死因子(TNF)可减少恶性腹腔积液的形成。②抑制血管内皮生长因子(VEGF)及其受体的表达,可以抑制肿瘤生长、转移以及恶性腹腔积液的形成。③腹腔内注入基质金属蛋白酶(MMP)抑制剂可以起到与抑制血管内皮生长因子相同的作用。

二、治 疗 方 法

(一)利尿剂治疗

利尿剂对恶性腹腔积液一般疗效差,文献报道的有效率仅约44%。其是否有效可能与患者血浆肾素/醛固酮水平有关,血浆肾素/醛固酮高的患者对利尿剂治疗可能有效;反之,则无效的可能性大。

(二)腹腔穿刺放液

腹腔穿刺放液操作简便、症状缓解快,仍为临床基本治疗手段,但多需反复进行。反复大量腹穿放液有引起有效循环血量降低、低钠血症、肾功能障碍和低白蛋白症等并发症的危险。

(三)腹腔静脉分流术

对反复腹穿放液仍不控制症状的患者,可考虑行腹腔静脉分流术,但不适合伴有凝血机制障碍、肝功能衰竭、近期或正合并感染、包裹性腹腔积液、腹膜假性黏液瘤以及血性腹腔积液、腹水蛋白浓度>45g/L的患者,对腹水细胞学阳性或伴有心衰的患者为相对禁忌。对腹腔积液胃肠道来源的患者,因预后极差,也多不主张应用。

(四)腹腔置管引流术

该法极少引起电解质紊乱,无癌细胞转移和凝血机制障碍的危险,且引流管不易阻塞,较为安全、简便、有效,但可并发腹腔感染和症状性低血压。注意事项:①严格无菌操作,防止形成逆行感染。②根据病情放腹水,放液量不宜超过3000ml/次,一次放液过多可导致水、电解质紊乱,血浆蛋白大量丢失,引起严重并发症。③防止空气进入腹腔。④每次腹腔注入化疗药后,督促患者每30分钟更换体位1次,3~4次,使药物与病变部位充分接触,达到治疗作用。

(五)腹腔内化疗

由于注入腹腔的药物通过门静脉吸收入肝代谢,故进入体循环的量少,引起全身的毒副反应也小。腹腔内化疗可抑制或杀灭播散的癌细胞,对已形成的实体瘤,由于受表面纤维组织的影响,药物渗透力弱,治疗效果较差。

(六)腹腔内放射性同位素治疗

文献报道,用放射性同位素腹腔内注射治疗恶性腹腔积液的有效率为41%~54%,对卵巢癌引起的恶性腹腔积液可达85%,治疗后有些患者腹腔积液消退,最长可保持6个月,且毒副反应较小。

（七）热疗

单纯抽液注药癌性腹腔积液的控制率只有 30%～50%，且易反复，若配合热疗可提高腹腔积液控制率。癌组织血管壁往往发育不全，加热时较正常组织更易产生热积聚或血栓形成。癌细胞对热耐受远低于正常细胞，肿瘤细胞致死温度为 42～43℃，而正常细胞则为 45℃。热疗可直接杀死癌细胞，也可通过破坏小血管结构与功能、影响癌细胞 DNA 的合成与修复、抑制细胞蛋白的合成与功能、改变细胞膜的结构与通透性、改变细胞内 pH、诱导细胞凋亡等机制促进细胞死亡。

综上所述，恶性腹腔积液是由各种恶性肿瘤引起的腹腔积液，预后差，平均生存期约 20 周，对大多数患者而言，治疗的主要目的是缓解腹腔积液引起的症状。临床治疗方法很多，各有其优缺点，但总体疗效有限，缺乏大样本和对照研究。近年来，针对恶性腹腔积液发生机制采取的分子靶向治疗可为恶性腹腔积液的治疗带来新的选择。目前推荐联合治疗如腹腔穿刺抽腹腔积液+腹腔内化疗+免疫治疗，但具体治疗方案和疗效还有待于进一步研究和观察。

（邸玉鹏　夏廷毅　王颖杰）

Summary

Malignant ascites or malignant peritoneal effusion accompanies a variety of abdominal and extra-abdominal tumors. Malignant ascites has several symptoms, producing a significant reduction in the patient's quality of life: loss of proteins and electrolyte disorders cause diffuse edema, while the accumulation of abdominal fluid facilitates sepsis. Treatments include a multitude of different procedures with limited efficacy and some degree of risk. Medical therapy, primarily abdominal paracentesis and diuretics, are first choice of treatments in managing malignant ascites. Abdominal paracentesis is widely adopted but it is associated with significant patient discomfort and several risks. Diuretic therapy is effective at the very beginning of the disease but efficacy declines with tumor progression. Intrabdominal chemotherapy, radioisotopes, immunotherapy and targeted therapy are promising medical options but their clinical application isnot yet completely elucidated, and further investigations and trials are necessary. Peritoneal-venous shunts are rarely used due to high rates of early mortality and complications. Laparoscopy and hyperthermic intraperitoneal chemotherapy have been proposed as palliative therapy. To date, none of the different options has been subjected to evidence-based clinical trials and there are no accepted guidelines for the management of malignant ascites.

第二十三章 肿 瘤 急 症

第一节 上腔静脉压迫综合征

上腔静脉综合征(superior vena cava syndrome,SVCS)是指通往右心房的上腔静脉受阻引发的系列症状。

上腔静脉收纳来自头颈、上肢及胸壁的静脉血,管壁薄、内部血流压力相对较低,受压容易变形。上腔静脉完全为引流右侧胸腔以及左胸下部的淋巴结链所环绕,气管周围淋巴结肿大也可压迫上腔静脉的属支奇静脉。导致 SVCS 的占位病变也可累及纵隔内的其他主要结构,如主气管、食管。上腔静脉完全或部分阻塞后可建立一些侧支循环。侧支循环包括奇静脉系统、内乳静脉、胸外侧静脉、脊柱旁静脉、食管旁静脉和皮下静脉。皮下静脉侧支循环可造成颈胸部皮下静脉曲张,是 SVCS 的典型临床体征。SVCS 可能因为上腔静脉的压迫、受侵或血栓引发,其中 30% ~ 50% 的患者发生继发性上腔静脉血栓。

一、病 因

SVCS 的原因以恶性肿瘤为主,占 80% ~ 90%,肺癌常见(52% ~ 81%),其中约 80% 来自右肺,小细胞肺癌是最常见的病理类型,占肺癌合并 SVCS 患者的 38%;其次常见的是鳞癌,约 26%。还见于淋巴瘤(2% ~ 20%),主要为非霍奇金淋巴瘤,霍奇金淋巴瘤虽常累及纵隔,但很少引起 SVCS。其他原因还包括转移性肿瘤(8% ~ 10%),如乳腺癌,以及原发于纵隔的恶性肿瘤如胸腺瘤和生殖细胞肿瘤。

一些良性病变也可引起 SVCS,约占 22%。中央静脉插管或起搏器置入的情况下可能形成血栓并引起 SVCS。

二、临 床 表 现

SVCS 如缓慢发生,侧支循环形成,可表现为亚急性发病;如急性阻塞上腔静脉血流可表现为急性发病。决定病情危急程度的因素有:阻塞的速度、阻塞位置、是否伴有血栓形成、是否建立侧支循环和有无基础疾病。

SVCS 的症状有:呼吸困难是最常见的症状,发生率约为 63%,头、面部肿胀(50%),其他的症状有咳嗽(24%)、上肢肿胀(18%)、胸痛(15%)、吞咽困难(9%),以及声音嘶哑、喘鸣等。特征性的体征有颈部(66%)与胸壁(54%)静脉扩张、面部水肿(46%)以及发绀(19%)等,前屈、俯身或平卧可加重。

三、诊 断

小细胞肺癌和非霍奇金淋巴瘤即使合并 SVCS 也可能治愈,不同原发病需采用不同的治疗手段,因此 SVCS 的准确病理学诊断非常重要。在活检之前进行纵隔放疗,对标本的正确判断有潜在影响。对 SVCS 的诊断应避免进行支气管镜、纵隔镜、胸腔镜或锁骨上淋巴结

活检等诊断性操作,诊断 SVCS 所需的辅助检查有:

（1）胸部 X 线检查:1/3～2/3 的患者可表现为上纵隔肿块或上纵隔增宽,1/3 的患者出现肺门肿块影,1/4 的患者出现胸腔积液,其他的表现还包括:肺部包块。

（2）增强 CT 或增强 MRI:是可疑 SVCS 患者的最准确、最合适的检查,能够明确上腔静脉阻塞的位置、是否合并血栓、纵隔淋巴结情况等。

（3）静脉造影有助于拟行手术的患者。

（4）病理学诊断:收集三次深咳的痰标本进行细胞学分析。如有胸腔积液,可行胸腔穿刺查找胸腔积液中瘤细胞。如果触及可疑的淋巴结,可行针刺或开放活检。以上手段均未获得明确诊断时,可行纤维支气管镜检查,刷检、冲洗与活检标本进行细胞学与组织学分析。CT 引导下的经皮经胸腔细针活检是安全和高效的。少见情况下,当创伤性较小的操作未能明确诊断,根据可疑病变的位置以及外科医师的经验来决定是否进行纵隔镜或胸腔镜检查。

四、治　疗

SVCS 的治疗有放疗、化疗、静脉分流术、抗凝和支持治疗,治疗方案的确定取决于 SVCS 的程度和风险,当存在气道受压、心血管塌陷、严重颅内压升高等致死风险时需要紧急治疗。急性发病的 SVCS 因具有潜在致命风险,有时甚至可以在获得原发病变的组织学诊断之前进行治疗。

（一）放疗

放疗疗效好,70%～90% 的患者可缓解症状,对化疗不太敏感的非小细胞肺癌患者约有 70% 可缓解症状。为迅速缩小肿瘤,可先给予几次高剂量分割治疗,分次 3～4Gy 的治疗与常规分割 2Gy 的治疗相比可更快的缓解症状。

（二）化疗

对化疗敏感的肿瘤,如小细胞肺癌、淋巴瘤、生殖细胞瘤,可迅速缓解症状、体征,可单纯化疗或同步放化疗或序贯放疗。

（三）抗凝、纤溶治疗

对于合并血栓的患者,肝素抗凝治疗可使患者获益。抗凝治疗有引起出血的潜在危险,需要相应实验室检查,控制凝血时间及凝血酶原时间延长 1.5～2 倍以内。如发生出血,可静注鱼精蛋白中和肝素。

对于因静脉置管而发生的 SVCS 患者,必要时可拔除引起 SVCS 的导管,应同时联合使用抗凝剂以避免发生栓塞。在血栓形成早期,链激酶、尿激酶或重组组织型纤溶酶原激活物可溶解血栓,纤溶治疗有效,纤溶治疗必须在症状出现 7 天内开始。尿激酶比链激酶更有效,重组组织型纤溶酶原激活物可作为置管诱发的 SVCS 的溶栓制剂。

（四）介入治疗

植入支架可缓解 95% 的患者的症状,长期开通率约为 90%,但支架植入后给予纤溶治疗死亡率增加。采用球囊技术或插入可张开的金属丝支架进行经皮经腔血管成形术可用于开通 SVC 或维持 SVC 的通畅,经腔血管成形术与支架植入术甚至在耐受最大剂量的放疗后仍可采用。

（五）手术

对由恶性肿瘤导致的 SVCS 患者,手术重建或静脉分流术可选择性应用于传统治疗无效的患者。血管成形装置对于导管诱发的 SVCS 给予溶栓药物可能会收到治疗效果。大多数良性疾病所致的 SVCS 患者不进行外科处理也能长期存活;然而,当病情迅速进展或存在动脉胸骨间甲状腺肿或主动脉瘤时,必要时可行外科治疗减轻梗阻。

（六）支持治疗

可改善 SVCS 患者的临床症状,可在放化疗开始前或同时使用,包括抬高上肢、吸氧、利尿(利尿可短期改善症状,但脱水治疗可能导致血栓形成)。皮质醇的作用尚有争议,对喘鸣或气道受阻的患者无效,对部分患者可改善症状,建议短期使用,存在脑水肿的患者可适当长期使用。

SVCS 的治疗目标是缓解症状,对于恶性肿瘤应尽可能治疗原发肿瘤。SVCS 的治疗应根据原发病的病理类型及分期来确定,其预后与原发疾病密切相关。

小细胞肺癌:同步放化疗在治疗局限期小细胞肺癌中优于单纯化疗。序贯放化疗时,首先进行联合化疗,使肿瘤迅速缩小,可以避免大面积肺组织受到照射。化疗时,应避免经上肢静脉输注,静脉通道可仅用下肢静脉作。

非霍奇金淋巴瘤:淋巴瘤相关的 SVCS 极少达到在病理诊断之前需要治疗的危急程度,应以病理学诊断为基础来选择治疗方案,如有可能,应对患者进行全面的分期之后再行治疗。因为化疗不仅对局部而且对全身都能发挥治疗作用,放疗进行局部强化治疗可使大细胞型淋巴瘤以及纵隔肿块超过 10cm 的患者获益。

对继发于非小细胞肺癌的 SVCS 患者应首选放疗,其症状和体征多可缓解,但总体预后不良。

五、预　后

因非恶性肿瘤导致 SVCS 的患者经常慢性发病,得到正确诊断所需时间一般也较长,其生存期也明显长于恶性肿瘤患者,平均生存期为 9 年,肺癌合并 SVCS 的患者平均生存期仅 5 个月。如果 SVCS 突然进展,或在观察 6～12 个月可能的侧支循环已形成之后仍然存在时,可以对导致 SVCS 的良性疾病实施手术。

Summary

Superior vena cava(SVC) syndrome refers to a constellation of signs and symptoms resulting from partial or complete obstruction of blood flow through the SVC to the right atrium. The obstruction may be caused by compression, invasion, thrombosis, or fibrosis of this vessel. Although SVC syndrome is traditionally considered a medical emergency and continues to be discussed as such, it is also well recognized that SVC syndrome rarely causes immediate, life-threatening complications. Lung cancer is the leading cause of SVC syndrome, followed by non-Hodgkin's lymphomas. Although Hodgkin's lymphoma commonly involves the mediastinum, it rarely causes SVC syndrome. Primary mediastinal malignancies like thymoma and germ cell tumors account for less than 2% of cases of SVC syndrome. Breast cancer is the most common metastatic disease that causes SVC syndrome. Other metastatic cancers include gastrointestinal adenocarcinomas, prostate adenocarcinomas, sarcomas and melanomas. Venous pressure in the SVC rises as a result of obstruction of the SVC. Sudden obstruction of SVC, which is rare, is a true emergency because the rapid elevation of pressure in the SVC causes increased intracranial pressure, resulting in cerebral edema, intracranial thrombosis or bleeding, and death. However, SVC syndrome most often develops insidiously over a few weeks. Common symptoms are head fullness and pressure sensation, cough, dyspnea, chest pain and dysphagia. More significant symptoms include visual disturbances, hoarseness, stupor, seizure, and syncope. Typical signs include venous distention of the neck and chest wall, nonpitting edema of the neck, facial edema, facial plethora, tongue edema, proptosis, retinal vessel dilatation, stridor and upper-extremity edema. The signs and symptoms are exacerbated by lowering the upper body relative to the heart (ie, bending forward, stooping, or lying down). CT scan, especially contrast-enhanced spiral CT scan, is the most useful radiographic study for diagnosing SVC obstruction. The emphasis of management of SVC syndrome has shifted from empiric radiotherapy to methodical diagnostic evaluation because emergent irradiation before biopsy may preclude proper interpretation of the biopsy specimen in 50% of the cases. The exception is that in rare emergent situations of impending airway obstruction or increased intracranial pressure, empiric radiotherapy or intravascular SVC stenting should be employed immediately. Supplemental oxygen, bed rest with upper body elevation and sedation may help to lessen the symptoms by lowering venous pressure and cardiac output. Chemotherapy is the preferred initial treatment of SVC syndrome caused by tumors sensitive to chemotherapy, such as small-cell lung cancer and lymphoma. Although SVC obstruction occurs again in approximately 25% of cases, salvage chemotherapy and/or radiotherapy can achieve prompt resolution of symptoms in most patients.

第二节 脊髓压迫症

脊髓压迫症(spinal cord compression)是指脊椎或椎管内病变引起的脊髓、脊神经根、供应血管受压,造成脊髓水肿、变性、坏死,最终丧失脊髓功能,出现受损平面以下的肢体运动、反射、感觉、括约肌功能以及皮肤营养障碍等,严重影响患者的生活质量。

一、病 因

造成脊髓压迫症的三大病因是椎间盘突出、颈椎病和肿瘤,其中肿瘤引起的脊髓压迫症占1/3以上,其中80%由转移性恶性肿瘤引起,较常见有:肺癌、乳腺癌、淋巴瘤、前列腺癌、多发性骨髓瘤等。恶性肿瘤引起的脊髓压迫症特点是:起病急、病程短、发展快、如得不到及时诊治,常发生不可逆的神经损害。

根据起病速度,可将脊髓压迫症分为三种类型:急性、亚急性和慢性。急性脊髓压迫症是指脊髓在短时间内(3天内)受到急速的压迫引起的一系列病理变化,常见原因有外伤、感染、椎管内出血等。亚急性脊髓压迫症是指数月内起病。原因有肿瘤,硬脊膜下或硬脊膜外脓肿或血肿,或椎间盘突出等。慢性脊髓压迫症病程可长达数月甚至数年,原因有肿瘤、脊柱结核、椎间盘突出、脊髓血管畸形、椎体畸形等。

二、临 床 表 现

因肿瘤的性质、位置、发展速度的不同,临床表现也有所不同。急性脊髓压迫症的常见症状为背痛,疼痛特点为首先出现中央处背痛,随体位改变而加重,疼痛部位与受累脊髓部位相一致。随着疾病发展,可出现运动障碍、感觉障碍、括约肌功能障碍、截瘫。

亚急性及慢性脊髓压迫症的典型临床变现可分为三期:①神经根刺激期,表现为脊神经根及脊膜刺激症状。②脊髓部分受压期,表现为脊髓半切综合征,损伤平面以下同侧肢体上运动神经元瘫痪,深感觉消失,精细触觉障碍,血管舒缩功能障碍,对侧肢体痛温觉消失,双侧触觉保留。③脊髓完全受压期,表现为脊髓完全横贯性损伤。这三期可互相重叠,并非完全独立。

常见的临床表现有与脊髓受压部位一致的较剧烈的疼痛;脊髓压迫部位以下的麻木、无力、感觉异常及自主运动障碍,严重时有截瘫,常伴尿潴留、尿失禁及排便障碍。脊神经后根、脊髓内的各种感觉传导束受损时,出现疼痛感觉过敏、感觉减退或缺失、感觉分离和感觉异常等。偶有感觉传导束性疼痛,呈某一个肢体或半身的弥漫痛或烧灼样针扎样痛。椎体性痛表现为背部肌肉深层钝痛、局部肌肉用力、咳嗽或体位改变时加剧。病变累及前根前角及皮质脊髓束时,产生肌力、肌张力和反射改变,早期出现乏力、精细动作困难、步行易疲劳等,随后出现肌力减退直至完全瘫痪前根和前角的损害以肌无力肌张力低、肌萎缩和肌束颤动以及腱反射消失为主要表现,即所谓下运动神经元性瘫痪。括约肌功能障碍,早期表现为排尿急迫、排尿困难,之后变为尿潴留、顽固性便秘、最终大小便失禁。营养性障碍表现为皮肤干燥,易脱屑变薄,失去弹性皮下组织松弛容易发生压迫性溃疡(压疮)。指(趾)甲失去光泽、增厚和脱落。自主神经功能障碍时出现多汗、无汗血管舒缩和立毛反射异常等改变。

三、诊 断

(一) 定性诊断

髓内急性病变多为脊髓内出血、慢性病常见为肿瘤或囊肿,髓外硬膜内病变多为神经鞘瘤、脊膜瘤;硬膜外病变多为外伤、炎症、转移肿瘤等。

(二) 影像学检查

脊柱 X 线检查可显示骨折、脱位、椎间隙狭窄,约83%的椎体转移表现可在 X 线平片上出现改变,溶骨性破坏为主,少数表现成骨性改变。CT 及 MRI 检查的敏感性及特异性更高。对于已经出现感觉障碍等神经损害的患者,首选 MRI 检查,可显示受损的椎体、附件、软组织肿块、脊髓受压的节段、范围、程度等。

四、治 疗

一旦确诊应立即治疗,原则是尽快去除压迫病因,并辅助以糖皮质激素等急救措施。治疗方法包括:

（一）放疗

可改善症状和神经功能,如能及时治疗,单纯放疗的有效率为50%～80%,辅助以糖皮质激素及甘露醇疗效更佳,疼痛缓解率可达95%,轻瘫缓解率达70%,感觉障碍缓解率达65%,括约肌障碍缓解率达60%,对截瘫缓解率欠佳。

照射野的范围应包括病变及上、下各一个椎体。分割剂量原则上为10cm长脊髓接受的生物照射剂量不应超过45Gy。为迅速缓解症状,部分患者治疗初期可行大分割放疗,初期单次剂量最高可达5Gy,之后降低分次剂量至3Gy,常规分割剂量为1.8～2Gy。对转移癌的脊髓压迫行短程放疗,可缩短治疗时间,疗效与非短程放疗相似,放疗损伤可耐受。

（二）化疗

对一些化疗非常敏感的恶性肿瘤有较好疗效,如神经母细胞瘤、生殖细胞瘤、淋巴瘤等。对化疗中、低度敏感的肿瘤应结合其他治疗手段以取得最佳疗效。

（三）手术

适用于侵犯椎体、脊髓的原因不明肿瘤,在解除压迫的同时可有助于明确诊断,或放疗后复发病例,放疗不敏感的肿瘤,以及椎体破坏压迫脊髓的病例。

对于骨转移瘤引起的病理性骨折、脊柱不稳、应严格把握手术适应证,选择合适的术式,可缓解疼痛,提高生活质量,延长患者生命。手术适应证:①脊柱不稳,X线片示椎体压缩性骨折或中后柱有骨质破坏;CT示骨小梁严重破坏,有压缩性骨折倾向;站立和活动时疼痛加重,而不能行走;②疼痛经放疗后不能缓解,或放疗、化疗后复发;③进行性脊髓功能受损;④原发肿瘤不明或病理诊断不明。手术方式:应根据具体情况而定,若肿瘤主要位于棘突、椎板、椎弓根,压迫来自后方,或连续2个以上椎体受累则选择后方入路为好;若压迫来自前方,则应前方入路。术式的选择应保证减压后获得坚强的内固定,可选择人工椎体、内固定器械加骨水泥等。

经皮骨水泥植入术是近20年内发展起来的一种微创治疗技术,方法是在透视或CT监视下,利用骨穿刺针直接经皮肤穿刺,通过椎弓根到达椎体病灶内,注入骨水泥。其作用包括:①迅速缓解疼痛,即刻疼痛缓解率达75%～94%;②杀伤肿瘤,骨水泥的热效应和毒性作用有助于杀死肿瘤细胞;③稳定和加固椎体、恢复椎体强度和硬度,防止椎体进一步塌陷,甚至可恢复椎体部分高度。对于高龄患者及合并其他脏器疾病不能耐受大型手术的患者有优势。

（四）支持治疗

脊髓压迫症一经确诊应立即早期应用糖皮质激素,可减轻脊髓压迫引起的神经水肿,并增强组织抗缺氧能力。使用激素同时注意预防激素并发症。对于合并高血压、糖尿病、溃疡的老年肿瘤患者,使用地塞米松需权衡利弊,在对症辅助治疗下给予激素。

放疗过程中辅助以激素及脱水治疗可预防、减轻脊髓水肿,改善临床症状,减少放疗损伤,缩短疗程,促进功能恢复。

脊髓压迫症慢性发病时症状不典型,应提高警惕,尽早确诊;搬动时宜小心谨慎,避免造成二次损伤;对于截瘫的患者注意预防肺炎和褥疮的发生;饮食应以高维生素、高蛋白、高纤维饮食为佳。必要时止痛治疗。可选用神经营养代谢药,如B族维生素、维生素E、胞磷胆碱、ATP、辅酶 A 以及神经生长因子等可促进改善脊髓的功能。

五、预　后

脊髓压迫症是后果严重的肿瘤急症,早期诊断、尽快治疗对改善预后、防止截瘫、改善生活质量至关重要。对于易发生骨转移的肺癌、乳腺癌、肾癌、前列腺癌患者应常规检查骨ECT,可疑脊髓压迫症的患者尽快行相关检查,尽快治疗。

Summary

Spinal cord compression occurs in 1% to 5% of cancer patients and should be considered an emergency. Treatment delays may result in irreversible consequences including paralysis. In 95% of cases, spinal cord compression is caused by extradural metastases from tumors involving the vertebral column, most commonly the thoracic spine(70%) as compared to the lumbosacral(20%) and cervical spine(10%). Spinal cord compression occurs more frequently in patients with lung, breast, unknown primary, prostate and renal cell cancer. Back pain is the most common symptom in patients with spinal cord compression. Patients may present with pain localized to the spine or radicular pain due to neural compression. The pain may worsen with movement, recumbency, coughing, sneezing or straining. Pain worsening with recumbency should increase suspicion of epidural metastasis. Once symptoms of autonomic dysfunction, urinary retention and constipation develop, spinal cord compression may result in rapid irreversible paralysis. Paralysis or urinary retention prior to treatment are the most significant factors associated with a poor outcome. Tenderness and pain over the involved vertebral segments are elicited with palpation. An accurate history and physical examination is essential in diagnosing spinal cord compression. The neurologic examination often identifies the suspicious areas allowing for improved accuracy in imaging the appropriate affected areas of the spine. not exclude epidural metastasis. MR tomography of the spine is the best method for evaluating epidural spinal cord compression. Gadolinium enhancement may be utilized when there is suspicion of cord compression due to epidural abscess. Treatment aims of spinal cord compression are to maintain normal neurologic function or to improve neurologic function if symptoms are present, to provide local tumor control, to stabilize the spine and to provide appropriate pain control. Because bone is often affected and bony metastasis cause significant pain, analgesics, especially narcotics should be administered promptly and judiciously. For most patients with spinal cord compression and a radiosensitive malignancy, radiation therapy alone is the initial standard treatment. Chemotherapy may be effective in patients with a chemosensitive malignancy.

第三节　代谢急症

一、肿瘤溶解综合征

急性肿瘤溶解综合征(acute tumor lysis syndrome, ATLS)指的是由于肿瘤治疗过程中肿瘤细胞大量破坏,快速释放细胞内物质,当超过了肾脏的排泄能力时,出现的一系列代谢紊乱性疾病,以高尿酸血症、高血磷、低血钙、高血钾、代谢性酸中毒和急性肾衰竭为主要表现,最初由 Cohen 等于 1980 年首次报道。

（一）病因

ATLS 主要见于对化疗敏感的肿瘤,多发生于强烈化疗时。发生 ATLS 的相关肿瘤包括血液系统恶性肿瘤,如淋巴瘤、特别是 Burkitt 淋巴瘤、急性淋巴母细胞性白血病、急性粒细胞性白血病、慢性淋巴细胞白血病、慢性粒细胞性白血病等;以及非血液系统恶性肿瘤,如小细胞肺癌、晚期乳腺癌、胃肠道腺癌等。由于这些肿瘤常见于儿童,儿童发生 ATLS 更常见。发生 ATLS 的其他少见原因是糖皮质激素治疗、单克隆抗体治疗、大面积放射治疗、恶性肿瘤引起的尿路梗阻等。ATLS 的促发因素很多,但化疗是导致 ATLS 的首要因素。一般 ATLS 发生在化疗后 1~7 天,此时肿瘤细胞溶解达到高峰,当其分解产物超过肾脏的排泄能力和肝脏的代谢能力时,就会发生一系列的代谢异常和电解质紊乱。肾毒性药物如氨基糖苷类或非甾体消炎药可加重肾脏损伤,恶性肿瘤引起的尿路梗阻也可进一步损伤肾脏。

发病机制:①高尿酸血症。细胞溶解释放大量核酸,核酸由嘌呤组成,嘌呤通过黄嘌呤氧化酶代谢为次黄嘌呤、黄嘌呤,最终产物是尿酸,当尿酸在血中浓度显著增高时,就形成高尿酸血症。体内尿酸大部分是以游离尿酸盐形式随尿排出,一般在血 pH 为 7.4 时,尿酸均为可溶性尿酸钠盐。在尿 pH 为 5 时,则成为不溶解的尿酸盐结晶沉积于远端肾小管,导致急性高尿酸血症肾病。严重的高尿酸血症促使大量尿酸在肾小管和集合管内沉淀,发生阻塞,引起急性肾衰竭。表现为少尿、无尿、可迅速发展为氮质血症,如不及时处理可危及生命。②高钾、高磷、低钙。随着肿瘤细胞溶解,细胞内钾大量进入血流;代谢性酸中毒时,细胞外液的 H^+ 进入细胞而细胞内的 K^+ 释出细胞外;尿酸性肾病时,使钾离子排出减少;白血病可影响细胞膜的钠钾传递机制,以上因素的共同作用,最终导致高钾血症。肿瘤细胞溶解还可造成大量无机磷释放入血,合并感染时伴随着组织分解也造成大量的磷入血,形成高磷血症。淋巴母细胞所含的磷酸盐是正常淋巴细胞的 4 倍,解释了淋巴瘤化疗容易产生 ATLS 的重要原因。通常血中钙磷乘积是一个常数,血磷增高同时伴有低钙血症,另外细胞毒药物可干扰维生素 D_3 的羟化作用可影响钙的吸收,使血钙降低。③代谢性酸中毒。肿瘤患者微循环障碍,组织细胞或肿瘤细胞缺氧,会产生大量乳酸蓄积;肿瘤负荷增加,氧消耗增加;肿瘤细胞的溶解,释放出大量的磷酸,同时排泄受阻,造成体内非挥发酸增多;机体内高钾血症,使细胞内的 H^+ 进入血液;化疗引起的消化道反应,如腹泻、呕吐;肿瘤患者血黏稠度高,微循环障碍,组织灌流不畅,而形成低氧血症;肾功能不全时肾小管分泌 H^+ 和合成氨能力下降,HCO_3^- 重吸收减少,以上因素共同作用,最终导致代谢性酸中毒。④急性肾功能不全:是 ATLS 最严重的并发症。细胞溶解后,大量尿酸、黄嘌呤及磷酸盐沉淀于肾小管;某些肿瘤直接对肾脏的损伤;淋巴瘤或白血病细胞浸润引起急性间质性肾病;化疗相关呕吐等造成血容量降低,有效循环血量减少引起肾缺血,从而发生急性肾衰竭,出现少尿或无尿。

危险因素:化疗前就存在某些病理生理方面变化的患者,容易产生 ATLS:①急性白血病初始白细胞计数>50 000/μl。②进展型淋巴瘤伴有大肿块。③乳酸脱氢酶>1000U/μl。④尿酸>6.5mg/dl。⑤尿素增加。⑥肾功能损伤,血肌酐水平升高。⑦脱水。

（二）临床表现

大多在治疗后 1~5 天内发生。症状不特异,如恶心、呕吐、腹痛、抽搐、尿量减少、心律不齐等。

ATLS 的临床表现与代谢异常和电解质紊乱密切相关,症状可个别出现,也可同时出现。高尿酸血症是 ATLS 特征性表现,其症状轻重程度与血尿酸升高水平相关,轻微患者出现恶心、呕吐、嗜睡、尿路结石、痛风性肾病等,当尿酸盐在关节及关节周围组织以结晶形式沉积时,导致急性炎症反应,产生痛风症状。重者可出现贫血、无尿、步态不稳、呼吸深长,甚至呕吐、腹泻、血压下降。

高磷酸盐血症和低钙血症发生时,神经肌肉兴奋性增高,手足抽搐、肌肉痉挛、意识混乱、皮肤瘙痒、眼和关节炎症,血中磷酸与钙结合形成磷酸钙,沉积在肾实质中,导致肾结石的发生,损害肾功能。低钙血症可导致心肌收缩功能障碍。

高钾血症表现为肌肉无力,甚至瘫痪,通常以下肢出现较多,以后沿躯干向上肢延伸,呼吸肌很少受累。与此同时,还可发生心律失常,心电图表现为 T 波高尖,Q—T 间期缩短,严重者可发生心室纤颤或心脏停搏。

代谢性酸中毒时,患者呼吸深快,有时呼气中带有酮味,面唇潮红,软弱无力,腱反射减退、恶心呕吐、心律失常等。

当多种因素最终导致急性肾衰竭时,患者出现少尿或无尿,血清肌酐和尿素氮进行性升高。

（三）诊断

ATLS 常发生在肿瘤治疗后的 4 天内,出现以下情况提示 ATLS:突然尿量减少(<500ml/24h);血尿酸、血磷、尿素升高 25% 以上;血钾≥6 mmol/L;肌酐≥2.4 mg/dl;血钙<6mg/dl;心律失常;心电图改变(T 波抬高或 QRS 加宽)。

（四）治疗和预防

一旦 ATLS 发生,应将患者由普通病房转到重症监护病房,给予持续心电监护,监测患者的生命体征变化。记录 24 小时出入液量,保持出入液量平衡。建立可靠的静脉通道,静脉补液,$5L/m^2$ 持续水化,保持尿量 150～200ml/h,如患者尿少或水化后体重增加,应给予呋塞米利尿,并避免保钾利尿剂,$NaHCO_3$ 碱化尿液,维持尿 pH 7～7.5。监测电解质、肝功能、肾功能、血尿酸、磷酸盐、乳酸脱氢酶、血糖及血细胞计数等。避免使用肾毒性药物,如 X 线的造影剂、氨基糖苷类或非甾体类消炎药。也不使用抑制肾脏排泌尿酸的药物,如丙磺舒、阿司匹林或噻嗪类等。除了上述基本处理外,同时还应对主要的代谢异常和电解质紊乱进行治疗。暂停肿瘤治疗直到代谢状况稳定。

1. 高尿酸血症的治疗　别嘌呤醇是防止尿酸升高的首选药物。体内黄嘌呤氧化酶将别嘌呤醇氧化为异嘌呤醇,该物质可抑制黄嘌呤氧化酶的活性,阻断次黄嘌呤转化为尿酸。别嘌呤醇 10mg/(kg·d),分 2 次口服。肾功能受损时,别嘌呤醇应减量。肌酐清除率>20ml/min,别嘌呤醇用量为 300mg/d,不得与氨苄西林、环孢霉素合用。基因重组尿酸氧化酶(Rasburicase,拉布立酶)可直接降解尿酸,不会造成尿酸前体黄嘌呤的堆积,因此既可以治疗 ATLS,也可用于高危患者的预防性治疗,肝肾功能损害时不需减少用量。

2. 高血钾症的治疗　主要是促进血钾排出:利尿剂如呋塞米 40～80 mg 静注,离子交换树脂。将血钾转移至细胞内:葡萄糖加适量胰岛素,碳酸氢钠 100ml 静注,必要时可 15～30 分钟后重复。伴有明显心电图变化(QRS 波增宽)时:10% 氯化钙 5～10 ml 加入等量的

25% ~ 50% 的葡萄糖酸钙中静注,>2 ~ 5min。

3. 血液透析 上述措施无效,有如下指征时使用:血钾≥6 mmol/L;血尿酸≥0.6 mmol/L(10 mg/dl);血磷酸迅速升高或≥0.02 mmol/L(10 mg/dl);液体负荷过重;严重的低钙血症。

4. 预防 对化疗、放疗十分敏感的患者,特别是具备高危因素的患者,在进行化疗或放疗前,需要采用积极的预防措施,以防 ATLS 的发生。

(1) 预防性水化是最有效的预防措施:每日给予一定量的液体静脉输注,液体量的多少因人而异,输注的液体最好是一半 5% 的葡萄糖注射液,一半给 0.9% 的生理盐水,使每 24 小时尿量维持在 3000 ml 或以上,以利尿酸尽快排出。必要时利尿,可用 20% 甘露醇或呋塞米。早晚测体重各一次,并记录 24 小时出入水量,以保持液体出入量的平衡。

(2) 碱化尿液:可以口服或静脉输注 5% 碳酸氢钠,使尿液 pH 保持在 7 ~ 7.5,以防结晶沉淀。

(3) 预防性使用别嘌呤醇。

(4) 对存在发生 ATLS 的高危因素的患者,每日必须进行相关实验室检查,包括电解质、肝功能、肾功能、血尿酸、磷酸盐、乳酸脱氢酶、血糖及血细胞计数等。

(五) 预后

ATLS 的致死原因有:①急性肾功能不全,一旦发生,病死率极高,常需尽快透析治疗;②高钾血症,可导致严重的心率失常、心跳骤停;③严重感染,ATLS 常伴有骨髓抑制及感染,甚至感染性休克、DIC。

尽管 ATLS 可导致患者死亡,但如诊治及时,则预后良好。ATLS 常提示肿瘤对治疗高度敏感,肿瘤消退迅速,甚至到达完全缓解,疗效较好。

二、高钙血症

血清钙>2.75mmol/L 称为高钙血症,是肿瘤患者常见的代谢急症,有潜在致命危险,发生率为 15 ~ 20/10 万。

(一) 病因

发生高钙血症的肿瘤最常见的是乳腺癌、多发性骨髓瘤、非小细胞肺癌、肾上腺样瘤,其次是头颈部肿瘤、卵巢癌、淋巴瘤、肾癌等。无论是否存在肿瘤骨转移诱发骨破坏,部分肿瘤分泌各种因子可直接引发高血钙。约有 20% 无骨破坏的患者产生高钙血症,称为恶性体液性高血钙,与肿瘤异位分泌,造成钙代谢紊乱有关。

(1) 肿瘤骨转移伴破骨性骨溶解是导致高钙血症最常见原因。骨转移分为溶骨性骨转移和成骨性骨转移。溶骨性骨转移多见,如乳腺癌、肺癌。溶骨的原因为瘤细胞产生的蛋白分解酶导致骨基质溶解、破坏,以及瘤细胞释放某些破骨细胞刺激因子,使破骨细胞增生,导致溶骨。

(2) 原发性甲状旁腺机能亢进。

(3) 肿瘤细胞分泌的各种循环因子也是发病的重要因素。①甲状旁腺激素(parathormone, PTH)和甲状旁腺激素相关蛋白(parathyroid hormone-related protein, PTHrp):甲状旁腺癌能产生较多 PTH，其他恶性肿瘤很少能产生 PTH，而 PTHrp 才是介导肿瘤相关高钙血症的最常见因子。在生理条件下，PTHrp 具有与 PTH 受体结合的能力，是一种旁分泌因子，经由体循环发生作用。当肿瘤细胞超量产生 PTHrp 时，该激素可通过体循环全身起效，从而刺激小肠内钙摄取，肾小管钙重吸收和骨代谢。约有 80% 实体瘤高血钙患者 PTHrp 增高。②维生素 D_3：研究发现，肿瘤细胞中 1-a 羟化酶活性增加，导致多发性骨髓瘤和淋巴瘤患者体内 1,25-(OH)$_2$ 维生素 D_3 的水平升高，加速了 25-(OH) 向 1,25-(OH)$_2$ 维生素 D_3 的转化，激活破骨细胞作用，从而形成高钙血症。霍奇金淋巴瘤、非霍奇金淋巴瘤、多发性骨髓瘤患者体内 1,25-(OH)$_2$ 维生素 D_3 水平升高。③前列腺素 E：前列腺素 E 对癌症相关的骨质溶解起到局部作用，在恶性肿瘤所致的高钙血症中作用有限。

（4）细胞因子：很多肿瘤细胞以自分泌的方式分泌转化生长因子，这些因子可以刺激表皮生长因子（EGF）受体，增强骨质吸收。还有一些生长因子如白细胞介素-1、白细胞介素-6 和肿瘤坏死因子（TNF）在肿瘤细胞附近发挥作用，使巨噬细胞转化成为破骨细胞，从而产生溶解性骨损伤。

（二）临床表现

高钙血症的临床表现包括原发病和高钙血症本身所引起的症状体征，表现多样化，其早期表现比较隐匿，一般症状主要是疲劳、肌无力、食欲减退、模糊性腹痛、口渴、体重下降等，容易与肿瘤的一般临床表现所混淆。随着病情发展，逐渐出现恶心、呕吐、便秘、多尿、肾结石、肾功能不全等。血钙轻度升高患者会出现认知障碍和焦虑，中度升高时表现为幻觉和精神病，严重升高时会出现昏睡甚至昏迷。心血管系统表现为心动过缓、Q—T 间期缩短、T 波增宽，血压可能升高。

（1）早期：多尿、口渴、脱水、体重下降、恶心、呕吐、便秘、腹痛、全身虚弱无力、皮肤痒等，查体可发现肌张力下降、腱反射减低，纠正钙值 2.9 ~ 3.0mmol/L。

（2）危象：呕吐、腹痛、严重脱水、少尿、肾衰、嗜睡、心律不齐，心电图示 Q—T 间期缩短，纠正钙值 3.5mmol/L。

（3）昏迷、心跳停止，纠正钙值 3.75 ~ 4.5mmol/L。

（三）诊断

（1）高钙血症的临床表现与离子钙有关，与结合钙无关，过量产生的蛋白与血清钙异常结合会出现总钙水平急剧上升，血清蛋白浓度会影响血清总钙水平的测定，应采用以下校正公式：校正钙（mg/dl）= 总钙（mg/dl）+0.8×[4−白蛋白（g/dl）]。

（2）实验室检查除高钙血症外，还伴有低钾血症、血磷降低、碱性磷酸酶升高、PTH 水平低下。

（3）心电图示 Q—T 间期缩短、T 波低平或倒置，严重者出现传导阻滞。

（4）X 线检查可见结石、骨质改变。

（5）结合血容量状态、肾功能检查，排除其他导致高血钙的因素。

（四）治疗

高钙血症的治疗包括原发肿瘤的治疗和高钙血症本身的处理。肿瘤引起的高钙血症，最根本的治疗是治愈肿瘤。高钙血症的处理包括：

1. 减少钙剂的摄入 给予低钙饮食;停止使用抑制肾脏钙分泌的药物,如噻嗪类利尿药;停止使用降低肾灌注的药物,如非甾体类抗炎药、血管紧张素酶抑制剂、血管紧张素Ⅱ受体阻断剂;停止补充性摄入维生素 D、维生素 A 和其他视黄醛衍生物,如多种维生素制剂。

2. 水化、利尿 静脉滴注大量生理盐水,引起容量扩张。其作用机制是抑制肾小管对钠的重吸收,在近曲小管对钙的重吸收是依赖于对钠的重吸收所形成的浓度差,从而促进尿钙的排出。考虑到大量生理盐水可能导致右心衰竭和肺水肿,输入一定量液体后可静脉注射呋塞米 20～100mg,每 2～6 小时一次。

3. 抑制骨吸收 双磷酸盐的作用机制是干预破骨细胞代谢活性而抑制骨钙释放,降低血钙水平。该类药物因其毒副反应较轻,疗效好而成为治疗高钙血症的常用药物,常见的药物有氯磷酸钠、帕米磷酸二钠、伊班膦酸钠、唑来磷酸。帕米磷酸二钠单次剂量治疗后70% 的患者血钙恢复正常、作用可维持 2～4 周;唑来磷酸单次剂量治疗后88% 的患者血钙恢复正常,对血钙的控制时间延长到 1～1.5 个月。

4. 硝酸镓 通过抑制破骨细胞皱褶细胞膜上的 ATP 酶依赖性质子泵,抑制破骨细胞吸收。

5. 降钙素 它通过抑制骨吸收同时增加尿钙的排除,来降低血钙水平。该药起效快,弥补了其他治疗药物起效慢的不足,是诊断后立即给药的理想选择。

6. 皮质激素 主要用于对激素敏感的恶性肿瘤如骨髓瘤、淋巴瘤、白血病和非常规乳腺癌等。其作用机制是抑制破骨细胞介导的骨质吸收,同时减少胃肠道钙的吸收。

Summary

Tumor lysis syndrome (TLS) is the main acute cause of death in these patients with arrhythmia secondary to the severe electrolyte abnormalities in TLS. Acute TLS is caused by the death of a large number of neoplastic cells and is a complication of cancer therapy. Hyperkalemia and renal failure are usually responsible for deaths in TLS. Early recognition of metabolic abnormalities and prompt treatment can avoid fatal outcomes. TLS was first described in Burkitt lymphoma patients who died suddenly after chemotherapy. TLS usually occurs less than 72 hours after chemotherapy in patients with leukemia and lymphoma, but new therapeutic regimens/methods may alter the time frame of onset of TLS. More effective new treatments have caused TLS in patients with chronic lymphocytic leukemia which is an indolent and chronic disease. TLS also has been reported in nonhematological malignancies, including small-cell carcinomas, non-small-cell lung cancer, breast cancer, and ovarian cancer. The symptomatology is nonspecific. Common symptoms include nausea, vomiting, cloudy urine, weakness, fatigue and arthralgia. Other signs and symptoms related to metabolic and electrolyte abnormalities include neuromuscular irritability, seizures, muscle weakness, and arrhythmias. Factors that contribute to the development of TLS include the type of malignancy, responsiveness of the malignancy to therapy, rapidity of cell turnover, and tumor burden. The metabolic abnormalities associated with TLS are due to the massive release of the cell contents and degradation products of dead tumor cells in the bloodstream. These abnormalities include hyperuricemia, azotemia, hyperkalemia, hyperphosphatemia and secondary hypocalcemia, and metabolic acidosis(out of proportion to the degree of renal insufficiency). The diagnosis of TLS requires a high level of suspicion because there are few or no signs or symptoms in the early stages. Routine uric acid and electrolyte screening (including calcium and phosphorus) is indicated in patients with high tumor bulk or hematologic malignancies. TLS can occur spontaneously, but most commonly it occurs after chemotherapy (including steroid use alone in some very sensitive lymphomas), immunotherapy, and radiation therapy. The patient with severe TLS should be under intensive care to continuously monitor hemodynamic and electrocardiographic parameters. Allopurinol may be increased up to 900 mg/d. Increased rate of intravenous fluid hydration may be coupled with promotion of diuresis with loop diuretics Hyperkalemia should be treated with insulin plus dextrose, calcium, and bicarbonate infusions along with oral potassium ion-exchange resins (Kayexalate). Prompt dialysis should be instituted with continued careful monitoring until biochemical abnormalities resolve.

第四节 外科急症

肿瘤急症中有一些情况需要外科予以解决,如呼吸困难、出血、空腔脏器穿孔、肿瘤引起的继发感染、某些重要器官受累需要急诊手术处理。喉癌、甲状腺癌、颈部淋巴结转移癌、淋巴瘤等压迫气管时出现呼吸困难,需要行气管切开以解除压迫。直肠、子宫、宫颈肿瘤出血,可选择性行髂血管动脉结扎术,或同时行介入下化疗。肿瘤累及中枢神经引发急性瘫痪、昏迷时可行颅内减压、椎板减压术以维持患者生命。

一、胃肠道穿孔

胃肠道穿孔以胃、十二指肠穿孔常见,也可发生结肠穿孔,胃肠恶性肿瘤如侵犯胃壁、肠壁,浸润溃疡面积较大时,更易发生穿孔,穿孔可因肿瘤侵犯造成,或放化疗后肿瘤消退造成,如胃肠道淋巴瘤在放化疗后引起的小肠穿孔。结肠癌穿孔是结肠癌第 2 常见并发症,仅次于结肠癌性梗阻。结肠癌穿孔发生率约为 6% ,可发生于任何部位,以左半结肠最高,横结肠肝曲及脾曲最低。

(一)临床表现

急性穿孔前可表现为胃痛、腹痛加重。典型急性穿孔表现为骤发性剧烈腹痛,呈持续性刀割样或阵发性加剧,疼痛很快波及全腹,伴有面色苍白,四肢冰凉,冷汗,脉快等休克症状,可伴恶心、呕吐、腹胀,以及发热,心跳加快,血压下降,白细胞增高等全身感染中毒症状。

查体:腹式呼吸消失或减弱,全腹压痛、反跳痛、腹肌紧张,肝浊音界不清楚或消失,移动性浊音可阳性。肠鸣音减弱或消失。

结肠穿孔分为三种情况:①急性结肠癌穿孔,即游离穿孔,常因远端结肠癌梗阻,致近端扩张而穿孔,造成严重的粪性腹膜炎;②亚急性结肠癌穿孔,漏出粪便形成脓肿或炎性肿块,此种情况最常见;③慢性结肠癌穿孔,结肠癌与邻近器官粘连,致慢性穿孔及各种结肠瘘。

(二)诊断

1. 腹部 X 线平片　一般采用立位,可发现膈下游离气体。

2. 诊断性腹腔穿刺　必要时采用,可抽出含胃内容物的消化液。

3. 血常规 白细胞及中性粒细胞上升异常等。

鉴别诊断:气腹并不一定由胃肠道穿孔所致,也可见于腹部手术后、子宫及附件破裂、产气细菌腹内感染等,并需要与解剖变异的结肠相鉴别。

(三) 治疗

穿孔后手术难以达到根治肿瘤的目的,可行姑息性手术,或修补、引流术。穿孔后胃肠液流入腹腔,引起化学性、细菌性腹膜炎,进一步可引起中毒性休克,可危及生命。

1. 非手术治疗 如空腹穿孔,渗漏液较少时,由于没有食物、粪便等渗漏物,腹腔污染较轻,炎体趋于局限,没有中毒症状或休克症状,或全身条件差,难以耐受手术者,可选择非手术治疗。包括:①半卧位、禁食水、持续胃肠减压;②建立静脉通道,维持水、电解质和酸碱平衡,加强营养支持;③静脉应用抑酸剂;④应用广谱抗生素;⑤严密观察病情变化。一般经3~5天的保守治疗后体征缓解可考虑病变控制,如12小时内发生腹痛加重、生命体征、腹部体征恶化、发热等,进行腹部超声或CT检测提示腹腔内积液增加,考虑穿孔未控制、腹膜炎加重或恶化时,应及时进行手术。

2. 手术治疗 胃癌穿孔特别像饱餐后的穿孔,常合并有弥漫性腹膜炎,需在6~12小时内进行急诊手术。①穿孔修补术:最常见的手术方法,可在术中探明病灶部位、范围、清理腹腔污染。适用于一般状态差,腹腔渗漏物较多,腹膜炎较重,合并感染的患者;伴重要脏器严重疾病的患者;穿孔时间超过8~12小时的患者。可行I期造口,腹腔引流,II期肿瘤切除吻合术为宜。②根治性手术:适用于患者一般情况好,穿孔在8~12小时内,腹腔内感染和胃十二指肠水肿较轻,无重要脏器并存疾病者。在3~4小时以内经短时间的术前积极准备,应争取行肿瘤和穿孔灶的切除。主要术式有胃大部切除术,穿孔修补加壁迷走神经切断术等。

结肠癌穿孔脓肿形成的处理:右半结肠和近端横结肠穿孔所致的脓肿行I期肿瘤切除吻合是可行的,远端横结肠和左半结肠穿孔所致的脓肿应首选Hartman手术,若患者中毒症状重,以先引流脓肿然后II期肿瘤切除吻合为宜。结肠癌穿孔中内瘘一般无急性临床过程,一般不必急症手术,可在充分的术前准备情况下择期手术,争取I期根治术或肿瘤切除术。

二、鼻咽大出血

鼻咽部的血流供应丰富,来自颈内、颈外两个动脉系统的分支血管较粗大,并有丰富的吻合支,出血时血量大,易发生失血性休克和误吸引起呼吸道阻塞,危及生命。

(一) 病因

(1) 肿瘤侵犯血管。

(2) 治疗中或治疗后鼻咽、鼻腔充血,小血管破裂。

(3) 肿瘤坏死脱落。

(4) 治疗后鼻咽黏膜坏死、溃疡。

(5) 鼻咽活检后黏膜撕裂。

(二) 临床表现

鼻咽大出血表现为鼻腔、鼻咽大量涌血或活动性出血。出血前可无先兆,突然从鼻腔或口腔流血。出血量较少时,一般无全身症状。出血量>500ml 时,则有面色苍白、手足湿冷、烦躁、精神紧张、心率加快等早期休克表现。出血量>1000ml 时,则出现神志淡漠、反应迟钝、口唇肢端发绀、冷汗淋漓、血压下降、尿少等症状。临床上根据出血量多少及时间缓急分为反复少量出血和急性致死性大出血,后者虽不常见,一旦发生,病情凶险,病死率很高。

（三）诊断

（1）急查血常规和血型,评价出血量。

（2）同时检查出凝血时间。

（3）鼻咽 CT、MRI:判断肿瘤部位及范围,帮助判断出血部位。

（4）鼻咽镜检查:出血早期检查鼻咽、鼻腔时,常可发现出血部位。当出血量大时,由于血块的影响,出血点难以发现。

（四）治疗

治疗原则:对于鼻咽大出血的患者,应先对症治疗,紧急止血,病情稳定后进行抗肿瘤治疗。同时注意镇静及心理护理,消除患者恐惧、焦虑的情绪。

治疗方法:

（1）保持呼吸道通畅,患者可取坐位、半坐位或患侧卧位。

（2）建立静脉通道,维持生命体征稳定;若出现休克,应积极抗休克治疗。建立静脉通道、补液、维持血压。

（3）镇静治疗,使患者安静配合治疗,一般应用巴比妥类药物,对老年患者可使用苯海拉明或异丙嗪。

（4）判断出血量,急查血常规、血型、凝血功能等。可视出血量考虑给予输血。

（5）按压、止血剂局部应用:指压止血是最常用的临时急救方法,要点是用手指紧捏鼻翼,压迫鼻中前下区,期间保持头部直立。局部应用止血药物适用于较轻的出血,一般以 1% 麻黄碱,或加用 0.1% 肾上腺素的纱条或棉球堵塞鼻腔局部压迫止血。当鼻咽或鼻腔大量出血时,则应给予鼻咽和鼻腔填塞。若患者就诊时已停止出血,不应急于取出凝血块或堵塞物,应观察24 小时,并做好准备以防随时可能出现的大出血,同时给予必要的抗炎、止血处理。

（6）鼻腔填塞:填塞法常为鼻咽癌出血的首选治疗,分为前鼻腔填塞和后鼻腔填塞,用于出血较剧、渗血面积大或出血部位不明者。根据出血部位的不同及有无放疗并发症可行鼻腔填塞,鼻咽填塞或鼻腔+鼻咽填塞治疗。填塞前后能明确出血部位可提高止血效果。填塞时间不宜超过3～5 天。对于鼻咽癌放疗后的患者,往往存在不同程度鼻粘连及张口困难,鼻咽部血管脆性增高,给填塞操作带来困难,还会在填塞时诱发新的出血。

（7）鼻内镜下止血:鼻内镜手术可准确的判断出血的部位和局部情况,在直视下行填塞、激光、微波、电凝等技术进行止血,其优势在于:止血迅速、准确、效果好,损伤、痛苦小,缺点在于常常需要麻醉下进行。

（8）血管结扎:鼻咽癌大出血,经上述方法止血仍未控制的患者可考虑行同侧颈外动脉结扎术。因结扎后侧支循环建立迅速,颈内动脉的血液向鼻的颈外动脉网络供血,止血效果有时不能得到巩固,故主张结扎颈内外动脉的分支血管,常可达到止血效果。

（9）选择性血管栓塞:使用于鼻腔填塞后仍无法控制的严重出血。即使在首次栓塞止血不成功的情况下,重复栓塞亦简便易行,与结扎相应动脉相比不良反应小。血管栓塞法主要并发症为失明、面瘫、脑梗死、神经系统损害。

（10）放射治疗：如果是肿瘤引起的出血，经上述治疗后仍有活动性出血，在患者生命体征平稳的情况下可考虑给予放射治疗。填塞法治疗后仍有活动性出血，可执行鼻咽癌止血照射，分次剂量 2.5～3.0Gy，3～5 天可止血。

（11）在局部止血的同时，给予全身止血治疗：肌注或静脉滴注止血药物，如血凝酶、酚磺乙胺、氨基己酸等，维生素 K 对凝血酶原降低者有效，卡巴克洛（安络血）5～10mg，肌内注射，对毛细血管出血有效。

三、肠　梗　阻

肠内容物不能正常通过肠道称为肠梗阻，约 3% 的肿瘤合并有不同程度的肠梗阻，常见于晚期卵巢癌、淋巴瘤、结直肠肿瘤等。其中结直肠癌引起的肠梗阻最为常见，晚期结直肠癌由于肿瘤的膨胀性生长，常伴有急、慢性肠梗阻，在临床上常常需要外科手术干预。

（一）病因

1. 机械性肠梗阻　①肠腔内肿瘤，原发肿瘤增殖引起膨胀性生长导致肠腔阻塞，受累肠壁呈环形狭窄，肿瘤破溃造成局部组织炎症水肿可加重原有狭窄。梗阻还可引起近端肠管扩张，造成继发临床症状。②肠腔外占位病变，肠系膜、网膜转移或肿大的淋巴结可以压迫受累肠管造成肠腔梗阻。少数结肠癌因系膜淋巴结肿大导致结肠系膜挛缩、肠管呈团折叠等压迫肠腔导致梗阻。③肠套叠，常见于回盲部肿瘤，表现为梗阻性包块。

2. 动力性肠梗阻　由于神经反射或毒素刺激引起的肠管蠕动功能失调或肠管痉挛，使肠内容物不能顺利通过。常见于急性弥漫性腹膜炎、腹部术后、腹膜后淋巴结转移或感染引起的麻痹性肠梗阻。

3. 血运性肠梗阻　见于肠系膜血管栓塞或瘤栓形成，影响肠管血运造成的麻痹性肠梗阻。

（二）临床表现

结肠梗阻常起病较缓慢，部分患者因合并习惯性便秘而未引起重视。在急性肠梗阻之前，常有较长的慢性腹胀病史，当肠管完全梗阻时，病情进展快，迅速恶化，甚至危及生命。

1. 腹痛、腹胀　腹痛、腹胀是发生急性结肠梗阻的初期常见表现。腹部胀痛，急性腹胀与肿瘤的部位密切相关。

2. 恶心、呕吐　肠梗阻早期，呕吐呈反射性，呕吐物为食物或胃液，之后呕吐情况与梗阻部位相关。梗阻部位越高，呕吐出现越早越频繁。呕吐物为血性时，提示肠管血运障碍，麻痹性肠梗阻时，呕吐多为溢出性。

3. 停止排气、排便　完全性肠梗阻时停止排便、排气。梗阻早期，尤其是高位肠梗阻，梗阻以下肠内残存的粪便、气体可排出。绞窄性肠梗阻的患者，可排出血性黏液样粪便。

4. 梗阻后期出现腹膜炎、甚至休克　梗阻后期肠管扩张后肠壁增厚，渗出增加，甚至出现肠穿孔、感染性腹膜炎、感染性休克等严重并发症。

（三）诊断

辅助检查：

（1）腹部 X 线平片,立位腹平片确诊率为 97% ,肠梗阻发生 4 ~ 6 个小时可显示出肠内气体,发现阶梯状液平面提示肠梗阻。注意钡灌肠检查有可能使不完全梗阻转变为完全梗阻,在急性结肠梗阻时有导致肠穿孔的危险,应当结合临床慎重选择。

（2）腹部 CT 表现为梗阻近端结肠扩张明显,远端肠管空虚萎陷。肠管周围及腹腔内出现较多渗出液时多提示肠绞窄的可能。

（3）超声现急性绞窄性肠梗阻形成的腹腔大量渗液对判断肠梗阻的发生发展有十分重要的意义。

（4）化验检查:白细胞计数、血红蛋白增高,尿比重增高。血气分析和血离子、肾功能检验可提示酸碱失衡、电解质紊乱、肾功能的情况。呕吐物、粪便潜血阳性提示肠管血运障碍。

腹部阵发性绞痛、呕吐、腹胀、停止排便、排气、肠型、肠鸣音亢进、气过水声是诊断肠梗阻的依据。详细地询问病史发展过程,系统地体格检查极为重要。诊断上要与急性坏死性胰腺炎、输尿管结石、卵巢囊肿蒂扭转等相鉴别。

诊断中必须明确以下几个问题:肠梗阻的诊断除判断是否存在肠梗阻,还应注意鉴别机械性肠梗阻和麻痹性肠梗阻、单纯性肠梗阻和绞窄性肠梗阻、部分肠梗阻和完全肠梗阻,判断梗阻的部位在小肠还是结肠,明确肠梗阻发生的原因。肿瘤导致的肠梗阻还应评价肿瘤侵犯范围、尽量明确肿瘤分期,以指导进一步治疗。

（四）治疗

终末期肿瘤患者在肠梗阻发生后导致多种临床表现。对于结肠癌伴肠梗阻的患者应着重改善恶心、呕吐、腹胀、腹痛等症状。

1. 基础治疗　禁食水、胃肠减压、纠正水、电解质紊乱和酸碱失衡。尤其是对于呕吐频繁的患者应注意补钾。记录日出入液量,补液量和种类要根据呕吐情况、血离子、尿排出量和比重等进行调整。单纯性肠梗阻、肠梗阻早期较容易纠正以上生理紊乱,梗阻晚期和绞窄性肠梗阻的患者,有时需要输血以补偿内失血的损失。

2. 内科治疗　生长抑素类似物（奥曲肽）对于呕吐量大的患者可明显减轻呕吐症状。胃肠外给予甲氧氯普胺适用于以功能性梗阻为主的患者,不应用于完全的机械性梗阻患者。对于梗阻晚期和绞窄性肠梗阻以及手术治疗的患者,应注意防治感染和脓毒血症,合理应用抗生素。镇静剂、解痉剂、止痛治疗应遵循急腹症治疗原则,明确诊断后肿瘤的止痛治疗应遵循 WHO 止痛指南进行。

3. 自膨胀金属支架　可以在影像学手段的帮助下进行,可在 48 个小时内缓解肠梗阻,减少结肠内容物,减缓肠管的缺血情况,也为进一步手术治疗创造条件。

4. 手术治疗　恶性肿瘤发生急性梗阻自行缓解的可能性不大,一旦出现急性完全性梗阻易发生肠穿孔、感染性休克,因此对于肿瘤急性梗阻患者的手术治疗应采取比较积极的态度。有时尽管肿瘤可能较晚,但是为了缓解梗阻可能带来的危及生命的严重情况,及时采取外科手术是必需的。

手术适应证:阵发性腹痛发作频繁,或已转为持续性胀痛者,经 24 ~ 48 小时保守治疗无好转,出现腹膜刺激症状、生命体征恶化,直肠指检染血或有血便者。

（1）Ⅰ期治愈:适用于一般情况好,肿瘤无明显远处转移,原发灶能够根治性切除,无明显Ⅰ期肠吻合不利因素的患者。

（2）Ⅱ期治愈:对于一般情况尚好,原发肿瘤尚能够根治,但存在Ⅰ期肠吻合不利因素的患者。应力争在 I 期手术中切除肿瘤，II 期手术恢复肠道连续性。

（3）减少肿瘤负荷：对于原发肿瘤尚能切除，但因存在远处转移无法根治时，应力争切除原发病灶，酌情行肠吻合或肠造口术，可以明显改善患者术后生活质量，有利于术后的辅助治疗。

（4）缓解症状：对于肿瘤晚期患者，确无条件切除原发肿瘤，应酌情行分流术（结肠侧侧吻合）或肠造口术。如患者一般状态差，可行肠外置术，力求以最简单、安全的术式达到减症的目的。

（五）预后

急性梗阻性结肠癌患者的预后明显差于同病期患者，一方面是由于急性梗阻性结肠癌有较高的手术死亡率，另一方面认为急性梗阻性结肠癌多已经侵犯肠壁全层，近端肠管的强烈逆蠕动可造成肠穿孔，引起肿瘤细胞扩散转移加速。在排除围手术期死亡病例后，普通结直肠癌患者 5 年生存率为 60%，而合并肠梗阻的患者仅为 20%～30%。

四、消化道出血

消化道出血是常见的肿瘤急症，屈氏韧带（Trietz）以上的消化道出血称为上消化道出血，包括胃、十二指肠、胰腺、胆道的出血，屈氏韧带以下的出血称为下消化道出血，包括空肠、回肠、盲肠、结肠、直肠、肛门等处的出血。恶性肿瘤引起的消化道出血中，上消化道出血多于下消化道出血，前者仅次于消化道溃疡、门静脉高压、胃黏膜病变，居发病率第四位。胃癌、胃淋巴瘤最为多见，其次为胃平滑肌肉瘤、食管癌、胰胆系统肿瘤等。

（一）病因

上消化道出血多因食管肿瘤、胃癌、胃淋巴瘤、胃平滑肌肉瘤及肠道肿瘤等组织缺血坏死，表面糜烂、溃疡侵蚀血管致破裂出血。胆管癌可使胆管上皮充血水肿、坏死而致胆道出血。肝癌出现上消化道出血的机制有：①门静脉高压、食管胃底静脉曲张破裂出血，出血速度快、量大，临床上患者常迅速出现失血性休克表现；②门静脉高压性胃黏膜病变，黏膜水肿、缺氧、代谢障碍，黏膜屏障能力受损，对损伤因子敏感性增加，同时动静脉短路开放，血液经动静脉短路直接流入静脉系统，黏膜血供减少，此种出血较食管胃底静脉曲张破裂出血缓慢，出血量多少不等，如出血量较小，可仅有黑便，出血量大时，可表现为呕血，甚至失血性休克；③凝血功能障碍，晚期肝癌患者，因癌细胞的广泛浸润和所合并的肝硬化，导致凝血因子合成减少，凝血功能障碍，加之胃肠道淤血，可有少量的渗血或广泛的出血，难以自行止血，引起黑便、呕血，或失血性休克，且止血治疗疗效欠佳；④肝癌合并胃十二指肠转移，转移性肿瘤表面破溃坏死，血管破裂，导致出血。

上消化道出血会引起全身各脏器的损伤，可因冠状动脉供血不足出现心功能不全；大量失血可引起毛细血管通透性增加，引起循环障碍导致休克肺；失血使肝门静脉血流量减少，肝脏缺血而使肝坏死。血流量不足，血压下降，肾血流量减少出现无尿，进而引起肾小管坏死。出现休克后会给机体带来更为复杂的变化。下消化道出血多见于空肠、回肠、盲肠、结肠、直肠、肛门等的肿瘤病变破裂出血。

（二）临床表现

消化道出血的临床表现取决于出血病变的性质、部位、失血量与速度、年龄、心肾功能等情况。

1. 呕血、黑便 急性大量出血多数表现为呕血；慢性小量出血则以粪便潜血阳性为表现；上消化道出血表现为呕血，如出血后血液在胃内潴留时间较久，因经胃酸作用变成酸性血红蛋白而呈咖啡色。如出血速度快而出血量又多，呕血的颜色是鲜红色。黑便或柏油样粪便表示出血部位在上消化道，但如十二指肠部位病变的出血速度过快时，在肠道停留时间短，粪便颜色会变成紫红色。右半结肠出血时，粪便颜色为鲜红色。在小肠及右半结肠病变引起小量渗血时，也可有黑便。

2. 休克 大量出血可导致急性周围循环衰竭，可出现头昏、心悸、恶心、口渴、黑蒙或晕厥；皮肤由于血管收缩和血液灌注不足而呈灰白、湿冷；按压甲床后呈现苍白，且经久不见恢复。静脉充盈差，体表静脉往往瘪陷。患者感到疲乏无力，进一步可出现精神委靡、烦躁不安，甚至反应迟钝、意识模糊。老年人器官储备功能低下，出血量不大时也引起多器官功能衰竭，增加了死亡危险因素。

3. 氮质血症 大量出血后，血液蛋白的分解产物在肠道被吸收，以致血中氮质升高可造成肠源性氮质血症。由于失血性周围循环衰竭造成肾血流暂时性减少，肾小球滤过率和肾排泄功能降低，以致氮质储留可引起肾前性氮质血症，在纠正低血压、休克后，血中尿素氮可迅速降至正常。肾性氮质血症是由于严重而持久的休克造成肾小管坏死（急性肾衰竭），或失血加重了原有肾病的肾脏损害，表现为尿少或无尿。

4. 发热 血容量减少、贫血、周围循环衰竭、血分解蛋白的吸收等因素导致体温调节中枢的功能障碍，大量出血后，多数患者在 24 小时内常出现低热。

（三）诊断

1. 消化道出血的识别 呕血、黑便常常提示消化道出血，但应与鼻出血、拔牙或扁桃体切除而咽下血液所致者加以区别，也需与肺结核、支气管扩张、支气管肺癌、二尖瓣狭窄所致咯血相区别。口服血制品、铋剂和某些中药也可引起粪便发黑，应注意鉴别。

2. 出血量的估计 出血量 5ml 以上，大便颜色不变，但隐血试验就可以为阳性；出血量 50~75ml 甚至以上可出现黑便，出血量 500ml 以上可呕血伴柏油样便。胃内积血量达到 250~300ml 可出现呕血。出血量少于 400ml 时循环血量 1 小时内即得改善，故可无自觉症状；急性出血在 400ml 以上：出现头晕、心慌、冷汗、乏力、口干等症状；出血在 1200ml 以上可有晕厥、四肢冰凉、尿少、烦躁不安等；急性出血达 2000ml 以上，除晕厥外，尚有气短、无尿症状。血红蛋白测定、红细胞计数、血细胞压积可以帮助估计失血的程度，出血 3~4 小时后才会出现血红蛋白下降，平均在出血后 32 小时，血红蛋白可被稀释到最大程度。如果患者出血前无贫血，血红蛋白在短时间内下降至 7g 以下表示出血量大，在 1200ml 以上。消化道大出血后数小时，血尿素氮增高，1~2 天达高峰，3~4 天内降至正常。肌酐亦可同时增高，如果肌酐在 133μmol/L 以下，而尿素氮>14.28mmol/L，则提示上消化道出血在 1000ml 以上。

3. 判断是否继续出血

4. 出血的病因诊断

5. 辅助检查 除血常规、血细胞压积、血型、出凝血时间、大便或呕吐物的隐血试验、肝功能及血肌酐、尿素氮外还可行以下检查辅助诊断:①内镜检查是当前首选的诊断方法,其诊断价值比 X 线钡剂检查为高,阳性率一般达 80% ~ 90% 甚至以上。胃镜检查的最好时机是在出血后 24 ~ 48 小时内进行。②选择性动脉造影是当消化道出血经内镜和 X 线检查未能发现病变时,应做选择性动脉造影。一般选择肠系膜上动脉及腹腔动脉造影已足够显示所要的范围。禁忌证是碘过敏或肾衰竭等。③X 线钡剂造影,尽管内镜检查的诊断价值比 X 线钡剂造影优越,但并不能取而代之。但一般主张在出血停止、病情稳定 3 天后谨慎操作。对某些诊断困难病例,可以用 Miller-Abbot 管达小肠,分段抽吸肠液,在带血肠液部位注入钡剂检查。此法有时可以提高小肠病变的诊断阳性率。④放射性核素扫描,采用核素(例如^{99m}Tc)标记患者的红细胞后,再从静脉注入患者体内,当有活动性出血,而出血速度能达到 0.1ml/min,核素便可以显示出血部位。

（四）治疗

消化道出血方式常常是大量涌出和不可预测的,分析估计出血的部位、性质、出血量,尽快采取抢救措施。首要任务是控制出血,其次是防止再出血和对并发症的处理。

1. 基础治疗 平卧位,注意观察血压、脉搏等生命体征,保持呼吸道通畅,根据需要给予镇静、吸氧、暂禁食水等措施。呕血、便血停止后 12 小时后可试进冷或温流食。上消化道出血量较大时应放置胃管,用来吸取胃液判断出血、灌注药物、补充营养等。

2. 补充血容量 估计失血量决定补液量,出血量较大者应尽快补充血容量和纠正周围循环衰竭。宜先输血浆代用品,后输血,防止输血输液过多过快引起再出血或急性肺水肿。同时应注意纠正电解质紊乱及酸碱平衡失调。

3. 内科治疗

（1）降温、缩血管:去甲肾上腺素加入 4℃ 生理盐水中分次口服或经胃管注入,可多次反复使用致使出血血管收缩以达到控制上消化道出血的目的。下消化道出血可用去甲肾上腺素冰盐水灌肠。

（2）抑制胃酸分泌,提高胃 pH,使胃蛋白酶失去活性,减少氢离子逆扩散,促进止血,可选用质子泵抑制剂和 H$_2$ 受体拮抗剂。

（3）血管加压素:缩内脏血管,减少门静脉血流,减轻门静脉压力,对消化道出血有较好的作用。得注意的是肠缺血性疾病所致的出血,垂体加压素滴注会加重病情,应为禁忌。

（4）生长抑素:可减少内脏血管流量,降低门静脉压力,抑制胃肠道各种消化酶分泌,止血率达 80% ~ 90%。

（5）补液:纠正电解质紊乱和血容量不足。

4. 内镜止血 在内镜直视下可局部喷洒止血药物,效果优于口服。或在病灶中、出血部位注药及周边黏膜下多点注射 1∶1000 的肾上腺素以收缩血管达到止血目的。值得注意的是,当出血部位广泛或局限出血显示不清时,应避免用电凝止血。

5. 下消化道出血的介入治疗 由于选择性动脉插管的导管可以直达出血病灶的肠管边缘血管,局部用药及栓塞的安全性大为提高,且疗效确切,目前已广而用之;但对血管栓塞仍应持慎重态度,不可因误栓而导致肠管坏死。

6. 外科治疗 经过药物、内镜等治疗后仍有下列情况之一者应积极选择手术治疗:经过药物、内镜等治疗仍出血不止者;大出血后 6 ~ 8 小时内,输血 800ml 以上,血压、脉搏仍不稳定者;出血速度过快,内镜不易插入或内镜下看不清出血灶者;呕血、便血伴低血压并再出血者;

上消化道大出血合并肠梗阻、肠套叠、肠穿孔或急性腹膜炎者;消化道出血并发幽门梗阻或需要切除肿瘤者。对于出血难以控制,且经过多种特检方法仍不能明确出血部位及病变性质的病例,应在抢救的同时,在病情尚能耐受手术的情况下行急诊剖腹探查术。手术止血是有效的止血方法,但紧急手术止血治疗消化道出血的死亡率较择期手术的死亡率显著增高。

(李 光 裴敬萍)

Summary

Perforation along the gastrointestinal(GI)tract is a serious emergency. In cancer patients, the most common causes of perforation are spontaneous perforation secondary to tumor(primary or metastatic), iatrogenic perforation secondary to instrumentation(endoscopy) or cancer treatment. If the wall of the GI tract is significantly infiltrated or replaced by tumor, tumor necrosis upon radiation or chemotherapy may lead to bowel perforation. Even in the absence of involvement of the wall of the GI tract by tumor, severe gastroenteritis due to radiation or chemotherapy may lead to severe bowel dilatation or distention and subsequent perforation. Typically, perforation of the GI tract causes acute/sudden onset of pain that prompts emergent evaluation. Cervical esophageal perforation can present with neck pain, dysphagia, hoarseness and subcutaneous emphysema. Upper abdominal rigidity, severe retrosternal chest pain, odynophagia and hematemesis are common in thoracic esophageal perforation. Acute onset of severe abdominal pain is usually the first symptom in gastric perforation. The pain may be associated with nausea and vomiting and in about 15% of patients significant bleeding may be present. Radiation of abdominal pain to the shoulders may occur because of irritation of the diaphragm. Abdominal distension and signs of peritonitis(severe rebound abdominal tenderness, guarding, absent bowel sound) may be present in cases of free perforation into the peritoneal cavity. Auscultation of the abdomen may yield few or no bowel sounds in diffuse peritonitis. Fever and leukocytosis with left shift may be present in patients with peritonitis, mediastinitis or abscess. However, the white blood cell count should be interpreted in the context of recent cytotoxic chemotherapy or use of neutrophil stimulating cytokines. Amylase levels may be high in intestinal, esophageal or gastric perforation and lipase levels may be high in gastric perforation. Free air detected by plain radiographs(upright chest x-ray or abdominal series with upright or decubitus views) can provide evidence for bowel perforation in acute abdomen. CT is very accurate in diagnosing bowel perforation, and can provide detailed information about location of perforation and the status of the surrounding structures. Nonoperative treatment measures include nasogastric tube suction, broad spectrum intravenous antibiotics, intravenous hydration, parenteral nutrition and close monitoring of the patient. If the patient deteriorates while receiving expectant treatment, a decision to operate can be made. In general, perforations caused by peptic ulcer disease or by megacolon usually require emergent surgery. Factors for perioperative mortality after peptic ulcer perforation include preoperative shock, long duration of perforation(> 24 hours) and major medical illness.

第二十四章　肿瘤副综合征

肿瘤副综合征(paraneoplastic syndrome)是指由肿瘤产生的异常生物活性物质引起的,与原发肿瘤或转移病灶无直接关系的其他全身性表现,也称为副瘤综合征。这些症状和体征常常发生在远离原发及转移肿瘤的解剖部位,可出现在肿瘤早期,甚至在肿瘤本身所引起的症状之前出现。肺癌和胃肠道肿瘤是最常见的引起肿瘤副综合征的恶性肿瘤。

肿瘤副综合征的临床表现多样且缺乏特异性,可涉及内分泌、神经系统、血液系统、皮肤、骨骼、肌肉、胃肠道及其他组织器官。肿瘤副综合征的表现常平行于肿瘤的发展,针对肿瘤的手术、放疗或化疗等治疗可以缓解或消除肿瘤副综合征。当肿瘤复发或发生远处转移时,副综合征症状可随之再现,或先于复发、转移的症状出现。

因此,熟悉和重视肿瘤副综合征的临床表现,利于肿瘤的早期诊断,亦可以判断肿瘤治疗疗效,监测肿瘤的复发或进展。对肿瘤副综合征的积极治疗常常可以达到缓解肿瘤患者临床症状,改善患者的生活质量的目的。

第一节　肿瘤副综合征的发病机制

肿瘤副综合征的发病机制尚未完全阐明,目前认为可能与以下多种因素有关:

(1) 肿瘤可产生一些具有生物活性的蛋白质或多肽,包括多肽类激素及其前体,如促肾上腺皮质激素(ACTH)、促性腺激素、胰岛素样肽类物质等,这些活性物质均可通过血液循环作用于靶器官,引起相应的症状和体征;此外肿瘤细胞还可以分泌生长因子、细胞因子、白细胞介素、前列腺素、癌胚抗原、甲胎蛋白、免疫球蛋白等引起肿瘤副综合征。

(2) 非内分泌来源肿瘤产生的异位激素或释放的激素样产物通过血液循环到达靶细胞,竞争性抑制正常激素的作用。

(3) 肿瘤自身免疫反应、或免疫复合物及免疫抑制可以引起肿瘤副综合征。

(4) 由于肿瘤破坏正常组织基底膜或异常肿瘤血管的存在,使一些正常情况下不能进入血流的抗原物质、酶等进入血循环,导致正常的生理功能紊乱或产生毒性反应。

第二节　内分泌系统的肿瘤副综合征

许多非内分泌腺体来源的肿瘤产生过量多肽类激素或激素样物质,通过血液循环到达靶器官,产生相应的临床症状和体征,称为异位激素分泌综合征。常见的内分泌系统副综合征包括:库欣综合征,抗利尿激素不适当分泌综合征,高钙血症,低血糖症,促性腺激素综合征等。

一、库欣综合征

库欣综合征(Cushing's syndrome)是由多种病因引起的以高皮质醇血症为特征的一组临床表现。男性多于女性,儿童罕见,是最常见的异位内分泌综合征。

【病因与发病机制】

垂体以外的肿瘤产生 ACTH 或 ACTH 样物质,所引起的异源性促肾上腺皮质激素综合征,约占全部库欣综合征的 15% 。

引起库欣综合征的最常见肿瘤是肺癌(尤其是小细胞型肺癌,约占 50%),其次是其他神经内分泌肿瘤如胸腺瘤和胸腺类癌、胰腺胰岛细胞瘤、支气管类癌、甲状腺髓样癌,嗜铬细胞瘤等,而乳腺癌、胃肠道肿瘤、子宫颈癌、卵巢癌和血液系统肿瘤罕见。

【临床表现】

库欣综合征主要表现为长期血皮质醇浓度升高引起的蛋白质、脂肪、糖、电解质代谢严重紊乱。其临床特征与潜在肿瘤的生物学特点相关。SCLC 患者的症状进展快速,以近端肌病、周围水肿、低钾和葡萄糖耐受为主,偶有色素沉着。而类癌患者表现出更典型的经典库欣综合征的表型特征。

【辅助检查】

实验室检查有血皮质醇>35μg/dl,RIA 测定 24 小时尿游离皮质醇超过 304nmol/24h,地塞米松抑制试验(0.5mg 每 6 小时一次,持续 48 小时)阴性。

【诊断】

在临床上,恶性肿瘤患者尤其是肺癌患者,除肿瘤症状外,如有补钾不易纠正的低血钾伴碱中毒、水肿、精神症状、色素沉着、多毛、高血压、糖耐量异常或高血糖、骨质疏松、显著的肌肉无力和萎缩等,应高度怀疑异源 ACTH 综合征。对疑为异源性 ACTH 综合征的患者,应努力寻找原发肿瘤。

【治疗】

以原发肿瘤治疗为主,根治肿瘤能缓解症状;如不能根治,皮质醇合成抑制药物可以减轻临床症状。

二、抗利尿激素不适当分泌综合征

抗利尿激素不适当分泌综合征(the syndrome of inappropriate secretion of antidiuretic hormone,SIADH)是指由于各种原因引起抗利尿激素分泌过多,导致水钠储留,尿钠排出增多以及稀释性低钠血症等水盐代谢紊乱表现,是第 2 种常见的副内分泌综合征。

【病因与发病机制】

SIADH 最常见于小细胞支气管癌(15%)和其他部位的神经内分泌肿瘤,包括子宫颈癌和前列腺癌。此外,SIADH 分泌综合征还见于头颈部肿瘤、非小细胞肺癌、子宫颈癌和卵巢癌、乳腺癌和软组织肿瘤。非恶性肿瘤的 SIADH 原因中包括中枢神经系统疾病、肺部疾病、正压通气和条件性左心房压力降低、药物等。肿瘤细胞通过分泌过量抗利尿激素,从而引起类似 ADH 分泌过多的临床表现。

【临床表现】

SIADH 起病隐匿,症状和体征无特异性,其临床表现取决于低血钠、低血浆渗透压的严重程度及其进展速度。主要临床表现包括:

(1) 低钠血症:通常血钠>120mmol/L 时,临床上无明显症状和体征,仅表现为少尿、体重增加。血钠下降到 120mmol/L 以下，可以出现食欲减退、恶心、呕吐、易激惹、性格改变、意识改变等；当血钠下降到 110mmol/L 以下时，可出现神经系统症状，肌无力、腱反射减弱或消失、延髓麻痹、抽搐，当血钠继续下降，可出现昏迷等。SIADH 的重要临床特征是水潴留而不伴有组织间隙水肿，血压一般正常。

（2）血液稀释：因为体内大量水潴留，临床上表现为低肌酐、低尿素氮、低尿酸血症。

（3）原发疾病的表现。

【辅助检查】

血钠、血氯降低，血浆渗透压<270mmol/L；血清尿素氮、肌酐、尿酸、白蛋白常降低；血浆 ADH>1.5pg/ml；尿钠排出增加，>20mmol/L。尿渗透压/血渗透压>1；尿 ADH 升高。

【诊断】

SIADH 的主要诊断依据：

（1）有关原发病史。

（2）低钠血症。

（3）低渗透压血症。

（4）尿钠增加不受水负荷的影响。

（5）高渗尿。

（6）水负荷 ADH 活性不受抑制。

（7）肾功能、甲状腺及肾上腺皮质功能正常。

需排除其他原因引起的低钠血症如低血容量、甲状腺和肾上腺皮质功能减退、慢性充血性心力衰竭、肝硬化腹水、肾病综合征等。

【治疗】

主要包括病因治疗，纠正水负荷过多和低钠血症和抑制异常 ADH 的分泌。

（1）病因治疗：原发肿瘤的手术及有效放化疗可以使低钠血症缓解或消失。

（2）纠正水负荷过多和低钠血症：轻度的 ADH 分泌过多，严格限制水摄入（每日给水 800～1000ml）即可使症状消除。略重者可在限水利尿的同时口服补钠，可同时予呋塞米静滴。对于重症患者可予等渗或高渗盐水滴注和呋塞米等袢利尿剂以有效地提高血钠水平和控制中枢神经系统症状。当患者出现如意识模糊、抽搐、昏迷症状，或血钠<115mmol/L 时可静脉输给 3%～5% 氯化钠 200～300ml，以便迅速提高血钠浓度至 120mmol/L。血钠浓度的提高应每小时不超过 0.5mmol/L，否则可导致脑损害。

（3）抑制异常 ADH 的分泌：地美环素（去甲金霉素）可以拮抗 ADH 对肾小管上皮细胞受体中腺苷酸环化酶的作用，抑制异源 ADH 的分泌，剂量为 600～1200mg/d，分 3 次口服，5～14 天内可以缓解低钠血症。因其影响骨骼发育，故不宜应用于小于 8 岁的儿童；可诱发氮质血症，应定期复查肾功能。碳酸锂也有类似的拮抗 ADH 对肾小管的作用，但疗效不持久，苯妥英钠可抑制下丘脑分泌 ADH，但作用短暂，临床已少用。

三、高 钙 血 症

高钙血症（hypercalcinemia，HC）是最常见的肿瘤副内分泌综合征。晚期肿瘤患者约 10% 可有此并发症。恶性肿瘤是住院患者 HC 的最常见原因，其中肺癌、乳腺癌和多发性骨髓瘤三者约占 50%。肺癌中鳞癌最常见,其次为大细胞癌和腺癌,而小细胞癌肺癌、胃肠道肿瘤与肉瘤极少出现 HC。

【病因与发病机制】

HC 的主要发病机制包括:

(1) 激素性 HC:约 80% 的 HC 属于激素性 HC。肿瘤细胞分泌甲状旁腺素相关蛋白(PTHRP),这种肿瘤源性 PTHRP 与人甲状旁腺素(PTH)同源,与 PTH 受体结合后产生 PTH 相同的作用,刺激破骨细胞的活性,增加肾脏对钙的重吸收,尿钙排出减少。

(2) 溶骨性 HC:约见于 20% 的患者,常常发生在有骨转移的乳腺癌、淋巴瘤和骨髓瘤。肿瘤释放破骨细胞激活因子如淋巴毒素、IL-1、TGF-α、TGF-β、TNF-β、IL-6 等,促进局部的破骨细胞反应导致溶骨性 HC。

(3) 其他:某些 T 细胞淋巴瘤可产生 $1,25$-$(OH)_2$ 维生素 D_3 而引起高血钙。乳腺癌可分泌前列腺素 E 促进骨吸收。

【临床表现】

临床上除了原发肿瘤的表现,病情较轻者症状常常不明显,在血液生化测定时偶然发现。病情较重者可出现程度不同的疲倦乏力、厌食、恶心、呕吐、便秘、腹胀、口渴、多饮多尿、心律失常以及抑郁、嗜睡、视力障碍、昏迷等精神症状,但无神经系统的定位体征。

【辅助检查】

血生化检查除血钙增高外,碱性磷酸酶也升高,尿钙常增加,血磷正常或降低。免疫性检查血 PTH 正常或升高。骨扫描提示骨吸收增加。

【诊断】

结合临床表现和血钙水平可以诊断,本综合征应与原发性甲状旁腺功能亢进症相鉴别。

【治疗】

HC 是肿瘤急症。治疗上除了尽可能停止抑制尿钙排泄或减少肾血流的药物、避免高钙饮食等一般处理外,大量补充生理盐水并静脉注射呋塞米可以减少钙重吸收,避免使用噻嗪类利尿剂。双膦酸盐类药物是目前治疗 HC 的主要药物,可以与骨基质中的羟磷灰石结合,强力抑制破骨细胞的骨吸收作用,减少和预防骨相关事件的发生。降钙素可以迅速抑制破骨细胞的骨吸收作用,有快速降低血钙作用。糖皮质激素可以直接抑制骨吸收,减少肠道钙的吸收,同时促使钙的排泄。大剂量糖皮质激素静脉滴注对血液系统肿瘤如淋巴瘤、多发性骨髓瘤、白血病等引起的 HC 有较好的疗效,常与降钙素连用。HC 是肿瘤不良预后因子,不足半数患者生存期超过 3 个月。

四、低 血 糖 症

【病因与发病机制】

许多非胰岛细胞肿瘤可引起低血糖症(hypoglycemia)。引起低血糖的肿瘤约一半为来源于腹膜后位或胸腹腔的间质细胞肿瘤,最常见的是纤维肉瘤、横纹肌肉瘤等。此外,肝癌、类癌、肾上腺癌、神经纤维肉瘤、假黏液瘤、白血病、淋巴瘤等也可引起低血糖症。而肺癌、卵巢癌和肾癌等引起的低血糖症少见。

肿瘤组织产生的胰岛素样物质-胰岛素样生长因子 2（IGF-2）可使肿瘤组织大量利用葡萄糖，与此同时抑制肝糖的输出。放射受体分析时发现，大部分肿瘤相关性低血糖症患者血清中的 IGF-2 水平升高。IGF-2 不受低血糖的抑制。

【临床表现】

副肿瘤低血糖症的临床表现包括心悸、出汗等交感神经兴奋症状，可伴有行为异常、反应迟钝、抽搐、昏睡甚至昏迷等精神症状。多数患者症状隐匿，发作频率不等，偶可间歇数月至数年才发作一次。发作多见于饥饿时或为自发性，病情常较严重，不易以多次进食防止其发作。

【诊断】

主要根据上述临床特征和血糖检测。一般空腹血糖<2.8mmol/L 可以诊断低血糖症。临床上需要与其他病因低血糖症鉴别，包括严重的肝肾疾病、垂体功能减退、肾上腺皮质功能减退、甲状腺功能减退等。副肿瘤低血糖的显著特征是发作时不伴有胰岛素活性增加，可与胰岛素瘤鉴别。在此基础上，应积极寻找引起低血糖症的原发肿瘤。

【治疗】

对症输注葡萄糖为主，情况危急时可静脉滴注胰高血糖素或糖皮质激素，也可使用生长激素。原发性疾病治疗是最重要的治疗方法。根治有赖于切除肿瘤，不能切除者，化疗可使低血糖发作缓解。

五、促性腺激素综合征

促性腺激素包括卵泡刺激素（FSH），黄体生成素（LH）和绒毛膜促性腺激素（HCG）。垂体肿瘤、生殖滋养层肿瘤、睾丸和卵巢的生殖细胞肿瘤均可出现异常的促性腺激素分泌。此外，生殖腺外的肿瘤分泌的促性腺激素称为异源性促性腺激素。

【病因与发病机制】

异源分泌促性腺激素的肿瘤以肺癌最多见，多为大细胞癌或巨细胞未分化癌，肝癌次之，少见的肿瘤有胃癌、膀胱癌、肾癌、食道癌、肾上腺癌、子宫颈癌、恶性黑色素瘤、畸胎瘤、纵隔肿瘤等。异源分泌激素在生物学上、免疫学上与 HCG 极为相似。

【临床表现】

促性腺激素综合征主要表现为儿童性早熟、杵状指和骨骼生长提前。成年男性乳腺发育，乳腺发育可为单侧或双侧性，伴疼痛，但无溢乳，一般无其他女性化改变。成年女性可以无症状或出现闭经、月经失调。

【辅助检查】

血、尿中促性腺激素水平升高，以 LH、HCG 升高为主，且不被性激素所抑制。

【诊断】

男孩出现性早熟或成年男子出现乳腺发育时应考虑本病，确诊有赖于 RIA 或免疫组织化学方法测定肿瘤中的 HCG。需行胸部检查明确肿瘤部位。

【治疗与预后】

治疗主要是针对原发肿瘤,尽可能手术切除肿瘤,必要时行放化疗及生物治疗。如肿瘤得到根治,则疾病已造成的性腺功能紊乱症状可以消失。

第三节 神经肌肉系统副综合征

神经系统副肿瘤综合征(paraneoplastic neurological syndrome,PNS)是恶性肿瘤的远隔效应引起的中枢神经系统、周围神经、神经-肌肉接头处或肌肉的病变。这些综合征发生在少于1%的肿瘤患者,但常发生于某些类型的肿瘤,如 SCLC、神经母细胞瘤和胸腺瘤等。50%~80%的 PNS 病例先于肿瘤诊断。目前认为,大多数 PNS 是免疫介导的。肿瘤细胞可以表达通常仅限于神经系统的蛋白质,靶向这些蛋白质的免疫反应可以与表达同样蛋白质的神经细胞交叉反应。

PNS 主要是临床诊断,在排除神经综合征的其他可能的原因后,结合以下情况通常可以做出诊断:①在过去5年内诊断肿瘤的患者出现典型进展的副肿瘤神经综合征;②非典型的副肿瘤神经综合征伴有阳性癌神经抗体;③神经综合征在肿瘤治疗后而不是免疫抑制治疗后得到改善;④在肿瘤诊断时发现神经综合征伴有阳性癌神经抗体。

PNS 的主要治疗方法包括治疗原发肿瘤以消除抗原的来源和抑制免疫反应。对那些涉及中枢神经系统的病变,癌症的治疗对副肿瘤综合征的进程没有影响。

一、副肿瘤性小脑变性

副肿瘤性小脑变性(paraneoplastic cerebellar degeneration,PCD)是临床上最常见的累及中枢神经系统的 PNS。

【病因及发病机制】

PCD 主要见于妇科和乳腺肿瘤,小细胞肺癌以及霍奇金淋巴瘤等恶性肿瘤。病因机制研究显示针对肿瘤细胞抗原的抗体与小脑浦肯野细胞有交叉免疫反应。乳腺癌或卵巢恶性肿瘤患者可检测到抗 Yo 浦肯野细胞抗体-1(PCD-1)。霍奇金淋巴瘤患者的血清和(或)脑脊液中可以找到抗 Tr 抗体。小细胞肺癌患者可能存在多个与 PCD 相关的免疫反应。高达41%的患者可出现抗 VGCCs 抗体,23%的患者有抗神经细胞核抗体抗 Hu 抗体和少数其他抗体,如抗 CV2 抗体,抗 amphiphysin 抗体,抗 PCA2 或 ANNA3 抗体等。

【病理】

PCD 主要病理特征是小脑浦肯野细胞的广泛脱失,弥漫性影响小脑蚓部和小脑半球,伴广泛的血管周围淋巴细胞浸润和神经纤维脱髓鞘。

【临床表现】

多见于成年人,女性多于男性,表现为迅速发展的小脑功能障碍。步态和四肢共济失调是特征性表现,构音障碍见于大多数病例。肢体受累可以是对称或非对称性的。部分患者有复视,视物模糊,眼球震颤等。神经系统的其他区域受累可能出现相关的吞咽困难、痴呆、记忆障碍、锥体症状或神经病变。20%的患者有情感不稳定和记忆障碍。上运动神经元 Babinski 反射见于50%的患者,少数有下运动神经元运动感觉缺失。症状持续发展数周,一般进展到生活功能障碍。只有 30% 的患者能够无支撑行走,许多人不能书写,自己喂食或吞咽。

【辅助检查】

早期 MRI 多无异常,偶尔显示小脑半球肿胀和信号活动增强。后期 MRI 通常有小脑萎缩。部分患者血清中检测到抗浦肯野细胞抗体,如抗 Yo 抗体(卵巢癌和乳腺癌),或抗神经元抗体,如抗 Hu(SCLC)和抗 Ri(乳腺癌)。脑脊液检查可以出现轻度 T 淋巴细胞增多或蛋白、IgG 升高。

【诊断】

肿瘤患者伴有小脑性共济失调等临床表现,排除小脑转移性肿瘤后应考虑 PCD 诊断。如果神经症状先于肿瘤诊断时,PCD 的诊断是最困难,应结合急性或亚急性病程、症状等考虑 PCD 可能。构音障碍和吞咽困难有助于区别慢性酒精中毒或甲状腺功能减退症的小脑症状。CT 及 MRI 检查及血清特异性抗体检查有助于鉴别诊断。

【治疗】

目前没有有效的治疗方案。有尝试使用免疫治疗如类固醇,血浆置换术,IVIG 等。原发肿瘤的治疗可以改善部分患者的症状。临床上有急性或亚急性小脑症状的妇女都应检查抗 Yo 抗体及反复影像学检查排除卵巢癌和乳腺癌。

二、副肿瘤性脑脊髓炎

副肿瘤性脑脊髓炎(paraneoplastic encephalomyelitis,PEM)的特征是表现为多种神经系统症状,可能涉及中枢神经系统,背根神经节和自主神经的任何部分。病变主要累及边缘叶结构的称为边缘性脑炎。病变累及延髓下橄榄核及前庭神经核等结构的称为脑干脑炎,累及脊髓的称为脊髓炎。神经症状通常先于肿瘤诊断。大多数情况下,肿瘤发现在神经症状出现 4~12 个月后。

【病因与发病机制】

病因不明确,发病机制可能与抗神经元抗体有关。小细胞肺癌是最常见的与 PEM 相关的恶性肿瘤,胸腺瘤、淋巴瘤、食管癌、乳腺癌、卵巢癌、胰腺癌等也有报道。多数患者血清和脑脊液中可以检测到多克隆 IgG 的抗 Hu 抗体。其他常见抗神经元抗体包括抗 Ma2,抗 CV2,抗 NMDAR 和抗 GAD 等。

【病理】

主要病理改变为多个区域神经系统的神经元丧失,小胶质细胞增生和血管周围淋巴细胞浸润。

【临床表现】

该疾病通常是在几周或几月内演化为伴有感觉和自主神经缺陷的广泛的脑脊髓病。边缘性脑炎表现为遗忘综合征,以近期记忆障碍为主,远期记忆损害稍轻,伴抑郁,情感和睡眠障碍。在许多病例,遗忘症状进展为全面性痴呆。颞叶额叶炎症可能引起癫痫。脑干脑炎可以出现步态异常和眼球震颤,中脑病变可以引起运动障碍。自主神经功能异常可导致阳痿、心律失常、直立性低血压和心源性猝死。

【辅助检查】

脑脊液检查可能出现中度的淋巴细胞增多和轻微升高的蛋白。边缘性脑炎 EEG 检查提示双颞侧的慢波,MRI 可能提示颞叶内侧异常信号强度。多数患者血清中可以检出抗 Hu 抗体。

【诊断】

结合肿瘤病史、临床症状一般可以得到诊断。

【治疗】

治疗潜在肿瘤不影响 PEM 感觉神经病的病程,但肿瘤的治疗可以改善或稳定 PEM 病变。免疫抑制剂、IVIG 等治疗一般无效。偶见 PEM 的自发性缓解。

三、眼阵挛-肌阵挛综合征

【病因与发病机制】

眼阵挛-肌阵挛综合征(opsoclonus-myoclonus syndrome, OMS)是一种少见的小脑综合征,病因仍不清楚,在成人和儿童的 OMS 中均可见到自身抗体,提示本病可能是自身免疫起源。SCLC 是目前最常见的原发肿瘤。SCLC 的成年 OMS 患者常常抗 Hu 抗体或抗 amphiphysin 抗体阳性。乳腺癌或卵巢癌患者抗 Ri 和抗 Yo 抗体阳性,而抗 Ma2 见于睾丸癌。该综合征可见于 2% ~ 5% 的儿童神经母细胞瘤,而 10% 的儿童 OMS 患者存在潜在的神经母细胞瘤。

【病理】

病理改变为浦肯野细胞数目正常或轻微下降,小胶质细胞增加,神经胶质增生,软脑膜和蛛网膜下隙炎症。

【临床表现】

表现为快速的、自发性的、共轭性眼球运动障碍,伴水平、垂直和扭转摆动,通常伴随四肢和躯干的肌阵挛、小脑共济失调、震颤和脑病等。

【辅助检查】

脑 CT 和 MRI 一般正常,EEG 可能显示慢波。脑脊液检查轻度淋巴细胞增多和轻度蛋白升高。血清中可以发现抗 Ri、抗 Hu 和抗 Yo 抗体。

【治疗】

副癌 OMS 对免疫治疗缓解低,针对肿瘤的治疗可以缓解症状。

四、感觉运动多发性神经病

【病因与发病机制】

感觉运动多发性神经病(sensorimotor polyneuropathies)最常见于淋巴瘤。在外周多神经病患者中发现抗髓鞘相关糖蛋白(MAG),抗 Hu 和抗 CV2 抗体,支持本病是免疫介导的。慢性外周神经病常常发生在肺癌和淋巴瘤。伴有 POEMS 综合征(P = 多发性周围神经病,O = 脏器肿大,E = 内分泌异常,M = M 蛋白,S = 皮肤改变)的神经病通常发生在骨硬化型黑色素瘤,溶骨性骨髓瘤或 MGUS。

【病理】

主要病理改变是周围神经轴索变性和脱髓鞘。

【临床表现】

可以急性或慢性起病,表现为渐进性四肢远端肌肉无力,肌萎缩,腱反射减弱或消失,末梢型感觉障碍。有时是非对称性的,可能伴随显著的疼痛。运动受累在后期,自主神经功能障碍不常见。

【辅助检查】

电生理检查有感觉、运动神经传导速度均减慢。脑脊液检查可能有炎性成分。

【诊断】

注意与 Guillain-Barre 和前角细胞病鉴别。

【治疗】

即使是对原发肿瘤的治疗,通常是无效的。化疗可以改善 MGUS 相关的神经病变。在恶性黑色素瘤患者,骨病变的放疗可以改善 POEMS 神经病。

五、亚急性感觉神经元病

【病因与发病机制】

亚急性感觉神经元病(subacute sensory neuronopathy,SSN)往往与小细胞肺癌和抗 Hu 或抗 CV2 抗体相关。

【病理】

病变主要在脊髓背根神经节,主要病理变化为神经元变性,神经纤维变性和髓鞘脱失,伴血管周围淋巴细胞浸润和脊髓继发性 Wallerian 变性。

【临床表现】

多见于女性,呈亚急性起病。大多数病例表现为对称或不对称的感觉异常和感觉减退,影响四肢、躯干和面部。以深感觉受损最为明显,患者有时可出现感觉性共济失调。感觉障碍较难恢复,但可保持在稳定状态。

【辅助检查】

多数患者的脑脊液检查有淋巴细胞和蛋白质的升高。肌电图检查感觉神经电位降低或消失,而运动神经传导速度正常或接近正常。血清和脑脊液可以检出抗 Hu 抗体。

【治疗】

治疗原发肿瘤很少能改善副肿瘤 SN。部分患者用 IVIG 可能稳定症状或有轻微的改善作用。

六、LEMS 肌无力综合征

【病因及发病机制】

LEMS 肌无力综合征(lambert-eaton myasthenic syndrome,LEMS)是一种影响神经肌肉接

头传导的自身免疫性疾病,由电压门控钙通道抗体(VGCC)介导。针对肿瘤细胞抗原的自身抗体作用于突触前膜的钙通道蛋白,导致神经肌肉接头处乙酰胆碱释放减少,从而引起神经肌肉接头传导功能障碍。约半数伴有恶性肿瘤,其中80%为SCLC。

【临床表现】

LEMS可发生于任何年龄,与肿瘤相关者多见于40岁以上。主要表现为进行性近端肢体无力和易疲劳现象,下肢重于上肢。脑神经支配肌肉也可受累,但症状轻且短暂,极少出现呼吸肌无力。部分患者有肌疼。往往伴有自主神经功能障碍,包括口干、眼干、便秘、阳痿、体位性低血压以及膀胱功能障碍等,腱反射常常减低或消失。

【辅助检查】

常规实验室检查正常,约90%的患者血清中可检测到P/Q型VGCCs抗体。脑和脊髓的影像学检查正常。重复神经电刺激可见高频刺激时出现CMAP波幅递增现象。

【诊断】

当中年及以上患者出现以近端肢体为主的无力时,应考虑是否为LEMS。本病确诊依赖于肌电图的特征性表现。神经传导检查、肌电图和VGCC抗体可辅助明确诊断。在确诊LEMS后,必须定期筛查肿瘤。初诊时往往会误诊为肌病,但肌电图无肌源性损害的特点,且肌酸激酶正常。重症肌无力是需要与LEMS进行鉴别的主要疾病之一。MG也可出现无力和重复神经电刺激的异常,但异常表现的类型不同,且MG和LEMS的血清学抗体检查结果不同。

【治疗】

首先应寻找可能伴发的恶性肿瘤,并作相应的治疗。3,4-二氨基吡啶可以易化突触前Ach释放缓解症状。免疫抑制剂、血浆置换及丙种球蛋白等可用于本病。LEMS是一种慢性发展疾病,需要长期持续的治疗。

七、多发性肌炎

与肿瘤副神经综合征相关的肌病主要有多发性肌炎(polymyositis,PM)、皮肌炎和急性坏死性肌病。多发性肌炎是一种以特发性炎性肌病为特征的自身免疫性疾病。男女发病比例1:2。

【病因及发病机制】

确切病因及发病机制尚不清楚,可能与机体免疫异常、病毒感染和遗传因素等有关。90%的患者血清抗肌球蛋白抗体阳性,半数患者抗核抗体阳性。伴发肿瘤的患者血清中检测到肿瘤的补体结合抗体。PM诊断时,9%~18%的患者有潜在的恶性疾病。NHL、肺癌和膀胱癌等是易出现PM的肿瘤。

【病理】

表现为骨骼肌炎性改变,肌纤维肿胀、分离、断裂甚至坏死。根据病情严重程度不同,肌纤维坏死程度轻重不一。血管扩张,周围淋巴细胞浸润。血管壁有免疫球蛋白和补体沉积。

【临床表现】

临床上多呈亚急性起病,常表现为进行性四肢无力或双上肢无力,以近端受损明显,肩胛带和骨盆带肌通常最早受累,表现为举臂、提物吃力,下蹲后站起困难和梳头困难等,逐步发展为不能行走站立,甚至抬头困难、口齿不清、吞咽困难、呼吸困难等症状。

【辅助检查】

血象一般无显著改变,血清中可以找到特异性抗体。95% 的患者血清肌酸激酶增高,酶的升高与肌肉病变消长平行。24 小时尿肌酸排出增加。肌电图呈肌源性损害。

【诊断】

根据典型的四肢近端肌肉无力症状,结合血清肌酸激酶测定和肌电图改变可以诊断,必要时肌肉活检。需与重症肌无力等鉴别。

【治疗】

皮质类固醇激素是首选药物。免疫抑制剂、血浆置换和静脉免疫球蛋白等可以改善症状。40 岁以上患者需排除恶性肿瘤。

第四节　皮肤副综合征

在约 1% 的肿瘤患者,皮肤表现可能是提示肿瘤诊断的第一个征兆。皮肤副肿瘤综合征包括肌肉疾患(皮肌炎和多中心网状组织细胞增生症),红斑反应(匐形性回状红斑和坏死性游走性红斑),丘疹鳞屑病(黑棘皮病,手掌角化过度,圆形糠疹,bazex 综合征,乳腺外 Paget 病),血管性皮肤病(Trousseau 综合征)。这些皮肤病变表现可能发生在癌症诊断之前、同时或之后。皮肤副肿瘤综合征的存在往往与预后较差相关。

一、皮　肌　炎

皮肌炎(dermatomyositis,DM)是一种近端肌病。皮肌炎可以发生在恶性肿瘤诊断之前,同时或之后。

【病因与发病机制】

DM 几乎可以并发于任何类型的恶性肿瘤,最常见是卵巢癌。皮肌炎被诊断后,卵巢癌风险增加 10.5 倍,肺癌风险增加 6 倍,而 NHL 和 GI(胰腺,胃和结肠)风险增加 3.5 倍。皮肌炎患者的恶性肿瘤并发率为 29% 。其中 40 岁以上的皮肌炎患者并发恶性肿瘤的高达 40% ,而这个比例在男性患者更高,可达 66% 。

【病理】

肌肉活检提示显著的肌肉炎症。

【临床表现】

面部特别是上眼睑紫红色斑和掌指(趾)关节伸侧的紫红色丘疹(Gottron 丘疹),为皮肌炎特异性皮肤损害。还有甲根皱襞僵直扩张性毛细血管性红斑,面部皮肤异色症和红色鳞屑性瘙痒皮疹和(或)光敏感。对称性近端肌肉无力有或无压疼是肌炎的主要表现;肌肉侵犯往往与皮疹部位无关。

【辅助检查】

实验室检查肌酸激酶和醛缩酶常常升高,且值的改变与肌病病变的消长平行。肌电图有肌病的异常改变。

【诊断】

根据对称性肌无力伴特征性皮肤损害,结合血清肌酶检查可以确诊。临床上需要与系统性红斑狼疮、硬皮病等鉴别。

【治疗】

恶性肿瘤切除或有效治疗后可以改善皮肌炎症状和体征,恶化可能预示肿瘤复发。

二、黑 棘 皮 病

黑棘皮病(acanthosis nigricans,AN)是一种少见皮肤病。儿童黑棘皮病通常是一种良性病变,而成人黑棘皮病常常与恶性肿瘤相关。约61%的黑棘皮病是和肿瘤同时出现的,但两者之间的发生可以先于或后续数月到数年。

【病因与发病机制】

80%~99%的恶性 AN 有腹部腺癌,其中最常见的是胃癌(60%)。恶性 AN 还见于肺癌、肝癌、乳腺癌,淋巴瘤、卵巢癌、子宫颈癌等。目前发病机制不明,高胰岛素血症和胰岛素抵抗可能是病因。由于胰岛素与胰岛素样生长因子具有广泛的同源性,高胰岛素水平激活胰岛素样生长因子受体,因此促进细胞增殖。

【病理】

光镜下可以看到表皮角化过度和乳头状瘤样增生,棘层肥厚。

【临床表现】

病变主要好发于颈部,腹股沟,腋下和乳房等皮肤皱褶部位,表现为皮肤色素沉着和苔藓状或天鹅绒般增厚,伴瘙痒。多达39%病例有黏膜受累(乳突状瘤的增厚)。皮疹较良性黑棘皮病严重。

【诊断】

根据特征性病变一般容易诊断。

【治疗】

一般无有效治疗手段。治疗相关的恶性肿瘤可以改善皮肤变化。肿瘤复发或转移,皮肤病变可以再次出现。

三、Sweet 综合征

【病因与发病机制】

Sweet 综合征又名急性发热性嗜中性皮病,病因尚不明确,可能与对肿瘤抗原的超敏反应有关。高达20%的 Sweet 综合征同时或随后发展成为恶性肿瘤,其中大多数于血液系统疾病(85%),其中急性髓性白血病是最常见的,其次是淋巴瘤、MDS、MPD 和 CML。少数见于实体瘤,如泌尿生殖道癌,乳腺癌,胃肠道肿瘤等。

【病理】

病理学检查真皮中主要是中性粒细胞的浸润,无白细胞破碎性血管炎表现。

【临床表现】

患者主要表现为发热,疼痛性红斑或结节,中性粒细胞增多。与特发性 Sweet 综合征比较,副肿瘤 Sweet 综合征皮肤病变更严重,常常伴有水疱、大疱或溃疡,中性粒细胞浸润主要发生在下肢、躯干、背部,经常累及口腔黏膜,且皮肤外受累如肌肉骨骼症状、结膜炎和表层巩膜炎、肾炎,常有蛋白尿,肺浸润,黏膜受累如口腔溃疡等更常见。

【辅助检查】

中性粒细胞升高少见。

【诊断】

根据本病特有临床表现结合组织病理学变化可以得到诊断。临床上应与变应性皮肤血管炎、多形红斑等鉴别。

【治疗】

对糖皮质激素治疗敏感。

四、红斑性肢痛症

红斑性肢痛症(erythromelalgia)是一种罕见的、慢性的临床综合征,以肢端皮肤阵发性皮温升高、皮肤红肿疼痛为特征。

【病因与发病机制】

病因及发病机制尚不清。约 20% 的红斑性肢痛症病例与血液系统恶性肿瘤如血小板或红细胞增多症相关。疾病发生和肿瘤的诊断之间相隔估计为 2.5 年。血小板破坏产物和富血小板微血栓可能是疾病的基础。

【临床表现】

多数患者以双侧肢端发病,反复发作的患处皮肤血管扩张、发红伴烧灼痛。温热、行动及长时间站立可引起疼痛加重。

【诊断】

结合患者反复发作的肢端皮肤血管扩张、红肿疼痛等症状及疼痛缓解特点一般能诊断本病。注意与雷诺病、闭塞性脉管炎等鉴别。

【治疗】

卧床休息,抬高患肢,镇痛和使用阿司匹林可以迅速缓解症状,同时积极治疗潜在疾病。

五、游走性血栓性静脉炎

游走性血栓性静脉炎又称为 Trousseau's syndrome。Armand Trousseau 1865 年首次描述游走性血栓性静脉炎合并胃癌,以后的研究证实血栓性静脉炎是隐匿性内脏肿瘤的一个标志。

【病因及发病机制】

病因不明。大多数报道的恶性肿瘤是产生黏蛋白的腺癌,多起源于肺、消化道和胰腺。

胰腺癌被认为是主要的出现 Trousseau 综合征的肿瘤。

【病理】

真皮和皮下组织之间边界外大静脉有血栓形成,常阻塞整个管腔,炎细胞浸润管壁全层。

【临床表现】

本病多发于男性,病变可侵犯全身大小静脉,损害此起彼伏和呈游走性是本病特点。一般位于下肢、腹壁、臂及其他部位,一条或多条浅静脉节段性血栓形成,也可成批发生,可扪及皮下肿块或条索,伴疼痛和压痛,相邻皮肤有红肿,单个损害消退后留有色素沉着。极少数患者有肢体深静脉和内脏静脉的血栓形成,如脑、肝、肾、肠系膜和肺等,并出现相应症状。

【诊断】

静脉炎损害呈游走性和反复性,易于诊断。

【治疗】

游走性血栓性静脉炎一旦确诊,应仔细检查排除可能的恶性肿瘤。最好的治疗办法是根除恶性肿瘤。低分子量肝素抗凝治疗有效。

六、副肿瘤性天疱疮

1990 年 Anhalt 首先提出本病的命名,副肿瘤性天疱疮(paraneoplastic pemphigus,PNP)是一种以表皮内棘细胞松解为特点的重症大疱性皮肤病。

【病因与发病机制】

病因不清。患者血清中有抗表皮棘细胞间物质抗体,表明发病与自身免疫有关。大多数 PNP 发生在淋巴增生性疾病患者。约 2/3 的病例,皮损出现前已发现肿瘤。非霍奇金淋巴瘤和慢性淋巴细胞性白血病分别见于 42% 和 29% 的 PNP 病例。Castleman 病和胸腺瘤也是常见相关肿瘤。

【病理】

组织病理学检查提示表皮内水疱形成,疱内有棘层松解细胞。

【临床表现】

临床特点是难治性疼性口腔炎和多形性皮损。肺部受侵几乎见于所有患者,患者表现为闭塞性细支气管炎症状。

【诊断】

伴随肿瘤的皮肤大疱性损害,结合病理可以诊断 PNP。

【治疗】

PNP 的治疗取决于原发肿瘤的治疗。良性肿瘤手术切除后,绝大多数患者的皮损改善或完全消除。PNP 死亡率高,死亡原因一般继发于败血症、出血、多器官衰竭和呼吸衰竭。

七、其　　他

圆形糠疹是一种病因不明且罕见的皮肤异常。约 6% 的病例发现恶性肿瘤,其中肝癌和胃癌最常见。组织学病变类似寻常性鱼鳞病,主要表现为躯干、臀部和大腿的鳞片状、圆形,色素沉着病变。基础肿瘤的成功治疗可使皮损迅速好转或消失。

坏死松解性游走性红斑是胰高血糖素瘤综合征的皮肤表现,病因与胰岛 α 细胞肿瘤分泌过量胰高血糖素有关。患者表现为反复发生的游走坏死松解性环状或弓形红斑和丘疹,皮疹好发于面部、下腹部、会阴部、腹股沟、臀部和大腿等处。还可伴有糖耐量异常、体重减轻、贫血、头发指甲改变、精神症状、静脉血栓等其他表现。有效的肿瘤治疗如手术或化疗可以减轻皮肤损害。

副肿瘤肢端角化症又称为 Bazex's syndrome。多见于 40 岁以上男性,发病机制不清楚。特征性皮肤损害为肢端红斑角化,呈对称性,主要累及手、足、鼻和耳部,较少见于面颈部。伴发的恶性肿瘤多为头颈部、肺部和上消化道鳞癌。皮肤损害与肿瘤往往呈平行演变。

坏疽性脓皮病是一种少见的非感染性嗜中性皮病,大约 7% PG 伴有恶性血液病,最常见于急慢性髓性白血病和多发性骨髓瘤。大疱型 PG 常常与骨髓增生性疾病相关。病理学发现包括皮损中央表皮坏死和溃疡周围中性粒细胞浸润。主要表现为皮肤复发性疼痛性坏死性溃疡。

第五节　骨骼系统副综合征

累及骨骼肌肉的副肿瘤综合征在临床上常常表现为与肿瘤密切相关的快速发展的风湿性表现,病因不清,部分可能与肿瘤相关的免疫机制有关。

一、肥大性骨关节病

【病因与发病机制】

肥大性骨关节病(hypertrophic osteoarthropathy,HPO)是由长骨骨膜增生、杵状指和滑膜炎组成的一组综合征。继发的 HPO 往往与恶性肿瘤或传染性疾病相关。90% 以上的成人 HPO 发生在恶性肿瘤患者,少数见于慢性肺部疾病或肝脏疾病。最常见是胸腔内肿瘤如肺癌或淋巴瘤。副肿瘤 HPO 男性多于女性。多数 HPO 是伴随肿瘤发展,但 HPO 的临床表现先于原发肿瘤。

【临床表现】

副肿瘤 HPO 表现为双侧对称,迅速进展,与原发性 HPO 比较更严重。特别严重的腿痛,可以通过抬高患肢缓解。

【治疗】

非甾体类抗炎药物或糖皮质激素药物可能有效,原发性肿瘤的切除或有效化疗往往可以迅速缓解症状。

二、杵　状　指

【病因与发病机制】

病因尚不清楚,一般认为与肢体末端慢性缺氧、代谢障碍、中毒性损伤等因素有关。杵状指主要见于心肺疾病、肝硬化等。在肺部疾病中,杵状指最常见于肺部肿瘤和慢性肺部疾病(如支气管扩张症和肺脓肿等)。最常见的相关肿瘤是肺癌,胸腺瘤和间皮瘤也有报道。杵状指可以出现在肿瘤的诊断之前,同时或之后。

【临床表现】

杵状指表现为指甲凸度增加和继发于局部软组织增生的远端指骨增厚。10%~20% 的杵状指患者同时有肥大性骨关节病。

【治疗】

主要是抗肿瘤治疗。

三、其 他

掌筋膜炎和多发性关节炎表现为以多发性关节炎和快速屈曲挛缩的双手为特点的一组综合征。本病往往见于不能手术的晚期或转移性癌症患者。女性多于男性,约 1/3 的肿瘤是卵巢癌,其次是肺癌、胰腺癌和结肠癌等。部分患者免疫球蛋白在筋膜组织沉积,或血清可溶性白细胞介素-2 受体水平升高说明发病机制可能与肿瘤免疫关联。

类风湿关节炎样综合征与肺癌、结肠癌、乳腺癌、卵巢癌、胃和血液系统肿瘤等相关,其迅速发病的关节炎可能是隐匿性恶性肿瘤的早期表现。RA-like 综合征通常出现在肿瘤之前 8~12 个月。临床表现为急慢性起病的对称性多发性关节炎、滑膜炎,伴关节摄片正常,常常缺乏类风湿因子。其临床病程一般与肿瘤发展平行。对抗风湿治疗反应差,而原发肿瘤的治疗通常可以缓解症状。

第六节 血液系统的副综合征

血液系统的常见肿瘤副综合征包括各种血细胞数量和质量的改变以及凝血系统的改变引起的各种疾病,包括最常见的癌性贫血到少见的获得性 von Willebrand 病。白细胞和血小板的数量异常常见,但不常引起症状,而 DIC 是最常见且令人头痛的副肿瘤综合征。

一、静脉血栓栓塞

与恶性疾病相关的血栓形成是最早被描述的血液系统副肿瘤综合征之一。静脉血栓栓塞(VTE)在肿瘤患者中发生率为 4%~20%,大约 10% 的特发性或自发性 VTE 患者在 1~2 年后诊断出肿瘤。约一半胰腺癌患者可以出现 VTE。其他发生率高的肿瘤还有脑恶性肿瘤、血液系统肿瘤和胃肠道肿瘤、卵巢癌、结肠癌、肾癌、肺癌、前列腺癌等实体瘤。

【病因与发病机制】

VTE 的发病机制十分复杂,目前未完全明确。目前认为肿瘤细胞直接或间接释放的促凝介质在血栓形成中起促进作用。肿瘤通过释放组织因子(TF),分泌蛋白酶和相关细胞因子、生长因子如 TNF-α,IL-1,VEGF 等激活凝血系统。肿瘤细胞还可以与血管内皮,上皮细胞,淋巴细胞和单核细胞等直接相互作用。以上这些都可以直接或间接激活凝血系统,增加凝血酶生成,最终导致高凝状态。

【临床表现】

下肢深静脉血栓(DVT)和肺栓塞(PE)是包括肿瘤高凝状态的最常见的临床后果。

DTV 的患者可以表现为腿疼,肿胀,压痛,皮肤苍白,静脉扩张等。PE 的症状包括呼吸困难、呼吸急促、心动过速、胸痛、咳嗽、喘息、咯血、低血压、晕厥、昏迷、胸腔积液等。这些临床表现可以与其他心脏或肺部疾病如肺炎和心衰的表现混淆,从而使 PE 诊断困难。

【诊断】

因为症状体征的多变性和非特异性,副肿瘤 VTE 的诊断比较困难。如果临床怀疑VTE,常见的检查是 D-二聚体。如果 D-二聚体阳性,应该考虑进行另外的诊断性检查。超声静脉显像(US)是诊断 DVT 最常用的办法。如果 US 不能得到结果,通常需要作下肢的MRI。如果怀疑 PE,应进行 CT、MRI 和肺放射性核素扫描。

【治疗】

急性 VTE 的治疗主要是抗凝,低分子肝素(LMWH)是常用药物。其他治疗包括溶栓治疗等。溶栓药物有组织纤溶酶原激活物(T-PA),尿激酶和链激酶。最常用的是 T-PA,100mg 静脉输注 2 小时,一般配合肝素使用。肿瘤患者出现 VTE 常常是远处转移和低生存率的标志。

二、弥散性血管内凝血

当凝血因子和血小板被进行性消耗时,血液系统的异常激活可以表现为出血。弥散性血管内凝血(DIC)是最常见的临床病理综合征,以全身性血管内凝血系统激活为特征,可以同时表现为血栓形成和出血。

【病因与发病机制】

多种血液系统肿瘤如急慢性白血病和淋巴瘤,还有实体瘤(如前列腺癌,胰腺癌,肺癌,胃癌,结肠癌和乳癌等)可能伴发 DIC。血液系统肿瘤还常常表现出无血栓形成和(或)出血的慢性 DIC 状态。转移性肿瘤也是慢性 DIC 的常见病因,约 25% 的转移性肿瘤最后会发展成血栓栓塞。急性早幼粒细胞白血病(APL)是副肿瘤 DIC 最突出的例子。它几乎发生在所有确诊的 APL,或在诊断时或是治疗后发生。大多数研究支持肿瘤细胞本身促凝物质的释放引起凝血和纤溶系统的激活而诱发了 DIC。APL 细胞表面表达的异常高水平的膜联蛋白 A2,可以连接纤溶酶原和它的激活物 tPA 激活纤溶。肿瘤细胞还可以通过释放 TF 激活 FVⅡ因子或释放促凝因子直接激活 FX。肿瘤细胞还能激活单核巨噬细胞系统产生包括TF 和 FX 激活剂的促凝因子。

【临床表现】

DIC 主要表现为出血、休克、溶血、栓塞和多脏器功能障碍其中最常见的为出血。慢性DIC 常常仅有实验室检查的异常而无任何临床表现。

【辅助检查】

血小板计数,活化部分凝血活酶时间(APTT),凝血酶原时间(PT),D-二聚体是常用的实验室检查。血小板计数小于 $100×10^9/L$ 或进行性下降;50% ~ 60% 的 DIC 有 PT 和 APTT的延长;血浆中有纤维蛋白降解产物和 D-二聚体。在非常严重的 DIC,可以出现低纤维蛋白原血症。

【诊断】

在 DIC 相关疾病背景下,临床表现结合多项实验室检查综合分析和动态观察可以诊断 DIC。

【治疗】

大多数伴有恶性疾病的 DIC 的治疗中心在于肿瘤本身治疗,对活动性出血有时输注新鲜冰冻血浆补充凝血因子和血小板。肝素治疗有效。

三、贫　　血

【病因与发病机制】

贫血是一种常见的肿瘤副综合征,其程度可以从轻微到严重。肿瘤患者贫血的发病机制往往是多因素的,包括:

1. 红细胞生成减少　肿瘤骨髓侵犯常见于淋巴瘤,多发性骨髓瘤,白血病和实体瘤;放化疗引起的骨髓抑制可以降低骨髓功能;纯红细胞再生障碍性贫血和白血病可以出现造血干细胞的功能异常或受损;肿瘤患者营养障碍引起的造血物质缺乏;内源性血清红细胞生成素(EPO)水平下降;肿瘤细胞刺激或分泌产生的细胞因子如 IL-1、IL-6、TNF-α 和 TGF-β 等对造血功能的抑制,这些都可以引起红细胞生成减少。

2. 红细胞破坏增加　免疫溶血性贫血常常见于 B 细胞淋巴增生性疾病,如慢性淋巴细胞白血病和非霍奇金淋巴瘤。

3. 肿瘤性的慢性失血　常见于胃肠道肿瘤和生殖系统肿瘤。在慢性贫血进程中,有铁代谢和储存的降低,伴随红细胞寿命缩短以及对低红血细胞计数的骨髓反应减少,促进贫血发生。

【临床表现】

贫血症状的轻重与原发肿瘤、贫血程度和发生速度以及患者的心肺代偿能力有关。常见的症状体征包括:疲倦乏力,头昏耳鸣,记忆力减退,活动后气促,食欲减退,恶心呕吐,皮肤黏膜苍白等。

【辅助检查】

血细胞计数,骨髓象检查一般可以诊断贫血以及贫血的类型。

【诊断】

国内标准按单位容积血液中血红蛋白量低于正常参考值 95% 下限作为贫血诊断依据。诊断贫血需要明确贫血及贫血的程度,贫血的类型和病因。

【治疗】

副肿瘤贫血的治疗必须个体化。首先是针对原发肿瘤的治疗。肿瘤化疗后的骨髓抑制可能暂时会使贫血状况恶化,但有效的肿瘤治疗常常可以逆转贫血。重组人 EPO 对慢性贫血有一定效果。如果血红蛋白低于 100g/L 或血红蛋白在 100 ~ 120g/L 但有症状的患者可以使用 EPO 治疗,用法为 10000U 每周 3 次,Hb 高于 120g/L 停药。对肿瘤诱导的免疫性溶血性贫血,在处理肿瘤基础上单独用泼尼松或泼尼松结合硫唑嘌呤、环磷酰胺或环孢素治疗可能有效。急性失血以及严重、难治性贫血可以考虑输血,但只能取得暂时疗效。

四、其　　他

副肿瘤红细胞增多症(erythrocytosis)最常见于肾细胞癌(约 50%),其他相关的肿瘤包括小脑血管母细胞瘤、肉瘤和嗜铬细胞瘤等。90%以上患者有促红细胞生成素(erythropoietin，EPO)增高，而肿瘤介导的 EPO 分泌增加导致红细胞的过度生成为主要病因。患者一般无自觉症状，可见多血质面容(口唇暗红、肢端发绀)。血细胞计数有红细胞数目和血红蛋白的增高，不伴白细胞和血小板增多。副癌红细胞增多症除了针对原发肿瘤的治疗，一般不需要特殊治疗。

外周血白细胞计数在肿瘤患者通常是正常的，白细胞增多症(leukocytosis)常与肿瘤细胞分泌 TNF-α、G-CSF、IL-1 等有关，在进展期肿瘤并不常见。单核细胞增加可见于许多实体瘤。嗜酸粒细胞增多有时在许多肿瘤的进程晚期可以见到，常见于霍奇金淋巴瘤和骨髓增生异常。嗜碱粒细胞增多常见于骨髓增生性疾病。白细胞增多症应与类白血病反应和骨髓增生异常相鉴别。

（李代蓉）

Summary

Among the more interesting and protean manifestations of cancer is the production of hormonal substances that produce unique clinical syndromes. These syndromes can be classified broadly into several different types. The first is the production of a hormonal substance by a cell type that normally produces the hormone. Examples include parathyroid hormone production by a parathyroid cancer, production of calcitonin by medullary thyroid carcinoma, and serotonin by carcinoid tumors. In each of these examples a malignancy of a differentiated cell type continues to produce the differentiated product, but does so in a manner that is largely independent of the normal regulatory processes. The second type, to be discussed in detail here, is the "ectopic" production of a hormone by a cell type that does not normally produce the hormonal substance or produces it normally at very low levels. In some examples, the cell may have produced the hormonal product at an earlier stage in its development. An example of this is PTHrP production by a squamous cell carcinoma. PTHrP is normally expressed in differentiating squamous cells, but is not expressed or is expressed at low levels in differentiated squamous epithelium. second type of "ectopic" hormone production occurs in a hormone-producing cell whose machinery has been co-opted to produce another hormone. An example of this is the production of ACTH by a wide spectrum of neuroendocrine tumor types, small cell carcinoma of the lung being one example. Production of peptides by neuroendocrine tumors comprises the most common of the "ectopic" hormone syndromes. Neuroendocrine cells are dispersed throughout nearly all organs. Prominent are lung, gastrointestinal tract, pancreas, thyroid gland, adrenal medulla, breast, prostate, and skin. These cells are most commonly derived from neural crest and produce biogenic amines and polypeptide hormones. The list of hormones produced by tumors derived from members of this group of neuroendocrine cells includes ACTH, calcitonin, vasoactive intestinal peptide(VIP), bombesin, growth hormone-releasing hormone (GHRH), pancreatic polypeptide, corticotropin-releasing hormone (CRH), neurotensin, somatostatin(SRIH), and other small peptides.

第二十五章 癌症患者的支持治疗与康复

第一节 癌痛的治疗

一、概　　述

　　国际疼痛学会将疼痛定义为:一种令人不愉快的感觉和情绪上的感受,伴随有现存的或潜在的组织损伤。大约 1/4 新诊断的恶性肿瘤患者,1/3 正在接受治疗的肿瘤患者,3/4 的晚期肿瘤患者会发生疼痛。我国晚期癌症患者约 80% 发生疼痛,其中 30% 为难以忍受的剧痛。

　　疼痛从心理、生理、精神和社会多个方面影响患者的生存质量。20 世纪 80 年代 WHO 曾提出到 2000 年在全世界范围内实现让肿瘤患者不痛的奋斗目标。尽管经过世界范围的努力,但仍有部分癌痛未得到充分治疗和控制,癌痛还是一个不容忽视的全球性公共健康问题。

二、癌 痛 病 因

　　癌痛原因大致分为以下三类:

1. 肿瘤相关性疼痛　肿瘤直接侵犯、压迫所致。

2. 抗肿瘤治疗相关性疼痛　手术、创伤性检查和治疗后产生。

3. 非肿瘤因素性疼痛　其他合并症、并发症等非肿瘤因素所致的疼痛。

三、癌 痛 评 估

(一)癌痛评估要点

1. 病史　采集完整病史包括内科病史、肿瘤病史及癌痛病史。癌痛病史应包括癌痛的类型和性质、疼痛特点、疼痛强度、疼痛部位和辐射范围、加剧或减轻的因素以及疼痛控制计划和患者的治疗反应。疼痛是一种主观感受,应相信患者的主诉。

2. 社会心理评估　包括心理学病征、精神紊乱征象、患者及家人对疼痛的"认知"、情绪变化、发病前及目前的应对机制、家庭和社会心理支持系统、患者对疼痛治疗的期望和认识。

3. 体格检查　包括一般体格检查和疼痛部位及周围区域的检查。

4. 确定病因　利用病史、体格检查和实验室、影像学检查中的发现,确定可能的疼痛病因;是否需要增加特殊治疗,如脊髓压迫引起的疼痛除予阿片类药物治疗外,还可以考虑糖皮质激素和局部放射治疗等。

5. 治疗计划的评估　治疗计划的评估应突出预期效果及可能会发生的意外,包括治疗中的再评估和随访。应注意患者疼痛的变化,须多次反复评定,才能保证更加有效的治疗。

(二)疼痛程度的评估方法

　　对疼痛程度的准确评估非常重要,评估不准确可能会导致疼痛控制的失败。在癌痛治疗开始前应进行综合疼痛评估,在治疗中进行定期进行再评估,在每次更换止痛治疗方案时进行重新评估。目前临床上常用的评估方法有:

1. 视觉模拟评分法(visual analogue scales, VAS)　一条 10cm 长的直线,一端为 0,表示"无痛";另一端为 10,表示"最痛";中间部分表示不同程度的疼痛,由患者在上面标记出最能代表其疼痛强度的点(图 25-1-1)。VAS 使用灵活、方便、易于掌握,在临床上广泛应用。

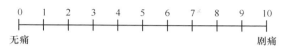

图 25-1-1　VAS 视觉模拟评分法

2. 面部表情疼痛量表(faces pain scale, FPS)　用 6 种不同的面部表情从微笑至哭泣来表达疼痛程度,由患者指出表示其疼痛程度的表情(图 25-1-2)。FPS 较直观,易于理解,适合于小孩和老年人,没有特定的文化背景或性别要求。

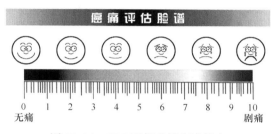

图 25-1-2　FPS 面部表情疼痛量表

3. 数字评分法(numeric rating scale, NRS)　用 0~10 的数字表示疼痛强度,其中 0 表示"无痛",1~3 表示"轻度疼痛",4~6 表示"中度疼痛",7~10 表示"重度疼痛",让患者自己选出一个最能代表其疼痛强度的数字。NRS 也是目前较为常用、有效的评估方法,尤其适用于老年人和文化程度较低者。

4. 行为评估法　由于疼痛对人的生理、心理会造成影响,患者常表现出一些行为举止的改变。因此,可通过观察其行为改变来评估疼痛。临床上广泛应用的是东安大略儿童医院评分法(children's hospital of easter ontario pain scale, CHEOPS)。常选择行为中的哭闹、惊叫、易受刺激、面部表情、言语表述、躯干运动、触摸伤口的企图、下肢运动 6 项加以评估。

四、疼 痛 治 疗

规范化疼痛治疗(good pain management, GPM)的主要目标是:持续有效地缓解疼痛;避免或减少止痛药物的不良反应;最大限度减轻疼痛及治疗给患者带来的心理及精神负担;最大限度地提高癌痛患者的生活质量。

(一)癌痛治疗原则

1. 给药途径　尽可能口服或用其他非侵入性的途径给药。不能耐受口服给药的患者,可采用透皮给药和直肠给药。透皮镇痛给药是一种简单、便利的持续给药方法。目前主要使用的为芬太尼透皮贴剂。吗啡直肠给药止痛效果同口服相仿,但不良反应较低。

2. 按时给药　按 GPM 要求,24 小时需要用药次数应该小于 3 次,因此应给予缓释或控释剂型。如果患者偶尔出现爆发性疼痛,推荐患者在疼痛出现时服用额外的即释止痛药。基础疼痛增加时,就需要调整控释止痛药的剂量,但不是调整给药间隔。

3. 按阶梯给药 根据疼痛程度和病情需要,按阶梯由弱到强逐步选择不同强度的镇痛药(表 25-1-1)。首先选用非阿片类药物,若达不到止痛效果,应加用弱阿片类药物;如果弱阿片类药物与非阿片类药物联合使用仍然不能止痛时,则选用强阿片类药物。

表 25-1-1　癌痛的三阶梯给药

阶梯	方案	代表药物
轻度疼痛	非阿片类+辅助药	吲哚美辛控释片
中度疼痛	弱阿片类+非阿片类+辅助药	盐酸曲马多缓释片
重度疼痛	强阿片类+非阿片类+辅助药	盐酸吗啡缓释片

4. 用药个体化 不同个体对药物敏感度不同,除存在生理差异外,还存在心理差异。因此,癌痛给药应采用个体化原则,根据癌痛的评估结果以及既往使用止痛药的情况及药物的药理特点来确定每个患者的药物种类和剂量。同时,也要定期评估患者的疼痛强度和用药反应,及时调整用药剂量。

5. 注意具体细节 认真观察患者用药后的疗效和反应,监护用药过程,密切注意治疗细节。止痛效果不理想或出现不良反应时,要查找、分析原因,及时采取有力措施,以取得最佳的疗效。

（二）止痛药物的选择及使用

应当根据癌症患者疼痛的程度、性质、正在接受的治疗、伴随疾病等情况,合理选择止痛药物,个体化调整药物的使用剂量、给药频率及方式。

1. 非甾体类抗炎药物 是癌痛治疗的基本药物,具有止痛和抗炎作用,常用于缓解轻度疼痛,或与阿片类药物联合用于缓解中、重度疼痛。常用于癌痛治疗的非甾体类抗炎药包括:布洛芬,双氯芬酸钠(钾),对乙酰氨基酚,吲哚美辛,塞来昔布等。

2. 弱阿片类药物 主要用于中度疼痛,药物有盐酸可待因、盐酸曲马多等。

3. 阿片类药物 是中、重度疼痛治疗的首选药物。目前,临床上常用于癌痛治疗的短效阿片类药物为吗啡即释片,长效阿片类药物为吗啡缓释片、羟考酮缓释片、芬太尼透皮贴剂等。对于慢性癌痛治疗,推荐选择阿片受体激动剂类药物。长期用阿片类止痛药时,首选口服给药途径,有明确指征时可选用透皮吸收途径给药,也可临时皮下注射用药,必要时可自控镇痛给药。

（1）初始剂量滴定:阿片类止痛药的疗效及安全性存在较大个体差异,需要逐渐调整剂量,以获得最佳用药剂量,称为剂量滴定。初次使用阿片类药物止痛的患者,按照如下原则进行滴定:使用吗啡即释片进行治疗;根据疼痛程度,拟定初始剂量 5～15mg,Q4h;用药后疼痛不缓解或缓解不满意,应于 1 小时后根据疼痛程度给予滴定剂量(表 25-1-2),密切观察疼痛程度及不良反应。第一天治疗结束后,计算第二天药物剂量:次日总固定量＝前 24小时总固定量+前日总滴定量。第二天治疗时,将计算所得次日总固定量分 6 次口服,次日滴定量为前 24 小时总固定量的 10%～20%。依法逐日调整剂量,直到疼痛评分稳定在 0～3 分。如果出现不可控的不良反应,疼痛强度<4,应该考虑将滴定剂量下调 25%,并重新评估。

（2）维持用药：使用长效药物维持。常用的长效阿片类药物包括：吗啡缓释片、羟考酮缓释片、芬太尼透皮贴剂等。应用长效阿片类药物期间，应当备用短效阿片类止痛药。当病情变化，长效止痛药物剂量不足，或发生暴发性疼痛时，立即给予短效阿片类药物，用于解救治疗及剂量滴定。

表 25-1-2　阿片类药物剂量滴定增加幅度

疼痛强度	剂量滴定参考增加幅度
7 ~ 10	50% ~ 100%
4 ~ 6	25% ~ 50%
2 ~ 3	25%

解救剂量为前 24 小时用药总量的 10% ~ 20%。每日短效阿片解救用药次数大于 3 次时，应当考虑将前 24 小时解救用药换算成长效阿片类药按时给药。

阿片类药物之间的剂量换算，可参见表 25-1-3。换用另一种阿片类药时，要仔细观察病情，并个体化滴定用药剂量。如需减少或停用阿片类药物，则采用逐渐减量法，即先减量 30%，两天后再减少 25%，直到每天剂量相当于 30mg 口服吗啡的药量，继续服用两天后即可停药。

表 25-1-3　阿片类药物剂量换算表

药物	非胃肠给药	口服	等效剂量
吗啡	10mg	30mg	非胃肠道：口服 = 1 : 3
可待因	130mg	200mg	非胃肠道：口服 = 1 : 1.2
			吗啡（口服）：可待因（口服）= 1 : 6.5
羟考酮	10mg		吗啡（口服）：羟考酮（口服）=（1.5 ~ 2）: 1
芬太尼透皮贴剂	25μg/h（透皮吸收）		芬太尼透皮贴剂 μg/h，q72h
			剂量 = 1/2 × 口服吗啡（mg/d）剂量

（三）辅助药物

1. 常见的辅助药

（1）镇静及抗抑郁药物：地西泮、氟哌啶醇；阿米替林、多虑平等。

（2）维生素类、激素类：维生素 B 类、维生素 C 类；地塞米松等。

（3）特殊药物：局部麻醉药（利多卡因、布比卡因、罗哌卡因等）和腐蚀性药物（无水乙醇、酚甘油等）。

2. 辅助药的使用原则

（1）治疗特殊类型的疼痛：如剧烈的神经性疼痛。

（2）改善伴随症状：如明显的抑郁或焦虑状态。

（3）增加主要药物的镇痛效果或减轻副作用。

（4）辅助药物不能常规给予，应根据患者具体情况定。

（四）止痛剂常见的副作用及处理

1. 便秘　阿片类止痛药的常见副作用之一，有时处理便秘比控制疼痛更为困难。应注意调整患者的饮食结构，必要时用缓泻剂和大便松软剂，如番泻叶、麻仁丸、乳果糖、液状石蜡等。

2. 恶心和呕吐　有 2/3 使用阿片类止痛剂的患者伴有不同程度的恶心、呕吐，可选用丙氯拉嗪、甲氧氯普胺、维生素 B_6 等药物治疗。

3. 尿潴留　此副作用多见于老年人，可用新斯的明对症处理。

4. 呼吸抑制　阿片类止痛药最严重的副作用。发生呼吸抑制时，可给予疼痛刺激如针扎人中穴，同时给予纳洛酮解救，首次可予 0.4mg 静脉注射，如无效，间隔 2 ~ 3 分钟后可重复给药。

5. 镇静和嗜睡　使用阿片类止痛药后可能出现不同程度的镇静现象。可适当减少止痛药剂量;或使用非麻醉性止痛药及辅助性止痛药;给右苯丙胺 25mg/次,bid,有助于克服阿片类止痛药的镇静作用。

6. 急性中毒　表现为呼吸抑制、昏迷、缩瞳和消化道痉挛等,选用阿片类药物拮抗剂纳洛酮治疗。纳洛酮能竞争性地与阿片类物质的受体结合,阻断其作用,以消除中毒症状。

（五）癌痛的其他治疗方法

晚期癌痛三阶梯治疗在临床上已经能够使 80% 以上的患者有效缓解了疼痛,提高了生存质量,但仍然有一部分患者不能有效缓解疼痛,或无法耐受药物副作用,此时可改用其他止痛方法。

非药物治疗方法:介入治疗、针灸、经皮穴位电刺激等物理治疗、认知-行为训练、社会心理支持治疗等。

介入治疗是指神经阻滞、神经松解术、经皮椎体成形术、神经损毁性手术、神经刺激疗法、射频消融术等干预性治疗措施。硬膜外、椎管内、神经丛阻滞等途径给药,可通过单神经阻滞而有效控制癌痛,减轻阿片类药物的胃肠道反应,降低阿片类药物的使用剂量。介入治疗前应当综合评估患者的预期生存时间及体能状况、是否存在抗肿瘤治疗指征、介入治疗的潜在获益和风险等。

第二节　肿瘤患者的营养支持

一、引　言

恶性肿瘤患者有 31%～87% 存在营养不良(malnutrition),其中尤以食管癌、胃癌、胰腺癌、结肠癌等消化系统肿瘤患者最为常见。营养不良常可导致患者术后并发症、放化疗不良反应及抑郁症发生率的升高,严重时还可导致死亡率的升高。适当的肠外、肠内营养支持有助于此类患者生活质量的改善及生存期的延长。

二、营养不良的原因

恶性肿瘤患者营养不良的主要原因是摄入不足和消耗增加。

1. 摄入不足　①食欲减退:很多肿瘤患者都伴随食欲减退,尤其是对肉食的抗拒;②机械性梗阻;③抗肿瘤治疗。

2. 消耗增加　①生化代谢异常;②腹泻;③乳糖不耐受:有的患者在化疗后可出现乳糖不耐受现象,饮用奶制品可发生腹泻;④自然病史延长。

三、营养风险筛查

准确、客观地评定患者的营养状况,既有助于采取有效的营养支持治疗,又能客观的检验治疗效果。营养风险(nutritional risk,NR)于 2002 年由欧洲学者提出:"现存的或潜在的营养和代谢状况影响疾病或手术后临床结局的风险"。也可理解为"现存的或潜在的营养因素导致患者出现不良临床结局的风险"。营养风险是指与营养有关的增加不良临床结局的风险,而非指发生营养不良的风险。此概念是基于机体自身的营养状态,结合因肿瘤致机体代谢异常等因素所造成的营养功能障碍的风险而定义的。对已有营养不良或有营养风险的患者给予营养支持,多可改善患者预后。

营养风险筛查(nutritional risk screening,NRS)用于评估是否存在营养风险,预测是否因营养因素而导致个体临床结局出现好或坏的可能性,并预测营养支持是否可影响个体的临床结局。

体质指数(body mass index,BMI)的临床价值已被认可,但因其受年龄、性别、种族和疾病等因素的影响,单纯应用 BMI 评定患者的营养状况存在局限性。BMI 与人体组成、机体功能之间的关系难以确定,也难以反映近期体重的下降值及难以预见未来体重的变化趋势。

持续的低白蛋白血症是患者营养不足的指标,但不是养分补给足量与否的指标。前白蛋白的生物半衰期短,血清含量少,在判断蛋白质急性改变方面较白蛋白更敏感。持续的低白蛋白血症亦是肿瘤患者预后不佳的重要指标,充足的营养支持难以逆转低位的白蛋白水平,除非肿瘤得到有效控制,才会恢复正常。

采用单一指标来评定患者营养状况的局限性较多,误差较大。因此,临床上多采用复合型营养评定工具以提高敏感性和特异性,使用较广泛的粗筛量表有表 25-2-1。

表 25-2-1　营养情况筛查和评分量表

评分量表	评分内容	备注
MST(营养不良筛查工具)	3 项:体重、体重下降百分数、食欲	适用于肿瘤患者
MUST(营养不良通用筛查工具)	3 项:体重指数、体重下降百分数、急性病的影响	对肿瘤患者敏感度和灵敏度低,但容易和快速使用
PG-SGA(患者主观全面评定)	患者部分:体重改变史、症状、每日饮食和日常活动程度;医生部分:诊断、主要体格检查、代谢评估和营养相关的并发症	适用于肿瘤患者
NRS2002(营养风险筛查 2002)	4 项:人体测量、近期体重变化、膳食摄入情况和疾病的严重程度	能前瞻性地动态判断患者营养状态变化,并为调整营养支持方案提供及时的证据
MNA 18 项(简易营养评定)	筛选:进食、体重下降、发病率、压力、体重指数评估 12 项:病史、饮食偏好、身体指标	适用于高龄患者
NRI(营养风险指数)	NRI = 1.519(血清白蛋白,g/dl)+41.7(现体重/既往体重)	

注:MST. malnutrition screening tool;MUST. malnutrition universal screening tool;PG-SGA. patient generated subjective global assessment;NRS2002. nutrition risk search 2002;MNA. mini nutritional assessment;NRI. nutrition risk index.

四、营养支持适应证

1. 营养支持开始的指征

(1) 已存在营养不良风险或营养不良者,或者预计患者不能进食时间>7 天;

(2) 当患者每日口服摄入能量低于能量消耗的 60%,且持续时间>10 天;

(3) 已发生体重下降者。

2. 放化疗患者营养支持的适应证

(1) 不建议对放化疗患者进行常规的静脉营养治疗,静脉营养没有必要,甚至可能是有害的。可通过饮食建议和口服营养补充剂增加摄入量,以防止与治疗相关体重下降和放疗中断。

(2) 对因放疗引起口腔和食管黏膜炎者优先选择管饲途径。

（3）如果患者有黏膜炎或者有严重放射性肠炎，推荐使用静脉营养。

（4）对干细胞移植期的患者，不推荐常规给予肠内营养。

3. 围手术期肿瘤患者营养支持的适应证

（1）对准备接受手术治疗的患者，大手术前提供 10～14 天的营养支持有益于伴有营养不良高危风险的患者，即使因此而不得不延迟手术。

（2）但无论何时，只要可行，应优先选用肠内营养。

（3）建议对拟行腹部大手术的癌症患者，术前优先选用含有免疫调节底物（亚麻酸多不饱和脂肪酸、精氨酸和核苷酸）的肠内营养，持续 5～7 天。

4. 非终末期恶性肿瘤患者营养支持的适应证

（1）至今尚无证据表明营养支持对此类患者的肿瘤生长有何影响，故癌症对此类患者肠外肠内营养支持的抉择无影响。

（2）对于恶病质患者，推荐给予孕激素，以刺激食欲，提高其生存质量。

（3）对因营养摄入不足而致体重下降的患者，更主张采用肠内营养治疗。

5. 终末期恶性肿瘤患者营养支持的适应证

（1）能够进行肠内营养的临终期癌症患者：如果预期存活期超过 2～3 个月，可通过肠内营养延长生存时间；若患者接近生命终点，可通过提供少量食物和液体以减轻饥饿和口渴症状，而不宜因营养治疗可能增加代谢负担而加重其病情。

（2）不能进食或不能肠饲的终末期的患者可以在下列情况下给予静脉营养：肠内营养不足；预计生存时间 2～3 个月及以下；预计静脉营养使用可以改善生活质量；患者的要求。

（3）在生命接近终点时，大部分患者只需极少量食物和水来减少饥渴感。

（4）即使很少量的水，也有助于防止患者因脱水而出现精神混乱。

五、营养支持治疗的方式

1. 肠内和肠外营养 营养支持治疗包括肠内营养和肠外营养。胃肠道条件许可时，首选肠内营养治疗，可考虑口服、管饲或胃肠道造瘘；若因局部病变或治疗限制不能利用胃肠道时，可考虑肠外营养治疗。研究表明，在改善患者营养和免疫状况、肠道功能恢复方面，肠内营养明显优于肠外营养，且费用较低。大多数只需短期静脉营养支持的患者无需用特殊配方，但长期使用的或有恶病质表现的患者，推荐采用脂肪含量比较高的配方（如非蛋白质能量为 50% 的配方）；初步认为加用胰岛素对患者有利。

2. 肠内营养的途径

（1）鼻胃管及鼻肠管：适用于<30 天的肠内营养，通常用 8～12 F 的导管。有将营养物直接灌入胃或通过幽门灌入小肠两种方法。

（2）胃造口：肠内营养超过 4 周时，经皮置管是适应证。手术、透视或内镜方法均可完成胃造口。

（3）空肠造口：经空肠进行肠内营养使用超过 4 周时，空肠造口是适应证。适应证包括：①胃幽门梗阻；②胃瘫；③胃空肠吻合口无功能；④有误吸危险；⑤食管切除、胃拖上法术后发生吻合口瘘、吻合口狭窄或误吸时。

六、肿瘤患者与特殊配方的营养支持

对于大多数只需要短时间营养支持的肿瘤患者，特殊配方的必要性很小，如手术患者和因为胃肠道反应而无法进食的放化疗患者等。但是对于有恶病质的患者来说,营养支持是长期的一种治疗手段,至少要用几周之久,因此应考虑使用特殊配方。

1. 脂肪　就是机体能量的主要来源,在终末期肿瘤患者中使用脂肪乳剂比较普遍。有报道,使用脂肪输注 29kcal[①]/(kg·d)可以显著地抑制蛋白质分解。中长链脂肪乳剂(LCT/MCT)指中链和长链甘油三酯各占50%。中链脂肪酸由于分子量小,水溶性高,其血清廓清和氧化速率均高于长链脂肪酸。LCT/MCT 较长链脂肪乳剂(LCT)更宜为人体摄取,安全性也较好。

2. 糖　以糖为主的静脉营养支持可能会引起水钠潴留,可能由胰岛素的抗利尿作用引起。对于肿瘤患者来说,1∶1 的脂糖配比是比较合适,如果患者还伴有胸膜或者腹膜水肿,可以考虑再升高脂肪的比例。氮元素的比例目前还没有一定的说法,推荐至少为1g/(kg·d),目标剂量是:1~1.2g/(kg·d)。

3. 维生素和微量元素　应提供所需的维生素和微量元素。

4. 免疫营养物　谷氨酰胺、精氨酸、ω-3 脂肪酸、乳酸杆菌。

七、肠外营养处方的计算

1. 营养风险的评分　选用 NRS2002 评分方法(表 25-2-2)。

表 25-2-2　营养风险评分方法——NRS2002

营养不良状况		疾病严重程度	
0 分	营养状况正常	0 分	营养需求正常
1 分 轻度	3 个月内体重丢失>5% 或前 1 周饮食是正常需求的 50%~75%	1 分 轻度	慢性疾病患者发生骨折。慢性疾病,如肿瘤、糖尿病、肝硬化、血液透吸患者、COPD,发生急性并发症
2 分 中度	2 个月内体重丢失>5% 或 BMI 18.5~20.5 同时一般状况差或前 1 周饮食正常需求的 25%~60%	2 分 中度	比较大的腹部手术、脑卒中、严重肺炎、恶性血液肿瘤
3 分 重度	1 个月内体重丢失>5% 或 BMI<18.5 同时一般状况差 或前 1 周饮食是正常需求的 0~25%	3 分 重度	脑损伤、骨髓移植、ICU 患者

注:年龄因素,70 岁及以上加 1 分。

2. 根据应激状态给予合理的热氮比　见表 25-2-3。

表 25-2-3　应激状态与热氮比

没有至轻度应激 (正常/基础氮需要)	中度应激 (中等氮增加需要)	严重应激 (高度的氮需要)
0.15g 氮/(kg·d)	0.20g 氮/(kg·d)	0.30g 氮/(kg·d)
0.7~1.0g 蛋白质	1.0~1.5g 蛋白质	1.5~2.0g 蛋白质
热氮比	热氮比	热氮比
(150~190)∶1	150∶1	(120~150)∶1

---

①1kcal=4.1868kJ。

3. 计算肠外营养处方

第一步:计算患者所需要的氮量即可算出氨基酸的需要量(以50kg的中度应激患者为例)

即:50kg×0.2g/(kg·d)=10g,折合为8.5% 250ml乐凡命:10g/(3.5g/瓶)=3瓶

第二步:根据热氮比,计算出与该患者氮量所匹配的热量值(热氮比以150:1为准)

即:10g(氮量)×150=1500 kcal

第三步:根据患者的个体情况对热量进行调节

体温:体温38℃,总热量需增加10%。

性别:女性患者,总热量需减少10%。

年龄:大于70岁患者,总热量需减少10%。

第四步:根据双能源系统原则,热量是由脂肪、糖类共同提供,一般情况下,糖脂比为50:50,呼吸疾病/肿瘤患者可为40:60。

即:脂肪热量为:1500 kcal×50%=750 kcal

折合为20% 250ml脂肪乳:750/500=1.5瓶

折合为30% 250ml脂肪乳:750/750=1瓶

葡萄糖热量为:1500 kcal×50%=750 kcal

折合为10%的GS:750/4/10%=1875ml(外周静脉输注)

折合为50%的GS:750/4/50%=375ml(中心静脉输注)

临床为控制渗透压和总液体量常联合使用

第五步:根据患者情况,添加谷氨酰胺制剂。

第六步:根据患者情况,添加水乐维他、维他利匹特、安达美、格利福斯。

第七步:根据患者情况,添加钠、钾、钙、镁。

第三节 放化疗的副作用及治疗方法

一、引 言

癌症是目前危害人们健康和生命的最为严重的常见病、多发病,化学药物治疗(简称化疗)、放射治疗(简称放疗)对多种恶性肿瘤均有治疗作用,是常用的治疗方法。但是对正常组织、器官,特别是那些代谢及增殖旺盛的器官、组织,如消化道上皮、造血器官及生殖器官等,均有不同程度的损害。及时发现和处理放化疗副作用十分重要。

二、化疗的副作用及治疗

(一)化疗副作用的分类

化疗副作用的分类见表25-3-1。

表 25-3-1　化疗副作用分类

按时间	急性	用药后 1~2 周内的毒副作用
	亚急性	用药后 2 周至 3 个月的毒副作用
	慢性	超过 3 个月的毒副作用
按后果	致死性	重要脏器功能进行性受损可能导致死亡
	非致死性	停药或经对症支持后可以恢复的毒性反应
按转归	可逆性	恶性、呕吐、骨髓抑制等
	不可逆性	耳聋、中毒、脱发
按系统	血液系统毒性、消化道毒性、心脏毒性、肺毒性、肝肾毒性、神经毒性、黏膜损害、过敏症状

（二）化疗急性和亚急性毒性反应分级

WHO 将化疗毒性反应按严重程度分为 0~四度 5 个等级，部分常见化疗药物毒性反应分级见表 25-3-2。

表 25-3-2　化疗急性和亚急性毒性反应分级（WHO）

	0 度	Ⅰ度	Ⅱ度	Ⅲ度	Ⅳ度
血红蛋白（g/100ml）	>11.0	10.9~9.5	9.4~8.0	7.9~6.5	<6.5
白细胞（1000/m³）	>4.0	3.9~3	2.9~2.0	1.9~1.0	<1.0
粒细胞（1000/m³）	>2.0	1.9~1.5	1.4~1.0	0.9~0.5	<0.5
血小板（1000/m³）	>100	99~75	74~50	49~25	<25
SGOT/SGPT	<1.25×N	1.26~2.5×N	2.6~5×N	5.1~10×N	>10×N
碱性磷酸酶	<1.25×N	1.26~2.5×N	2.6~5×N	5.1~10×N	>10×N
尿素氮	<1.25×N	1.26~2.5×N	2.6~5×N	5.1~10×N	>10×N
肌酐	<1.25×N	1.26~2.5×N	2.6~5×N	5.1~10×N	>10×N

N：指正常值上限

（三）常见化疗副作用及处理

1. 局部刺激性　主要表现为化学性静脉炎和血管外渗漏。

（1）化学性静脉炎：目前尚无有效的方法，可以外用喜疗妥或六合丹以减轻症状；

（2）抗肿瘤药物血管外渗漏：应该立即停止注射，尽量回抽残留药物；注入皮质激素，并拔掉针头；可在渗漏部位皮下多点注射止痛药物、相应解毒剂，避免局部按压；疼痛剧烈者可用 2% 利多卡因局封，可反复多次直至疼痛消失；据所用抗癌药物进行冷敷或热敷；抬高患肢；密切观察及随访，出现溃疡时应考虑手术治疗；也可物理治疗、中医药治疗及功能锻炼。

2. 恶心、呕吐

（1）常用化疗药物致呕程度分类

1）强烈致呕药物：顺铂（PDD）、多柔比星（ADM）、环磷酰胺（CTX）等。

2）中度致呕药物：氟尿嘧啶（5-FU）、异环磷酰胺（IFO）、吉西他滨（GEM）、紫杉醇（PTX）、开普拓（CPT-11）、足叶乙苷（VP-16）等。

3）轻度致呕药物：卡铂（CBP）、奥沙利铂（L-OHP）、长春新碱（VCR）等。

（2）处理原则

1）急性呕吐：预防性应用止吐药物，如 5-HT3 受体拮抗剂、地塞米松等。

2）迟发性呕吐：尚缺少有效的防治方法，多在发生后予以对症治疗。

3）预期性呕吐：常规止吐药物无效，可选用抗焦虑或抗抑郁药。

3. 腹泻 易引起腹泻的药物有氟尿嘧啶、开普拓、氨甲蝶呤等，较易发生腹泻的药物还有阿糖胞苷、足叶乙苷、多柔比星等。

治疗原则

（1）每日超过 5 次或出现血性腹泻时应立即停止化疗，并及时对症治疗。

（2）轻者停止化疗或应用止泻药。

（3）腹泻次数较多或年老体弱患者需要补充足够的能量，维持水电解质平衡，尤其要防止低钾血症的发生。

（4）大便培养阳性者应予以抗感染治疗，主要是针对大肠埃希菌感染。

（5）氟尿嘧啶、开普拓导致的腹泻应积极治疗，特别是开普拓导致的延迟性腹泻应高度重视，及早使用洛哌丁胺（易蒙停）治疗。

4. 口腔炎 化疗后口腔炎的发生率约为 40%。早期表现为轻度红斑和水肿，严重的口腔炎可引起溃疡、感染和出血，并且由于疼痛而影响进食。多在化疗后 5 ~ 14 天出现，持续 7 ~ 10 天可愈合。

口腔炎防治措施：①用 0.2% 氯己定（洗必泰）或地塞米松 10mg、庆大霉素 16 万 U、利多卡因 20ml 的生理盐水进食前含漱；②疑有真菌感染则应予以 5% 碳酸氢钠或制霉菌素漱口；若疑有厌氧菌感染可用 3% 双氧水含漱；③进食低刺激性、易消化及富含维生素、高蛋白的流质饮食；④口腔溃疡严重者可用粒细胞集落刺激因子（G-CSF）或粒巨细胞集落刺激因子（GM-CSF）口含及锡类散等治疗。

5. 骨髓抑制

（1）白细胞减少症：肿瘤化疗的主要剂量限制性毒性，与所用抗肿瘤药物的种类、剂量、用法、患者的一般状态以及以往接受治疗的情况等许多因素有关。既往化疗后曾出现重度中性粒细胞减少者，可预防性用药。应用强降白细胞药，如诺维本、多西紫杉醇等，白细胞下降未到最低点的Ⅰ度抑制也需要 G-CSF 支持；反之如果Ⅱ度以上抑制也并非需要 G-CSF 支持。重度中性粒细胞下降合并发热者，在应用 G-CSF 或 GM-CSF 同时，应给予抗生素治疗。G-CSF 的推荐剂量为 $5\mu g/(kg \cdot d)$。G-CSF 及 GM-CSF 一般不宜与化疗及放疗同时应用。

（2）血小板减少：导致白细胞减少的抗肿瘤药物大多会同时引起血小板降低，以血小板减少为剂量限制性毒性的药物主要有卡铂、吉西他滨、亚硝脲类等，丝裂霉素反复应用可致慢性血小板减少。血小板低于 $(40 ~ 60) \times 10^9/L$ 并有可能继续下降时，可使用白介素-11（IL-11）或促血小板生成素（TPO）；低于 $20 \times 10^9/L$ 并有出血倾向时，应输注血小板。TPO 预防和治疗剂量为 $25\mu g/kg$，于化疗结束后 24 ~ 48 小时或发现血小板减少后皮下注射，每日一次，疗程一般为 7 ~ 14 天，血小板计数恢复后停药。

（3）贫血：化疗导致骨髓抑制以及肿瘤进展、肾功能损害、营养因子（铁、叶酸、维生素 B_{12} 等）缺乏及感染、失血等因素均可导致肿瘤相关性贫血发生。轻度贫血一般不需特殊治疗，中度、重度贫血可予以输注红细胞悬液。

6. 心脏毒性 有心脏毒性的主要药物为蒽环类。临床表现为气促、心悸、心律失常或充血性心力衰竭。故在用药前后应常规行心电图检查。蒽环类的心脏毒性与累积量有关，常用蒽环类药物的累积量见表 25-3-3。

表25-3-3　蒽环类药物推荐累积剂量

药物	推荐累积剂量
柔红霉素（DNR）	$500 \sim 600mg/m^2$
多柔比星（ADM）	$450 \sim 550mg/m^2$，如与VCR、BLM、CTX联用或心脏、纵隔同时或曾经放疗者应减至$300 \sim 450mg/m^2$
表多柔比星（EPI）	以往未曾用过多柔比星者，最高累积量为$900mg/m^2$；如曾用过多柔比星但低于$550mg/m^2$，则用量为多柔比星剩余量的2倍
吡喃多柔比星（THP）	同表多柔比星
米托蒽醌（MA）	安全系数为表多柔比星的2倍

7. 肝损伤　多数化疗药物可导致不同程度的药物性肝功能损害。常见的药物有：甲氨蝶呤（MTX）、门冬酰胺（L-ASP）、卡铂（CBP）、达卡巴嗪（DTIC，氮烯咪胺）、长春新碱（VCR）、长春地辛（VDS）等。主要的表现为血清酶学改变，如谷草转氨酶（ALT）、碱性磷酸酶（AKP）、谷氨酰转肽酶（γ-GT）等显著升高，而临床症状不甚明显。短期内出现的肝功能损害多为一过性，停药后可自行恢复。化疗后及时复查肝功，适当应用保肝药物。

8. 肾毒性　肾毒性多发生于用药后$7 \sim 12$天，1个月左右恢复，少数不可逆。化疗前评估患者的肾功能，对有多年高血压、糖尿病的老年患者，慎用或减量使用肾毒性强的化疗药。

使用顺铂等肾毒性强的药物时，每日输液量在$2000 \sim 3000ml$，并用利尿剂、适当补钾。要求应用前、后6小时内尿量保持在$150 \sim 200ml/h$，在随后的$2 \sim 3$天内维持尿量$100ml/h$以上；使用甲氨蝶呤前一天水化、碱化尿液（pH 7.4）至化疗结束后3天，最好同时监测血药浓度；应用异环磷酰胺时，同时用美司那每4小时一次预防膀胱出血。

9. 神经毒性　化疗药物引起的神经毒性，主要为剂量限制性毒性，易发生神经毒性的药物见表25-3-4。

表25-3-4　化疗药物的神经毒性

类型	药物	发生率	表现
抗代谢类	MTX	鞘内和大剂量应用时易发生，约60%	急性期：化学性脑、脊髓膜炎，脑膜刺激症 亚急性期：中枢神经和小脑损害症状 慢性期：脑白质病，记忆力下降、痴呆等
	Ara-C	鞘内和大剂量应用时易发生，可达$15\% \sim 37\%$	脑白质和小脑损害症状：震颤、运动失调、构音障碍、定向力障碍等
	5-FU	常规剂量应用时	急性小脑综合征：共济失调、定向力障碍等
长春碱类	VCR	50%	末梢神经和自主神经损害：由指尖开始的向心性麻木感、便秘/腹痛、直立性低血压、麻痹性肠梗阻等
铂类	L-OHP	$85\% \sim 95\%$	外周感觉神经病变：肢端感觉减退和（或）感觉异常，伴或不伴痉挛，常由寒冷所触发
	DDP	50%（大剂量应用时）	30%为听力障碍，外周感觉神经病变
紫杉类	PTX	70%（用量>250 mg/m^2）	以周围神经损害为主：肢端呈手套-袜子样麻木、灼热感，深部腱反射减弱，甚至肌力减退
	TXT	50%（100 mg/m^2连用5周后）	

10. 脱发　脱发是化疗常见的副作用，发生率仅次于恶心、呕吐。脱发最早见于化疗后$1 \sim 2$周，2个月后达到高峰，化疗停止$1 \sim 2$个月开始再生。

11. 过敏反应

（1）对于过敏反应发生率较高，程度较严重的化疗药物需要预防性抗过敏治疗。如紫杉类、博来霉素、L-门冬酰胺酶，无论剂量大小、滴注时间长短，均必须行抗过敏预处理。

（2）局部荨麻疹并非停药指征，但需要严密观察或治疗好转后继续用药。

（3）如有全身过敏表现，应立即停药，联合应用组胺受体拮抗剂，并根据病情变化适当应用糖皮质激素、升压药或支气管扩张药。

（四）远期毒性

主要表现为性腺机能障碍、致畸、第二原发肿瘤。引起性腺机能障碍的药物主要为烷化剂，其毒性与剂量相关。主要表现为不育、闭经。第二原发肿瘤的发生率为 6%～15%，比一般人群高 20～30 倍，发病在停止治疗后 2～10 年，常见引起第二肿瘤的药物有烷化剂、亚硝脲类等，化疗引起的第二肿瘤最常见是急性非淋巴细胞白血病。远期毒性关键在于预防，正确掌握化疗的适应证，避免盲目扩大适应证及不适当的长期维持治疗。

三、放疗副作用及处理

约 60% 的肿瘤患者需要接受放疗。放疗一般为局部治疗，但亦可伴有全身的不良反应，如全身不适、乏力、头晕、恶心、呕吐及骨髓抑制。放疗的局部副作用程度主要决定于放疗的部位、面积和放疗的剂量。

（一）急性放射反应及后期放射损伤分级标准

肿瘤放射治疗协作组（radiation therapy oncology group，RTOG）对急性放射反应和后期放射损伤进行了分级，按反应和损伤的严重程度分为 0～4 级，部分常见放射反应和损伤见表 25-3-5、表 25-3-6。

表 25-3-5　RTOG 急性放射反应分级标准

	0 级	1 级	2 级	3 级	4 级
皮肤	无变化	滤泡样暗红色斑/脱发/干性脱皮/出汗减少	触痛性或鲜色红斑，片状湿性脱皮/中度水肿	皮肤皱褶以外部位的融合的湿性脱皮，凹陷性水肿	溃疡/出血/坏死
肺	无变化	轻度干咳或劳累时呼吸困难	持续咳嗽需麻醉性镇咳药/稍活动即呼吸困难，但休息时无呼吸困难	重度咳嗽，对麻醉性镇咳药无效，或休息时呼吸困难/临床或影像有急性放射性肺炎的证据/间断吸氧或可能需皮质激素治疗	严重呼吸功能不全/持续吸氧或辅助通气治疗
WBC（×10⁹/L）	≥4.0	3.0～4.0	2.0～3.0	1.0～2.0	<1.0
PLT（×10⁹/L）	>100	75～100	50～75	25～50	<25 或自发性出血
中性粒细胞（×10⁹/L）	≥1.9	1.5～1.9	1.0～1.5	0.5～1.0	<0.5 或败血症

表 25-3-6　RTOG 后期放射损伤分级标准

	0 级	1 级	2 级	3 级	4 级
皮肤	无变化	轻度萎缩,色素沉着,部分头发脱落	片状萎缩,中度毛细血管扩张,全部头发脱落	明显萎缩,交叉性毛细血管扩张	溃疡
黏膜	无变化	轻度萎缩和干燥	中度萎缩和毛细血管扩张/少黏液	明显萎缩和完全干燥/严重毛细血管扩张	溃疡
脑	无变化	轻度头痛或昏睡	中度头痛/严重昏睡	严重头痛/严重 CNS 功能障碍(部分肌力减退或运动障碍)	癫痫发作/瘫痪/昏迷
肺	无变化	无症状或轻微症状(干咳)轻微放射影像征象	中度有症状的纤维化或肺炎(严重咳嗽)/低热/斑点状放射影像征象	严重有症状的纤维化或肺炎/致密状放射影像征象	严重呼吸不足/持续吸氧或辅助通气
食管	无变化	轻微纤维化/进食固体食物时轻微吞咽困难/无吞咽痛	不能正常地进食固体食物/半流/有扩张指征	严重纤维化/流质/有吞咽痛/需扩张	坏死/穿孔/窦道
脊髓	无变化	轻度 Lhermitte's 征	严重 Lhermitte's 征	在治疗水平或以下出现客观的神经症状	单、双或四肢麻痹
骨	无变化	无症状/无生长迟缓骨密度减少	中度痛或压痛/生长迟缓/不规则骨硬化	严重痛或压痛/生长停滞/致密性骨硬化	坏死/自发性骨折

(二) 放疗主要副作用的处理

1. 皮肤损伤　放疗后的 1～4 周出现,持续至治疗后 2～4 周。总剂量 60～66Gy 可见中度皮肤反应。要保持皮肤干燥、清洁;避免一切刺激性因素;穿着宽松柔软内衣。

2. 口腔黏膜损伤　头颈部放疗可以引起口腔黏膜损伤,放疗期间应注意口腔卫生,补充维生素,生理盐水或 2% 碳酸氢钠溶液含漱。中重度者用生理盐水 500ml 加入庆大霉素注射液 8 万～16 万 U、地塞米松 5mg、盐酸利多卡因 20ml,配制成漱口液,每日 4～5 次含漱。严重者暂停放疗,静脉给予抗生素及激素治疗。

3. 肺损伤　放疗可导致放射性肺炎,轻者表现为低热、咳嗽、胸闷,重者可出现呼吸困难、胸痛、持续性干咳、痰中带血、X 线胸片显示与放射野一致的弥漫性片状密度增高影,CT 可显示肺间质密度增高的改变。严重的放射性肺炎,出现急性呼吸窘迫、高热,常可导致患者死亡。度过急性期,肺炎症状会持续数月,但组织学改变将继续发展,逐渐进入肺纤维化期,在此阶段仍易产生合并症危及生命。一旦出现放射性肺炎的表现(排除原发肿瘤所致),无论轻重,必须停止放疗,给予大剂量抗生素和激素治疗,及其他对症处理。

4. 脊髓损伤　早期主要表现为 Lhermitte's 征,常规放疗发生率为 10%～15%,这是一种脊髓的亚急性放射损害,潜伏期 1～10 个月。患者在低头时出现背部自头向下的触电感,放射到双足跟,多为一过性。若脊髓放射剂量在耐受剂量(45Gy/10cm 脊髓)以内,则患者的上述症状数月后自行消失,不需任何治疗。放射性脊髓病是脊髓的后期放射性损伤,发生在放疗 1 年以后。由放射对少突神经胶质细胞和毛细血管的损伤引起,产生神经脱髓鞘等退行性变,严重者有脊髓白质坏死等。临床上脊髓炎表现为横断性脊髓损伤,严重者出现截瘫,瘫痪平面与受照射脊髓段所支配部位一致。文献报道脊髓接受 >45Gy 者脊髓病变的发生率为 0.03% ,>50Gy 者脊髓病变发生率为 0.2% 。放射性脊髓病是不允许出现的放射性损伤,一旦发生,无有效治疗方法。

5. 食管损伤 受到照射后可引起放射性食管炎、黏膜溃疡,患者出现胸骨后烧灼感、吞咽疼痛、食管狭窄、纤维化,导致吞咽困难,甚至食管穿孔而危及生命。可给予黏膜保护剂,抑酸,抗感染治疗,必要时给予止痛缓解患者不适,并安置胃管补充营养。

6. 肠道损伤 >40Gy 的照射剂量会引起不同程度的反应,50 ~ 60Gy 后有 1/3 的患者发生不同程度的肠道并发症,如放射性小肠炎、肠狭窄、肠梗阻、胃肠穿孔、肠出血、肠粘连。患者应避免吃刺激性食物,少吃多餐,可给予抑酸、黏膜保护剂、收敛剂等对症处理或抗生素治疗、补液支持治疗。

7. 泌尿系统损伤 肾脏属放射敏感组织,放射耐受量极低,耐受剂量是 V20<50% 。行盆、腹部及脊柱照射时,要注意保护。肾脏的放射性损伤主要表现为肾小管萎缩、硬化、末梢小动脉炎、小动脉闭锁、肾小球萎缩。放射性肾炎组织学改变进展较慢,一旦出现是不可逆的。放射性肾炎可继发肾性高血压、心脏病及心力衰竭。

膀胱、尿道、输尿管的放射损伤主要表现在尿路上皮细胞的损伤,临床出现膀胱刺激症状(尿频、尿急)。尿路平滑肌对放射线也很敏感,早期常有水肿发生,继而出现细胞破坏,正常的平滑肌细胞可为纤维母细胞所取代,最终形成组织纤维化,造成管腔狭窄,膀胱容量下降及压力上升,最终导致肾瘢痕形成和肾衰竭。放射性膀胱炎则可表现为尿血、尿频,严重者膀胱挛缩,膀胱排尿无力,需导尿或做手术。

第四节 癌症患者的输血

一、引 言

据统计,有 25% ~ 70% 的癌症患者合并不同程度的贫血,尤其患消化系统或女性生殖系统肿瘤时,贫血的发生率更高。贫血在不同程度上影响着癌症患者的生活质量。因此,应重视癌症相关贫血的治疗。

二、癌症相关贫血

癌症相关贫血(cancer related anemia)在癌症患者中非常普遍,其发生与多种因素有关:肿瘤组织表面破溃后出血,造成失血性贫血;起源于骨髓组织的肿瘤(如白血病)及肿瘤转移浸润至骨髓组织,破坏造血干细胞,导致造血功能低下;肿瘤引起营养不良,同时肿瘤生长消耗体内的营养物质亦可导致营养不良性贫血;肿瘤相关性急性、慢性炎症导致贫血;当肿瘤疾病进展影响到肾脏和脾脏功能时,导致患者贫血;癌症相关治疗导致贫血如手术切除肿瘤组织时,如果手术切除范围较广,持续时间较长,出血量较多,会导致大量失血;多数化疗药物对骨髓有抑制作用;骨髓移植或外周血干细胞移植,通常需要行大剂量的放化疗,此时患者外周血细胞将达到一个极低水平;放射治疗时,照射累积骨组织范围较大(如盆腔、全脊髓照射),会导致骨髓抑制,引起贫血。

贫血的癌症患者可有乏力、心悸、活动时呼吸困难、心动过速、体位性头晕、昏厥等多种症状,严重者还会伴发心功能不全、慢性肺病、脑血管病及凝血功能障碍、感染等并发症,影响患者的生存质量;贫血导致的乏氧状态可以降低放化疗的治疗效果,影响患者的预后。

三、癌症相关贫血的输血治疗

输血是晚期癌症患者的重要治疗方法之一。贫血发生后,输注红细胞可以在短期内改善肿瘤患者因贫血而产生的缺氧症状,提高其生活质量;输血还可以改善患者体内缺氧状态,从而增加患者对放、化疗的敏感性。肿瘤患者放化疗期间,血小板减少也是常见并发症,给予血小板减少的肿瘤患者输注血小板是预防出血、减少危及生命并发症发生的重要手段。原发和转移至肝脏的恶性肿瘤患者常合并肝功能衰竭,凝血因子的缺乏易导致患者出血及弥散性血管内凝血(DIC)的发生,此时输注新鲜冰冻血浆可以补充相应的凝血因子,进而有效地预防或控制出血。以上措施对于预防及减少贫血的发生可起到积极作用。

但是,输血同样存在多种负面效应,比如输血后可能感染包括肝炎病毒、艾滋病病毒等多种传染病;输血可以导致各种输血反应,如发热、溶血性反应等;输血可以引起非心源性肺水肿及因血容量增加导致心衰;输血可以增加患者血栓的发病率;输血,尤其是输全血可以激活同种免疫反应,抑制受血者的特异性及非特异性免疫功能,从而促进肿瘤复发,并降低5年生存率。

总之,恶性肿瘤患者在围手术期、大量失血及放化疗导致的严重骨髓抑制等时,输血往往是最行之有效的必要治疗手段。与此同时,输血还存在上述诸多风险,为了减少输血可能对患者产生的不利影响,应严格掌握输血指征,尽量避免不必要的输血。在临床上,对于肿瘤患者我们提倡成分输血或自体输血以期最大程度的降低肿瘤患者输血带来的相关风险。

四、恶性肿瘤患者的输血对策

输血治疗,一方面可以改善患者的贫血相关症状;另一方面又可能增加感染的危险性。因此,主张合理用血、输成分血。成分输血是依据病情需要输注有关的血液成分。目前的观点认为,白细胞为血液制品的"污染物",在参与肿瘤患者的免疫抑制、肿瘤复发以及感染等方面扮演重要角色。血液中引起免疫抑制的主要成分为白细胞及白细胞分解物,其中白细胞 MHC Ⅱ 类抗原及 B 细胞表面抗原发挥主要作用。临床实践表明,与常规输血相比,去白细胞输血具备减轻同种异体输血引起的非溶血性发热反应、避免 HLA 同种免疫引起的血小板输注无效、降低白细胞相关性传染病感染概率以及减少输血对肿瘤复发和转移的促进作用等多种优势。在输成分血时,贫血患者选择洗涤红细胞、去除白细胞的红细胞及辐照红细胞,也可适当选择输注悬液红细胞、冰冻红细胞等;需要输血小板时建议输注辐照血小板或去除白细胞的血小板;而粒细胞的输入因粒细胞集落刺激因子的广泛应用已很少用于临床。

1. 红细胞输注　临床上常用的红细胞制品包括:红细胞悬液、去白细胞红细胞、洗涤红细胞、冰冻红细胞以及辐照红细胞。这些不同种类的红细胞在临床应用中各有特点及优势。

红细胞悬液与全血具有同样运氧能力,而容量仅为全血的 1/2 ~ 2/3,因而减少了输血后循环负荷过重的危险;避免或减少了血浆中的抗体或血浆蛋白成分引起的发热和过敏等输血不良反应,适用于任何慢性贫血。去白细胞红细胞则为去除 99.9% 白细胞的红细胞制剂,因此可有效地降低因血液中白细胞所致的各种输血不良反应及相关性疾病,尤其是非溶血性发热反应;洗涤红细胞中,由于血浆、白细胞、血小板等已基本从制品中去除,因此可有效地降低输血不良反应的发生;洗涤红细胞缺乏抗 A、抗 B,因此 O 型洗涤红细胞可以输给任何 ABO 血型的患者;洗涤红细胞中钾、钠、氨、枸橼酸盐已基本去除,所以更适合于心、肝、肾功能不全的癌症患者。辐射红细胞悬液是经 ^{60}Co 辐射后的红细胞制剂,可有效预防输血相关性移植物抗宿主病,适用于严重免疫功能缺陷或免疫抑制、造血干细胞移植后输血患者。

并不是所有的贫血患者都需要输血,肿瘤患者的贫血是否需要输血,取决于很多因素。如大出血等导致血液突然丧失,就需要及时输血以纠正贫血;当贫血缓慢发生时,机体有充足的时间来适应,虽然血红蛋白低于正常值,但如没有头晕、呼吸急促等症状,就可能不需要输血;当合并有心脏或肺部疾病时,即使他们的血红蛋白水平并不很低,因为耐受力差,易出现严重的并发症,这类患者往往需要积极输血治疗;如有其他一些可能增加患者对氧气需求的情况存在,此时也需要输血。

输注红细胞前,应进行 ABO 和 Rh 血型鉴定以及 ABO 血型的交叉配血,以确保输注的安全性。急性白血病患者输血时,还应注意病程中出现红细胞 ABO 抗原减弱或消失的问题。如患者血型原为 A 型、B 型可转变为 O 型;AB 型可以转变为 A 型、B 型或 O 型。但随着白血病治疗的好转或缓解,患者原有的 ABO 血型可以恢复。白血病患者血型抗原的减弱不仅表现在 ABO 血型系统,而且还表现在其他血型系统如 Rh、MN 系统。因此,在给白血病患者做血型鉴定时,一定要做正反定型,如正反定型不一致,要迅速查明原因。

2. 血小板输注 肿瘤放化疗常可导致骨髓抑制,使其血小板减低。血小板计数<20×10^9/L 时,并发出血的风险明显增高。对于血小板计数<20×10^9/L 的患者,均可考虑进行预防性血小板输注。

考虑到肿瘤患者可能要长期、反复输注血小板,因此应该选择去除白细胞的血小板。一般来说,对血小板供血者无特殊选择,但当患者对随机供血者的血小板变得抵抗,则需要选择限定或单一的 HLA 配型相符血小板供者。单采血小板采自单个供血者,每单位含血小板浓度为(2.0~2.5)×10^{11}(约为普通血小板悬液的 10 倍),白细胞和红细胞的污染率很低,因此能有效地减少输注血小板产生的同种免疫反应。血小板以保存在 22℃±2℃ 中不断轻轻振荡为佳,保存期 3~5 天。输入血小板后 10 分钟到 1 小时以及输后 18~24 小时应检测患者的血小板计数,以评估血小板是否存活。每单位血小板浓缩物增加血小板计数约 7×10^9/L,在每单位血小板浓缩物输注后 1 小时,估计增长的血小板数为 15×10^9/(L·m^2)。

应严格掌握血小板输注的指征,避免不必要的输注造成的浪费和不良反应。当血小板计数<5×10^9/L 时,即使没有出血迹象,需要预防性地输注血小板;血小板计数在(6~10)×10^9/L,出现下列情况:患者有少量的新鲜出血、体温高于 38℃ 或活动性感染、血小板计数迅速下降大于 50%/天、头痛、严重的胃肠道出血、近期化疗可能导致严重的胃炎或胃肠溃疡、存在融合的瘀斑、伤口或其他部位持续出血、计划进行小型有创操作(如骨穿),可考虑输注血小板;血小板计数在(11~20)×10^9/L 时,同时存在有较快速的出血或准备较复杂的操作则应输注血小板。对于完全抗凝治疗的患者,建议血小板计数至少应保持在 50×10^9/L 以上。

3. 血浆和血浆蛋白衍生物的应用 原发性肝癌或转移性肝癌晚期患者,常合并肝功能衰竭,凝血因子缺乏,临床表现为出血,可静脉注射维生素 K_1、输注新鲜冰冻血浆,补充相应的凝血因子。通常新鲜冰冻血浆首次剂量为 10~15 ml/kg,维持剂量为 5~10 ml/kg。出血伴低纤维蛋白原血症者如 DIC 患者可输注冷沉淀,常用剂量为每 10kg 1~1.5U。肿瘤患者,特别是严重肝病和 DIC 患者常有抗凝血酶Ⅲ(AT-Ⅲ)降低,应输注冻干 AT-Ⅲ浓缩剂,初次剂量为 50U/kg,静注,维持剂量为每小时 5~10 U/kg。术中广泛渗血,可使用纤维蛋白胶(纤维蛋白黏合剂),以减少出血并缩短手术时间。粒细胞减少,并发全身性病毒或(和)细菌感染,单独用抗生素难以控制时,可用大剂量静脉注射免疫球蛋白,剂量为每天 0.4g/kg,连续用 5 天为一疗程或根据病情调整。

五、细胞因子的应用

目前促红细胞生成素(EPO)、粒细胞集落刺激因子(G-CSF)、粒-巨噬细胞集落刺激因子(GM-CSF)、白细胞介素-11(IL-11)及血小板生成素(thrombopoietin,TPO)等造血细胞因子已被广泛用于肿瘤患者贫血、白细胞及血小板减少。造血细胞因子的应用,极大地减少了肿瘤患者的输血频率,有效地节约了血源,同时降低了输血带来的各种风险的发生率。特别是粒细胞集落刺激因子及粒-巨噬细胞集落刺激因子在白细胞低下患者中的应用,使白细胞的输注在当今已基本被废弃。

第五节　肿　瘤　护　理

一、前　　言

护理是恶性肿瘤治疗中不可或缺的重要环节,科学、及时和合理地护理对肿瘤患者的治疗康复起着至关重要的作用。护士不仅要掌握肿瘤专科护理知识和技能,配合医师进行肿瘤综合治疗,还要学习掌握社会心理学知识,为患者提供心理支持,减轻患者的痛苦,提高患者生活质量。

二、肿瘤护理专科特点

1. 肿瘤护理是独立的专业实践领域　因肿瘤的特殊性,使肿瘤的预防、诊治、康复及临终关怀等整个护理过程中具有独特的专业理论和操作规范。肿瘤化疗护理、放射治疗护理等方面都具有较强的专业性。目前,在我国肿瘤护理作为一门独立的专科实践领域已形成了以护理程序为基础的整体护理模式和以患者健康为中心的护理理念。

2. 肿瘤护理是多学科结合的综合学科　随着现代医学科学技术的发展,肿瘤护理实践范围及工作内容也随之不断扩展及延伸。肿瘤专科护士不但在外科治疗、化学治疗、放射治疗、生物治疗中发挥作用,还需要适应现代医学模式,注重对癌症患者实施心理护理、康复护理、临终关怀以及调动社会支持系统。肿瘤护理专业除涉及生理学、病理学、护理学、基础医学外,还有社会学、心理学、伦理学、营养学、康复医学、老年医学等多种学科有关。

3. 肿瘤护理的复杂性　近年来,随着肿瘤综合治疗及个体治疗治疗模式在临床实践中的推广,除外科治疗、放射治疗、化学治疗三大传统治疗方法外,生物免疫治疗、热疗、导管介入治疗、超声射频治疗、超声聚焦刀治疗、生物靶向治疗、中医治疗等多种治疗手段已被广泛用于临床肿瘤治疗。肿瘤患者的多学科综合治疗不仅提高了临床肿瘤的治疗效果,还更好的改善了患者的生活质量。与此同时,随着治疗方案的多样化和个体化发展,治疗过程变得更为复杂,使得肿瘤护理难度也相应的增加,治疗过程中的护理也变得更为复杂。为了适应当前肿瘤治疗的新模式、新变化,作为专科护士,应深入学习肿瘤学理论,掌握各种治疗方法的作用机制,熟悉各种治疗方法的适应证及并发症,提高专科护理水平。

4. 重视社会心理因素对患者的影响　社会心理因素不仅在癌症发病过程中起作用,在癌症治疗及康复的不同阶段也极大地影响治疗效果。在各种疾病中,很少有疾病像癌症一样给人以巨大的精神压力。20 世纪 80 年代出现了一门新兴交叉学科——心理社会肿瘤学,这是一门研究心理社会因素与肿瘤发生、发展、治疗、康复等之间相互作用的学科。肿瘤医师、护士均应加强心理学培训,在临床工作中,高度重视心理、社会因素对癌症患者及家属的影响,通过开展大量研究了解患者及家属的心理反应与需求,通过交流、疏导,护理过程中真诚关怀及理解来调动其内在的危机应对能力、正确认识疾病、主动积极配合治疗。

5. 注重肿瘤患者的生活质量　肿瘤专科护士在对患者进行治疗和护理过程中,应将评价患者在各治疗阶段的生活质量作为重要内容,以便有针对性地通过护理干预,预防和减轻放疗、化疗毒副反应及并发症的发生,使患者躯体和心理都处于较舒适的状态,增加患者对治疗的依从性和求生欲望,保证患者能顺利完成各阶段治疗。

三、肿瘤患者的心理护理

肿瘤患者心理护理是一个长期的、贯穿于整个治疗的过程。随着患者癌症病情的变化,治疗方案的调整变化,患者的心理也会发生相应的改变。因此,心理护理作为整体医疗的一部分,应与肿瘤的传统治疗有机的结合在一起,这不仅有助于延长患者生存,提高患者生存质量,还可以改善医患关系,降低医疗成本,即具重要的临床意义,又具较高的社会和经济效益。

1. 癌症患者的心理特点　患病后,患者多不愿认为自己患的是癌症,希望是良性肿瘤,甚至是误诊;确诊后,则又想自己所患癌症是属早期还是晚期,有否扩散转移,对治疗效果持怀疑态度,自己能否经受治疗等;随之思考个人的前途和命运、家庭的影响,评价自己的人生价值。意志薄弱、情绪低沉的晚期癌症患者,如果缺乏家庭和社会的关怀,就容易产生绝望心理。

2. 癌症心理护理要点

(1)正确评估患者心理状态。要多与患者交流,在交流过程中,应仔细观察患者的言行,设身处地地以患者的立场去体会他们的心境和心理历程,以便及时了解他们存在的心理问题。还可以运用各种量表进行测试,如抑郁自评量表、焦虑自评量表、汉密顿抑郁量表、汉密顿焦虑量表等,以便正确评估患者的心理状态。

(2)根据患者的心理反应,确定解决问题的方法和计划。如根据患者的职业、文化、家庭、生活方式、社会经历、经济、文化背景、个人的主观能动性等,制订切实有效的个体化心理护理方案,做到因人施护。

(3)按照计划实施心理护理。在实施过程中,护士要富有同情心,以语言、行为去感化患者,消除他们的焦虑、恐惧等不良情绪,减轻他们的精神压力,唤起患者求生的希望和信念。

(4)评价所实施的心理护理是否有效。同样需要我们随时与患者交流,密切观察他们的一言一行,及时正确地评估他们的心理状态,以判断他们的心理是否处于平衡状态。

以上四个方面互相联系、密不可分,是一个不断循环的过程。在这一过程中,我们必须不断完善护理方案,以求进一步提高护理质量。

四、放疗护理

放射治疗是恶性肿瘤治疗的主要手段之一。放射线在杀灭肿瘤细胞的过程中对邻近的正常组织也会造成一定的损伤,患者会出现不同程度的放疗毒性反应及心理问题,护理人员应予以耐心细致、科学有效的护理,以便帮助患者顺利完成治疗。

1. 照射野皮肤护理　放疗过程中,照射野皮肤会出现放疗反应,其程度与放射源种类、照射剂量、照射野的面积及部位等有关。护士应做好健康宣教,使患者充分认识皮肤保护的重要性,并指导患者掌握照射野皮肤保护方法,以求最大程度减少放疗皮肤反应的发生。如选用全棉柔软的内衣,避免粗糙衣服摩擦;照射野可用温水和柔软毛巾轻轻沾洗,局部禁用肥皂水擦洗或热水浸浴;局部皮肤禁用碘酒、乙醇等刺激性消毒剂,避免冷热刺激如热敷、冰袋等;照射区禁止剃毛发,如需剃毛发宜用电动剃须刀,防止损伤皮肤造成皮肤感染,照射区皮肤禁做注射点;外出时防止日光直射,应予以遮挡;局部皮肤不要挠抓,皮肤脱屑切忌用手撕剥;多汗区皮肤如腋窝、腹股沟、外阴等处保持清洁干燥。

美国放射肿瘤协作组(RTOG)将皮肤的放射损伤分为Ⅳ级,我们在下表中列出了皮肤放射反应的分级及相应的护理措施(表25-5-1)。

表 25-5-1　皮肤放射反应分级与处理

分级	临床表现	治疗	护理措施
Ⅰ级	皮肤瘙痒、红斑、轻度色素沉着及干性脱皮	局部涂薄荷淀粉	保持局部干燥、清洁,避免局部刺激禁用肥皂、毛巾擦洗,切勿用手抓挠
Ⅱ级	皮肤红斑、色素沉着,充血、水肿、疼痛、瘙痒、片状脱屑	局部涂比亚芬软膏、止痒霜、紫草油、清鱼肝油、炉甘石洗剂;促进表皮生长的药物局部喷涂	保持局部清洁、干燥避免衣领等粗糙物对照射皮肤的损伤,宜穿宽松、无领、柔软的上衣
Ⅲ级	局部红肿、疼痛、水疱形成、糜烂和结痂,湿性脱皮	消炎软膏或硼酸溶液、湿润烫伤膏等湿敷;局部可用金因肽、贝复济促进表皮生长的药物,应酌情暂停放疗	尽量保持局部干燥、暴露,切勿覆盖或包扎,外出注意防晒;皮肤出现结痂、脱皮时,禁用手撕剥,防止继发感染
Ⅳ级	溃疡坏死性皮炎,溃疡深达肌肉、骨骼,剧痛	切除坏死组织加植皮	应尽量避免此类反应出现

2. 头颈部放疗护理　口腔、鼻腔可给予地塞米松、利多卡因等口腔喷剂,保护黏膜,减少反应,达到消炎止痛的目的;眼、鼻、耳可使用抗生素滴剂预防感染,保持照射部位清洁舒适。根据需要做咽鼻冲洗、上颌窦冲洗,保持局部清洁,提高放射敏感性。气管切开的患者保持呼吸道通常,观察有无喉头水肿病备齐急救物品。头颈部放疗后,患者往往出现咽部疼痛、进食困难,应嘱患者多食软食,并注意口腔清洁。避免感染。指导患者进行张口训练,预防放射性张口困难。张口训练是预防放疗后颞颌关节纤维化的重要方法。通过被动张口、支撑、搓齿、咬合等动作,活动颞颌关节和咀嚼肌群,防止颞颌关节强直和咀嚼肌萎缩。

3. 胸部放疗护理　肺癌放疗期间,注意预防感冒,以免诱发放射性肺炎。放射性肺炎一般发生在放疗结束后,少数病例可发生于放疗中,注意观察放射性肺炎的早期症状。发生放射性肺炎应给予吸氧,并遵医嘱应用足量肾上腺皮质激素和抗生素。食管癌照射后局部黏膜反应较重,疼痛和吞咽困难暂时加重,做好饮食指导,症状严重影响进食者应给予输液,可适当使用少量激素及抗生素资料,注意观察有无食管穿孔。

4. 腹部放疗护理 腹部照射后会出现胃肠功能紊乱,发生放射性肠炎,患者可出现腹痛、腹泻、黏液血便等症状。腹泻较重的患者应遵医嘱给予调整胃肠功能药物,记录大便次数,便后及时清洗局部,保持清洁舒适,指导患者进食低渣饮食,限制刺激性食物及饮料,注意补充水分和电解质。腹腔、盆腔照射前应排空小便,减轻膀胱反应。

五、化 疗 护 理

抗癌药物的多种毒副反应严重影响患者治疗的顺利进行和生活质量,因此患者围化疗期间的护理尤为重要。

1. 建立安全有效的化疗药物输注通道 静脉给药是化疗的主要途径,静脉管理是化疗护理的重要部分。化疗中要合理、有计划地使用外周静脉。静脉注射化疗药物时,若静脉选用或处理不当,常可导致化学性蜂窝织炎、渗出性坏死、静脉炎、静脉血栓形成等,不仅影响化疗的顺利开展,还容易引发医疗纠纷。

化疗时,应遵循最大化保护患者静脉、最少穿刺的原则,选择一条最佳的静脉途径。①选择血管弹性好、管径较粗、易固定、血液回流比较快且便于穿刺和易观察的静脉。最好选择上肢静脉,若有上腔静脉压迫综合征的患者化疗则必须选择下肢静脉给药(建议深静脉穿刺置管)。②根据药物选择血管,如发疱性、刺激性药物不宜选手背、足背小血管。避开肌腱、韧带、关节部位和靠近关节部位的血管,防止渗漏后引起肌腱挛缩和神经功能障碍。外周血管穿刺困难或使用发疱剂者,可行中心静脉置管或皮下埋置静脉泵给药。③穿刺部位由远而近,宜采用两侧肢体交替使用,使穿刺后的静脉得以修复。④注射化疗药物前,应检查是否有回血,如发现外渗明显,应另选注射部位,避免使用同一静脉远端。⑤如同时使用多种药物,应先注入非发疱性药物;如果两种均为发疱性,应先注入稀释量最少的一种,给药之间应用生理盐水或5%葡萄糖溶液冲洗管道。⑥若已发生外渗,应立即停止输液,设法吸出渗出液,建议将渗出肢体抬高至少48小时,行周期性降温,同时积极进行针对性的解毒处理。

2. 消化道反应护理 化疗引起的消化道反应包括恶心、呕吐、厌食、消化道黏膜炎或溃疡。护理方法有:①做好解释工作,消除或减少患者紧张情绪;做好宣教工作;化疗当天早餐早些吃,早餐进高热量、高蛋白易消化食物;晚饭晚些时间吃,中间时间拉开,可减少恶心、呕吐。②化疗前用止吐剂或镇静剂。③分散患者的注意力。④严重的恶心、呕吐,应观察呕吐物颜色、呕吐量,并做好记录。及时检测电解质,防止电解质紊乱。⑤鼓励患者少食多餐,饮食多样化,要用食物的色、香、味诱导患者进食。⑥注意口腔卫生,保持口腔湿润清洁,饭前饭后用生理盐水漱口,睡前、晨起用软毛牙刷仔细清洁口腔。⑦真菌感染可给予5%碳酸氢钠漱口,厌氧菌感染应用双氧水漱口。⑧溃疡可用利多卡因、地塞米松和庆大霉素配置于生理盐水中,分次含漱。

3. 骨髓抑制的护理 骨髓抑制一般1周开始下降,2周最明显。护理措施:①化疗期间减少探陪人员,定期开窗通风,保持室内空气新鲜、温湿度适宜。②严密观察患者是否有畏寒、躯干四肢有无出血点、牙龈有无出血等情况,如出现上述症状应暂停化疗。③在化疗过程中应定期检查血象,白细胞低于$3.0×10^9$/L、血小板低于$80×10^9$/L时应暂停化疗,给予升白细胞、血小板药物治疗。④白细胞低于 1.0×10⁹/L 时,应采取保护性隔离、加强预防感染的措施:置患者于单间、病室紫外线消毒 2 次/天,用漱口液漱口,防止口腔炎、牙龈炎。⑤对于血小板减少的患者,防止出血,各种穿刺应延长按压时间。⑥化疗期间注意个人卫生。

4. 重要脏器毒性反应及护理　6-巯基嘌呤、甲氨蝶呤、左旋门冬酰胺酶等对肝功能有损害,用药期间应观察患者有无黄疸,并定期监测肝功能,如发现肝损害要减量或停药,配合保肝药物治疗。肾毒性一般是由大剂量顺铂、甲氨蝶呤引起,应鼓励患者多饮水,3 天内记录 24 小时尿量,保证 24 小时尿量不少于 2500ml,并监测和保持尿液 pH 7.5 以上。应用环磷酰胺等药物时可引起出血性膀胱炎,要注意观察有无膀胱刺激症状、排尿困难及血尿,嘱患者多饮水,每日尿量应>3000ml,必要时予以利尿剂以促进药物排出。多柔比星等有心脏毒性,患者可出现心悸、气促,严重时会引起心律失常。在用药过程中应勤巡视,在治疗前及治疗中应检查心电图,给保护心肌药物对症处理。

(李　平)

Summary

Medical advances in the diagnosis and management of cancer have markedly increased survival rates. Although the treatment for some patients may now result in complete cure and no perceived physical deficits, for others, an aggressive definitive treatment may result in significant physical impairment or disability. To ensure quick restoration of optimal function, early and continued aggressive rehabilitation interventions should be provided, including physical and occupational therapy, prosthetic and orthotic devices, and assistive equipment. Application of rehabilitation techniques frequently results in a swift functional improvement and a reduction of subjective complaints, even when the prognosis for life is considered poor. Many persons afflicted by cancer develop some form of functional impairment or disability that will interfere with self-care, mobility, and a smooth transition to their former lifestyle. These patients should be identified early and referred for rehabilitation treatment. Cancer rehabilitation can be broadly defined as the maximum restoration of physical, psychologic, social, vocational, recreational, and economic functions within the limits imposed by the malignancy and its treatment. To make a significant and timely impact on such a wide variety of functions and needs, the efforts of a well-coordinated and goal-oriented multidisciplinary cancer rehabilitation team are required. Because of the patient's often uncertain prognosis, most cancer rehabilitation programs focus on quick gains in mobility and self care skills, and the provision of psychosocial support to the patient and family. Flexibility in goal setting is unavoidable because of the patient's changing needs, stamina, and medical status. Despite the potential benefits, referrals of cancer patients for rehabilitation services are often made needlessly late or not made at all. Clinical problems amenable to rehabilitation interventions are often identified too late or not at all. Pessimistic prognostication by the oncologist and the rehabilitation specialist may hinder rehabilitation referrals, as cancer patients are inappropriately compared with patients disabled by trauma or other relatively static medical disorders. Fortunately, the prognosis for most types of cancers has improved, and consequently the demand for rehabilitation services for cancer patients with disabilities has grown.

第二十六章　肿瘤心理治疗

第一节　心理社会肿瘤学概述

心理社会肿瘤学(psychosocial oncology)是20世纪80年代确立的一门新兴临床医学,简称心理肿瘤学(psycho-oncology),主要研究社会心理因素与肿瘤发生、发展、治疗、康复等之间的相互作用。心理肿瘤学的出现反映了现代肿瘤学的进步以及在肿瘤临床中对人的精神和社会属性的重视,使肿瘤的临床治疗和护理更加完善,最终提高癌症患者的生活质量和整体健康水平,推动现代肿瘤学的发展。

肿瘤心理治疗是心理肿瘤学的重要组成部分,主要探讨心理治疗对肿瘤患者心理、行为以及躯体功能的作用;研究各种心理治疗技术对肿瘤患者生理、生化及免疫功能的影响;同时还涉及肿瘤患者、家属以及肿瘤科医务人员的心理指导。肿瘤心理治疗将心理治疗的理论、方法和技术应用于肿瘤临床,开辟了心理治疗新的应用领域,揭示了心理治疗技术在肿瘤发生、转归、康复中的作用。肿瘤心理治疗涉及的学科有:肿瘤学、肿瘤外科学、肿瘤内科学、放射肿瘤学、心理治疗学、心理测验学、免疫学、心理神经免疫学、社会学、社会心理学等。

随着心理肿瘤学的发展,社会、心理、行为因素在癌症发生、发展及转归中的作用及地位日渐受到各国社会学家、心理学家和肿瘤专家的关注和重视。早在1977年,纽约斯隆凯特林癌症中心创设了心理咨询精神科并开展了相关活动,最初只针对癌症患者面临的一些精神、社会以及家庭成员方面的问题做一些相关的咨询与治疗。1980年与WHO共同成立了以"提高癌症患者生活质量"为宗旨的课题组。1986年,上述课题组的13个成员发起成立了国际心理社会肿瘤协会(international psycho-oncology society,IPOS)。1992年首次在法国召开了国际心理社会肿瘤大会。会上确定了该学科的主要研究方向:①研究癌症患者及家属在疾病过程中情绪的变化;②研究心理的、社会的、乃至行为的因素对肿瘤发生和死亡率的影响。同年创办了国际心理社会肿瘤学杂志《心理肿瘤学》。第二届国际心理社会肿瘤大会于1994年在日本神户召开,共有28个国家的代表就心理社会肿瘤学的22个主题进行了讨论。第三、四届国际心理社会肿瘤大会分别于1996年、1998年在美国纽约和德国汉堡召开。第十三届国际心理社会肿瘤大会于2011年在土耳其安塔利亚召开。

第二节　心理社会因素在肿瘤发生和发展中的作用

癌症作为一类严重危害人类健康的疾病,其发生发展受多种因素的影响,心理社会因素是其中一个重要环节。目前主要涉及以下几方面认识:①具有某些情绪或个性行为特征的人,其癌症的发病率较高;②直接影响癌症发展和转归的内分泌和免疫防御系统功能,受患者本人情绪和行为反应的影响;③具有某些心理行为特征的患者其生存期较长;④采用情绪支持和行为干预等心理治疗方法,可使癌症患者的平均生存期延长。

一、负性生活事件、应激与癌症

国内外研究发现,癌症患者发病前的负性生活事件(negative events)发生率较高。我国调查发现 81% 的癌症患者病前经历了负性应激。应激(stress)是个体在感受到对自己的生存有威胁而不能有效应对时,出现的一种负性生理状态和心理反应。应激引起多种不良情绪反应如愤怒、挫折、抑郁、无助和焦虑。负性生活事件对个体心身都可造成消极的作用,如丧偶、近亲死亡、离婚、人际关系紧张等,其中最具有致病及诱发作用的社会心理应激事件是一级亲属死亡,如亲密伴侣、父母或子女的突然意外或去世等。研究发现:恶性肿瘤患者在发病前遭受过负性生活事件打击的比例为 82.1%,明显高于对照组 67.3%。艾森克报告了一组在南斯拉夫进行的关于癌症心理和社会因素的研究,其主要发现是慢性无助感可以提高癌症的发生率。他提出了一种流行的观点:突发应激激活了肾上腺素从而导致了免疫功能的下降,最后致使癌症发病率的提高。

二、人格属性与癌症

人格(personality)与健康的研究已有很长的历史,这类研究的基本假设是人格特质决定个体应对方式。人格也指一个人的某种特性或一系列特征的组合。20 世纪 60 年代 Friedman 等提出了冠心病的易患因素 A 型行为(type A behavior),1997 年在国际心肺与血液病学会上被确定为冠心病的独立危险因素。1980 年 Temoshok 等提出 C 型行为模式为癌症倾向行为方式,其特征为不善于宣泄和表达明显的焦虑、抑郁情绪,反而过分压抑自己的负性情绪,尤其是竭力压抑原本应该发泄的愤怒情绪。对癌症患者影响最大的人格特征是内在的愤怒和敌视。癌症患者具有较高的焦虑水平、易怒、抑郁、敌视和否定一切。这些情感问题和童年心理创伤、不幸福的童年或家庭不和睦有关。王俊兴等采用 C 型行为问卷对 102 例癌症患者及 102 例对照组进行配对测试,结果显示癌症患者较对照组焦虑及抑郁明显突出,悲观失望、消极沮丧、感情用事、缺乏理智和缺乏社会支持感。乔文达等用 C 型行为量表对 67 例胃癌患者及 67 例年龄、性别、文化、职业 1:1 匹配的正常对照组进行分析对照研究,发现:胃癌组抑郁量表分、焦虑量表分、愤怒量表分、愤怒压抑量表分均高于对照组,提示胃癌组患者有较高的 C 型行为倾向。国内外大量实验研究表明,C 型行为方式的不良心理状态可能通过神经、内分泌途径作用于免疫细胞上的受体,使细胞和体液免疫系统机能降低,损伤 DNA 自然修复,使细胞内调控正常细胞增殖分化的原癌基因转化为癌基因而诱发癌症。

三、应对方式与癌症

应对(coping)又称应付,被认为是应激事件和应激心身反应之间的重要中介影响因素。应对机制的目的是解决生活事件和减轻事件对个体自身的影响,具有缓冲应激的作用(但有时也会相反)。心理学家逐渐把应付视为特定于应激情境的行为和情绪过程。前面讨论的关于生活事件、个性特征等因素与癌症的发生有一定的关系,但这些因素如何起作用尚不清楚,目前还没有人能证实心理社会因素可以直接导致癌症。但心理社会因素对肿瘤发展的影响则是肯定的。从以下几个方面可以看出来:①大多数人都有癌细胞,但不是每一个人都会发展成为癌症;另外,虽然有研究认为肺癌和吸烟有关,但不是所有严重吸烟者都会得癌症。有可能心理因素和癌症的诱发有关。②不是所有的癌症患者都以同样的速度向死亡迈进。有可能心理因素会影响到癌症的恶化过程。③不是所有的癌症患者都会死于癌症。也许心理因素还影响到患者的寿命。

吉米·霍兰认为,个人如何处理日常生活中的问题与如何对待癌症是有关系的,如果一个人的个性特征能够促使其在发现症状时,及时去看医生,就有可能早发现癌症,早治疗,这样治愈的可能性也将更大。如果延误就医,就可能使癌症发展为晚期,从而失去治愈的机会。而坚强的个性有助于坚持完成治疗。

第三节　心理社会因素与癌症的治疗和转归

心理社会因素在一定程度上可以影响癌症的治疗和康复。这些因素包括生活事件、负性情绪、人格特征和应对方式等。一个人的态度和情绪是有疗效的,它们可以使一个人面对癌症顽强地生存下来。对待癌症的态度极大地影响着癌症的发展和转归,健康的情绪可以使身体防御系统工作正常。始终保持希望和信心,适当发泄及表达不良情绪,与周围人保持密切联系,采用积极的应对方式则可以促进癌症的康复。而持续的担心、害怕、无助感和绝望会加速疾病的恶化。

黄丽等对杭州市癌症俱乐部评选出来的抗癌明星和勇士进行研究发现:①抗癌明星在心身症状总分、躯体化、抑郁、焦虑、恐怖、精神病症及其他方面好于普通癌症患者;②抗癌明星比普通癌症患者更多地使用对癌症患者有效的否认应对方式,更少地采用消极的屈服应对方式;③抗癌明星与普通癌症患者在人格特征上存在差异,抗癌明星更多地表现为外向性格,他们更能与周围人保持密切的人际关系,表达或宣泄他们的负性情绪,同时表现出更稳定的情绪特征。

张宗卫等也曾对北京市抗癌协会评选出的抗癌明星做过调查研究,发现了他们之间的三个共同因素:①他们都接受过完整的正规治疗;②他们都有乐观精神;③他们都具有良好的外部环境,如家庭和睦、领导与同事关心等。表明心理社会因素在癌症康复中起着不可忽略的作用。

随着医学模式由单纯的生物医学模式向生物-心理-社会医学模式转化,癌症的研究也在顺应这种转化,除了重视生物、理化因素外,还应注意心理社会因素对癌症发生发展的影响。WHO 的专家指出,癌症也是一种生活方式疾病(the diseases of life styles),不健康的生活方式有以下四种:①不合理的膳食;②吸烟;③心理紧张和压力;④运动缺乏。社会心理因素与生活方式疾病的关系,是一个全新的研究领域,有人预言,它将会成为 21 世纪医学研究的热点,加强这方面的研究有可能为解开癌症之迷开辟一条新的途径。

第四节　心理神经免疫学与癌症

20 世纪 70 年代中期,美国学者 Ader 和 Cohen 首次在实验室用味觉厌恶条件反射的行为模式诱发条件反射性免疫抑制,证明了脑和行为可以调节免疫功能,自此,一个新的科学学科——心理神经免疫学(psychoneuro-immunology)得到了迅速发展。心理神经免疫学的基本理论是脑可以调节免疫功能,免疫系统的功能可以因神经和生理的压力而发生变化。神经系统可以释放多种物质,如神经介质、神经激素和神经肽。这些介质可以和淋巴细胞上的受体直接发生作用,可以改变或影响免疫细胞,进而影响肿瘤的形成。

心理免疫学研究表明,应激事件能改变免疫反应,从而调节免疫疾病的易感性。当应激事件的需求超过个体的应付能力,会导致由消极的认知情感状态组成的心理应激反应,这些反应又通过行为的应付和神经内分泌反应,影响免疫功能。心理社会因素对肿瘤生长的影响主要是在神经-内分泌-免疫网络的基础上,通过心理神经免疫机制改变机体内分泌和免疫功能而实现。动物实验证明,心理紧张可促使肿瘤的发展,如小鼠在紧张的环境中可使皮质类固醇增多,T淋巴细胞减少,胸腺退化,参与免疫的淋巴系统功能减弱。此时,于皮下接种6G3HED淋巴瘤细胞,其种植成功率及生长速度较对照组明显增加。国内张理义等研究了消化道癌症与神经内分泌、免疫功能、个性及社会心理因素的关系,经多因素分析发现,消化道癌症患者的免疫功能受患者社会支持、心理压力、精神质个性特征、血浆皮质醇的影响。对肿瘤的不适当应对可导致相当大的心理、社会负担,使免疫功能下降。

今后心理肿瘤学的一大课题就是研究临床上的认知态度和心理干预方法与神经免疫学之间的关系,在分子水平上深刻探索机体对内外刺激做出的行为和心理反应,进一步探讨神经-内分泌-免疫网络及其在肿瘤心理神经免疫机制中的作用。

第五节　癌症对患者生理的影响

癌症以及对癌症的治疗会给患者带来许多不良影响,并导致躯体功能的损伤,如截肢、眼球摘除、乳房切除、喉切除、睾丸切除等,使患者肢体、器官丧失,功能严重受损,容貌毁坏。由癌症直接引起的并发症有重要脏器的压迫或梗阻,如上腔静脉压迫综合征、进食梗阻;癌症侵袭血管引起的出血;骨转移引起的病理性骨折、疼痛等。癌症的医源性并发症,如放疗引起的放射性损伤:肺癌放疗后的肺纤维化,头颈肿瘤放疗后的口干、龋齿,乳腺癌放疗后的术侧上肢水肿;手术引起的相关并发症,如伤残、失血、麻醉意外;化疗引起的恶心、呕吐、脱发、骨髓抑制、并发感染等。青春期接受癌症治疗的存活者最有可能出现的性问题、不孕不育;儿童患癌存活者的生长发育延迟、智力受损、学习困难等。癌症及其治疗对患者生理影响最大的是疼痛和化疗引起的恶心、呕吐。疼痛在癌症患者中十分常见,55%～85%的癌症患者伴有疼痛,其中50%～80%没有得到满意缓解。晚期患者诉有剧烈疼痛的高达60%～90%。疼痛严重影响患者的生活质量,使他们本已衰弱的身体进一步恶化。化疗引起的恶心、呕吐,除了致吐性药物本身的副作用外,有相当比例与患者的心理作用有关。当环境使他们想起化疗时的情景就有焦虑和恶心的感觉。乙醇溶液、清洁剂、香水、医院的气味,甚至听到医生的声音都会触发恶心、呕吐。近年来的研究表明这些反应是对化疗的条件性反射现象,称为预期性或条件性恶心、呕吐(anticipatory nausea and vomiting, ANV),这种恶心与呕吐几乎难以被药物控制,癌症患者中有在25%～33%的人会出现条件反射性恶心、呕吐。这是一种心理负反应,这些反应是通过学习得来的,通过再学习也可以被消除掉。

第六节　癌症对患者心理的影响

一、癌症五个阶段的心理反应

癌症患者的整个患病过程大约可以分为五个阶段,每一个阶段都有正常的适应性行为和不正常的不适应性行为。癌症患者所具有的不安、恐惧、压抑等心理变化,存在于接受诊疗的初期,贯穿于检查、治疗、康复、晚期甚至于临终各个阶段。癌症患者常以身体的不适和疼痛掩盖他们的心理问题,以焦虑(anxiety)、恐怖(fear)或强迫症状表现出他们的心理困惑,因此医生应了解患者在不同阶段的心理反应,并采取细致入微的相应处理。

(一)诊断前阶段

适应性反应包括对真实症状的害怕和恐惧,患者常表现出非常关心各种与诊断有关的信息,担心患病后可能出现的疼痛、手术创伤、死亡;怀疑诊断的准确性,不适应反应是夸大身体的变化或过分警觉。

(二)诊断阶段

多数患者在获知自己患了“不治之症”时会出现震惊和否认,这种暂时的否认是抵抗过度焦虑的一种保护性防御反应,有时能起到应激缓冲的作用。当患者知道了病情和预后是不可否认的事实后,愤怒、悲伤、抑郁和个人受伤害感都可随之而来。愤怒是对巨大失望和对即将丧失健康甚至生命的一种自然反应。愤怒有时指向家人和医护人员、医院的制度或食物等。通常情况下应允许患者对这种残酷的现实有一个慢慢适应的过程。焦虑、无助、失望、自责、失眠、易怒和无法集中注意力等在这段时间里是正常的,从应对的角度讲,愤怒有时能帮助患者获得一种对事实不可控制的情况的控制感,是一种宣泄,有助于患者的适应。不适应的反应是过度失望、否认、抑郁(depression)和寻求医学以外的其他治疗。

(三)治疗阶段

此时的患者基本平静下来,不再怨天尤人,而是请求医生想尽一切办法给予治疗,延长生命,并希望奇迹出现。

手术本身是一种严重的负性生活事件,患者大都对手术存在疑惑心理,充满焦虑和紧张,害怕失去一部分身体,害怕手术不成功,担心麻醉不安全或发生意外、疼痛。不适应的反应包括回避、拖延手术、反应性抑郁,寻求其他治疗方法等。

放疗是一种局部治疗,放疗可以引起患者被遗弃的感觉,对庞大放疗设备和辐射的恐惧感。患者及家属对放疗副反应感到害怕,认为放疗会“杀死白细胞”、“掉光头发”,接受放疗意味着肿瘤不能治愈,担心放疗会引起疼痛、容貌改变。常见的心理反应有焦虑、抑郁、愤怒、恐怖等。对治疗悲观失望,采取听之任之的态度,有时也出现“放疗无用论”等错误认知和消极情绪。

化疗是一种全身治疗。患者害怕化疗的毒副反应,大多数患者表现出预期性焦虑、恶心呕吐,害怕脱发、体重下降、白细胞降低、形体改变。不适应反应可出现药源性精神病、器质性脑综合征、谵妄(delirium)等。

(四)复发阶段

当患者被告之癌症复发时,其心理反应与刚被诊断为癌症时相似,如果治疗失败,他们对治疗的信任感明显降低,有些人自责、有些人责怪医生耽误了最初的诊断和治疗,或责怪医生未能尽早检查出复发。有些人会放弃治疗,产生自杀的想法和计划。这一阶段的患者寻求其他非医学的治疗方法更为常见。

(五)临终阶段

在生命的末期,患者的心理困扰极为严重,患者常常意识到病情的进展和不可逆转性,最常见的情形反应是对死亡的恐惧和对疼痛及其他不能忍受的痛苦症状的恐惧,害怕被遗弃,害怕无法保持镇静以及失去尊严、失助和绝望,放心不下未完成的事业和家人等。

二、癌症长期存活者的心理反应

随着医疗技术的发展,癌症患者的生存期(包括带瘤存活)明显延长,癌症已经成为一种慢性疾病而不再是一种终极性疾病。癌症存活者有以下心理问题:担心疾病复发,过于敏感,身体稍有轻微的不适便会想到是否与原来的疾病有关;害怕死亡、自尊心和自信心降低;自身从"病人"向"健康人"转化困难,难以适应工作情境,害怕社会歧视等。存活者对死亡的这种预期反应被称为"达摩克利斯综合征"(Damocle syndrome),意思是指在头顶上用细线悬挂着一把出鞘的宝剑,以示生命随时都处于受威胁的情境中。Muzzin 等曾指出,从某种意义上讲,一个癌症患者从来不可能真正从癌症中康复,达摩克利斯剑一直悬在存活者及其家庭的头上,伴随他们渡过余生。

第七节　心理治疗的临床应用

20% 以上的癌症患者会产生严重抑郁、悲伤、缺乏自我控制、人格改变、愤怒和焦虑。因此心理治疗在肿瘤临床中非常重要,尤其是在发达国家,已经将心理治疗作为临床肿瘤治疗的一部分,其目的是降低患者的焦虑、孤独感,帮助患者和他们的家庭适应对癌症的诊断、治疗和复发。并且重视癌症患者家属的心理问题,在干预癌症患者的同时,也对患者的整个家庭进行干预。治疗的重点放在应对各种不适和提高生活质量方面。目前一种综合性的心理治疗方法称为结构性心理教育,这种方法是在生物-心理-社会模式理论指导下,综合各种心理治疗的有效成分,以心理支持为基础,小组治疗为形式,将应激处理、健康教育、应对技巧有机地结合在一起的一种综合性心理治疗方法。研究证明,结构性心理治疗不但能够提高应对的有效性,降低应激失调,而且可以延长生命,尤其对心理健康非常重要。近年来已成为一种有效的心理治疗方法,并适用于各种类型的癌症患者。

一、心理治疗与患者的心理变化

心理治疗可以在一定程度上改善患者的心理状况和不良情绪,使焦虑、压抑的程度下降,并且完善自我概念、增强自尊心,采取积极的应对方式,对疾病增加理解和控制感。Berglund 等将 199 例癌症患者随机分为干预组和对照组,经过教育性干预、应对技能指导、身体锻炼等措施干预后,干预组患者在身体力量、斗争精神、躯体形象、睡眠及获得信息方面有了显著的改善。Daviso 等对一组前列腺癌患者实施了一项与疾病有关的信息干预措施,结果表明,干预 6 周后患者能够积极地参与制订治疗方案,焦虑水平明显下降。王建平等对 160 名正在接受放射治疗的患者进行心理干预,结果干预组患者总体情绪和总体生活质量状况与对照组比较有明显的改善。

二、心理治疗与患者的躯体变化

对癌症治疗反应的干预是心理学家和肿瘤学家历来关注的重点,其主要目标是针对慢性癌症疼痛和化疗患者的预期性呕吐。癌症疼痛主要由生物致病因素引起,但是心理社会因素却会加重癌症患者的疼痛。在对癌症患者实施教育性干预后发现,这些参与者的疾病知识明显增加,疼痛程度也明显减轻。癌症疼痛患者在获取如安全感、爱与被爱、理解、自尊等心理方面的需求后,疼痛可获得满意缓解。癌症患者的恶心和呕吐也一直是临床医师关注的重点,研究者们运用结合想象的催眠、结合想象的渐进性肌肉放松、结合想象的生物反馈训练、系统脱敏、认知-注意分散法等干预措施,可以阻止条件反射恶心与呕吐。

三、心理治疗与患者的免疫改变

癌症的疾病特征是细胞恶性增殖。免疫系统在监视和阻止肿瘤扩散和转移方面起着关键作用。心理因素正是通过免疫系统的活动来影响癌症的发生发展。研究者在动物实验研究的基础上,尝试用自我催眠、内心意向、放松等心理行为干预方法来减轻应激反应,增强患者自我概念和对疾病的适应能力,降低焦虑、敌对和抑郁情绪,从而增强机体神经内分泌、免疫功能,提高患者的生活质量,延长其生存期。Levy 等对 61 名乳腺癌患者的研究指出,来自配偶或密友高质量的情感支持及来自医生的社会支持,作为减轻应激反应的一种措施,且与 NK 细胞活性有关。Fawzy 等将 66 位恶性黑色素瘤患者随机分为干预组和对照组,进行每月一次,每次 90 分钟共 6 次的结构式集体心理干预,包括教育、应激管理、问题解决、应对方式指导、心理社会支持、应对技能训练。6 个月时免疫功能提高,包括大颗粒淋巴细胞(CD57)、NK 细胞(CD16、CD56)的百分比显著增加,NK 细胞活性增加和 T(辅助/诱导)细胞百分比略为增加,跟踪随访 6 年,复发率低,生存期明显延长。

第八节　几种常用的心理治疗方法

一、认 知 治 疗

认知治疗(cognitive therapy)是 20 世纪 60～70 年代认知心理学的兴起、发展而形成的一种新型的心理治疗方法。所谓认知是指一个人对某个对象或某件事情的认识和看法。人在生活中总是以自己独特的认知方式来感受、理解、评价和预测周围的事物和自身,并由此作出相对固定的行为反应方式。如果一个人的认知评价存在错误和歪曲部分,就有可能产生各种不适应行为和不良情绪,进而导致或加重心身症状。癌症的诊断和常规的生物学治疗本身就是一个严重的负性生活事件,因而癌症患者就容易出现各种各样的负性认知,产生不良情绪。如"我患了不治之症"、"癌症等于死亡"等。在癌症的心理治疗中,将认知技术用来纠正癌症患者在诊断、治疗中出现的各种负性认知。通过与患者交谈,倾听他们内心的痛苦和心理感受,找出影响患者心理行为的错误思维方式,歪曲的认知并通过认知重建对其加以纠正,从而达到治疗目的。让患者及家属知道,随着科学发展,全世界学者正在从各方面努力探索,现在 1/3 的肿瘤是可以治愈的,1/3 的肿瘤通过治疗可以延长生存时间,还有 1/3 的肿瘤通过治疗可以提高生活质量。

二、心 理 支 持 治 疗

心理支持治疗(supportive psycotherapy)是整个心理治疗的基础,是每一位医师都应该做的,心理支持的基本原则是运用恰当的医学知识和心理治疗,尽可能的帮助患者获取积极的认知应对和积极的行为应对,鼓励患者正视现实,树立战胜疾病的信心,采取积极向上的态度,为治疗创造良好的心理条件,并提高自身免疫力。治疗开始时,医师应根据病情提供治疗方案并介绍治疗效果及可能出现的并发症、副作用及其处理方法,供患者选择。癌症患者的治疗主要包括手术、放疗和化疗等,这些治疗方式对患者来说都是一种严重的应激反应。即使事先已告诉患者治疗中可能出现的副作用和需要忍受巨大的痛苦,使患者有充分的心理准备,但是一旦治疗过程中副作用增加并超过了患者的承受能力时,患者会感到极大的痛苦,并出现严重的心理障碍,对治疗丧失信心,情绪低下,甚至放弃治疗。这时医师要积极处理并发症,要及时用热情、中肯、关切的语言使他们振作精神,以坚定他们战胜疾病的信心。心理支持的作用还体现在指导患者学习如何与医护人员及家属合作,积极应付治疗中出现的各种困难和不良反应,变被动接受治疗为自知、自治式治疗。Broadhead等指出:癌症患者在诊断时,更需要有关疾病预后、治疗等信息的支持;住院期间更需要实质性的支持;晚期、临终阶段更需要情感的支持。

对长期存活者的心理支持应从确诊时就系统地进行。从一开始就要帮助患者建立完全康复的信心,争取得到来自家属、亲属、医务人员以及社会的支持。同时应把治疗可能出现的远期延迟反应如实告诉患者,帮助存活者适应手术引起的伤残和放疗、化疗引起的副反应,并鼓励他们重新适应社会,重返工作岗位,积极参加一些有益身心的活动,如听音乐、看电视、体育锻炼、交朋友等,把自己的精力集中到工作、家庭或个人兴趣以及对社会作点贡献方面,并尽可能为他人做点力所能及的好事,使自己感到生命存在的价值。

三、健 康 教 育

健康是一种躯体、心理和社会功能的良好状态,并非无病就是健康。通过健康教育(health education)使人们建立健康的精神生活和良好的生活方式,戒除吸烟、酗酒、熬夜等不良嗜好。减轻环境污染、营造和谐社会、改善人际关系、加强体育锻炼、控制肥胖、科学应对不良刺激和负性生活事件,定期接受健康检查。对于肿瘤要做到早预防、早诊断、早治疗。很多肿瘤如同高血压、糖尿病一样,虽不能治愈但是可以终身带瘤生存。对于准备接受治疗的患者及家属可以有针对性地向他们介绍疾病的性质、病程、预后及治疗方法等有关知识,使每个患者了解与疾病有关的信息。作为癌症患者,在面临不确定的情况时寻求信息也是非常重要的一种认知技能,比如让鼻咽癌患者了解:鼻咽癌由于其特定的解剖位置和对放射线的敏感性因而治疗方法首选放射治疗。由于鼻咽癌的临床分期不同,目前采用的治疗方法和预期的效果也有所不同,同时也要了解放疗、化疗以及生物治疗的副作用以及远期并发症等。教育也应包括介绍如何掌握良好的应对技巧、寻求社会支持,学会如何控制自己的不良情绪对心身的影响等,让患者形成比较客观、正确的认识,从而提高治疗的依从性,获取最佳治疗效果。

四、行为心理治疗

行为(behavior)是指生物体骨骼肌活动的现象,它包括运动行为、语言行为和隐匿性行为(思维、认知和情感)。行为心理治疗(behavior psychotherapy)是应用实验心理学和社会心理学的理论和方法来改变症状和行为的一类心理治疗。目前许多行为心理治疗已经应用于肿瘤临床,以减少患者的心理困惑以及治疗引起的许多副作用及并发症。这些干预措施包括放松训练、系统脱敏疗法、生物反馈、暗示治疗、催眠治疗等。这里重点介绍放松训练。

放松训练(relaxation training)在人类已有很长的历史,我国的气功、印度的瑜伽、日本的坐禅以及近代欧美的自坐训练和渐进性肌肉放松训练等。放松训练对解除精神紧张、焦虑有显著疗效,其生理生化效应为:在放松状态下,通过神经、内分泌及自主神经系统的调节,使精神放松,解除癌症患者的疼痛、焦虑、抑郁、失眠和饮食困难等。增加患者对疾病的控制感,从而提高疗效。当癌症患者精神放松时,系统地使用积极的思维和意象会延长生命。

渐进性肌肉放松的基本步骤:

(1) 握紧拳头——放松;伸展五指——放松。

(2) 收紧前臂——放松;收紧上臂——放松。

(3) 耸肩向后——放松;提肩向前——放松。

(4) 保持肩部平直转头向右——放松;保持肩部平直转头向左——放松。

(5) 屈颈使下颌触到胸部——放松。

(6) 尽力张大嘴巴——放松;闭口咬紧牙关——放松。

(7) 舌用力抵上腭——放松;舌用力抵住下腭——放松。

(8) 用力张大眼睛——放松;紧闭双眼——放松。

(9) 尽可能地深吸一口气——放松。

(10) 收紧臀部肌肉——放松;臀部肌肉用力抵住椅垫——放松。

(11) 伸腿并抬高 15~20cm——放松。

(12) 绷紧并挺腹——放松。

(13) 伸直双腿,足趾上翘——放松;足趾下屈——放松。

五、个别心理行为治疗

个别心理行为治疗(individual psychotherapy),即以一个治疗者和一个患者组成一个治疗单位,通过一系列个人接触了解患者的痛苦,经过分析、解释和心理咨询,改变患者的不良认知并降低消极情绪反应,同时利用一定的行为训练来调整患者的不良心理状态。个别心理行为治疗的优点是可以观察患者内心的心理活动,并可随时根据患者的心理行为反应来调整治疗方法,以达到较好的治疗效果。个别心理行为治疗适用于存在各种心理障碍的各类患者,尤其是那些有心理创伤和隐私的患者。

六、集体心理行为治疗

集体心理行为治疗(group psychotherapy)是以多个治疗对象组成一个治疗单位。一般来说,组成的集体在病种和病情上应基本类同。集体支持包括提供疾病信息,给予发泄负性情绪的机会,教给患者应对技巧,并与已经治愈的患者访谈等,让患者倾诉他们所有的情感,询问有关健康的问题,并接受情感支持。集体支持治疗时,患者之间互相接纳、互相帮助、互相支持,可以尽快地改善其心境,增加康复信心和抗病意志力。姜乾金等曾对正在进行气功训练的癌症患者和慢性病患者进行一项单一的集体心理支持研究。结果显示:集体心理支持能降低患者的抑郁、焦虑情绪,睡眠增加、心情趋于平静、信心增强。

七、家庭心理治疗

癌症除了给患者带来严重的心理创伤外,对他们的家庭也带来沉重的打击,造成其家庭成员包括配偶、子女以及父母亲的心理压力,由此产生的一系列不良行为,可能间接对癌症患者的心理产生负面影响。癌症患者因其在家庭中的地位、角色、作用不同可产生不同的心理变化。他们担心工作不能胜任,职位、地位、收入等受到影响,成为家庭的累赘和负担,觉得对不起家庭和配偶,产生孤独、无助和失望。尤其是在得不到亲人的理解、帮助、照顾或满足不了心理安慰的情况下还有可能导致更严重的情绪和行为异常,甚至自暴自弃,放弃治疗。亲属和配偶也因家庭成员患癌症而经常处于极度痛苦之中。他们不仅要维持日常生活如工作、学习,还要照顾患者,有时还要承担经济上的压力等。此时对患者家庭进行心理治疗(family psychotherapy),让患者明确知道自己在婚姻家庭中的重要性,家庭、小孩、老人及其他亲属仍然在关爱他,仍然被家庭所需要。同时要帮助癌症患者家属及亲属认识到家庭成员相互间应承担的责任和义务,控制和调整好自己的心态,适应与患者共同应对治疗和康复的生命过程。例如,乳房切除使乳腺癌患者丧失了女性最重要的特征。这种创伤极大地影响到他们的性心理和家庭关系。这时患者生理和心理的康复尤其需要得到社会、家庭、亲友,特别是丈夫的支持。所以对患者丈夫的心理干预尤其重要。可以邀请他们参与治疗方案的选择、术后随访、伤口整形及性关系的讨论等,以帮助家庭适应因疾病带来的身体和心理的复杂改变,维护良好的夫妻关系,促进患者心理和躯体功能上的康复。

癌症患者性康复是一个新的领域。在医学上强调癌症患者生活质量的时候,也将癌症患者的性康复提到了议事日程。要消除患者及家属担心癌症具有传染性、担心性生活会促使癌症复发和转移、害怕性交会干扰肿瘤的治疗等错误认知。使其认识到癌症是不会传染的,包括性生活也不会传染。癌症患者也可以拥有夫妻性生活,适当的性生活不但使患者愉悦,还能有助于增进夫妻感情,促进疾病康复。癌症患者在疾病的诊断、治疗和康复的过程中,可能会出现各式各样性功能障碍,尤其是患乳腺癌、妇科恶性肿瘤以及男性生殖器恶性肿瘤的患者其性功能障碍的发病率较高,这些患者需要安排专门的性治疗和性心理治疗,以处理由性功能变化引起的痛苦或婚姻危机。

第九节　心理药物治疗

通过使用抗焦虑药、抗抑郁药等减轻那些在癌症的诊断和治疗中出现的睡眠障碍、焦虑障碍、抑郁障碍和创伤后应激障碍等。精神药物的使用应视病情而定,对于心理治疗无效或持续疼痛、睡眠不良、疲劳、强迫症、意识混乱、恶心、呕吐以及中重度的焦虑、抑郁等,使用药物治疗会起到明显的改善作用。常用的抗焦虑药物有苯二氮䓬类药如氯硝西泮、劳拉西泮。抗抑郁药中使用最广泛的是选择性 5-羟色胺再摄取抑制剂如氟西汀、帕罗西汀、西太普兰等。睡眠障碍的患者可使用阿普唑仑、艾司唑仑等。

第十节　展　望

中国抗癌协会心理专业委员会于 2006 年在北京成立,显示我国肿瘤的治疗已经开始重视癌症患者人性的一面,并在新的平台上参与国际社会在此领域里的交流合作。目前研究认为,医学临床需要心理治疗性服务的理由有两个:一个是在医学各科临床中发生精神症状比例较高,尤其是焦虑和抑郁;另一个是对严重疾病所产生的应激反应,没有人会对威胁生命的癌症有所准备。所以患者及家属尤其需要得到有效的心理支持和干预性治疗。学习和掌握心理社会肿瘤学知识对肿瘤科医师、癌症患者和家属都很重要。这一领域将有着广阔的前景。

（徐晓薇）

Summary

Quality of life as an outcome variable for patients treated at all stages of cancer has received increasing attention in recent years. More concern also has been directed toward recognizing and treating the distressed patient or family member. Psycho-oncology addresses the two psychological dimensions of cancer:first,the psychological response of patients to cancer at all stages of disease, as well as that of their families and their caretakers(ie,the psychosocial dimension). This aspect affects the care of all patients,at every visit,and with every site and stage of cancer and its treatment. The second dimension addresses psychological,behavioral,and social factors that influence risk, detection, and survival (ie, the psychobiologic dimension) . Collaborative research is increasing in the psychological,humanistic,ethical,and spiritual aspects of patient care. Clinical trials now more frequently include quality of life as an outcome variable,often coupled with economic outcome data to assist physicians and patients in their decisions about treatment. Active research in brain,immune,and endocrine links is occurring through the new field of psychoneuroimmunology,to explore possible psychobiological relationships in cancer cause and survival. This chapter provides a historical context for the development of psycho-oncology,our knowledge of the psychological and social aspects of patient care,and the common psychiatric complications and their management.

索　引

其他

彩　图

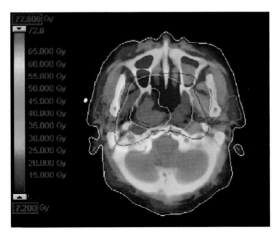

图 10-1-10　鼻咽癌调强放疗计划的剂量分布

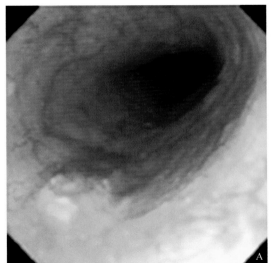

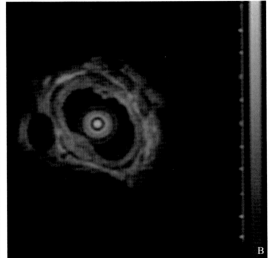

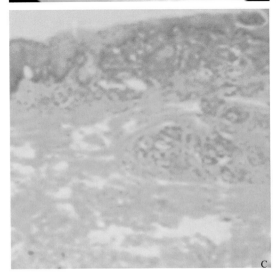

图 11-3-8　食管癌内镜表现
A. 普通内镜见黏膜片状充血；B. 超声小探头显示黏膜层、
黏膜下层；C. 病理显示黏膜下层癌增厚、融合，三层分
解不清

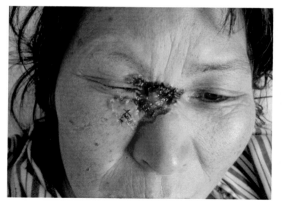

图 20-1-1　基底细胞癌

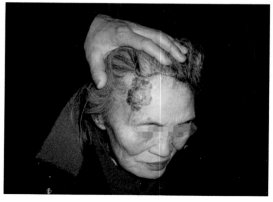

图 20-1-2　鳞状细胞癌

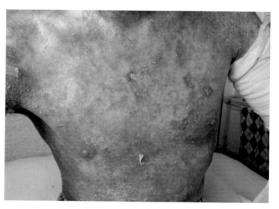

图 20-1-3　蕈样肉芽肿

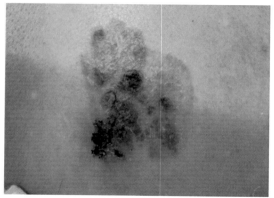

图 20-1-4　Bowen 病

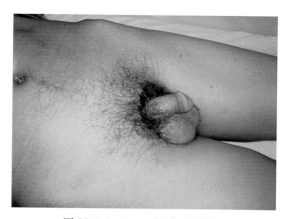

图 20-1-5　Paget 病（乳房外）

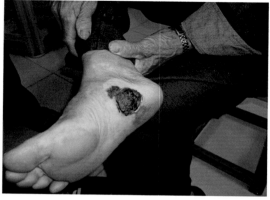

图 20-2-1　恶性黑素瘤